W0261862

ENZYKLOPAEDIE DER KLINISCHEN MEDIZIN

HERAUSGEGEBEN VON

L. LANGSTEIN
BERLIN

C. VON NOORDEN
FRANKFURT A. M.

C. PIRQUET
WIEN

A. SCHITTENHELM
KIEL

ALLGEMEINER TEIL

PHYSIKALISCHE THERAPIE INNERER KRANKHEITEN

VON

DR. MED. **M.** VAN **OORDT**

ERSTER BAND

DIE BEHANDLUNG INNERER KRANKHEITEN DURCH KLIMA, SPEKTRALE STRAHLUNG UND FREILUFT (METEOROTHERAPIE)

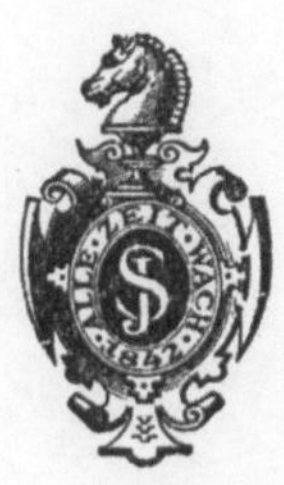

SPRINGER-VERLAG BERLIN HEIDELBERG GMBH

1920

PHYSIKALISCHE THERAPIE INNERER KRANKHEITEN

VON

DR. MED. M. VAN OORDT
LEITENDER ARZT DES SANATORIUMS
BÜHLER HÖHE

ERSTER BAND

DIE BEHANDLUNG INNERER KRANKHEITEN DURCH KLIMA, SPEKTRALE STRAHLUNG UND FREILUFT (METEOROTHERAPIE)

MIT 98 TEXTABBILDUNGEN, KARTEN, TABELLEN, KURVEN
UND 2 TAFELN

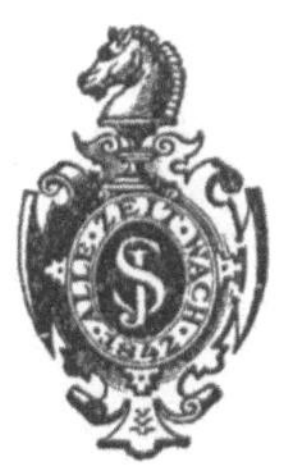

SPRINGER-VERLAG BERLIN HEIDELBERG GMBH
1920

Vorwort.

Im großen Gebiete der physikalischen Therapie bildet die Meteorotherapie nämlich die Trias: Klima, Sonnenstrahlung, Freiluft eine besondere, innig zusammenhängende Gruppe von Heilfaktoren.

An der Wirkung des Klimas, als der Resultante der gesamten meteorologischen und terrestrischen Klimafaktoren in ihrer durch die geographische und jahreszeitliche Lage bedingten mittleren Konstellation nehmen die beiden anderen therapeutischen Energien schon in der eben durch dieses Mittelmaß bedingten Größe teil. Wo sie aber potenziert oder sonst wie verändert ohne wesentliche Rücksichtnahme auf die anderen klimatischen Eigenheiten in Anwendung gebracht werden, verdichtet sich ihre Einwirkung zur Heliotherapie bzw. Aërotherapie. Daneben wurde in den letzten 2 Dezennien noch ein etwas umfassenderes Strahlengebiet, als in den terrestrischen Werten der Sonnenstrahlung zur Wahrnehmung kommt, durch Erschließung künstlicher Strahlenquellen in den Bereich der Therapie gezogen. Aber die Übergänge von der Sonnenstrahlung zu den Strahlengemischen der Kunststrahlenquellen sind fließend, ihre Einwirkungen auf organische und organisierte Körper sind ähnlich, teilweise sich deckend, so daß es heutzutage wenigstens berechtigt scheint, das Anwendungsgebiet der gesamten Strahlung vom äußersten Ultraviolett bis zum Infrarot in der „Therapie mit der spektralen Strahlung" zusammenzufassen.

Obgleich einer Entwicklung der therapeutischen Valenzen dieser drei großen Energieträger auf den ersten Anblick hin enge Schranken gezogen zu sein scheinen, da sie in ihrer gegebenen Natürlichkeit im Rahmen des bewußten hygienischen und therapeutischen Handelns eine bekannte und längst verwertete Größe darstellen, so baut sich doch gerade in den letzten Jahren mit teilweise veränderter Zielsetzung auf allen 3 Gebieten, vornehmlich auf dem der Therapie mit der spektralen Strahlung eine eigenartige ärztliche Wissenschaft und Anwendungskunst auf. Ihre Erfolge lenken allmählich in bestimmtere Bahnen ein, nämlich diejenigen der Autoimmunisierung im weitesten Sinne. Sie tritt als Abhärtung, prophylaktischer Schutz und als Heilungsvorgang in Erscheinung. Dabei ist es möglich oder sogar wahrscheinlich, daß wir damit zum großen Teil nur solche durch Auswüchse unseres Kulturlebens und durch mißliche Begleiterscheinungen der wirtschaftlichen und ethischen Entwicklung vorzugsweise den zivilisiertesten Völkern verlorengegangene vitale Fähigkeiten wiedererobern. Fähigkeiten, die zu erhalten oder zu beleben bei der Abkehr breiter Massen von der unbehinderten Einwirkung der meteorischen Kräfte oft nur noch mit einer ausgedehnten Unterstützung durch Pharmako- und Serotherapie und durch einen weitverzweigten Ausbau der öffentlichen Gesundheitsfürsorge möglich wurde. Die Erfolge dieser vielseitigen Nachhilfe auf dem Gebiet der Volksgesundheit sind ja, wie die Statistiken der Morbidität, Mortalität und des Bevölkerungszuwachses zeigten, recht erfreulich gewesen, aber in Anbetracht der aufgewandten Mühen und Kosten und im Vergleich zu der urwüchsigen Lebens- und Widerstandskraft, welche in einfacher organisierten Staatswesen unter günstigerem Klima, besserer Besonnung und größerer Natürlichkeit der Bewohner ohne alle diese Eingriffe der Wissenschaft wenigstens auf Teilgebieten des allgemeinen Gesundheitsstandes zutage tritt, schwankend. Sie stellen sich oft mehr als ein individueller oder durch die soziale Lage bedingter Schutz denn als eine festerhaftende Eigenschaft von Rassengruppen oder gar von Volksgemeinschaften dar. Wie eben die leidige Gegenwart zeigt, schwindet schon infolge einer kurzen und relativ nur geringen Hemmung des gewaltigen, kunstvollen Apparates, welcher in der bisherigen Form der Wohnungs- und Arbeitshygiene, der öffentlichen Armen- und Krankenversorgung, der Heilstättenbehandlung Schäden öfter nur ausglich und verdeckte als von Grund auf abstellen konnte, der praktische Erfolg von Jahrzehnten, z. B. auf dem Gebiet der Tuberkulosebekämpfung, rasch dahin. Sollte es aber tatsächlich gelingen durch Weiterführung einer planvollen und zielbewußten Einbürgerung der Meteorotherapie in unseren Heilmittelschatz noch umfassendere Erfolge zu erzielen, als sie sich bereits in einer begrenzten Helio- und Klimatotherapie verschiedener Tuberkuloseformen zu erkennen geben und würden anderseits alle diejenigen Bestrebungen eine rasche Förderung erfahren, welche mit Volkssonnenbädern und -luftbädern, mit einer ausgedehnten Anlage von Spiel- und Sportplätzen in allen Städten, die zum Tummelplatz jeder Altersstufe und beider Geschlechter werden müssen, mit dem Ausbau von Stadtgärten und Gartenstädten, von lichtreichen, luftigen Einzelwohnungen, mit Sommerwanderungen und Wintersport, Landarbeit der städtischen Jugend, Erholungszeiten am Meer und im Gebirge die eigentliche, uns nötige Hygiene erst darstellen, so würde man damit schon den letzten Zielen der Meteorotherapie viel näher kommen. Sie wäre auf dem Wege zur allgemeinen Meteoroprophylaxe. Durch diese Richtlinien ist bei der jeweils gegebenen Größe der hier zur Erörterung stehenden Energieträger: Klima, Strahlung, Luft die Disposition des Stoffes vorgezeichnet.

Bei der Klimatotherapie handelt es sich darum, die Eigenart von Klimaprovinzen rein zu erfassen, weniger bekannte besser zu formulieren, das Heimatklima möglichst zu verwerten und für unsere Kranken solche Klimastationen aufzufinden, in welchen die betreffenden Klimaeigenschaften am ungehindertsten einwirken können, ferner an der Hand ärztlicher Erfahrungen die Behandlungsanzeigen und -wege anzugeben, welche trotz vieler Arbeiten auf diesem Gebiet immer noch Lücken aufweisen.

Die Strahlentherapie ist ebenfalls nach der Richtung der Anzeigen und Methoden hin zu erörtern. Sie harrt aber nicht nur auf diesem Gebiet des Ausbaues, sondern hat auch noch die Aufgabe der zweckmäßigsten Strahlenkombination und Strahlenausbeute zu lösen.

Die einfach zu handhabende Aërotherapie hat ihr Arbeitsgebiet im wesentlichen schon begrenzt, steht aber noch vor Beantwortung der Frage, in welchem Maße sie auf kompliziertere Vorgänge, wie die trophischen und die bei der Autoimmunisierung tätigen, Einfluß gewinnt und wo die therapeutischen Grenzen dieses Einflusses liegen.

Nach diesen Gesichtspunkten wurden die bis 1919 erschienenen Schriften, sowie statistischen und kasuistischen Arbeiten verwertet und ferner klimatische Zahlenangaben dem Gesamtbilde, das sich ergeben sollte, eingefügt.

Bühler Höhe, im Dezember 1919.

M. van Oordt.

Inhaltsverzeichnis.

Klimatotherapie.

Die Therapie mit der spektralen Strahlung.

Die Aërotherapie.

Klimatotherapie.

Einleitung.

Ein Widerspruch liegt streng genommen in dem Begriff „Klimatotherapie in der inneren Medizin". Will doch vor allem die Klimatotherapie unter den physikalischen Anwendungen in der Therapie von der Hände und der Medikamente Arbeit absehen um ubiquitäre tellurische und atmosphärische Eigenschaften in eine solche Konstellation zum Funktionsgetriebe im erkrankten Organismus zu bringen, daß er ohne weitere Eingriffe dazu befähigt wird, die Harmonie mit den Lebensbedingungen, denen er zeitlebens zwangsweise oder in freiwilliger Wahl unterworfen ist, wiederherzustellen. Die durch die Klimatotherapie angebahnten Reaktionen spielen sich auch da, wo chirurgische Erkrankungen unter ihren Einfluß gebracht werden, als unmittelbare und als reflektorisch ausgelöste biochemische und funktionelle Vorgänge ab. Der Heilungsvorgang wird in diesem Sinne ein natürlicher, fast in erstrebtem Gegensatz zu experimentell deduzierten Eingriffen der Chirurgie und auch der Pharmakotherapie. Obgleich beide bei den Klimakuren nicht immer vermeidbar sind, soll doch der beherrschende Faktor die besondere Eigenart des Klimas und seine abgestufte Verwendung nach der beabsichtigten Wirkung hin bleiben.

Eine noch nicht ganz abgeschlossene Ära in der neueren Geschichte der wissenschaftlichen Medizin war nur zu geneigt, unter den Heilmitteln, die nicht Schöpfungen der ärztlichen und naturwissenschaftlichen Forschung und ihrer Technik waren, auch die Klimatotherapie beiseitezuschieben, ihr höchstens einen untergeordneten Wert bei der vom Arzt ausgehenden persönlichen Psychotherapie oder in der allgemeinen Hygiene zuzuerkennen. Sie galt vielen anderen nur als ein bequemes psychisches Milieu für Heilbestrebungen irgendeiner Art. Trotzdem war der Faden, der zu den klimatischen Erfahrungen früherer Zeiten führte, nie abgerissen und da und dort traten ernste Verfechter der Klimatotherapie und infolge ihrer persönlichen Kenntnisse ärztliche Künstler auf diesem Gebiete auf.

Erst die klimatophysiologischen Arbeiten eines P. Bert, diejenigen von Rubner, Zuntz und ihren Schülern, haben aber den allgemeinen Blick für die gewaltige therapeutische Kraft der Klimate geschärft und in Verbindung mit den großzügigen klimatischen Forschungen eines Reclus, van Bebber, Hann denjenigen die therapeutische Arbeit erleichtert, welche in der Klimatotherapie ein Rüstzeug praktischer Medizin erblickten und sie durch klinische Arbeiten förderten, so — um nur einige Namen zu nennen — Albert, Armaingaud, Baginsky, F. W. Beneke, Berthenson, Brehmer, Calot, Cazin, Eichhorst, Erb, Eulenburg, Ewald, Goldscheider, v. Leyden, Nothnagel, Senator, A. Spengler, Hermann und Parkes Weber. Manche Domänen der chirurgischen Therapie sind dadurch wieder in die Grenzen der inneren und der physikalischen Therapie einbezogen worden; es sei nur an die Erfolge der Heliotherapie im Höhen- und Seeklima und an die Thalassotherapie erinnert.

Der allgemeinen Klimatophysiologie liegen auch heute noch wenig verändert Rubners vielseitige Arbeiten zugrunde. Die spezielle menschliche Bioklimatologie ist ein in vielen Fragen der Erfüllung harrendes Desiderat, obgleich die ärztliche Klimatik durch eine ganze Reihe von Arbeiten auf dem bioklimatologischen Gebiet, so von Zuntz, Loewy, Dove, Frankenhäuser, Fr. Müller, Berliner, von Schrötter, um nur solche zu nennen, welche allgemeine Ziele verfolgten, wesentliche Fortschritte gemacht hat. Auch eine restlose Klärung mancher lang umstrittener klimatischer Fragen in der Therapie steht noch aus. Ärztliche Klimabegriffe sind eben heute vielfach noch nicht in Zahlenreihen und Formeln wiederzugeben. Das beschreibende Wort andererseits ist gerade hier nur zu häufig der Niederschlag einer Summe von individuellen Eindrücken und subjektiv gedeuteten Erfahrungen.

So fehlt es auch heute noch sehr an solchen klimatischen Daten, welche uns das volle Verständnis für die bereits arbeitende Klimatotherapie in einzelnen Klimastrichen, vor allem an den einzelnen Kurstätten selbst, öffnen und der Klimatotherapie daselbst eine zahlenmäßig begründete Sicherheit verschaffen. Über viele Kurorte fehlen solche Kenntnisse völlig, oder es begegnen ihre klimatischen Angaben, wenn sie nicht amtlichen Ursprungs sind oder durch berufene Klimatologen und Meteorologen Nachprüfung gefunden haben, mit Recht ernstem Zweifel. Es ist deshalb im vorliegenden grundsätzlich vermieden worden, Daten zu verwenden, die diesem Anspruch nicht genügen. Selbst dann haben wir aber bei kurzen Beobachtungsperioden von 5 oder 10 Jahren nur vorläufige wenn auch weitgehende Wahrscheinlichkeitswerte, zuweilen aber sogar nur Möglichkeitswerte, vor uns. Kürzere Beobachtungsperioden sind deshalb als solche ausdrücklich gekennzeichnet.

Das gesamte Zahlenmaterial ist den amtlichen meteorologischen Berichten und zuverlässigen klimatologischen Werken direkt entnommen oder nach den dort vorgefundenen Werten für die Zwecke unserer Klimatik von mir umgerechnet worden. Die benutzten Hauptwerke dieses Gebietes, auf welche im Text nur noch in besonderen Fällen verwiesen werden soll, finden sich am Schluß der Abhandlung über die allgemeine Klimatik zusammengestellt. Auch ein Teil der so entstandenen Klimatabellen entspricht häufig noch nicht den letzten Anforderungen, welche wir nach Dorno, Dove, Frankenhäuser, Hellmann stellen müssen, um das klimatische Bild eines Gebietes ärztlich voll zu erfassen, weil entweder die Beobachtung sich nur auf wenige klimatische Faktoren erstreckte, oder das vorhandene Material selbst im meteorologischen Sinne noch keine endgültige Bearbeitung erfahren hatte, so daß es für unsere Zwecke nicht verwertbar wurde.

Ohne die klimatische Bedeutung der oft angegriffenen Mittelwerte meteorologischer Faktoren allzusehr zu betonen, glaube ich nun aber doch, daß es demjenigen, welcher klimatisch denken und in den Zahlen lesen lernt, vor allem aber nicht nur einen klimatischen Faktor berücksichtigt, dieselben auch gegeneinander abwägt, in vielen Fällen möglich sein wird, unter Bezugnahme auf verwandte Klimate einer bestimmten Gruppe, über welche ausführlichere Angaben vorliegen, sich ein Bild von den wesentlichen klimatischen Eigenschaften einer Gegend an der Hand verschiedener Mittelwerte selbst zu verschaffen. Fachmännische Forschung und Sammlung hat allerdings viele Lücken auch in der deutschen Klimatik noch zu füllen.

Die dem Abschnitt der Klimatotherapie eingefügten Abbildungen wollen klimatotherapeutisch wichtige Gebiete vorwiegend in ihrer geotopischen Eigenart erfassen, um nach Möglichkeit eine bildmäßige Vorstellung von den mittleren physikalisch geographischen Bedingungen der Klimatik der betreffenden Kurgebiete zu geben.

Sie begeben sich dadurch manchmal der Aufgabe, auch die gerade für die seelische Wirkung der Klimatotherapie wichtige landschaftliche Schönheit wiederzugeben und sollen keinesfalls sekundäre, durch Kurortkultur geschaffene wirklich, zuweilen allerdings auch nur scheinbar hervorragende Seiten einzelner Kurorte zur Anschauung bringen. Dieser unleugbare Mangel wird aber durch den Vorteil einer angestrebten Objektivität vom Standpunkt der geographischen Klimatik aus, wie mir scheint, aufgewogen. Ich konnte es deshalb auch in den meisten Fällen umgehen, Ortsnamen zu nennen. Die Erwähnung dieser ist in den klimatischen Tabellen unvermeidlich, obgleich in physicogeographisch gleichförmigen Landschaften die Eigenschaften des Teilbezirkes für das Ganze Gültigkeit erlangen.

Einen großen Teil des klimatologischen Materials, insbesondere das große ausländische Zahlenmaterial und die meteorologische und klimatische Literatur durfte ich der Bibliothek der badischen Landeswetterwarte zu Karlsruhe entnehmen. Ihrem während des Krieges verstorbenen, hochverdienten Leiter, Herrn Professor Dr. Schultheiß, der mich mit Rat und Tat bei der Verarbeitung des Materials in entgegenkommendster Weise gefördert hat, kann ich zu meinem Schmerz nur hier noch ein Wort warmen Dankes nachrufen.

A. Allgemeine Klimatik.

Begriff des Klimas. Die Gesamtheit der meteorologischen Erscheinungen, die den mittleren Zustand der Atmosphäre an irgendeiner Stelle der Erdoberfläche kennzeichnen, wird von Hann als Klima bezeichnet.

Ärztliche Klimatik. Die ärztliche Klimatik erweitert jedoch diesen Begriff und bezieht sich nach Rubner auf alle, durch die Lage eines Ortes bedingten Einflüsse auf die menschliche Gesundheit. Sie arbeitet demnach nicht nur mit der Kenntnis möglichst aller meteorologischen Faktoren, die auf die Gesundheit fördernd oder gefährdend einwirken, sondern muß auch diejenigen Tatsachen berücksichtigen, welche durch die meteorologischen, geographischen, geologischen und kulturellen Einflüsse in der Natur geschaffen wurden und die ihrerseits wieder auf den Menschen einwirken. Hierher gehören die Anwesenheit endemischer Krankheitserreger, das Vorhandensein und die Beschaffenheit der Luftverunreinigungen, die Art des Bodens und der Vegetation, die allgemeinen hygienischen Verhältnisse, die Einflußnahme solcher Beschaffenheiten auf das Gedeihen des Menschen, auf seine Psyche und die Sinnesorgane, Fragen, mit denen sich die allgemeine Klimatologie streng genommen nicht zu befassen hat.

Das örtliche Klima. Diese Erweiterung des klimatischen Begriffs hat es ferner mit sich gebracht, daß der Arzt genötigt ist, viel mehr auf das „örtliche Klima" zu achten, welches die allgemeinen Klimafaktoren in günstigem Sinne für die Gesundheit potenzieren, aber auch sonst verändern, abschwächen oder völlig paralysieren kann. Auch die Kenntnis des örtlichen Klimas ist oft nicht ausreichend um im Einzelfalle Klimatotherapie betreiben zu können, sei es, daß auch in das eng begrenzte örtliche Klima durch natürliche Verhältnisse wie Bodeneigentümlichkeiten, Geländeformation, Lage der Domizile zur Sonne, zur See, Lage in der Windrichtung von unhygienisch wirkenden Einrichtungen, schwerwiegende Veränderungen gebracht werden, sei es, daß dieses örtliche Klima durch direkte und häufig noch durch wechselnde menschliche Eingriffe, wie Dirigieren des Straßenverkehrs, Änderung und Erweiterung städtischer Baupläne, Bau von Eisenbahnen, Tunnels, Häfen, Senkung des Grundwasserspiegels, Abholzungen und dgl. Maßnahmen an bestimmten Punkten mit einem Schlage einen anderen Charakter bekommt, trotz des unverrückbaren Gleichbleibens im Gange der meteorologischen Phasen, der etwa auf der offiziellen meteorologischen Station aufgezeichnet wird. Besonders wichtig ist eine günstige, meist südliche Exposition des Kurortes oder des Domizils und der Promenaden oder ihre erhabene Lage über einer ausgedehnten Wasserfläche, um von der Wärmespiegelung, so z. B. im Winter an der Riviera, an den Schweizer und oberitalienischen Seen, einen möglichst großen Vorteil zu ziehen. Eine solche Lage wird besonders am Morgen, im Winter und in höheren Breiten von Bedeutung sein. Selbstverständlich sind solche klimatotropen Einflüsse auch in der Klimatologie bekannt, aber die ärztliche Klimatik muß sie notgedrungen in ihren Einzelheiten aufsuchen, ergründen und würdigen.

Fast alle Klimatographien leiden im Hinblick auf die Therapie noch am Mangel der medizinisch-geographischen und der örtlichen klimatischen Einzelforschung; Hellmann, Dove und Frankenhäuser, Loewy, F. Müller und andere zeigten, daß wir beinahe erst im Beginn einer solchen stehen und geben wichtige Winke für die örtliche Inangriffnahme solcher Forschungen und ihre Verwertung für die Klimatotherapie. Es ist demnach häufig notwendig, die klimatischen Forschungsergebnisse durch klimatotherapeutische Berichte der an den Kurstationen ansässigen Ärzte oder durch Sammelforschungsergebnisse zu ergänzen, wie sie einesteils in den Kurortberichten der Zeitschrift für Balneologie, Klimatologie und Kurort-Hygiene, andererseits in einzelnen Monographien und Sammlungen niedergelegt sind. Als solche sind besonders zu nennen: Hermann und Parkes Weber, Health Resorts of Europe and North Africa. London 1907. — Zuntz, Loewy, Müller und Caspari, Höhenklima und Bergwanderungen in ihrer Wirkung auf den Menschen. Leipzig 1906. — Hiller, Lehrbuch der Meeresheilkunde. Berlin 1913. — Aus der Bibliothèque de Thérapeutique von Gilbert und Carnot der Band: Crénothérapie, Climatothérapie, Thalassothérapie mit instruktiven Einzelbeschreibungen sowie ein ähnliches in russischer Sprache erschienenes Werk Berthensons.

Die Erklärung klimatotherapeutischer Wirkungen folgt deshalb nach Rubner aus den hygienischen Verhältnissen einer Örtlichkeit und aus den spezifischen Heilwirkungen des Klimas. Die Klimatotherapie ist zudem ein durchaus relativer Begriff und ergibt sich für den Bewohner jedes örtlichen Klimas aus der Klimaveränderung, die er vornimmt, in verschiedener Weise und in verschiedenem Umfang, je nach dem Verhältnis der Klimaänderung zum jeweiligen Heimatklima.

Dosierung des Klimas. Die ärztliche Klimatik hat aber noch eine weitere Aufgabe. Sie besteht in der Dosierung des für therapeutische Zwecke gewählten Klimas im Hinblick auf das Individuum und auf die Eigenart der Erkrankung. Zur Kenntnis von der Verwendbarkeit des Klimas kommt die Kunst der Anwendung: Die eigentliche Klimatotherapie.

Wetter und Witterung. Während wir uns im vorliegenden wesentlich mit der Verwendbarkeit des Klimas an sich und im Hinblick auf bestimmte Krankheiten befaßten, kann die Anwendung, die Technik im besonderen Klima nur in Umrissen geschildert werden, da sie nicht nur mit genauen Einzelkenntnissen des örtlichen Klimas, sondern auch dauernd mit dem Wetter, d. h. der jeweiligen Konstellation der einzelnen Klimafaktoren und mit Witterungslagen, also mit im voraus meist unberechenbaren, zeitweilig den ganzen Klimacharakter modifizierenden Abweichungen vom Normalmittel, zu tun hat. Diesen Faktoren steht der in der Ferne weilende Hausarzt machtlos gegenüber und ihre Beurteilung entzieht sich ihm auch völlig. Um nur ein beliebiges Beispiel von dem Maß solcher Anomalien zu zitieren, seien die Abweichungen der Temperatur und der Niederschlagsmengen vom Normalen in einigen bekannten Kurorten im Oktober 1907 nach Joecker zitiert oder auf die Abweichung der Sonnenscheindauer hingewiesen. Es konnte sich daraus die Möglichkeit einer beträchtlichen Verlängerung oder Abkürzung der klimatischen Kur für den einzelnen ergeben.

	Seehöhe m	Abweichung des Temperaturmittels vom normalen in C° im Oktober	Abweichungen der Niederschlagssummen von den normalen in Prozenten der normalen im Oktober	Abweichung d er Sonnenscheindauer des Winterhalbjahres 1915/16 (Oktober bis März) im Schwarzwalde vom normalen
Insel Rügen	50	+4,0	— 84	— 173 Stunden
Aachen	202	+2,4	— 10	= fast 1 Stunde tägl.
Ventnor (Wicht)	24	+1,2	+· 56	weniger als der
Lugano	275	—1,3	+121	Mittelwert von
Innsbruck	595	+4,0	+ 2	3,1 Stunden.
Marienbad	632	+4,3	— 42	

Es leitet sich daraus geradezu die klimatotherapeutische Forderung ab, daß der in den Klimastationen möglichst lange ansässige Arzt die Klimatotherapie, und was damit zusammenhängt, für den der Station zugewiesenen Kranken übernimmt, nachdem der beratende Arzt eine bestimmte Station auf Grund seiner Kenntnisse der Klimatik für geeignet befunden hat. Mißerfolge klimatischer Kuren sind überaus häufig der Außerachtlassung dieser Forderung zuzuschreiben.

Die klimatischen Faktoren.

Die für die Klimatotherapie hauptsächlich in Betracht zu ziehenden klimatischen Elemente sind der Luftdruck, die Lufttemperatur und die Art ihrer Veränderungen, der Feuchtigkeitsgehalt der Luft, die Beimengungen der Luft, die elektrische und radioaktive Beschaffenheit der Luft, die Niederschläge, die Stärke und Richtung der Luftbewegung, die Strahlung der Sonne und ihre Modalitäten, die Beschaffenheit des Bodens und seine Einflüsse auf das Verhalten des Menschen.

In bezug auf die Einwirkung dieser Elemente und ihrer Konstellation in dem für einen Kranken zu wählenden Klima ist in erster Linie die Möglichkeit des Aufenthalts im Freien, also mitten unter den Einwirkungen des Klimas, zu berücksichtigen. Dann kommt die Rücksichtnahme auf allgemeine Funktionen, wie den Wärmehaushalt, auf Atmung, Kreislauf, Verdauung, Sekretion, Bewegungsorgane, Nervensystem und Psyche, in Betracht sowie die Möglichkeit der vollkommenen nächtlichen Ruhe und Erholung, besonders in Klimaten, welche auf die eine oder andere Weise Mehranforderungen an den Organismus stellen, die er durch seinen Kräftezustand sonst zu ertragen nicht gewohnt ist oder nicht imstande wäre.

Zusammensetzung der Luft. Den geringsten klimatischen Einfluß übt die prozentuale Zusammensetzung der Luft und die etwaige geringe Veränderung ihrer gasförmigen Bestandteile aus, mit Ausnahme des Wasserdampfes. Wesentliche Veränderungen der gasförmigen Bestandteile werden nur durch außerordentliche Ereignisse oder durch künstliche bzw. kulturelle Einflüsse, die wir möglichst aus jeder Klimawirkung auszuschalten haben, bedingt. Ihre normale Zusammensetzung ist kurz folgende:

Der Kubikmeter reiner trockener Luft enthält unter Atmosphärenpressung bei 0° C rund:

788 400,0 ccm Stickstoff,
209 900,0 ,,   Sauerstoff,
9 600,0 ,,   Argon,
123,0 ,,   Neon,
100,0 ..   Wasserstoff,
100,0 ,,   Krypton,
6,0 ..   Xenon;
4,0 ,,   Helium

in wechselnden Mengen Kohlensäure, Radiumemanation und Ozon. Die Sättigung dieser Luft mit Wasserdampf beansprucht 4570,0 ccm, welche die andern Gase verdrängen.

Ozon- und Emanationgehalt. Die sehr variable und darum oft unrichtig bewertete Ozonmenge steigt und fällt nach B a u e r — von sonstiger Ozonverzehrung abgesehen — mit der Höhe des Luftdrucks, so daß möglicherweise durch absteigende Luftströmungen in den Hochdruckgebieten, aber auch beim Föhn Ozon aus größeren Höhen in den Atmungsbereich geführt wird. Während eine Abnahme des Luftdrucks Ozonverminderung im Gefolge hat, geht sie mit einer Vermehrung des Gehaltes an E m a n a t i o n der Luft einher, indem diese durch Verringerung des auf dem Erdboden lastenden Luftdruckes aus den Kapillaren des Bodens herausgesaugt wird (A. G o c k e l).

Wir können heute nur sagen, daß weder das Ozon noch die **Edelgase** und die **Emanationen** in den festgestellten Mengenverhältnissen nachweisbare bez. therapeutisch in Rechnung zu setzende Klimawirkungen auszuüben vermögen. Auch bezüglich der radioaktiven Zerstreuung, der Ionisierung der Luft, des Maßes des elektrischen Potentialgefälles konnten bis jetzt keine klimatisch brauchbaren und mit der Witterung parallel gehenden Veränderungen im Klima konstatiert werden. Die Fragen nach ihrer physiologischen Einwirkung sind über das theoretische Stadium kaum hinausgekommen, trotz mancher Möglichkeiten, welche durch die ärztliche Beobachtung scheinbar zutage gefördert werden.

Der Luftdruck. Die Verhältnisse des **Luftdruckes** haben in der modernen Klimatotherapie eine besondere Stellung erlangt durch die Bewertung des verringerten Luftdruckes mit der Erhebung über dem Meer. Der Verringerung des Luftdruckes im Höhenklima entspricht die Verringerung des Partialdruckes der einzelnen Luftgase, worunter der Verringerung des Sauerstoffpartialdruckes für die Oxydationen im menschlichen Organismus eine entscheidende Rolle zufällt. Das Gebirgs- und Hochgebirgsklima muß schon aus diesem Grunde von anderen Klimaten getrennt werden. Eine wesentlich geringere direkte Rolle in hygienischer Hinsicht spielen die **Veränderungen** des **örtlichen Luftdruckes** mit der **Jahres- und Tageszeit** und seine unperiodischen Schwankungen, während andererseits natürlich die Luftdruckschwankungen die letzte Ursache aller Witterungsveränderungen im Klima sind. Immerhin meinen Appel und auch Glax den scirokkalen Luftdruckschwankungen an den Adriaküsten einen Einfluß auf das Entstehen von Malariarückfällen zuschreiben zu sollen, natürlich auf dem Wege der Mobilisierung von in der Milz zurückgebliebenen Plasmodien. Aus recht sorgfältigen — das ist zu betonen — fortgesetzten Untersuchungen die Stähelin in Gemeinschaft mit Plungsian durchführte, ging ferner hervor, daß anscheinend besonders der Tuberkulöse auf tägliche Luftdruckschwankungen in dem Sinne reagiert, daß es bei stärkeren Senkungen des Luftdrucks besonders vor Föhntagen bei ihm zu beträchtlichem Sinken des Blutdruckes kommen kann.

Veränderlichkeit des Luftdruckes. Die Veränderlichkeit des Luftdruckes ist im Norden Europas größer als im Süden. Häufigen Schwankungen des Luftdruckes zu entgehen ist nur möglich durch Verlegung der klimatischen Kurstätten in südliche Regionen mit geringeren Schwankungen innerhalb der Jahreszeit, oder, wie dies Frankenhäuser empfohlen hat, in Plätze außerhalb der **Zugstraßen größerer und häufiger Luftdruckschwankungen.**

Zyklone. Die Berechtigung dieser Forderung kann nicht bestritten werden, obgleich wir über die Erfolge solcher klimatischer Maßnahmen nur wenig wissen. Sie sind auch wegen der allgemeinen relativen Kürze einer Kurzeit, welche zudem von anormalen Zugrichtungen der barometrischen Minima sehr leicht betroffen werden kann, überaus unsicher, gelten also wesentlich für dauernde Aufenthaltsverlegungen. Es trifft sich günstig, daß ein großer Teil des mitteleuropäischen Kurgebietes, insbesondere Mittel- und Süddeutschland sowie ein großer Teil Frankreichs und der Schweiz, in einem an barometrischen Tiefständen relativ armen Gebieten und außerhalb des Zuggebietes der barometrischen Minima, der Zyklone liegen. Für hierin empfindliche Menschen, Zyklonopathen nach Frankenhäuser, welche auf Luftdruckschwankungen mit nervösen Beschwerden allgemeinen Charakters, Herabsetzung der körperlichen, seelischen und geistigen Leistungen reagieren, die meist zugleich allgemein nervöse Veranlagung haben, kann immerhin unter Zugrundelegung der Köppenschen Karten (siehe Abb. 1 und 2) über die mittleren Zugstraßen und die Häufigkeit in der Verteilung der barometrischen Minima, eine klimatische Auswahl des Kurortes oder Wohnsitzes stattfinden. Die Zugstraßen II, III und IV sind in allen Jahreszeiten, die Zugstraße V wesentlich im Frühjahr, aber auch im Winter und Herbst, vertreten.

Föhnwinde. In dieselbe Gruppe der Idiosynkrasien gegen Luftdruckschwankungen gehört die viel weiter verbreitete Störung des allgemeinen Wohlbefindens durch die Föhnwinde, die nicht nur im Alpengebiet, sondern auch im Oberrheintal, in den tieferen Tälern der Vogesen, des Schwarzwaldes und des Riesengebirges beim raschen Passieren nördlich vorbeiziehender Luftdruckminima auftreten. Die Ursache der Störungen scheint in allen Fällen dieselbe zu sein,

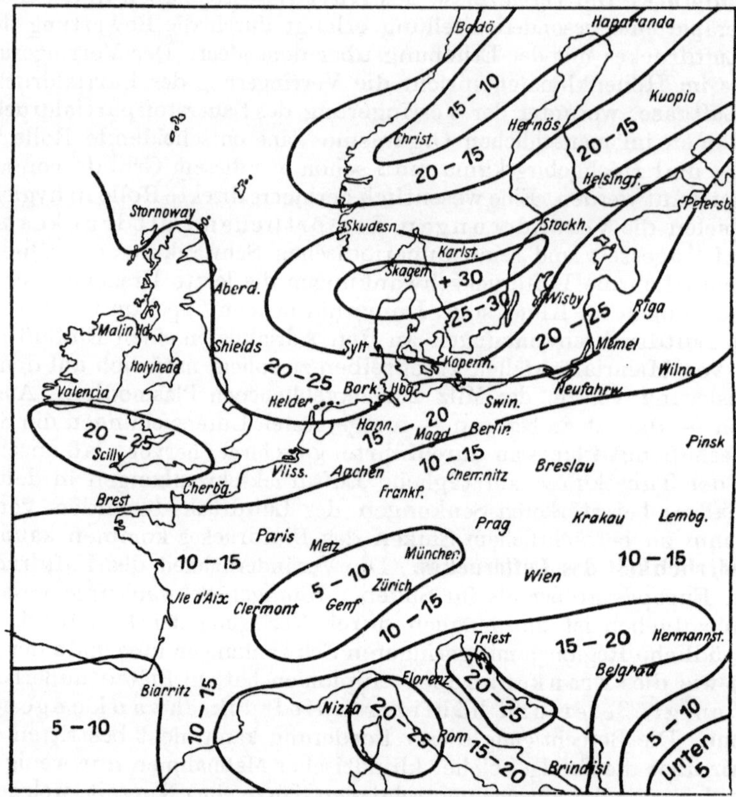

Abb. 1.   Mittlere Zahl der Morgenpositionen barometrischer Minima im Lauf des Jahres über Europa.

nämlich die dem eigentlichen Sinken des Barometers vorausgehende Erschütterung im Gleichgewicht des Luftdrucks und die Unterbrechung seines kontinuierlichen langsamen Ausgleichs. Diese Erschütterungen machen sich in stoßweiser und rasch oszillierender Schwankung des Luftdrucks bemerkbar und werden nicht durch den Barometer, sehr deutlich aber durch den Variometer bzw. Variographen von Ficker nachgewiesen. In diese dem Ausbruch des Föhn vorausgehende Zeitspanne sollen nach Unverricht auch die meisten Störungen des Wohlbefindens, Blutungen usw. bei Tuberkulösen, fallen. Eine weitere Wirkung von Luftdruckveränderungen will Gabrilowitsch bei Lungenleidenden beobachtet haben, indem Schwankungen von 0,5 bis 1 mm pro Stunde Vermehrung der Hämoptöen hervorrufen. Inwieweit wir es dabei mit Folgen der Luftdrucksschwankungen,

vielleicht auch der Winde und anderen Faktoren, zu tun haben, ist noch nicht
endgültig entschieden.

Die Lufttemperatur und ihre Änderungen. Die Lufttemperatur und ihre
Veränderungen sind wir gewohnt aus Gründen der Meteorologie und allgemeinen
Klimatologie wesentlich in den Mittelwerten des Tages, einer Pentade, Dekade,
eines Monats, einer Jahreszeit oder Jahres in Zahlen ausgedrückt zu sehen.
Die starken Schwankungen um diesen Mittelwert herum, die sich im Laufe des
Tages in Höhe von 2° bis 18° C im Mittel, im Lauf des Monats bis 30° C, im

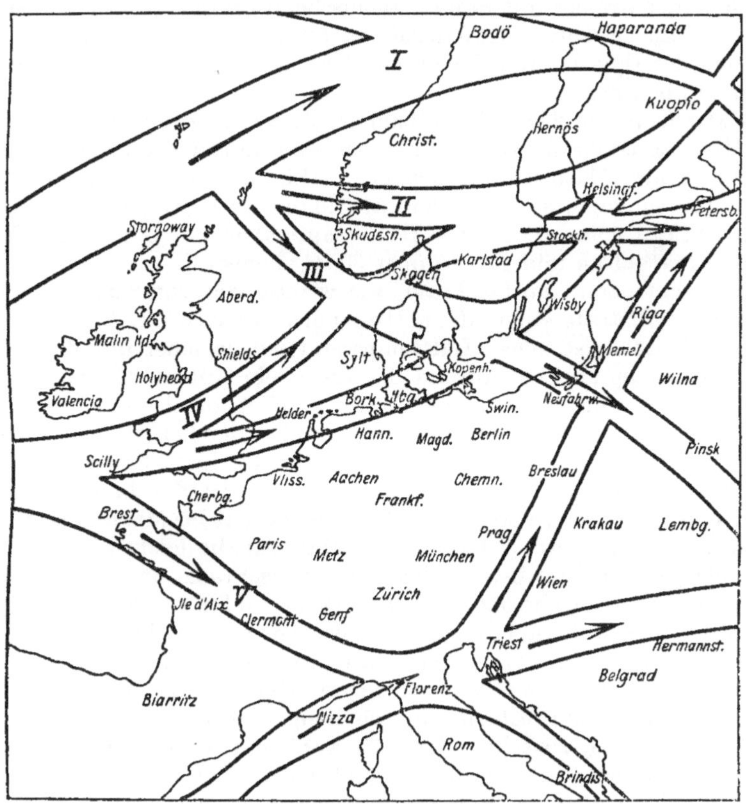

Abb. 2. Häufigkeit und Gang der mittleren Zugstraßen
barometrischer Minima in Europa.

Lauf des Jahres bis auf 50° und 60° C selbst in solchen Klimaten bemerkbar
machen, die wir zu sehr gesunden und zu gewissen Zeiten sehr schätzbaren rechnen,
machen es zur gebieterischen Notwendigkeit, die vorläufig unentbehrlichen Mittelwerte in Verbindung mit anderen Eigenschaften des Temperaturganges zu betrachten. Vor allem sind aber heute noch für den Klimatotherapeuten die Mittelwerte der Tagestemperatur der präziseste Ausdruck für das Wärmeklima eines
Ortes dann, wenn er diesen Ort mit einem anderen vergleichen kann, der unter
ähnlichen klimatischen Allgemeinbedingungen steht, wie dies insbesondere im
reinen Seeklima der Fall ist.

Die mittlere Schwankung der Tagestemperatur eines Ortes gibt
neben dem Mittelwert weiteren Aufschluß über die Temperatureigenschaft eines

Ortes. Sie umfaßt den Spielraum der Tagestemperatur vom mittleren Minimum im gleichen Monat im Lauf einer längeren Reihe von Jahren bis zum mittleren Maximum der Tagestemperatur, das unter denselben Bedingungen berechnet wurde. Wir gewinnen dadurch in Verbindung mit der Mitteltemperatur annähernd Aufschluß über die Temperaturgrenzen, innerhalb welcher der Kranke sich an einem bestimmten klimatischen Kurort aufhält.

Der mittlere Grad der extremen Temperaturen eines Monats in negativem und positivem Sinne belehrt schon genauer über solche Temperaturlagen, welche der Kranke mit einiger Wahrscheinlichkeit in einem bestimmten Zeitabschnitt am gewählten Aufenthalt zu erwarten hat und mit welchen er aus Gründen der Hygiene, der Kleidung, der Tageseinteilung, des Aufenthaltes im Freien rechnen muß.

Die Extreme führen dazu, die Anzahl der Tage hochgradiger Kälte und hochgradiger Hitze zu erfahren, welche in einem bestimmten Zeitabschnitt die mittleren Temperaturverhältnisse unterbrechen. Für mehrere Klimastationen und Gruppen haben wir deshalb die mittlere Anzahl der Frosttage bis 0° C, der Eisoder Wintertage unter 0° C, der Hitzetage über 25° C und der Tropentage nach Treitschke und Dove über 30° C eingestellt.

Dove macht darauf aufmerksam, wie wichtig die von Supan eingeführte Berechnung des Eintritts einer Mitteltemperatur von ca. 10° C für den klimatischen Aufenthalt ist, einer Lufttemperatur, bei welcher im allgemeinen ein langer Aufenthalt im Freien während des Tages, ein Aufenthalt im ungeheizten, geschützten Wohnraum während der Nacht möglich erscheine. Dieser Eintritt der „Frühlingstemperatur", dem man einen Beginn der herbstlichen Temperatur mit derselben 10° C-Grenze gegenüberstellen könnte, hat klimatotherapeutische Bedeutung besonders für Orte der Übergangszeit von der kalten zur warmen Jahreszeit und umgekehrt, also in den Monaten Februar bis Mai und September bis November und ist in Europa besonders wichtig für die leicht erreichbaren Orte Süddeutschlands, Frankreichs, Italiens, der Südschweiz und der adriatischen Riviera. Für das Deutsche Reich haben Dove und Frankenhäuser festgestellt, daß der klimatotherapeutische Frühlingsbeginn vor dem 20. April nur im Tal und an den Hängen des Oberrheins, etwa von Bingen bis Schaffhausen, sowie am Unterlauf des Mains und Neckars zu erwarten ist. Zwischen dem 21. und 24. April stellt er sich am Mittelrhein von Boppard bis Düsseldorf und im fränkischen Hügelland ein, zwischen dem 25. April und 4. Mai liegt er bereits im größten Teil Deutschlands, in ganz Holland und in Belgien, mit Ausnahme der deutschen Seeküsten und der höheren Mittelgebirge. Am spätesten, d. h. nach dem 10. Mai, tritt der Frühling ein auf den Gipfeln und Plateaus aller deutschen Gebirge von etwa 600 m Höhe an. Diese werden also wohl als Sommer- oder Winterklimate aber nicht als Übergangsklimate vom Standpunkt des erwähnten Temperaturklimas aus zu benutzen sein. Wesentlich früher noch tritt nun diese Temperaturlage ein in den begünstigten Gebieten Südtirols und der oberitalienischen Seen, Mitte Februar (14. bis 20.) bereits an der französisch-italienischen Riviera, Ende Februar an der Riviera di Levante, Mitte März an den nördlichen Adriastationen.

Besonders früh ist der Frühlingsbeginn Deutschlands im badischen, hessischen und elsässischen Rheintal sowie im Rüdesheimer Becken des Rheintals.

Die herbstliche Jahreszeit, insbesondere auch das Eintreten von Frösten beginnt jedoch in Deutschland am spätesten an den deutschen Küsten, am Bodensee, ferner an den oberitalienischen und Schweizer Seen.

Fast noch wichtiger erscheint mir für Mitteleuropa das Datum des phänologischen Frühlingseinzugs, welches nach E. Ihne einen Mittelwert des ganzen Frühlings darstellt, etwa mit der Aufblühzeit des Apfels (frühblühende Arten) zusammenfällt und für viele Gebiete mit größter Schärfe bestimmt werden kann oder bestimmt ist. Das mittlere phänologische Frühlingsdatum gibt außerdem einen präzisen Begriff von der gesamten thermischen und Strahlungsarbeit, welche das Klima eines bestimmten Ortes bis zu einem bestimmten Tage geleistet hat, der zugleich ungefähr den Anforderungen an einen ungehinderten Freiluftaufenthalt des Menschen entspricht. Das phänologische Frühlingsdatum liegt etwas später als die 10° C-Grenze.

Thermischer und phänologischer Frühlings- und Herbsteinzug.

Gebiete	Beginn des Frühlings:		Beginn des Herbstes:
	Tagesmittel der Temperatur erreicht erstmals 10° C am [1]	Nach phänologischen Berechnungen von Ihne u. a.	Tagesmittel der Temperatur erreicht letztmals 10° C am
Portugal (Coimbra) . . . . 60 m	20. II.	20. III.	18. XII.
Riviera di Ponente . . . . 0 m	Mitte Februar	—	20. XII.
Riviera di Levante . . . . 0 m	Anfang März	—	12.—15. XII.
Südtirol (Riva) . . . . 89 m	20. III.	—	1. XI.
Geschützte Adriagebiete . . . . . . 0 m	Mitte März	20. III.	Ende XI.
Südtirol (Arco) . . . . 90 m	26. III.	6.—10. IV.	1. XI.
Südtirol (Bozen-Gries, Meran) . . . 290 m	30. III.	6.—10. IV.	24. X.
Oberitalienische Seengebiete. . . . . 200 m	Ende März	—	6. XI.
Abhänge der Hardt in der Rheinpfalz . 150 m	(14.—17. IV.)	22.—25. IV.	20. X.
Geisenheim, Rheingau . . . . . ca. 100 m	(16. IV.)	23. IV.	18. X.
Heidelberg . . . . 120 m	17. IV.	23. IV.	17. X.
Hessische Bergstraße (Darmstadt) . . 120 m	17. IV.	25. IV.	18. X.
Aachen . . . . 200 m	17. IV.	—	15. X.
Fuß der Vogesen . . . . . . 150—200 m	17. IV.	22. IV.	22. X.
Kaiserstuhl, Südwestabhang . . . . 200 m	18. IV.	24. IV.	18. X.
Frankfurt a. M.-Stadt. . . . . 105 m	18. IV.	25. IV.	15. X.
Badische Bergstraße (Weinheim) . . 120 m	(19. IV.)	27. IV.	18. X.
Südbaden (Staufen) . . . . 300 m	19. IV.	24. IV.	18. X.
Neckartal (Heilbronn) . . . . 150 m	20. IV.	26. IV.	18. X.
Südtirol (Brixen) . . . . 600 m	20. IV.	—	12. X.
Freiburg (Breisgau) . . . . 240 m	21. IV.	25. IV.	17. X.
Wiesbaden . . . . 115 m	21. IV.	28. IV.	16. X.
Tiefere Täler des Schwarzwaldes:			
a) Baden-Baden . . . . 220 m	22. IV.	26. IV.	10. X.
b) Gengenbach (unt. Kinzigtal) . . 230 m	22. IV.	27. IV.	18. X.
Berlin-Stadt . . . . 50 m	25. IV.	4. V.	13. X.
Belgische Küste . . . . 0 m	3. V.	5. V.	31. X.
Badenweiler . . . . 400 m	6. V.	—	16. X.
Holländische Küste (Scheveningen) . 0 m	6. V.	8. V.	31. X.
Niederrhein (Kleve) . . . . 50 m	6. V.	—	14. X.
Nordseeküstengebiete:			
a) Wilhelmshaven	—	11. V.	—
b) Großbüttel	—	17. V.	—
Ostseeküstengebiete:			
a) Mittlere (Stettin)	7. V.	12. V.	13. X.
a) Mittlere (Kopenhagen)	10. V.	(24. V.)	9. X.
b) Westliche (Kiel)	17. V.	14. V.	13. X.
c) Nördliche (Memel).	17. V.	—	2. X.

Ich ermittelte den thermischen Frühlingsbeginn und Herbstbeginn in mehreren Orten und Gegenden, die für klimatische Zwecke in Betracht kommen, und füge sie mit den Angaben von Dove und Frankenhäuser sowie den phänologischen Daten nach Ihne u. a. in Tabellenform zusammen (s. Tab. S. 11).

---

[1]) Berechnet aus den 20 jährigen meteorolog. Daten; ( ) kürzere Zeitepochen als 20 Jahre.

Es läßt sich also bereits in Mitteleuropa während 7 bis 10 Monaten des Jahres mit Leichtigkeit ein Klima finden, das Erholungsbedürftigen zunächst ohne weitere Indikationen die Gelegenheit gibt, ein ausgedehntes Freiluftdasein zu führen, ohne merkliche Belastung mit Kleidern und ohne längere Beschränkung auf künstlich erwärmte Wohnräume.

Die Veränderlichkeit der Lufttemperatur von einem Tag zum anderen, die sogenannte interdiurne Veränderlichkeit, gibt einen Einblick in die Konstanz oder Inkonstanz des Temperaturklimas. Hier haben Seeküsten, Inseln und südliche Orte, die unter warmfeuchten Winden stehen, den Vorzug der geringsten Veränderlichkeit. Gerade in der wärmeren Jahreszeit sind größere Temperaturveränderungen zu berücksichtigen, die um so größer und häufiger eintreten, je nördlicher und kontinentaler ein Klimastrich liegt. Für die Nordsee, Ostsee, einige Niederungsstationen, die deutschen Waldgebirge und das südtirolische Übergangsklima finden sie Erwähnung bei einzelnen Klimatabellen der betreffenden Gruppen. Je kleiner die mittlere interdiurne Veränderlichkeit ist, desto seltener ist im allgemeinen auch die Ausnahme großer Veränderungen durch plötzliche Kälte- oder Hitzewellen.

Dove hält bei der Beurteilung der klimatischen Verhältnisse eines Kurorts den Begriff des Krankentags von 9 Uhr morgens bis 7 Uhr abends für wichtig mit Rücksicht auf den Aufenthalt des Kranken im Freien. Es ist zuzugeben, daß diese leichter zu übersehende und zu prüfende Zeitspanne für Winterkurorte und für schwerere Kranke eine große Bedeutung besitzt. Es ist andererseits zu bedenken — auch Lenkei gab dem aus praktischer Erfahrung heraus Ausdruck —, daß in einer großen Zahl der Sommerkurorte, insbesondere des balneologisch bedeutungsvollen Mitteleuropa und an der See, die klimatischen Verhältnisse der Morgenstunden von etwa 7 bis 9 Uhr größere Bedeutung für Klimakuren haben als die Mittagszeit von 12 bis 3 Uhr oder, wie besonders im Spätsommer, die Abendstunde von 6 bis 7 Uhr. Wir können demnach nicht die Notwendigkeit anerkennen, für klimatische Kurorte aus ärztlichen Gründen von den bewährten Zeiten der meteorologischen Messungen abzugehen, um so weniger als jetzt schon durch vorsichtigen Gebrauch des riesigen Zahlenmaterials eine einigermaßen sichere Orientierung für klimatotherapeutische Zwecke ermöglicht ist.

Auf die Häufigkeit bestimmter Temperaturen ist im Interesse einer sicher arbeitenden Klimatotherapie gerade auch von ärztlicher Seite hingewiesen worden unter Hervorhebung der Tatsache, daß die mittlere Temperatur eines Ortes nicht die wahrscheinlichste ist. Wegen der Beziehungen der übrigen Temperaturlagen eines Ortes zu der vorherschenden, konstruierte man letztere als den sogenannten Scheitelwert, um welchen sich die Kurve der Temperatur bewegt. Hann hat aber nachgewiesen, daß der Scheitelwert der Temperatur, trotzdem er der absolut häufigste ist, ein relativ seltener Wert ist und die Beurteilung des Wärmeklimas keineswegs erleichtert, so daß wir von einer Wiedergabe solcher Scheitelwerte, wie sie für einige Klimastationen bereits vorliegen, abgesehen haben.

Von größerer Bedeutung erscheint beim ersten Blick die Wahrscheinlichkeit der Abweichung der mittleren Temperatur eines Ortes zu einer bestimmten Jahreszeit von dem berechneten langjährigen Mittelwert dieser Jahreszeit. Auch diese Berechnung kompliziert jedoch die klimatische Übersichtlichkeit, ohne dem Arzt oder Kranken erhöhte Gewähr dafür zu geben, welches Wärmeklima er nun im gegebenen Momente an dem Kurort seiner Wahl antrifft. Es liegt eben in der Natur des Klimas selbst, daß wir den Erfolg kürzerer klimatischer Kuren sowohl von der Seite spezifischer Klimawirkungen, als auch der Witterung aus nur mit einer mäßigen Wahrscheinlichkeit einschätzen können und nur bei langen

Klimakuren eine größere Wahrscheinlichkeit für den Eintritt gewisser klimatischer Bedingungen, die wir für erforderlich halten, zugrunde legen dürfen. Den mittleren Minimal- (Morgen-) und Maximal- (Nachmittags-) Temperaturen kommt zweifellos für Kurplätze eine größere Beachtung zu, als ihnen bisher geschenkt wurde und so hat auch die Mittelzahl der positiven und negativen Abweichungen in bestimmter Temperaturhöhe von der Mitteltemperatur des Ortes für denjenigen, der sich mit dem örtlichen Klima genau vertraut machen will, dann großen Wert, wenn Vergleiche gezogen werden können. Das meiste meteorologische Material harrt hier aber noch der Bearbeitung.

Das Temperaturklima wird in seiner vielgestaltigen Einwirkung auf den Menschen nun aber ganz erheblich beeinflußt durch den Feuchtigkeitsgehalt der Luft und die Windbewegung. Niederschlagshäufigkeit und Windstärke für sich wiederum nehmen allergrößten Einfluß auf die Verwendbarkeit eines Klimas für den Freiluftaufenthalt eines Kranken.

Luftfeuchtigkeit. Wir beurteilen den Wasserdampfgehalt der Luft einmal im Hinblick auf das Gefühl der Schwüle, welches in Verbindung mit der Höhe der Lufttemperatur durch den Dampfgehalt erzeugt wird, wenn es auch möglich ist, daß andere Beimengungen der Luft sowie direkte und reflektierte Sonnenstrahlung und Wärmeausstrahlung besonders in Städten die Grenzen der Schwüle individuell etwas verschieben. Zweitens kommt der Feuchtigkeitsgrad der Luft im Hinblick auf die Verdunstung von der Haut und den Atmungsorganen aus mit ihren Folgen für Wärmehaushalt, für die Beschaffenheit der verdunstenden Oberflächen, für das Nervensystem in Betracht.

Schwüle. Die Schwüleerscheinungen am menschlichen Organismus äußern sich als körperliche, intellektuelle und seelische Ermüdung und rasche Erschöpfbarkeit, zu welcher Störungen auf dem vegetativen Gebiet, Störungen des Wärmehaushalts, des trophischen Systems hinzutreten können, ohne daß damit alle Unlusterscheinungen und Beeinträchtigungen bereits getroffen wären. Über die Angriffsweise der Schwüle bringen vielleicht die Untersuchungen von Lee und Scott einige Aufklärung. Sie zeigten im physiologischen Versuch an Katzen, daß je höher die Temperatur und die Luftfeuchtigkeit war, um so geringer war die Arbeitsleistung des sofort nach der Tötung herausgeschnittenen Muskels, desto rascher ermüdete er, desto kleiner war der Blutzuckergehalt im sofort untersuchten Carotidenblut. Den Angaben Doves entnehme ich die Berechnung der Schwüle nach Lancaster in der Großstadt Brüssel.

Es wurde als schwül empfunden:

eine Lufttemperatur von....	21—22° C	23—24° C	25—27° C	28° C	29° C
bei einer Feuchtigkeit von ..	75%	70%	65%	50%	45%

Nach der Berechnung Dalmadys tritt jedoch die Empfindung der Schwüle in den Temperaturlagen von 20 bis 24° C erst bei einer höheren Feuchtigkeitssättigung der Luft auf, nämlich:

bei Lufttemperaturen von	20—22° C	23—24° C
bei einer relativen Feuchtigkeit von	100—90%	80—70%,

und es entspricht dies anscheinend mehr der allgemeinen Empfindung. Die Windbewegung vermag die Schwüleempfindung um einige Grade in der Lufttemperatur hinaufzurücken, weil dadurch die Wärmeabfuhr von der Körperoberfläche erleichtert wird. Unter 20° C tritt kein belästigendes Schwülegefühl ein, es sei denn, daß eine plötzliche Erhöhung der Lufttemperatur auf 20° C in eine Zeit fällt, in der wir uns, wie im Winter, seit langer Zeit an niedrige Lufttemperaturen in der Wärmeregulation und durch die Bekleidung akkommodiert haben. Auch der

Besonnungsgrad, der das Individuum trifft, vermag anscheinend die Grenzen der Schwüle zu verschieben.

Die Auslese der Klimate hat also mit möglichster Vermeidung der Schwüleempfindung, welche keinem Kranken und Erholungsbedürftigen zuträglich ist, zu rechnen. Sie hat darauf zu achten, daß in Fällen, wo hohe Temperaturlagen in Verbindung mit einem relativ hohen Feuchtigkeitsgehalt der Luft aus klinischen Indikationen erwünscht sind, wie etwa im „warmfeuchten Seeklima", die Schwüleperioden nur selten und möglichst kurz sind.

Äquivalenztemperatur. Eine verhältnismäßig einfache Berechnung von Feuchtigkeit und Wärme in einer Zahl hat Walter Knoche mit der Bestimmung der Äquivalenztemperatur angegeben. Denkt man sich den Wasserdampfgehalt einer Volumeneinheit Luft kondensiert und die entstandene Kondensationswärme dazu verwandt, die betreffende Volumeneinheit auf einen bestimmten Temperaturgrad zu erwärmen, so ergibt dieser Zuwachs zur tatsächlichen Lufttemperatur die Äquivalenztemperatur. Es sind also Lufttemperatur und Feuchtigkeit in einem Begriff enthalten. Die Äquivalenztemperatur steigt mit dem Dampfgehalt der Luft doppelt so rasch als die Lufttemperatur.

Bezeichnen wir mit A die Äquivalenztemperatur, mit t die herrschende Lufttemperatur, mit f die herrschende Dampfspannung, so ist $A = t + 2f$. Die unterste Grenze der Schwüle liegt bei einer Äquivalenztemperatur von etwa 56° C, d. h. bei ca. 20° C und vollständiger Dampfsättigung der Luft, die hier 17,36 mm Dampfdruck beträgt.

Dampfspannung. Die Dampfspannung = absolute Feuchtigkeit = Dampfdruck, unterliegt nur langsamen und geringen Schwankungen im Laufe eines Tages. Bei fehlender Luftbewegung, bei trockenem Boden verändert sie sich fast gar nicht. Sie sinkt etwas bei Wind aus dem trockenen Innern des Landes, sie steigt etwas bei Winden aus der Seerichtung. Sie steigt ferner bei Besonnung und feuchten Boden, unter sonst entsprechender Temperaturhöhe. Wir sind also schon am Vormittag eines Tages meistens in der Lage, aus dem Stande der Temperatur, dem Stande der Dampfspannung und der wahrscheinlich zu erwartenden Temperatursteigerung den schwülen Tag oder schwüle Mittagstunden vorauszusehen und das Verhalten der Kranken danach einzurichten.

Der Druck des gesättigten Wasserdampfes in der Luft beträgt bei Temperaturen über 0 bis zu 20°·C:

Temp.	mm Hg	Temp.	mm Hg	Temp.	mm Hg
0	4,57	7	7,47	14	11,88
1	4,91	8	7,99	15	12,67
2	5,27	9	8,55	16	13,51
3	5,66	10	9,14	17	14,39
4	6,07	11	9,77	18	15,33
5	6,51	12	10,43	19	16,32
6	6,97	13	11,14	20	17,36

Ein Dampfdruck von 16—17 mm Hg liegt an der Grenze der Erträglichkeit. Er wird in den klimatischen Zonen Mitteleuropas nur in kürzeren Perioden des Sommers bzw. während einzelner Tagesstunden über Mittag und Nachmittag erreicht.

Die relative Feuchtigkeit. Zum unmittelbaren Vergleich der Feuchtigkeit in der Luft der einzelnen Klimate bedienen wir uns besser des Sättigungsgrades der Luft mit Wasserdampf, d. h. der Bezeichnung der relativen Feuchtigkeit. Sie steht zwar in keiner direkten Beziehung zur Verdunstung von der Oberfläche der Haut und Schleimhäute, ist aber für das Gefühl und das Nervensystem im allgemeinen von Bedeutung. Als feuchte Luft bezeichnen wir Wasserdampfsättigungen der Luft etwa von 80 % aufwärts, als mittelfeuchte Luft eine solche mit einer Dampfsättigung von 70—80%, als mäßig trocken die Dampfsättigung von 50 bis 60%, als trocken die Dampfsättigung unter 50%. Extremer Trockenheit der Luft begegnen wir im Hochgebirge, in der Wüste und häufig in kontinentalen Klimaten jeder Art über die Mittagstunden bei Besonnung und trockener Witterung; wesentlich seltener an den Meeresküsten, auf dem Ozean

selbst und — was von Wichtigkeit ist — im bewaldeten Mittelgebirge. Soweit
es uns möglich war oder in Berücksichtigung der Indikationen wünschenswert
erschien, haben wir den Tabellen einzelner Kurorte oder Klimagruppen beide
Feuchtigkeitswerte, mindestens aber den Grad der relativen Feuchtigkeit hinzu-
gefügt, zum Teil els Morgen- und Mittagsdurchschnittswert.

Die Feuchtigkeit der Luft spielt in Verbindung mit der Lufttemperatur eine
gewaltige Rolle bei der Verdunstung, deren wir neben der Wärmestrahlung bedürfen, um unsere Körperwärme zu regulieren.

Die Verdunstung. Über die Verdunstung bei verschiedenen Temperatur-,
Feuchtigkeits- sowie Windverhältnissen entnehmen wir Rubners Ausfüh-
rungen, daß die Verdampfung benetzter Gegenstände erfolgt in Abhängigkeit von
dem Dampfdruck, der Temperatur und der Windgeschwindigkeit proportional
der Formel:

$$\log \frac{B - f}{B - f_1} \, (1 + \text{at}) \, \sqrt{\omega},$$

worin B den Barometerdruck, f, f_1 die Dampftension und zwar: f für die Lufttemperatur, f_1 für die Temperatur eines feuchten Thermometers (des August-
schen Psychrometers), $(1 + \text{at})$ die Ausdehnung der Luft und ω die Luftgeschwin-
digkeit bedeutet.

So kann z. B. das Maß der Verdunstung in trockenheißen Klimaten uns zwar
ein schätzungweises Bild von dem austrocknenden Wert des Klimas geben, auch in
bezug auf den Menschen; die Bedingungen der Physiologie und Pathologie verändern jedoch dieses Maß in individueller Weise.

Das Maß der „möglichen" Verdunstung des Menschen wird nämlich in unkomplizierten Verhältnissen bedingt durch die physiologische Dampfdruckdifferenz der Haut und der Atmungsorgane, d. h. von dem Unterschied des Dampfdruckes in der Luft und des Dampfdruckes auf der Haut und
über den Schleimhäuten. Je mehr einerseits der Dampfdruck der Körperoberfläche denjenigen der Luft überwiegt, desto intensiver und desto rascher geht
die Verdunstung vor sich.

Frankenhäuser berechnete den physiologischen Dampfdruck der Körperoberfläche
bei einer Lufttemperatur von

15° C mit 9,5 mm
20° C „ 14,7 „
25° C „ 23,6 „
30° C „ 44,7 „

Es ist jedoch nach Rubner auch der physiologische Dampfdruck ein sehr vielseitig beeinflußter
Faktor. Durch pathologische Verhältnisse wird er noch mehr individualisiert, so daß die
zu berechnenden Werte nur Wahrscheinlichkeitswerte sind. Die physiologische Kurve der
Wasserdampfausscheidung zwischen 0—40° C ist eine Kurve mit einem Minimum
bei 15—20° C. Starke Wasserentziehung kann bei 4—5° C und geringem Spannungsdefizit,
aber auch bei hoher Temperatur mit hohem Spannungsdefizit vorhanden sein.

Es ist andererseits aber auch wünschenswert oder gar notwendig, daß die Sättigung
der Luft auch bei tiefer Temperatur keine vollständige ist, da sonst bereits an der Außenseite
der Kleidung sich der verdunstete Wasserdampf als Feuchtigkeit niederschlagen kann.
Bei hoher Temperatur der Luft kann schon innerhalb der Kleidung keine glatte Verdunstung
mehr erfolgen. Es kommt zur Schweißbildung bzw. zur Kleiderdurchfeuchtung, wenn die
Haut durch die äußere Temperaturlage oder die innere Erwärmung bei Arbeit zu stärkerer
und rascherer Wasserabgabe von der Haut aus genötigt wird, als zur Kompensation des
herrschenden Sättigungsdefizits im Dampfdruck der Luft verwendet werden kann.

Die Windbewegung und ihre Wirkungen. Wesentlich erleichtert wird der
Wärmeabfluß, d. h. die Wärmeregulierung bei Windbewegung. Windige
Klimate sind deshalb noch bei mittleren und bei höheren Wärmegraden der
Luft und bei mittlerer oder hoher Feuchtigkeit erfrischend oder erträglich, bei

tieferen Wärmegraden, die noch über 0° C liegen, kühlend oder kältend, insbesondere bei gesunkenem Feuchtigkeitsgrad der Luft, während bei sehr tiefen Wärmegraden etwa von — 0° C an bereits ein mittlerer oder höherer Grad der Luftfeuchtigkeit wegen der an und für sich geringen Dampfspannung keine große Rolle mehr spielt und nur extreme Trockenheit der Luft die wärmeentziehende Kraft des Windes noch steigern kann.

Der Wind kompliziert den Vorgang bei der Wärmeökonomie dann, wenn, wie es auch in bestimmten Klimaten der Fall zu sein scheint, der Einfluß des Windes auf die Haut die Wärmeproduktion steigert. So fand Wolpert bei einer mäßigen Windstärke von 8 m per Sekunde eine Vermehrung der Wärmeproduktion, die natürlich mit vermehrtem Stoffumsatz einhergehen muß und die je nach der Temperatur des Windes gleichzeitig mit der Vermehrung der Atemgröße, sich von kleinen Vermehrungen bei warmem Winde von 22° C bis zu 20% bei kühlerem Wind von 15° C hob. Stärkere Windbewegung ist auf die Dauer kein klimatisch wünschenswerter Faktor. Die Wirkung des Windes auf die Verdunstung des menschlichen Körpers ist nun nach Rubner folgende: Mäßiger Wind steigert bei Lufttemperatur von 13—15° C die Wasserverdunstung wenig, von 17—32° C nicht, von 34° C an enorm. Bis zur Temperaturhöhe von 32° C entwärmt sich also der Körper wesentlich durch Strahlung und Leitung. Allerdings kann an der Entwärmung durch Leitung ebenfalls der Wind je nach der Stärke in ganz enormem Maße beteiligt sein. Es ist deshalb von besonderer Wichtigkeit, über Häufigkeit und Stärke der Winde neben der Temperatur der Luftbewegung Angaben zu besitzen. Eine besondere Rolle spielt der Faktor der Luftbewegung in Klimaten, wo durch Berg- und Waldmangel die Luftströmungen ungehinderten Zutritt haben, also auf der See, an den Küsten und in der Wüste, den Steppen usw. Im Gebirge sind die von hohen Bergen überragten Täler wiederum Kanäle für den Luftausgleich zwischen Höhe und Niederung und imstande, besonders die Abend- und Nachttemperaturen bzw. die Abkühlung an solchen Orten im Sommer in günstiger Weise zu beeinflussen. Eine für weite Klimaprovinzen sehr bedeutungsvolle Eigenschaft des Windes liegt in der massierenden oder peitschenden Wirkung auf die Haut, die sogar durch dickere Kleidung hindurch sich bemerkbar machen kann. Sie fördert die reaktive Blutanreicherung der Haut, steigert damit noch die Wärmeabfuhr und ist imstande, auf den Wärmeersatz im Organismus durch Bewegung, Steigerung der Verbrennung, Vermehrung der Nahrungszufuhr in folgerichtiger Weise wesentlichen Einfluß zu gewinnen.

Auch die Beeinflussung der Atmung ist nicht unbedeutend, wie Wolpert zeigte. Es kommt dabei neben dem Abkühlungs- bzw. Temperaturreiz des Windes allerdings auch die Richtung des Windes gegenüber den Atmungsorganen in Betracht. Für erkrankte Atmungsorgane spricht neben der Stärke des Windes der Dampfgehalt, die Temperatur und Reinheit der Luft natürlich in sehr beträchtlichem Maße mit. Häufig müssen wir deshalb die klinischen Erfahrungen in diesen Windklimaten bei der Windwirkung auf die pathologisch veränderten Atmungsorgane, aber auch auf andere Organsysteme und ihre Funktionen allein sprechen lassen.

Der Abkühlungseffekt. Frankenhäuser hat in dem von ihm auf Grund der Versuche früherer Autoren konstruierten Homöotherm, einem mit Wasser von 37° C gefüllten Kupferbehälter, uns einen Apparat gegeben, welcher es gestattet, die abkühlende Kraft des Windes bei verschiedenen Wärme- und Feuchtigkeitsverhältnissen der Luft objektiv zu bestimmen. Doch sei hierbei nicht außer acht gelassen, daß wir in dem Apparat nur einen Maßstab besitzen, der erst in Beziehung zum physiologischen und pathologischen Verhalten des Menschen gebracht werden muß, der also keineswegs gestattet, die mit ihm erhaltenen Abkühlungswerte auf den Menschen zu übertragen. Es wäre wohl wünschenswert für gewisse Klimate mit wenig wechselnder Windstärke, also etwa auf der See, an manchen Küsten oder im ägyptischen Klima einen mittleren **Abkühlungseffekt in der Zeiteinheit** festzustellen. Doch liegen derartige Untersuchungen noch nicht vor. Für das Binnenland und das Gebirge dürfte es kaum möglich sein, die Abkühlungsgeschwindigkeit als einen klimatischen Begriff einzuführen. Die Abkühlung selbst spielt allerdings eine hervorragende Rolle. Die intensive Sonnenbestrahlung des Menschen ist weiter imstande, die Einflüsse der Windbewegung wesentlich zu modifizieren, da der durch Wind bedingte Wärmeverlust durch Einstrahlung unter Umständen ganz aufgehoben werden kann, so daß nun die Entwärmung nur durch Ausstrahlung, Leitung und Verdunstung, bei Windstille und trockenwarmer Luft sogar fast nur durch Verdunstung geregelt wird. Kräftige Besonnung wirkt wie ein warmer Wind über 34° C.

Sache des Arztes ist es also, die Benutzung der klimatischen Faktoren so zu regeln, daß im einen Fall stärkere Verdunstung mit kräftiger Anregung des Stoffumsatzes, im zweiten Fall stärkere Verdunstung ohne wesentliche Vermehrung des Stoffumsatzes, in einem dritten Fall reichliche Entwärmung durch Strahlung und Leitung unter Vermehrung des Stoffumsatzes oder physiologische Entwärmung durch Strahlung und Leitung ohne stärkere Beanspruchung der Verdunstung und ohne deutliche Vermehrung des Stoffumsatzes zustande kommt. Der ersten Indikation würde ein trockenes, sonniges, mäßig warmes und mäßig windreiches Klima entsprechen, der zweiten Indikation ein trockenes, sonniges, ziemlich warmes Klima ohne Rücksicht auf die Windbewegung. Der dritten Indikation entspricht ein feuchtes, mäßig warmes oder kühles Klima mit beliebiger aber angenehmer Besonnung und mittelkräftiger Windbewegung. Die vierte Indikation wird im mäßig feuchtwarmen oder kühlen Klima erfüllt bei nicht zu intensiver Besonnung oder Reflexstrahlung und zuträglicher geringer Windbewegung.

Dove und Frankenhäuser bemerken nicht mit Unrecht, daß die landläufige Anschauung über die klimatischen Verhältnisse mit den tatsächlichen Klimawirkungen oft wenig übereinstimmt. „Nur der Instinkt lehrt uns, daß die Wärmeabgabe, welche vorwiegend durch Verdunstung vor sich geht, unangenehm und ermüdend ist und daß man sich am wohlsten fühlt, wenn die freie Wärme genügend Abfluß durch Strahlung und Leitung hat."

Eine letzte Kombination ist gelegen in der Anregung zur Vergrößerung des Stoffumsatzes bei erhöhtem Wärmeverlust durch Verdunstung, Leitung und Strahlung. Das entsprechende Klima unter angenehmen Temperaturverhältnissen verlangt mäßige oder größere Feuchtigkeit bei mäßiger oder geringer Luftwärme, kräftiger Luftbewegung und kräftiger direkter oder indirekter Strahlung. Ein solches Klima ist teils im Seeklima, teils im Hochgebirgsklima gegeben.

Die Sonnenstrahlung. Wir messen die klimatische Wirkung der Sonnenstrahlung nach der Intensität, der Dauer am Tage und auch nach der Strahlenauswahl, leider häufig die diffuse Strahlung und die Spiegelung außer acht lassend, die einen beträchtlichen Zuwachs an Strahlenenergie zur direkten Sonnenstrahlung bringen kann. Der Einfluß der Strahlung hängt einesteils ab von der direkten und indirekten Wärmestrahlung von der Sonne und von stark reflektierenden Gegenständen her wie Felsen, Mauern, Sandflächen und Wasserflächen und von dem Verhältnis dieser Wärmeeinstrahlung zu der Möglichkeit des Menschen, an weniger wärmestrahlende Körper, wie z. B. eine üppige Vegetationsdecke der Umgebung Wärme ausstrahlen zu können; andererseits von dem Maß an hellen und ultravioletten Strahlen, welche uns Licht und chemische

Wirkungen, also infolge der physiologischen Bedingungen des menschlichen Körpers stoffverändernde Einflüsse vermitteln.

Die Verteilung von Licht- und Wärmeenergie im Sonnenspektrum nach Langley sei kurz nach Hann zitiert, wobei λ die Wellenlänge des Strahlenbezirkes in Mikren μ (Tausendstel des Millimeters) bezeichnet.

$\lambda =$	$0,35\,\mu$	$0,40\,\mu$	$0,45\,\mu$	$0,50\,\mu$	$0,55\,\mu$	$0,60\,\mu$	$0,65\,\mu$	$0,70\,\mu$	$0,75\,\mu$	$0,77\,\mu$
	violett	blau		grün	gelb	orange		rot	dunkelrot	
Wärme	1,8	5,3	11,9	17,3	20,7	21,9	22,2	21,4	20,7	20,2
Licht	—	0,8	2,8	25,0	82,0	66,5	12,3	0,5	—	—

Atmosphäre und Boden vermögen die Wirkung des Sonnenspektrums wesentlich zu modifizieren, so daß teils eine reiche Wärmestrahlung, dann wieder eine starke hochaktinische violette und ultraviolette Strahlung uns zugeführt wird, oder auch beide graduell beträchtliche Einbußen erleiden. Die Sonnenwirkung in verschiedenen Klimaten ist also trotz gleicher Größe der Sonnenscheindauer eine gänzlich verschiedene je nach der Strahlenauslöschung im Spektrum durch den Wasserdampf, den Kohlensäuregehalt der Luft, ihren Gehalt an anderen Suspensionen, je nach der Stärke der Diffusion der Strahlung und ihrer Reflexion. In allen Fällen ist da, wo die Strahlung einwirken kann, die Umgebung des Individuums und des Wohnortes neben der Luftbeschaffenheit von größtem Einfluß auf die Gesamtwirkung der Strahlen auf den Menschen. So wird es ganz selbstverständlich, daß selbst bei gleicher Luftwärme und gleicher direkter Strahlung z. B. in den reflektierenden Steinmassen der Großstadt während des Sommers die Entwärmung des Menschen schwieriger vor sich gehen muß als auf dem Lande etwa inmitten dunkelgrüner Wiesen und Wälder, die weniger Strahlung reflektieren. Es wird zur Aufgabe der Klimatotherapie, die jedem Klima eigene Strahlenwirkung zielbewußt zu verwenden. Leider sind wir erst bei einigen Klimagruppen wie im Hochgebirge und an der See, auch im Stadtklima einigermaßen über das Strahlungsklima unterrichtet. In anderen Klimaten füllen praktische Erfahrungen die Lücken zum Teil aus.

Die Ausstrahlung der besonnten Objekte macht sich im Lichtanteil und im ultravioletten Strahlenanteil nur oder fast nur zur Zeit der Einstrahlung, soweit wir orientiert sind, bemerkbar. Die Wärmeausstrahlung hingegen setzt sich meßbar während der Nacht und überhaupt so lange fort, bis ein Ausgleich der Temperatur erfolgt ist oder erneute Einstrahlung die Ausstrahlung überwiegt.

Die nächtliche Wärmeausstrahlung. Wo die nächtliche Wärmeausstrahlung ungehindert vor sich geht, entstehen kühle und kalte Nächte zu allen Jahreszeiten, eine für die Klimatotherapie wie die allgemeine Erholung äußerst bedeutsame Tatsache. Es liegt aber gar kein Grund vor, Klimate, in denen eine beträchtliche nächtliche Abkühlung erfolgt, also z. B. in der Wüste, in Steppen und grasigen Ebenen, in Hochtälern, Plateaus, auf der Leeseite der Gebirge wegen dieser Abkühlung für Kranke als weniger günstig zu bezeichnen, wie dies noch manchmal in Rücksicht auf die „Erkältungsgefahr" geschieht. Solche Klimate sind im Gegenteil zur Zeit der Hitze die Klimate der Erholung. Ein ägyptischer Aufenthalt für Kranke wäre gar nicht denkbar, wenn nicht überaus häufig eine kräftige nächtliche Kühlung durch Wärmeausstrahlung erfolgte. Dies ist auch die Ursache der in unseren Breiten beim Landaufenthalt sich bis in die späteren Morgenstunden hinein erstreckenden Morgenfrische, welche für die Bewegung und Erholung der Kranken sehr bedeutungsvoll ist. Wichtig ist der Hinweis, daß in solchen Nächten oder an solchen frischen Morgen insbesondere bei sehr trockener Luft und Windstille ein beträchtlicher Unterschied zwischen der Bodentemperatur und der Lufttemperatur bestehen kann, so daß das Sitzen im Freien in stark abkühlenden Tageszeiten von Kranken am besten vermieden wird. Was für erhebliche Differenzen vorkommen können, zeigen folgende gelegentlich erhobenen Abkühlungsbefunde, die Hann und Schultheiß berichten: Lufttemperatur morgens 7 Uhr: in Genua $+8°$ C, Tümpel gefroren; in Karlsruhe $+10°$ C, Tümpel gefroren; in Ohio $+8°$ C, allgemeiner Schadenfrost.

Niederschläge und Trockenheit. Die Niederschläge sind für die Klimakuren weniger wegen ihrer Jahresmenge, als wegen der Verteilung über die Jahreszeiten, wegen ihrer Häufigkeit und der Tageszeit ihres Auftretens bedeutungsvoll Der letztere Hinweis ist wichtig, denn nächtliche Regen sind niemals ein Klimafehler. Häufige geringe Niederschläge sind klimatisch unzweckmäßiger als kürzere kräftige Regenfälle. Ein verzettelter Niederschlag von wenigen Millimetern kann einen ganzen Tag unter Umständen für die Therapie annullieren, während ein Platzregen den klimatotherapeutischen Wert des Tages erhöhen kann. Auch der Trockenheitsgrad eines Klimas ist deshalb nur unter Berücksichtigung der Art der Niederschläge zu beurteilen. Während durch häufige Niederschläge auf der einen Seite die Luft von Suspensionen befreit wird, sind sie andererseits wieder wegen der Durchnässung eine Hinderung für reichlichen Freiluftaufenthalt und auch für die Ausnutzung der Besonnung. Das Idealklima des kranken Menschen wäre wohl ein mäßig feuchtes bzw. mäßig trockenes mit periodischen kräftigen Niederschlägen, so daß die Staubentwicklung gerade hintangehalten wird, aber die Bodenfeuchtigkeit keinen zu hohen Grad erreicht und die Sonnenwirkung gut zur Geltung kommt. An den Südhängen der Alpen scheint dieses Idealklima wie die Kurstation Braggio, auch Lugano zeitweise zeigen, sich bis zu einem gewissen Grade zu verwirklichen. Auch Frühjahr, Spätwinter und Herbst mancher südlichen Stationen haben zu gewissen Zeiten diese Eigentümlichkeit.

Regentage. In räumlich engen Grenzen mit verschiedenen Klimaten und mit ganz außerordentlich um 100 bis 200% differierenden Regenmengen ist häufig die Anzahl der Regentage im Jahr im regenreichen Klima nur um 10 bis 20% vermehrt gegenüber den trockenen Gebieten. Die Anzahl der Regentage, welche einem Klima eigentümlich ist, wird häufig überschätzt, teils aus den obengenannten Gründen, teils deshalb, weil jeder die Bodenfläche schon mit 0,1 mm bis 1,0 mm Dicke netzende Regenfall, der für Bewegung oder Ruhekuren im Freien gänzlich belanglos ist, den betreffenden Tag meteorologisch zum Regentag stempelt. Die Bedeutung der Regenverteilung muß deshalb bei den einzelnen Klimagruppen besonders gewürdigt werden.

- **Schneetage und Schneedecke.** Die Niederschlagsmenge wird im Winter der kühlen Klimate wegen des Schnees wichtiger als im Sommer, da an die Dicke und Dauer der Schneedecke in vielen Fällen der klimatische Aufenthalt gebunden ist. Die Anzahl der Schneetage tritt deshalb im Hochgebirge in ihrer Bedeutung für Klimakuren zurück gegen die Menge des Schnees, der wir eine besondere Beachtung zu schenken haben, weil eine ausgebreitete tiefe Schneedecke nicht nur den Freiluftaufenthalt des Kranken und seine Betätigung im Freien fördert, sondern die Schneedecke auch klimatische Änderungen im Gefolge hat; die besonders den Gebirgen zugut kommen.

Nebelhäufigkeit. Die Nebelhäufigkeit hat Berücksichtigung zu finden wegen ihrer Beeinträchtigung des Krankenaufenthaltes. Es sind oft weniger direkte Folgen auf den Organismus, als die Durchfeuchtung der Kleidung, der Einfluß auf die Wahl der Bekleidungsart, die Veränderung der Wärmeregulation durch feuchten Nebel, die Behinderung der Strahlenwirkung im Klima und die häufige seelische Depression, welche Nebel auf Kranke und Erholungsbedürftige ausüben. Von anderen wird auch die reichliche Entwicklung von bakteriellen Keimen im Nebel infolge der Ausschaltung der ultravioletten Strahlung und ferner die **Dauersuspension** der Keime, die sich nicht niederschlagen können, als wichtige Nebelschädigung erachtet. Bei dem üblen Ruf, den manche therapeutische Klimastriche wegen ihres Nebels erlangt haben, ist es wichtig, der Nebelverteilung und Nebeldauer nachzugehen. Leider sind gewöhnlich nur Nebeltage in die klimatische Berechnung gezogen, während es sich doch oft nur um Stunden am frühen Vormittag oder am Nachmittag handelt. Die jahreszeitliche Verteilung des Nebels, insbesondere der Winternebel, macht manche sonst thermisch brauchbare Klimate häufig für eine Winterklimakur weniger schätzenswert. Es gilt dies z. B. für die Rheinebene, die tiefer gelegenen thüringischen Kurorte und mit gewissen Einschränkungen für die Seeküsten. Wir haben bei der Beurteilung des Nebels von dem immer recht üblen Großstadtnebel, der nicht rein klimatischer Natur ist, abgesehen; ihm nach Möglichkeit zu entgehen, ist zweifellos für viele Kranke ein wünschenswertes Ziel, während sie im reinen Nebel der Seeküste kaum irgendwelche direkte Beeinträchtigung der Gesundheit Gefahr laufen.

Luftverunreinigungen. Während außergewöhnliche flüssige und gasige Luftbeimengungen nur bezüglich ihrer absolut notwendigen Vermeidung und sicheren Vermeidbarkeit die Klimatotherapie angehen, indem Klimate größerer Städte mit einer von Industriegasen und -säuren erfüllten Luft prinzipiell von der Klimatotherapie ausgeschlossen werden müssen, ist es nicht so leicht, den andern stofflichen Beimengungen, welche je nach ihrer Menge und Beschaffenheit das Kurklima beeinträchtigen können, zu entgehen. Sehen wir von den korpuskulären Luftverunreinigungen durch die Verbrennungsprozesse ganz ab, da sie ebenfalls bis zu einem gewissen Grade vermeidbar sind, so bleiben noch genug solche, welche, wie der Staub der Straßen und des ausgedörrten Bodens, der Keimgehalt der Luft, bald mehr, bald weniger jeden Kurort an Land teils dauernd beeinflussen, teils durch die vorübergehende Witterungslage periodisch, in anormalen Jahren sogar für Monate schädigen können. Die Bedeutung der Staubinhalation und Keiminhalation für die Entstehung von Erkrankungen der Atmungsorgane, der Lungentuberkulose und insbesondere der kindlichen Tuberkulose zu erörtern, würde zu weit führen. Man sehe darüber die neuen Arbeiten von Cesa-Bianchi und von G. Hellén. Wir kennen Klimate, in welchen diese Gefahr auf ein Minimum reduziert ist, wie etwa im Hochgebirge, an der offenen See, im Gebirgswald, in großen Wiesen- und Waldkomplexen der Ebene. Das Wichtigste wird aber auch hierbei sein, einen klimatischen Kurort in passender Entfernung von Kulturzentren, vom Eisenbahnverkehr, viel benutzten Straßen, von frequentierten Häfen, von gewissen Industrien, zu denen z. B. auch die Fischräucherung und ähnliches zählt, zu beziehen. Die Armut der Luft an pathogenen Keimen kann durch große Waldfilter und gebirgsgeschützte Lagen, welche nicht von Böen und aufsteigenden Luftströmungen getroffen werden, noch mehr befördert werden. Gegen den Staub aus Gesteinsdetritus sind allerdings gewisse Klimate wie das ägyptische, manchmal auch die Seeküste, Steppen, vegetationsarme Trockengebiete, nicht gefeit. Es wird deshalb bei sonstiger gesundheitlicher Bedeutung solcher Klimastriche wichtig sein, eine Auswahl unter den Kranken zu treffen und besonders die Rücksicht auf die Atmungsorgane aber auch auf die nervöse Empfindlichkeit vorwalten zu lassen oder die Wohnung, die Kurzeit und die Verhaltungsmaßregeln danach einzurichten.

Klimatische Beeinträchtigung durch Flora und Fauna. Ähnliche Gesichtspunkte wie bei der artifiziellen, anorganischen Luftverunreinigung leiten uns bei den Klimaten |mit endemischen Krankheiten und mit Insektenplage. Sie sind prinzipiell zu meiden, wenigstens so lange, bis eine allgemeine oder kurörtliche Sanierung sie auf das mögliche Mindestmaß, das einen günstigen Vergleich mit anderen Kurorten zuläßt, eingedämmt hat.

Die wichtigsten Plagen sind die Malaria, der Typhus, hier und da infektiöse Anginen und Darmkatarrhe, dann die Fliegen- und Schnakenplage, zu der in manchen Gebirgskurorten insbesondere der Schweiz und Tirols, da wo ausgebreitete Viehhaltung ist, die Bremsenplage hinzukommt.

Nicht von allgemeiner Bedeutung, aber für viele Klimapatienten wichtig ist das Auftreten des Heufiebers, welches durch den in der Luft suspendierten Pollen verschiedener Blüten erzeugt wird. Es ist zeitlich und räumlich an die einzelnen Klimaprovinzen gebunden und kann durch die Kenntnis von der Art der Vegetation und ihrer Blütezeit unter Umständen vermieden werden. Wir kennen relativ und absolut heufieberfreie Klimate. Absolut heufieberfrei sind wohl nur Wüste und Hochsee.

Einfluß des Waldes im Klima. Der klimatische und gesundheitliche Einfluß des Waldes hat durch Richtigstellung übertriebener Anschauungen über seine klimatischen Eigentümlichkeiten, insbesondere was den „Ozongehalt" betrifft und mit dem Vordringen der Sonnentherapie leider auch an gerechter Würdigung etwas eingebüßt. Seine klimatische Bedeutung beruht in erster Linie auf seiner Schutzwirkung. Er wirkt nahezu gegenüber allen atmosphärischen Einflüssen ganz wesentlich ausgleichend, im therapeutischen Sinne in jeder Richtung sedativ. Am ausgesprochensten ist der Windschutz im Wald selbst und für die hinter ihm in der Hauptwindrichtung gelegenen Kurstätten. J. Schubert zeigte, daß der Wind den Wald „überweht" in einem so starken Maße, daß in Kopfhöhe im Wald nur $^1/_5$ der Windgeschwindigkeit gemessen wird. Damit im Zusammenhang steht die Filterwirkung des Waldes auf die Luft. Selbst in der Nähe der Großstädte kann infolgedessen die Keimarmut im Wald eine beträchtliche sein, wie die Befunde im Park von Montsouris bei Paris zeigen.

In der Sommerszeit wirkt der Hochwald für sein eigenes Territorium temperaturerniedrigend besonders am Morgen und Abend wegen der überaus kräftigen Wärmeausstrahlung seines Blätter- oder Nadeldaches, während in heißen und schwülen Zeiten, so auch in den Mittagstunden, der Aufenthalt im schräg geworfenen Baumschatten auf Lichtungen und am Waldrande mit freier Verdunstung und Wärmeausstrahlung des Organismus häufig den Vorzug verdient. Auch im freien Land wird die abendliche Abkühlung an heißen Tagen durch benachbarten Wald noch etwas verstärkt und beschleunigt. Die Luftfeuchtigkeit im Waldschutz ist relativ größer, zum Teil wegen geringerer Feuchtigkeitsabfuhr vom Boden aus, zum Teil wegen der etwas niedrigeren Temperatur, wie Hann, Schubert u. a. zeigen. So ist nach Schubert im Sommerhalbjahr im Buchenwald die relative Feuchtigkeit um 1—6% höher als im freien Lande, die Mitteltemperatur um etwa $^1/_2$° C. niedriger. Im Hochsommer ist das Temperaturmaximum um $^1/_2$—1° C., im Hoch- und Spätsommer auch die mittlere Temperaturschwankung um $^1/_2$° C. geringer. Viel geringeren Einfluß auf die meteorologischen Faktoren hat der Kiefernwald, während die Verhältnisse im ungemischten Fichtenwalde noch nicht völlig ermittelt sind. Die Verhältnisse im Winterwalde sind vielfach umgekehrt, wobei seine Wärmewirkung allerdings hauptsächlich dem Windschutz im Walde zu verdanken ist. Sehr wesentlich ist der Waldeinfluß auf das Nervensystem und die Sinnesorgane, dadurch daß er alle Strahlungswirkungen, vor allem die Lichtreize insgesamt abschwächt und beruhigende Farbentönungen zur Wirkung bringt.

Das Verhalten des Waldes zu den Niederschlägen hat Schwappach dahin klargestellt, daß eine Vermehrung der Niederschläge durch den Wald nicht besteht. Es ist dies insbesondere auch für das Gebiet der nordamerikanischen Union, wo trotz der riesigen Entholzungen der letzten Jahrzehnte die Niederschlagsmengen unverändert blieben, von Willis L. Moore zur Evidenz erwiesen.

Wenn die Niederschläge im Waldbestand größer sind, so beruht dies auf der regenaussiebenden Eigenschaft der stark verdunstenden Blättermenge und auf der Verlangsamung der Luftströmung. Es ist dafür in größeren Lichtungen, in waldumschlossenen, aber waldfreien Tälern und für die im Schutzbereich des Waldes gelegenen Siedlungen mit geringerem Niederschlag zu rechnen. Deshalb verdienen von den Waldkurstätten diejenigen den Vorrang, die nicht mitten im dichten Wald, sondern in einiger Entfernung von ihm gelegen, wenn auch völlig waldumgeben sind, so daß sie auch in Niederschlagszeiten nicht von der im Wald als Folge der stärkeren Abkühlung und größeren relativen Feuchtigkeit auftretenden Nebelbildung betroffen werden, nicht wesentlich in der Besonnung beschränkt sind und dem Kurgast die Fernsicht nicht zu sehr beschnitten wird.

Es ist von anderer Seite (Fodor) noch auf die durch den Wald bedingte Verminderung starker elektrischer Gegensätze zwischen dem Erdboden und der höheren Atmosphäre hingewiesen worden. Zuletzt sei noch der klimatopsychischen und rein landschaftlichen Wirkung des Waldes und der Waldgebirge gedacht, Einflüsse, die leider beim Drang nach der Höhe und Fernsicht in der Gegenwart auch in der Klimatotherapie etwas in den Hintergrund gedrängt werden. Nicht zum wenigsten hatte die landschaftliche Wirkung des Waldes Einbuße erlitten durch eine Dezennien lang von manchen Stellen in der Forstwirtschaft betriebene Art der Abholzung und Aufforstung, die jeder Ästhetik Hohn sprach, glücklicherweise aber nicht den versprochenen Nutzen gebracht hat, so daß bereits in weit ausgedehnten staatlichen und privaten Waldbeständen Deutschlands der naturwüchsige Wald mit seinen ästhetisch reizvollen Pflanzengemeinschaften wieder vorzuwiegen beginnt.

Eine klimatische Anerkennung fand der Wald besonders wieder in den Walderholungstätten, deren gesundheitliche Erfolge von Badrian, Moll, Lalesque, Bergouignon u. a. betont wurden. Auch die Erfolge der Waldschulen, der Ferienkolonien, der reinen Sommerfrischen sind zum Teil dem Walde bzw. seinen sedativen und tonisierenden Einflüssen zu verdanken.

Der klimatische Einfluß des Wassers. In mancher Beziehung ähnlich wie der Wald wirken größere Wasserflächen. Das Meer gestaltet sich infolge der gewaltigen Beeinflussung der Atmosphäre durch das Wasser sein Klima. Binnenseen und selbst Ströme sind imstande, wenigstens in einzelnen Jahreszeiten ausgleichend und mildernd auf klimatische Extreme zu wirken durch Verdunstung. Wärmeausstrahlung und Spiegelung der Strahlung, durch Verhinderung in der Bildung von Luftsuspensionen oder durch die Abwehr derselben usw.

Die Bodenbeschaffenheit. Der Einfluß der Bodenbeschaffenheit macht sich in klimatotherapeutischer Hinsicht mehr geltend, als eine oberflächliche Beurteilung denken läßt. Es ist die Durchfeuchtung und die abkühlende Wirkung auf die Bekleidung der Füße und diese selbst, welche länger durchfeuchteten Boden vom Standpunkt der Hygiene aus unerwünscht macht; dazu kommt die schlechte Wegbeschaffenheit und die Unmöglichkeit einer guten Instandhaltung der Kurwege in bodenfeuchtem Gelände. Ein durchlässiger trockener Boden, der aber nicht zu feiner Staubbildung neigt, ist das wünschenswerteste. Selbst in Gegenden, wo diese Beschaffenheit fehlt, kann durch die Weganlage selbst alles getan werden, um die Nachteile wasserundurchlässigen Bodens zu beseitigen, sofern die Wege selbst wasserdurchlässig angelegt und das außerhalb der Verkehrswege gelegene Gelände unter sorgsam beschützter Vegetationsdecke gehalten wird, ein Punkt, der leider noch nicht die genügende Beachtung vieler Kurverwaltungen gefunden hat.

Die Luftreinheit, welche viele Klimagebiete z. B. selbst im hochindustrialisierten Deutschland dem Wald verdanken, kann in anderen Gegenden durch

Heide und Steppen geschützt werden, insofern in solchen Gebieten eine reichliche Besonnung keimvernichtend wirkt und der Mangel einer Kulturveränderung des Bodens in Verbindung mit der spärlichen Besiedelung auch keine sonstigen Verunreinigungen der Luft zuläßt. Ein Vorteil dieser Gebiete ist zuweilen die beträchtliche und doch erträgliche Erwärmung im Sommer bei großer Lufttrockenheit und starker nächtlicher Abkühlung der Temperatur. Es wäre fast gerechtfertigt, auch therapeutisch von einem besonderen Steppen - und Heideklima zu reden, doch ist es möglich, seine natürlich auf viel tieferliegende meteorologische Ursachen zurückzuführenden Klimaeigenschaften im Zusammenhang mit den großen Klimagruppen zu besprechen.

Die Jahreszeiten. Klimatische Einflüsse sind ferner auch diejenigen, welche von der Jahreszeit ausgehen. Bis an die Tropengrenzen verändert der Wechsel der Jahreszeiten die klimatischen Bedingungen. Je kontinentaler die Klimaprovinz, je größer die Erhebung über dem Meer und die Entfernung vom Äquator ist, desto rascher und kräftiger greifen diese Veränderungen Platz. Die Rücksichtnahme auf die Jahreszeiten bei der Anwendung der klimatischen Therapie ist infolgedessen selbstverständlich und die Gruppierung der therapeutischen Klimate legt auf die jahreszeitliche Begrenzung eines Klimas größten Wert. Sind es doch oft wenige Wochen, innerhalb welcher sich ein fundamentaler, periodischer Umschwung in den klimatischen Bedingungen von der Trockenheit zur Feuchtigkeit, in der Temperaturlage, der Besonnung mit ihrem Einfluß auf Widerstandsunfähige vollzieht. Für die Lebensverhältnisse und die Entwicklungsfähigkeit des gesunden Menschen im gemäßigten Klima ist allerdings dieser jahreszeitliche Klimawechsel scheinbar unerläßlich. Geistiges und körperliches Verhalten des Individuums unterliegt diesen Einflüssen. Bekannt ist die im allgemeinen stärkere Fettanreicherung des tierischen und menschlichen Körpers im Winter, die dichtere und dickere Behaarung und der langsamere Haarwuchs im Winter bei Freiluftaufenthalt aber auch, wenn auch weniger unter Kultureinfluß. Im biologischen Verhalten des ganzen tierischen Organismus kann man Schwankungen entsprechend den Jahreszeiten beobachten, ohne daß allerdings die Art dieses Zusammenhanges zwischen physiologischer Funktion und Jahreszeit im einzelnen bereits erklärt wäre. Ranke hat die Konstanz des Nahrungsbedarfs für die Erhaltung des gleichen Gewichts in den verschiedenen Jahreszeiten des gemäßigten Klimas gezeigt. Es bestand aber Neigung zur Verringerung der Nahrungsaufnahme bzw. Vermehrung der Wasseraufnahme im Sommer. M. F. Maignon hat den jahreszeitlichen Einfluß für den Stoffumsatz in der kälteren Jahreszeit mit dem Befund einer stärkeren Glykogenproduktion auch beim Hungertier nachgewiesen, so daß also eine Änderung des biologischen Verhaltens vor sich gegangen sein muß. Lindhard fand jahreszeitliche Veränderungen des Atemtypus und der Kohlensäurespannung in den Alveolen, gerade an diesem Beispiele zeigend, daß jahreszeitliche Veränderungen im Verhalten des Organismus durchaus durch die Änderung der klimatischen Bedingungen (hier war es die Temperatur und die Besonnung) bestimmt werden können. Lindhard, später Straub und seine Mitarbeiter konnten ein Maximum der CO_2-Spannung der Alveolarluft Ende Januar bzw. Ende Dezember nachweisen mit einem ziemlich plötzlichen Abfall zu den Sommerwerten; quantitative und auch zeitlich etwas modifizierte Änderungen der Spannungskurve finden sich wohl bei den Einzelpersonen des Versuchs, qualitativ verläuft sie aber fast regelmäßig in derselben Weise. Lindhard macht es weiterhin wahrscheinlich, daß dieser eigentümlichen Schwankung Änderungen in der Empfindlichkeit des Atemzentrums zugrunde liegen.

Auf dem therapeutischen Gebiet erfreut sich jede Jahreszeit einer besonderen Würdigung, gewöhnlich im Zusammenhang mit sehr spezi-

fischen Klimaten und in Rücksicht auf die nosologische Stellung der
Krankheit.

So glaubt Orság die besten Heilerfolge mit der Sanatoriumsbehandlung
der Tuberkulose im Frühling gesehen zu haben, während andere wieder gerade
hier nicht nur den Einfluß der Jahreszeiten, sondern den der klimatischen Faktoren überhaupt sehr gering einschätzen. Unverkennbar sind die Veränderungen,
welche die Jahreszeiten und am meisten der Frühling auf psychischem Gebiete
hervorrufen, und welche nach Berliner die Folge von Nerven- und Stoffwechsel-
reizen sind, die von bestimmten physikalischen Energien wiederum ausgehen.

Über Nahrungsaufnahme, Gewichtszunahme und Längenwachstum entsprechend den Jahreszeiten bei Kindern konnte Fr. Müller einige wichtige
Erhebungen anstellen. Er fand sowohl im Elternhause als in einer Walderholungsstätte, als an der Nordsee den Gesamtumsatz und den Nettoumsatz bei
den im Frühjahr (April, Mai) beobachteten Kindern größer als im Sommer und
Herbst, die Gewichtskurve stieg jedoch im September und Oktober stärker an
als in den anderen Zeiten des Sommerhalbjahres. Die maximale Längenzunahme
fand im Mai, die maximale Gewichtszunahme im August und September statt.
Häberlin fand an der Nordsee bei annähernd gleichbleibender Ernährung die geringsten Gewichtszunahmen im Sommer, größere im Frühjahr, die stärksten im
Herbst. Im allgemeinen zeigte sich jedenfalls, „daß der kindliche Organismus im
Herbst mit annähernd der gleichen Kalorienmenge sparsamer wirtschaftet, als im
Frühjahr, Depotstoffe ansetzt und sie mit in den Winter hineinnimmt.“ Aus einer
Nachschau, welche Fr. Müller im Frühjahr nach den eben genannten Feststellungen abhielt, scheint ferner hervorzugehen, daß die Herbstkurzeit im September
bei Kindern einen nachhaltigeren Einfluß, was die „Dauerwirkung“ anbelangte,
ausübte, als das Frühjahr und der Sommer. Eine Erklärung aus klimatischen
Ursachen steht noch aus, und sie dürfte auch viel tiefer liegen als in den obenhin
betrachteten Einflüssen der Lichtwirkung, der meteorologischen Faktoren und
der jahreszeitlichen, arteigenen Gewohnheiten des Kindes.

Mit der verschiedenen Wertigkeit der Jahreszeiten für den Aufbau des wachsenden Körpers besonders, hat nun auch die Klimatotherapie zu rechnen; wenigstens sind, worauf auch wieder Fr. Müller aufmerksam macht, Ansätze für eine
kritische Ausnutzung der Jahreszeiten, was Kohlenstoffansatz, N-Ansatz, Ansatz von Ca-Substanzen anbelangt, vorhanden. Mit anderen Worten, es ist vielleicht möglich, durch „klimatische Kuren und zweckmäßige Ernährung die
gesetzmäßigen jahreszeitlichen Schwankungen im Längen- und Massenwachstum
von Kindern nicht prinzipiell umzuändern“, aber „die vorhandene Tendenz zum
Ansatz von Knochen, Muskeln und Fett soweit zu unterstützen und zu vermehren, daß Wachstumsverzüge ausgeglichen werden“. Die unbewußte oder
erfahrungsgemäße Handhabung dieser Grundsätze führte zum Teil schon jetzt
zu den ärztlich angewandten kürzeren klimatischen Kuren im Herbst, Winter
und Frühjahr neben der eigentlichen Erholungszeit im Sommer.

Weniger allgemein beobachtet, aber doch von weittragender Bedeutung für
ganze Klimastriche ist die Veränderung des Schlafbedürfnisses und auch der
Fähigkeit des Menschen zum Schlaf, welche insbesondere in den Ländern mit
starken jahreszeitlichen Lichtschwankungen das ganze Leben umgestaltend wirkt
und auch auf Kranke in somatischer und psychischer Hinsicht Einfluß ausübt.
Nicht klargestellt ist allerdings in mancher Hinsicht, inwieweit der Einfluß der
Jahreszeit ein organoklimatischer, inwieweit er psychoklimatisch ist oder aus
anderen Gründen psychotrope Wirkungen zeitigt, bzw. inwiefern er bereits zu
anthropobiologischen und rassenbiologischen Eigenschaften geführt hat, die zwar
jahreszeitlich in Erscheinung treten, von denen aber ein kausaler Zusammenhang

mit dem klimatischen Wechsel der Jahreszeiten nicht mehr direkt erwiesen werden kann. So wäre es manchmal wohl von Bedeutung, der rein jahreszeitlichen Verschiebung in der Biologie des einzelnen Kranken mehr Rechnung tragen zu können, als dies jeweils nach dem Maße des Verständnisses für solche Fragen und der äußeren Möglichkeiten bisher geschieht.

Die Art der physiologischen Klimawirkungen.

Angriffsstellen des Klimas. Die direkten Angriffspunkte der Klimawirkungen liegen in der Haut, in den Atmungswegen, in den Sinnesorganen und — bei Veränderungen des Atmosphärendrucks — im Gesamtorganismus selbst durch Druckschwankungen im Innern des Körpers, welche den Gasaustausch, die Osmose, die Säfteströmung, die Ausdehnung und gegenseitige Lagerung der Organe sofort und zum mindesten vorübergehend ganz außerordentlich beeinflussen können [1]).

An diesen Angriffsstellen selbst treten klimatisch bedingte Veränderungen ein, die von direkten Gefäßreizen, Wachstums- und Sekretionsreizen ausgehen oder von trophischen und vasomotorischen Reflexen abhängig sind. Sie dokumentieren sich im allgemeinen als gut gekennzeichnete äußere klimatische Reaktionen, die durch die Eigenart des Klimas und des Kranken ihre nähere Gestaltung erfahren.

Eine weit größere Anzahl von Klimawirkungen tritt auf dem Wege des Fernreflexes und vermutlich auch auf dem Wege der Säfteströmung durch die Wirkung von „Hormonen" ein, welche in der Haut erzeugt werden sollen oder einer klimatopsychischen und klimatoreflektorischen Beeinflussung der „inneren Sekretion" ihren Ursprung zu verdanken haben. In vielen Fällen ist es auch gar nicht möglich, die Aktionsweise eines Klimas im einzelnen zu verfolgen und man ist nur auf die Erfahrungstatsachen angewiesen.

Wärmeökonomie, Respiration, Zirkulation, hyperämisierende und dekongestionierende Zustände der Blutverteilung, die Beschaffenheit des Blutes selbst, das Nervensystem im allgemeinen, die motorischen und trophischen Zentren insbesondere, die Psyche, der Stoffwechsel und die Elimination der Stoffwechselprodukte und Stoffwechselschlacken sind einzeln oder zusammengefaßt die Zielpunkte für die Klimawirkung.

Von der Treffsicherheit der klimatischen Einflüsse, von der Ansprechbarkeit aller dieser Funktionen und der Reizempfänglichkeit der Aufnahmeorgane beim einzelnen hängt die Aufstellung der Indikationen ab, die demnach ziemlich unbegrenzt ist. Am wenigsten scheinen degenerative Vorgänge aufgehalten zu werden, wofür manche Gefäß- und Nierenerkrankungen als Beispiel herangezogen werden mögen, am leichtesten die Krankheiten mit entgleister oder erhöhter Organtätigkeit bei vorhandener Widerstandskraft beeinflußt zu werden, wie sie besonders im heranwachsenden Lebensalter vorkommen und soweit sie auf toxische, bakterielle oder innersekretorische Störungen zurückzuführen sind. In der Mitte stehen das große Gebiet der funktionellen sensorischen und trophischen Neurosen, die Krankheiten der Blutbildung und die auf allgemeine Schwäche und Erschöpfung zurückzuführenden Zustände.

Die Wirkungen auf die Psyche sind teils nach rein klimatopsychischen Einwirkungen, teils nach individuellen und sekundären Eigenheiten zu beurteilen. Psychische Erkrankungen selbst erweisen sich meistens refraktär.

---

[1]) Auch hier sei nochmals auf Straub's und seiner Mitarbeiter Untersuchungen hingewiesen, welche bei einem klimatischen Ortswechsel von Tübingen nach München regelmäßig eine sprungweise Herabsetzung der alveolaren CO_2-Spannung unter gleichem Luftdruck an beiden Orten fanden.

Allgemeine Begründung klimatischer Heilverfahren.

Ehe wir in die therapeutische Gruppierung der Klimate eintreten, welche durch eine besondere Konstellation der klimatischen Elemente bestimmte Einwirkungen hervorzurufen scheinen, ist die Frage zu beantworten, ob die allgemeinen Erfolge der Klimakuren wirklich auch dazu berechtigen, überhaupt eine selbständige Klimatotherapie anzuerkennen, ob sie nicht vielmehr dazu drängen, die Klimafaktoren ausschließlich in symptomatischer Hinsicht mit andern Heilverfahren zusammen bald so, bald anders in untergeordneter Weise zu verwenden. Drei Gründe heben die Berechtigung dieser Frage noch mehr heraus, nämlich erstens die eigentümliche Verquickung von sedativen und tonisierenden, von übenden und schonenden Eigenschaften in fast allen Klimaten, dann die durchschnittliche Kostspieligkeit und lange Dauer der Klimakuren und ferner die Unsicherheit der Erfolge vieler Klimakuren, welche trotz genauester Kenntnis der klimatischen Bedingungen einer Kurstätte durch die Witterungslage leider bedingt ist. Dieser letzte Grund kann am wenigsten bestritten werden, obgleich die Unkenntnis klimatischer Eigenschaften viele Mißerfolge klimatischer Kuren, die der Witterung zugeschoben werden, eigentlich verschuldet.

Die richtige Bemessung der Dauer einer Klimakur wird häufig mit einer sorgsamen Abwägung der Indikation und der klimatischen Heilkräfte auch ihre Kostspieligkeit beschränken. Nichtsdestoweniger sind auch heute vielfach noch ausreichende klimatische Kuren das Vorrecht der Besitzenden und der Krankenkassenmitglieder, im Gegensatz zum bescheiden bemittelten selbständigen Staatsbürger. Aus diesen Gründen ist es zweckmäßig, eine spezielle Klimatotherapie nur bei klar erkannten Indikationen einzuleiten, die äußeren Verhältnisse während der Kur aber dann so zu gestalten, daß die klimatischen Faktoren sich in der ganzen Größe ihres Einflußes auf die leidenden Funktionen zeigen können.

Insbesondere aber sollten in Fällen der einfachen Erholungsbedürftigkeit, zur Vermeidung der Sommerhitze der Großstadt, zur Erholung durch etwas Wintersport, zur Vermeidung bestimmter ungünstiger Witterungslagen nicht gleich extreme und meist fern gelegene Klimate aufgesucht werden, von welchen eine Rückkehr zu dem heimischen Klima meist zu brüsk erfolgt. Sehr oft schon genügt Landaufenthalt mit hygienischen und diätetisch einwandfreien Bedingungen im Niederungs-, Heide-, Wald-, Mittelgebirgsklima, für die nahe der Küste gelegenen Großstädte die See, um das Ziel der Erholung rascher und besser zu erreichen. Der Schwülegrad der Sommerhitze tritt in reichem Vegetationsbezirk des Landaufenthalts mit isolierter Bauweise, genügender Luftdrainage und richtiger Ausnützung des Freiluftlebens immer später ein, als in den Städten; die nächtliche Temperaturerholung auf dem Land in geeigneten Wohnstätten ist immer größer als in der Stadt.

Das Klima im Kindesalter. Die Vermeidung der Hitzeperioden im Sommer und die Unterbrechung des langen Winterlebens in Großstädten ist vor allem für Kinder teils aus direkt vitalen, teils aus prophylaktischen Gründen häufig indiziert. Insbesondere die Sommersterblichkeit der Säuglinge ist durch klimatische Veränderungen des Aufenthalts, welche die Wärmeregulierung erleichtern, wohl einzudämmen. Die abnorme Erhöhung der Außentemperatur ist durch Arbeiten von Kuthe, Liefmann, Ludwig Meyer, Salge, Schlesinger direkt als Ursache der erhöhten Sommer- und auch schon der Frühjahrssterblichkeit nachgewiesen worden. Dabei scheint es sich speziell um die ungünstige Einwirkung der Schwüle auf Kinder zu handeln, da die Sommersterblichkeit (nach Risel) am größten in den vom Meer beeinflußten Ländern, also in Mittel- und Westdeutschland, Nordfrankreich, Belgien, Holland und England ist, während sie im rein kontinentalen Sommerklima, so in Moskau, Budapest, Bukarest, trotz hoher Temperaturen keine Steigerung aufweist. Das feuchtwarme Klima führt am leichtesten zur Beschränkung der Wasserdampfabgabe und zur Wärmestauung. Hier könnte eine größere und sofortige Benutzung der Land- und Walderholungsstätten für Kinder rein durch Besserung der klimatischen Existenzbedingungen viel Gutes stiften. Wahrscheinlich kann auch die Wintersterblichkeit derselben, die nach Peiper auf einer Zunahme der Erkrankungen der Atmungsorgane fast ausnahmsweise infektiöser Natur beruht, mit der Ersetzung des Wohnungs- und Stadtklimas durch das Freiluftklima des Landes wesentlich eingeschränkt werden. Günstige Erfolge habe ich bei zwei- bis dreiwöchigem Winteraufenthalt von Kindern auf dem Lande oder im sonnenreicheren und schneebedeckten Mittelgebirge etwa zur Zeit der Weihnachtsferien beobachtet, indem in solchen Familien jahrelang wiederkehrende Bronchialerkrankungen, Anginen und familiäre Schnupfenepidemien in auffälligem Gegensatz zu dem endemischen Auftreten dieser Erkrankungen in den heimischen Großstädten mit einem Schlage wegblieben und auch in der dem Landaufenthalt folgenden Schulperiode bis zu den Osterferien nicht oder nur in leichter Form auftraten. Natürlich kommt neben der, etwa die Hormonkörperbildung fördernden und die allgemeine vitale Energie stärkenden Klimawirkung auch die relative Isolierung solcher Kinder hierbei in Betracht. F. Parkes Weber betont, daß die „schönsten und schnellsten Erfolge‟ die durch simple „Luftveränderungen‟ und „Sommerfrischen‟ sind und auch schon im jugendlichen Alter in Fällen von geistiger Überanstrengung erzielt wurden.

Klima und Heilstätten. Von denselben Gesichtspunkten aus ist auch ein Teil der Erfolge in den Heilstätten Nervöser und insbesondere mit den Heilstättenkuren der Phthisiker zu betrachten und die häufig allerdings mißbräuchlich verwendete Phrase, daß der Phthisiker in dem Klima gesunden könne und müsse, in dem er krank geworden sei, gegen welche sich WolffEisner noch vor kurzem entschieden aufgelehnt hat.

Schattenseiten des Klimawechsels. Zu diesen gehört die bis jetzt nicht genügend geklärte Beobachtung, daß Personen, die lange Zeit, sei es aus Krankheits- oder Berufsgründen, in einem für sie fremden Klima gelebt und im Gegensatz zum heimischen Klima gesund geworden oder absolut gesund geblieben sind, sofort mit Rückkehr in das heimische Klima erkrankten. Man findet dies zu seinem Erstaunen zuweilen nach längerem Hochgebirgsaufenthalt, nach der Rückkehr aus der Wüste, von der Riviera etwa nach Norddeutschland und, wie die Polarexpeditionen in den letzten Jahren gezeigt haben, auch beim Übergang in die kultivierten Gebiete aus der Zone ewigen Eises. Es mag einerseits die zu rasche Veränderung des Temperaturklimas und Luftdruckklimas in Betracht kommen, vor welcher bei jedem Abschluß eines klimatischen Heilverfahrens von den Ärzten des betreffenden Klimas gewarnt wird. Ich selbst neige zur Ansicht, daß weit mehr das Erlöschen von Immunitätseigenschaften bzw. die mangelhafte Bildung von spezifischen Antikörpern durch zu lange ausgedehnten Aufenthalt in einem für gewisse infektiöse Krankheiten sterilen Klima dafür verantwortlich zu machen sei. Der Organismus tritt nach solchem lang hingezogenen Klimawechsel in das Heimatsklima nahezu wie in ein fremdes ein, nicht nur hinsichtlich der physikalisch-klimatischen, sondern auch hinsichtlich der epidemiologischen Eigenschaften dieses Klimas. v. Dalmady hat wohl einer ähnlichen Auffassung nur einen anderen Ausdruck verliehen, wenn er meint: „Das Klima wirkt bei dem gewöhnlichen Gebrauch der Klimatotherapie als einfacher physikalischer Eingriff, der die Akkomodation in Bewegung setzt und hat keine anderen Wirkungen, als eine entsprechende Anomalie des Heimatklimas. Wo die durch den Klimawechsel bedingten Veränderungen die Anomalien des heimat-

lichen Klimas an Dauer übertreffen und dadurch mit den ‚mnemischen‘ Eigenschaften des Organismus in Kollision geraten, entfaltet der Klimawechsel eine
tiefgreifende Wirkung, die als artumstimmend und als die inneren Krankheits-
ursachen verändernd betrachtet werden muß.“

Kurorthygiene und Auswahl der Kurorte. Die Auswahl der Klimakurorte
hat sich nach den zuverlässigen klimatischen Angaben, denen leider die Kurorts-
prospekte selten, die Hotelprospekte naturgemäß fast nie genügen, zu richten.
Zur Orientierung in dieser Beziehung sei demnach vorwiegend auf die Klimabeschreibungen der „Zeitschrift für Balneologie usw.“, auf das „Deutsche Bäderbuch“, das „Österreichische Bäderbuch“, auf das Buch „Health Resorts of
Europe and North Africa“ von Hermann und Parkes Weber, für Frankreich
auf das Sammelwerk „Bibliothèque de Thérapeutique von Gilbert und Carnot:
Climatothérapie von F. Lalesque“ verwiesen. Nächstdem kommt die Hygiene
der betreffenden Kurorte in Betracht, die sich nicht nur auf den Komfort im
Gasthaus, sondern auf die allgemeinen sanitären Einrichtungen, die Wasser-
versorgung und die Abwässerbeseitigung zu erstrecken hat. Es wird dabei selbst
von Hygienikern mit Recht betont, daß allerdings nicht eine glänzend angelegte
Schwemmkanalisation das entscheidende hygienische Kriterium sei. Gibt es
in trockenen Sommern doch genug Kurorte, an denen eine solche Wassermangels
halber auf Wochen hinaus nicht funktioniert. In vielen kleineren Sommerfrischen und ländlichen Kurorten genügt vollkommen das Grubensystem, wenn
auf einwandfreie Grubenanlage, genügenden Grubenschluß und die Entleerung
derselben vor Kurzeitbeginn geachtet wird ohne daß man auf Wasserspülung
in den Abortanlagen zu verzichten braucht. Es ist ferner auf das Vorhandensein
von Kurwegen, denen in Deutschland und Österreich im Vergleich zu anderen
an Kurstätten reichen Ländern allerdings eine besondere Pflege gewidmet ist,
von Wald- und Strandspaziergängen, Staubbekämpfung, Straßenreinigung,
Beseitigung der Fliegen- und Schnakenbrutstätten von seiten der Kur-
behörden zu achten und in den Fremdenpensionen und Gasthäusern auf die
Möglichkeit und eventuelle Sicherheit einer Desinfektion der Zimmer und Ge-
brauchsgegenstände Wert zu legen. Die Frage der Verpflegung muß an der
Hand von Auskünften, wie sie größere Ärztevereinigungen in die Hand genommen haben, vom Arzte beurteilt und auch beeinflußt werden können. Sie ist
wichtiger als Kurmusik und Kurtheater, obgleich auch solche Erholungsmöglich-
keiten, wenn sie wirklich darauf Anspruch erheben können, in den Kreis der
ärztlichen Erwägungen zu ziehen sind. Arzt und Apotheke sind individuelle
Desiderata. Der Maßstab der Besuchsfrequenz und die Zahl der Unterkunfts-
gelegenheiten mit dem zuweilen die Bedeutung eines Kurorts gemessen wird,
entbehrt für den Kenner der Verhältnisse meist nicht des Humors. Neben zuverlässigen klimatischen Angaben und der Erfüllung des berechtigten Wunsches
der Hausärzte nach Krankenberichten der Kurärzte, die auch die klimatischen
Heilungsbedingungen im Einzelfall hervorheben, bildet auch heute noch in der
Klimatotherapie am meisten die kritische persönliche Inaugenscheinnahme klimatischer Kurstätten.

Eine weitere Frage, welche früher im wesentlichen nur vom finanziellen Gesichtspunkt des Einzelnen aus erörtert werden mußte, durch die europäische Katastrophe
dieser letzten Jahre jedoch nicht allein von dieser Seite eine erhöhte Bedeutung
erreicht hat, sondern in schmerzlicher Weise durch tiefgreifende wirtschaftliche,
soziale und nationale Regungen und Umwälzungen verwickelt wurde, nämlich
diejenige der Wahl eines ausländischen Kurortes, hat leider für viele, und es
mögen darunter gerade diejenigen betroffen werden, welche einer klimatischen
Kur am bedürftigsten sind, eine betrübende Lösung im Sinne der Nichterfüllung

persönlicher und ärztlicher Wünsche gefunden — nicht nur für Deutschland. Es is deshalb naheliegend, im eigenen Lande Umschau zu halten, ob es imstande sei, alle oder die wichtigsten klimatischen Ansprüche zu erfüllen, sie eventuell durch Klimastationen im befreundeten oder neutralen Auslande zu ergänzen. Graeffner hat auf Grund eigener Anschauungen und Reisen die Frage, ob der Deutsche in seinen Kur- und Erholungsstätten auf das Ausland angewiesen sei, verneint. Ich kann mich dieser Auffassung nur anschließen, soweit Erholungsstätten im allgemeinen Sinne in Betracht kommen, und auch hinsichtlich der Bade- und Quellenkurorte wird man ihr für Deutschland, Österreich, Frankreich, schon nicht mehr für England, Italien, die Schweiz, Rußland und die nordischen Staaten zustimmen dürfen. Hinsichtlich einer umfassenden Klimatotherapie jedoch, insbesondere insoweit winterliche Schonungsklimate in Betracht kommen, muß es leider nach dem heutigen Stande der politischen und wirtschaftlichen Geographie bestritten werden. Am günstigsten hierin ist zweifellos Frankreich gestellt, in zweiter Linie Italien, dann England, dem im eigenen Lande aber die Hochgebirgsstationen und das trockenwarme, winterliche Küstenklima fehlen. Am meisten beschränkt sind die Völker deutscher Zunge, allerdings nur im Winter; ein Rivieraersatz, ein Entgelt für 500—1000 Sonnenstunden im Winterhalbjahr bietet sich uns innerhalb der nationalen Grenzen nicht, und nur mangelhaft in der Südschweiz. Wo Schwierigkeiten da nicht überwunden werden können, tritt also das uns zur Lebensnotwendigkeit und Gewohnheit gewordene „Durchhalten" für viele Fälle an Rekonvaleszenten, Alternde und Kranke und leider auch an Kinder heran. Wie es zu ermöglichen, darauf weisen die klimatogeographischen Feststellungen im speziellen Teil hin.

Die einzelnen Klimate.

Hermann Weber war wohl der erste, welcher im Besitz reicher Kenntnisse der physiologischen Klimatologie und klimatotherapeutischer Erfahrungen zugleich, über die klimatische Wertung von einzelnen Klimaprovinzen hinausging und in Anlehnung an die wissenschaftliche Klimatologie sämtliche ihm bekannten Klimate von neuzeitlichen therapeutischen Gesichtspunkten aus gruppierte. Seine im Jahre 1880 geschaffene Klimatotherapie in Ziemssens Handbuch der allgemeinen Therapie kann auch heute noch hinsichtlich der Einteilung der Klimate Anspruch auf volle Gültigkeit erheben. Erweitert hat sich der Kreis der klimatologischen Einzelkenntnisse, des geographischen Bereichs, der klimatobiologischen Feststellungen und vor allem der therapeutischen Erfahrungen. Die therapeutische Wertung der einzelnen Gruppen hat sich dadurch naturgemäß da und dort verschoben. Aber gerade in dieser Hinsicht ist unschwer festzustellen, daß vielfach die Erfahrungen eine Richtung genommen haben, welche H. Weber schon damals angedeutet hat, oder welche die von ihm geäußerte ärztliche Kritik der Kurerfolge als richtig erwiesen hat. Weber unterschied See-, Insel- und Küstenklimate mit hygrothermischen Unterabteilungen von binnenländischen Klimaten, welche in Höhenklimate und Niederungsklimate nach denselben Gesichtspunkten getrennt wurden. Auch Glax hat im Jahre 1906 diese Einteilung unter Vereinfachung der Typen der Niederungsklimate aufgenommen. Mir erschien es wichtig, das Hochseeklima, das ja erst infolge von der gewaltigen Ausdehnung der Seereisen zu Erholungszwecken und der Schiffsdimensionen in den zwei letzten Jahrzehnten so recht in den therapeutischen Wirkungskreis hineingezogen wurde, besonders vom Küstenklima, weniger vom Inselklima zu trennen, so daß wir zu folgender klimatischer Gruppierung gelangen, wenn thermisch extreme Klimate, so die Tropen und Polargegenden außer Betracht bleiben.

Binnenländische Klimate:

   I. Das Klima der Niederungen und geringen Höhenlagen:
      1. das warmfeuchte,
      2. das mäßig warmfeuchte bzw. kühlfeuchte,
      3. das warmtrockene.

  II. Binnenländische Klimate mit hervortretender Eigenschaft der Höhen-
     lage:
      1. das Hochgebirgsklima von etwa 1000—2500 m,
      2. das Klima des vegetationsreichen Mittelgebirges von etwa 400
         bis 1000 m.

Seeklimate.

   I. Das Klima der Hochsee und der kleinen Hochseeinseln.
  II. Küstenklimate:
      1. warmfeuchte,
      2. kühlfeuchte,
      3. warmtrockene,
      4. Übergangsklimate.

Diese Einteilung ist der Klimatotherapie zugrunde gelegt.

Ob überhaupt jetzt schon eine endgültige Klassifikation der Klimate vom Standpunkte der Klimatotherapie aus getroffen werden kann? Mindestens werden immer wieder neue Varianten ihren Einzug in die medizinische Klimatographie halten und gewisse Stationskomplexe mit der fortschreitenden Vertiefung der klimatophysiologischen Spezialkenntnisse aus dem bisherigen Verbande losgelöst und anderen alten oder neuen Formationen zugeteilt werden.

Erreichbarkeit der Klimastationen. Der Bewohner der gemäßigten Zone, insbesondere Mitteleuropas, ist in der Lage, zu allen Jahreszeiten mit größter Leichtigkeit von der Klimatotherapie Gebrauch zu machen. Denn es gibt kaum ein Klima, das nicht wenigstens in einem Repräsentanten seiner klimatotherapeutischen Haupteigenschaften und mit hygienischen und sozialen Vorzügen vor ferngelegenen Kurstätten durch eine bequeme Reise von wenigen Stunden bis wenigen Tagen zu erreichen wäre. Schon deshalb verdienen die Klimate, welche sich etwa zwischen dem 25. und 60. Grad nördlicher Breite um Europa und das Mittelmeer gruppieren, das weitgehendste allgemeine ärztliche Interesse. Aber auch die Gleichmäßigkeit der Witterungslage ist besonders in den südlichen Klimaten dieses Bereiches eine außerordentliche und übertrifft in den höheren Breiten diejenige Nordamerikas, das viel häufiger von Hitze- wellen und Kälteeinbrüchen heimgesucht wird.

Literatur.

Klimatographie.

Alt, W: Die Temperaturverhältnisse von Süddeutschland (II. Teil der Klimatologie von Süddeutschland). München 1912. — Assmann, Dr.: Der Einfluß der Gebirge auf das Klima von Mitteldeutschland. Stuttgart 1896. — Baden: Jahresberichte des Zentralbureaus für Meteorologie und Hydrographie 1886—1913. — Bayern: Meteorologische Jahrbücher 1891—1910. — Bebber, W. J. van: Hygienische Meteorologie. Stuttgart 1895. — Bezold, W. von: Über klimatische Mittelwerte für ganze Breitenkreise. Sitzungsbericht der K. P. Akademie der Wissenschaften 1901. — Bremen: Meteorologische Jahrbücher. — Britische Inseln: Meteorolog. Office, London: Temperature tables for the British Is- lands 1871—1900. London 1902. Meteorolog. Office, London: Hourly readings obtained from the selfrecording instruments at the observatories under the Meteorological Council 1895—1907. London. Meteorolog. Office, London: Meteorological observations at stations of the second order for the years 1904—1907. Meteorolog. Office, London: Summaries of results of geophysical and meteorological observations 1910, at Kew-, Falmouth-, Valencia- and Eskadalemuir Observatory. Teddington 1911. Meteorolog. Office, London: Ten years sunshine in the British Isles 1881—1890. London 1891. — Brückner, Ed., Wien: Über Klimaschwankungen und Völkerwanderungen. Verhandlungen Deutscher Naturforscher und Ärzte, 81. Versammlung 1909, 2. Teil, S. 139. — Busin, Paolo: Le temperature in Italia. Turin 1889. — Dänemark: Willaume-Jantzen, V., Meteorologiske Observationer i Kjöbenhavn. Kjøbenhavn 1896. — Deutsches Bäderbuch, Leipsig 1907. — Deutsche Seewarte Hamburg: Meteorologische Jahrbücher 1891—1910. Wind, Strom, Luft- und Wassertemperatur auf den wichtigsten Dampferwegen des Mittelmeeres nach den Beobachtungen deutscher Dampfer. (Beilage zu den „Annalen der Hydrographie und Maritimen Meteorologie" 1905.) — Deutsch. meteorolog. Jahrb. 1908—1917. — Elsaß-Lothringen: Meteorologische Jahrbücher 1891—1905. — Frankreich: Annales du Bureau Central Mét. de France. Alfred Angot: Etudes sur le climat de la France. Bd. II. Variation diurne de la température. Bd. III. Température moyenne. Bd. IV. Températures extrêmes, jours de gelée. Bulletin Météorologique annuel du Département des pyrénées-orientales. Année 1911. Perpignan. — Gautier, Dr. Fr.: Interdiurne Wärmeänderungen an den badischen meteorologischen Stationen Karlsruhe, Villingen, Höchenschwand. (Dissertation.) Freiburg 1912. — Greim, G.: Meteorologische Beobachtungen und ihre Verarbeitung in Deutschland. Sonderabdruck aus Hettner: Geograph. Zeitschr., Jg. 16, H. 3, Leipzig 1910. — Hann, J.: Handbuch der Klimatologie, 3. Auflage. 1. Bd. Allgemeine Klimalehre; 2. Bd. Klimatographie, 1. Teil: Klima und Tropenzone; 3. Bd. Klimatographie, 2. Teil: Klima der gemäßigten Zonen und der Polarzonen. Stuttgart 1908/11. — Henze, H.: Der tägliche Gang der Lufttemperatur in Deutschland. (Abhandl. d. Kgl. Pr. Met. Instituts Bd. 4, Nr. 7.) Berlin 1912. — Hessen: Meteorologische Jahrbücher 1905 und 1910. — Hettner, Alfred: Das Klima Europas. Sonderabdruck aus der Geograph. Zeitschr. Bd. 10, H. 7. — Italien: Eredia, Filippo: Le precipitationi in Italia dal 1880 al 1905. Rom 1908. — Annali dell Ufficio Centrale Meteorologico e geodinamico Italiano. Vol. XXVIII, P. 1; Vol. XXXI, P. 1. — Knoch, K.: Ein Beitrag zur Kenntnis der Temperatur- und Feuchtigkeitsverhältnisse in verschiedener Höhe über dem Erdboden. Berlin 1909. — König, H.: Dauer des Sonnenscheins in Europa. Halle 1896. — Köppen, Prof. Dr. W.: Anleitung zu klimatischen Untersuchungen. Braunschweig 1886. — Kremser, Prof. Dr. V.: Die klimatischen Verhältnisse des Elbstromgebietes. Berlin 1899. Die klimatischen Verhältnisse des Memel-, Pregel- und Weichselstromgebietes. Berlin 1900. Die klimatischen Verhältnisse des Oderstromgebietes. Berlin. Die klimatischen Verhältnisse des Ems- und Wesergebietes. Berlin 1901. Die Veränderlichkeit der Lufttemperatur in Norddeutschland. Abhandl. d. Kgl. Preuß. Met. Inst. Bd. 1, Nr. 1. Berlin 1888. — Maurer, J., Billwiller, R. und Hess: Das Klima der Schweiz. Auf Grundlage der 37 jährigen Beobachtungsperiode 1864—1900. 2 Bände, Frauenfeld 1909/10. — Meinardus, W.: Atlas climatolog. de l'Empire de Russie 1900, dazu Peterm. Geograph. Mitteil. 1901. — Menger, E.: Der Sonnenschein in Rußland. (Dissertation.) Berlin 1912. — Meyer: Anleitung zur Bearbeitung meteorologischer Beobachtungen für die Klimatologie. — Meteorologische Zeitschrift: Jahrgang 1885—1914. — Niederlande: Meded. en Verhandl. Koninkl. Nederl. Met. Inst. 1910, Nr. 102. E. van Everdingen: Oberflächentemperaturenbeobachtungen in der Nordsee. Meded. en Verhand. Koninkl. Nederl. Met. Inst. 1912, Nr. 102. J. P. van der Stok: Das Klima des südöstlichen Teiles der Nordsee, unweit der Niederländischen Küste. Meded. en Verhand. Konink,. Nederl. Met. Inst. 1913, Nr. 102. Ch. M. A. Hortmann: Het Klimaat van Nederland. — Nordamerika: Moore L. Willis, Report on the relative humidity of Southern New England and other localities. Washington 1896. U. S. Department of Agriculture, Weather Bureau: Climatology of California. Washington 1903. U. S. Department of Agriculture, Weather Bureau: Climatology of the United States. Washington 1906. U. S. Department of Agriculture. Weather Bureau: Report on the Temperatures and Vapor Tensions of the United States. Washington 1909. U. S. Department of Agriculture, Weather Bureau: Summaries of climatological data by sections. Vol. I, II. Washington 1912. — Norwegen: Mohn, H.: Klima Tabeller for Norge. Nr. I—XIII. Christiania 1895—1906. Nedboriagttagelser i. Norge utigt av det Meteorologiske Inst. Meddelvaerdier, Maksima og Minima. Kristiania 1914. — Österreichisches Bäderbuch, Berlin und Wien 1914. — Philippson: Das Mittelmeergebiet. Leipzig 1907. — Preußen: Ergebnisse der Beobachtungen der meteorologischen Stationen II. und III. Ordnung. 1891—1910. — Richter, Wilhelm: Die geographische Verteilung der Eis-, Frost- und Hitzetage im Deutschen Reich. (Dissertation.) Leipzig 1912. — Roster, Giorgio: Climatologia dell' Italia nelle sue attinenze con l'igiene e con l'agricoltura. Torino 1909. — Rumänien: Stefan Hepites, Album climatologique, Bucarest 1909. — Stefan Hepites, Annalen des Meteorolog. Landesinstituts von Rumänien 1898—1913. — Schellenberg, O.: Studien zur Klimatologie Griechenlands. (Dissertation.) Leipzig 1908. — Schubert, Dr. J.:

Der jährliche Gang der Luft- und Bodentemperatur im Freien und in Waldungen und der Wärmeaustausch im Erdboden. Berlin 1900. Der Wärmeaustausch im festen Erdboden, in Gewässern und in der Atmosphäre. Berlin 1904. Das Klima im Gebiet Vogelsberg—Spessart—Mainebene. Eberswalde 1909. — Schultheiß, Prof. Dr.: Die Niederschlagsverhältnisse des Großherzogtums Baden. Beiträge zur Hydrographie, Heft X, Karlsruhe 1900. Die Temperaturverhältnisse im Großherzogtum Baden. Sonderabdruck aus dem 21. Band d. Verhandl. d. Nat. Vereins, Karlsruhe 1908. Die klimatischen Verhältnisse des Großherzogtums Baden. Sonderabdruck aus dem Werk „Das Großherzogtum Baden", 2. Aufl., 1. Band, Karlsruhe 1912. — Schweden: Hamberg, H. E., Moyennes mensuelles et annuelles de la température et extrêmes de température mensuels pendant les 150 années 1756—1905. Upsala u. Stockholm 1906. — Singer, Karl: Temperaturmittel für Süddeutschland. (Dissertation.) München 1889. — Sommer, Dr. Emil: Die nicht auf den Meeresspiegel reduzierten Jahres-, Januar-, April-, Juli- und Oktober-Isothermen Deutschlands. (Dissertation.) Mannheim 1906. Die wirkliche Temperaturverteilung in Mitteleuropa. Forschungen zur Deutschen Landes- und Volkskunde, 16. Bd., 3. Heft. Stuttgart 1906. — Thomas, Dr.: Die Kurorte und Heilquellen des Großherzogtums Baden für Ärzte und Heilbedürftige. 10. Aufl. Baden-Baden 1905. — Woeikof, Dr. A.: Die Klimata der Erde. I. und II. Teil. Jena 1887. — Württemberg: Meteorologische Jahrbücher 1891—1910. — Wood Neville, Health Resorts of the British Islands London 1912.

Allgemeine Klimatik.

I. Faktoren der Klimatik.

Bauer, Josef: Über das atmosphärische Ozon. Meteorolog. Zeitschr. 1912, H. 8, S. 372. — van Bebber: Hygienische Meteorologie 1895 (l. c.; s. auch in Klimatographie). — O' Connel, Mathew, D.: The meteorology of malaria. Journ. of trop. med. and hyg. 15, S. 177, 1912. — v. Dalmady: Die klimatologische Berechnung der Schwüle. Zeitschr. f. Balneologie usw. Jg. 5, 1912, S. 409. — Dove: Grundlagen und Methoden heilklimatischer Beobachtungen. Veröffentlichungen der Balneologischen Gesellschaft, 32. Versammlung 1911, S. 26. Krankentag und Klima. Zeitschr. f. Balneologie usw. Jg. 5, 1912, Nr. 1. Einige wichtige Werte zur Beurteilung des örtlichen Klimas. Zeitschr. f. Balneologie usw. Jg. 6, 1913, S. 511. — Dove u. Frankenhäuser: Deutsche Klimatik. Grundriß der Lehre von den Luftkuren erholungsbedürftiger Kranker. Berlin 1910. — Eckardt (Aachen): Über die Temperaturanomalien in den Jahreszeiten und ihre Ursachen. Zeitschr. f. Balneologie usw. Jg. 3, 1910, S. 334. — Frankenhäuser, Fr.: Die Luftfeuchtigkeit als Wärmefaktor. Therapie d. Gegenwart 1904, H. 9. Zur ärztlichen Beurteilung des Klimas durch Kalorimetrie. Zeitschr. f. Balneologie usw. Jg. 4, Nr. 16. Physikalische Heilkunde. Leipzig 1911. Die calorimotorische Wirksamkeit der Luft in ihrer Bedeutung für die physikalische Heilkunde. Jahrb. üb. Leistung u. Fortschr. a. d. Geb. d. physik. Med. 2, S. 184, 1912. Barometrische Minima und Zyklonose. Jahreskurse f. ärztl. Fortbildung, August 1913. — Glax: Klimatotherapie. Physikalische Therapie in Einzeldarstellungen 1907, H. 9. — Gockel, A.: Über die Quelle der in der Atmosphäre vorhandenen radioaktiven Strahlung. Verhandl. deutsch. Naturforscher u. Ärzte, 81. Versammlung 1909, 2. Teil, S. 44. — Grabley: Über den wechselnden Gehalt der Atmosphäre an Radiumemanation. Verein f. inn. Med. u. Kinderheilkunde, Sitzung vom 20. Juni 1910. — Grosse: Sonnenschein und Tageshelligkeit. Zeitschr. f. Balneologie usw. Jg. 3, 1910, S. 495. Über die Abkühlungsgeschwindigkeit. Zeitschr. f. Balneologie usw. Jg. 6, 1913, S. 255. — Ihne: Phänologische Karte des Frühlingseinzugs in Mitteleuropa. Petermanns geographische Mitteilungen 1905, H. 5, Gotha. — Janecke, A.: Beiträge zur klin. Chirurgie. Bd. 99. — Joester, Übersicht über die Witterung in Mittel- und Westeuropa im Jahre 1907. Kgl. Preuß. Met. Inst. Zeitschr. f. Balneologie usw. Jg. 1, Nr. 2. — Kassner: Das Wetter und seine Bedeutung für das praktische Leben. Leipzig 1908. — Knoche, Walter: Die äquivalente Temperatur ein einheitlicher Ausdruck der klimatischen Faktoren „Lufttemperatur und Luftfeuchtigkeit". Meteorolog. Zeitschr. 1907, Bd. 24, S. 433. — Köppen: Versuch einer Klassifikation der Klimate. Leipzig 1901. — Kremser, V.: Deutsches Bäderbuch. 5. klimatologischer Teil. Verlag von J. H. Weber, Leipzig 1907. — Lenkei: Die in balneologischer Hinsicht wichtigen Beobachtungen. Zeitschr. f. physikal. u. diätet. Therapie 1912, Bd. 16, H. 10. — Maurer: Die Gewitterfrequenz in der Schweiz. Zeitschr. f. Balneologie usw. Jg. 3, 1910, S. 269. Die Sonnenscheindauer in den klimatischen Hauptgebieten der Schweiz. Zeitschr. f. Balneologie usw. Jg. 5, 1912, S. 12. — Rawitz: Mensch und Klima. Zeitschr. f. Balneologie usw. Jg. 2, 1909, S. 139. — Rubner: Klimatologisches und Physiologisches in Klimatotherapie des Handbuch der Physikalischen Therapie von Goldscheider u. Jacob. I. Teil, I. Bd. Leipzig 1901. — Steffens, P.: Witterungswechsel und Rheumatismus. Zugleich ein Beitrag zur Erklärung der Wirkung radioaktiver Bäder. Archiv f. physik. Med.

u. Technik Bd. 5, H. 3. — Strakosch: Sitzungsbeitrag der k. k. Akademie der Wissenschaften in Wien. Math.-naturwissenschaftl. Klasse. Bd. 117, Abt. 1. 1 Nov. 1918. — Straub, Dr. H., Beckmann, Erdt und Mettenleiter: Über Schwankungen in der Tätigkeit des Atemzentrums, speziell im Schlaf. D. Arch. f, klin. Med. Bd. 117. H. 4 u. 5. 22. Juni 1915. — Sofer, L.: Klima und Organismus. Therap. Rundschau 1909, Nr. 41. — Wegener, Kurt: Über die Wirkung des Klimas auf den Menschen. Meteorolog. Zeitschr. Bd. 31, 1914, H. 3. — Widmer, C.: Die Identität der Heilfaktoren im Hochgebirge und an der See. Med. Klinik 1909, Nr. 45. — Zuntz: Diskussion zu den Vorträgen von Zuntz. Veröffentl. d. Balneolog. Gesellsch., 32. Versamml. 1911, S. 13.

II. Einfluß des Waldes auf das Klima.

Badrian: Die Bedeutung der Walderholungsstätten für die soziale Großstadthygiene. Klin.-therap. Wochenschr. 1908, Nr. 51. — Bergouignan: Les cures forestières. (Diskussion.) Journ. de Physiothérapie 1910, Nr. 90, S. 368. — Fodor, G.: Über die klimatotherapeutische Bedeutung des Waldes. Zentralbl. f. Thalassotherapie usw. 1910, Nr. 8. — Hann: Einfluß des Waldes auf das Klima. Handbuch der Klimatotherapie Bd. 1, S. 186. Stuttgart 1910. — Lalesque: Les cures forestières. Journ. de Physiothérapie 1910, Nr. 90, S. 367. Forêts, in Climatothérapie S. 527. Bibliothèque de thérapeutique von Gilbert und Carnot, Paris 1913. — Moll, C. M.: Les cures forestières. Journ. de Physiothérapie 1910, S. 68, Nr. 90. — Moore, L. Willis: The Influence of Forests on Climate and on Floods. Bericht f. d. House of Representatives der Vereinigten Staaten. Washington 1910. — Schubert: Über Höhenklima und Waldklima. Veröffentl. d. Balneolog. Gesellschaft, 31. Versamml. 1910, S. 134. — Schubert, Joh.: Studien über See- und Waldklima. Zeitschr. f. Balneologie 1917, Nr. 1 u. 2. — Schwappach: Die klimatische Bedeutung des Waldes. Zeitschr. f. Balneologie usw. 1909, Jg. 1, H. 10.

III. Klima und Kurorthygiene.

Berthenson (St. Petersburg): Über sanitären Schutz der Kurorte in Rußland. Zeitschr. f. Balneologie usw. Jg. 2, 1910, S. 807. — Blumenfeld (Wiesbaden): Über klimatische Beobachtungen in Kurorten. Zeitschr. f. Balneologie usw. Jg. 3, 1910, S. 417. — Daeubler (Regensburg): Über die Klimawirkung der Tropenländer auf den Europäer im Vergleich zum Farbigen. Deutsche med. Wochenschr. 1912, Nr. 14. — Dubois de Saujon: Villégiature médicale. Journ. médical de Bruxelles 1910, Nr. 37. — Hensgen: Die Desinfektion in Badeorten. Zeitschr. f. Balneologie usw. Jg. 5, Nr. 5. — Köhler, F.: Statistische Beiträge zur Frage der Heilstättenkuren. Zeitschr. f. Tuberkulose Bd. 20, H. 5. — Laquer: Über die Kurorthygiene im Engadin. Deutsche med. Wochenschr. 1912, Nr. 21. — Nahapetjan: Beiträge zur Kenntnis der Malaria im Transkaukasus. (Dissertation.) Gießen 1912. (A. Klein.) — Plehn: Tropenfähigkeit. Zeitschr. f. Balneologie usw. Jg. 5, 1912, S. 3. — Richter, G.: Le Village-Sanatorium, Contribution à l'étude des sanatoria populaires. Journ. de Physiothérapie 1911, Nr. 97, S. 53. — Roessle, E.: Die Gesundheitsverhältnisse der deutschen Kolonien in statistischer Betrachtung. Münch. med. Wochenschrift 1907, S. 1386. — Rubner, Lehrbuch der Hygiene. Leipzig u. Wien 1903. — Schmidt, P.: Über die hygienische Bedeutung verschiedenfarbiger Kleidung bei intensiver Sonnenbestrahlung. Archiv f. Hygiene Bd. 69, H. 1 u. 2. — Schrumpf: Kurortkrankheiten. Zeitschr. f. Balneologie usw. Jg. 4, Nr. 16. — Süpfle: Die Rauchverunreinigung der Luft vom Standpunkt der Kurorthygiene. Zeitschr. f. Balneologie usw. Jg. 4, S. 266.

IV. Physiologie und Pathologie der Klimawirkungen.

L. Appel: Über die Ursachen der Malariarückfälle. Wien. klin. Wochenschr. Nr. 29. 1917. — Aron, H.: Experimentelle Untersuchungen über die Wirkung der Tropensonne auf Mensch und Tier. Berliner klin. Wochenschr. 1911, Nr. 25. — Azzi, Azzo: Sulla quantità di acqua eliminata con il respiro nei tubercolotici febbricitanti. Sperimentale Jg. 67, Nr. 6. — Berliner: Einige Richtlinien der klimatopsychischen Forschung. Zeitschr. f. Balneologie usw. Jg. 6, S. 7. — B. Berliner: Der Einfluß von Klima, Wetter und Jahreszeit auf das Nerven- und Seelenleben. Grenzfragen des Nerven- und Seelenlebens von Loewenfeld u. Kurella, Nr. 96. Wiesbaden 1914. — v. Dalmady: Biologische Gesichtspunkte im Gebiet der Klimatotherapie. Zeitschr. f. physikal. u. diätet. Therapie Bd. 12, S. 415. — Fermi, Claudio: Über eine eigentümliche schädliche Wirkung der Sonnenstrahlen während gewisser Monate des Jahres und ihre Beziehung zur Koryza, Influenza usw. Archiv f. Hygiene 1904, Bd. 48, H. 4. — Frankenhäuser, Über die Wirkung der Zyklonen (barometrische Minima) auf das Allgemeinbefinden. Zeitschr. f. physikal. u. diätet. Therapie 1912, Bd. 16, S. 717. —

Gabrilowitch, J.: Beiträge zur hygienischen Meteorologie. Über Husten und Blutspeien. Zeitschr. f. Tuberkulose 1906, Bd. 9, H. 3. — Galeotti, G.: Über die Ausscheidung des Wassers bei der Atmung. Biochem. Zeitschr. 46, 1912, S. 173. — Hellpach, W.: Die geopsychischen Erscheinungen. Leipzig 1911. — Lee und Scott: Die Wirkung von Temperatur und Feuchtigkeit auf die Arbeitskraft der Muskeln und auf den Blutzucker. Americ. Journ. of Physiol., Bd. 40, Nr. 3. — Lindhard, J.: The seasonal periodicity in respiration. Skandin. Archiv f. Physiol. 1912, Bd. 26, S. 221—314. — Loewy, A., und H. Herhartz: Über die Temperatur der Exspirationsluft und der Lungenluft. Pflügers Archiv f. d. ges. Physiol. 1913, Bd. 155, H. 3/5. — Maignon, M. F.: De l'influence des saisons sur la nutrition. Lyon médical 1907, Nr. 33. — Murschhauser, H.: Der Gasstoffwechsel bei extremen Außentemperaturen in seinen Beziehungen zur Körperoberfläche usw. Hoppe-Seylers Zeitschr. f. physiol. Chemie 1912, Bd. 79, S. 301. — Murschhauser und H. Hidding: Über den Einfluß trockener und feuchter Luft auf den Gasstoffwechsel. Biochem. Zeitschr. 1912, Bd. 42, S. 357. — Orszag: Über den Einfluß der Jahreszeiten auf d. Ergebnis der Sanatoriumsbehandlung. Beitr. z. Klin. d. Tub. 38; 1918, S. 145. — Przibram: Künstliches Klima für biologische Versuche. Zeitschr. f. Balneologie usw. Jg. 3, Nr. 16. — Ranke: Der Nahrungsbedarf im Winter und Sommer des gemäßigten Klimas. Zeitschr. f. Biologie Bd. 40, H. 3. Ist in heißen Gegenden die Erzeugung eines für den Europäer günstigeren Klimas der Wohn- und Arbeitsräume notwendig und technisch möglich? Archiv f. Schiffs- u. Tropenhygiene Bd. 11, H. 21. — Reichenbach, H., und Bruno Heymann: Untersuchungen über die Wirkungen klimatischer Faktoren auf den Menschen. Zeitschr. f. Hygiene u. Infektionskrankheiten 1907, Bd. 57, H. 1. — Otto Schlesinger: Einiges über den Zusammenhang von Klima und Tuberkulose. Berl. klin. Wochenschr. 1915, S. 1133. — G. Schröder u. Reg.-Baum. A. v. Müller: Vergleichende Betrachtungen wichtiger Klimate für die Tuberkulosetherapie. Zeitschr. f. Tub. Bd. 21, H. 6. — Sjöström, Lennart: Über den Einfluß der Temperatur der umgebenden Luft auf die Kohlensäureabgabe beim Menschen. Skandin. Archiv f. Physiol. 1913, Bd. 30 ,H. 1/3. — Stähelin (Basel): Über den Einfluß der täglichen Luftdruckschwankungen auf den Blutdruck. Verh. d. Baln. Ges., 34. Jahrg., 1913, S. 80. — Steiger, Max: Über den Einfluß des Klimas und der Rasse auf das weibliche Geschlechtsleben. Korrespondenzbl. für Schweizer Ärzte 1913, Nr. 128. — Stursberg: Über den Einfluß von Kältereizen auf den Liquordruck und die Gehirngefäße. Archiv f. experim. Pathol. u. Pharmakol. Bd. 65, H. 3 u. 4. — Tripold, Franz: Über das Verhältnis der Harnausscheidung zu den aufgenommenen Flüssigkeitsmengen. Zeitschr. f. physikal. u. diätet. Therapie 1904, Bd. 7, S. 77. — W. Unverricht: Über den Einfluß meteorologischer Faktoren auf das Zustandekommen von Lungenblutungen. Zeitschr. f. Tub. Bd. 27. 1917. H. 5. — Zuntz: Künstliches Klima für Versuche am Menschen. Zeitschr. f. Balneologie usw. 1911, Jg. 3, S. 643. Beiträge zur Physiologie der Klimawirkungen. Zeitschr. f. Balneologie usw. 1912, Jg. 4, S. 523.

V. Allgemeine klimatische Therapie.

Arnstein, F.: Über den Einfluß des Ortswechsels auf den Verlauf des Keuchhustens und über die Bedeutung dieses Faktors bei der Pertussis. Gazeta lekarska 1899, Nr. 14. — Determann, H.: Klimatotherapie bei Herz- und Gefäßkranken. 33. Versamml. d. Balneol. Gesellschaft in Berlin 1912. Klimatotherapie. Jahreskurse für ärztl. Fortbildung 1912, Bd. 3, Augustheft. — Eichhorst, Hermann: Ärztliche Erfahrungen der Klimatotherapie in Handbuch der Physikalischen Therapie von Goldscheider und Jacob. Teil I, Bd. 1. Leipzig 1901. — Frankenhäuser: Die klimatischen Faktoren in ärztlicher Betrachtung. 32. Versamml. d. Balneol. Gesellsch., Berlin 1911, S. 107. — Hey: Der Tropenarzt. Wismar i. M., Hinstorff 1912. — Hohenegg: Nachkur bei Karzinomoperationen. K. K. Gesellschaft der Ärzte in Wien, 23. Juni 1911. — Lalesque: Climatothérapie in Bibliothèque de thérapeutique von Gilbert u. Carnot, Paris 1913. — Möller: Die klimatische Behandlung Lungenkranker. 31. Versamml. d. Balneol. Gesellschaft 1910, S. 173. — Schröder: Klimatotherapie der chronischen Lungentuberkulose. Sonderabdruck aus dem Handbuch der Therapie der chronischen Lungenschwindsucht. Herausgeg. von F. Schröder und F. Blumenfeld. Leipzig 1904. Verlag von J. A. Barth. — Thomas, M.: L'influence de climats sur le nervosisme. Journ. de Physiothérapie 1912, Nr. 118, S. 525. — Weber - Mayer: Klimatotherapie und Balneotherapie. Berlin 1907. — Weber, F. Parkes: Luftveränderungen im jugendlichen und mittleren Alter. Zeitschr. f. Balneologie usw. 1908, Bd. 1, S. 24. — Widmer, Ch.: Die klimatische Behandlung des Heufiebers und des sog. nervösen Asthmas. Therapie d. Gegenwart 1911, H. 3. — Wolff - Eisner: Grundlage spezifischer Tuberkulosediagnostik und -therapie und die Bedeutung der Klimatotherapie im Rahmen derselben. Zeitschr. f. physikal. u. diätet. Therapie Bd. 15, S. 420. — Zuntz: Luftfahrt und Wissenschaft. Berlin, Jul. Springer, 1912.

VI. Klima und Kindesalter.

Cesa - Bianchi: Staubinhalation und Lungentuberkulose. Zeitschr. f. Hygiene 1913, Bd. 73. — Hellén, G.: Pathologische Anatomie und Infektionsweise der Tuberkulose der Kinder. Zeitschr. f. Hygiene 1913, Bd. 73. — Kathe, Hans: Sommerklima und Wohnung zu ihrer Beziehung zur Säuglingssterblichkeit. Aus dem klin. Jahrbuch Bd. 25. Jena 1911. — Liefmann, H.: Steigerung der Säuglingssterblichkeit im Frühjahr. Deutsche med. Wochenschr. 1913, Nr. 36. — Meyer, Ludwig: Die Morbidität und die Mortalität der Säuglinge im Sommer 1911. Deutsche med. Wochenschr. 1911, Nr. 45. — Meyer, M.: Die Bedeutung der Abkühlung und der Feuchtigkeit für die Entstehung von Krankheiten. Zeitschr. f. Balneologie usw. Jg. 1, 1908, S. 330. — Peiper, Albrecht: Beobachtungen über das Wintermaximum der Säuglingssterblichkeit. Zeitschr. f. Kinderheilk. 1913, Bd. 9, H. 3—5, S. 381. — Risel: Verbreitung der Säuglingssterblichkeit in Deutschland. Vortrag in der Deutsch. Gesellsch. f. Kinderheilk., Naturforscherversamml. Münster 1912. — Salle: Zur Frage der Sommersterblichkeit der Säuglinge. Zentralbl. f. d. ges. inn. Med. 1912, Bd. 2, S. 43. — Schlesinger: Die Einwirkung der Sommerhitze auf Säugliuge und ältere Kinder. Deutsche med. Wochenschr. 1912, Nr. 38, S. 558.

B. Binnenländische Klimate.

I. Das Klima der Niederungen und geringen Höhenlagen.

1. Das warmfeuchte Binnenlandklima der Niederungen und mäßigen Höhenlagen bis ca. 400 m.

Umgrenzung des klimatischen Begriffs. Wollte man dem warmtrockenen Klima, wie wir es z. B. in Ägypten aufsuchen, ein warmfeuchtes von gleicher Temperaturhöhe, aber mit erhöhtem Feuchtigkeitsgehalt, etwa mit einer Sättigung von $^3/_4$ bis $^4/_5$ wie im Meeresklima gegenüberhalten, so hielten wir im extremsten Tropenklima Einzug, dessen Vermeidung wir gerade in therapeutischer Hinsicht in jeder Beziehung anstreben. Unter Umrechnung der Feuchtigkeit in latente Wärme und bei Addition der so gefundenen Werte würden wir Äquivalenztemperaturen erhalten, welche einer durchschnittlichen Trockentemperatur von 40 bis 60° C entsprechen würden, Temperaturen, welche also nur auf kurze Zeit hinaus unter Einschiebung von kürzeren und längeren Temperaturerholungspausen erträglich sind. Wir haben demnach das warmfeuchte Klima in einer wesentlich tieferen Temperaturbreite, als diejenige des Wüstenklimas ist, zu suchen. Ein solches Klima sollte, um zunächst mit möglichster Sicherheit das Eintreten der „Schwüle“, d. h. der Beeinträchtigung der Entwärmung zu vermeiden, bei einem relativen Feuchtigkeitsgehalte von durchschnittlich 70% nicht über 24° C, von durchschnittlich 80% nicht über 23° C steigen.

Nach Rubner liegt die Behaglichkeitsgrenze des leichtbekleideten Menschen ohne Rücksicht auf den Feuchtigkeitsgrad der Luft unter 80% relativer Feuchtigkeit zwischen 20—25° C; um 22° C herum pendelt die größte Behaglichkeit. Wir sind bei dieser Temperatur nicht genötigt, die Gesamtwärmeproduktion über das Durchschnittsmaß hinaus zu erhöhen. Der Durchschnittsgesunde reguliert auch in dieser Temperaturlage bei Ruhe und ganz leichter Bewegung, wie sie etwa dem Schonungsbedürftigen zukommt, seine Wärme gerade noch auf physikalischem Wege und durch die Wahl der Kleidung; während schon eine Erhöhung der relativen Feuchtigkeit auf 80% die untere Grenze der Schwüle erreicht.

R u b n e r fand aber auch, daß schon bei einem Temperaturgrad von 20 °C und
dem eben genannten Feuchtigkeitsgrad eine gewisse Beschränkung der Arbeits-
freudigkeit des Gesunden eintritt. Man hat in der dadurch zum Ausdruck gebrachten Beeinträchtigung einer behaglichen Wärmeregulierung auch für den Kranken,
der unter behaglicher Wärmeregulierung ohne besondere Inanspruchnahme der
vasomotorischen und sekretorischen Arbeit der Haut leben soll oder will, einen
Maßstab für die Bekömmlichkeit des feuchtwarmen Klimas.

Es sind damit also die äußersten Grenzen des auf die Dauer erträglichen
feuchtwarmen Klimas gekennzeichnet. Selbst da jedoch, wo wir, wie im windarmen
feuchtwarmen Klima ein absolutes Schonungsklima aufsuchen, muß wenigstens für
den allergrößten Teil des Tages und besonders für die nächtliche Erholung ein
größerer Spielraum für die Entwärmung durch Verdunstung bleiben, der zwar
individuell in bezug auf seine Behaglichkeit verschieden beurteilt wird, immer
aber mehrere Grade unter der Schwülegrenze der feuchten Luft zu bleiben hat.

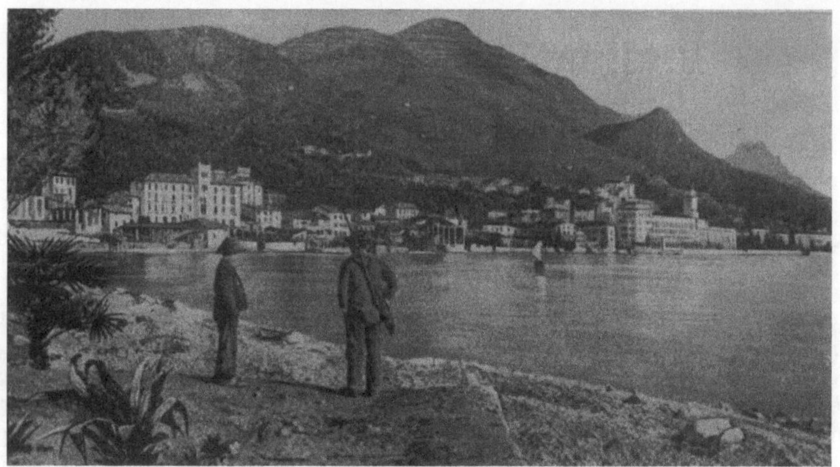

Abb. 3. Klimatische Station im warmfeuchten Binnenlandklima der Niederung;
Geschützte Lage am Gardasee.

Auch bei 20 bis 18° C gelingt noch dem ruhenden Gesunden die gewöhnliche
Art der Wärmeregulation, während wir bei tieferen Temperaturen durch Zulage
dickerer Kleidung dasselbe erreichen können. Nehmen wir als äußerste Grenze
etwa die Temperaturen von 10—12° C, wo wir bei mittlerer Winterkleidung,
etwa mit leichtem Pelze, ohne Erhöhung der Wärmeproduktion, also ohne zur
Bewegung genötigt zu sein, uns im Liegen oder Sitzen im Freien wohl fühlen,
so ergibt sich daraus praktisch, daß wir mit der oberen Grenze der erträglichen
Feuchtigkeit von 80% ein Klima, das während der Zeit des Aufenthalts im Freien
zwischen 12 und 23° C schwankt, wobei der Ruhende allein durch Kleiderzulage
und Kleiderablage sich Behaglichkeit beschaffen kann, als warmfeucht bezeichnen
dürfen.

Nun hat nicht die rechnerisch erlangte, sondern die aus der klimatischen
Erfahrung hergeleitete Bestimmung der feuchtwarmen Temperaturlagengrenze
gezeigt, daß das feuchtwarme Klima bestimmter Gegenden, etwa des L a g o
M a g g i o r e in L o c a r n o, uns als feuchtwarm und bei nichtforcierter Körper-
bewegung als durchaus angenehm erscheint im April, Mai, ev. auch Anfang
Juni, im September und Oktober.

Die Temperaturmittelzahlen dieser Monate in Locarno z. B. sind:

	7 h a. m.	1 h p. m.	9 h. p. m.
April	9,7	14,6	11,0
Mai	13,8	18,3	14,3
September	15,8	20,4	16,7
Oktober	9,9	14,2	11,0

Auch das mittlere absolute Maximum geht in diesen Monaten nicht über 23° C hinaus.

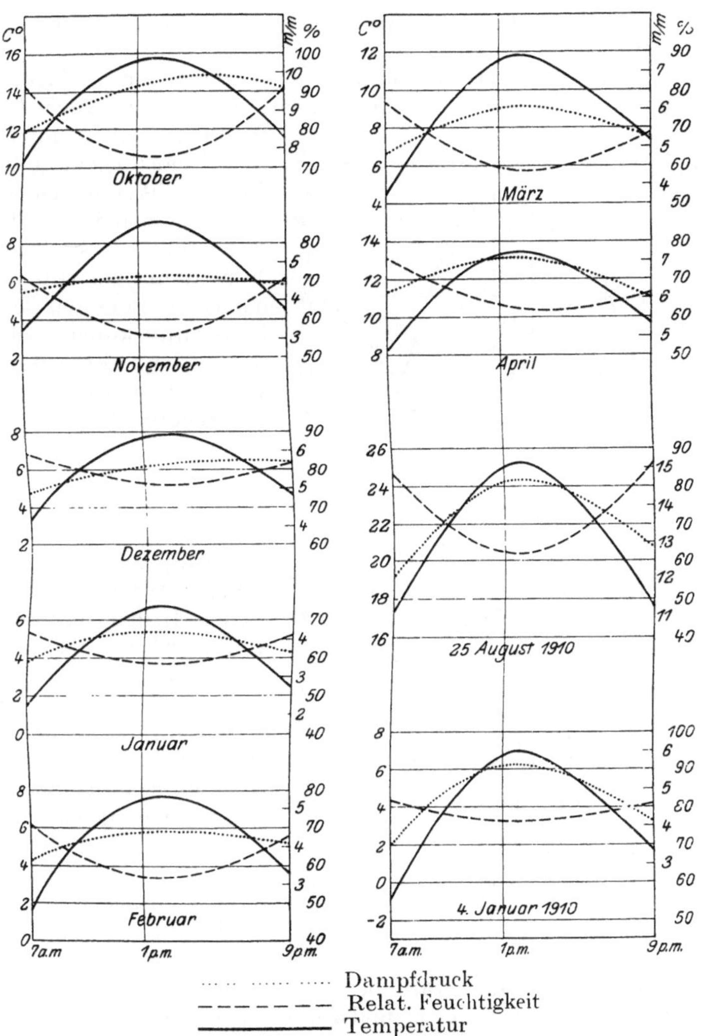

Abb. 4. Mittlerer Gang der meteorologischen Elemente in Lugano im Winterhalbjahr, sowie an einem heiteren Sommer- u. Wintertag.

In Gardone am Gardasee fängt dieselbe klimatische Lage im Frühjahr etwa 14 Tage früher an und die Herbstlage dieser warmfeuchten Temperatur endigt mit Ende Oktober bis Anfang November. In Gersau und Montreux als den Hauptvertretern an den großen Seen der Mittelschweiz liegt sie im Mai, Juni und im September. Es ist die Mitteltemperatur von Gersau am Vierwaldstättersee: Mai 13° C, September 14,8° C.

Selbstverständlich ist das theoretische feuchtwarme Idealschonungsklima nur ausnahmsweise in kontinentaler Lage verwirklicht, während aber doch monatelang an verschiedenen Orten unserer Breiten, zu welchen vor allem die Ufer größerer Binnenseen gehören, an größeren Tagesausschnitten diese Forderungen erfüllt werden. Glücklicherweise macht auch die Rücksichtnahme auf eine zweckmäßige oder eine notwendige mit Wärmeproduktion einhergehende Bewegung während des Tages sogar den Schwachen es erwünscht, die maximale Lage der therapeutisch optimalen warmfeuchten Temperatur auf 20 bis 21° C herabgesetzt zu sehen.

Körperfett und Magerkeit, Gewohnheit des einzelnen, individuelle Eigentümlichkeiten schon des Gesunden, Regulationsschwäche des Kranken bringen nun in dieses, allein durch Kleidung im Freien leicht ausgleichbare Behaglichkeitsklima persönliche Indikationen für die klimatische Auswahl eines Ortes hinein. Vor allem aber tritt die Besonnung als ein das feuchtwarme Niederungsklima sehr beeinflussender Faktor hinzu. Bei der Wichtigkeit dieses thermischen und belebenden Faktors, den der Kranke speziell auch im warmfeuchten Niederungsklima zu suchen hat, ist der Grad der mittleren Besonnung bei der Bemessung der dem Körper zugeführten Wärme in Rechnung zu ziehen. In den Übergangsmonaten von April bis Mai und im September kommt die Wärmeleistung der mittleren Besonnung für den wenig bewegten Erholungsbedürftigen etwa einer 5° C betragenden Steigerung der Lufttemperatur gleich.

Krankentagswärme. Wir dürfen deshalb sagen, daß wir im Gegensatz zu windigen oder trockenen, kalten oder heißen Klimaprovinzen unserer Zone,

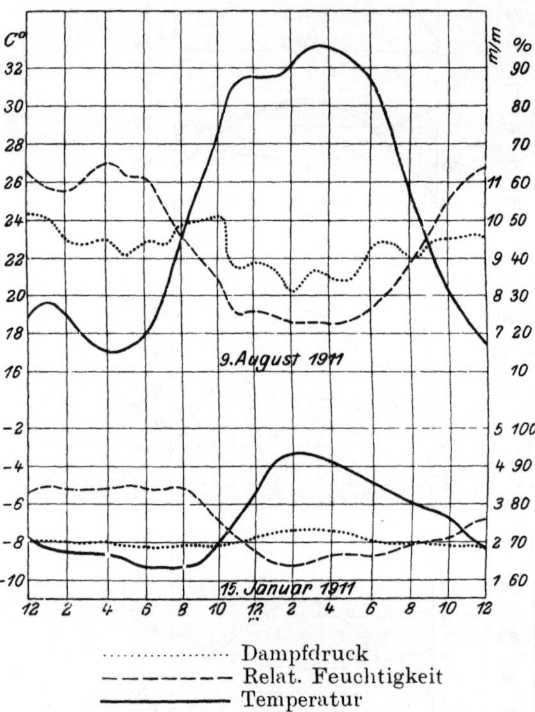

Abb. 5. Gang der meteorologischen Elemente in der oberrheinischen Niederung (Karlsruhe) an klaren Tagen.

auch schon diejenigen als feuchtwarm bezeichnen dürfen, deren mittlere Krankentagswärme also zwischen 9 h. a. m. und 7 h. p. m. etwa zwischen dem 10. und 20.° C liegt.

Andere klimatische Bedingungen. Wir verlangen von solchen Klimastationen außerdem, daß die Abweichungen nach der Wärmeerhebung am Mittag und nach der Senkung am Abend sich im Durchschnitt möglichst wenig von diesen Temperaturlagen entfernen, daß diese Stationen vor plötzlichen Kälteeinbrüchen und Wärmewellen bewahrt sind, vor allzu intensiver und lange Zeit unterbrochener Besonnung Schutzvorrichtungen haben, sei es durch Wald oder durch größere temperierende Wasserflächen oder durch Gebirgsschutz, daß die Amplitude der Temperatur am Krankentage also zwischen 9 und 7 Uhr nicht größer sei als etwa 10° C, daß ferner der Feuchtigkeitsgrad der Luft, der ja auf den Kontinenten erheblich mehr im Tageslauf wechseln muß, als an der See, sich doch nicht für längere Zeit von einem gewissen Hochstand entfernt, daß vor allem nicht längere Perioden extremer Trockenheit, die wir mit Rücksicht auf die therapeutischen Indikationen beim feuchtwarmen Klima meiden wollen, das Klimabild stören.

Die Eigenart der genannten Klimate bringt es mit sich, daß sie notgedrungen unter dem Einfluß von feuchten, ozeanischen Luftströmungen und von Niederschlägen stehen müssen bzw. durch größere binnenländische Wasserflächen ihr Feuchtigkeitsdefizit decken können, da sie nicht wie die auf der Regenseite der Gebirge gelegenen Orte eine Erhöhung ihrer relativen Feuchtigkeitswerte aus der Abkühlung mäßig gesättigter warmer Luftschichten der Täler und Ebenen zu erwarten haben. Derselbe ozeanische bzw. Binnensee-Einfluß hat dann eben zur Folge, daß die Tagesschwankung der Temperatur sich in mäßigen, der ozeanischen immerhin noch nahestehenden Grenzen hält, so daß die Schwankungen um das Mittel der Tagestemperatur nur je 2 bis 5° C nach der warmen und nach der kalten Seite hin betragen."

Das Tagesmittel der Temperatur im feuchtwarmen Klima. Diese letztere Eigentümlichkeit der gemäßigten Temperaturschwankung gestattet es, auch die feuchtwarmen Klimate einigermaßen nach dem Tagesmittel der verschiedenen Monate einzuschätzen. Unter gleichzeitiger Voraussetzung eines wenig wechselnden Feuchtigkeitsgrades sind demnach Tagesmitteltemperaturen von etwa 12 bis 16° C erforderlich für ein therapeutisch wertvolles, warmfeuchtes Niederungsklima.

Eine gewisse Unsicherheit haftet dieser Temperaturbestimmung für das in Rede stehende Klima an. Sie ist jedoch nur wenig größer als in der klimatischen Bestimmung nach demselben Grundsatz bei den atlantischen Küsten der mitteleuropäischen Zone besonders im Frühjahr.

Die interdiurne Temperaturschwankung. Eine weitere Eigentümlichkeit der genannten feuchtwarmen Klimate, die sich ebenfalls für den Kranken wohltuend äußert, ist die geringe interdiurne Temperaturschwankung, d. h. der Wechsel von einem Tagesmittel zum andern, der häufig im Durchschnitt

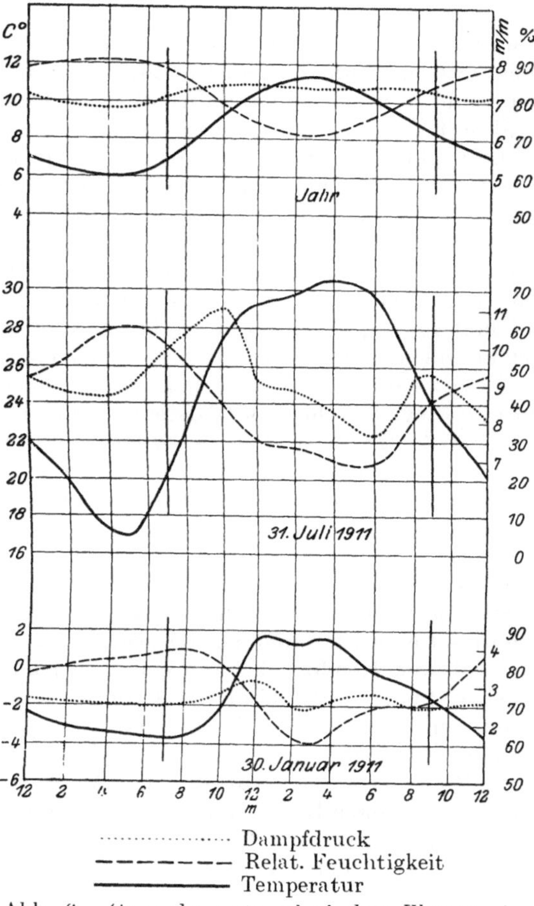

Abb. 6. Gang der meteorologischen Elemente in der norddeutschen Niederung (Bremen) an klaren Tagen.

nicht größer als 1° C ist, ähnlich wie an der See. So ist er am Gardasee an 200 Tagen im Jahr weniger als 1° C, an über 300 Tagen weniger als 2° C, im Jahr nur 1,15° C, während im deutschen Niederungsklima diese Schwankung 2° C im Durchschnitt in milden Gegenden beträgt.

Geographische Lage des warmfeuchten Klimas. Während ein solches Klima vom späteren Frühjahr bis zum Frühherbst in den mittleren Breiten des europäischen Kontinents sich dem Kranken je nach der Witterungslage ohne Schwierigkeit bietet, finden sich in Europa selbst während des Winters nur an wenig Stellen wirklich gleichmäßige, warmfeuchte Binnenlandklimate. Als solche sind zu nennen die andalusische Tiefebene mit Sevilla als Mittelpunkt und Coïmbra in Portugal. Beide Orte sind in der englischen Klimatotherapie bekannt, von Deutschland aus nur wenig besucht, obgleich gerade deutsche Forscher diese Klimate einem ausführlichen Studium unterzogen haben. Coïmbra, die portugiesische Universität, hat ein geradezu ideal gleichmäßiges, feuchtwarmes Winterklima und kann auch im Herbst und Frühjahr als solches dienen, also von Oktober bis Ende April, Sevilla nur im Winter und im ersten Frühjahr, d. h. von November bis März. Der größten Heiterkeit des Himmels erfreut sich Andalusien (172 heitere Tage), während Coïmbra unter mild bedecktem Himmel die größere Gleichmäßigkeit des Klimas zu Gute kommt, s. Tabelle S. 59.

Ersatz für solche winterlichen, warmfeuchten Binnenlandklimate bieten nun allerdings verschiedene Küstenorte und Inseln des Mittelmeeres (s. Tabelle S. 375, 376, 378, 379), die besonders im Herbst unter dem Einfluß feuchtwarmer Seewinde stehen, und ferner die südatlantische Küste Portugals und Spaniens, welche im feuchtwarmen Seeklima Nennung finden werden.

Von außereuropäischen winterlichen Klimastationen des Mittelmeerbeckens sind einige im oberen Jordantal Palästinas in und unter Seehöhe von — 2 bis — 200 m zu finden. Auch hier ist die tägliche Wärmeschwankung nicht größer als 8 bis 9° C, so am See von Tiberias. Auch die Regenverteilung und die Regenfälle dieser Klimastationen sind günstig; allerdings wird man in diesen Gegenden den sanitären Komfort der europäischen Klimaorte bis jetzt noch vermissen. Leichter finden sich derartige Orte in Küstennähe des nördlichen Natal, an einigen Punkten der Kapkolonie und des australischen Kontinents, ohne daß sie durch Vorzüge der Lage eine Indikation für die Bewohner der nördlichen Breiten bedingen würden. Die Amplitude des täglichen Wärmeganges in den ebengenannten Ländern ist fast ausnahmslos größer, als in allen genannten feuchtwarmen Stationen Europas und auch Palästinas. So wird es selbst für klimatisch verwöhnte Kranke möglich sein, aus bestimmten Indikationen in Europa selbst das schonendste Winterklima der Niederung zu finden, wenn die spanischen Stationen mit berücksichtigt werden. Es tritt nämlich die Erfahrung ausgleichend hinzu, daß der aus dem kühleren und rauheren Herbst Nord- oder Mitteleuropas Kommende gern mit südlichen Klimaten vorlieb nimmt, die im Spätherbst und Frühjahr als feuchtwarm zu bezeichnen sind, während dieselben in den eigentlichen Wintermonaten, von Dezember bis Februar, zwar in dem relativen Feuchtigkeitsgrad eine beträchtliche Höhe, 70 bis 80%, erreichen und auch durch den Stand des absoluten Dampfgehaltes die von diesem Klima häufig begehrte Schonung der Schleimhäute der Respirationsorgane und Verminderung der an die Vasomotoren zu stellenden Ansprüche gewähren, aber in der Temperaturlage soweit sinken, daß sie den etwas kühleren Frühjahrstemperaturen der mitteleuropäischen Breiten entsprechen, allerdings mit dem Vorteil größerer Gleichmäßigkeit des Wärmeganges und insbesondere der interdiurnen Temperaturschwankung, als sie gerade dem Frühjahr unserer Breiten eigen sind. Wir haben uns deshalb daran gewöhnt, nach

H. Weber auch solche mäßig warmen Klimate des Winters als feuchtwarme Winterklimate zu bezeichnen mit der Einschränkung, die wir bei weiterer Erschließung höher temperierter Winterklimate auch während unseres Winters zu machen genötigt sind, daß nämlich diese in Wirklichkeit die Bezeichnung der „mittelfeuchtwarmen" verdienen.

2. Das mäßig warmfeuchte Klima der Niederungen.

Als mäßig feuchtwarme Winterstationen kommen in Betracht: Kurplätze des tieferen Nordhanges der französischen Pyrenäen, Pau, Amélie-les-Bains (Tabelle S. 26), Dax. Cambo, Salies de Béarn, die höher gelegenen Stationen der andalusischen Flußtäler mit Cordoba, ferner eventuell noch das 700 m hoch gelegene Granada (s. Tabelle S. 59), die oberitalienischen bzw. die südschweizerischen Seen (s. Tabelle S. 55. 56. Kurve Abb. 4) und etwa auch die Umgebung von

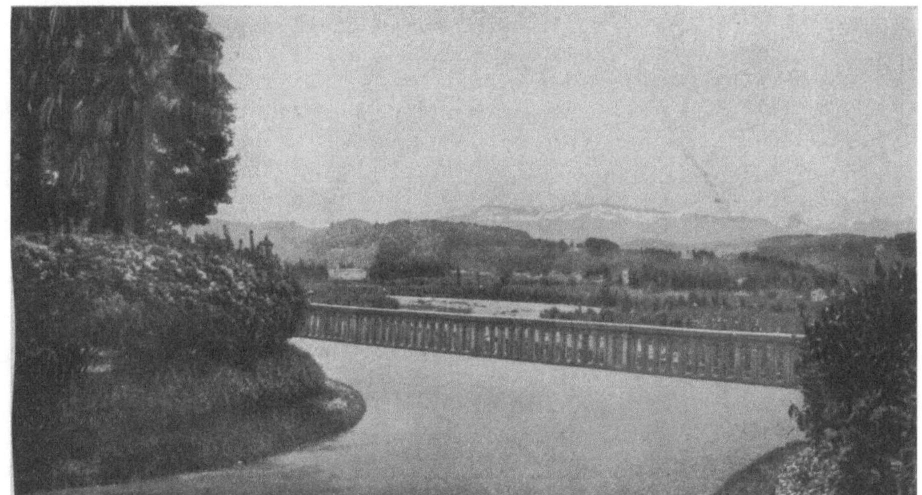

Abb. 7. Binnenländisches Niederungsklima; Nördlicher Fuß der Pyrenäen.

Florenz (Tabelle S. 57) im Schutze der Hügel, Pisa (Tabelle S. 58), sowie Villegiaturen bei Neapel (Tabelle S. 58), bei Rom (s. Tabelle S. 58) und in Sizilien.

Die französischen Stationen. Andalusien und Sizilien, Landaufenthalt in den großen Ebenen von Marsala und Catania, der Gardasee mit seiner Riviera von Maderno bis Salò haben unter diesen wieder das gleichmäßigste Klima, sowohl was Feuchtigkeit, Wärme als was geringe Tagesveränderlichkeit des Klimas anbelangt und verdienen vorwiegend Winterberücksichtigung, also von Dezember bis Anfang März.

In bereits erörterter Weise berechnet K. Dove für ein Klima, das etwa den eben skizzierten Anforderungen entsprechen würde, den mittleren Temperaturgrad, bei welchem die kalte Jahreszeit aufhört, bei dem es möglich ist, ohne schwere Kleidung im Freien zu gehen, ohne Heizung auszukommen, mit etwa 10° C. Dieser mittlere Temperaturwert, den wir für das mäßigwarme bis kühlfeuchte Klima in den binnenländischen Niederungen beanspruchen, wird etwa im oberen und mittleren Rheintale von Mitte April an erreicht. Es ist die Zeit, in welcher der wirkliche Frühling in der Pflanzenwelt unserer Breiten Einzug hält; sie soll etwa der vollen Blüteentfaltung des Apfelbaumes im

westlichen Deutschland entsprechen, doch trifft diese Klimabewertung selbst
für die südlichen Stationen nicht ganz zu (s. Tabelle S. 11). Bei dieser Ein-
grenzung des Klimas ist nämlich nicht zu übersehen, daß die Erreichung
dieses Temperaturgrades im Frühling Deutschlands nicht nur ganz erheblichen
zeitlichen Schwankungen, in den einzelnen Jahren bis zu 4 Wochen ausgesetzt ist,
sondern daß auch gerade die Frühlingszeit selbst in dieser Zone erheblichen Schwankungen der Temperatur und Rückfällen ins winterliche Klima ausgesetzt ist.

Das mäßig warmfeuchte Klima in den Übergangszeiten. Es ist
deshalb vom Gesichtspunkt des Kranken aus, der ein gleichmäßig feuchtwarmes
Frühlingsklima aufsuchen soll, bis Anfang bzw. Ende Mai je nach der Witterungslage des einzelnen Jahres geboten, sich der feuchtwarmen, etwas höher temperierten Übergangsstationen des westlichen, halbsüdlichen und südlichen
Europas zu bedienen. Zu ihnen zählen in erster Linie die auch als Spätwinter-
und Frühjahrsaufenthalte erwähnten Kurorte der oberitalienischen Seen, der

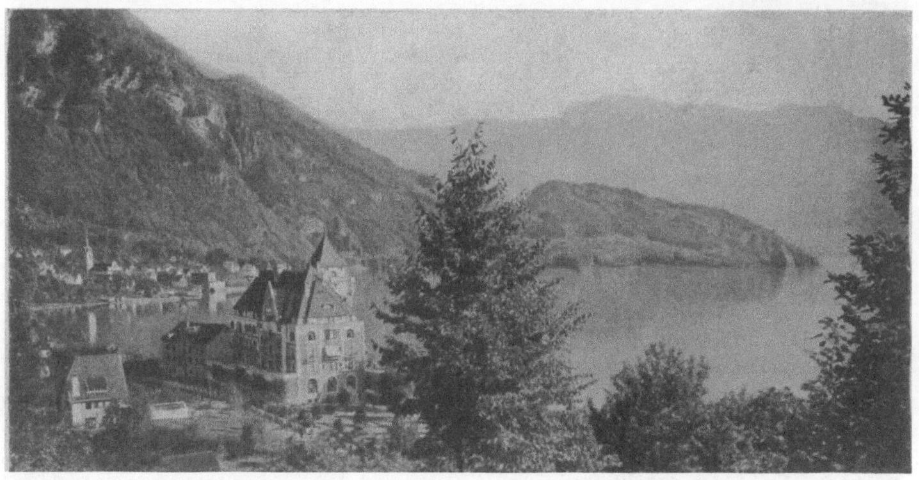

Abb. 8.   Vierwaldstädtersee; Südexponierte Lage.

Südschweiz, ferner Orte an den geschützten südexponierten Nordufern der mittel-
schweizerischen Seen, des Genfer Sees von Vevey über Montreux, Territet bis
Villeneuve, des Vierwaldstätter Sees mit Weggis, Vitznau und Gersau (s. Tabellen
S. 54 bis S. 57). Von Anfang Mai bis Ende Juni kommen die milden Orte der oberrheinischen Tiefebene, der Taunusabhänge, des mittelrheinischen Beckens vorwiegend in Betracht mit hervorragenden Namen wie Badenweiler, Baden-Baden,
Heidelberg, die Bergstraße, Wiesbaden, Homburg, Soden, die zahlreichen Luftkur-
orte des mittelrheinischen Beckens, die Ausgänge der Seitentäler des Rheins:
der Kinzig, der Murg, des Neckars, des Mains, der Nahe, der Lahn mit Ems,
der Mosel, während im Sommer besonders die westlicher gelegenen Sommerfrischen Deutschlands in tieferen Gebirgslagen oder mit größerem Schutz vor
Besonnung, die östlicher gelegenen Frankreichs, die Kurstätten des Niederrheins
in unerschöpflich reicher Auswahl zur Verfügung stehen (s. Tabellen S. 50 w. ff.
Je nach der Lage am Gebirge, an Flüssen, in Wäldern, in Tälern und an
Gebirgshängen, je nach der Windrichtung, der Sonnenexposition gewähren sie
eine Reihe von nicht unwichtigen Variationen im allgemeinen und im täglichen
Charakter des Klimas, die bis zum kühlfeuchten Niederungsklima des nordeuro-
päischen Sommers auf den britischen Inseln, in Schweden, Finland, in den Ostsee-

provinzen hinübergreifen, mit der Einschränkung, daß trotz der relativen Gleichmäßigkeit der Witterungslage in diesen nördlichen Sommerstationen dieselbe
doch in den einzelnen Jahrgängen sehr verschieden sein kann, so daß Jahre
herrlichsten, milden und sonnigen Sommerwetters wechseln mit solchen, die einen
klimatotherapeutischen Anspruch nicht mehr erheben können.

Die klimatophysiologisch in Betracht kommenden Eigenheiten des feuchtwarmen und gemäßigt feuchtwarmen kontinentalen Niederungsklimas bilden
also einen ungeheuer dehnbaren, vielgestaltigen Begriff. Der einzige völlig kon-
stante Faktor ist derjenige des hohen Luftdrucks. Viel weniger konstant schon
sind Temperaturhöhe und Feuchtigkeitsgrad der Luft, während sämtliche anderen
klimatischen Faktoren, die seine Eigenart bedingen, soviel wir deren auch heranziehen mögen in buntem Gemisch, nicht nur zur Besonderheit jeder einzelnen
Station beitragen, sondern diese selbst wiederum nach der Jahreszeit, der Windrichtung, den Niederschlägen und der Besonnung in mancher Beziehung um-
modeln, mehr als dies im Seeklima der Fall zu sein pflegt.

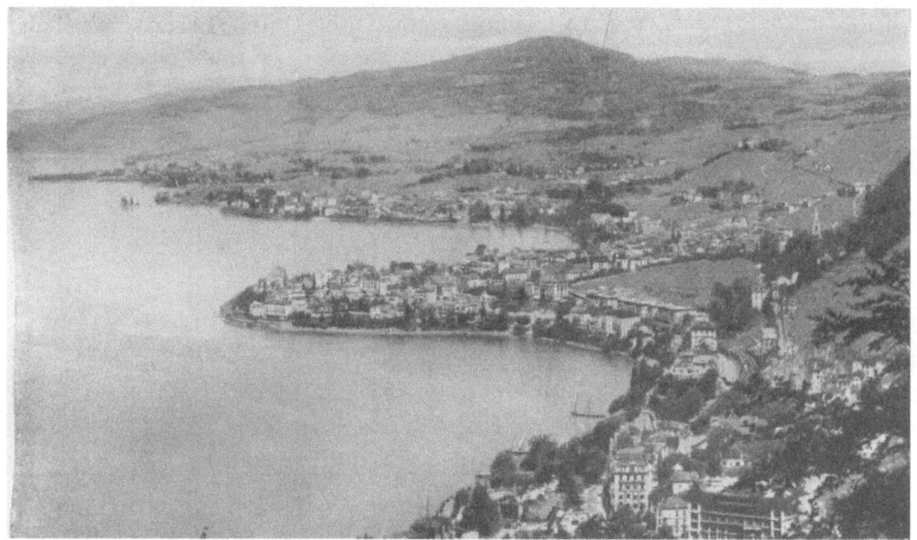

Abb. 9. Klimatisch bevorzugte Lage am Genfer See.

Physiologische und therapeutische Wirkungen der so beschaffenen Niederungsklimate.

Von einer gleichmäßigen physiologischen Wirkung, wie etwa beim ozeanischen
oder Wüstenklima, auch beim ausgesprochenen Höhenklima, kann demnach
keine Rede sein. Wir würden trotzdem auf eine gänzlich falsche Bahn geraten,
wollten wir diesem Klima eine klimatotherapeutisch berechenbare Wirkung ganz
absprechen. Nicht nur die Erfahrungstatsache spricht dagegen, daß die mehrfache Anzahl Erholungsbedürftiger, als alle Kurorte der andern spezifischen
Klimate zusammen fassen, dem warmfeuchten und vor allem dem, in Gegenüber-
stellung zu unseren Sommertemperaturen, kühlen oder mäßig warmfeuchten
Niederungsklima zuströmt, sondern auch die spezielle klimatische Erfahrung, daß
ein großer Teil von Kranken gerade dieses Klima immer wieder aufsucht und die
extremeren Wirkungen der See, des Hochgebirges, der Wüste geflissentlich meidet.

Der Kernpunkt dieser Vorliebe liegt in der Eigenschaft, daß diesem Klima
eben einseitig irritierende Wirkungen durchaus fehlen, daß es für den größten

Teil der Bewohner des mittleren Europa, auch Amerikas sozusagen das Normalklima darstellt, dem wir nur durch das gehäufte Zusammenwohnen, die Großstädte, den Waldmangel, die Industrie für den größten Teil unseres Lebens künstlich entzogen werden. Allerdings haben wir für das schonungsbedürftige Lebensalter und für Zeiten der reinen Erholung neben der Luftreinheit, der kräftigeren aktinischen Sonnenstrahlung in der ländlichen Niederung, den durch Wälder und Seen in ihr meteorologisches Klima eingeführten subtilsten Modifikationen, der nächtlichen Abkühlung, auch anderen nicht auf klimatologischem Gebiet liegenden Vorzügen etwa von seiten der Ernährung, der Ruhe, der klimatopsychischen und der landschaftlichen Seelenwirkung eine hohe Bedeutung beizulegen. Studien darüber, wie sie vor allem Hellpach und Berliner anstellten, zeigen, wie sehr diese sekundären, psychotropen Klimawirkungen zu den bis jetzt kaum berechenbaren, andererseits aber sogar schätzenswertesten Imponderabilien der Klimatik gehören, daß sie es sind, die in Verbindung mit der klimatischen Differenz, oder richtiger gesagt, die gerade in einem dem Stadtbewohner Mitteleuropas durchaus adäquaten und behaglichen mäßig warmfeuchten Niederungsklima dieses selbst als „das Erholungsklima" mitten ins tägliche Leben hineinstellen.

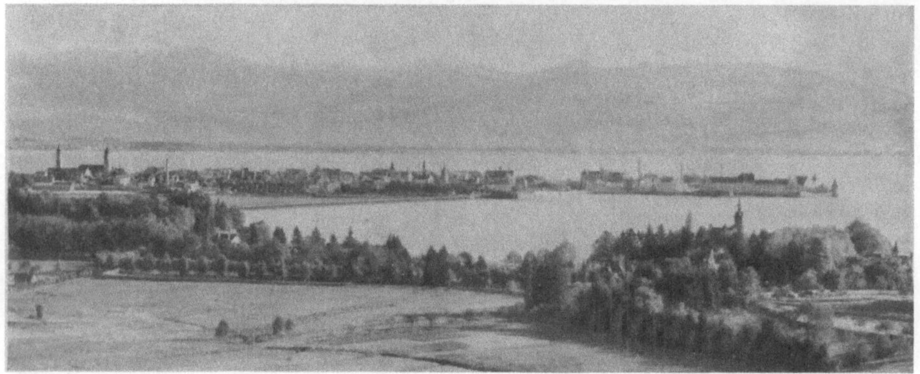

Abb. 10. Südexponierte Lage am Bodensee.

Physiologische Grundlagen der Therapie im feuchtwarmen Niederungsklima. Im feuchtwarmen Klima walten die positiven thermischen Faktoren vor. Es stellt geringe Anforderungen an die Wärmeproduktion, an die regulativen Mechanismen zur Erhaltung der Eigenwärme und an das Spiel der Vasomotoren überhaupt. Die Entwärmung durch Verdunstung ist ebenfalls auf ein gewisses Mittelmaß eingestellt und kann in günstigen Fällen ohne Inanspruchnahme der Schweißsekretion durch die Kleidung mit reguliert werden. Das Klima gestattet, sich in leichter Kleidung zu bewegen, so daß auch die Verringerung des Kleidergewichts die notwendigen Muskelaktionen zur Atmung und zu gesundheitsfördernder Körperbewegung erleichtert.

Der Reiz auf die gröberen und feineren Luftwege ist wegen der mittleren Temperatur und der mittleren Feuchtigkeit bei der nur mäßigen Wärme- und Wasserentziehung aus den Atmungswegen ein geringer; auch die Kalorienentziehung auf diesem Wege beträgt nur etwa den achten Teil der gesamten Wärmeproduktion.

Der dem Niederungsklima eigene, fast maximale Luftdruck übt keinen Reiz durch Einwirkung einer uns ungewohnten Sauerstoffspannung auf innere Organe aus. Da wir auch Orte mit nur mäßiger Windbewegung vorziehen, so fehlt jeder stärkere Hautreiz, das Klima wird ein indifferentes Schonungsklima im weitesten

Sinne des Wortes und verdient zu gewissen Zeiten, an gewissen Orten den ihm manchmal beigelegten Namen „Treibhausklima" im guten Sinne.

Die Schonung umfaßt vorwiegend das Zirkulationssystem, das Respirationssystem und Nervensystem. Gerade bei diesem kann es als ein Beruhigungs- und Erholungsklima gelten im Gegensatz zum städtischen Kulturmilieu.

Als Vorbereitungsklima dient es auch dann, wenn wir beabsichtigen, durch möglichst geringe Reizzufuhr dem Organismus Zeit zu lassen zur Einrichtung auf kräftigere atmosphärische Reize.

Therapeutische Indikationen. Wir verwenden es demnach: 1. da, wo wir im allgemeinen eine Schädigung durch die Witterungslage anderer Klimate, insbesondere des Heimatklimas fürchten, also während der rauheren Jahreszeit unserer Breiten, wo die Wärmeökonomie bei der fortgesetzten Notwendigkeit reichlicheren Freiluftgenusses, sei es aus Besorgnis vor Erkältungen, sei es wegen mangelhaft gewordener physikalischer Wärmeregulation älterer Individuen, besondere ärztliche Beachtung verdient.

2. Bei Rekonvaleszenz nach schweren erschöpfenden Erkrankungen, insbesondere, wenn die heimatliche Jahreszeit oder die derzeitige Witterungslage des Heimatklimas oder häusliche Verhältnisse eine Ausnutzung der klimatischen Verhältnisse am Wohnort nicht gestatten.

3. Wo wir ein in seiner Anpassungsfähigkeit mangelhaft gewordenes Gefäßsystem schonen, bzw. in vorsichtigster Weise zu größeren Leistungen wieder erziehen wollen, also insbesondere bei vorgeschrittener Arteriosklerose, bei Neigung zu vasomotorischen Störungen der Haut und des Gehirns, bei Neigung zu Apoplexie, bei schweren anämischen Zirkulationsstörungen. Diese Schonung des Gefäßsystems, die Erholung der Herzkraft wird einerseits schon bedingt durch die Beseitigung komplizierter, hygienisch ungünstiger Lebensbedingungen, durch die Möglichkeit einer dem Kräftezustand des Herzmuskels zeitlich und qualitativ besser entsprechenden Muskeltätigkeit, dann aber auch direkt klimatisch durch die jeden Exzeß der Vasomotorentätigkeit vermeidende Übung infolge der teils schonend stimulierenden, teils sedativen Einwirkung auf das Reflexspiel für den Tonus der Gefäße, nicht zum geringsten schließlich durch die Ausschaltung schädlicher psychischer Reize, der körperlichen und seelischen Erregungen, welche Druckschwankungen, Kongestionen, Stasen in den Gefäßprovinzen des vegetativen Systems und anämische Zustände anderer Gefäßprovinzen im Alltagsleben zur Folge haben. Das feuchtwarme und feuchtkühle ländliche Niederungsklima erweist sich aus diesen Ursachen überaus bekömmlich bei der überwiegenden Mehrzahl von Arteriosklerotikern, bei vielen Herz- und Gefäßneurosen ohne seine Wirkung auf diese Zustände zu beschränken. Solche Kranke finden für lange Zeiten des Jahres an einzelnen Punkten der oberitalienischen Seen, besonders in Locarno und an anderen Stationen der Westküste des Langen Sees bis Pallanza, weniger schon in Baveno und Stresa, ferner am Comersee und am Gardasee günstige Bedingungen. Auch die Steigekurmöglichkeit an vielen dieser Orte wird mit Recht von den dortigen Ärzten neben dem Fehlen von Wind und Nebel hervorgehoben.

4. Wo wir die Reize der Atmosphäre auf die Blutversorgung und Sekretion der Atmungswege möglichst ausschalten wollen; zur Beseitigung oder Erleichterung chronischer katarrhalischer Zustände der Respirationsschleimhäute, für Bronchitiker und Emphysematiker mit heftigem Hustenreiz.

Die Therapie der katarrhalischen Erkrankungen der Respirationsorgane im feuchtwarmen Klima wird zunächst wohl durch den Wegfall einer ganzen Anzahl von Reizen eingeleitet, die in den Suspensionen der Stadtluft, in stark bewegter Luft und in trockener Stubenluft liegen. Sie wird fortgesetzt durch die ruhige Atmungstätigkeit, die längeren Sprechpausen der Erholungszeit und die seelische Ruhe, die infolge allgemeiner Schonung bei dem Erholungsbedürftigen bei vernünftiger Kurgestaltung einsetzt. Ein solcher Landaufenthalt genügt demnach in vielen Fällen allein schon zur Besserung und Beseitigung verschleppter Laryngitiden, leichter Rachenkatarrhe, subchronischer Bronchitiden; er trägt durch die genannten Faktoren sein wesentliches Teil bei zu dem in den zahlreichen Heilstätten des Niederungsklimas erzielten Erfolgen in der Therapie der Tuberkulose.

Nur mit einigen Worten ist der Therapie der Lungentuberkulose im mittelfeuchtwarmen Niederungsklima zu gedenken. Wohl die Hälfte der deutschen Heilstätten und soweit sie nicht ausgesprochen maritimen Charakter tragen, sämtliche belgischen, holländischen und fast sämtliche englischen, schwedischen und die wenigen russischen und finischen gehören diesem Klima an. Ihre ständige Ausbreitung, die Statistik ihrer Erfolge beweist, ohne daß ein direkter Vergleich mit klimatisch anders gelegenen Anstalten wegen des verschiedenen Materials, verschiedener Behandlung und Aufenthaltsdauer hier unternommen werden soll, daß auch dem feuchtwarmen Niederungsklima und allen seinen Abstufungen insbesondere nach der Richtung der Trockenheit, Temperaturabnahme und der Besonnung hin diejenigen klimatischen Faktoren eigen sind, welche Nothnagel als die klimatische Conditio sine qua non der Tuberkulosetherapie bezeichnet hat und welche bewußt oder unbewußt schon dem ersten Schöpfer der Heilstätten für Lungenkranke, Brehmer, maßgebend waren: „Obenan steht eine möglichst staub- und keimfreie Atmosphäre und schwache Luftbewegung, danach ist möglichst viel heiterer Sonnenschein erwünscht. Dann erst kommen die anderen Faktoren des Klimas in Betracht und außerdem kann ein Tuberkulöser nie zu früh, häufig zu spät unter geeignete klimatische Verhältnisse versetzt werden."

5. Bei sensiblen neurasthenischen oder hysterischen Personen, sowie organischen Neurosen, die auf die übenden Faktoren anderer Klimate ungünstig ansprechen.

Ein unendlich großes Einflußgebiet öffnet sich hier bei der fast unübersehbaren Variation nervöser Störungen, insbesondere denjenigen, welche wir von Berufsschädigungen, Schädigungen der überkultivierten Lebensweise und seitens der gesellschaftlichen Betätigung und Umgebung ableiten zu müssen glauben. Das Heer der Berufsneurastheniker kann, eine parallelgehende Lebensdiätetik vorausgesetzt, ohne viel Umstände schon im adäquaten Niederungsklima sich seine Heilung, Besserung, wenigstens erneute Kampfbefähigung gegenüber seelischen und somatischen Unbilden der Berufsarbeit und der speziellen Lebensaufgaben holen.

Es würde zu weit führen, ohne dadurch die Sicherheit einer analytischen Abwägung der einzelnen Heilfaktoren zu erhalten, wollte man versuchen das Indikationsgebiet einzelner Formen der nervösen Krankheitserscheinungen gerade für das feinnuancierte Niederungsklima erschöpfend zu präzisieren; wir haben auch für das Nervensystem an dem Grundsatz festzuhalten. daß das feuchtwarme Niederungsklima ein Schonungsklima ist. Vom Gesichtspunkt einer etwas massiven, äußeren Symptomatik aus werden wir ihm also die erregbaren Formen der Neurasthenie zuweisen, Personen mit periodischer Schlaflosigkeit infolge von übermäßig erregter Assoziationstätigkeit, von Sorgen, Berufsirritationen, mit reizbarem Sexualsystem, koordinatorischen Störungen im Ablauf der Verdauung u. dgl. Dahin gehören auch manche organische Nervenkrankheiten, deren Träger besonders in der rauheren Jahreszeit der Heimat zum Teil aus Witterungsempfindlichkeit nicht genügend zur Bewegung im Freien kommen, wie Tabiker, Kranke mit Paralysis agitans, die sich in diesem Klima oft ganz ausgezeichnet erholen, apoplektische Lähmungen, Neuralgien usw. Solche Kranke bevölkern im Winter immer wieder oft aus eigener guter Erfahrung die gutgeleiteten Hotels und Kurhäuser der südlichen Stationen, im Sommer die kurgemäß ausgestatteten ländlichen Sommerfrischen Deutschlands, Frankreichs und Englands.

6. Die Frage mag offen bleiben, ob die schon vor langer Zeit behauptete günstige Beeinflussung der Zuckerkrankheit durch ein warmes und auch gerade feuchtwarmes Klima, selbst durch subtropische milde Treibhausklimate, wie es sich in dem hierfür oft empfohlenen Ceylon z. B. bietet, auf der schonenden sedativen Einwirkung solcher Klimate auf das Nervensystem beruhe oder, besonders bei den sclerotischen Formen, mit der Besserung der Zirkulationsverhältnisse, der Blutversorgung der Bauchorgane in Verbindung zu bringen sei. Therapeutische Nachweise, welche von Christie, Marsh, Dancel, Lépine darüber vorliegen, liefern keine Anhaltspunkte für eine Beantwo. tung. Neuerdings hat Lüthje sich wieder dahin ausgesprochen, man möge sich bei Beratung ökonomisch entsprechend gestellter Diabetiker des günstigen Einflusses warmer Klimate erinnern.

Die erholende, sedative Wirkung des warmfeuchten Klimas ist um so tiefgehender, je irritierender, wechselnder, unzuverlässiger, rauher oder durch Kulturfaktoren veränderter das Binnenlandklima am gewöhnlichen Aufenthaltsorte des einzelnen ist, je mehr die künstlichen Lebensbedingungen des einzelnen ihn um den Vollgenuß der klimatischen Eigenheiten seines Landes gebracht haben, welche doch in letzter Linie seiner Rasse und dem Kulturstande seines Volkes die eige artige Prägung verliehen haben. Dieser Eindruck hat sich mir besonders befestigt durch die Tatsache, daß öfters Erholungsbedürftige aus nördlichen Ländern, aus Schweden, Rußland, auch dann, wenn der Deutsche bereits anfängt die heimischen Sommerfrischen aufzusuchen, also von Ende Mai an bis Ende Juni, in unserem Niederungsklima noch nicht die richtige Förderung fanden, sondern erst im Klima Locarnos, am Comersee, am Gardasee usw. zu Zeiten, wo dort bereits Temperaturlage und Größe der Niederschläge ein wirklich warmfeucht zu nennendes Treibhausklima hervorbringen.

Die Mannigfaltigkeit des feuchtwarmen Niederungsklimas in Europa gestattet vom exquisit sedativen zum leicht tonisierenden Niederungsklima ohne Belästigung der Kranken überzugehen und so führen von ihm auch vielfache Übergänge zum mittelfeuchtwarmen Klima der Niederungen, das wir insbesondere im Kontrast zu höheren, trockenen oder feuchtschwülen Temperaturlagen unserer Hochsommermonate mit dem Sammelnamen der „Sommerfrischen" belegen.

Die Sommerfrische und ihre hygienische Bedeutung. Von den meisten mittelwarmfeuchten Klimastationen, mehr noch vom mäßig feuchtkühlen Klima der Sommerfrische verlangen wir eine gewisse thermische Indifferenz mit einer Neigung zur Tonisierung und Anregung durch negativ thermische Faktoren. Die Sommerfrische ist oft nur in der Temperaturlage oder in der größeren Temperaturamplitude begründet, während wir zuweilen auch einen geringeren Grad an Feuchtigkeit suchen, dann wieder die anregenden Eigenschaften des Windes zur Wirkung bringen und die Besonnung nicht allzusehr meiden wollen. Ist doch gerade die möglichst ausgiebige Benutzung der Sonnenstrahlung in der Zeit der Erholung, der Sommerfrische ein Desiderat für den im lichtarmen Klima der Großstadt $^9/_{10}$ seines Lebens im Zimmer verbringenden, mäßig bemittelten Kulturmenschen der Gegenwart.

Die Stellung des thermischen Übergangsklimas in der rauhen Jahreszeit. Während das mäßig feuchtwarme Klima im Sommer wesentlich eine hygienische und prophylaktische Rolle erfüllt, kommt ihm während der kalten, rauhen Jahreszeit eine besondere therapeutische Stellung zu für Schonungsbedürftige nördlicher und sehr kontinental gelegener Länder, sei es, daß es eine Etappe auf der Reise zu den feuchtwarmen Schonungsklimaten des Südens zu bilden hat, sei es, daß soziale Umstände oder individuelle Veranlagung dazu nötigen, ihm in seiner leichteren Erreichbarkeit den Vorzug zu geben vor diesen südlichen feuchtwarmen Winterstationen.

Auswahl der Kurorte im Niederungsklima. Die schon erwähnte Wichtigkeit nicht rein klimatischer, sondern der Hygiene des Landlebens angehöriger Faktoren, die Ernährung, die Verwendungsmöglichkeit anderer physikalischer Heilbehelfe, Kurortkomfort und dgl. nötigt uns außerdem in der Unzahl der betreffenden Kurorte die entsprechende Auswahl zu treffen. Es ist ferner angezeigt, da wo nicht monatelanger oder jahrelanger Klimawechsel unter Umständen mit Verlegung der Berufsstätte, wie es bei Beamten, Offizieren, Ärzten möglich ist und nötig wird, nicht die größeren Städte zu nehmen, welche zufällig durch Aufstellung meteorologischer Meßapparate der Gegend den offiziellen klimatischen Stempel aufdrücken, sondern ein rein ländliches, oder kleinstädtisches Domizil in deren Nachbarschaft aufzusuchen. Es gilt dies selbst für Städte wie Freiburg und Wiesbaden, Mainz und Heidelberg, welche trotz des milden Klimas, das sie repräsentieren, oft nicht das genügende Maß der sekundären, das Klima unterstützenden nervenhygienischen Faktoren besitzen, um eine volle klimatische Ausnützung des gewählten Klimastriches zu erlauben, sei es, daß die großstädtischen Nachteile auf hygienischem Gebiete wie Rauch, Staub, Keime in der Luft, oder Mangel an geeigneter Wohnung, Ruhe und Waldaufenthalt sowie intellektuelle Ablenkung einen möglichst intensiven Kuraufenthalt beeinträchtigen. Diese Vorsicht gilt bei weitem weniger für die kleinen thüringischen Landstädtchen, die zugleich als Badeorte und Sommerfrischen fungieren, sowie von Orten wie Kleve, Bad Oeynhausen, Königswinter, Ems, Nassau, den Taunuskurorten: Homburg, Soden, Königstein, Hofheim, ländlichen Kurplätzen im Nahe- und Moseltal, sowie Baden-Baden, Badenweiler, Gengenbach, den Kurplätzen des Bodensees: Konstanz, Ueberlingen, Meersburg, Lindau und zahlreichen kleineren auf Nord-Schweizer Bodenseegebiet liegenden Orten, ferner den Kurorten am Genfer und Vierwaldstätter See, auf welch letztere ganz besonders hingewiesen sei, mit den Namen Weggis, Vitznau-Brunnen und Gersau. Wenn wir uns hier speziell die Aufzählung deutscher und schweizerischer Kurorte angelegen sein ließen, so findet das darin seinen Grund, daß die im Sommer so zahlreichen Land- und Walderholungsstätten Österreichs während des Winters vielfach nicht den relativ mittelfeuchtwarmen Charakter tragen, wie etwa die Kurorte südlicher Schwarzwaldtäler, des Rheintales, und der Schweizer Seen und weil es dazu einer topographisch umfassenden Kenntnis bedürfte, die dem einzelnen nicht gegeben ist. Der Sommer allerdings läßt allerorten in Mitteleuropa bis Schweden und Finland hinauf eine Unzahl oft gleichberechtigter Orte nach der Seite der Klimatik, der Hygiene und der Annehmlichkeit des äußeren Lebens erstehen, doch können auch hier zu Zeiten barometrischen Hochdrucks starke Temperatur- und Feuchtigkeitsschwankungen vorkommen (siehe Abb. 5 und 6).

Für den aus nordostdeutschen Klimaprovinzen Kommenden ist oft die dauernde Übersiedelung in das rheinische Klima schon von weittragender Bedeutung, wenngleich auch hier eine erhebliche Senkung der Wintertemperatur vorkommt. Die großen, frei in der Rheinebene gelegenen Zentren sind dabei allerdings weniger zu bevorzugen. Von diesem Gesichtspunkt aus kann z. B. das Klima von Freiburg im Breisgau, dasjenige südlicher Schwarzwaldtäler wie z. B. das Murgtal, das Kinzigtal mit Gengenbach, das Elzachtal mit Waldkirch und mehrere andere der von Basel ausstrahlenden Täler, der Kander mit Kandern in Höhe von ca. 350 m, der Wiese mit Lörrach, Schopfheim und anderen Orten in etwa 300 m Höhe, des Münstertales, ferner Badenweiler, Baden-Baden, auch Wiesbaden, das Neckartal von Cannstadt bis Heidelberg, die Ufer des Vierwaldstätter Sees von Weggis bis Brunnen, des Genfer Sees von Ouchy bis Villeneuve, des Bodensees in geschützten Lagen bei Konstanz und Überlingen, am Untersee und bei Lindau in seiner mittelfeuchtwarmen Wintereigenschaft, für den Nordländer bereits eine bedeutende Schonung während der rauhen Jahreszeit darstellen. Hervorzuheben ist bei dieser Empfehlung, daß im wesentlichen die Beschränkung negativ thermischer Faktoren, wie scharfer Luftbewegung, länger dauernder extremer Lufttemperaturen und extremer Temperaturschwankungen den Hauptvorteil dieser Klimate bilden, oft ohne daß positive Wärmefaktoren wie die Besonnung wesentlich günstigere Verhältnisse während des Winters aufweisen, als die nördlichen Klimate.

Während der Mittelherbstmonate erfreuen vor allem das mittlere Rheintal und das Rhonetal von Bex bis Villeneuve, die Ufer des Bodensees und der größeren Seen der Schweiz sich milder Tage und noch verhältnismäßig hoher Lufttemperaturen, teils infolge des Windschutzes, teils infolge der dauernden Wärmeausstrahlung ihrer großen Wasserflächen (siehe die Angaben von Gersau, Bodensee, Montreux, S. 53 u. ff.). Die Lufttemperaturen dieser Gegenden erheben sich durchschnittlich um 1 bis 2° C über die des süddeutschen Binnenlandes, noch mehr über diejenigen der mittel- und süddeutschen Tafelländer; vor allem aber fällt an den Seeufern die geringere tägliche Temperaturschwankung, später Eintritt und frühe Beendigung der Frostperioden, geringer Schneefall und ein gleichmäßiger Temperaturgang auf, in ähnlicher Weise, wie an den nordischen Meeresküsten, jedoch mit dem Unterschied, daß dieses kontinentale Niederungsklima eine etwas reichere Besonnung und eine erheblich geringere Luftbewegung aufzuweisen hat.

Im Oktober erreicht schon die Temperatur der frühen Morgenstunden im mäßig warmfeuchten Klima des südwestdeutsch-schweizerischen Gebietes nördlich der Alpen die mittlere Tageshöhe der ostdeutschen Gebiete. Die November- und Dezembermittel liegen sogar um 2 bis 3° C höher bei geringer Tagesschwankung der Temperatur. (Tab. s. S. 49.)

Vergleich zwischen den Herbsttemperaturen Nordostdeutschlands und Südwestdeutschlands sowie der Schweizer Seen.

		Oktober			November			Dezember		
		Temperatur-Mittel	Tägliche Wärmeamplitude	Temperatur um 7 Uhr vorm.	Temperatur-Mittel	Tägliche Wärmeamplitude	Temperatur um 7 Uhr vorm.	Temperatur-Mittel	Tägliche Wärmeamplitude	Temperatur um 7 Uhr vorm.
Nord- und ostdeutsche Niederung:										
Posen	65 m	8,6	—	—	2,7	—	—	—0,9	—	—
Warschau	120 m	7,8	—	—	1,6	—	—	—2,6	—	—
Königsberg	5 m	7,6	4,6	6,0	1,8	2,2	1,8	—1,9	1,2	—1,7
Breslau	145 m	9,0	—	—	2,9	—	—	—0,9	—	—
Mittelrheintal:										
Heidelberg	120 m	10,0	6,5	7,8	5,5	4,7	4,3	1,8	4,1	1,0
Mainz	91 m	9,8	6,9	—	5,2	5,1	—	0,5	4,6	—
Wiesbaden	111 m	9,2	6,8	7,2	4,7	4,9	3,7	1,1	4,2	0,3
Oberrheintal:										
Gengenbach	181 m	9,2	7,6	7,3	4,7	5,8	3,4	1,0	5,2	—0,1
Baden-Baden	213 m	9,0	7,2	7,3	4,7	6,0	3,3	1,0	5,5	0,1
Badenweiler	401 m	8,8	6,6	7,4	4,5	5,4	3,6	0,6	5,1	—0,1
Freiburg	281 m	9,9	7,3	7,8	5,4	6,0	3,9	1,4	5,5	0,4
Alpine Seengebiete:										
Bodensee (Meersburg)	439 m	8,8	6,2	7,4	4,2	4,7	3,3	0,2	4,3	—0,5
Vierwaldstätter See (Gersau)	442 m	9,5	—	8,2	4,9	—	4,0	1,1	—	0,5
Genfer See (Montreux)	380 m	10,2	—	9,2	5,8	—	5,2	2,0	—	1,3

Im Sommer kommen als feuchtwarm vorwiegend die mehr westlich gelegenen Stationen des Gebietes nördlich der Alpen in Betracht, auch Gebiete der Voralpen, die noch von westlichen feuchten Winden berührt werden, überhaupt die im Gebiete westlicher Winde gelegenen Plätze an der Luvseite der Gebirge. Es ist dabei von hoher Bedeutung, daß im Sommer die westlichen Winde vorherrschen und das Tagesmittel der relativen Feuchtigkeit trotz relativ hoher Besonnung meistens den Durchschnitt von 70% übersteigt. Da der Dampfdruck sich im allgemeinen im Laufe des Tages wenig ändert, an besonnten Sommertagen aber eher eine Tendenz zum Sinken zeigt (s. Abb. 5 und 6), so geht die wärmere Tageszeit mit einer Erniedrigung der relativen Feuchtigkeit parallel, was natürlich im Interesse der Wärmeregulierung nur zu begrüßen ist.

Die gleichmäßigsten binnenländischen Wintergebiete Europas liegen am Nordfuß der Pyrenäen, ferner in Coïmbra und Andalusien, erst dann kommt Sizilien. Daran reihen sich die südalpinen, oberitalienischen Seen insbesondere der Gardasee von Saló bis Maderno und der westliche Teil des Lago Maggiore von Locarno bis Pallanza. Diese letzteren, uns nahestehenden mäßig warmfeuchten Winterklimagebiete sind nur klein, oft förmliche Klimainseln und verlangen eine genaue ärztliche Einsicht in die örtlichen Verhältnisse, die im wesentlichen durch den Windschutz, insbesondere die Vermeidung nördlicher Luftströmungen, ferner durch die Lage zum See, die Größe, Breite und Tiefe desselben bedingt sind.

Niederungsklima im westlichen Deutschland.

Feuchtwarme Sommerklimate.

Badenweiler (400 m).

	Temperatur (C°)				Mittlere relative Feuchtigkeit	Mittlere tägliche Bewölkung	Zahl der Tage mit		Zahl der	
	Tagesmittel	Mittleres Tages-Maximum	Mittleres Tages-Minimum	Mittlere tägliche Schwankung	%	0=klar 10=trüb	Niederschlag	Nebel	heiteren Tage	trüben Tage
	1886 bis 1910	1891—1910			1894 bis 1910		1894—1910			
Januar	—0,4	2,4	—3,0	5,4	88	7,4	12	2,7	5,3	14,0
Februar	0,8	4,1	—1,6	5,7	85	6,6	14	4,0	3,5	14,6
März	4,3	9,0	1,5	7,5	78	6,5	15	2,0	5,0	13,4
April	8,6	13,9	4,8	9,1	75	6,4	17	4,1	4,7	12,8
Mai	12,6	17,7	8,2	9,5	74	5,9	16	2,3	5,4	9,9
Juni	16,1	21,8	11,8	10,0	74	5,7	15	2,1	4,6	9,5
Juli	17,9	23,1	13,8	9,3	74	5,3	14	1,3	7,2	7,9
August	17,3	22,6	13,5	9,1	76	5,0	13	1,1	7,8	7,0
September . . .	14,1	18,6	10,8	7,8	83	5,6	13	5,4	6,5	11,0
Oktober	9,2	13,4	6,8	6,6	85	6,1	13	5,2	5,4	11,4
November . . .	4,4	7,3	2,1	5,2	88	7,1	12	6,9	2,7	16,7
Dezember	0,9	4,2	—0,9	5,1	88	7,2	13	5,9	2,6	19,7
Jahr	8,8	13,2	5,7	7,5	81	6,2	167	43,0	60,7	147,9

Monatsmittel der interdiurnen Wärmeänderung 1910.

	Dezember	Januar	Februar	Juni	Juli	August
7 Uhr vorm.	2,26	2,97	2,74	1,71	1,79	1,62
2 „ nachm.	1,79	2,14	2,51	2,98	2,74	2,35
9 „ abends	1,99	2,88	2,42	1,55	2,30	1,93
Tagesmittel	1,75	2,34	1,98	1,80	1,86	1,55

Baden-Baden (213 m).

	Temperatur (C°) 1886—1910				Feuchtigkeit		Bewölkung (0 = klar, 10 = trüb) 1871—1905	Niederschlagssumme mm 1888—1907	Zahl der Tage mit				Zahl der	
	Tagesmittel	Mittleres Tages- Maximum	Mittleres Tages- Minimum	Mittl. tägl. Schwankung	absolute	relative			Niederschlag	Schneefall	Schneedecke 1901—05	Nebel 1876—1905	heiteren Tage	trüben Tage
		1891—1910			mm 1891—1905	%			1891—1905				1891—1905	
Januar . . .	0,0	2,8	—3,2	6,0	4,1	86	6,9	75,5	13,3	6,5	7,8	7,0	3,9	15,1
Februar . .	1,4	5,3	—1,6	6,9	4,5	82	6,7	68,4	14,1	7,0	6,8	5,3	4,0	11,8
März	4,7	9,6	1,0	8,6	5,2	77	6,1	96,2	15,4	5,6	2,2	4,0	5,3	11,2
April	9,0	14,5	4,4	10,1	6,4	73	6,1	80,4	15,1	1,9	—	1,9	5,5	10,1
Mai	13,1	18,6	7,8	10,8	8,2	73	5,8	85,7	15,4	0,1	·--·	1,8	4,4	9,9
Juni	16,7	22,4	11,4	11,0	10,6	73	5,8	108,8	14,8	---	----	1,4	4,5	7,5
Juli	18,0	23,6	13,3	10,3	11,8	74	5,6	123,8	13,9	·--·	—	2,0	5,6	7,7
August . .	17,4	23,1	12,8	10,3	11,6	77	5,2	95,7	12,7	---	-·--	3,3	6,0	6,8
September .	14,2	19,8	10,0	9,8	10,1	81	5,4	86,7	12,5	---	---	5,5	6,7	8,0
Oktober . .	9,3	13,8	6,1	7,7	7,7	85	6,6	100,9	15,4	0,3	—	10,3	3,6	11,5
November .	4,6	7,6	1,6	6,0	5,7	86	7,3	70,1	11,0	1,9	2,0	9,9	3,5	13,6
Dezember . .	1,3	4,4	—1,3	5,7	4,6	86	7,4	75,0	14,3	3,6	4,0	10,3	3,9	16,9
Jahr	9,1	13,8	5,2	8,6	7,5	79	6,2	1067,2	167,9	26,9	22,8	62,7	56,9	130,1

Heidelberg (120 m).

	Temperatur (C°)				Feuchtigkeit 1886—1900		Mittlere tägliche Bewölkung (0=klar, 10=trüb) 1886 bis 1900	Niederschlagssumme (1888 bis 1907) mm	Zahl der Tage mit			Zahl der	
	Tagesmittel	Mittleres Tages- Maximum	Mittleres Tages- Minimum	Mittlere tägliche Schwankung	absolute	relative			Niederschlag ≧0,1 mm	Schneefall	Nebel	heiteren Tage	trüben Tage
	1886 bis 1910	1891 bis 1910	1891 bis 1910	1891 bis 1910	mm	%			1888 bis 1900	1886 bis 1900	1886 bis 1900	1888—1900	
Januar . .	0,8	2,9	—1,7	4,6	4,1	83	7,3	49,4	15,1	6,8	2,2	3,9	17,5
Februar .	2,2	5,2	—0,2	5,4	4,3	79	6,1	39,9	13,8	5,5	1,1	6,0	12,6
März . . .	5,5	9,6	2,2	7,4	4,9	73	6,0	47,1	14,2	4,4	1,1	6,5	12,2
April . . .	10,0	14,6	5,8	8,8	6,3	68	5,4	43,4	14,2	1,2	0,4	6,8	9,8
Mai . . .	14,3	19,3	9,2	10,1	8,2	67	5,4	58,2	14,5	0,2	0,1	7,9	9,5
Juni . . .	17,8	23,1	12,9	10,2	10,7	70	5,2	76,1	16,1	—	0,1	7,3	7,8
Juli . . .	18,9	24,2	14,4	9,8	11,6	72	5,5	86,1	16,6	---	0,1	6,4	11,1
August . .	18,2	23,4	13,8	9,6	11,5	73	4,8	66,1	13,8	---	0,7	7,8	7,6
September	14,9	19,4	10,9	8,5	9,9	78	4,9	65,1	12,5	---	2,9	9,0	9,2
Oktober .	10,2	13,9	7,2	6,7	7,6	81	6,3	63,7	15,1	0,2	5,0	6,2	13,2
November	5,5	7,8	3,1	4,7	5,8	82	7,3	41,4	12,8	1,1	5,1	3,8	16,8
Dezember .	2,1	4,4	0,3	4,1	4,5	83	7,3	46,6	13,6	4,0	3,7	4,6	17,5
Jahr . . .	10,0	14,0	6,5	7,5	7,5	76	6,0	683,1	172,3	23,4	22,5	76,2	144,8

Klimatotherapie.

Wiesbaden[1]) (125 m).

Monate	Tagesmittel	Mittleres Tages-Maximum	Mittleres Tages-Minimum	Mittlere tägliche Schwankung	Mittleres absolutes Monats-Maximum	Mittleres absolutes Monats-Minimum	Mittl. Veränderlichkeit der Tagestemperatur	Mittel der relativen Feuchtigkeit %	Mittlere tägliche Bewölkung (0 = klar, 10 = trüb)	Zahl der heiteren Tage	Zahl der trüben Tage	Niederschlagssumme mm	Niederschlags-wahrscheinlichkeit %	Niederschlag ≥ 0,1 mm	Schneefall	Schneedecke	Nebel
Januar .	0,2	2,7	—2,2	4,9	9,1	—10,2	1,9	85	7,5	3,1	17,5	37	48	13,9	6,3	8,3	3,0
Februar .	1,8	4,8	—0,9	5,7	10,8	— 8,0	1,6	82	6,9	3,5	13,9	34	51	13,9	5,8	6,6	1,6
März . .	4,8	8,8	1,2	6,6	16,5	— 4,6	1,6	75	6,1	5,3	11,7	41	50	15,5	4,9	2,0	0,8
April . .	9,4	14,1	4,8	9,3	21,6	— 0,7	1,7	67	5,8	5,1	9,6	35	46	14,8	1,2	—	0,1
Mai . . .	13,3	18,7	8,7	10,0	26,6	2,8	1,8	68	5,6	5,5	7,9	49	47	13,2	0,1	0,1	0,1
Juni . .	17,0	22,3	12,0	10,3	29,2	7,3	1,7	70	5,8	4,5	7,9	62	48	12,3	—	—	0,1
Juli . .	18,4	23,5	13,4	10,1	30,7	9,5	1,6	71	5,8	4,4	8,5	65	47	11,4	—	—	—
August .	17,7	22,8	12,6	10,2	29,5	8,2	1,4	73	5,4	5,7	6,4	59	46	12,4	—	—	0,3
September	14,2	19,1	10,1	9,0	25,5	4,7	1,4	78	5,5	6,5	8,5	47	43	12,2	—	—	1,2
Oktober .	9,2	12,8	6,0	6,8	19,5	0,0	1,5	83	6,9	2,7	13,6	62	51	13,4	0,3	—	3,1
November	4,7	7,2	2,3	4,9	12,8	— 3,8	1,6	85	7,7	2,4	18,2	49	52	12,8	1,9	0,9	3,4
Dezember	1,1	3,6	—0,6	4,2	10,1	— 8,6	1,9	86	8,2	2,0	20,2	53	53	15,6	6,1	6,3	3,2
Jahr . . .	9,3	13,4	5,5	7,9	31,6	—12,4	1,6	77	6,4	50,7	143,9	593	48	161	26,6	24,2	16,9

Rheingebiet, Mainmündung Mainz (91 m).

	Jan.	Febr.	März	April	Mai	Juni	Juli	Aug.	Sept.	Okt.	Nov.	Dez.	Jahr
Temperatur C° . . .	0,3	2,3	5,1	9,8	14,2	17,7	19,1	18,4	15,0	9,8	5,2	0,5	9,8
Mittleres Maximum .	2,5	5,4	9,8	15,4	19,7	23,3	24,5	23,9	20,0	13,4	7,6	3,6	14,1
Mittleres Minimum .	—2,4	—1,0	1,2	4,9	9,0	12,6	14,3	13,4	10,6	6,5	2,5	—1,0	5,9
Mittl. tägl. Schwankg.	4,9	6,4	8,6	10,5	10,7	10,7	10,2	10,5	9,4	6,9	5,1	4,6	8,2

Klimatische Verhältnisse am mittelrheinischen Becken.

	Temperatur (C°)			Relative Feuchtigkeit		Bewölkung (0 = klar, 10 = trüb)		Niederschlagssumme mm	Niederschlags-wahrscheinlichkeit %
	Tagesmittel der Extreme	Mittleres Tages-Maximum	Mittleres Tages-Minimum	Mittlere tägliche Schwankung	8 Uhr vorm.	2 Uhr nachm.	8 Uhr vorm.	2 Uhr nachm.	

(Geisenheim.)									
Januar	—0,3	2,6	—3,3	5,9	88	79	7,7	7,4	29,8	42
Februar	1,9	5,4	—1,7	7,1	88	71	7,2	6,7	28,3	40
März	5,2	9,8	0,6	9,2	85	61	6,8	6,6	36,2	45
April	. 9,7	15,3	4,2	11,1	79	52	5,9	6,2	30,6	40
Mai	13,8	19,8	7,7	12,1	75	53	5,8	6,1	38,8	41
Juni	17,6	23,8	11,5	12,3	76	54	5,4	5,9	64,2	42
Juli	19,1	25,1	13,0	12,1	79	55	5,6	5,9	50,1	41
August	18,1	24,1	12,1	12,0	85	56	5,4	5,8	45,0	40
September . . .	15,0	20,7	9,3	11,4	92	61	6,1	5,8	42,3	38
Oktober	9,3	13,6	5,1	8,5	93	70	7,8	7,0	54,0	47
November . . .	4,6	7,4	1,7	5,7	89	76	7,9	7,4	29,3	38
Dezember	1,1	3,5	—1,4	4,9	89	79	7,9	7,8	39,2	46
Jahr	9,6	14,3	4,9	9,4	85	64	6,6	6,6	487,8	41

[1]) **Nach Freybe.**

Niederrheingebiet (Kleve).

	Jan.	Febr.	März	April	Mai	Juni	Juli	Aug.	Sept.	Okt.	Nov.	Dez.	Jahr
Temperatur C° . . .	1,2	2,2	4,3	8,4	12,3	16,0	17,4	17,0	14,2	9,5	4,6	1,9	9,1
Interdiurne Veränderlichkeit des Tagesmittels	1,8	1,9	1,8	1,7	1,6	1,9	2,0	1,5	1,5	1,6	1,8	2,0	1,8

Niederschlagstage in dem Niederungsklima Westdeutschlands.

Gebiete	Höhe über dem Meer m	Frühling	Sommer	Herbst	Winter
Seeküste (Emden)	3	40,6	45,1	49,3	44,3
Niederrheingebiet (Kleve)	45	50,7	52,2	51,7	53,3
Mittelrheingebiet (Köln—Wiesbaden)	55	41,1	43,1	43,5	41,3
Mitteldeutschland (Münster i. W.) .	55	40,9	43,5	41,7	43,6
Oberrheingebiet (Karlsruhe)	118	43,7	42,2	39,3	44,3
Voralpenstation (Salzburg)	430	50,7	54,0	37,1	35,5

Klimatische Verhältnisse an den Alpenseen.

Bodensee
(östliches deutsches Ufer 416—450 m).

	Temperatur (C°)				Feuchtigkeit		Bewölkung (0=klar 10=trüb)	Niederschlagssumme mm	Zahl der Tage mit Niederschlag >0,1 mm
	Tagesmittel	Mittleres Maximum	Tages Minimum	Mittlere tägliche Schwankung	absolute mm	relative %			
	1886 bis 1910	1891 bis 1910	1891 bis 1910	1891 bis 1910	1891 bis 1910	1891 bis 1910	1891 bis 1910	1888 bis 1907	1891 bis 1910
Meersburg.									
Januar	—1,1	1,2	—3,7	4,9	3,9	89	7,9	30,9	11,4
Februar	0,2	3,5	—2,5	5,7	4,1	85	7,0	31,9	12,2
März	3,8	7,9	0,4	7,5	4,8	78	6,1	41,3	14,0
April	8,3	12,7	4,0	8,7	6,0	74	6,2	67,2	14,6
Mai	12,7	17,2	7,6	9,6	8,0	73	5,9	78,5	15,5
Juni	16,5	21,3	11,6	9,7	10,5	74	5,7	97,8	15,7
Juli	18,1	22,8	13,3	9,5	11,5	74	5,4	103,2	15,4
August	17,5	22,0	13,0	9,0	11,4	76	5,0	108,0	13,7
September	14,2	18,0	10,3	7,7	10,0	81	5,6	86,0	12,6
Oktober	9,1	12,6	6,2	6,4	7,5	85	6,6	70,9	12,9
November	4,1	6,5	1,7	4,8	5,5	87	7,4	37,8	12,6
Dezember	0,4	2,8	—1,6	4,4	4,3	89	8,1	41,5	13,4
Jahr	8,6	12,4	5,0	7,4	7,3	80	6,4	795,0	164,0

Lindau im Bodensee (416 m).

Temperatur	Jan.	Febr.	März	April	Mai	Juni	Juli	Aug.	Sept.	Okt.	Nov.	Dez.	Jahr
Tagesmittel	—0,7	0,8	4,2	8,5	13,0	16,7	18,6	18,0	14,5	9,6	5,0	1,0	9,2
Mittleres Maximum . .	1,9	4,2	8,7	13,7	19,1	22,4	25,0	24,2	19,2	13,2	7,5	3,4	13,5
Mittleres Minimum . .	—3,8	—2,6	0,4	3,9	8,1	12,2	14,2	14,0	10,7	6,6	2,3	—2,1	5,4
Mittlere Schwankung .	5,7	6,8	8,3	9,8	11,0	10,2	10,8	10,2	8,5	6,6	5,2	5,5	8,1

Österreich. Ufer (Bregenz 426 m).

Temperatur	Jan.	Febr.	März	April	Mai	Juni	Juli	Aug.	Sept.	Okt.	Nov.	Dez.	Jahr
Mitteltemperatur	—1,3	3,2	3,6	8,3	12,2	15,9	17,6	16,9	13,6	8,7	3,6	—0,5	8,2
Feuchtigkeit %	91	87	77	74	73	73	74	77	82	85	87	88	81
Bewölkung . . .	7,5	6,9	6,3	6,1	6,1	5,9	5,4	4,9	5,5	6,6	7,6	7,5	6,4
Regenmenge mm	73	83	94	113	142	198	197	178	153	122	87	97	1518
Regentage . . .	12,9	12,4	15,7	16,4	18,1	18,5	18,6	16,2	15,2	16,6	13,2	14,3	188,0

Bodensee (Schweizer Ufer).

	Temperatur (C °)			Mittlere monatliche Schwankung	Mittlere Bewölkung (0=klar 10=trüb)	Niederschlagssumme	Zahl der Tage mit			Zahl der	
	Tagesmittel	Mittleres absolutes Monats-Maximum	Minimum				Niederschlag ≧ 0,3 mm	Schnee	Nebel	heiteren Tage	trüben Tage
1864—1900					**(Kreuzlingen, 420 m.)**						
Januar . .	—1,4	7,8	—10,1	17,9	7,8	35	9,2	5,0	8,7	1,0	18,2
Februar .	0,6	9,5	— 8,3	17,8	7,0	38	9,3	4,5	5,9	1,7	12,6
März . . .	3,6	13,9	— 5,3	19,2	6,1	47	11,8	4,9	3,2	4,3	11,1
April . . .	8,7	18,9	0,4	18,5	5,8	65	12,2	1,2	1,6	5,1	9,4
Mai . . .	12,7	24,1	4,6	19,5	5,9	82	13,0	0,3	1,8	4,8	9,9
Juni . . .	16,4	26,7	9,1	17,6	5,7	98	13,5	—	1,5	4,7	8,4
Juli . . .	18,3	28,4	11,4	17,0	5,4	100	13,5	—	• 1,2	5,8	7,5
August . .	17,4	26,6	10,5	16,1	5,2	106	12,6	—	3,1	6,1	6,6
September	14,2	23,8	6,5	17,3	5,3	96	11,1	—	6,1	5,9	7,3
Oktober .	8,5	18,1	1,0	17,1	6,8	82	11,9	0,5	9,6	1,9	13,2
November	3,7	12,5	— 3,6	16,1	7,7	44	10,8	2,6	11,5	1,0	17,4
Dezember .	—0,4	8,1	— 8,4	16,5	8,0	52	11,0	4,8	10,0	0,6	18,9
Jahr . . .	8,5	29,1	—12,2	—	6,4	845	139,9	23,8	64,2	42,9	140,5

Vierwaldstätter See.

	Temperatur (C °)			Mittlere absolute Schwankung	Relative Feuchtigkeit %	Bewölkung (0=klar, 10=trüb)	Niederschlagssumme mm	Zahl der Tage mit			Zahl der	
	Tagesmittel	Mittleres absolutes Monats-Maximum	Minimum					Niederschlag ≧ 0,3 mm	Schnee	Nebel	heiteren Tage	trüben Tage
1867—1900						**(Gersau, 442 m.)**						
Januar . .	0,2	8,5	— 6,8	15,3	88	7,4	65	9,0	5,0	0,4	2,3	17,5
Februar .	1,9	10,1	— 5,0	15,1	83	6,0	76	9,1	4,3	0,1	5,3	11,1
März . . .	4,4	14,1	— 3,9	18,0	78	5 6	105	11,7	5,0	—	7,4	11,6
April . . .	9,1	18,3	1,3	17,0	74	5,4	131	12,6	1,7	—	7,4	6,9
Mai . . .	13,0	22,6	5,0	17,6	74	5,3	147	13,3	0,3	—	8,1	9,8
Juni . . .	16,5	25,4	8,8	16,6	74	5,2	190	14,5	—	—	6,8	8,3
Juli . . .	18,3	26,4	11,1	15,3	76	4,8	201	14,3	—	—	5,8	7,1
August . .	17,6	25,1	10,9	14,2	76	4,7	186	12,7	—	—	9,4	7,1
September	14,8	22,7	7,6	15,1	82	4,8	150	10,6	0,1	—	7,9	7,4
Oktober .	9,5	18,7	2,4	16,3	83	6,0	135	11,8	0,6	—	5,6	11,8
November	4,9	13,1	— 1,2	14,3	85	7,1	89	9,1	1,8	—	3,0	15,1
Dezember .	1,1	9,6	— 5,7	15,3	88	7,8	96	11,4	4,8	0,1	1,5	18,9
Jahr . . .	9,3	27,2	— 8,7	—	81	5,8	1571	140,1	23,6	0,6	73,2	132,6

Thuner See.

	Temperatur (C °)			Rela-tive Feuch-tigkeit %	Bewöl-kung (0=klar, 10=trüb)	Nieder-schlags-summe mm	Zahl der Tage mit			Zahl der	
Tages-mittel	Mittleres abso-lutes Monats-		Mittlere absolute Schwan-kung				Nieder-schlag ≧ 0,3mm	Schnee	Nebel	hei-teren Tage	trüben Tage
	Maxi-mum	Mini-mum									
1876—1900	(Thun, 565 m.)										
Januar . .	—2,2	7,1	—13,3	20,4	88	7,4	34	8,2	4,1	8,8	2,4	17,2
Februar .	0,2	10,0	—10,2	20,2	84	6,3	36	9,7	4,8	3,8	4,8	12,1
März . . .	3,4	15,6	— 8,5	24,1	77	5,8	40	10,9	4,9	0,7	6,9	11,7
April . . .	8,3	19,2	— 0,4	19,6	75	6,3	78	14,2	2,3	0,4	5,4	12,4
Mai . . .	12,3	24,3	3,5	20,5	73	6,2	98	14,9	0,4	0,8	5,3	13,0
Juni . . .	16,0	27,0	8,5	18,5	73	6,0	129	16,8	—	0,2	5,8	10,9
Juli . . .	18,0	28,5	10,7	17,8	74	5,4	123	15,4	---	0,3	8,3	10,0
August . .	16,8	27,4	9,2	18,2	77	5,0	124	13,5	—	0,6	8,7	8,8
September	13,9	24,4	3,9	20,5	81	5,5	95	11,6	—	3,5	7,4	10,1
Oktober .	8,0	18,7	— 1,5	20,2	84	6,5	73	12,6	0,8	4,9	4,4	12,9
November	3,3	13,0	— 5,0	18,0	86	7,3	48	10,3	2,0	8,2	2,4	16,3
Dezember .	—1,2	8,7	—11,6	20,3	88	7,7	44	10,8	4,9	10,8	1,8	18,2
Jahr . . .	8,1	29,1	—16,3	—	80	6,3	922	148,9	24,2	43,0	63,6	153,6

Langensee.

	Temperatur (C°)			Rela-tive Feuch-tigkeit %	Mittlere tägliche Bewöl-kung (0=klar 10=trüb)	Nie-der-schlags-summe mm	Zahl der Tage mit			Zahl der	
Tages-mittel	Mittleres abso-lutes Monats-		Mittlere monat-liche Schwan-kung				Nieder-schlag ≧0,3 mm	Schnee	Nebel	heite-ren Tage	trüben Tage
	Maxi-mum	Mini-mum									
1883—1900	Locarno, 237 m.										
Januar . . .	2,0	10,9	—3,8	14,7	—	4,0	84	6,7	3,2	0,4	13,9	7,8
Februar . .	4,2	13,2	—2,8	16,0	—	3,9	64	5,2	2,3	0,1	11,4	5,6
März	7,4	16,9	—0,4	17,3	---	4,3	109	8,1	1,8	0,1	11,5	7,4
April	11,8	20,6	3,9	16,7	—	5,0	171	12,0	0,6	0,1	8,8	8,3
Mai	15,6	24,6	8,5	16,1	—	5,0	208	14,5	—	0,2	8,0	7,5
Juni	19,5	27,6	12,6	15,0	—	4,3	163	12,2	—	—	8,5	4,8
Juli	21,9	29,0	14,4	14,6	—	3,7	192	11,7	—	—	10,8	3,3
August . . .	20,7	27,9	13,6	14,3	—	3,8	216	10,9	—	—	11,7	3,7
September .	17,6	25,0	10,7	14,3	---	4,2	229	9,6	---	0,1	11,2	5,7
Oktober . .	11,6	19,7	4,3	15,4	—	4,9	259	11,8	0,1	0,2	9,6	8,3
November .	6,7	14,3	0,7	13,6	—	5,0	144	9,0	0,6	0,8	10,1	9,8
Dezember .	3,2	11,2	—3,2	14,4	—	3,8	71	6,2	2,6	0,2	14,2	6,4
Jahr	11,8	29,6	—4,9	—	---	4,3	1910	117,9	11,2	2,2	129,7	78,6

Luganer See.

1864—1900	Tagesmittel	Maximum	Minimum	Mittlere tägliche Schwankung	Mittlere Veränderlichkeit des Tagesmittels	Relative Feuchtigkeit %	Bewölkung (0 = klar, 10 = trüb)	Dauer des Sonnenscheins (Stunden pro Tag) 1886—1910	Niederschlagssumme mm	Niederschlag ≧ 0,3 mm	Schnee	Nebel	heiteren Tage	trüben Tage
								Lugano, 275 m.						
Januar	1,3	10,8	—5,3	7,9	1,25	80	4,3	4,3	67	6,8	3,4	0,7	13,3	8,4
Februar	3,5	14,2	—3,9	9,3	1,34	75	4,2	5,3	55	5,6	2,2	0,2	11,9	7,0
März	6,9	18,6	—1,1	9,8	1,52	70	4,9	5,9	101	9,2	2,0	—	10,4	9,5
April	11,4	22,6	3,3	10,3	1,64	69	5,4	6,0	159	11,6	0,2	—	8,6	10,6
Mai	15,1	26,1	8,3	10,4	1,59	73	5,5	7,0	179	14,2	—	—	7,6	13,2
Juni	19,1	28,9	12,0	11,1	1,59	72	4,9	8,2	185	12,2	—	—	8,0	7,4
Juli	21,5	30,7	14,8	11,5	1,31	71	3,9	9,4	159	11,1	—	—	12,2	4,5
August	20,5	29,7	13,2	11,2	1,36	74	4,0	8,9	183	10,9	—	—	11,5	5,1
September	17,2	26,9	9,6	10,3	1,17	79	4,5	6,8	194	9,5	—	—	10,5	6,7
Oktober	11,5	21,5	2,9	9,2	1,24	82	5,3	4,7	209	11,5	—	—	8,4	10,6
November	6,2	15,4	—1,1	8,9	1,34	82	5,2	3,6	138	9,9	1,0	0,1	9,6	10,9
Dezember	2,3	12,1	—4,5	7,6	1,44	80	4,5	3,6	72	7,1	2,4	0,1	12,5	10,1
Jahr	11,4	31,2	—6,3			76	4,7	6,1	1701	119,6	11,2	1,1	124,5	103,0

Täglicher Gang der absoluten Sonnenscheindauer in Stunden.

Lugano.

	Vormittag				Nachmittag					
	8—9	9—10	10—11	11—12	12—1	1—2	2—3	3—4	4—5	5—6
				(8 Uhr vorm. bis 6 Uhr nachm.)						
September	18,1	18,6	19,7	20,1	20,1	20,5	20,3	19,6	17,7	8,8
Oktober	12,5	14,5	15,5	15,7	16,4	16,9	16,7	15,5	10,4	0,7
November	6,3	11,4	12,7	13,0	13,6	14,0	14,0	10,9	1,8	0,0
Dezember	2,6	16,1	18,1	18,7	19,2	18,4	16,1	12,1	0,2	0,0
Januar	6,2	14,1	17,8	18,1	18,7	18,9	18,4	15,7	1,6	0,0
Februar	14,0	15,6	16,0	17,1	17,4	17,4	17,2	16,4	7,2	0,0
März	16,8	18,2	18,9	18,3	18,4	18,3	18,5	17,8	15,8	5,8
April	15,2	16,1	17,1	16,7	16,1	16,2	15,5	15,7	14,0	10,9
Mai	16,6	17,4	18,1	17,8	17,7	16,6	15,9	15,4	14,0	12,5

Genfer See.

1864—1877 1889—1900	Temperatur (C°)				% Relative Feuchtigkeit	Mittlere tägliche Bewölkung (0 = klar, 10 = trüb)	Niederschlagssumme	Zahl der Tage mit			Zahl der		Sonnenschein in Stunden		
	Tagesmittel	Mittleres absolutes Monats-		Mittlere monatliche Schwankung				Niederschlag ≧ 0,3 mm	Schnee	Nebel	heiteren Tage	trüben Tage	Monatsmittel	% des Möglichen	Tagesmittel
		Maximum	Minimum		%		mm								
Montreux, 380 m.															
Januar . . .	0,9	7,9	—6,8	14,7	77	6,5	61	9,1	4,2	0,2	4,8	13,8	66	30,4	2,1
Februar . .	2,8	7,8	—4,8	12,6	74	6,1	73	8,8	3,7	0,4	5,9	11,7	93	38,8	3,3
März	5,3	13,2	—3,5	16,7	68	5,9	91	10,5	3,8	0,2	6,9	12,1	122	40,2	3,9
April	9,7	17,0	2,2	14,8	66	5,3	92	11,7	0,5	0,7	8,7	9,7	150	42,0	5,0
Mai	13,7	21,0	6,6	14,4	66	5,4	122	11,7	0,2	1,8	7,5	9,2	170	43,5	5,5
Juni	17,3	24,7	10,9	13,8	65	5,2	126	12,2	—	2,6	8,2	8,5	185	48,1	6,2
Juli . . .	19,5	26,5	12,4	14,1	63	4,5	122	11,8	—	3,5	10,7	7,2	229	57,8	7,4
August . . .	18,5	24,8	12,1	12,7	66	4,5	134	11,4	—	2,7	11,4	8,1	223	58,1	7,2
September . .	15,4	22,8	8,1	14,7	73	4,4	99	9,1	—	1,8	11,1	7,1	149	48,1	5,0
Oktober . .	10,2	13,0	3,1	9,9	75	5,9	120	11,1	0,3	0,5	6,3	12,4	111	40,0	3,6
November. .	5,8	13,2	—0,1	13,3	78	6,8	82	9,8	1,2	0,1	4,1	14,4	69	31,1	2,3
Dezember . .	2,0	9,0	—4,5	13,5	77	6,9	66	8,7	2,2	0,1	3,8	14,8	54	27,5	1,7
Jahr	10,1	26,7	—8,9	—	71	5,6	1188	125,9	15,9	14,6	89,4	129,0	1621	43,6	4,4

Italienische Niederung.

Klimatische Verhältnisse der italienischen Niederungsstationen.

	Temperatur (C °)						Mittlere relative Feuchtigkeit		Mittlere Bewölkung	Niederschlagswahrscheinlichkeit
	Monatsmittel	Mittleres Tages-		Mittel der Schwankung	Mittleres absolutes Monats-		8 Uhr vorm.	2 Uhr nachm.		
		Maximum	Minimum		Maximum	Minimum	%	%	%	%
Florenz.										
Januar	4,9	7,7	1,3	6,4	13,2	—4,8	80	64	53	29
Februar	6,6	10,9	3,2	7,7	15,7	—3,0	78	59	53	32
März	9,4	14,1	5,1	9,0	19,9	—0,8	72	53	54	35
April	13,4	18,2	8,5	9,7	23,7	3,1	68	51	59	43
Mai	17,3	22,9	11,9	11,0	29,7	6,5	63	48	57	35
Juni	21,5	27,2	15,3	11,9	33,1	11,0	61	43	44	29
Juli	24,5	30,8	18,1	12,7	36,0	13,8	57	36	29	14
August	23,8	30,0	17,7	12,3	35,2	13,3	60	39	29	14
September . . .	20,3	25,3	15,2	10,1	30,7	9,6	68	48	41	27
Oktober	14,9	19,1	10,8	8,3	24,9	3,4	75	59	55	39
November . . .	9,6	13,3	6,5	6,8	18,4	—0,2	81	66	58	42
Dezember	5,9	8,9	2,8	6,1	14,2	—3,6	81	68	61	37
Jahr	14,3	19,1	9,7	9,4	36,6	—5,8	70	53	49	31

| | Temperatur (C°) | | | | | Mittlere relative Feuchtigkeit | | Mittlere Bewöl-kung | Mittlere tägliche Sonnen-schein-dauer | Nieder-schlags-wahr-schein-lichkeit |
| Monats-mittel | Mittleres Tages- | | Mittel der Schwan-kung | Mittleres abso-lutes Monats- | | 8 Uhr vorm. | 2 Uhr nachm. | | | |
	Maxi-mum	Mini-mum		Maxi-mum	Mini-mum	%	%	%	Stunden	%

Mittelitalien (Rom).

Monat	Monats-mittel	Maxi-mum	Mini-mum	Schwan-kung	Maxi-mum	Mini-mum	8 Uhr %	2 Uhr %	Bewölkung %	Stunden	%
Januar	6,7	10,8	3,0	7,8	15,3	—3,1	77	59	48	3,7	40
Februar	8,1	12,8	4,2	8,6	16,7	—1,8	73	55	45	4,8	32
März	10,4	15,4	6,2	9,2	20,2	0,5	68	52	49	5,0	37
April	13,8	18,7	9,2	9,5	23,1	3,9	65	55	50	5,9	44
Mai	17,7	22,9	12,4	10,5	28,8	7,5	59	50	43	7,3	28
Juni	21,8	26,6	15,8	10,8	31,4	11,8	54	46	31	9,0	17
Juli	24,8	30,5	18,5	12,0	34,5	14,9	48	40	17	11,2	5
August	24,3	30,3	18,5	11,8	34,1	14,9	51	41	20	10,0	8
September	21,2	26,4	16,1	10,3	30,7	11,1	62	49	34	7,0	26
Oktober	16,3	20,8	12,1	8,7	25,9	5,4	72	58	45	5,2	37
November	11,3	15,9	7,8	8,1	20,0	1,5	78	62	48	4,4	41
Dezember	7,9	11,9	4,3	7,6	16,1	—1,4	77	63	51	3,5	39
Jahr	—	19,8	10,7	9,1	35,3	—3,5	65	52	40	6,4	30

Süditalien (Lecce).

Monat	Monats-mittel	Maxi-mum	Mini-mum	Schwan-kung	Maxi-mum	Mini-mum	8 Uhr %	2 Uhr %	Bewölkung %	Stunden	%
Januar	9,3	11,8	5,6	6,2	16,2	0,1	75	66	54	3,6	42
Februar	10,0	12,9	5,9	7,0	16,7	0,8	74	64	50	4,6	36
März	11,9	15,6	7,6	8,0	20,7	1,9	68	58	49	5,3	32
April	15,1	18,5	9,9	8,6	24,4	5,5	64	56	48	6,2	37
Mai	19,2	23,2	13,2	10,0	29,0	7,5	59	49	37	8,0	24
Juni	13,7	27,3	16,9	10,4	33,3	12,8	50	43	25	10,4	17
Juli	26,4	30,2	20,3	9,9	36,8	15,9	47	40	12	11,3	7
August	26,3	30,1	20,5	9,6	36,1	15,9	52	42	15	10,2	10
September	23,2	26,6	17,8	8,8	33,3	12,8	62	52	31	7,6	22
Oktober	19,0	21,9	14,5	7,4	26,9	7,8	69	60	47	5,4	33
November	19,1	16,9	10,3	6,6	21,3	3,9	76	67	52	4,8	37
Dezember	10,8	13,2	7,0	6,2	17,3	0,9	78	68	56	3,5	40
Jahr	—	20,7	12,4	8,3	38,0	—1,0	64	55	40	6,8	28

Klimatische Mittelwerte des Landbezirkes von Neapel.

	Sept.	Okt.	Nov.	Dez.	Jan.	Febr.	März	April
Temperatur (C°)	21,9	18,5	13,9	11,6	11,1	11,6	12,2	14,9
Relative Feuchtigkeit (%)	68	72	67	70	70	69	70	70
Absolute Feuchtigkeit (mm)	14,3	12,4	8,7	7,6	7,0	7,2	7,7	7,3
Tage mit Regen	6,0	10,3	10,3	13,2	9,5	10,3	11,2	8,2
Heitere Tage	16,3	11,7	11,3	9,8	10,3	8,3	11,0	8,0
Bewölkte Tage	1,8	3,7	4,8	8,8	5,3	6,3	5,2	4,0
Tage mit Nebel	11,8	15,7	13,8	12,3	15,3	13,5	14,8	18,2

Klimatische Verhältnisse norditalienischer Niederungstationen.

Station	Jan.	Febr.	März	April	Mai	Juni	Juli	Aug.	Sept.	Okt.	Nov.	Dez.
					Temperatur (C°).							
Saló (Gardasee)	2,9	5,0	8,3	12,7	16,6	20,7	23,5	22,8	19,2	14,0	8,3	4,4
Bergamo	2,1	4,2	7,6	11,8	15,8	20,0	22,9	22,0	18,5	12,7	7,0	3,4
Pisa	6,1	7,6	10,1	13,6	16,8	20,6	23,5	23,2	20,1	15,7	10,8	7,2
					Bewölkung (%).							
Saló	40	44	46	52	48	43	33	28	32	52	56	48
Bergamo	44	46	47	56	54	48	38	38	44	57	57	51
Pisa	51	50	53	53	50	41	26	28	39	56	57	58

Klimatische Verhältnisse der binnenländischen Niederung in Spanien und Portugal.

	Jan.	Febr.	März	April	Mai	Juni	Juli	Aug.	Sept.	Okt.	Nov.	Dez.	Jahr
Coimbra (140 m).													
Tagesmittel der Temperatur . . . . C°	8,8	10,3	11,6	13,2	15,7	18,8	20,6	20,6	19,2	15,4	12,3	9,4	14,7
Amplitude der Tagestemperatur . . . . C°	4,9	5,8	5,6	5,7	6,6	7,7	8,7	9,5	7,7	6,2	4,8	4,4	—
Mittleres absolutes Monatsmaximum der Temperatur C°	16,3	18,8	21,9	25,1	30,1	34,7	36,7	37,2	33,4	25,4	20,2	16,2	38,8
Mittleres absolutes Monatsminimum der Temperatur. C°	0,0	2,1	2,8	5,0	7,7	10,2	11,9	11,5	10,1	6,2	3,0	1,0	—0,9
Mittlere tägliche Schwankung der Temperatur. . . . C°	6,9	7,7	8,1	8,7	9,7	10,8	11,9	12,5	10,7	8,2	6,8	6,6	9,1
Mittlere Abweichung der Temperatur von Monats- und Jahresmitteln . . . . C°	0,98	0,98	1,31	1,17	1,20	0,79	1,25	0,75	0,93	1,43	0,98	0,89	—
Mittlere relative Feuchtigkeit. . . . .%					Mittel für Oktober bis März = 76%.								
Mittlere Bewölkung (0 = klar, 10 = trüb)	5,7	5,8	6,0	6,1	5,8	5,0	3,8	3,7	5,0	5,7	5,8	5,7	5,4
Dauer des Sonnenscheins. . . . . . . Sa. der Stunden	156	148	193	205	245	262	312	309	233	178	136	133	2510
Dauer des Sonnenscheins . . . . . .Stunden pro Tag	5,0	5,3	6,2	6,8	7,9	8,7	10,1	10,0	7,8	5,7	4,5	4,3	6,9
Dauer des Sonnenscheins . . . . . . % der möglichen	52	49	52	55	55	58	68	73	62	51	45	46	56
Niederschlagsmengen, Mittel der Periode 1866—1900 in mm	95	84	101	91	83	44	17	15	61	112	116	86	906
Regenwahrscheinlichkeit . . . .%	44	44	45	50	41	30	19	19	32	44	47	47	—
Zahl der Tage mit Niederschlag . . . . . ≧ 0,1 mm	14,3	13,5	12,2	13,9	14,9	12,7	8,9	6,1	6,0	9,6	13,5	14,0	139,6
Sevilla (20 m).													
Tagesmittel der Temperatur . . . . C°	11,2	13,3	15,3	17,7	20,9	25,6	29,2	29,4	25,6	20,2	15,6	11,6	19,6
Mittleres absolutes Monatsmaximum der Temperatur C°	21,5	25,4	28,4	31,6	36,2	42,3	45,0	45,3	41,5	34,8	27,5	21,8	46,5
Mittleres absolutes Monatsminimum der Temperatur. C°	—0,4	2,0	3,7	6,2	9,3	12,5	15,8	15,9	12,9	7,9	3,7	0,6	—1,2
Mittlere Abweichung der Temperatur vom Monats- und Jahresmittel . . . . C°	1,00	0,90	1,35	1,15	1,03	1,04	0,87	1,00	0,85	1,02	1,06	0,85	—
Mittlere Bewölkung (0 = klar, 10 = trüb)	3,6	3,6	4,0	3,8	3,2	1,7	0,7	0,8	2,2	3,4	3,8	3,6	2,9
Granada (670 m).													
Tagesmittel der Temperatur . . . . C°	6,0	8,4	10,4	13,0	16,6	21,4	25,2	24,7	20,1	14,5	10,2	6,4	14,7
Mittlere Bewölkung (0 = klar, 10 = trüb)	4,3	4,6	5,0	4,6	4,1	2,6	1,3	1,4	3,1	4,3	4,1	4,3	3,7
Murcia (60 m).													
Tagesmittel der Temperatur . . . . C°	10,1	11,8	13,5	16,0	19,0	22,8	26,0	26,0	23,4	18,9	14,6	10,9	17,7
Mittlere absolute Monatsmaxima der Temperatur . . C°	21,8	23,9	26,5	28,9	31,8	36,0	39,1	38,6	36,0	31,7	25,7	22,1	39,9
Mittlere absolute Monatsminima der Temperatur . . C°	—0,9	0,4	2,0	5,4	8,4	12,4	16,0	15,8	13.3	5,9	3,0	0,2	—1,7
Mittlere tägliche Schwankung der Temperatur . . . C°		11,0	12,4	11,9	12,6	13,2	13,7	14,0	14,0	12,6	12,0	10,9	10,9
Mittlere Abweichung der Temperatur vom Monats- und Jahresmittel . . . . C°	0,93	1,4	1,14	1,04	0,59	0,77	0,69	0,80	0,78	1,16	0,77	1,05	—

Kurgebiete im warmfeuchten Niederungsklima.

A. **Winterklimate.** — Von Anfang Dezember bis Mitte März.
 1. Warmfeuchte, mit einer mittleren Temperaturlage von 10 bis 16° C.
    Mittleres Jordantal (— 50 bis — 200 m Höhe), insbesondere die Gegend des Sees
    von Tiberias.
    Sevilla und der südwestliche Teil von Andalusien.
    Die großen Hinterlandsebenen von Marsala und Catania auf Sizilien ohne die
    Städte selbst. Mittlere Temperatur 10,5° C, Feuchtigkeit 70%.
    Coïmbra in Portugal.
 2. Mäßig warmfeuchte, mit einer mittleren Temperatur von ca. 2,5 bis 10° C.
    Rom (72% relative Feuchtigkeit), Pisa (77% relative Feuchtigkeit), Florenz
    (76% relative Feuchtigkeit).
    Westseite des Gardasees von Saló bis Maderno. Südlicher Teil des Comer Sees
    von Bellagio bzw. Villa Carlotta bis Como (70% relative Feuchtigkeit).
    Nordwestlicher Teil des Langen Sees, Locarno, Brissago, Canobbio, Oggebbio,
    Canneró, Pallanza.
    Die nordwestliche Ecke des Luganer Sees, besonders mit Lugano-Cassarate und
    Lugano-Castagnola.
    Nordfuß der französischen Pyrenäen: Cambo, Pau, Amélie-les-Bains, Dax, Salies
    de Béarn.
 3. Gemäßigt kühlfeuchte, mit einer mittleren Temperaturlage von 0,5 bis 2,5° C.
    Nordende des Genfer Sees von Montreux bis Villeneuve.
    Vierwaldstätter See etwa von Vitznau bis Gersau.

B. **Übergangsklimate vom Herbst zum Winter.** — Ende Oktober bis Anfang Dezember.
 1. Warmfeuchte:
    Hinterland von Neapel, Rom (15 bis 10° C).
    Mittleres Andalusien, Cordoba (15 bis 11° C).
    Coïmbra in Portugal (15 bis 11° C).
 2. Mäßig warmfeuchte:
    Die obengenannten Punkte des Langen Sees, Comer Sees (11 bis 6° C), Gardasees
    (12 bis 7° C), von Saló bis Riva, des Genfer Sees (10 bis 4° C) von Vevey bis Villeneuve.
    Pyrenäenstationen Frankreichs (12 bis 6° C).
    Pisa, (13 bis 7° C), 75% relative Feuchtigkeit.

C. **Übergangsklimate vom Winter zum Frühling.** — Anfang März bis Mitte April.
 1. Warmfeuchte:
    Coïmbra, Sevilla, Granada (11 bis 15° C).
    Neapel (10 bis 13° C), Rom (9 bis 15° C).
    Nordfuß der französischen Pyrenäen (10 bis 13° C).
 2. Mäßig warmfeuchte:
    Der Langensee von Locarno bis Pallanza (5 bis 12° C), Comer See von Bellagio
    bis Como, Gardasee von Saló bis Tremosine (6 bis 13° C).
 3. Gemäßigt kühle:
    Genfer See, Nordrand (4 bis 10° C).
    Vierwaldstätter See, Gersau, Vitznau (3 bis 9° C).
    Ober- und Mittelrheintal von Basel bis Bingen (4 bis 10° C), mit Heidelberg,
    Wiesbaden, Rheinorte nördlich von Mainz, Bergstraße von Heidelberg bis Jugenheim,
    Fuß des Schwarzwalds von Mülheim bis Lahr, unteres Kinzigtal und von Achern
    bis Durlach, einschließlich Baden-Baden (s. Tabelle der Rheingegend).

D. **Herbstklimate.** — Anfang September bis Ende Oktober.
 1. Warmfeuchte:
    Pyrenäenkurorte (18 bis 13° C).
    Oberitalienische Seen. Ganze Westküste des Langen Sees und einige Punkte der
    Ostküste, Luganer See, Vareser See (September und Anfang Oktober), Comer See,
    Gardasee von Riva bis Saló (17,5 bis 10° C).
    Pisa, Florenz (spätestens bis Ende Oktober), Rom (20 bis 12° C).
 2. Mäßig warmfeuchte:
    Genfer See, Vierwaldstätter See, rechtsseitiges Rheintal von Basel bis Mainz,
    mit Badenweiler, Baden-Baden, Heidelberg, Wiesbaden, den Taunusorten (15 bis
    8° C).
 3. Mäßig warmfeuchte bis kühlfeuchte:
    Bodenseeufer, Mittel- und Niederrhein (14 bis 6° C) (geringe Amplitude der
    Tagestemperatur).

E. Frühjahrsklimate. — April, Mai und 1. Juniwoche.
  1. Warmfeuchte:
       Oberitalienische Seen (10 bis 17° C); Bologna (10 bis 18° C) und Umgebung.
       Pyrenäenbäder (11 bis 16° C).
       Italienische Abhänge der Alpen, Bergamo (10—18° C).
       Unteres Arnotal, Florenz bis Pisa mit Lucca und Pistoja (10 bis 18° C) (1. April
       bis 30. Mai).
       Neapel bis Rom (April bis Mitte Mai, 11 bis 16° C; nur mäßig feucht).
  2. Mäßig warmfeuchte:
       See von Varese, Iseo, Orta, Vierwaldstätter See.
       Ende April bis Anfang Juni Bodenseeorte.
       Rheintal von Basel bis Bonn (6 bis 15° C).
       Englische Sommerfrischen des Landes (6 bis 12° C).
       Französische Sommerfrischen des mittleren und westlichen Frankreichs (7 bis 15° C).

F. Sommerklimate. — Juni, Juli, August.
  1. Warmfeuchte:
       Sommerfrischen des westlichen und nördlichen Frankreichs in Höhenlage von
       150—300 m (15 bis 19° C).
       Sommerfrischen und Kurorte der nicht zu langer Sonnenstrahlung ausgesetzten,
       geschützten Lagen des tieferen Schwarzwaldes, also Baden-Baden, Murgtal mit Gerns-
       bach, Kinzigtal, des Odenwaldes, besonders des Harzes und der anderen deutschen
       Mittelgebirge, der Seitentäler des Mittelrheins, Kurorte des Niederrheins, Kleve
       (13 bis 18° C), Bentheim usw., Hollands, des westlichen und mittleren Englands.
       Die tieferen Voralpengebiete in Österreich usw.
       Das Bodenseeufer (14 bis 18,5° C), Ufer des Vierwaldstätter Sees, Thuner Sees,
       Südufer des Genfer Sees (14 bis 20° C), Evian, Thonon.
  2. Mäßig warmfeuchte:
       Auf der mecklenburgischen und pommerischen Seenplatte.
       Landaufenthalt in Dänemark, Schweden, Finland, Schottland, Irland (11 bis
       16 und 17° C) usw.

Kurorte, Sanatorien und Kurhäuser im kontinentalen Niederungsklima.

A. Klimatische Stationen im Niederungsklima Deutschlands.

Mecklenburgische und pommersche Seenplatte:
  Cammin 10 m, Plön 22 m, Malente-Gremsmühlen 37 m, Polzin 80 m, Feldberg i. Mecklen-
  burg-Strelitz 140 m, Carthaus i. Westpreußen 216 m.
Norddeutsche Tiefebene:
  Freienwalde 10 m, Bramstedt 10 m, Sülze 12 m, Schwartau 10 bis 15 m, Ratzeburg
  5 bis 17 m, Oldesloe 18 m, Mölln 18 m, Eberswalde 20 m, Bentlage 22 m, Doberan 30 m,
  Fiestel 40 m, Segeberg 44 m, Bad Essen 50 m, Limmer 50 m, Elmen 55 m, Hüsede
  60 m, Lukau 64 m, Buckow 60 m, Liebenwerda 68 m, Bodenwerder-Kemnade 74 m,
  Bentheim 90 m, Hohensalza 96 m.
Rheingebiet bis ca. 100 m Höhe:
  Ahrweiler, Altenahr, Aßmannshausen, Altstaden, Bendorf, Boppard, Kleve, Ems,
  St. Goar, Godesberg, Honnef, Königswinter, Laubach bei Koblenz, Marienberg bei
  Boppard, Neuwied, Neuenahr, Rolandseck, Rüdesheim, Waldbreitbach.
Rheingebiet 100 bis 200 m Höhe:
  Kreuznach 105 m, Wiesbaden 117 m, Münster a. St. 117, Dürkheim 119 m, Trarbach 130 m,
  Weilbach 134 m, Neustadt a. d. H. 137 m, Soden a. T. 140 m, Nauheim 150 m, Tönnisstein
  150 m, Soden bei Salmünster 157 m, Bertrich 165 m, Aachen 173 m, Bollendorf 174 m,
  Orb 174 m, Wildstein 175 m, Edenkoben 179 m, Annweiler 183 m, Rilchingen 200 m.
Mitteldeutschland:
  Bad Zollern 49 m, Dützen 52 m, Eickel-Wanne 52 m, Bernburg 56 m, Inselbad bei
  Paderborn 62 m, Wittekind 62 m, Bad Nenndorf 71 m, Oeynhausen 71 m, Salzuflen
  75 m, Eilsen 80 m, Rehburg 80 bis 100 m, Schmiedeberg in Prov. Sachsen 90 m, Western-
  kotten 95 m, Sassendorf 100 m, Dürrenberg 105 m, Muskau 105 m, Salzderhelden
  107 m, Bad Rothenfelde 112 m, Münden 120 m, Lauchstedt 122 m, Pyrmont 125 m,
  Artern 130 m, Frankenhausen 130 m, Salzgitter 138 m, Salzdetfurth 140 m, Lipp-
  springe 140 m, Sodenthal 143 m, Tennstedt 144 m, Sulza 148 m, Bad Salzhausen 150 m,
  Sooden a. d. Werra 152 m, Thale im Harz 180 m, Johannaberg i. Teutoburgerwald 180 m,
  Köstritz 185 m, Lausigk 187 m, Werl in Westfalen 190 m, Obernigk in Schlesien 195 m,
  Suderode 200 m, Bukowine 200 m, Kissingen 200 m und viele andere.

Süddeutschland:

Auerbach in Hessen, Jugenheim, Weinheim a. d. Bergstraße 113 m, Heidelberg im Neckartal 114 m mit Umgebung, Rothenfels im Murgtal 150 m, Niederbronn im Elsaß 192 m, Baden-Baden 200 m, Gernsbach im Murgtal 200 m, Neckargemünd 121 m, Rappenau im Neckartal 200 m, und zahlreiche kleinere Orte.

B. Klimatische Stationen der deutschen Niederung mit Sanatorien und Kurhäusern.

Alsbach bei Darmstadt	110 m		Loschwitz bei Dresden	107 m
Benfeld im Elsaß	ca. 100 „		Münster am Stein	117 „
Berxen bei Vilsen in Hannover	ca. 20 „		Nassau an der Lahn	181 „
Biesnitzhofen bei Görlitz	250 „		Bad Nauheim	144 „
Birkenhof bei Greiffenberg i. Schl.	130 „		Neckargemünd	121 „
Birkenwerder bei Berlin	35 „		Nenndorf	71 „
Bilin in Deutsch-Böhmen	192 „		Nerothal in Wiesbaden	117 „
Blasewitz bei Dresden	110 „		Neuenahr	94 „
Bonn	46 „		Neutemmen b. Rügenwalde (Uckerm.)	60 „
Boppard a. Rh.	70 „		Nicolassee bei Berlin	30 „
Braunfels an der Lahn	273 „		Niederlößnitz bei Dresden	110 „
Coppenbrügge am Ithgebirge	270 „		Niederschönhausen bei Berlin	35 „
Doberan in Mecklenburg	30 „		Nieder-Walluf am Rhein	80 „
Dresden, Umgebung	120—200 „		Nordhausen	185 „
Dürkheim	119 „		Oberloschwitz bei Dresden	200 „
Eckerberg bei Stettin	50 „		Oeynhausen	71 „
Erdmannshain bei Leipzig	105 „		Oldesloe in Holstein	18 „
Erfurt	200 „		Bad Orb	181 „
Erkner bei Berlin	ca. 40 „		Pyrmont	120 „
Falkenhagen in Mecklenburg	60 „		Reinbeck bei Hamburg	20 „
Falkenhain bei Berlin	40 „		Remagen am Rhein	50 „
Feldberg in Mecklenburg-Strelitz	140 „		Rheinbach	174 „
Freienwalde an der Oder	3 „		Rhöndorf am Rhein	90 „
Gensungen in Hessen-Nassau	ca. 135 „		Salzig am Rhein	70 „
Godesberg	65 „		Sayn am Rhein	60 „
Greifenberg in Pommern	15 „		Schandau an der Elbe	125 „
Greiffenberg in Schlesien	150 „		Scharmützelsee	50 „
Gremsmühlen in Holstein	37 „		Schlachtensee bei Berlin	30 „
Großlichterfelde-Ost bei Berlin	40 „		Schledehausen bei Osnabrück	80 „
Grünheide bei Berlin	ea. 40 „		Schmiedeberg in Sachsen	90 „
Grunewald bei Berlin	40 „		Schocketal bei Kassel	133 „
Hartheck bei Leipzig	100 „		Schwartau bei Lübeck	10—15 „
Heidelberg	114 „		Haus Sielbeck am Ukleisee	15 „
Hohensalza	96 „		Soden bei Salmünster	157 „
Hoppegarten bei Berlin	50 „		Stuer in Mecklenburg	60 „
Hornegg	170 „		Suderode im Harz	198 „
Inselbad	62 „		Schloß Tegel	40 „
Kiedrichstal b. Eltville a. Rh.	ca. 100 „		Thale im Harz	180 „
Kissingen in Bayern	200 „		Trebschen b. Frankfurt a. d. O.	ca. 80 „
Kleinen in Mecklenburg	45 „		Uetersen bei Hamburg	25 „
Kleve	20 „		Wald-Sieversdorf, märk. Schweiz	50 „
Königsbrunn in der sächs. Schweiz	178 „		Wiesbaden	117 „
Bad Kösen in Thüringen	163 „		Trarbach an der Mosel	130 „
Köstritz in Thüringen	185 „		Wildstein an der Mosel	175 „
Kreischa bei Dresden	200 „		Wolfsanger-Luisenthal bei Kassel	135 „
Kreuznach	105 „		Woltersdorfer Schleuse bei Berlin	35 „
Lankwitz bei Berlin	40 „		Zehlendorf bei Berlin	35 „
Lichtenrade bei Berlin	50 „		Zwischenahn bei Oldenburg	50 „

Deutsch-Lissa in Schlesien . . . . 120 m

C. Stationen im österreichischen Niederungsklima mit Sanatorien und Kurhäusern.

Pöstyén in Ungarn	162 m		Riva am Gardasee	89 m
Johannisbrunn b. Troppau	380 „		Wien und Umgebung	170 „

D. Klimatische Stationen in tieferen Lagen des deutschen Mittelgebirges.

Nordwestdeutsche Bergländer:
Meinberg 210 m, Driburg 220 m, Wildungen 280 m, Wilhelmshöhe 300 m, Reinhardshausen 318 m.

Harz:
Schöningen 230 m, Gernrode 300 m, Wernigerode 232 m, Ilsenburg 238 m, Bad Harzburg 250 m, Ballenstedt 264 m, Goslar 275 m, Lauterberg 300 m, Bad Sachsa 325 m, Alexisbad 325 m, Grund 390 m.

Thüringer Wald und Rhön:
Blankenburg in Thüringen 226 m, Eisenach 225 m, Frauensee 281 m, Brückenau 300 m, Schmalkalden 332 m, Liebenstein 345 m, Thal 350 m, Georgenthal 387 m.

Sächsich-thüringisches Bergland:
Langensalza 201 m, Roda 240 m, Salzungen 262 m, Berka a. d. Ilm 275 m, Ronneburg 283 m, Klosterlausnitz 316 m, Blankenhain 355 m.

Riesen-, Erz-, Lausitzer- und Glatzer Gebirge:
Augustusberg 220 m, Langebrück 223 m, Klotzsche-Königswald 230 m, Weißer Hirsch 238 m, Tharandt 200 bis 400 m, Loschwitz 250 m, Oppelsdorf 250 m, Bühlau 252 m, Goczalkowitz 266 m, Gohrisch 267 m, Königsdorf Jastrzemb 280 m, Berggieshübel 300 m, Rosenthal 320 bis 480 m, Gottleuba 339 m, Warmbrunn 345 m, Langenau 370 m, Kudowa 400 m.

Fichtelgebirge:
Berneck 392 m.

Schlesisches Bergland:
Hermsdorf an der Katzbach 230 m.

Taunus:
Homburg v. d. H. 200 m, Braunfels 273 m, Schlangenbad 310 m, Langenschwalbach 318 m, Königstein 369 m, Falkenstein 420 m.

Odenwald:
Lindenfels 400 m.

Rheinisches Schiefergebirge:
Nideggen 328 m, Daun 400 m, Kyllburg 276 bis 343 m.

Schwarzwald:
Gernsbach 200 m, Kirnhalden 300 m, Sulzbach 320 m, Liebenzell 320 m, Hirsau 340 m, Herrenalb 370 m, Hornberg 380 m, Freiersbach 385 m, Teinach 390 m, Peterstal 392 m, Glotterbad 413 m, Wildbad 430 m, Sulz am Neckar 442 m, Badenweiler 425—450 m.

Vogesen und Hardt:
Bergzabern 200 m, Rappoltsweiler 250 m, Wattweiler 350 bis 380 m, Gleisweiler 350 m.

Schwäbisch-bayerische Ebene:
Göggingen 346 m, Höhenstadt 350 m, Abbach 355 m, Bad Schachen 400 m, Friedrichshafen 400 m, Konstanz 407 m, Ueberlingen 410 m, Lindau 400 m und andere Bodenseeorte.

Schwäbisch-fränkisches Gebiet:
Mergentheim 205 m, Bocklet 210 m, Berg 218 m, Neuhaus 220 m, Haßfurth 220 m, Cannstadt 220 m, Wimpfen 237 m, Rappenau 250 m, Hall 273 m, Niedernau 355 m, Wemding 422 m.

E. Tiefere Gebirgslagen im Seengebiet der Alpen.

Locarno, Canobbio 205 m, Baveno 210 m, Pallanza 210 m, Stresa 210 m, Brissago 211 m, Bellagio 225 m, Cernobbio 225 m, Menaggio 225 m, Como 230 m, Lugano 277 m, Lugano-Paradiso 277 m, Rheinfelden 277 m, Lugano-Cassarate 278 m, Lugano-Castagnola 329 m, Schinznach 346 m, Montreux-Territet-Chillon-Villeneuve 376 m, Morges 378 m, Evian 380 m, Baden 388 m, Montreux-Clarens-Vevey 380—390 m, Mannenbach 405 m, Nyon 405 m, Ermatingen 415 m, Lavey-les-Bains 420 m, Zug 428 m, Tellsplatte 438 m, Alpnach-Stad 440 m, Brunnen 440 m, Gersau 440 m, Kehrsiten 440 m, Vitznau 444 m, Weggis 444 m, Hertenstein 446 m, Kastanienbaum 449 m, Neuenburger See 440 m, Thunersee 560 m.

F. Tiefere Gebirgslagen in Schottland.

Pitlochry 110 m, Braemar 340 m, Loch Katrine 111 m, Loch Lomond 192 m.

G. Englisches Seengebiet von Cumberland und Westmoreland.

H. Stationen in tieferen Lagen des deutschen Mittelgebirges mit Sanatorien und Kurhäusern.

Aue im Erzgebirge	400 m	Köppelsdorf b. Sonneberg in Thür.	400 m
Alexisbad im Harz	325 „	Konstanz am Bodensee	400 „
Alpirsbach im Schwarzwald	435 „	Landstuhl in der Pfalz	300 „
Arnstadt in Thüringen	282 „	Langebrück bei Dresden	223 „
Baden-Baden im Schwarzwald	200 „	Langenau in Schlesien	370 „
Badenweiler	400 „	Langenschwalbach im Taunus	318 „
Ballenstedt am Harz	264 „	Lauterberg im Harz	300 „
Berka a. d. Ilm in Thüringen	275 „	Liebenstein in Thüringen	345 „
Berthelsdorf bei Hirschberg	400 „	Lindenfels im Odenwald	400 „
Beuthen in Schlesien	250 „	Littenweiler im Schwarzwald	290 „
Blankenburg im Harz	234 „	Meiningen in Thüringen	286 „
Blankenburg in Thüringen	226 „	Mergentheim in Württemberg	205 „
Deggendorf an der Donau	321 „	Michelstadt im Odenwald	208 „
Driburg im Teutoburger Wald	220 „	Neustadt a. d. Orla in Thüringen	300 „
Eisenach in Thüringen	225 „	Obernigk in Schlesien	220 „
Elisabethenberg b. Lorch, Württemb.	300 „	Oberweiler b. Badenweiler in Baden	400 „
Elsterberg in Sachsen	ca. 300 „	Ohrdruf in Thüringen	372 „
Freiburg im Breisgau	288 „	Petersdorf in Schlesien	400 „
Friedrichshafen am Bodensee	410 „	Plaue in Thüringen	360 „
Glotterbad im Schwarzwald	413 „	Rebhaus bei Freiburg in Baden	290 „
Gleisweiler	350 „	Ruppichtsroth, Rheinprovinz	230 „
Goslar am Harz	275 „	Schönau im Odenwald	250 „
Gotha in Thüringen	300 „	Schweizermühle i. d. sächs. Schweiz	358 „
Greiz in Thüringen	260 „	Soden im Taunus	140 „
Grüna in Sachsen	400 „	Sonneberg in Thüringen	400 „
Grotenburg im Teutoburger Wald	385 „	Streitberg in Bayern	325 „
Grund im Harz	300 „	Teinach im Schwarzwald	390 „
Harzburg im Harz	300 „	Tharandt in Sachsen	250 „
Hasserode im Harz	300 „	Theresienhof bei Goslar im Harz	275 „
Herrenalb im Schwarzwald	370 „	Ulbrichtshöhe in Schlesien	400 „
Hirsau im Schwarzwald	340 „	Walsburg in Thüringen	400 „
Höhenstadt in Niederbayern	350 „	Warmbrunn in Schlesien	346 „
Hersfeld in Hessen-Nassau	203 „	Weißer Hirsch in Sachsen	238 „
Hofheim i. Taunus	136 „	Wernigerode im Harz	244 „
Ilsenburg im Harz	238 „	Wigbertshöhe in Hessen-Nassau	203 „
Jannowitz im Riesengebirge	400 „	Wilhelmshöhe bei Kassel	300 „
Königstein im Taunus	369 „	Ziegenhals in Schlesien	300 „

Züllichau . . . . 130 m

I. Stationen in tieferen Gebirgslagen Österreichs mit Sanatorien und Kurhäusern.

Baden bei Wien	232 m	Köszeg	220 m
Eichwald in Böhmen	429 „	Kreuzen bei Grein a. d. Donau	430 „
Eggenberg bei Graz	400 „	Linz	264 „
Graz	350 „	Maria-Grün	445 „
Gries bei Bozen	290 „	Mauer bei Wien	200 „
Geltschberg in Böhmen	410 „	Meran	319—520 „
Gießhübel	340 „	Mödling	200 „
Gmunden	422 „	Stein in Krain	381 „
Bad Hall	376 „	Teplitz-Schönau	230 „
Kaltenleutgeben	ca. 300 „	Vöslau-Grainfahren	260 „
Karlsbad	374 „	Waidhofen	360 „

K. Stationen in tieferen Lagen der Schweiz mit Sanatorien und Kurhäusern.

Bottmingen bei Basel	295 m	Luzern	439 m
Divonne in Frankreich (bei Genf)	378 „	Lugano-Castagnola	275 „
Eglisau	355 „	Mammern am Bodensee	410 „
Kreuzlingen a. Bodensee	420 „	Rheinfelden am Rhein	277 „
Locarno	237 „	Riehen	300 „

L. Kindersanatorien im Niederungsklima Deutschlands.

Schwartau bei Lübeck	10—15 m	Rothenfelde am Teutoburger Wald	112 m
Sülze in Mecklenburg	25 „	Münden in Hannover	117 „
Lüneburg	13 „	Bad Dürkheim (Pfalz)	119 „
Oldesloe in Holstein	18 „	Frankenhausen in Thüringen	130 „
Neubabelsberg bei Berlin	40 „	Bad Kösen in Preußen	136 „
Borgsdorf bei Berlin	45 „	Salzdetfurth in Hannover	140 „
Michendorf bei Berlin	45 „	Soden am Tanus	140 „
Elmen (Provinz Sachsen)	48 „	Jena	142 „
Elmen-Salze (Provinz Sachsen)	48 „	Sulza in Thüringen	148 „
Königsborn bei Unna	70 „	Bad Nauheim in Hessen	150 „
Salzuflen im Teutoburger Wald	75 „	Sooden an der Werra	152 „
Sassendorf in Westfalen	100 „	Bad Orb im Spessart	174 „
Kreuznach (Rheinprovinz)	105 „	Thale im Harz	180 „

M. Kindersanatorien in tieferen Gebirgslagen.

Kissingen in Bayern	200 m	Königsdorf-Jastrzemb in Schlesien	280 m
Locarno	205 „	Harzburg im Harz	300 „
Darkau (Österreich. Schlesien)	250 „	Lauterberg im Harz	300 „
Rappenau in Baden	250 „	Hall in Württemberg	301 „
Goczalkowitz in Schlesien	260 „	Liebenstein in Thüringen	355 „
Berka a. d. Ilm in Thüringen	277 „	Bad Schinznach in der Schweiz	355 „

Hall in Österreich . . . . . . 376 m.

3. Das warmtrockene Klima der binnenländischen Niederungen und geringen Höhenlagen.

Das trockenwarme Klima im allgemeinen.

Geographische Lage. Die trockenwarmen Klimate sind zwar nicht ausschließlich in den großen binnenländischen Niederungen zu suchen. Diese bilden. jedoch mit einigen südwärts gerichteten Tälern den geeignetsten Boden für die Entwicklung der klimatischen Eigenschaften, welche wir vom warmtrockenen Klima begehren. Sie sind nach den bis jetzt vorliegenden klimatischen Forschungen ebensowenig wie anders geartete warme Klimate, deren wir uns noch zu Heilzwecken bedienen können, Eigentümlichkeit der Tropen, sondern gehören den subtropischen und mittleren Breiten der gemäßigten solaren Zonen an. In Europa, Nordafrika und Asien liegen die bedeutungsvollsten zwischen dem nördlichen Wendekreis bis zum 50. Breitengrad hin und es ist dabei dankbar zu begrüßen, daß uns im Bereich des Mittelmeergebietes und benachbarter Teile des abflußlosen nordafrikanischen Wüstengebietes geradezu alle Stufen und Übergänge vom warmtrockenen Sommerklima bis zum warm- und sogar heißtrockenen Wüstenklima zur Verfügung stehen, die zudem von den europäischen Metropolen aus in Stunden bzw. wenigen Tagen und mit verhältnismäßig großer Bequemlichkeit erreichbar sind, besonders im Vergleich zu den meisten gleichartigen Klimagebieten der anderen Kontinente.

Auch die gesundheitlichen und von einem verständigen, dem Kranken unentbehrlichen Luxus geforderten Lebensbedingungen, haben sich in den genannten Gegenden durchschnittlich am weitesten und in einer für breitere Schichten von Kranken zugänglichen Weise entwickelt.

Trockenwarmes Sommerklima herrscht in großen Gebieten Südostrußlands vom Schwarzen Meer nach der Wolga zu, südlich begrenzt vom Kaukasus; an der Ostküste Italiens etwa von Ancona bis zur Südspitze dieses Landes; in den zentralen und auch schon westlichen Teilen der ungarischen Tiefebene; in einem Bezirk des böhmischen Plateaus; den östlichen Teilen Spaniens und den südöstlichen Teilen Frankreichs. Sogar in den östlichen Teilen der preußischen Monarchie, etwa entsprechend den Provinzen Posen und Westpreußen ist mit einem verhältnismäßig trockenen und oft warmtrockenen Sommer zu rechnen. Kleinere, im Sommermittel kaum höher als diese letzteren temperierte, aber dem Kranken besonders in kühlen Sommern des Nordens dienlichere, weil immer warme Gebiete dieser Art liegen in Südtirol, die Kurplätze Meran, Bozen-Gries, Trient und das ganze südtirolische Etschtal sowie Arco und Levico umfassend.

Trockenwarmes Klima der Übergangszeiten. Für die Übergangszeiten besonders im Frühling, weniger im Herbst, also etwa im März bis Mai und im September und Oktober kommen die genannten Gebiete Südtirols und Italiens und die im Seeklima zu besprechenden an der französisch-italienischen Riviera in Betracht, ferner Rom und die Ostküste Siziliens; im Mai, September und Oktober eventuell der südlich des Jailarückens gelegene kleine Bezirk der Krimriviera mit Jalta und Umgebung in einer Küstenausdehnung von etwa 125 km.

Trockenwarmes Winterklima. Während wir nun im Sommer und in den Übergangszeiten mit einer reichen Auswahl verhältnismäßig warmtrockener Klimastriche rechnen können, deren Bedeutung allerdings durch eine zwar nicht große, aber doch in Betracht zu ziehende Inkonstanz der Regenverhältnisse etwas geschmälert wird, bietet sich uns für den Winter vom Oktober bis zum April an der nördlichen Wüstengrenze Afrikas, im Hinterland Algeriens und besonders im Nilbecken ein warmes Trockengebiet, das selbst in ganz anormalen Jahren als eines der konstantesten Klimate überhaupt für therapeutische Bestrebungen zu gelten hat. Sein Hauptvertreter ist das Winterklima Ägyptens. Je mehr man sich in seine einzelnen Klimafaktoren vertieft, um so vollkommener und vorbildlicher erscheint es für die ganze klimatische Gruppe. Deshalb sei die Betrachtung des ägyptischen Winterklimas mit ihren allgemeinen Ergebnissen unserem ärztlichen Handeln in den trockenwarmen Klimaten zugrunde gelegt.

Klimatische Anforderungen an warmtrockene Klimate. Die Anforderungen, welche wir an das trockenwarme Klima zu stellen haben, sind:

1. Eine verhältnismäßig hohe, aber durchweg erträgliche Lufttemperatur während der Kurzeit. Als notwendiges Korrelat dieser Grundforderung ergibt sich:

2. Ein Trockenheitsgrad der Luft, welcher um ein Erhebliches unter dem Durchschnitt der relativen Feuchtigkeit der gewöhnlichen Aufenthaltszone unserer Patienten liegt und zwar besonders während des Krankentags. Die Bemessung der mittleren relativen Feuchtigkeit sollte wenigstens eine Differenz von etwa 20% der gewohnten Luftfeuchtigkeit ergeben, die wir in den warmen Monaten unserer Breiten von Juni bis August antreffen.

3. Eine Windbewegung, welche einerseits längeren Aufenthalt im Freien, auch in der Ruhe gestattet, andererseits aber auch bei höheren Lufttemperaturen zur befriedigenden Entwärmung des Körpers durch Konvektion beiträgt.

4. Eine möglichst große Sonnenscheindauer.

Durch eine günstige Gruppierung dieser 4 erstgenannten Faktoren wird die Erträglichkeit und die Gunst des Klimas im wesentlichen bedingt.

5. Die Möglichkeit, nachts bis zu einem gewissen Grade von der funktionellen Mehrbelastung, welche ein solches Klima auferlegt, befreit zu sein, bzw. sich dann die klimatische Umgebung nach dem eigenen Behagen einrichten zu können.

6. Eine möglichst große Gleichförmigkeit in dem Obwalten der genannten Faktoren bzw. gleichmäßiger Ablauf der einzelnen Witterungsphasen und ihrer Übergänge.

7. Die Möglichkeit einer sicheren Vermeidung von klimatischen Schädigungen oder Klimakrankheiten, welchen die ortsansässige Bevölkerung unterworfen sein könnte.

8. In loserem aber nicht untergeordnetem Zusammenhang damit stehen die kulturellen Anforderungen nach Unterkunft, Verpflegung, Bewegungsfreiheit, ärztlicher Hilfe, kurzum die Anwesenheit der hygienischen, sanitären und diätetischen Hilfsmittel jeder klimatischen Kur.

Es gibt nun keine Örtlichkeit, welche ein günstigeres Zusammentreffen aller dieser Bedingungen aufzuweisen hat als Ägypten und der nördliche Teil des ägyptisch-englischen Sudans. Tatsächlich bilden diese Länder auch seit langer Zeit und jährlich mehr das ideale Ziel für eine Therapie im warmtrockenen Klima.

Das ägyptische Winterklima.

Während in Unterägypten das Nildelta von der Küste bis Kairo sehr von den klimatischen Einflüssen des Mittelmeeres abhängig ist und zum Teil mit ergiebiger Feuchtigkeit und mit Regenfällen gerade in der zu Kurzwecken bestimmten Jahreszeit bedacht ist, beginnt mit Kairo unter dem 30. Breitengrad in einer Längsausdehnung von 1600 km bis etwa zum 15. Breitengrad (also bereits in den Tropen) diejenige Zone fast absoluter Regenlosigkeit und mehr oder weniger hochgradiger Lufttrockenheit, welche für Kurzwecke in fast gesetzmäßiger Abstufung zur Verfügung steht. Von Süd nach Nord ist dieses Gebiet vom Nil durchströmt, der einen wenig von der nördlichen Richtung abweichenden Lauf hat und dessen 5 bis 20 km breites Tal besonders in Mittelägypten mehr oder weniger intensiv bebaut ist. Trotz der Feuchtigkeit der bewässerten Flußebene herrscht in der Luft des Niltals in einem mit der Verjüngung des Flusses steigenden Maße ein gemildertes Wüstenklima. In breiten, welligen Plateaus reichen die lybische Wüste von Westen, die arabische und nubische Wüste von Osten her bis hart an das schmale Niltal heran.

Die vollständige Trennung vom feuchtheißen Roten Meer wird noch vervollständigt durch Bergketten, die im Norden, d. h. in Unterägypten 500 bis 1000, in Oberägypten 1000 bis 2000 m, im nördlichen Sudan 1500 bis 2000 m Höhe und darüber erreichen.

Klimatische Eigenschaften dieses Gebietes.

Barometrischer Druck. Infolge des während des Winters regelmäßig im Westen Ägyptens liegenden Hochdruckgebietes und in Verbindung mit dem fast dauernd herrschenden Nordpassat ist die Windrichtung im ägyptischen Kurgebiet etwas nordwestlich und führt deshalb in Unterägypten zuzeiten noch Feuchtigkeit mit sich. Nord-Nordost- und Nordwestwinde bestreichen Mittel- und Oberägypten, als bereits recht trockene, nicht zu heiße, oft sogar kühle Winde; von noch größerer Trockenheit sind die Nordostwinde im nördlichen Sudan. Die Druckverhältnisse selbst sind die des Niederungsklimas.

Dieselben barometrischen Bedingungen liegen der ebenfalls von Nord nach Süd zunehmenden Sonnenscheindauer, der Trockenheit und Reinheit der Luft, der großen Sonnenwärmeeinstrahlung während des Tages, andererseits der großen terrestrischen Wärmeausstrahlung während der Nacht zugrunde, die nicht selten während des Winters zu Morgenfrösten, häufiger zur Tau- und zur Reifbildung auch noch beträchtlich im Süden führt.

Die Nilschwelle. Die für die wirtschaftliche Bedeutung des Landes so wichtige Nilschwelle von August bis Ende Oktober berührt durch ihre klimatischen Folgen die Kurplätze nur insofern, als sie, wie z. B. in Luksor, eine Vegetation verursacht, die das Klima modifiziert. Sie hat sich mit Beginn der Kurzeit bereits ihrem Ende genähert und die kleineren, durch Wolkenbrüche in den südöstlichen Gebirgstälern im Oktober, März und April genährten Nilschwellen sind bedeutungslos für das ägyptische Klima.

Windverhältnisse. Staubführende, heiße, südliche Winde, welche das Befinden beeinträchtigen, sind mehr in Unter- und Mittelägypten als in Oberägypten und im Sudan anzutreffen. Sie wehen aber hauptsächlich im Frühjahr, wenn die Kurzeit sowieso zu Ende geht. Der heißtrockene Chamsin belästigt manchmal schon sehr im März. Der mit Gewitterstürmen aus Ost und Südost einhergehende Kharif im nördlichen und mittleren Sudan (z. B. Khartum) weht aber nur im Sommer. Es treten mit fortschreitender Jahreszeit mehr und mehr die kühleren und vor allem die trockneren Nordwinde in den Vordergrund, welche vom November bis zum März fast konstant wehen und dazu beitragen die Temperatur abends und morgens häufig auf 10 bis 12° C herabzusetzen. Über die Art und Stärke der Winde muß hier bereits auf ärztliche Beurteilungen verwiesen werden, die auch da, wo die betreffenden Kritiker längere Zeit im Lande verweilten, in mancher Beziehung auseinandergehen. So bezeichnete H. Engel in Heluan die relativ häufigen Winde als einen Nachteil des ägyptischen Klimas, das in Assuan noch mehr zur Geltung komme als in Heluan. Schacht in Assuan bemerkt: „Winde in Assuan, die erfrischend meist aus nördlicher Richtung wehen, erreichen selten eine größere Heftigkeit. Heiße Südwinde gehören zu den Ausnahmen und die allerdings recht unangenehmen Sandstürme bilden ein Ereignis. Der Kranke muß von 150 warmen Sonnentagen der ägyptischen Kurzeit etwa 10 bis 15 ausschalten, an denen er sich im Hotel oder auf geschützten Terrassen aufhalten muß." Schieffer findet in Assuan den periodisch einsetzenden Wind in der Tat häufig recht störend durch die großen Staubmengen. Die Richtung ist N und NW, im Heluan sind ESE- und NE-Winde vorherrschend. Auch Kirchner erwähnt Staub und Wind in Assuan, während Kairo einstimmig als staubig, häufig windig und als klimatisch etwas unsicher — für ägyptische Verhältnisse — beurteilt wird. Luksor wird je nach den klimatischen Beobachtungspunkten seiner ausgedehnten Lage in bezug auf Winde verschieden beurteilt.

Das Bestechendste im ägyptischen Klima ist die relativ große Gleichförmigkeit insbesondere in den südlichen Stationen von Jahr zu Jahr, so daß schon aus wenigen Jahren sich ein zuverlässiges Mittel berechnen läßt. Aus den offiziellen Wetterberichten des Survey-Departements von Ägypten berechnete ich eine lange Serie von Mitteln der Temperatur, des Windes, der Bewölkung, des Regens und der Regentage im Mittel eines 7 jährigen Zeitraumes 1906 bis 1912 und verglich sie mit den bereits berechneten 6 jährigen Mitteln von 1904 bis 1909, ohne auf nennenswerte Abweichungen zu stoßen oder gar wichtige Modifizierungen eintreten lassen zu müssen. Wir sind deshalb in der Lage, schon die 6 jährigen Mittelwerte als recht gute Durchschnittswerte anerkennen zu können. Siehe Tabellen S. 104—106 und Kurven Abb. 13—20.

Es ist aus diesen Tabellen zu entnehmen, daß die reine, wenig besuchte Wüstenstation Dakhla fast durchweg windstill ist mit verschwindenden Ausnahmen, indem sich dann auch verhältnismäßig heftige Winde bemerkbar machen, die im März und April für einige Tagesstunden die Form von Stauborkanen annehmen können.

Demnächst kommt Kairo mit einem Drittel windstiller Tage, während daselbst im übrigen mäßige Winde, die allerdings aus recht wechselnder Richtung wehen, herrschen und aus letzterem Grunde eine für den Kranken unerfreuliche Inkonstanz der Witterung erzeugen. Es kommt dies auch in dem verhältnismäßig hohen Bewölkungsgrad und in der für ägyptische Verhältnisse großen Anzahl von Regentagen in Kairo zum Ausdruck.

Ganz ähnlich, was Regen und Bewölkung angeht, verhält sich Heluan. Die Anzahl der windstillen Tage ist jedoch bereits auf ein Minimum zurückgegangen; die Windstärke ist größer geworden und die nördliche Richtung macht sich trotz des immer noch großen Wechsels mehr bemerkbar.

Eine weitere Modifikation zeigen die Kurorte Oberägyptens und des Sudans. Von Oktober bis April fällt so gut wie kein Regen, es besteht eine minimale Bewölkung, eine fast durchgängig nördliche Windrichtung, daneben ist mit der Erscheinung zu rechnen, daß völlige Windstille so gut wie unbekannt ist. Die Windstärke überschreitet in Assuan nur um ein kleines diejenige von Heluan. Alle anderen Stationen werden von Heluan übertroffen.

Wadihalfa besonders zeichnet sich durch mäßige Windstärke und einen größeren Prozentsatz von windstillen Tagen aus, so daß es in dieser Beziehung zwischen Kairo und Heluan die Mitte hält.

Dabei ist aber in den südlicheren und, wie wir sehen werden, trockneren und wärmeren Stationen die mittlere Windbewegung ein willkommenes Unterstützungsmittel zur Entwärmung des Körpers, während in den nördlichen Kurstätten Kairo und Heluan insbesondere in den kühleren Monaten von Dezember bis Februar, vor allem im Januar Windstärke, Wechsel des Windes, Regen und Grad der Bewölkung dazu beitragen, die trockenwarme Signatur des ägyptischen Klimas ungünstig zu beeinflussen oder sogar manchmal zu verwischen. (Beachte die Tabellen.)

Die Sonnenscheindauer, das zweite Agens in der wichtigen Trias der klimatischen Faktoren des warmtrockenen Klimas, geht nicht ganz (wegen zeitweiser Nebelbildung in Unterägypten) aber ziemlich proportional der Bewölkung und der vom Breitengrad und der Jahreszeit abhängigen Höhe des Sonnenstandes, wenigstens in dem für unsere therapeutischen Zwecke ausgenutzten Winterhalbjahr. Es liegen amtlich registrierte Beobachtungen vor von Heluan 165 km, Khartum 1650 km von der Küste entfernt. (S. Tabellen S. 105.) — Aus nicht amtlichen Notizen über Assuan und unter Berücksichtigung der fast absoluten Heiterkeit des Himmels daselbst, die in Khartum geringer ist als in Assuan, ist über Assuan zu entnehmen, daß die Besonnung daselbst im Winter ungefähr die gleiche sein muß wie in Khartum.

Während in den Monaten Oktober, März und April, wo in Khartum sich die Nachwehen und Vorboten des tropischen Sommers bemerkbar machen, zwischen Küstennähe und Sudan keine Differenzen obwalten, haben die südlichen Kurorte während der Höhe der Kurzeit von November bis Februar, d. h. in der Winterperiode einen nicht unbeträchtlichen Zuwachs an Sonnenschein gegenüber den nördlichen zu verzeichnen. (S. Tabelle Seite 105.)

Die praktische Besonnungsgröße mag man daraus ermessen, daß z. B. Heluan in $5^{1}/_{2}$ Monaten seiner Kurzeit, Khartum in $4^{1}/_{2}$ Monaten soviel Sonne hat, wie Hamburg während des ganzen Jahres, fast doppelt soviel als das gepriesene Lugano in derselben Zeit und $2^{1}/_{2}$ mal soviel als unsere besonnten Winterkurorte der Hochalpen.

Nebelhäufigkeit. Ein anderer Faktor muß noch erwähnt werden, nämlich der Nebel in den nördlichen Stationen Kairo und Heluan. In den 3 Wintermonaten Dezember, Januar, Februar sind in Kairo 17,2 Nebelmorgen zu verzeichnen, in Heluan machen sich dieselben schon weniger bemerkbar. In den anderen Stationen sind sie unbekannt.

Die Lufttemperatur. Die Faktoren der Wärme, der Luftfeuchtigkeit und ihres täglichen und interdiurnen Ganges zeigen sich besonders in dem südlichen Teil des Kurgebietes von Assuan bis Khartum im Winterhalbjahr von einer fast auffallenden Gleichförmigkeit. Langsame Übergänge, kontinuierliche Zunahme und Abnahme der Temperatur sind mit Ausnahme der seltenen Tage mit großer Windstärke nicht nur von Tag zu Tag, sondern von Woche zu Woche, von Monat zu Monat zu verfolgen. Dabei ist die Gleichförmigkeit auch in den verschiedenen Jahrgängen eine verhältnismäßig große, so daß die Gegenden von Assuan nach Süden hin ausnahmslos Jahr für Jahr in derselben Breite ihrer therapeutischen Verwendbarkeit liegen. Fast gesetzmäßig ist die Steigerung der gleichzeitigen mittleren **Lufttemperatur** von Nord nach Süd nach der Höhe des Sonnenstandes.

Warmen Tagen steht eine gleichmäßige Abkühlung der Temperatur gegen Sonnenuntergang, eine beträchtliche Abkühlung in der Nacht und ein kühler, frischer Morgen gegenüber.

Die Reinheit der Luft, die Klarheit und Wolkenlosigkeit des Firmamentes bedingen eine beträchtliche nächtliche Wärmeausstrahlung seitens des Bodens, so daß die nächtliche Temperaturerniedrigung im Januar in Heluan durchschnittlich auf 7,3° C, in Assuan auf 9,0° C, in Khartum auf 15,1° C heruntergeht, während die mittleren Maxima derselben Zeit und an denselben Orten 17,9, 24,1, 32,0° C betragen. Die Tagesschwankung ist demnach eine beträchtliche: 10,6, 15,1, 16,8° C; im Vergleich dazu hat im trockenwarmen Seeklima Genua 4,6, Palermo 8,4 °C. Die extremen Schwankungen während desselben Monats können betragen in Heluan 23° C, in Assuan 26° C, in Khartum 29° C.

Es ist demnach von allergrößter Bedeutung zwischen Tag und Nacht bzw. schon dem Abend für die Kranken zu unterscheiden. Alle Ärzte betonen dies übereinstimmend. Schieffer möchte einen großen Teil der Erkältungskrankheiten und anderer interkurrenter Krankheiten auf Unvorsichtigkeit in der Beobachtung dieser Temperaturveränderungen von Tag zur Nacht zurückführen. Es scheint uns dies sehr begreiflich, doch kann dieser Fehler des Verhaltens mit Leichtigkeit umgangen werden.

Die relative Feuchtigkeit der Luft, ihr prozentualer Dampfgehalt ist in dem der Mittelmeerküste am nächsten gelegenen Teil Ägyptens wie zu erwarten am größten und nimmt ebenfalls kontinuierlich nach Süden ab. Sie ist um 8 Uhr morgens in:

Kairo	78,1%	im Mittel
Heluan	69,0%	„ „
Assuan	54,0%	„ „
Khartum	35,0%	„ „

Der entsprechende Dampfdruck der Luft, den wir der Einfachheit halber mit dem Wassergehalt der Luft an Kubikzentimetern in 1 cbm gleichsetzen ist beispielsweise durchschnittlich in:

Kairo	6,7 mm	
Heluan	6,1	„
Assuan	6,0	„
Khartum	5,9	„

Der Unterschied ist also gering. Während sich nun im Lauf des sommerlich warmen Tages die Dampfspannung der Luft nur wenig oder gar nicht ändert, sinkt infolge der raschen Erhöhung der Lufttemperatur die relative Feuchtigkeit auf sehr niedrige Grade und **das Sättigungsdefizit der Luft kann um 2 Uhr nachmittags eine an fast völlige Trockenheit grenzende Höhe erreichen.** Es kommt dadurch zu den sprichwörtlichen trockenwarmen Wintertemperaturen, zu einem Herabgehen der relativen Feuchtigkeit auf 10% und weniger (s. Kurven Abb. 15 und Abb. 17 März).

Aus den Arbeiten von Rubner und von Kisskalt wissen wir, daß bei Temperaturen von etwa 12° C abwärts hohe Feuchtigkeit als Kühle empfunden wird, während etwa von 14° C aufwärts steigende Feuchtigkeit steigende Wärmeempfindung auslöst. Die Morgentemperaturen des eigentlichen Winters liegen in Kairo, Heluan und Luksor fast regelmäßig, oft auch noch in Assuan und Wadi-Halfa so, daß die größere Feuchtigkeit der Morgenluft als Frische oder Kühle empfunden wird. Die Feuchtigkeitsgrade und die Temperaturerniedrigung sind aber gewöhnlich nur in Kairo derart, daß sie — für Kranke — eine Belästigung in den Morgenstunden darstellen. In den südlichen Stationen Assuan, Wadi-Halfa und Khartum hinterlassen die ersten Morgenstunden mehr den Eindruck einer erfrischenden Kühle. In Bodennähe und in flachen Senkungen kommt es allerdings zuweilen häufig zu sehr beträchtlicher Temperaturerniedrigung, die sogar Reif- und gelegentlich Frostbildung veranlaßt, die bald nach dem Aufstieg der Sonne verschwinden.

Verdunstung im ägyptischen Klima. Das Sättigungsdefizit der Luft wird während mehrerer Stunden am Tage ein enormes und befördert in hohem Grade die Verdunstung von der menschlichen Haut. Maßgebend für alle Grade dieser Verdunstung ist nun die Größe der physiologischen Dampfdruckdifferenz, d. h. des Unterschiedes zwischen dem mittleren Dampfdruck der gesamten verdunstenden Körperoberfläche und dem jeweiligen Dampfdruck der Atmosphäre. Wir gehen dabei von der Berechnung **Frankenhäusers** aus, daß der physiologische Dampfdruck der Körperoberfläche beträgt bei der Lufttemperatur von

$15°$ C	9,5 mm
$20°$ C	14,7 „
$25°$ C	23,6 „
$30°$ C	44,7 „

Mit etwa $31°$ C ist bereits das Maximum des Dampfdruckes auf der Haut erreicht, der bei der Körperwärme des Menschen von $37°$ C 46,65 mm beträgt. Damit ist man beim Taupunkt für die Körperoberfläche angelangt und es würde zur Absonderung von Schweiß bzw. zur Durchfeuchtung des Integumentes und der aufliegenden Bedeckungen kommen. Die Verdunstung kann aber trotzdem in sehr beträchtlicher Weise weitergehen, denn das physiologische Dampfdruckdefizit ist am ägyptischen Sonnentage ein gewaltiges und beträgt selbst bei außergewöhnlich hoher Dampfspannung der ägyptischen Luft von 10 mm bei der seltenen Lufttemperatur von $31°$ C viele Millimeter, und erreicht, theoretisch berechnet, eine maximale Höhe von $46,7 - 10 = 36,7$ mm physiologisches Dampfdruckdefizit. Es entspricht nun nach **Frankenhäuser** 1 mm physiologisches Dampfdruckdefizit einem stündlichen Dampfverlust von der Haut aus von 2,5 g. Bei der genannten Temperaturhöhe, also zur Zeit größter Hitze, kann der Mensch pro Stunde im ägyptischen Klima ohne Schweißbildung $36,7 \times 2,5 = 91,8$ g Wasser verdunsten. Es entspricht dies einem stündlichen Wärmeverlust zur heißesten Zeit von $91,8 \cdot 600 = 550\,800$ kal. $= 551$ Kal. durch Verdunstung gegenüber einer täglichen Wärmeproduktion von etwa 2500 Kalorien des Durchschnittsmenschen. Kommt es nun auch nur selten und vorübergehend zu einer so enormen Wasserabgabe durch Verdunstung, so übersteigt doch der mittlere Dampfdruck der Luft Ägyptens selbst in den wärmsten Perioden der ägyptischen Kurzeit, d. h. im November, März und April nicht diejenige Höhe, welche in Verbindung mit der Temperaturlage eine sehr reichliche Verdunstung von der Körperoberfläche unmöglich machen würde. Es gibt wohl einzelne Stunden, ausnahmsweise einen Tag, mit Beeinträchtigung der Verdunstung. Diese Beeinträchtigung scheint jedoch ganz erheblich seltener zu sein, als in unseren Großstädten während der eigentlichen Sommermonate oder an sehr warmen Tagen in der Norddeutschen Tiefebene und im Rheintal.

Die Verdunstung der Haut wird noch durch leichte Windbewegung erleichtert, die in ihrer durchschnittlichen Stärke von 2 bis 3 der Beaufortskala bereits eine sehr beträchtliche Erleichterung der Verdunstung hervorrufen und damit zur Abkühlung beitragen kann. Abgesehen von den heißesten Stunden sucht der Kranke infolgedessen noch die Sonne auf, um Einstrahlungswärme zu empfangen.

Vorkommen von „Schwüle". In enger Beziehung mit der Entwärmung des Körpers durch Verdunstung steht die Frage nach dem Vorkommen und der

Häufigkeit schwüler Tage in Ägypten. Denn da der Besucher Ägyptens im Laufe eines vollen Sonnentages auch erhebliche Sonnenwärme zu spüren bekommt, ist es in Rücksicht auf Kranke unumgänglich, auch das Vorkommen schwüler Tage und deren mögliche Häufigkeit zu berücksichtigen. Konstruieren wir uns nach dem Vorgang von Walter Knoche (s. S. 14) aus den mittleren Gängen der Temperatur und der Dampfspannung der Luft die Kurve der mittleren Äquivalenztemperatur und vergleichen (s. Kurve Abb. 11) damit die Kurven der maximalen Äquivalenztemperatur des ägyptischen Klimas, so finden wir auch dadurch eine zum Teil ganz enorme Verdunstungsbreite, die sich weit über den Durchschnitt der in unseren Breiten möglichen erhebt und z. B. nach R. Türstig in Khartum bei mittlerer Windstärke von 2 bis 3 der 10 teiligen Skala den Nilwasserspiegel um fast 1,5 cm pro Tag zu senken imstande ist.

Dalmady hat, gegründet auf die kalorische Berechnung der menschlichen Wärmeabgabe und den kalorischen Wert von Knoches Äquivalenztemperaturen eine Formel für die Berechnung der Schwüle abgeleitet, mit deren Hilfe man leicht sowohl den Feuchtigkeitsgrad der Luft als die Lufttemperatur, bei welcher im Einzelfall Schwüle zu erwarten ist, berechnen kann.

Nun tritt Schwüle der Luft überhaupt erst ein, wenn die Lufttemperatur 20° C erreicht hat und dabei die relative Feuchtigkeit sogar eine maximale ist. Die Grenzen der Schwüle für die Temperaturgrade von 20 bis 37° C der ägyptischen Lufttemperatur sind folgende:

Die Grenzen der Schwüle liegen bei:

Luft- temperatur.	Dampf- druck.		Rel. Feuchtigkeit.
20° C	17,9 mm	=	100%
21° C	17,7 ,,	=	96%
22° C	17,2 ,,	=	89%
23° C	16,7 ,,	=	80%
24° C	16,2 ,,	=	73%
25° C	15,7 ,,	=	66%
26° C	15,2 ,,	=	60%
27° C	14,7 ,,	=	55%
28° C	14,2 ,,	=	50%
29° C	13,7 ,,	=	46%
30° C	13,2 ,,	=	42%
31° C	12,7 ,,	=	38%
32° C	12,2 ,,	=	34%
33° C	11,7 ,,	=	31%
34° C	11,2 ,,	=	28%
35° C	10,7 ,,	=	25%
36° C	10,2 ,,	=	22%
37° C	9,7 ,,	=	20,5%.

Das mittlere Tagesmaximum von 20° C besteht in Heluan noch im Dezember, dann erst wieder im Februar, während das mittlere Tagesmaximum von 37° C in Khartum noch Ende Oktober, dann erst wieder Ende März erreicht wird.

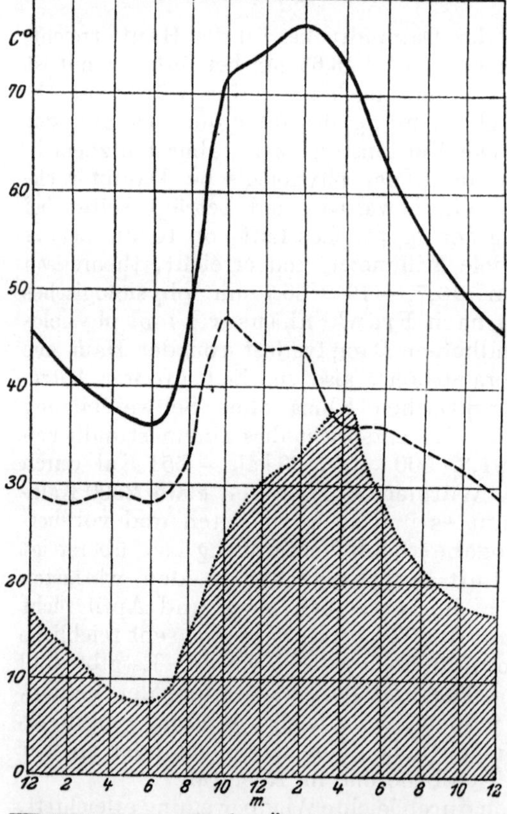

———————— maximale Äquivalenztemperatur

- - - - - - - - mittlere Äquivalenztemperatur

////////////// Verdunstungsbreite

Abb. 11. Gang der maximalen Äquivalenztemperatur, der mittleren Äquivalenztemperatur und der Verdunstungsbreite im Dezember in Assuan.

Es ergibt sich nun unter Zugrundelegung dieser Schwülegrenzen für die meteorologischen Beobachtungen in den ägyptischen Kurorten, daß schwüle Stunden und Tage in der überhaupt in Betracht kommenden Kurzeit von Oktober bis April

a) regelmäßig auftreten

i. d. Kurplätzen:	Kairo	Heluan	Assuan	Wadi-Halfa	Khartum	Oase Dakhla
i. d. Monaten:	Oktober und Ende April	nicht	Oktober	nicht	Oktober, 2. Hälfte April	nicht

b) durchschnittlich fehlen oder nur vereinzelt auftreten:

i. d. Monaten:	November bis Hälfte April	Oktober bis April	November bis April	Oktober bis April	November, Dezember, Januar, Februar, März, 1. Hälfte April	im ganzen Winterhalbjahr

Diese Berechnung stimmt mit den praktischen Erfahrungen leidlich überein. Die Übereinstimmung wäre bei der schönen Gleichmäßigkeit des ägyptischen Klimas vielleicht noch größer, wenn die für die Dampfspannung in der Ausatmungsluft berechneten Größen wirklich unabänderlich wären. Aber sie weisen nicht nur kleine individuelle Verschiedenheiten auf, sondern werden auch noch durch andere, noch ungenügend erkannte Vorgänge, welche zum Wärmehaushalt Beziehung haben, beeinflußt. So hat Galeotti beim Gesunden gefunden, daß der Wassergehalt der Exspirationsluft nicht den Sättigungsgrad erreicht, den Frankenhäuser und auch Dalmady bei ihren Berechnungen für die Wasserabgabe des menschlichen Körpers mitverwertet haben, indem sowohl der Dampfdruck der Luft als deren Temperatur, als auch individuelle Belästigung ducrh die Temperatur darauf Einfluß gewinnen und Azzo Azzi hat diese relative Verminderung der Wasserabgabe für fiebernde Kranke in noch erhöhtem Maße festgestellt; mit anderen Worten: Die Wasserausscheidung durch die Lungen ist kein genau berechenbarer, nur von dem Dampfdruckdefizit abhängiger Faktor, sondern ebenfalls — aus noch nicht genügend erforschten Gründen — wie die Hautverdunstung einer automatischen Regulierung unterworfen. Die Einschränkung, welche man daraufhin gezwungen wäre in bezug auf den erlaubten Feuchtigkeitsgehalt der Luft vorzunehmen, würde aber der Schätzung nach ausschließlich bei der höheren Lufttemperatur im Oktober und April und zwar sowohl in Kairo als in Assuan und Khartum eine gewisse Bedeutung erreichen, zu einer Zeit, in der sowieso mit der Möglichkeit schwüler Tage entschieden gerechnet werden muß und in der wegen der absoluten Höhe der Temperatur sowie wegen der starken Insolation ein Aufenthalt in den südlichen Stationen für Kranke im allgemeinen nicht mehr ratsam erscheinen dürfte.

Einfluß der Strahlung. Die durch Sonnenstrahlung, durch terrestrische Strahlung und reflektorische Wärmestrahlung bedingte Temperaturerhöhung an der Körperoberfläche bzw. an der Kleidung fällt im warmtrockenen Klima, speziell in Ägypten bei der langen Dauer des Sonnenscheins und infolge der Strahlungsintensität bedeutend ins Gewicht. Diese besonders durch das Verhalten des Patienten Bedeutung gewinnenden inkonstanten Faktoren erschweren die „Dosierung des Wüstenklimas" nach der Seite ausgiebiger Wasserverluste. Sie sind aber sehr der Berücksichtigung wert bei der Ordination, welche das Verhalten des Patienten im Klima betrifft.

Einerseits wird nämlich die Verdunstung durch das „Privatklima" des der Sonne Ausgesetzten weiterhin gesteigert und insbesondere erleichtert. Andererseits sind Schädigungen nicht von der Hand zu weisen. Sie liegen viel weniger in der Gefahr einer Wärmestauung im Körper durch das immer leicht zu beschränkende Maß der direkten Wärmeeinstrahlung als in der nervenerregenden Wirkung der einstrahlenden Temperatur und auch in der Hervorbringung von Erythemen und Hydroata solaria, die durch die ultraviolette Strahlenbeimengung hervorgerufen werden. Es können dadurch auch lokale Hyperthermien auftreten und es ist ferner mit der gelegentlichen infektionsauslösenden Wirkung der Sonnenstrahlung zu rechnen, wie Claudio Fermi wahrscheinlich gemacht hat und die voraussichtlich auf einer thermischen Schädigung der Opsonine beruht.

Die Wirkung der mächtigen „hellen Strahlung" des Spektrums, welche tief in den unbedeckten Körper eindringt und mit der Absorption in Wärme verwandelt wird, stellt in den Mittagsstunden des Herbstes und Spätwinters unter Umständen große Anforderungen an die Wärmekonvektion im Körper selbst und an die im wesentlichen durch Verdunstung, weniger durch äußere Konvektion ermöglichte Entwärmung. Es wird bei der Verwendung der klimatischen Eigenschaften des trockenwarmen Klimas davon noch die Rede sein. Die allgemeine Forderung geht jedoch schon dahin, daß der ideale Sonnentag des warmtrockenen ägyptischen Klimas die aktive Bewegung mit allen ihren Konsequenzen aufs äußerste beim Schonungsbedürftigen einschränkt. Relativer Bewegungsmangel ist also ein Faktor, mit dem in den wärmeren Monaten des Winterhalbjahres Oktober und November, sowie Februar und März schon in Assuan, noch mehr in Khartum gerechnet werden muß.

Höhenlage der ägyptischen Stationen. Die allgemeine Höhenlage der ägyptischen Kurstätten hält sich durchaus im Niederungsklima. Selbst im höchstgelegenen Orte Khartum 385 m kann von einer barometrischen Klimawirkung gegenüber den anderen mächtigen Faktoren nicht gut die Rede sein.

Hygienische Faktoren im ägyptischen Klima. Die Reinheit der Luft, welche — von Kairo abgesehen — auch für die Größe der Strahlungswirkung in jeder Art bedeutungsvoll ist, ist mehr noch als durch die Staubfreiheit ruhiger Tage, durch ihre Keimarmut bzw. Keimfreiheit beachtenswert. Sie kann in der Wüste selbst meistens, nach längerer Sonnenwirkung immer als praktisch keimfrei betrachtet werden infolge der Sonnenlichtwirkung bei gleichzeitiger Trockenheit, welche, wie Wiesner zeigte, ganz unabhängig von der Keimzahl in wenigen Stunden die Bakterienflora völlig vernichtet.

Daß die Siedelungen des Niltals auch an den möglichst ideal gelegenen Plätzen, wie z. B. in Heluan, Assuan und Khartum je nach der Länge des erzwungenen Aufenthaltes im Haus, unter Menschen in den Straßen, nach Windstärke und Windrichtung luftverschlechternd wirken, ist selbstverständlich. Eine Reihe von häufiger beobachteten Erkrankungen der Atmungsorgane wie Angina, Bronchialkatarrhe, auch Pneumonien entspringen wohl eher diesem Einfluß endemischer Keimzentren in Verbindung mit der durch die Trockenheit der Schleimhäute bedingten Verletzlichkeit derselben und der Disposition der Individuen, als der Erkältungsgefahr bei dem nächtlichen Temperatursturz, obgleich auch dessen Wirkung auf Wärmehaushaltsstörungen und Erkältungsdisposition nicht zu leugnen ist. Dieselben Krankheiten grassieren ja auch in den großen Fremdenkarawansereien der Hochgebirgs- und Seebadeorte. Ganz besonders gilt die gemachte Einschränkung bezüglich der Keimfreiheit für Nilorte wie Kairo, Minia, Assiut, Luksor, die inmitten bebauten und bewässerten, mit Dungstoffen reich beladenen Kulturlandes liegen.

Davon abgesehen bedarf die Nosologie des ägyptischen Klimas nur kurzer Erwähnung.

Sandwith zählt 20 infektiöse Krankheiten endemischer Natur auf. Darunter sind besonders beachtenswert: das Maltafieber, Pocken, Pellagra, Bilharzia und Ankylostomiasis, Mumps, „klimatische Bubonen" Dysenterie, Typhus. Die Geißel warmer Klimate, die Malaria fehlt, und es begegnet wohl auch die Behauptung keinem Einwand, daß die den Europäer am meisten bedrohenden Infektionen durch Typhus und Dysenterie durch persönliche Hygiene und Diätetik sowie durch sanitäre Vervollkommnung in den Hotels und Kurstätten fast mit Sicherheit vermieden werden können. Leider führt diese Fürsorge in der Diät auch nach neuesten Erfahrungen noch zu einer sehr wesentlichen persönlichen Beschränkung in der Auswahl frischer Landesprodukte, so daß die Bedeutung der ägyptischen Kurstationen für Kranke schon allein dadurch beeinträchtigt wird. Es gilt dies namentlich für Heluan, Luksor, Assuan und Khartum. Für die „klimatischen Bubonen" hat Rost die absolute Vermeidbarkeit klargelegt, indem er die Sexualorgane der Eingeborenen als die einzige Infektionsquelle kennzeichnete.

Wir kommen auf Grund der mitgeteilten klimatischen Daten, die durch Beobachtungen von reisenden oder ortsansässigen Ärzten und durch einen Seitenblick auf die im ärztlichen Sinne wichtigen allgemeinen Eigenschaften der Orte ergänzt werden, zu folgender allgemeiner Charakteristik der trockenwarmen Kurstätten des ägyptischen Winterklimas. Die oft bedeutungsvolle klimatische Spezialbeobachtung findet sich in den Tabellen der folgenden Seiten für alle Kurmonate berechnet.

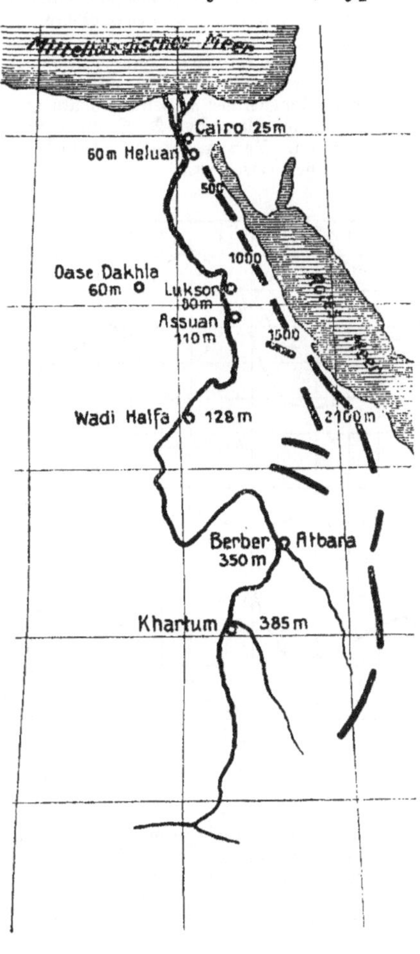

Abb. 12.
Lage der ägyptischen Kurstationen.

Spezielle Klimatik einzelner ägyptischer Kurstationen.

Kairo vereinigt die Annehmlichkeiten einer halb orientalischen, halb europäischen Großstadt (fast 1 Million Einwohner) und eines im Winter meist trockenwarmen, jedoch nicht konstanten Klimas, das durch die klimatischen Eigenheiten der Großstadt in seinen Extremen etwas gemildert wird; mit allen Nachteilen, die eine zum großen Teil von Orientalen bewohnte Großstadt aufweist, die sich in Lärm, allzuviel Anregung und Aufregung im täglichen Leben, Staub, erhöhter Infektionsgefahr durch Luftkeime und Übertragung äußert. Die Unterkunftsbedingungen sind glänzende, aber doch nur in geringem Maße den ärztlichen Anforderungen an Schonung und Beruhigung der Organfunktionen entsprechend. Neben einer mittleren Anzahl windstiller Tage herrscht mäßiger Wind, mäßige Bewölkung und eine Besonnung von ca. 55% des möglichen Sonnenscheins. Die klarsten Zeiten des Tages sind Mittag und Mitternacht. Morgennebel finden sich verhältnismäßig häufig im Oktober und November, aber auch im eigentlichen Winter noch an ca. 20 Wintertagen; das Vorkommen

von Morgenfrösten, eine gewisse Anzahl von Regentagen und mäßig häufige kleinere Niederschläge beeinträchtigen hier und da den Aufenthalt im Freien. Die mittlere relative Feuchtigkeit ist 69%. Sie steigt langsam von Oktober bis Ende Dezember und fällt dann in gleichmäßigen Monatsmitteln bis Ende März. Die mittlere Tagestemperatur sinkt von 22,6° C im
Oktober kontinuierlich auf 12,4° C im Januar und steigt ebenso kontinuierlich bis auf 20,4° C
im April. Die Mitteltemperatur der eigentlichen Wintermonate Dezember, Januar, Februar
liegt zwischen 12 bis 14,5° C und entspricht etwa der Apriltemperatur von Arco und der
Sommertemperatur des mittleren Schwedens. Die Monate März und April bringen oft schon
recht heiße Tage, infolge deren die Vegetation zum Teil vertrocknet, die Bäume entblättert
werden. Die mittleren Tagesschwankungen der Temperatur liegen mit Ausnahme des bis
14,5° C schwankenden April nur etwa um 11,6° C während der ganzen Kurperiode. Die
Schwankungen der mittleren Monatsextreme sind im Oktober bis Dezember 19,5° C, im
Januar bis März etwa 23° C, im April ca. 29° C. Die staubführenden Chamsine sind besonders im März zu erwarten. Jedoch ist die Wirkung der Chamsine nach Jahren außerordentlich verschieden.

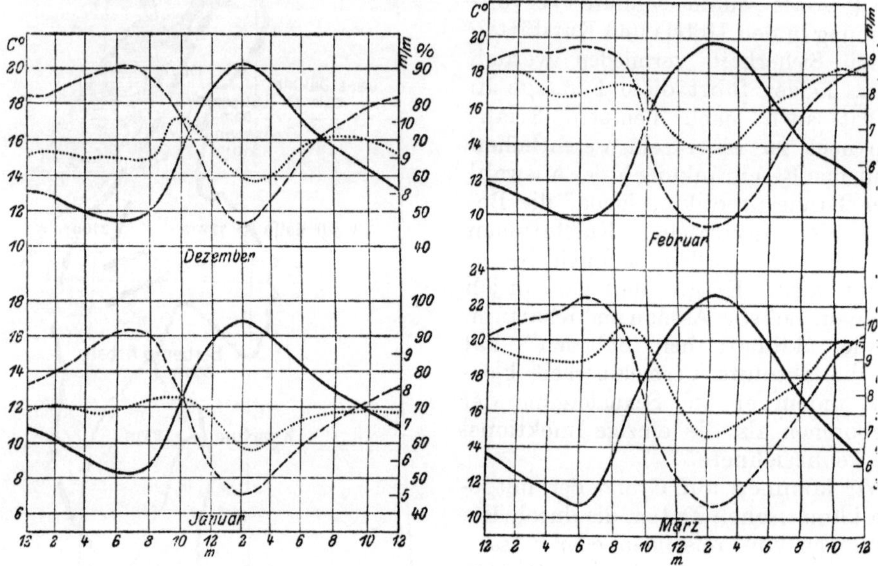

Abb. 13. Mittlerer Gang der meteorologischen Elemente in Menahouse.

In den Frühlingsmonaten herrscht, wie aus der Monatsschwankung der Temperatur
ersichtlich ist, recht starker täglicher Temperaturwechsel. Noch im Oktober und bereits im
April wieder kommen schwüle Tage vor.

Das ärztliche Urteil geht dahin, daß Kairo für Erholungsbedürftige und Kranke sich
nur als Übergangsstation eignet. Ärztliche Beurteiler (Laquer) halten den Monat November
für den günstigsten; andere warnen direkt vor jedem Aufenthalt daselbst.

Kairo klimatisch am nächsten stehend ist die nur 11 km davon am Wüstenrand gelegene
und von kultiviertem Boden bereits etwas entfernte Station **Mena House.** Ebenfalls noch
von den Schatten- und Lichtseiten des Großstadtlebens gestreift, mit mehreren Hotels und
Pensionen, bietet es ein etwas mehr ausgesprochenes Wüstenklima mit etwas geringerer
Feuchtigkeit. Die Winterlichkeit des Klimas drängt mehr nach dem Januar hin. Die tägliche Amplitude des Wärmeganges ist geringer als in Kairo. Die Wärme selbst ist im Oktober
und April gemildert, in den Wintermonaten um etwa 1 bis $1^1{}_2$° C höher als in Kairo.
Nebel sind nur selten, die relative Feuchtigkeit im Mittel der Wintermonate ist 69%. Es
kommen aber auch Tage mit sehr erhöhter Dampfsättigung vor wie in Kairo. Die Tagesschwankungen der Temperatur in der Kurzeit sind um etwa 1° C größer als in Kairo, also
durchschnittlich 12,5° C. Die Monatsschwankung der Temperatur im Dezember und Januar
ist 22° C, im Februar und März ca. 24° C; sie ist etwas extremer als in Kairo und zwar wegen
tieferer Minima. Windbewegung und Staub zeigen gegenüber Kairo keine wesentlichen Unterschiede, jedoch fehlt der eigentliche Straßenstaub und bereits das ist überaus wichtig.

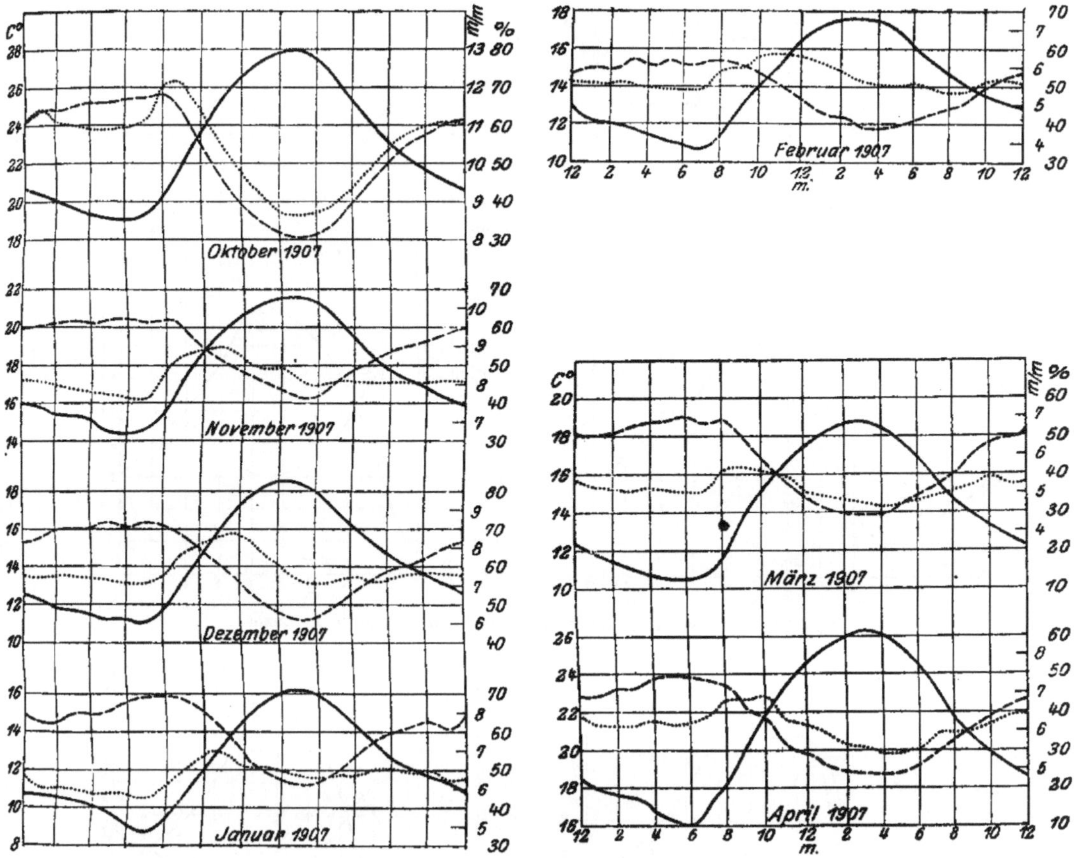

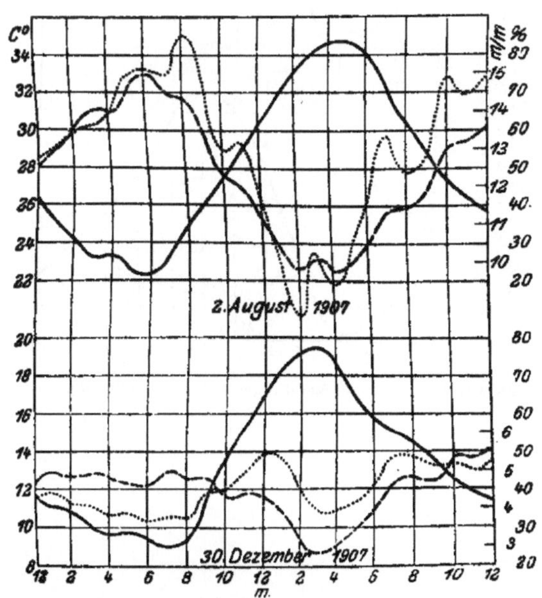

Abb. 14. Mittlerer täglicher Gang der meteorologischen Elemente in Heluan.

Abb. 15.

Stündlicher Gang der meteorologischen Elemente an einem ausgesprochenen Sommertag und Wintertag in Heluan.

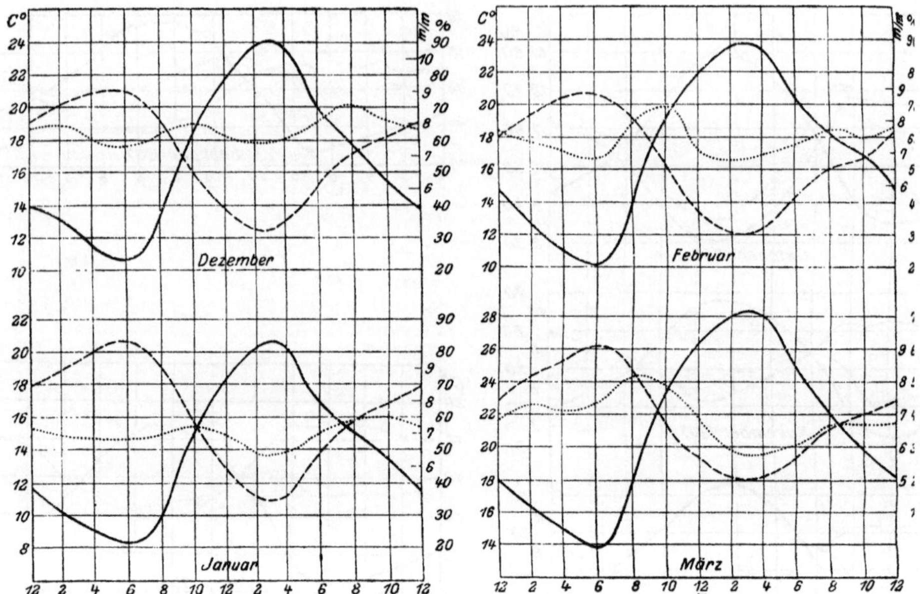

Abb. 16. Mittlerer Gang der meteorologischen Elemente in Luxor.

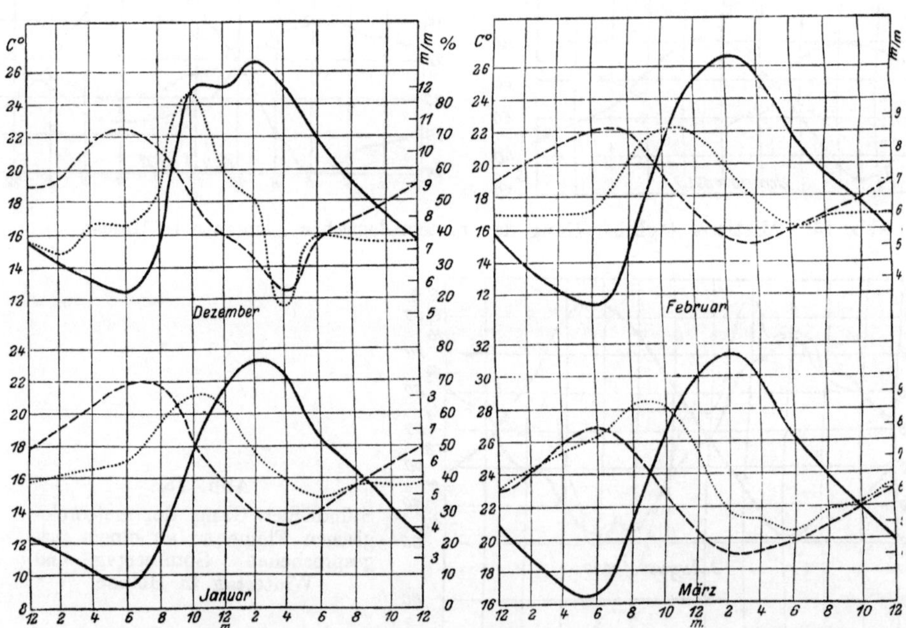

Abb. 17. Mittlerer Gang der meteorologischen Elemente in Assuan (stündl. Aufzeichnung).

Heluan, 18 km südöstlich von Kairo, mit berühmten Schwefelbädern, liegt bereits 3 km vom Kulturboden entfernt, 35 m höher als dieser und ist die erste echte Wüstenstation, obgleich sie nur am Rande der Wüste gelegen ist.

Die gesamte Temperaturlage ist durchschnittlich $1\frac{1}{2}$ bis $3\frac{3}{4}$° C höher als in Kairo und zum Gefrierpunkt sinkt das Thermometer nicht mehr. Das durchschnittliche extreme Minimum der letzten sieben Jahre ist $+3$° C. Die tägliche Schwankung ist etwas geringer, 11,5° C, da die Minimaltemperaturen um 1° C höher liegen als in Kairo. Auch die Feuchtigkeit ist bereits geringer, sowohl absolut, als relativ; die letztere um ca. 10%. Sie nimmt besonders gegen Tagesmitte tiefe Werte an, so daß man dann den unverkennbaren Eindruck des Wüsten-

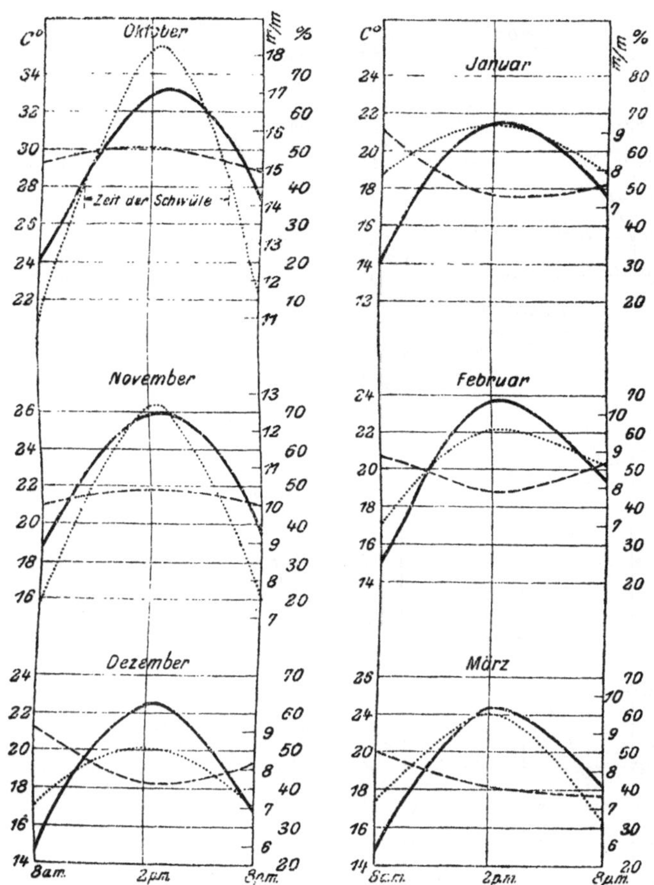

Abb. 18. Mittlerer Gang der meteorologischen Elemente in Assuan
bei 3 maliger Tagesaufzeichnung.

klimas erhält. Der Krankentag in der Winterzeit von Dezember bis Februar zählt nach Engel täglich mindestens 3 bis 4 Stunden, in denen man im Freien ohne besondere Vorkehrungen liegen und sitzen kann infolge der etwas geringeren Bewölkung, aber bereits beträchtlich kräftigeren Besonnung als in Kairo. Immerhin finden sich in den drei Wintermonaten noch etwa 30 Tage, an denen von einer andauernden Besonnung nicht die Rede ist. Windstille Tage sind nur noch selten. Wind und Staub (hier allerdings der fast sterile Wüstenstaub) unterscheiden sich nur wenig von den in Oberägypten üblichen Stärken. Schieffer und Schacht kommen auf Grund persönlicher Anschauungen zu ähnlichem Urteil. Der immer noch häufige Wechsel der Windrichtung ist leider ein Faktor, dem in der Kur noch Rechnung getragen werden muß.

Luksor, das Hauptziel aller Ägyptenreisenden, unterscheidet sich bereits wesentlich von den Stationen Unterägyptens und reiht sich den oberägyptischen Stationen Assuan und Wadihalfa an. 650 km vom Meeresufer entfernt macht sich der ozeanische Klimafaktor nur noch für den Meteorologen bemerkbar, bleibt aber für den Kranken bedeutungslos. Um so empfindlicher modifiziert, wie Canney treffend nachweist, der Faktor des kultivierten Landes um Luksor herum das Klima der sonst so herrlichen Kunststätte, so daß man von zwei Klimabereichen, dem des städtischen Luksor am Nil mit seinen internationalen Hotels und dem des nur wenige Kilometer davon entfernten, von Kurbedürftigen leider wenig aufgesuchten Wüstenteils von Luksor zu reden hat. Es ist wichtig, beide zu besprechen.

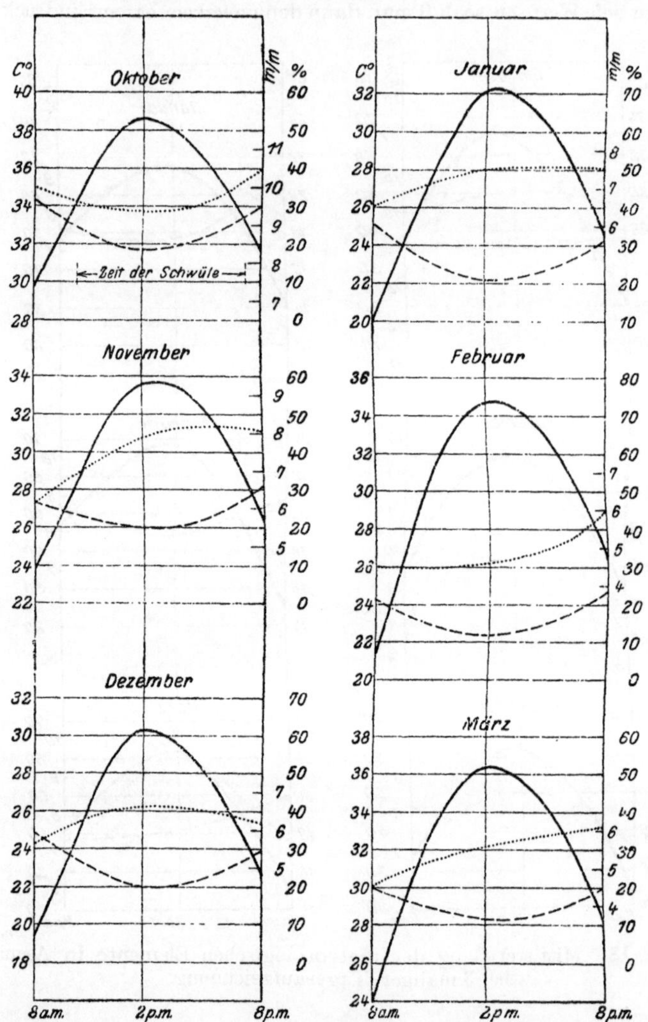

Abb. 19. Mittlerer Gang der meteorologischen Elemente in Khartum.

Luksor - Stadt, herrlich am Nilufer gelegen, befindet sich im Vergleich mit Heluan in einer um fast 2° C höheren Temperaturlage. Während die mittlere Minimaltemperatur sich nicht wesentlich von Heluan unterscheidet, liegt das Tagesmaximum bereits um 3° C höher als in Heluan, um 4$^{1}/_{2}$° C höher als in Kairo. Während der März in Heluan um 2° C wärmer ist als der Dezember, hat Luksor bereits eine um 5° C höhere Märztemperatur. Eine sehr beträchtliche Tagesamplitude der Wärme und verhältnismäßig tiefe, herrlich kühle Nachttemperaturen sind ein Charakteristikum des Winterklimas dieser Station. Die mittlere tägliche Schwankung der Temperatur ist 15° C (Heluan 11,5° C). Die morgens und abends nicht unbeträchtlich relative Feuchtigkeit trägt zu kühlen Morgen und Abenden während der Zeit März und April wesentlich bei und macht es zu einem beliebten Übergangsort zwischen den heißen Stationen des südlicheren Oberägypten und des Sudan einerseits, Europas andererseits. Am Kurtage selbst, etwa von 9 bis 6 Uhr, ist der Feuchtigkeitsgehalt der Luft erheblich geringer als vor Einwirkung der Sonne. Während die Windrichtung bereits den ausgeprägten nördlichen Charakter des Wüstenklimas hat und die Luftbewegung an Stärke nicht von den anderen Stationen sich unterscheidet, ist der gelegentlich mitgeführte Staub aber nicht keimfreier Wüstenstaub, sondern infolge der austrocknenden, intensiv bebauten Gegend überladen mit den aus den Ländereien stammenden Keimen. Nicht als ob Luksor sich dadurch von den besuchten Kurorten des europäischen Festlandes unterschiede, aber im keimfreien Wüstenklima verdient dieser Punkt gebührende Beachtung. Die Besonnung ist bereits eine maximale, je nach dem Wintermonat 8 bis 10 Stunden täglich.

Und nun vergleiche man damit die nur 3 km davon entfernte Gegend der thebaischen Nekropole im Wüstensand am Wüstenrand und etwas über dem Niltal erhaben, unterhalb des Plateaus der libyschen Wüste, von Canney treffend „Luksor Desert" genannt. In

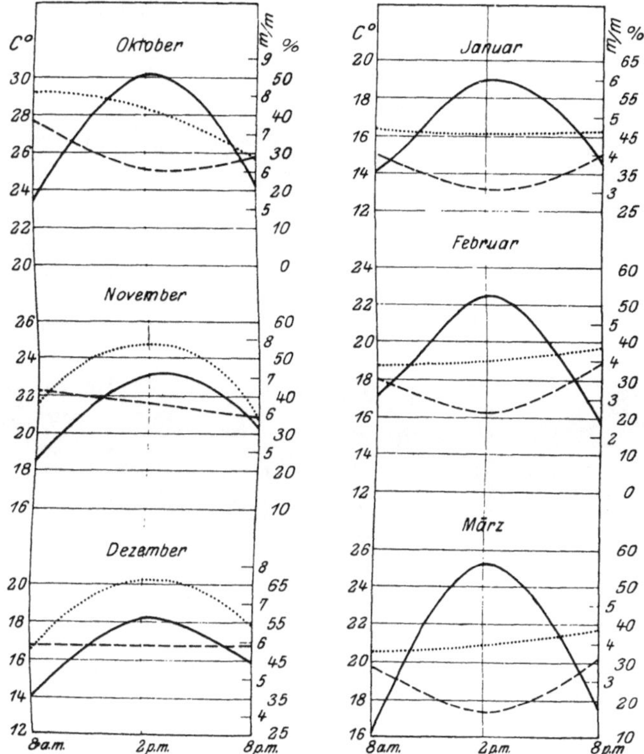

Abb. 20. Mittlerer Gang der meteorologischen Elemente in der Oase Dakhla.

der Hauptsonnenzeit im Durchschnitt 1,2° C wärmer, nach Sonnenuntergang um 3° C wärmer, beträgt der mittlere, tägliche Temperatursturz nur 11° C statt 15° C an den Ufern des Nils. Die Trockenheit der Luft erreicht um 20°/₀ höhere Grade; in der Nacht, am Morgen und auch noch am Mittag ist die Luft noch um 3 bis 5°/₀ trockener als in der Hotelstadt. Die Luft ist keimfrei. Wind und Staub machen sich fast weniger bemerkbar als am Nilufer. Es ist deshalb wohl angebracht in den wärmeren Monaten die Nacht in Luksor-Stadt, am Wüstenrand die dort bei weitem hygienischere Tageszeit zu verbringen. Regen und Regentage spielen im ganzen Bereich von Luksor kaum eine Rolle mehr. Wenn Frim, Kirchner und Laufer das therapeutisch etwas vernachlässigte Klima von Luksor der ärztlichen Gunst empfehlen, so ist dieser Ratschlag unter Berücksichtigung des Gesagten einer Prüfung wert. Man vergesse nur nicht, daß Luksor zur Reisezeit von Fremden wimmelt, und daß demzufolge Ruhe und manche anderen Annehmlichkeiten der in der Wüste gesuchten klimatischen und ästhetischen Umgebung nicht aufkommen können (s. Tab. S. 106).

In **Assuan** erreicht die Eigenartigkeit des ägyptischen Wüstenklimas, soweit es für den Leidenden aus kühleren Klimaten noch recht erträglich ist, ihre höchste Stufe. Die Mitteltemperatur fällt von Oktober bis Januar von 28,7° auf 16° C zurück, um sich auf 22° C im Mittel mit Ende März wieder zu erheben. Der Durchschnitt der Wintermonate liegt um $17^1/_2$° C. Von großer Bedeutung ist die große Tagesschwankung der Temperatur, die im Mittel des Winterhalbjahrs etwa $15^1/_2$° C, im Winter selbst gemildert nur 14° C beträgt. Sie bringt gewöhnlich eine erfrischende Abkühlung während der Nacht mit sich. Der Temperaturabfall fängt sofort mit Sonnenuntergang an, zunächst langsam und wird rascher erst lang nach Sonnenuntergang. Im allgemeinen ist die Kurve des Wärmeganges eine durchaus gleichmäßige von Monat zu Monat. Die fast gesetzmäßige Gleichmäßigkeit der mäßigen nördlichen Winde, die lange Dauer der Besonnung, welche an den meisten Tagen des eigentlichen Winters die Grenzen des möglichen Sonnenscheins erreicht, die — praktisch genommen — absolute Regenlosigkeit machen das Klima mit einzelnen Unterbrechungen zu einem überaus gleichartigen für Monate hinaus. Die von mir nach Leigh Canney und ferner nach dem neunjährigen Durchschnitt der Temperaturtabellen des Survey Department berechneten Zahlen der relativen Feuchtigkeit sind noch beträchtlich niedriger als die von Schacht angegebenen (s. Kurven Abb. 17, Tabelle S. 105). Die relative Feuchtigkeit überschreitet um 8 Uhr morgens von Dezember bis Februar den Durchschnitt von 50% nur wenig und sinkt gewöhnlich von 2 bis 4 Uhr nachmittags auf den Durchschnitt von 20% herunter bei einer Temperatur-

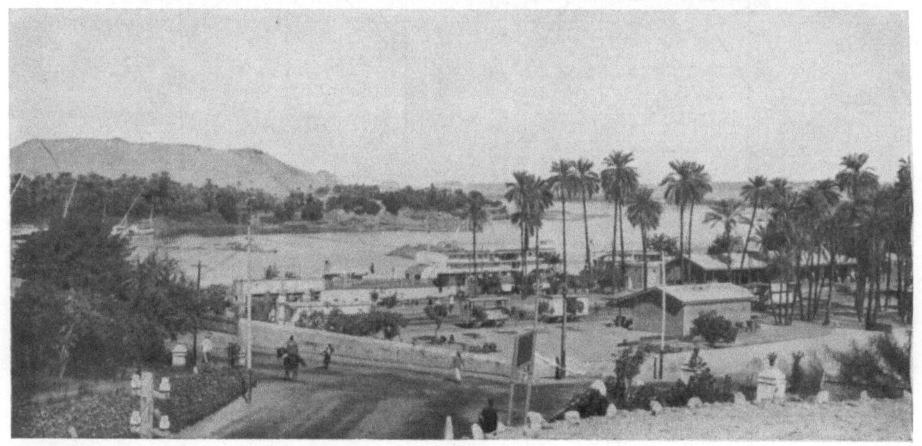

Abb. 21. Oberägypten: Assuan.

lage, die in den Monaten Dezember bis Februar das Maß des Erträglichen im Durchschnitt nicht überschreitet. Das Sättigungsdefizit der Luftfeuchtigkeit steigt von 9 Uhr morgens an rasch an und erreicht über Mittag schon meist beträchtliche Grade (vgl. die Kurve der Äquivalenztemperatur und des mittleren Ganges von Wärme und Feuchtigkeit Abb. 11). Sonne, Wind, Trockenheit bedingen eine wesentlich höhere Verdunstung als in Unterägypten. Auch Werner, Schacht, Schieffer betonen die Konstanz des Witterungsablaufes ohne plötzliche Umschläge. Nach übereinstimmendem Urteil gestattet die Witterung fast den ganzen Tag von 9 bis 10 Uhr an sich bei behaglicher Temperatur bis zum Sonnenuntergang im Freien aufzuhalten. Es geht deshalb keineswegs an, Heluan mit Assuan in klimatischer Hinsicht auf eine Stufe zu stellen. Die Temperaturmittel liegen hier durchschnittlich um 3 bis 4° C höher; die Feuchtigkeit ist durchschnittlich um 20% niedriger. Es besteht ein Unterschied in klimatischer Hinsicht etwa wie zwischen Lugano und Rom.

Die Anlage des immensen Nilstaubeckens direkt südlich von Assuan hat wegen der nördlichen Windrichtung nicht den befürchteten Einfluß auf die Luftfeuchtigkeit von Assuans Umgebung, wenigstens bei Tag nicht, erhalten. Die Bewölkung ist eine minimale, kaum ein Fünftel derjenigen von Unterägypten. Dafür kommen aber auch Tage ganz ohne Wind nicht mehr vor. Der Staub belästigt bei stärkerem Wind, ist aber meistens vermeidbar und vor allem fast keimfrei im Gegensatz zu Kairo, Mena House und Luksor.

Eine Steigerung der genannten klimatischen Eigenheiten bringt die Zeltlager- und Barackenstation in der Wüste bei Assuan, das Sanatorium **„Bab-el-Wadi".**

Die hauptsächlichste Verstärkung der klimatischen Faktoren in der Zeltstation dürfte wohl in der Temperaturhöhe in einer Erweiterung der Temperaturschwankung und in noch weiterem Sinken des Feuchtigkeitsgrades am Tage beruhen. Mehrjährige klimatische Datenreihen fehlen dafür bis jetzt noch, dürften aber nicht imstande sein, wie in Luksor einen deutlichen Gegensatz von Nilstation und Wüstenstation zu schaffen, so daß man wohl die meteorologischen Mittelzahlen, die ich aus Schachts Angaben und Rabls einjährigen Beobachtungen, die im Kurwinter 1913 14 vom 1. Dezember bis Ende März gemacht wurden, berechnen konnte, als den tatsächlichen nahe kommend betrachten kann (s. Tab. S. 106). Bemerkenswert ist nach Rabls Feststellungen die im Vergleich zum Niltale wesentlich größere Windstille, die teils durch die Wüstenlage an sich, teils durch Hügel- und Sanddünenschutz bedingt ist, vielleicht aber zu hoch geschätzt ist, da sie von keiner der anderen Stationen im entfernten erreicht wird.

Ein solcher Gegensatz besteht in gewisser Beziehung zwischen Assuan und dem 250 km südlicher und 18 m höher gelegenen **Wadi-Halfa,** wo die nächtliche Abkühlung noch beträchtlicher ist als in Assuan, weil auch die Mittagstemperaturen niedriger sind. Während Bewölkung und Regenlosigkeit sich so verhalten wie in Assuan, ist das Klima milder infolge geringerer Windstärke und einer bemerkenswerten Zahl windstiller Tage in den eigentlichen Wintermonaten.

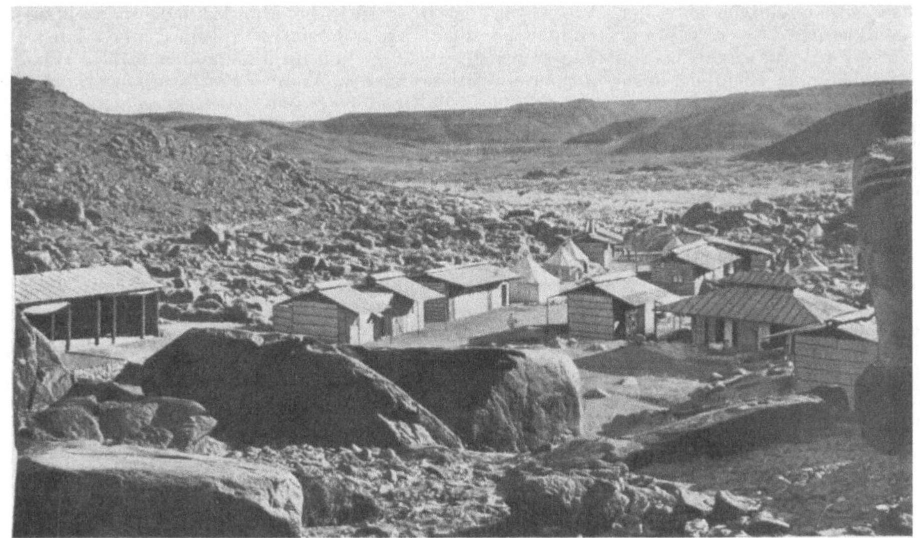

Abb. 22. Wüstensanatorium Bab-el-Wadi bei Assuan.

Wir wenden uns mit Übergehung von **Berber** an der Atbaramündung (s. die Klimatabelle S. 105), über das ärztliche Urteile noch ausstehen, zu

Khartum, der südlichsten klimatischen Station des ägyptischen Wintergebietes, die entschieden der ärztlichen Beachtung bedarf. 385 m über dem Meere, 1750 km von der Küste entfernt gelegen, von Assuan so weit entfernt, als dieses von der Küste, unterscheidet sich Khartum in der Temperaturlage von Assuan etwa wie dieses von Heluan. Infolge der höheren Mittagswerte ist die Tagesschwankung der Temperatur eine außerordentlich hohe, in den Wintermonaten 17° C im Tagesmittel. Die Nächte sind häufig ebenso wie die Morgen kühl. Temperaturabstieg und Abfall sind steiler als in Assuan. Die relative Luftfeuchtigkeit ist noch geringer, nur $^1/_2$ bis $^1/_3$ derjenigen Heluans, so daß die Tage bei einer etwas geringeren Windstärke und bei derselben Windrichtung von Nord her wie in Assuan nicht heißer als da, die Nächte meistens noch erfrischend sind. Die Bewölkung ist wegen der Nähe des eigentlichen Tropenklimas und dem bald südlich von Khartum beginnenden Steppengebiet schon etwas größer, die Besonnung im Jahresmittel etwas geringer als in Assuan, immer aber noch um 30$^0/_0$ höher als in Unterägypten, um ganze 100$^0/_0$ höher als in den alpinen Winterstationen des Engadins. Die Verdunstungsmöglichkeit von der freien Fläche ist enorm, mehr als das Doppelte als in Unterägypten, um fast 50$^0/_0$ höher als in Assuan. Nicht ganz parallel damit geht das in den Monaten erträglicher Temperatur ganz erhebliche physiologische Sättigungsdefizit der Luft.

Ein Nachteil Khartums, der aber durch seine Lage südlich vom Nil, an dessen palmenbestandenen Ufern es breit hingelagert ist, infolge des herrschenden Nordwindes etwas ausgeglichen wird, ist die größere Ansammlung von Eingeborenen in Khartum, die Nachbarschaft der Araberstadt Omdurman mit ihrem infolge des stärkeren Eingeborenenverkehrs nicht mehr so keimfreien Staube und das Vorkommen von Malaria (Perniciosa- und Quartanaformen nach Andrew Balfour), besonders in den Monaten September und Oktober.

Die Winterzeit ist regenfrei. Die Trockenheit und die nächtliche Temperatursenkung machen Khartum trotz der zu allen Zeiten der kühlsten Monate von November bis März höheren Tagesmittel der Temperatur als in Assuan, zu einem wirkungsvollen Kuraufenthalt in den Monaten Dezember, Januar bis wenigstens Hälfte Februar. Die begrenzte Rekrutierung des Kurpublikums, das im wesentlichen aus Engländern und Sportsleuten besteht, beruht wohl mehr auf der weiten Entfernung von der Küste, von der es durch eine zwei- bis dreitägige Eisenbahnfahrt getrennt ist und auf der noch bestehenden Beschränkung der Reisefreiheit im Sudan infolge der militärischen, vor dem Kriege allerdings sehr liberal gehandhabten und für den Europäer keineswegs drückenden Okkupation des Sudans.

Reines Wüstenklima ohne jede klimatische Variation durch eine größere Wasserfläche oder durch Acker- und Gartenkultur und ohne die damit verbundenen endemischen Krankheiten, wie Typhus, Dysenterie und Malaria, hat die 60 m über dem Meer in der Breite von Luksor mitten in der libyschen Wüste gelegene **Oase Dakhla** oder **Dachel**. Kein einziger der Nilkurorte hat die enorme Menge windstiller Tage während der klimatischen Kurzeit aufzuweisen. Nur an drei bis fünf Tagen des Monats herrschen im allgemeinen mäßige Winde von wechselnder Richtung, dagegen aber ein- bis zweimal im Winter Sandstürme von orkanartiger Heftigkeit, welche zweifellos an den betreffenden Tagen jedes kurgemäße Leben lahmlegen. Die Regenlosigkeit ist absolut. Die Luftfeuchtigkeit hält sich ständig unter 50% der Sättigung, bei häufigem Herabgehen auf 10 bis 5% der Sättigung und bei einer fast gleichbleibenden absoluten Dampfspannung von nur 4 bis 5 mm infolge mangelnder Verdunstung seitens des absolut trockenen Wüstenbodens in den auch der relativ kleine, auf Grundwasser gedeihende Vegetationsbezirk der Oase keine Veränderung bringt. Das physiologische Dampfdruckdefizit ist infolgedessen während des besonnten Tagesteils überaus hoch. Zur Schweißbildung kommt es nicht mehr. Die Besonnung erreicht gewöhnlich die absolute Größe des für die geographische Breite möglichen Sonnenscheins. Tag- und Nachttemperaturen weisen eine beträchtliche Schwankung auf, obgleich das Temperaturmaximum nicht dasjenige von Assuan erreicht, sondern wenigstens von Dezember bis Februar etwa die Mitte zwischen Heluan und Assuan hält, während die nächtliche Wärmeausstrahlung in der dunstfreien Luft eine starke Temperaturerniedrigung hervorruft. Tagaus, tagein trockene, windstille, warme bis heiße Tage, trockene kühle bis kalte Nächte, die Stille der Nacht bei unendlichem Horizont und unendlicher Klarheit des Himmels sind die Hauptcharakteristika dieses reinen Wüstenklimas. Auch Dakhla wird bis jetzt nur von Engländern und einigen Globetrottern besucht. Die Unterkunft scheint bis jetzt nur das Camp, d. h. Zeltleben, zu sein, ohne daß anscheinend der bescheidene Komfort das in Ägypten übliche und auch notwendige Maß erreichen könnte.

Klimatische bedingte Aufenthaltszeit. Der Aufenthalt in Ägypten ist von rein klimatotherapeutischem Standpunkt aus zweckmäßig etwa von Mitte Oktober bis Mitte April. Nach Engel kann der Aufenthalt in Heluan auch bis in den Sommer hinein ausgedehnt werden. Die ägyptische Sommerstation das Seebad Ramleh unweit von Alexandrien, welches als ägyptischer Sommeraufenthalt empfohlen wird, entspricht nicht den Anforderungen an ein trockenwarmes Klima. Geschwächte und Fiebernde haben aus Gründen der Wärmeökonomie (s. S. 50 und 51) in den Kurmonaten Oktober und April Kairo, Assuan und Khartum zu meiden, können hingegen bereits Heluan, eventuell auch Luksor aufsuchen. Die Zeit vom November bis Ende März ist in thermischer Hinsicht in ganz Ägypten im allgemeinen weniger zu fürchten.

Kairo ist nur als Durchgangsstation zu wählen. Der Kranke wird möglichst rasch nach Heluan, Al Hayat bei Heluan oder Mena House zu kommen suchen, um dort bis Mitte November zu verbleiben, wenn er möglichst das heißtrockene Klima aufsuchen will. Von dieser Zeit an bietet Luksor und Assuan auch Wadi-Halfa bis Ende März dauernde günstige klimatische Aussichten. Khartum kann von Mitte Dezember bis Ende Februar gewählt werden. Die Oasen besonders Dakhla bieten vom Dezember bis zum Ende März und sogar Anfang April ein überaus trockenes, nicht zu heißes Klima, aber keinen Komfort. Für den Monat März wird zuweilen die Rückkehr nach Kairo empfohlen. Von fachmännischer englischer Seite wird dagegen auf die überaus wechselvolle Frühjahrswitterung dieses Ortes, den der Chamsin nicht nur mit Wüstenstaub, sondern auch mit den pulverisierten und massenhaft Infektionskeime enthaltenden Bodenteilen des Kulturlandes überschüttet, warnend hingewiesen.

Der regelmäßige Freiluftaufenthalt während der eigentlichen Wintermonate kann in Unterägypten an kurgemäßen Tagen etwa von 10 Uhr morgens bis 4 oder 5 Uhr nachmittags ausgedehnt werden. In Assuan und Luksor von 9 oder 10 Uhr morgens bis 6 Uhr nachmittags; in Khartum von $\frac{1}{2}$9 Uhr morgens bis 9 Uhr abends und länger je nach der Jahreszeit.

Ohne der wechselnden Verhältnisse, denen Kuranwesen und Hotels unterliegen können, zu gedenken, kann der Erholungsbedürftige — weniger der Kranke — in Kairo, Mena, Heluan, Luksor und Assuan und im Bab-el-Wadi-Sanatorium auf den Komfort und die Ernährung rechnen, welchen er im Durchschnitt in den guten Kurstätten Deutschlands und Frankreichs begegnet. Die Gefahr infektiöser Darmerkrankungen ist dabei aber dann noch nicht vermieden. In Wadi-Halfa und mehr noch in Khartum ist nach den bis 1914 reichenden Berichten mit einfacheren und in bezug auf die Ernährung zwar sanitär relativ einwandfreien, nicht aber den durchschnittlichen diätetischen Ansprüchen entsprechenden Verhältnissen zu rechnen; während in Dakhla, Berber und an anderen Orten, welche dem eigentlichen Kurpublikum sich noch nicht erschlossen haben, die Verpflegung von Erholungsbedürftigen nur nach vorausgegangener Information und mit eigener Bemühung einigermaßen sichergestellt ist.

Mit Rücksicht auf den endemischen Typhus und die Dysenterie wird auch heute noch von Kennern des Landes vor dem Genusse roher oder in nicht einwandfreier Weise zubereiteter Landesprodukte dringend gewarnt.

Physiologische Klimawirkungen in Ägypten.

Bei glücklicher Vermeidung der durch klimatische Anomalien auch in Ägypten immerhin wenigstens möglichen Störungen sind folgende physiologische Einwirkungen gegeben. Am meisten beeinflußt wird der Wärmehaushalt.

Der Wärmehaushalt und seine Komponenten. Die mittlere oder sogar hohe Luftwärme während des Kurtages stellt nach der Seite der Beschränkung der Wärmeabgabe geringe Anforderungen an die physikalische Wärmeregulation. Die Wärmeabgabe durch Strahlung und Leitung wird zuweilen an heißen windstillen Tagen, insbesondere zur Mittagszeit sogar behindert. Der Körper wird dann gezwungen, den größten Teil seiner Entwärmung durch Verdunstung vorzunehmen. Dieselbe wird durch das große physiologische Sättigungsdefizit der ägyptischen Luft erheblich erleichtert und durch die trocknende Eigenschaft des Windes in langen Perioden noch angenehmer gemacht: aber nicht beschleunigt. Das ist gegenüber anders klingenden Behauptungen zu betonen. Rubner und Wolpert berechneten, daß mäßiger Wind zwischen 17 und 32° C die Verdunstung nicht steigert, und daß bei etwa 34° C Lufttemperatur mäßiger und selbst kräftiger Wind als indifferent empfunden wird und jede spezifische Wirkung eingebüßt hat, so daß Wärmebildung und Wasserverdampfung ganz dieselben sind wie bei ruhender Luft. Erst mit höheren Graden der Lufttemperatur und bei irritierendem Winde wird durch den Wüstenwind wieder eine erhöhte Verdunstung und je nach der Höhe und Dauer der Windrichtung eine Austrocknung der verdunstenden Körperoberfläche bewirkt, weil mehr Wasser abgegeben wird, als zur Bindung der gesamten erzeugten Wärme notwendig ist. Der in der

Sonne ruhende Kranke, welcher, wie wohl allgemein üblich, mäßig bekleidet ist, steht aber in einem, je nach der Richtung zur Sonnenstrahlung, je nach ihrer Stärke im Verhältnis zu ihrer Vermehrung durch terrestrische und Spiegelungsstrahlung, je nach der Farbe und der Qualität seiner Kleidung thermisch modifizierten „Privatklima“. Es ist kaum möglich und vor allem zwecklos dessen jeweilige oder durchschnittliche Bedeutung für die Art der Wärmeregulation zu ergründen, weil, wie Rubner zeigte, dafür gerade bei hohen Temperaturen eine gemeinsame klimatische Formel nicht zu finden ist. Nur das eine ist dabei sicher: es wird unter allen Umständen am ägyptischen Sonnentag die Entwärmung wesentlich durch Verdunstung von seiten der Haut und der Atmungsorgane vorgenommen, sehr viel weniger und seltener durch Konvektion und Strahlung. Hierin liegt wohl der wesentliche physiologische Effekt des ägyptischen Klimas. Man könnte sagen, der Kranke befindet sich im ägyptischen Klima zur warmen Tageszeit wie in einem gut oder auch übermäßig geheizten und gut ventilierten Raum der Heimat, aber unter gleichzeitigem Genuß der frischen Luft, der Sonne und etwaiger anderer klimatischer Annehmlichkeiten. Die Verdunstung in diesem Klima dürfte unter Zugrundelegung der Rubnerschen Ermittelungen beim leicht bekleideten mageren und ruhenden Menschen am ganzen Sonnentag bei 20 bis 30% relativer Feuchtigkeit unter Annahme einer Lufttemperatur von rund 25° C durchschnittlich betragen:

Für 10 Sonnenstunden à 100 g . . . . 1000 g Wasser
„ 5 Stunden Aufenthalt bei 20° C u. 30% Feuchtigkeit à 60 g . . . 300 g „
„ 9 Stunden nachts bei 15° C und 60% Feuchtigkeit à 20 g . . . . 180 g „

Summa 1480 g Wasser
rund   1500 g „

1500 g Wasser entsprechen einer Abfuhr an gebundener Wärme von 1500 mal 600 cal. = 900 000 cal. = 900 Kal. Also mehr als der dritte Teil der gesamten Wärmebilanz von ca. 2500 Kal. wird dadurch geleistet, d. h. das Doppelte bis Dreifache der Verdunstungsleistung an einem angenehm warmen Sommertag des warmfeuchten Klimas unserer Zonen. Es liegt darin eine dauernde wesentliche Verschiebung der die Entwärmung besorgenden Funktionen im ägyptischen Klima. Zu ähnlichen Resultaten kommt Bickel, der die Steigerung der Wasserdampfabgabe durch die Haut auf 125—160%, diejenige der Lunge auf 62—63% berechnet.

Auch die körperliche Beschaffenheit hat bei der Beeinflussung des Menschen durch die Temperatur mitzureden, indem fette Personen, die sich durch Strahlung und Leitung schlecht entwärmen, genötigt sind. dies durch Steigerung der Verdunstung zu besorgen. Der fette Mensch verliert bei trockener Luft (wobei wir die Wüstenluftwirkung hier dem Rubnerschen Versuch mit trockener Luft gleichstellen) bei 28 bis 30° C pro Stunde 134 g Wasser. Nach der oben ausgeführten Rechnung wird er, um dieselbe Entwärmung wie der magere zu erzielen, wenn er das Klima voll ausnützen und sich in ihm wohlfühlen will, demnach

10 Sonnenstunden à 134 g . . . . 1340 g Wasser
5 Stunden Aufenthalt à 60 g . . . . 300 g „
9 Stunden Aufenthalt à 20 g . . . . 180 g „

1820 g Wasser

als Minimum zu verdampfen haben. Es sind dies Zahlen, die sich aber durch Bewegung am heißeren zehnstündigen Sonnentage auf 2000 g Wasser, an heißen feuchteren Sonnentagen wohl auf 2500 bis 3500 g Wasser notgedrungen steigern müssen, wenn nicht eine Erhöhung der Körpertemperatur eintreten oder eine künstliche Entwärmung durch Bäder und Ventilation herangezogen werden soll, die wir ja nicht als im Sinne einer klimatischen Kur liegend erachten.

Der mit der Höhe der Lufttemperatur abnehmende Wärmeverlust durch Strahlung und Leitung ist, nach R u b n e r, begleitet von einer S t e i g e r u n g d e r H a u t t e m p e r a t u r. Ohne diese würde das Sinken des Wärmeverlustes durch Strahlung und Leitung noch rapider sein. Die Vermehrung der Hautwärme, der Hautdurchblutung, ist also eine Begleiterscheinung der wachsenden Wasserverdunstung im ägyptischen Klima, an der wesentlich die äußere Haut beteiligt ist. Dabei kann es zunächst unentschieden bleiben, ob die erhöhte Durchblutung der Haut, welche die vermehrte Hautwärme bedingt, durch wärmeregulierende Zentren allein angeregt wird, oder ob sie im ägyptischen Klima durch die intensivere Belichtung und den lang einwirkenden Wind- und Luftreiz auf die Haut als direkte Gefäßwirkung zustande kommt.

Jedenfalls ist die B e a n s p r u c h u n g d e s G e f ä ß a p p a r a t e s und der mit der Osmose befaßten Zelltätigkeit schon beim normalgewichtigen Menschen durch die Entwärmung und besonders durch die Verdunstung im ägyptischen Klima gesteigert. Beim übergewichtigen, fetten Menschen wird sie auf die Dauer enorme Anforderungen stellen, eventuell übermäßig werden und nebenbei zu einer speziell die Eiweißkörper betreffenden vermehrten Stoffzersetzung führen, vielleicht sogar einer körperlichen Erschöpfung die Wege ebnen.

Das Verhalten des gut verdampfenden mageren Menschen bei trockener Luft, der sich im Laboratoriumsversuch wohl fühlt, beweist nichts gegen diese Auffassung von der in einseitiger Weise dauernd erhöhten und strapazierenden Gefäßarbeit. Es gibt uns nur einen Fingerzeig, unter welchen Konstitutionen wir die Auswahl für das trockenwarme bzw. trockenheiße Klima Ägyptens zu suchen haben. Die Erfahrungen ägyptischer Ärzte sprechen demgemäß auch gegen den Aufenthalt sehr fetter Kranker.

Die Verminderung der Wärmeabgabe durch Strahlung, die Verminderung der Wärmeabgabe überhaupt, muß schließlich auch notwendig eine H e r a b s e t z u n g d e r c h e m i s c h e n R e g u l a t i o n s l e i s t u n g bewußter und unbewußter Provenienz zur Folge haben. R u b n e r fand: bei 35° C 60 Kal. Wärmebildung pro Stunde, hingegen bei 2° C 84 Kal. Wärmebildung pro Stunde. Als Quelle der Wärmebildung kennen wir, abgesehen vom Grundumsatz, der hier keine Rolle spielt, nur den Leistungszuwachs durch die Muskeltätigkeit und unter toxischen und pathologischen nervösen Einflüssen. Die Muskeltätigkeit wird im ägyptischen Klima von selbst eingeschränkt oder muß eingeschränkt werden. Da dadurch die in Energie umzusetzende Menge der Nahrung kleiner werden muß, da zugleich aber auch der dynamische Wert der Nahrung niedriger zu bemessen ist, so wird eine Herabsetzung der Nahrungszufuhr unter den oben angegebenen klimatischen Bedingungen fast zur Notwendigkeit und jedenfalls wünschenswert. Die Nahrungsaufnahme hat also im allgemeinen diejenige des ruhenden oder wenig arbeitenden Menschen zu sein, wenn der Mensch sich im Klima Ägyptens wohl fühlen soll. Sie muß um etwa $\frac{1}{4}$ bis $\frac{1}{3}$ der Kalorienzufuhr des Menschen unserer gemäßigten Klimate, d. h. von 3000 Kal. auf ca. 2500 bis 2000 Kal. sinken.

Wir wissen ferner schon aus den Versuchen R u b n e r s und seiner Schule, daß die Eiweißnahrung die Wärmeproduktion am stärksten anregt. Eine E i n s c h r ä n k u n g d e r E i w e i ß n a h r u n g auf das physiologisch und individuell, eventuell aus Stickstoffbilanzen sich ergebende, notwendige Maß erweist sich demnach als weiteres Erfordernis der Ernährung im ägyptischen Kurklima, wenigstens in den heißeren Zeiten. Die Notwendigkeit dieser Einschränkung ergibt sich auch aus der Tatsache, daß in gesundheitlich erträglicher Breite sonst weder die Temperatur noch der Feuchtigkeitsgrad der Luft einen beschränkenden Einfluß auf die Gesamtwärmeproduktion ausüben können.

Bekleidung im ägyptischen Klima. Die Bedeutung der Entwärmung auf dem Wege der Verdunstung, die ungenügende oder aufgehobene Entwärmung durch andere physiologische Funktionen nötigen uns, der Bekleidung im ägyptischen Klima Beachtung zu schenken. Sie muß so beschaffen sein, daß einerseits die im Eigenklima herrschende erhebliche Feuchtigkeit rasch in die umgebende trockene Luft abziehen kann und andererseits die etwa durch die Einstrahlung unter der Kleidung erzeugte Wärme nicht zu groß wird und ebenfalls durch Zirkulation der Luft möglichst rasch beseitigt wird. Die Kleidung soll demnach der momentan obwaltenden Temperatur und dem Wind jeweils angepaßt werden, im allgemeinen permeabel, porös und leicht sein. Auch die Farbe spielt im trockenheißen Klima eine Rolle. Wir wünschen einerseits keine zu hohe Wärme auf der Körperoberfläche zu verdichten und wollen ferner von der hellen und kurzwelligen Strahlung auch den hochaktinischen Teil der Haut bzw. modifiziert den tieferen Gewebepartien zuführen, sei es, daß man dadurch eine Förderung der Oxydationsprozesse oder die Aktivierung von Enzymen, insbesondere der allen Zellen gemeinsamen Peroxydase, oder eine Steigerung der genetischen Zelltätigkeit erwartet. Ersteres erreichen wir z. B. durch Stoffe mit hellfarbiger Oberfläche und mit roter oder schwarzer Unterlage, wie dies nach Schmidt beim englischen Tropenstoff „Solare" sich bewährt hat. Wo bei dieser Bekleidung die chromatisch verändernde Unterlage fehlt, da können neben der Ultraviolettstrahlenwirkung die hellen Sonnenstrahlen in die Tiefe eindringen und sich bei der Absorption in Wärme verwandeln (P. Schmidt), eine meist unerwünschte Erscheinung.

Über die physiologische und therapeutische Bedeutung der Sonnenwirkung s. das Kapitel Heliotherapie S. 109 u. ff.

Die Zufuhr der hochaktinischen Strahlung geschieht auch im Wüstenklima am besten durch das zeitlich begrenzte Sonnenbad aber nur in sehr dosierter Form. Es ist dabei dieselbe Sorgfalt nötig, wie im kurzwelligen Höhenlichtklima.

Hitzeeffekte. Eine Wirkung dauernd hoher Luftwärme auf das vegetative System kann in der von einzelnen Forschern beobachteten Verringerung und im Versagen der sekretorischen Tätigkeit des Magens bei höheren Lufttemperaturen erblickt werden. Es könnte dies mit der Chlorausfuhr durch Schweiß und mit dem konsekutiven HCl-Mangel im Magen zusammenhängen, wie Cohnheim für das Hochgebirge wahrscheinlich macht und es ist nicht unmöglich, daß der von Ranke für das Tropenklima beschriebene Appetitmangel auf diesem Wege zustande kommt. Derartige Sekretionsanomalien können ihrerseits wieder Darmstörungen und ungenügende Ernährung im allgemeinen im Gefolge haben, insbesondere bei Kindern, wie dies Salge schon für unsere Sommertemperatur von 25° C, wenn dieselbe einige Zeit ohne genügende Abkühlung fortdauert, an Säuglingen gezeigt hat und wie dies andere als begleitende Ursache erhöhter Kindersterblichkeit und Sterblichkeit im allgemeinen wahrscheinlich gemacht haben. Doch liegen die Verhältnisse im trockenheißen Klima gewöhnlich anders. Wohl findet bei zunehmender Temperatur und mit zunehmender Dauer und Intensität des Schwitzens mit und ohne Muskelarbeit eine absolut und relativ stark vermehrte Kochsalzausscheidung durch die Haut statt, wie auch Kittsteiner jüngst wieder zeigte, aber zu diesem extremen Treibhausklima kommt es eben im trockenen Ägypten nur ausnahmsweise. Die Wasserabgabe von der Haut vollzieht sich in Form des Wasserdampfes zweifellos ohne wesentlich erhöhte Sekretion der Schweißdrüsen und damit ohne Ausschwemmung von Kochsalz. Das Kochsalz des Körpers wird nach Bickel und Wohlgemuth sogar zurückgehalten und eine dauernde Retention kann nur durch reichliche Wasserzufuhr verhindert werden. Im Blute selbst wird die Kochsalzkonzentration mit Zähigkeit festgehalten; es kommt also anscheinend zur Kochsalzdeponierung unter die Haut.

Demnach scheint die gelegentlich vorhandene Neigung zu Magen- und Darmstörungen im ägyptischen Klima wohl auf anderen, teilweise reflektorischen, teilweise durch die Diät selbst oder durch die Abänderung der Darmflora bedingten Veränderungen zu beruhen. Justi macht darauf aufmerksam, daß im heißen Klima die Störungen der Wärmeregulation außer Allgemeinerscheinungen auch Darmstörungen bedingen kann, und daß die mangelnde Eßlust auf die hemmende Wirkung der Hitze, auf die Zentren der Verdauungsorgane, die allgemeine Erschlaffung und die „Verdrängung" des Hungergefühls durch das Durstgefühl beruhe.

Der Gebrauch des trockenheißen Klimas setzt also immerhin, wie auch mehrere ärztliche Beobachter betonen, einen intakten und nicht leicht alterablen Verdauungskanal voraus und scheint im allgemeinen für Kinder nicht indiziert zu sein. Ganz abgesehen von der durch die Fleischqualität der bodenständigen Nutztiere und die Pflanzenvegetation klimatisch bedingten Beschränkung der diätetischen Ernährung kann man wohl sagen, daß dieser Gesichtspunkt allein schon die Indikation für Krankheiten des Verdauungsapparates sehr einengt.

Bei Vermeidung der Hitzeschädigungen ist aber von ganz besonderer Bedeutung im ägyptischen Klima die bei vorsichtigem Gebrauch dem Kranken nur Nutzen bringende klimatische Gleichartigkeit während längerer Zeitperioden; so daß z. B. kräftige Wärmewirkung und Verdunstung mit behaglichem Wärmezustand und Schonung wochen- und monatelang abwechseln kann. Auf der glücklichen Regelung dieser leicht und gleichartig übenden und schonenden thermischen Faktoren des Klimas scheint ein großer Teil der ägyptischen Klimatherapie zu beruhen.

Die Kreislaufverhältnisse und der Blutdruck. Mangels umfassender Untersuchungen über die klimatische Wirkung Ägyptens auf den gesamten Kreislauf sind wir auf Beobachtungen über das Verhalten des Pulses und Blutdrucks angewiesen. Sowohl Schacht als Schieffer haben solche an Gesunden und Kranken, Wohlgemuth an Gesunden vorgenommen. Die Blutdruckverhältnisse bei Gesunden ergeben samt und sonders eine deutliche Verminderung des mit dem Apparat nach Riva - Rocci gemessenen systolischen Blutdrucks. Schieffer fand stellenweise eine Senkung bis unter 100 mg Hg und die bemerkenswerte Tatsache, daß auch die Eingeborenen (150 Araber) durchweg geringere Werte, als sie bei uns für normal gelten, aufweisen. Dasselbe fand Schacht im Wüstensanatorium Bab-el-Wadi. Gerade die Versuche am gesunden, arbeitenden Eingeborenen zeigen uns, daß es zur Durchführung der vitalen Funktion im ägyptischen Klima nicht des Tonus im Gefäßsystem bedarf, wie wir ihn gewohnt sind, daß allerdings, wie Schieffer auch wieder am Eingeborenen zeigte, die Grenzen der Funktionen sehr eng gezogen sind, und daß schon nicht sehr große Anstrengungen riesige Pulsbeschleunigung und Blutdrucksteigerung hervorrufen können. Die Ursache der Senkung mag zum Teil in der wenigstens anfänglich auftretenden Hyperämie der Haut liegen, infolge deren der Widerstand im peripheren Gefäßsystem verringert ist. Möglicherweise ist sie auch ein Gesamtausdruck für die Anpassung des Organismus an die höhere Temperaturlage und eine biologisch bedingte Verringerung der Oxydation überhaupt.

Leider fehlen uns also zur Beurteilung selbst der physiologischen Zirkulationsverhältnisse im ägyptischen Klima noch recht wichtige Daten, da wir nicht einmal über das Verhalten der Pulsamplitude und der Pulsfrequenz genügend aufgeklärt sind, so daß es noch zweifelhaft ist, wie die Herzarbeit sich im Lauf einer Kur gestaltet und dann auf die Dauer verhält. Neben den Arbeiten

Rubners und seiner Schule über die Muskelarbeit bei hochwarmer, trockener Temperatur interessieren hier besonders W. Rosenthals Forschungen über das Klima tiefer Kaligruben, wo — abgesehen vom erhöhten Luftdruck und dem Lichtmangel — ein geradezu typisches ägyptisches Wärmeklima — hohe Lufttemperatur 33° C und enorme Trockenheit, nur 20 bis 40% relative Feuchtigkeit bei einer Dampfspannung von 9 mm Hg (Assuan 6 mm) — herrscht: Der Puls ist da immer mäßig beschleunigt, voll, die Atmung verschieden frequent und tief und die Temperatur unverändert, trotzdem eine sechsstündige ununterbrochene Arbeit geleistet wird. Erst bei 38° C und rund 30% relativer Feuchtigkeit treten Ermüdungserscheinungen von seiten der Zirkulationsorgane und im allgemeinen auf. Wo also keine Wärmestauung durch Behinderung der Verdunstung eintritt, vermag das Herz selbst gesteigerten Anforderungen höherer Temperaturen einwandfrei nachzukommen. Immerhin dürfte bei einer längeren Kontinuität hoher Temperaturen im südlichen Ägypten die Erhöhung der Herzarbeit, wie nach längeren warmen Bädern, so auch im ägyptischen Klima in Erscheinung treten oder überhaupt nur durch vorsichtige Beschränkung der Arbeit während der warmen Tageszeit fernzuhalten sein. Wir müssen also bis jetzt annehmen, das Klima wirke in dieser Hinsicht auf die Dauer etwa ähnlich wie prolongierte, höher temperierte Bäder oder ein gemäßigtes Heißluftbad, ein mildes römisches Bad und ähnliche Wärmeapplikationen und produziere während des warmen Tages eine gewisse, zwar verschieden große, aber doch ziemlich bedeutende Herzbelastung, der in den meisten Fällen allerdings eine nächtliche Erholung bei wesentlich geringerer Luftwärme gegenübersteht. Der Unterschied zu diesen Applikationen liegt in der langen täglichen Dauer der Klimawirkung bei mäßiger thermischer Intensität und in der wochen- und monatelangen Fortsetzung.

Die Kreislaufverhältnisse in den Nieren. Über die Durchblutung innerer Organsysteme im ägyptischen Klima haben wir noch keinen Aufschluß; immerhin könnte es da, wie es ja zu einer reichlicheren Durchblutung der Haut unter Druckherabsetzung kommt, ebenso auch bei den Nieren der Fall sein, deren Verhalten gerade im ägyptischen Klima interessiert. Die Versuche Strassers mit thermischen Applikationen sprechen dafür, daß trotz Herabsetzung des Gefäßtonus z. B. im Warmluftbad eine gesteigerte Nierendurchblutung stattfindet, eben weil die Gefäße der Nieren gleichsinnig wie in der Haut zu reagieren scheinen. Die Verhältnisse im ägyptischen Klima werden allerdings dadurch modifiziert, als den Nieren durch die übliche Einschränkung der Muskeltätigkeit und eine dadurch bedingte etwas geringere Nahrungsaufnahme in der Regel auch wohl eine geringere Ausscheidung an Stoffwechselprodukten zugemutet wird, wodurch also in einiger Hinsicht die allgemein anerkannte Ruhe- und Bettwärmetherapie der Nierenkrankheiten nachgeahmt wird.

Die Urinsekretion ist im allgemeinen herabgesetzt bei entsprechender Erhöhung des spezifischen Gewichts, wenigstens wenn die gleiche Wassermenge wie im gemäßigten Heimatklima zugeführt wird, und zwar infolge der wärmeregulativen Vermehrung der Wasserdampfabgabe durch die Haut. Es kommt dadurch regelmäßig zur Kochsalzretention, die nicht durch die Hautwasserabscheidung ausgeglichen wird, es sei denn, daß es zu recht erheblichem unerwünschtem Schwitzen kommt und welche deshalb nur durch reichliches Wassertrinken verhindert werden kann. Bezüglich der Stickstoffausscheidung wissen wir durch von Noorden, daß selbst durch enorme Anregung der Schweißbildung und der Wasserverdunstung von der Haut aus weder dem Schweiß noch dem Speichel eine elektiv vikariierende Stickstoffausscheidung zukommt. Die Stickstoffausscheidung durch den Urin bleibt demnach, wie auch A. Loewy fand, im allgemeinen unverändert: Auch im ägyptischen Klima konnte beim Gesunden eine Mehrabgabe von Stickstoff durch die Haut nicht erwiesen werden. Es liegt im ägyptischen Klima sogar eine Neigung zu negativen N-Bilanzen vor, indem nach Bickel die Stickstoffausscheidung durch den Urin sogar begünstigt wurde. All das führt zum Schlusse, daß bei einer dem Durstempfinden genügeleistenden, ins Belieben gestellten Wasseraufnahme beim Gesunden die Nierenarbeit weder bezüglich der Harnmenge noch bezüglich der festen Bestandteile gehindert ist oder irgendwie verändert zu sein braucht, daß also die Nierenfunktion weder durch Haut noch Darm im heißen Klima vikariierend beeinflußt wird, daß ferner bei verringerter Salzausscheidung im Urin es eben einfach zu Retention und Depotbildung der Salze kommt. In dieser Frage führen meines Erachtens auch die Befunde der Pannwitzschen Teneriffaexpedition von 1910 durch Durig, Neuberg und N. Zuntz zu keiner anderen Stellungnahme. Sie fanden zwar im dortigen trockenwarmen Höhenklima die im Schweiß ausgeschiedene N-Menge $2\frac{1}{2}$—3 mal so groß als wie in Berlin, die Chlormenge in dem gleichen Sinn, wenn auch geringer beeinflußt. Der Gehalt von 1000 mg N auf 1 l Schweiß g genüber 300—400 mg in unseren Klimaten besagt aber gegenüber der Gesamtmenge des N-Umsatzes wenig, wenn man die gewaltig erhöhte, doch auch direkt mit N-Umsatz einhergehende Hauttätigkeit im dortigen Klima in Betracht zieht. Die öfters gemeldete Erschwerung der Miktion ist auf die hohe Urinkonzentration in Zeiten ungenügender Wasserzufuhr oder gesteigerter Wasserabgabe durch Haut und Darm nach Körperanstrengung oder an besonders heißen Tagen zurückzuführen.

Veränderungen des Blutes. Auch die Veränderungen des Blutbildes können hier besprochen werden. Die Untersuchung des peripheren Kapillarenbluts brachte Schieffer ziemlich allgemein eine Vermehrung der Erythrozytenmenge.

Er fand bei 72 gesunden Arabern in Assuan eine durchschnittliche Erythrozytenzahl von 5 535 000. 16% der Untersuchten hatten ca. 5 000 000 Erythrozyten, 34% über 5 000 000, 27% über 6 000 000 bis zu 6 700 000 Erythrozyten. Die an der unteren Schwelle der angeführten Werte Stehenden zählten der armen, schlecht genährten, häufig von Eingeweidewürmern heimgesuchten Volksklasse zu. Eingeborene Frauen hatten durchschnittlich 5 430 000 Erythrocyten. Europäer machten eine langsame, ständig steigende Vermehrung der Erythrozyten durch, bis zu 1 Million und darüber; manchmal findet allerdings zunächst eine Verminderung der Erythrozyten statt; 4 länger in Ägypten lebende Europäer hatten durchschnittlich 5 688 000 Erythrozyten, 2 länger in Ägypten lebende Europäerinnen hatten durchschnittlich 5 260 000 Erythrozyten, ein $1\frac{1}{2}$ Jahr dauernd dort lebender Europäer hatte 6 475 000 Erythrozyten. Die Leukozyten zeigten keine Veränderung in der Gesamtzahl. Demgegenüber ist darauf hinzuweisen, daß der Hämoglobinwert des Blutes bei Männern meist unter 80%, bei Frauen meist unter 70% blieb, also mit der Blutkörperchenzahl keineswegs in Parallele ging. Diese Tatsache ist recht sonderbar und muß zum mindesten die Vermutung aufkommen lassen, daß man es mit einer besonderen Wirkung des ägyptischen Klimas auf die Blutbildung zu tun hat, da wir eine fluxionäre Vermehrung der Blutzellen in der Peripherie, wie sie bei Beginn der Einwirkung des klimatischen (Wärme- und Licht-) Reizes auf die Haut sicher auch eintritt, nicht als einen dauernden Zustand betrachten können, der ohne schädliche Einwirkung auf die von einer fluxionären Minderung der Erythrozyten betroffenen Körperteile bliebe. Diese Annahme scheidet auch wegen der langsam progressiven Vermehrung der Erythrozyten aus. Es entsteht also die Frage, ob Eindickung des Bluts oder vermehrte Regeneration eintritt oder ob sich in der Technik infolge des ägyptischen Klimas Fehler einschleichen. J. Wohlgemuth fand in neueren Versuchen bei drei Personen in relativ kurzdauerndem Wüstenaufenthalt die Erythrocytenzahl zunehmend, den Hämoglobingehalt deutlich erhöht und auch die Leukocytenzahl unter der Tendenz der Zunahme stehend; es scheint dies für eine zunächst wenigstens eintretende Eindickung des Blutes zu sprechen. Das Verhältnis zur Hämoglobinmenge, wie Schieffer es bei länger Ansässigen fand, macht für die Dauer des Aufenthalts jedoch eine absolute Erhöhung der Zahl der roten Blutkörperchen unter gleichzeitiger Herabsetzung ihrer funktionellen Valenz wahrscheinlich. Möglicherweise wirkt die lang dauernde periphere Durchblutung wie vielleicht auch im Seeklima als anämischer Reiz auf die Bildungsstätten der roten Blutkörperchen ein, ohne daß es jedoch zu einer Anregung des Stoffwechsels im allg meinen und der Hämoglobinbildung im besonderen durch vermehrte Entwärmung wie im Seeklima kommt. Man hätte also in der Vermehrung der Erythrozyten die Antwort auf einen von den Zirkulationsverhältnissen ausgehenden Reiz zu erblicken, der aber mangels erhöhter Oxydationsansprüche durch eine Verminderung der sauerstoffbindenden Substanz im Einzelerythrozyten wieder kompensiert oder sogar zuweilen überkompensiert wird. Schieffer hat dies bereits vermutet. Aber leider stehen bis jetzt trotz der neueren Wohlgemuthschen Untersuchungen die Belege noch aus, die in erster Linie allerdings mit dem Bürkerschen Apparat und dann durch Untersuchungen auf die Sauerstoffzehrung des Blutes im dortigen Klima zu erbringen wären, um die sicher im trockenheißen ägyptischen Klima besonders naheliegenden Fehlerquellen zu meiden.

Die Veränderungen der Respiration. Über die Beeinflussung der physiologischen Respiration im warmtrockenen Klima stehen wenig Beobachtungen zur Verfügung. Anscheinend wird manchmal infolge der Trockenheit der nasale Atemtypus zum oralen, die ruhig reflektorische Atmung also beeinträchtigt. Auch Schädigungen durch Staub begegnen wir bei der Pathologie dieses Klimas. Die ständige Trockenheit des Bodens ist aber eine nicht zu unterschätzende Wohltat für Kranke, die zu Zirkulationsstörungen in den Luftwegen durch Erkältung neigen, weil dadurch Reflexreize, die von durchkälteten oder durchnäßten Unterextremitäten als besonders störend für das Wohlbefinden bekannt sind und zu einem Teil der sog. Erkältungskrankheiten der Luftwege aber auch nervöser Funktionsstörungen der Bauchorgane beitragen, gänzlich ausgeschlossen sind.

Die Therapie im trockenwarmen Klima.

Die Verwendung des trockenwarmen Klimas für die Therapie war eine empirische Tat. Wie gewöhnlich haben aber lückenhafte ärztliche Einzelanschauungen so außerordentlich verschiedene Wertungen des ägyptischen Klimas gezeitigt, daß die Meinungen wenigstens über dessen elektive Brauchbarkeit heute recht divergieren. Schon aus diesem Grunde ist es fördernd, von den gesicherten klimatischen Unterlagen und den allerdings noch recht geringen physiologischen Kenntnissen ausgehend, mit Zuhilfenahme der durch die Thermotherapie gewonnenen klinischen Erfahrungen sich ein Bild von der Indikationsart des Klimas für gewisse Krankheiten zu machen, um so mehr als, wie v. Krehl 1911 betonte, eine klimatische Kur in Ägypten wegen der Geldfrage vorher reiflich zu überlegen ist. Seine vorwaltenden Faktoren: behagliche und anregende Wärme in erträglicher Abwechslung mit nächtlich erholender Kühle, Trockenheit, große Verdunstung, Sonne, reine Luft sind Grundbedingungen für eine klimatische Behandlung von Leiden, bei welchen diese Faktoren direkt oder indirekt zunächst rein mechanisch dann aber auch reflektorisch und dynamisch einwirken. Solche Leiden sind: Erkrankungen der Atmungsorgane, der Sekretionsorgane, der Haut und erfahrungsgemäß die rheumatischen Krankheiten.

Die Erkrankungen der Atmungsorgane stellen anscheinend die älteste Domäne der heißtrockenen Klimawirkung dar. Es liegen Beobachtungen vor über Lungentuberkulose, Bronchitiden, Tuberkulose der oberen Luftwege, Asthma, Pleuritiden, und man müßte annehmen, daß die mit verstärkter Sekretion der Luftwege einhergehenden Formen, Fälle, in denen die trocknende oder die aufsaugende, anregende Wirkung der Wärme in Betracht kommt, die bevorzugte Stellung einnehmen.

Dem entsprechen einigermaßen die berichteten Kurerfolge.

Die Lungentuberkulose. Bei der Tuberkulose der Lungen hat schon 1881 Hermann Weber über, allerdings unsichere, Resultate berichtet.

Aus seinen letzten, 1907 niedergelegten Erfahrungen ist zu ersehen, daß weder die akuten noch die weit vorgeschrittenen Fälle für Ägypten geeignet sind, sondern vor allem solche chronische, die kein zu erregbares Herz haben, die kräftig genug sind, die Reisestrapazen auszuhalten und vor allem keine Darmstörungen zeigen. Kirchner warnt vor dem ägyptischen Klima bei offener Tuberkulose mit Kavernen und hektischem Fieber wegen der Staubinhalation, hingegen hat Engel auch hier bei langem Aufenthalt Erfolge gesehen. Auch Schacht sah Besserungen in sonst unbeeinflußt gebliebenen Fällen; in einer späteren Veröffentlichung (1911) läßt Engel jedoch nur die leichten afebrilen und unkomplizierten Fälle zu, bemerkt vor allem auch, daß die Ernährungsverhältnisse nicht so günstig seien, wie z. B. in den schweizerischen Hochgebirgskurorten. Die meisten Befürworter des ägyptischen Klimas für Lungenleidende betonen, daß junge Individuen dort bessere Aussichten haben, und man gewinnt den Eindruck, daß die neueren Erfahrungen sich besonders zu einer Indikation für die „afebrilen, unkomplizierten" Fälle verdichten. Dabei kann man sich allerdings des Verdachtes nicht immer erwehren, daß neuerdings die Neigung auch hier besteht, von den immer häufiger erstehenden Stätten des frohen Genusses den Lungenkranken, wenigstens den unliebsam hustenden, zu vertreiben — irgend wohin, am besten in das sprichwörtliche „Hochgebirge". So erging es ihm schon in anderen Trockenklimaten: in Meran, so an der Riviera ponente und in manchen Seebadeorten. Die Neigung zu Hämoptöe bei trockenheißem Wind wird von mehreren Seiten direkt hervorgehoben. Während Laufer Luksor wegen der geringen Belästigung durch Wind rühmt, verweisen andere auf den dort trotzdem vorhandenen und besonders keimhaltigen Staub. Das wichtigste ist demnach wohl, daß der Kranke entweder direkt sterile Wüstenkurorte nach Art des Bab-el-Wadi bei Assuan, die Wüstenteile Luksors oder Heluans und seine Sanatorien aufsucht, oder sich eine vom Straßenverkehr abseits gelegene Wohnung mietet, was auch Schieffer besonders betont. Auch Penzold bekennt sich zu dieser Ansicht, macht aber, wie auch reisende ärztliche Beobachter, doch den Vorbehalt wegen noch ungenügender Verpflegung und ungeeigneter Unterkunft. Es ist hierin in den letzten Jahren vor dem Krieg mancher Wandel eingetreten und eine weitere Verbesserung steht zu hoffen und zu erwarten. Natürlich ist mit höheren Unkosten zu rechnen als in Europa.

Die Kehlkopftuberkulose gilt für Rieder als eine Kontraindikation. Friedrich warnt Kranke mit reizbaren Halsorganen vor dem warmtrockenen Klima, und Schieffer bemerkt, daß die klimatischen Eigenschaften Ägyptens sich für die äußeren Atmungsorgane oft als recht ungünstig erweisen, während Goldman in Kairo das ägyptische Binnenklima auch für Larynxerkrankungen empfiehlt.

Eine kritische Übersicht der nur selten mit genaueren Belegen verknüpften Äußerungen läßt aber doch die Annahme gerechtfertigt erscheinen, daß wir unter sorgsamer Auswahl und unter Berücksichtigung der individuellen Disposition in bezug auf Reizbarkeit der Schleimhäute, des Gefäß- und Nervensystems manchen Tuberkulösen, insbesondere solchen, welche sich nach Mißerfolgen in unseren klimatischen Stationen in der trockenen Wärme wohler fühlen, Ägypten mit einiger Aussicht anempfehlen können. Demgegenüber ist nicht zu verschweigen, daß einerseits die allgemeine Temperaturlage, andererseits Staub, lebhafter Verkehr, Mangel an rein spezialistischen Sanatorien, Schwierigkeiten in der Überernährung, dieses Land im Vergleich zu den Heilanstalten der maritimen und montanen Kurorte unserer Breiten ins Hintertreffen stellen. Die Schwindsuchtsmorbidität im warmtrockenen Klima, die natürlich mit Vorsicht zu verwerten ist, beträgt im warmtrockenen Hochland der Kapkolonie unter Europäern 9%, unter Eingeborenen 14%. Sie ist dort unter Europäern größer als in Deutschland (Kirchner).

Demgegenüber steht die durchweg günstige Beurteilung des Klimas bei chronischen Pleuritiden, Exsudaten, Residuen von Exsudaten ohne Fieber und ohne sonstige Komplikationen. Das ägyptische Klima wirkt hier in dem von der internen Therapie auch sonst vertretenen Sinne einer Anregung zur Resorption, wozu der lange Aufenthalt im Freien, die Vermeidbarkeit von sog. Erkältungsschädigungen, die für Rezidive und Komplikationen ja eine Rolle zu spielen scheinen, unterstützend hinzutreten.

Gute Erfolge bei Asthmatikern lassen sich in derselben Weise wie im Hochgebirge, im Glühlichtbad, im Sandbad mit der Einwirkung austrocknender Faktoren, vielleicht auch mit Strahlenwirkung, noch wahrscheinlicher durch die Atmung reiner warmer Luft erklären. Engel, Laufer, Schieffer sahen gute Erfolge. Man wird als Vorbedingung stellen dürfen, daß man den Asthmatiker, ehe man ihn für längere Zeit nach Ägypten schickt, einmal zunächst einem warmtrockenen Übergangsorte in der Nähe der Heimat versuchsweise anvertraut, so in der Übergangszeit etwa an staubarme Orte der Riviera, der Adria, des Oberrheins, in den Sommermonaten aufs Land nach Ungarn, Westpreußen, Südrußland schickt.

Ähnliche günstige Erfahrungen machte man bei chronischen Bronchitiden mit profuser Sekretion, Bronchiektasien, Emphysem. Die Nachrichten lauten darüber günstig von Rieder, Lauffer, Engel, Wauer, Schieffer. Auch ältere Leute mit mehr oder weniger ausgesprochenen Erscheinungen dieser Art befinden sich im ägyptischen Klima zuweilen sehr wohl.

Erkrankungen des Blutes. Die Befunde der Blutkörperchenvermehrung scheinen die Behandlung Blutarmer durch das ägyptische Klima geradezu herauszufordern, diejenigen der häufig erwähnten Hämoglobinverarmung zu widerraten. Eine Klärung in dieser Frage ist noch nicht erfolgt.

Allgemeine Erholung und Rekonvaleszenz. Die Anregung durch extensive Freiluftbehandlung, Sonne, Wärme und selbstverständlich auch die Möglichkeit, beliebige hydriatische, auch medikamentöse und diätetische Kuren damit zu verbinden, ist zwar eine hervorragende, doch finden wir nirgends therapeutische Mitteilungen, außer dem erwähnten Hinweis von Schieffer und Schacht und der generellen Bemerkung Engels von der großen Bedeutsamkeit des ägyptischen Winterklimas für Erholungsbedürftige und Schwächliche jeder Art, die dem trüben Winter unserer Breiten entgehen sollen. Besonders dieser Punkt verdient Beachtung, machen sich doch die Anzeichen der Chlorose vorwiegend im Frühjahr nach dem sonnenlichtarmen Winter der Großstädte, der auch heute noch einen großen Teil der heranwachsenden weiblichen Jugend von reichlichem Freilicht- und Luftgenuß fernhält, bemerkbar, wozu allerdings bis vor einigen Jahren zahlreiche durchtanzte Nächte mit schädigenden Einflüssen auf Psyche und Körper in vielen Fällen erheblich beigetragen haben mögen. Der Verordnung des ägyptischen Winterklimas bei der Mehrzahl der anämischen Erkrankungen der Jugend stand bislang meistens der soziale Faktor entgegen, daß die wirklich dieser Kur Bedürftigen sich diese nicht leisten können, während die Bessergestellten gerade zur rechten Zeit noch zur Nachhilfe für die zweite Hälfte der gesellschaftlichen Winterkampagne für einige Wochen ins Hochgebirge oder an die Riviera entschlüpfen konnten, und während dann vom Frühjahr an die Hauptkur von unseren zahlreichen Sommerfrischen und Stahlbädern geleistet wird, die glücklicherweise auch weiten Kreisen meist dieselben Heilungsmöglichkeiten bieten.

Ein weiteres Gebiet, auf dem sich auf Grund der Wärme, Trockenheit und Lichtwirkung auch das trockenheiße Klima anscheinend bestens bewährt, sind die vielgestaltigen rheumatischen Krankheiten der Gelenke, Muskeln und peripheren Nerven. Sind dies doch schon längst Anzeigen, bei denen unsere balneologischen, hydriatischen, elektrischen, helio- und thermotherapeutischen Heilverfahren anerkannte Dienste leisten, so daß dieser Zweig der physikalischen Therapie zu den bestfundierten gehört, und es ist anzunehmen und für viele Orte der tunesischen und algerischen trockenheißen Bezirke, auch für Heluan, sichergestellt, daß von alters her das afrikanische Klima in Verbindung mit den dort zahlreich zutage tretenden Schwefelthermen für die genannten Krankheiten ausgiebig benutzt wurde. Wenden wir uns neueren Urteilen zu, so äußert sich H. Weber empfehlend unter Einschluß der gichtischen Erkrankungen. Nur kurz erwähnt sei, daß auch die diätetische Erkrankung der gichtischen Diathese in Ägypten bei einiger Sorgfalt keinen Schwierigkeiten begegnen sollte. Nothnagel schließt sich auf Grund reicher Erfahrungen diesem Urteil Webers aufs wärmste an. Die ermutigenden Behandlungsversuche mit der Heliotherapie und mit der künstlichen kurzwelligen Bestrahlung geben den klinischen Urteilen eine weitere Stütze. Friedländer, Glax, A. Martin, Brieger, Laquer, Kirchner, Wauer, sowie andere und langjährige persönliche Beurteiler des ägyptischen Klimas wie Engel, Schacht widmen der Klimatotherapie dieser Leiden warme Worte. Schieffer bemerkt, daß bei Gicht, Rheumatismus, Ischias, soweit die Kranken sonst geeignet waren und kurgemäß lebten, meist auffallend gute Erfolge erzielt werden. Dabei ist es auffällig, daß die klimatische Indikation für diese Leiden, speziell für Gicht, bis jetzt wenig berücksichtigt wird. Ein einschränkendes Moment ist hierfür anscheinend in dem Zustand der häufig zugleich affizierten Zirkulationsorgane gegeben.

Die Behandlung des Diabetes im trockenwarmen Klima ist von Nothnagel (l. c.) mit der Begründung empfohlen worden, daß der Diabetiker sich in diesem Klima wohler fühle. Die Mitteilungen aus Ägypten selbst sind spärlich und können bei dem Schweigen, das die berufensten Kenner dieser Erkrankung über diesen Punkt bewahren, kaum sehr ins Gewicht fallen. Sehen wir von dem schwierigen Problem der diätetischen Behandlung ganz ab, welches eingestandenermaßen in Ägypten nicht leicht zu lösen ist, so hat man sich zu fragen, ob dann die Einwirkung der Wärme oder des Lichtes auf die Haut etwa eine gesteigerte Zuckerverbrennung in den Geweben selbst hervorzurufen imstande ist. Scaffidi glaubte, eine solche zu finden und gleichzeitig eine Erhöhung des Blutammoniakgehaltes, welche unter Umständen der Azidose entgegenwirken könnte. Dabei hat man sich aber doch zu fragen, ob nicht die Gefahr einer gesteigerten Eiweißzersetzung, wie sie bei Überanstrengungen und bei der Möglichkeit vorübergehender, einfacher Hyperthermien in diesem Klima auftreten kann, größere Nachteile im Gefolge hat. Nicht zu übersehen ist auch, daß es häufig unmöglich ist, das gewünschte

oder ärztlich geforderte Maß der Bewegung im ägyptischen Klima auszuführen.
und daß eine Steigerung des Durstes durch die Verdunstung zum scharf bekämpf-
ten Luxuskonsum von Flüssigkeit führen kann, da nach Engel beim Gesunden das Verhältnis der Urinmenge zum Wasserkonsum auf $1/_3$ bis $1/_4$ sinkt.
Auch fettleibige Diabetiker mit geringer Glykosurie, denen vorsichtige Entfettung und Entwässerung dienlich ist, dürften wegen der Schwierigkeit der Entwärmung im ägyptischen Klima ungünstiger gestellt sein als da, wo eine beliebige
Auswahl physikalischer Prozeduren zur Entfettung beitragen kann.

Syphilis. Für die Behandlung der Syphilis, insbesondere der Hautsyphilis.
kann die Wärme des Klimas eine Bedeutung erlangen. Es sprechen dafür mehr
die Erfahrungen, die in den Schwefelthermen Afrikas gemacht wurden und von
dem als leicht geschilderten Verlauf der luctischen Infektion bei der ägyptischen
Bevölkerung, als die theoretische Überlegung. So ist speziell Heluan, dem solche
Quellen zur Verfügung stehen, und in Algerien und Tunis eine ganze Reihe von
Schwefelbädern geeignet. Auch Litten und Heim, von den dort residierenden
Ärzten abgesehen, befürworten warm die Verwendung des heißtrockenen Klimas.
Litten unter Hervorhebung der Gefäßsyphilis.

Nervöse Erkrankungen. In der Behandlung der nervösen Erkrankungen
treten diejenigen Fälle in den Vordergrund, denen erfahrungsgemäß Witterungs-
schädlichkeiten, Feuchtigkeit, rascher Witterungswechsel, Mangel an Sonne und
Freiluft ungünstig sind. Von den organischen Erkrankungen scheint die Tabes
dorsalis, wie auch Jacob hervorhebt, in Betracht zu kommen, und zwar für die
Plätze, die nicht so leicht die Möglichkeit übermäßig hoher Temperatureinwirkung
bieten, also Mena House, Heluan und Luksor. Von allgemeinen Gesichtspunkten
aus werfen sich Leigh Canney und Laufer zu Fürsprechern des Klimas bei erschöpfenden Erkrankungen des Nervensystems auf; während Heim und Wolf.
den ich nach Schieffer zitiere, diese Indikation ablehnen und Schieffer selbst
eine vermittelnde, individualisierende Stellung einnimmt, die wohl insbesondere
bei Neurosen, wie der Neurasthenie und Hysterie zu vollem Recht besteht. Hat
auch erfahrungsgemäß der Aufenthalt an der See und im Waldgebirge, im Hochgebirge und im alpinen Winterklima auf beide Gruppen sich schon als hervorragendes Mittel im proteusartigen Kampf gegen beide Übel erwiesen, so bleiben
doch einzelne Konstitutionen und durch die Macht äußerer Verhältnisse geformte
Krankheitsbilder übrig, welche die Extreme der klimatischen Therapie, die ozeanische Seereise einerseits, das Wüstenklima oder überhaupt das trockenwarme
oder -heiße Klima andererseits erfordern. „Erethische" Persönlichkeiten sind auszuschließen, „torpide" Formen dürften zum Versuch reizen. Schieffer hält Ägypten
für Schlaflose als ein Spezifikum. Es ist damit ein Versuch zu machen, wenn
gegenteilige klimatische Erfahrungen in konträren Klimaten, wie z. B. im Seeklima erzielt wurden, oder wenn eine maßvolle psychoanalytische Sondierung die
voraussichtliche Eignung Ägyptens auf Grund folgender klimatopsychischer Schilderung Schieffers ergeben hat: Ohne Zweifel bringt Ägypten dem nervösen
Menschen den langersehnten Schlaf. Auch wirkt der blaue wolkenlose Himmel, die
Reinheit der Luft belebend, die Neuheit der Naturschönheiten und Eigenarten des
kulturhistorisch einzig dastehenden Landes ablenkend, besonders für den Menschen, der den beruflichen Sorgen entgangen ist. Aber nur für kürzere Zeit, einige
Wochen. Dann stellen sich vielfach schon beim Gesunden, erst recht beim Neurastheniker, besonders in der heißen Zeit, Mattigkeit, Unlust, Unruhe, Appetit-
losigkeit, Oppression, ja Zustände höchster Erregung ein. Ein ununterbrochener
heiterer Himmel ist sehr häufig eine Gefahr für manche Menschen, besonders für
psychisch empfindliche Kranke; die große Wärme wirkt auf die Dauer erschlaf-
fend auf den ganzen Organismus, und dies gilt besonders vom Herzen, den Nerven

und den Fähigkeiten des Geistes. Apoplektiker haben aus Gründen der Erregung des Gefäßsystems durch größere Trockenheit und durch, wenn auch nur vorübergehend, heiße Winde das ägyptische Klima zu meiden.

Die Nierenkrankheiten. Die Behandlung der Nierenkrankheiten durch das ägyptische Klima verdient deshalb eine eingehende Besprechung, weil Jahr für Jahr eine große Anzahl von Nierenkranken nach Ägypten reist mit großen Hoffnungen, und weil viele mit schweren Enttäuschungen zurückkommen. Anklagen einerseits, warme, besonders lokalärztliche Verteidiger mit nicht genügenden Beweisgründen andererseits haben die ganze Ägyptotherapie der Nierenkrankheiten schon vor einigen Jahren zu einer Krise geführt, die unter Umständen zahlreiche Kranke der wirklichen Wohltaten des ägyptischen Klimas zu berauben droht, wenn es nicht bald in Angriff genommen wird, in der so wichtigen Frage einwandfreies, größeres, klinisches Beweismaterial herbeizubringen und durch das klinische Experiment eine bessere Grundlage für Indikation und Gegenindikation zu schaffen, nachdem eine genaue physiologische Grundlage gelegt worden ist. Fünf Punkte werden von den Verteidigern des ägyptischen Klimas hauptsächlich herangezogen:

1. Die zweifellose subjektive Besserung des Allgemeinbefindens zahlreicher dort behandelter Nephritiker, denen Mitteilungen über seltene Heilungen zur Seite stehen.

2. Die Beobachtung, daß nephritische Ödeme daselbst ohne weitere Behandlung verschwinden können.

3. Die klimatisch bedingte Möglichkeit der Verringerung der Harnsekretion mit dem Schlagwort „die Niere hat Ferien".

4. Die zweifellos häufig beobachtete Herabsetzung des Eiweißgehaltes im Urin.

5. Die durch einwandfreie Beobachtungen zahlreicher in Ägypten ansässiger Kollegen konstatierte Senkung des Blutdrucks beim Gesunden und auch beim hypertonischen Nephritiker im ägyptischen Klima. Allen anderen bis jetzt erhobenen Befunden, wie z. B. den kryoskopischen, kommt eine selbständige Bedeutung in der Beurteilung der Nierenfrage ja nicht zu. Diese Beobachtungen werden gestützt durch die leider zum Teil in Vergessenheit geratenen zustimmenden Urteile scharfer klinischer Beobachter.

Kann man sich bereits klar werden über das, was wir bei der „physikalischen Therapie" Nierenkranker überhaupt und speziell im Klima Ägyptens erreichen zu können glauben? Es ist dabei nur in beschränktem Maße nötig, auf die diagnostischen und ätiologischen Kontroversen, zu denen die gesteigerte Beschäftigung mit den Nierenkrankheiten besonders in den allerletzten Jahren geführt hat und auf die nosologische Stellung des Einzelfalles einzugehen, kennen wir ja meistens nicht die mutmaßliche Ursache der Erkrankung und nach Beendigung des akuten Stadiums auch häufig nicht die näheren Gründe für das Chronischwerden, für den Gang, den die pathologisch-anatomische Veränderung in der Niere nehmen wird, das Endresultat, dem die chronische Erkrankung aus inneren Gründen der pathologischen, anatomischen und funktionellen Veränderungen oder aus den äußeren, die durch das Verhalten des Kranken selbst herbeigeführt werden, entgegen geht. Von um so größerer Wichtigkeit ist die sofortige Feststellung des Entwicklungsstadiums, dem der vorliegende Fall angehört, ob 1. dem akuten, 2. dem langsam oder rascher in Heilung übergehenden, 3. dem chronisch sich verschlimmernden oder ob wir 4. den Folgezustand der scheinbar abgelaufenen und mit Defekten ausgeheilten Erkrankung vor uns haben. Um es vorweg zu nehmen: Die Feststellung der beiden erstgenannten Stadien darf nach den tausendfachen Erfahrungen der letzten Jahre die Ägyptotherapie nicht mehr beschäftigen, da ihre Behandlung ausschließlich nach klinischen Gesichtspunkten in der Heimat zu erfolgen hat. Es bleiben somit die chronisch ablaufenden und die mit Defekten ausgeheilten Formen übrig. Bei diesen wiederum ist dem Grade und der Art der Funktionsschädigung der Niere Beachtung zu schenken. Was leistet nun hier die klimatische Ägyptotherapie durch die „Entlastung“ der kranken Niere und die dadurch etwa geschaffene Möglichkeit einer Besserung ihrer Funktionen oder gar ihrer Wiederherstellung? Welchen günstigen Einfluß hat das Klima auf Kranke oder „Niereninvalide“ mit allen bereits ausgebildeten Folgeveränderungen in den verschiedenen Organprovinzen und Funktionen verschiedener Lebensalter? Kann das Klima Schädigungen fernhalten, die im Heimatklima erfahrungsgemäß den Verlauf gerade der Nierenleiden ungünstig beeinflussen und das Leben der Kranken bedrohen? Auf die „Entlastung der Niere“ verweisen in erster Linie die Befürworter des ägyptischen Klimas und meinen damit die Verringerung der Harnmenge, ohne im besonderen auf Wasser, Stickstoffschlacken in Harnstoff, Harnsäure und in den Reststickstoffkörpern, sowie die stickstofffreien Harnsalze, vorweg das Kochsalz, einzugehen.

Sie stellen sich also dabei wohl vor, daß mit der „Entlastung der Niere“ die quantitative Verringerung in der Ausscheidung einzelner Harnbestandteile verknüpft sei, oder daß der Gesamtharn und seine gesamten löslichen Bestandteile vermindert werden, oder daß eine qualitative Schonung durch Beseitigung besonders nierenreizender Stoffe erreicht wird.

Beim Gesunden kann zwar das Harnwasser mit relativer Leichtigkeit wenigstens vorübergehend auf denjenigen Grad beschränkt werden, welcher zur Lösung der harnpflichtigen Stoffe notwendig ist. Die notwendige Wassermenge hängt zum größten Teil von der Menge des auszuscheidenden Stickstoffs ab, würde also bei einem Stickstoffumsatz von 16 g, der der Aufnahme von 100 g Eiweiß entspricht und 34 g Harnstoff liefert, bei ganz extremer, etwa 10 proz. Konzentration des Urins allermindestens 350—400 g Urin, bei mittlerer, wohl selten überschrittener Konzentration sogar 700 g Urin betragen. Nun ist aber bei einer großen Anzahl von Nierenkranken die Ausscheidung eines so hoch oder nur normalkonzentrierten Urins teils ganz unmöglich geworden, teils unterliegt sie zu gewissen Zeiten erheblichen Schwankungen in der Größe, die aber nicht ohne weiteres durch eine N-Ausscheidung in Darm, Lungen oder durch die Haut kompensiert wird, sondern zur Anhäufung der retinierten Harnbestandteile im Organismus mit ihren ebenfalls schwer berechenbaren Konsequenzen führen kann und jedenfalls — im Gegensatz zum Gesunden — mit der Ödembildung und dem urämischen Anfall in Zusammenhang steht. Es liegt demnach ohne weiteres eine Gefahr darin, unter gleichen Mengenverhältnissen der Ausscheidungsprodukte wie beim Gesunden die Harnmenge beim Nierenkranken auf ein Mindestmaß herabsetzen zu wollen, wie es das Bestreben der vikariierenden Wasserausscheidung durch die Haut im ägyptischen Klima ist, es sei denn, daß wir eine Gewähr dafür besitzen, daß die Niere auch einen hochkonzentrierten Urin unter allen Umständen fertig bringt. Es wird nun immer noch darauf hingewiesen, daß durch die Klimatotherapie nicht nur Wasser, sondern auch Salze und N-Schlacken in erhöhtem Maße durch die Schweißdrüsen ausgeführt werden können. Keines von allem dem tritt ein, wenn wir die Verhältnisse des im künstlichen Laboratoriumsklima und im ägyptischen Klima lebenden gesunden Menschen zugrunde legen, wie sie oben S. 90 und 91 dargestellt sind. Darüber hinaus liegen nun aber auch noch Untersuchungen an Nierenkranken selbst vor; so hat Tachau, wie schon früher Schwenkenbecher den Beweis erbracht, daß die Mehrausscheidung harnfähiger Stickstoffsubstanzen infolge von Schwitzprozeduren so gering ist, daß eine Verminderung der Stickstoffmenge im Urin insbesondere dann, wenn noch eine durch stärkere Schweißproduktion bedingte und auch für die Wirkung des trockenheißen Klimas nicht immer ausgeschlossene Stoffwechselsteigerung die mit erhöhtem Stickstoffabbau verbunden ist, hinzukommt, trügerisch ist. Es bleibt demnach nur die Möglichkeit auf die vikariierende N-Ausscheidung durch den Darm zurückzukommen, die von Noorden und Ritter erwiesen haben, für deren Anregung wir jedoch keine im Klima begründete Provokation besitzen. Bei gleichbleibendem N-Umsatz ist demnach mit einer „Entlastung" der Niere durch eine klimatisch gesteigerte oder überhaupt auftretende vikariierende N-Ausscheidung durch Haut, Lungen und Darm nicht zu rechnen. Gilt dies vom Harnstickstoff im allgemeinen, so müssen wir nach den spärlich vorliegenden Untersuchungen über die Schicksale des Reststickstoffes beim Nierenkranken dies erst recht annehmen. Wenigstens zeigten Austin und Miller bei direkter Untersuchung des Blutes nach der Methode von Folin und Denis bei zwölf Nierenkranken vor und nach dem Schwitzbade, daß keinerlei Beeinflussung des Reststickstoffgehaltes im Blute stattfindet. Es mangelt also auch hierfür jede klinische Grundlage. Dann wäre noch an eine Entlastung von harnfähigen, stickstofffreien Salzen, insbesondere vom Kochsalz, durch vikariierende Hautausscheidung zu denken. Auch da machen uns die physiologischen Feststellungen im Wüstenklima gar keine Hoffnung. Daß das Unterhautzellgewebe ein wesentliches Chlordepot ist, hat vor kurzem Scholz gezeigt, aber schon von Noorden hebt hervor, daß die Abscheidung von Kochsalz durch die Haut schwitzender Nierenkranker individuell und sogar beim selben Individuum Variationen zeigt, die durch uns unbekannte Umstände bedingt sind und sich unserer Beeinflussung durch das Schwitzverfahren entziehen. Immerhin fand Tachau bei einem ödematösen Nierenkranken nach dem Schwitzbade Chlornatriummengen von 1,27 bis 2,05 g im Schweiß. Es sind dies Mengen, welche bei chlorarmer Diät der Tageseinfuhr an Kochsalz entsprechen können, so daß es demnach bei besonders günstig gelegenen Fällen — und dies muß immer wieder besonders betont werden — möglich wäre, auch bei vorausgegangener Chlorstauung durch Anregung der Hautdurchblutung und der Hautausscheidung im Laufe eines längeren Aufenthaltes im trockenheißen Klima dem Körper vielleicht dauernd kleinere Kochsalzmengen zu entziehen und auf diese Weise sowohl die allgemeine Zirkulation durch Beseitigung von Ödemen zu bessern, als auch direkt die Nieren zu entlasten.

Nun erfolgt aber die physiologische Wasserabgabe durch die Haut im ägyptischen Klima im wesentlichen nicht durch Schweißdrüsentätigkeit, welche bei der percutanen Kochsalzelimination allein in Frage käme, sondern durch erhöhte Verdunstung von der ruhenden Haut aus ohne Mehrausscheidung von Kochsalz oder anderen Salzen. Beim Nierenkranken andere, gar günstigere Verhältnisse anzunehmen, dafür fehlt aber doch jede klinische und experimentelle Grundlage. Es besteht sogar, wie Bickel sagt, für den Nierenkranken in Ägypten nicht nur die Gefahr der Kochsalzretention, sondern sogar der Phosphatretention.

Fassen wir die vielberufene „Nierenentlastung" also selbst nur in dem beschränkten Maße auf, daß wir eine diätetisch und klimatisch bedingte minimale Kochsalz- und Harnwasserentlastung erzielen wollen, so ist eine notwendige Vorbedingung dieser ägyptischen Klimakur darin gelegen, festzustellen, welches die Grenzleistungen der Niere sind bezüglich ihrer Fähigkeit, mit kleinen Wassermengen die gesamten harnpflichtigen Substanzen auszuscheiden.

Die Funktionsprüfung der Niere muß somit nicht nur ein großes N-Konzentrationsvermögen des Nierenkranken nachweisen, ehe wir ihn nach Ägypten schicken, eine Forderung, die insbesondere Volhard erhebt, sondern er muß von vornherein in jeder Beziehung suffiziente oder nahezu suffiziente Nieren haben, wenn überhaupt an eine Nierenentlastung dort gedacht werden darf. Ob dabei eine vaskuläre Überempfindlichkeit bestehen darf, ist eine zweite Frage, die noch der Klärung harrt.

Es scheint demnach, daß man sich unter dem Schlagwort der „Nierenentlastung" und der „Nierenferien" einer schweren Täuschung hingegeben habe und daß eben andere Faktoren in der Klimatotherapie der Nierenerkrankung Einfluß nehmen. Zu dieser Annahme wird man gedrängt, wenn man die enthusiastischen Berichte über Besserungen und nur von diesen soll die Rede sein, nicht nur bei scheinbar völlig suffizienten Nieren, sondern bei den vielen, früher ziemlich wahllos dem Klimatotherapeuten in Ägypten zuströmenden und dort behandelten Fällen ernst nehmen will.

Aus den unbestrittenen Angaben von Engel, Schieffer und Schacht geht hervor, daß so gut wie in allen Fällen, wie beim Gesunden so auch beim Nephritiker, vorwiegend bei den erfolgreich Behandelten im Laufe der Behandlung der systolische Druck im Gefäßsystem sinkt. Wir sind leider nur darüber unterrichtet und nicht über die Größe der Pulsamplitude. Diese Blutdrucksenkung wird gern als die alleinige Folge einer Erweiterung der peripheren Strombahn durch die klimatischen Einflüsse aufgefaßt. Sie müßte dann eigentlich notgedrungen zu einer weiteren Verschlechterung in der Nierenzirkulation und auch der Nierenfunktion führen, da mit der Verringerung des Druckunterschiedes zwischen Blutgefäßen und Harnkanälen die abgesonderten Wassermengen sinken und auch die Tätigkeit des in verschiedenem Maßstab noch funktionsfähigen Nierenparenchyms beeinträchtigt werden könnte. Eine Kompensation könnte also nur durch eine gleichzeitige Erweiterung im Strombett der Nierengefäße erfolgen. Aus den onkometrischen Versuchen Strassers wissen wir nun, daß mechanische und thermische Reize der Haut mächtig auf die Nieren einwirken und zwar in gleichsinniger Weise, wie auf die Haut. Die wärme- oder klimatoreflektorische Erweiterung der peripheren Strombahn geht also — vorausgesetzt, daß das gleiche Reflexspiel auch beim Nephritiker in Erscheinung treten kann — mit einer gleichzeitigen Erweiterung der Nierengefäße, mit einer vermehrten Durchblutung der erkrankten Nieren Hand in Hand und damit auch mit einer vergrößerten Leistungsfähigkeit auf dem Gebiete der Sekretion. Wir haben dafür ein klinisches Gegenstück in der sekretionsfördernden Behandlung der Nephritiden mit warmen, prolongierten Bädern, obgleich nicht zu verkennen ist, daß hierbei noch ein bei der vorsichtigen klimatischen Therapie in Wegfall kommendes Moment, nämlich eine gewisse Wärmestauung, ungünstig einwirken kann. Hier findet auch die Beobachtung von J. Glax ihren Platz, daß er und Tripold bei hydropischen Nierenkranken, welchen sie während feuchter Wintermonate in Abbazia fortwährend Diuretika reichen mußten, im trockenwarmen Sommer Abbazias ohne jede Arznei auskommen konnten.

Die Klimatotherapie der Nierenerkrankungen hat also zunächst nicht eine Entlastung der Nierenfunktion durch Beschränkung ihrer Tätigkeit zur Folge, sondern eine gesteigerte Funktion unter für sie günstigeren Kreislaufverhältnissen, die dann, wenn ein genügender, eventuell noch steigerungsfähiger Konzentrationsgrad für die Ausscheidung der harnpflichtigen Bestandteile vorliegt, mit einer vorsichtigen Ablenkung gewisser Wassermengen auf die Haut rechnen kann. Das trockenheiße Klima verlangt also zu allererst die Fähigkeit der Niere, einer gewissen Mehranforderung der Ausscheidung unter besseren Ernährungsbedingungen sich anzupassen, ehe man es wagen darf, eine Entlastung der Niere in Hinsicht auf ihre Konzentrationsleistungen in Angriff zu nehmen. Selbst diese verwirft Bickel auf Grund der beim Gesunden schon in Ägypten sich einstellenden Kochsalzretention und der ihm drohenden Phosphatretention und fordert für den Nierenkranken erst recht eine kräftige Durchspülung der Nieren zum Ersatz für das Verdunstungswasser. Während er jedoch die bikarbonatreichen Wässer von Wildungen und Fachingen dafür empfiehlt, scheinen mir klares Wasser,

Fruchtsaftlimonaden oder sonstige völlig dissoziierte mineralarme Wässer, wie die der Cachatquelle in Evian und der St. Françoisquelle in Thonon, besonders angezeigt wegen der von Goldberg und Herz und auch schon von E. Pfeiffer nachgewiesenen Herabsetzung der Kochsalzkonzentration und Kochsalzausscheidung im Harn unter dem Gebrauch von Natriumbikarbonat, die möglicherweise sogar mit einer Herabsetzung der Nierentätigkeit verbunden ist.

Damit durchaus vereinbar ist der Standpunkt, den Engel (Heluan) im wesentlichen vor der Zeit eingehender Funktionsprüfungen betonte, daß es scheinbar weniger auf die Art der Erkrankung ankommt, als auf ein leistungsfähiges Herz- und Gefäßsystem, daß bei verschiedenen Formen der klassischen klinischen Krankheitsbilder Besserungen möglich, aber nicht vorauszusehen sind. Dieser Standpunkt ist zu ergänzen durch die weitere Forderung, die Schieffer vom klinischen Standpunkt aus erhebt und zu der wir oben auf dem Wege der experimentellen Analyse gelangten, daß die Niere suffizient sein müsse. Der Nephritiker, welcher einen Ägyptenaufenthalt plant, ist also zunächst etwa nach der Vorschrift Volhards zu prüfen: 1. auf sein Vermögen, in kurzer Zeit größere Wassermengen auszuscheiden, und 2. auf die Fähigkeit, mit kleinen Wassermengen die annähernd normale Menge fester Bestandteile auszuscheiden. Eine dritte Funktionsprüfung hätte vielleicht die Frage zu beantworten, wie reagiert die Niere des für Ägypten Bestimmten auf ein über mehrere Stunden prolongiertes Bad von 35—36° C mit nachheriger behaglicher Wärmelage des Untersuchten in bezug auf Wasserausscheidung und prozentuale Konzentration der festen Harnbestandteile. Die Nierenfunktionsprüfung nach Rowntree und Geraghty mit Phenolsulfophthalein könnte in fortlaufender Folge dann in Ägypten selbst den Einfluß des Klimas auf die Gesamtfunktion in einfacher, übersichtlicher Weise prognostisch beleuchten.

Es ist von diesem Gesichtspunkte aus begreiflich, wenn wir den Wert der klimatischen Beeinflussung nicht mehr in der verringerten Harnsekretion Nierenkranker suchen. Hingegen ist dem Rückgang der genau gemessenen Eiweißmenge im Urin im Lauf der Behandlung eine gewisse Bedeutung zuzuerkennen, bot er uns doch in den vielen Veröffentlichungen aus Ägypten neben den Angaben über das Allgemeinbefinden, über die Beeinflussung der im allgemeinen dort seltener zur Behandlung kommenden Ödeme mangels anderer Bestimmungen bis vor kurzem den einzigen objektiven Maßstab für eine annähernde Beurteilung des jeweiligen Zustandes des Patienten.

Recht schwierig ist eine Rechenschaftsablegung über den prognostischen Wert der im ägyptischen Klima erzielten Eiweißverminderung, denn wir wissen aus Beobachtungen von Schieffer, denen sich auch andere zugesellen, daß häufig schon bei der Rückkehr aus heißeren Lagen in das weniger witterungsbeständige Kairo der Eiweißgehalt wieder stieg. Ähnliches wird jedem begegnet sein, welcher die Albumenmenge des Urins in Ägypten Untersuchter mit dem nach ihrer Rückkehr erhobenen Befunde verglich. Wir haben uns dabei an die Untersuchungen v. Noordens und v. Hösslins über die Abhängigkeit der Albuminurie vom Säuregrad des Urins zu erinnern, von dem wir auch wissen, daß er durch die Temperatur sowohl als durch eine kohlehydrat- und pflanzenreichere Nahrung in der Richtung der Alkalinität beeinflußt wird.

Engel sah die besten Resultate bei chronischen, parenchymatösen Nephritiden, also wohl bei solchen, in denen die Herztätigkeit eine befriedigende war, und er fand, daß solche Kranke durch ständige Ansiedelung jahrzehntelang im vollen Genuß der Erwerbsfähigkeit und der Lebensfreude blieben. Die Schrumpfniere hat die geringsten Erfolge aufzuweisen und ihre anämische Form paßt am wenigsten nach Ägypten, ebenso Nephritiker mit sehr erhöhtem Blutdruck von

180 mm Hg und darüber. Auch v. Noorden möchte die Schrumpfnierenkranken von der Wüste ferngehalten wissen. Nothnagel hat bei Schrumpfnierenkranken, die er nach Ägypten schickte, niemals irgendeinen Einfluß auf den Verlauf des Leidens feststellen können, während er bei chronischen Nephritiden, welche nicht der Form der „genuinen Granularatrophie" angehören, eine Besserung und selbst relative Heilung für möglich hält, ohne diese selbst je gesehen zu haben. Auch H. Strauß meint, transportfähigen, von unangenehmen Komplikationen freien Nephritikern der chronischen bzw. subchronischen Form sowie Rekonvaleszenten von akuter Nephritis sei eine klimatische Kur zu empfehlen und zwar am besten trockenes Wüstenklima, während Leube nicht viel von klimatischen Kuren hält. Richter sah bei Schrumpfniere niemals zweifellosen Erfolg und hält ebenfalls Kranke mit Herz- und Niereninsuffizienz für gegenindiziert, dem Überwintern im sonnigen Süden unter viel Sonne und warmer Luft den Hauptwert beilegend. Am günstigsten äußert sich Senator, welcher in der Albuminurie, welche nach dem Verschwinden aller anderen krankhaften Erscheinungen der akuten Nephritis nicht selten zurückbleibt, eine Anzeige für die klimatische Kur erblickt. „Erfahrungsgemäß wird durch die Überwinterung in einem trockenwarmen Klima eine solche sich in die Länge ziehende Albuminurie, welche die in der Entwicklung begriffene chronische interstitielle Nephritis anzeigt, sehr gebessert oder zum Verschwinden gebracht, um so sicherer, je früher die Kur begonnen wird, während nach jahrelangem Bestehen der Erfolg ausbleibt oder höchstens ein langsamerer Verlauf der Krankheit zu erzielen ist. Bessere Erfolge noch als eine bloße Überwinterung scheint ein dauernder oder wenigstens einige Jahre lang fortgesetzter Aufenthalt in dem betreffenden Klima zu haben." Einen vermittelnden Standpunkt nehmen andere Beobachter ein, denen aber anscheinend nicht das große Beobachtungsmaterial der genannten Autoren zur Verfügung stand.

Einen Hinweis auf die Herztätigkeit, der Engel (Heluan) sein Hauptaugenmerk zuwandte, finden wir auch bei Mehler, der Ägypten bei wechselnder Herzkraft und urämischen Anfällen für kontraindiziert hält.

Soweit also die Möglichkeit besteht, sich über die Indikation der Nierenkrankheiten für Ägypten heute klar zu werden, möchten wir diese an folgende Bedingungen knüpfen:

1. Ausschluß akuter und scheinbar abheilender Fälle;

2. ein noch leistungsfähiges Herz;

3. ein nicht zu weit fortgeschrittenes Maß von Gefäßsklerose bzw. Fehlen einer Hypertonie über 170 bis 180 mm Hg, die im übrigen im Verhältnis zur Körpergröße zu beurteilen ist;

4. eine gewisse Konzentrationsfähigkeit der Niere in bezug auf Salze und vor allem auf die N-Schlacken, die aber durch die Prüfung nach Volhard und Schlayer festzusetzen ist; die Wasserausscheidung darf bis zu mäßigem Grade beeinträchtigt sein.

5. Übersiedelung bei gutem Allgemeinbefinden, im Remissionsstadium akuter Phasen, also nach der eventuellen Beseitigung von Ödemen und nach dem Abklingen einer mit urämischen Erscheinungen einhergehenden Phase.

Ein prinzipieller Ausschluß bestimmter Formen der Nierenerkrankung nach der früher gültigen Einteilung in „parenchymatöse" und „interstitielle" Formen aber auch nach der jetzt sich einbürgernden Unterscheidung scheint nicht nötig zu sein, wenn nach diesen Grundsätzen verfahren wird, die sich im wesentlichen mit Engels klinischen Erfahrungen, soweit da ein Vergleich erlaubt ist, zu decken scheinen.

Es ist selbstverständlich, daß Kranke einem mit der Behandlung in Ägypten vollständig vertrauten Arzt überwiesen werden müssen, schon weil aus ägyptischen Mitteilungen hervorgeht, daß die klimatische Wirkung mit Vorteil durch andere physikalische und diätetische Maßnahmen unterstützt wird.

Die Erkrankungen des Nierenbeckens und des Urogenitalsystems. Nur in losem Zusammenhang stehen mit der eben erwähnten Frage die häufig genannten Indikationen der Nierenbeckenerkrankungen, der Nierentuberkulose und der chronischen Zystitiden. Man wird vielleicht auch hier die klimatisch bedingte bessere Durchblutung und bei gleichzeitig reichlicher Durchspülung die Absonderung eines weniger sauern Urins anführen dürfen, oder auf die analogen Besserungen der tuberkulösen Urogenitalerkrankungen unter der Heliotherapie im Hochgebirge zurückkommen. Inwieweit die reflektorische Gefäßerweiterung durch das Klima auch den Harnwegen zu Gute kommt, ist unentschieden. Wir müssen uns da an die bekannte Tatsache halten, daß Wärme, direkt appliziert und indirekt auf dem Wege der Reflexe von der Haut und besonders von den unteren Extremitäten aus auf die Symptome dieser Erkrankung günstig einwirkt und vor allem die Beschwerden erleichtert. Immerhin ist für diese Gruppe von Erkrankungen größte Ruhe und die Vermeidung einer zu starken Konzentration des Urins geboten, da eine solche schon beim Gesunden in Ägypten vor allem bei der Übernahme gewisser Anstrengungen, welche zu starker Schweißproduktion führen, die Miktion zu den unangenehmeren Erscheinungen des Tages machen kann.

Kreislauferkrankungen. Es ist begreiflich, daß über Indikationen von Seiten der Kreislauferkrankungen in ihrer Beziehung zum warmtrockenen Klima kaum die Rede ist.

Um so mehr spielt das geschwächte Herz- und Gefäßsystem eine Teilrolle unter den Kontraindikationen, sei es, daß die in der Senkung des Blutdrucks sich dokumentierende weite Öffnung der peripheren und anderer Gefäßbahnen vom geschwächten Herz zu viel verlangt, sei es, daß die Anregung für sklerotische Gefäßsysteme eine zu intensive und gefahrbringende ist. So sah Schieffer apoplektische Zufälle anscheinend nur bedingt durch leichteste Anstrengung bei der schon eingetretenen klimatischen Gefäßerweiterung. Die Tatsache, daß das heiße und auch das trockenheiße Klima vom Herz und vom Gefäßsystem durch stärkere Inanspruchnahme der osmotischen Zelltätigkeit infolge der Verdunstung oder der Schweißbildung, überhaupt wegen der unter Umständen angestrengten Regulationstätigkeit zum Fernhalten einer Hyperthermie auf die Dauer eine größere Arbeit verlangt, ist besonders denen entgegenzuhalten, welche auf die „Blutdrucksenkung" im ägyptischen Klima allein ihre therapeutischen Hoffnungen gründen.

In den bekannten Monographien von Jürgensen und von Litten finden die trockenwarmen Klimate keine Erwähnung mit Ausnahme der Empfehlung des Klimas für luetische Gefäßerkrankungen.

Englische Autoren begnügen sich mit dem Hinweis, daß ein nicht zu schwaches Herz in den weniger heißen Stationen, also in Heluan, eventuell auch in Luksor, bei allgemeiner Erholungsbedürftigkeit und bei sonstiger Eignung des Klimas keine Gegenanzeige bilde. Wir sind derselben Anschauung bereits bei Erörterung der Lungen- und Nierenkrankheiten begegnet. Auch die allgemeine ärztliche Erfahrung über die Einwirkung extremer Temperaturen und Luftfeuchtigkeitsschwankungen auch bei mäßiger oder geringer relativer Feuchtigkeit, bei trockenem, sommerlich heißem Ostwinde auf Herzkranke, schon bei unzweckmäßigen, das Vasomotorensystem in größerem Maße beanspruchenden Witterungslagen in unseren Breiten spricht gegen eine Verwendung des extremen ägyptischen Klimas im großen Stile für Herzkranke, während solche sich im sehr gemäßigt trockenwarmen Klima Tirols, der Riviera und Italiens häufig recht wohl fühlen, wenn Schonung und vorsichtigste Übung des kardiovaskulären

Systems im Vordergrund steht. Wenn trotzdem das ägyptische Klima und das nördliche Afrika gelegentlich zur Überwinterung für Herzleidende empfohlen wird, da müssen zweifellos sehr individuelle Vorbehalte gemacht werden.

Erkrankungen des Digestionssystems. Neben den bereits genannten Kontraindikationen besteht eine solche hauptsächlich in den Erkrankungen des Digestionstraktes. Es ist nicht leicht zu erkennen, von welcher Seite, der des Klimas, der Diätetik oder sonstiger endemisch bedingter Ursachen her die Hauptgefahr droht, um so mehr, als die trockene Wärme des Bodens und der Luft solchen Kranken überaus bekömmlich ist. Die einmütige Warnung aller ärztlichen Ägyptologen verdient aber Beherzigung.

Ägypten als Schonungsklima. Wir beschließen die Erörterung der Indikationen mit der allgemeinen Formulierung Engels: Jeder, der aus chronischen Krankheitsgründen dem europäischen Winter und seinen Schädlichkeiten aus dem Wege gehen soll oder will, paßt nach Ägypten, sobald sein Leiden nicht zu vorgeschritten, sein allgemeiner Ernährungs- und Kräftezustand ein günstiger ist und seine Verdauungsorgane funktionstüchtig sind.

Dauer des ägyptischen Aufenthalts. Die Benutzung der klimatischen Tabellen S. 104—106 soll infolge der von Schacht und Schieffer betonten immer noch sehr großen Verschiedenheiten der ägyptischen Klimate über die Einzelheiten des mit Wahrscheinlichkeit in den verschiedenen Jahreszeiten, an den einzelnen Stationen zu erwartenden Klimas orientieren. Trotzdem ist auch hier die Einschränkung gegeben, die bei jedem klimatischen Heilversuch zu machen ist, daß nämlich eine nicht vorauszusehende Ungunst der Witterung auch hier manche Berechnungen über den Haufen werfen kann, wenn dieselben nur für kurze Zeit getroffen werden. So ist bei der Chronizität und Schwere mehrerer der indizierten Erkrankungen vor allem immer ein längerer Aufenthalt vorzusehen. Senator, der einzige der außerägyptischen Beurteiler des Klimas, welcher diesem in bezug auf die Nierenleiden ganz besonders sympathisch gegenüberstand, nahm Veranlassung, besonders darauf hinzuweisen. So selbstverständlich dies dem Klimatotherapeuten erscheint, so wird in der klimatischen Therapie hier wie anderswo gegen dieses Fundamentalprinzip gesündigt.

Trocken-warmes Niederungsklima.

Klimatische Verhältnisse in Ägypten
(6- bzw. 7 jährige Mittel).

Monat	Tagesmittel C°	Mittleres Maximum C°	Mittleres Minimum C°	Mittel der Schwankung C°	Mittel der Monatsextreme Maximum C°	Mittel der Monatsextreme Minimum C°	Feuchtigkeit Absolute Tagesmittel mm	Feuchtigkeit Relative Tagesmittel %	Zahl der Tage mit Regen	Verdunstung mm	Bewölkung (0 = klar, 10 = trüb)	Mittlere tägliche Dauer des Sonnenscheins Std.	Wind Nördlich	Wind Südlich	Wind Ost	Wind West	Wind Stille	Windstärke (0–10 der Beaufortskala)
													Häufigkeit bei 3 Beobachtungen im Tag					
Kairo.																		
Oktbr.	22,3	29,4	17,0	12,4	32,3	9,5	13,2	71,8	0,5	4,0	2,2	—	62,0	3,0	3,7	11,5	12,8	1,7
Novbr.	15,9	24,4	11,2	13,2	28,8	8,3	10,2	62,0	1,5	2,5	2,9	—	39,3	21,5	0,8	6,7	21,7	1,7
Dezbr.	11,5	19,6	8,5	11,1	24,0	5,2	7,9	72,5	1,7	1,9	3,7	—	31,2	31,9	0,3	4,3	24,5	1,5
Januar	11,1	18,2	6,5	11,7	25,1	2,2	7,3	73,3	3,8	1,5	4,1	—	34,3	29,5	3,0	4,7	21,5	1,4
Febr. .	12,8	19,9	8,0	11,9	26,0	4,4	6,8	66,7	1,7	1,9	3,5	—	22,3	30,5	2,3	5,5	21,3	1,5
März .	15,5	22,9	9,9	13,0	29,3	5,9	7,9	64,8	1,3	3,9	3,8	—	39,3	19,9	3,5	9,2	21,0	2,0
April .	19,4	27,5	12,9	14,6	37,3	8,2	9,1	58,3	1,7	5,5	3,3	—	50,3	13,1	3,0	8,8	14,7	2,0

Monat	Tagesmittel C°	Mittleres Maximum C°	Mittleres Minimum C°	Mittel der Schwankung C°	Mittel der Monatsextreme Maximum C°	Mittel der Monatsextreme Minimum C°	Absolute Tagesmittel mm	Relative Tagesmittel %	Zahl der Tage mit Regen	Verdunstung mm	Bewölkung (0 = klar, 10 = trüb)	Mittlere tägliche Dauer des Sonnenscheins Std.	Nördlich	Südlich	Ost	West	Stille	Windstärke (0–10 nach Beaufortskala)
Heluan.																		
Oktbr.	23,0	29,6	18,3	11,3	33,7	14,0	10,8	58,7	0,3	7,6	2,8	8^{35}	78,4	5,2	6,5	1,8	1,2	3,0
Novbr.	18,1	24,5	13,7	10,8	29,5	9,3	8,7	60,8	0,8	4,7	3,5	8^{00}	54,4	21,6	7,0	3,7	3,2	2,0
Dezbr.	13,6	19,7	9,2	10,5	25,2	6,0	7,0	63,7	1,0	3,1	4,2	7^{00}	46,3	29,2	8,3	6,5	2,8	2,0
Januar	11,5	17,9	7,3	10,6	26,0	3,0	6,1	63,5	3,3	3,3	4,7	6^{05}	49,3	24,1	9,7	6,2	3,7	2,0
Febr. .	13,0	19,8	8,2	11,6	26,7	4,9	5,6	54,2	2,0	4,0	4,0	7^{05}	35,9	27,8	8,3	9,7	3,3	2,0
März .	15,8	23,1	10,5	12,6	29,6	5,9	6,2	52,3	1,0	5,4	3,8	8^{00}	58,5	19,3	7,8	5,3	1,7	3,0
April .	19,7	27,9	13,7	14,2	39,0	8,1	6,6	46,0	1,0	8,9	3,4	9^{10}	58,2	16,8	7,5	5,8	2,0	3,0
Assuan.																		
Oktbr.	27,6	37,3	20,9	16,4	41,3	15,8	12,6	41,3	0,0	10,4	0,2	—	88,1	3,7	0,5	0,5	0,0	2,8
Novbr.	21,7	30,4	14,9	15,5	35,5	11,5	10,5	49,0	0,0	7,4	0,2	—	85,2	4,0	0,2	0,7	0,0	2,8
Dezbr.	16,3	25,3	10,8	14,5	31,2	9,0	7,3	50,7	0,0	5,4	0,2	—	91,6	1,5	0,0	0,0	0 0	2,9
Januar	14,7	24,1	9,0	15,1	32,1	5,9	6,4	51,2	0,0	5,3	0,3	—	90,2	1,6	0,2	1,0	0,0	2,6
Febr. .	16,3	25,7	10,5	15,2	33,3	7,3	6,5	46,3	0,0	6,6	0,9	—	83,1	0,8	0,3	0,8	0,0	2,4
März .	20,3	30,6	13,6	17,0	38,4	9,9	8,0	41,8	0,0	8,3	0,8	—	89,1	3,0	0,3	0,8	0,0	2,7
April .	24,7	35,1	17,8	17,3	42,7	13,0	8,8	34,0	0,0	10,3	0,6	—	86,2	3,5	0,2	0,2	0,0	3,0
Wadi Halfa. (Häufigkeit bei täglich 2 Beobachtungen)																		
Oktbr.	26,8	36,1	20,3	15,8	41,5	15,0	10,0	37,7	0,0	11,6	0,2	—	52,7	1,4	4,7	0,8	2,5	1,7
Novbr.	20,5	30,0	14,1	15,9	35,0	8,8	7,3	40,8	0,0	8,8	0,2	—	52,3	0,2	2,5	0,3	7,7	1,8
Dezbr.	15,4	24,8	9,1	15,7	31,3	3,8	6,2	47,8	0,0	6,4	0,3	—	48,0	0,3	3,3	0,2	10,3	1,4
Januar	14,2	24,1	7,8	16,3	32,3	2,1	6,6	52,5	0,0	6,2	0,8	—	43,5	1,2	3,3	0,0	13,8	0,9
Febr. .	15,9	26,2	8,2	18,0	36,0	2,7	5,0	37,7	0,0	7,4	1,1	—	44,3	1,9	1,0	0,2	9,5	1,3
März .	20,1	31,4	12,3	19,1	39,7	5,4	6,0	34,2	0,0	9,3	0,7	—	48,8	3,0	2,5	0,3	7,3	1,7
April .	24,9	35,1	16,7	18,4	43,7	10,2	6,5	28,3	0,0	12,6	0,9	—	49,0	1,7	1,0	0,7	7,7	1,7
Berber. (Häufigkeit bei täglich 2 Beobachtungen)																		
Oktbr.	30,5	39,3	23,9	15,4	41,7	20,3	12,0	36,7	0,2	8,5	0,7	—	29,8	9,8	12,5	2,7	7,2	1,0
Novbr.	25,9	34,9	20,0	14,9	38,7	15,0	9,8	39,7	0,0	8,8	0,3	—	49,9	0,8	4,7	3,5	1,3	1,4
Dezbr.	21,2	30,9	15,1	15,8	36,0	10,7	8,2	43,0	0,0	7,9	0,3	—	59,3	0,5	0,7	0,8	0,5	1,6
Januar	20,0	30,6	13,2	17,4	35,9	7,9	7,4	42,0	0,0	8,1	0,2	—	58,6	0,2	1,5	0,2	1,7	1,7
Febr. .	21,3	32,6	14,6	18,0	38,1	9,7	7,3	38,3	0,0	10,4	0,5	—	53,7	0,5	0,8	0,5	1,2	2,0
März .	25,0	35,7	17,3	18,4	41,7	11,9	7,1	30,8	0,0	12,8	0,9	—	56,4	0,9	1,8	0,7	2,3	1,4
April .	28,7	38,7	20,4	18,3	43,8	13,2	6,8	23,3	0,0	12,7	0,9	—	50,8	0,9	7,4	0,0	5,2	1,3
Khartum.																		
Oktbr.	30,9	39,5	24,4	15,1	41,5	21,5	11,4	36,2	1,5	8,5	2,3	8^{30}	44,6	21,5	4,2	5,2	17,5	1,7
Novbr.	27,2	36,4	20,3	16,1	39,3	15,8	7,3	33,5	0,0	7,1	0,8	9^{25}	80,8	0,9	1,5	0,2	6,5	2,1
Dezbr.	23,0	33,0	15,7	17,3	36,7	11,0	7,2	34,7	0,0	6,2	0,5	9^{20}	89,3	0,2	1,0	0,2	2,3	2,1
Januar	22,2	32,0	15,1	16,9	37,3	8,6	6,9	34,5	0,0	6,2	0,5	8^{40}	91,2	0,2	0,3	0,2	1,2	2,2
Febr. .	24,0	33,9	16,3	17,6	40,0	10,7	6,4	29,2	0,0	7,6	1,1	8^{50}	80,3	0,4	1,2	0,0	3,2	2,3
März .	26,7	36,8	18,5	18,3	42,3	12,9	5,7	21,8	0,0	8,8	1,6	8^{10}	82,0	1,1	2,0	0,3	7,5	2,1
April .	29,9	39,8	21,3	18,5	44,4	15,1	7,1	22,0	0,0	9,9	1,4	9^{20}	68,3	6,0	3,8	1,3	10,5	2,2
Oase Dakhla.																		
Oktbr.	25,4	34,1	17,8	16,3	—	—	8,9	36,8	0,0	6,2	0,5	—	39,2	0,8	0,0	0,2	52,8	1,0
Novbr.	20,0	30,8	13,0	17,8	—	—	7,9	42,4	0,0	4,4	0,5	—	25,2	0,0	0,0	0,0	64,8	0,5
Dezbr.	14,7	23,5	7,1	16,4	—	—	6,1	45,4	0,0	3,2	1,1	—	31,0	0,0	0,0	0,0	62,0	0,2
Januar	13,3	21,7	6,0	15,7	—	—	5,5	44,8	0,0	3,4	1,4	—	7,1	0,0	0,0	0,5	54,0	2,6
Febr. .	14,7	23,8	6,7	17,1	—	—	5,4	40,6	0,0	3,6	1,2	—	25,8	0,0	0,4	2,2	63,4	1,2
März .	19,3	29,1	10,4	18,7	—	—	6,3	36,2	0,0	5,6	1,1	—	22,8	0,8	0,0	0,6	68,8	1,4
April .	24,3	33,8	14,9	18,9	—	—	7,2	31,0	0,0	8,7	1,1	—	24,4	0,6	1,0	2,4	61,6	1,9

(5- und 3 jährige Mittel).

Monat	Mena-House					Luksor-Stadt					Luksor-Wüste				
	Temperatur				Relative Feuchtigkeit Tagesmittel	Temperatur				Relative Feuchtigkeit Tagesmittel	Temperatur				Relative Feuchtigkeit Tagesmittel
	Tagesmittel	Mittleres Maximum	Mittleres Minimum	Mittel der Schwankung		Tagesmittel	Mittleres Maximum	Mittleres Minimum	Mittel der Schwankung		Tagesmittel	Mittleres Maximum	Mittleres Minimum	Mittel der Schwankung	
	C°	C°	C°	C°	%	C°	C°	C°	C°	%	C°	C°	C°	C°	%
Dezember	15,3	20,7	9,9	10,8	73,2	16,9	24,3	9,6	14,7	55,9	17,1	24,1	10,2	13,9	55,9
Januar	13,6	19,3	7,9	11,4	70,4	15,4	23,1	7,6	15,5	60,7	14,2	21,1	7,4	13,7	51,7
Februar	15,7	22,1	9,2	12,9	67,5	17,4	25,6	9,3	16,3	52,8	16,9	24,4	9,4	15,0	58,2
März	16,6	23,2	10,0	13,2	65,5	21,0	29,4	12,7	16,7	39,5	19,9	28,2	11,6	16,6	39,5
April	19,9	26,9	12,8	14,1	—	—	—	—	—	—	—	—	—	—	—

Bab el Wadi

Beobachtung 1913—14.

Monate	Temperatur Mittel			Relative Feuchtigkeit Mittel			Windtage	Calmen	Klare Tage	Leichte Bewölkung	Regen
	Maxim.	Minim.	Schwankung	9 Uhr morg.	12 Uhr mittags	8 Uhr abends					
Dezember	24,7	9,2	15,5	46	32	34	5 N 2 NW 1 W	23	31	0	0
Januar	27,3	10,6	16,7	48,5	35	32	2 N 1 W 2 NW	26	30	1	0
Februar	27,4	11,9	15,5	49,8	30,2	32	1 N 2 NW 1 W	25	26	2	1
März	34,6	18,8	15,8	34,7	18,9	14,2	1 N 1 NW	27	29	1	0

Die Klimatotherapie in anderen warmtrockenen Klimaten.

Die Betrachtung aller anderen klimatischen Landstriche und Klimaflecke, welche der trockenwarmen Gruppe ganz oder in längeren oder kürzeren „Kur"-zeiten zuzurechnen sind, zeigt erst recht, wie unübertroffen vorbildlich das ägyptische Klima in seinen Hauptfaktoren dasteht. Sie seien jedoch in ihrer Gesamtheit kurz mit klimatotherapeutischem Blick gestreift, auch schon, weil einige kleinere, in ihrer Art vorbildliche Klimainseln, die wegen der großen Nähe zu den europäischen Zentren, also wegen ihrer bequemen Erreichbarkeit und der gleichzeitigen Möglichkeit, trotz erheblich geringerer Kosten große Vorteile zu bieten, besondere Aufmerksamkeit verdienen.

Solche Klimainseln in Europa sind Südtirol, ausgewählte Plätze an und bei der französisch-italienischen ligurischen Riviera, einzelne Klimastriche Spaniens, Italiens, Griechenlands und der Krim. Von den anderen, soweit sie durch ihre kulturellen Eigenschaften und ihre Lageverhältnisse zu Zivilisationszentren noch im Bereich der therapeutischen Verwendbarkeit liegen, seien zunächst folgende genannt.

Warmtrockene Gebiete in Asien. In Asien kommt in Betracht das, wenigstens von Rußland mit den transkaspischen Bahnen von Orenburg und Krasnowodsk aus sehr bequem erreichbare West-Turkestan in den Monaten von Mitte April bis Mitte Oktober mit den Städten Aschabad, Merw, Kerki, Buchara, Samarkand, Chodschend, und der Oberlauf des Sir Darja mit Kokand, Namangan und Andischan, ferner Taschkent, eventuell die Stadt Turkestan und Chiwa.

Dieses asiatische warme Trockenklima umfaßt also im wesentlichen das zwischen dem Amu-Darja und Sir-Darja belegene Gebiet. Es liegt an der südöstlichen Grenze der westturkestanischen Wüste und wetteifert an Trockenheit mit den ägyptischen Stationen von Heluan bis Assuan. Das Klima ist ein äußerst kontinentales und gesundes mit hohen Tagestemperaturen und tiefen Nachttemperaturen, die noch im Frühjahr, also im März und April und schon im Dezember wieder unter 0° C liegen können. Das turkestanische Trockenklima ergänzt also von März bis Oktober das ägyptische Winterklima. Ende März und Anfang Oktober haben die südlichen und wärmeren Orte Kerki, Samarkand, Chodschend und der Oberlauf des Amu-Darja schon dieselben Temperaturen wie die Wintermonate der Riviera, während die nördlicher zwischen dem 40. und 42. Breitegrad gelegenen von Mitte April bis Ende September ein ausgesprochenes, fast an das Wüstenklima Unterägyptens erinnerndes Klima zu eigen haben.

Die Monatsmittel der Temperaturen sind folgende:

Orte	Höhe ü.d.M. m	März	April	Mai	Juni	Juli	August	September	Oktober
Samarkand	700	7,8	13,9	20,1	24,3	25,5	23,7	19,1	12,3
Taschkent	490	8,4	14,7	20,9	25,2	27,1	25,0	19,2	12,0
Oberlauf des Sir-Darja, Kokand bis Andischan . .	500	—	15,7	—	—	26,9	—	—	12,8
Turkestan	215	—	13,4	—	—	28,6	—	—	12,1
Chiwa	100	6,0	14,4	22,5	26,5	28,4	26,1	19,6	11,1
Amu-Darja bis Kerki . .	250	10,0	16,8	—	—	29,0	—	—	15,3

Die Niederschläge sind gering und zeigen folgende 20 jährige Mittelwerte:

Orte	Niederschlagsmenge
Taschkent.	370 mm
Samarkand	336 ,,
Margelan im Ferghan (Sir-Darja) . . .	175 ,,

Die jahreszeitliche Regenverteilung in dem großen Trockengebiet ist derart, daß in der Zeit von Mai bis Oktober nur 20% des Gesamtregens fallen, d. h. rund 50 mm, und die Monate Juli bis September so gut wie regenfrei sind. Die Regenwahrscheinlichkeit dieser Orte ist im Sommer nur 8%.

Der für Kurbedürftige wohl hauptsächlich in Betracht kommende Ort Taschkent hat einen mittleren Regenfall in Millimetern: April 66, Mai 28, Juni 12, Juli 3, August 2, September 5, Oktober 27. Nur noch ein Drittel dieser kleinen Mengen fällt im Sommer in Samarkand, Chodschend und im Oberlauf des Sir-Darja, sowie im herrlichen Serafschangebiet. Nur ein Viertel davon fällt in Chiwa und am Südufer des Aralsees. Zudem sind die Regenfälle während des Sommers und Frühjahrs sehr kurz und heftig; sie fallen als starke momentane Platzregen, so daß eine überaus große Anzahl von Sonnenstunden besonders auch in den Herbstmonaten den Kranken zur Verfügung stehen.

Die relative Feuchtigkeit ist gering wie in Ägypten:

Orte	Rel. Feuchtigkeit
Taschkent	48%
Oberes Sir-Darjagebiet	48—50%
Südliches Serafschantal	30%
Am Amu Darja	26%
Wüstenstation Merw	26%

Schwüle Tage sind in dieser Zeit trotz der großen Wärme kaum zu beobachten. Die Hitze ist erträglich, es sei denn, daß man von den am Rande üppiger und gut bebauter Gebirgsabhänge und Flußtäler gelegenen Stationen in die tiefere Wüste eindringt. Die Bewölkung beträgt zwischen April und Oktober nur $^3/_{10}$ des sichtbaren Himmels. Er wetteifert an Heiterkeit mit den günstigsten Gegenden des Mittelmeergebietes. Die Windrichtung im Sommer ist im allgemeinen eine nördliche, sie wird zu einer östlichen im transkaspischen Gebiet, mehr westlich in den an den Abhängen der Gebirge gelegenen Stationen Taschkent und Samarkand. Die Windstärke ist im allgemeinen etwas größer als in Ägypten und jedenfalls größer als in den reinen Wüstenstationen der Sahara.

Im großen und ganzen kann aber das ganze, leider nur ärztlich noch wenig bearbeitete und jetzt wohl für längere Zeit sehr in den Hintergrund tretende Gebiet klimatisch als ganz hervorragendes warmes Trockengebiet bezeichnet werden, das besonders in einzelnen Stationen wie Taschkent, Samarkand und im Sir-Darja-Gebiet dem nicht direkt Pflegebedürftigen Unterkunft bietet und in bezug auf die Ernährung dasselbe wenn nicht mehr leisten kann wie Ägypten; denn die zum Teil üppig bebauten Gebirgshänge um Taschkent, im Serafschan, bei Samarkand, im Ferghan bringen an Früchten und Gemüsen alles hervor, was auch den verwöhntesten Europäer befriedigen kann. Die Fremdartigkeit des nur langsam europäischer Kultur sich erschließenden Landes beeinträchtigt allerdings den Zuzug aus Westeuropa trotz der vorzüglichen Bahnen noch in beträchtlichem Maße. Dann ist auch zu berücksichtigen, daß die Reise nach südeuropäischen Winterstationen von Turkestan aus, auch über Baku und Batum, etwa an die warme Südküste der Krim mehrere Tage beansprucht, wenn der Patient nicht vorzieht, die nicht länger dauernde Reise über Moskau nach einer der südeuropäischen Winterstationen, oder über das Schwarze Meer die etwa 8—10 Tage dauernde Reise nach Ägypten zu unternehmen. Ein besonderer Vorteil des Turkestan liegt in der Möglichkeit des Höhenwechsels, indem während der heißen Sommermonate Höhen von 700—900 m leicht mit der Bahn erreichbar sind.

Die Indikationen sind vorsichtiger zu stellen als in Ägypten, da Kurhäuser und Sanatorien fehlen. Der Kranke ist auf Privatwohnungen, Sommerhäuser und das Zeltlager angewiesen, wenn er nicht mit den an Komfort bescheidenen aber an Verpflegung zuweilen ausreichenden Gasthäusern fürliebnehmen will.

Die **nördlichen Provinzen Persiens** mit den Städten Ispahan, Teheran, Mesched können in der Übergangszeit von Mitte April bis Mitte Juni, sowie im September und Oktober als trockenwarme Übergangsklimate gelten, sind aber ebenfalls nur von Rußland aus erreichbar, da die Reise über den Persischen Golf nicht allein wegen der Beschwerlichkeit, sondern auch wegen der tropisch feuchten Temperaturen des Persischen Golfes Kranken nicht zugemutet werden kann. Mit der Höhenlage von 1630 m, 1160 m und 930 m verbinden diese Klimate noch die Eigenschaft eines beträchtlichen Höhenklimas.

Ein klimatisches Gegenstück zur warmtrockenen Höhenlage Persiens stellt die **warmtrockene Tiefenlage des unteren Jordantales** 300—350 m unter dem Meeresspiegel dar. Hauptpunkte sind Jericho und Kasr-Hadschla mit einer mittleren Jahrestemperatur von 25 bis 28° C, einem mittleren Wintermaximum von 30° C und einem mittleren Minimum von 9,7° C, also Temperaturlagen, welche dem Oberägyptischen Klima entsprechen. Die Jahresniederschlagsmenge liegt zwischen 180 und 250 mm und die tägliche Wasserverdunstung auf dem toten Meer und im unteren Jordantal erreicht mit 13,5 mm im Tage fast die Höhe der über dem Nil bei Khartum gemessenen. Hohe gleichmäßige Tageswärme und Trockenheit mit größter Heiterkeit des Himmels werden von Schoy auf die „föhnartig" ins Jordantal niedersinkenden Luftmassen zurückgeführt. Doch hat dieser Jordanföhn nichts mit unserm Alpenföhn gemein außer der Lufterwärmung und vielleicht den das elektrische Potentialgefälle verändernden Eigenschaften der aus großen Höhen kommenden Luft. Die ihm zu Grunde liegenden Vorgänge wären eher den bei der Temperaturumkehr im Gebirge oder mit der Bildung der Seebrise verknüpften bez. den Erscheinungen bei Berg- und Talwind in den Alpen zu vergleichen, als den eigentlichen Fallwinden, da wir nach allem was wir aus diesem syrischen Trockengebiet wissen, uns in einem relativ windarmen Gebiete befinden. Es ist möglich, daß durch den hohen Luftdruck und Sauerstoffpartialdruck, wie Schoy meint, eine Herabstimmung der Funktionen des Nervensystems, ruhiger Schlaf, langsamere Herztätigkeit ausgelöst werden und dadurch der Indikationskreis des warmtrockenen Gebietes eine gewisse Erweiterung erfährt.

Warmtrockene Gebiete Nordamerikas. Von größerer Bedeutung besonders für die Neue Welt ist der trockene Westen von Nordamerika von Ende März bis September. Eine lange trockenwarme Periode von Anfang Mai bis Ende Oktober herrscht im Staate Kalifornien, die in den Wintermonaten auf die Südoststaaten der Republik, die Territorien Arizona, Neu-Mexiko und Texas übergeht, ohne die warme und oft heiße Trockenheit des südkalifornischen Sommers zu erreichen. In diesem amerikanischen Trockengebiet besteht die Möglichkeit, Kranke von einem Gebiet ins andere ohne große Schwierigkeiten, ohne Seereise in äußerst bequemer Bahnfahrt zu überführen. Auch hier verbindet sich die Eigenschaft des mittleren und schon ausgesprocheneren Höhenklimas zum Teil in hervorragendster Weise mit dem warmtrockenen Klimacharakter.

Warmtrockene Gebiete in Südamerika. Auf der südlichen Hemisphäre verdienen die Trockengebiete von Südargentinien und von Chile eine Erwähnung, ohne daß bis jetzt unseres Wissens davon ausgiebiger ärztlicher Gebrauch gemacht wird, wenn schon die Pampas dieser Gegenden anfangen, eine bedeutende Rolle zu spielen. Niederung und Höhe, Winter und Sommer bringen in den warmtrockenen Charakter dieser Klimate mannigfache und bedeutsame Variationen.

Warmtrockene Gebiete in Afrika. Nicht minder scheint das warme südafrikanische Trockengebiet etwa zwischen dem 20. und 32. Breitegrad, das zum größten Teil der Kolonie Südwestafrika angehört, berufen zu sein, jetzt schon, noch mehr in der Zukunft, eine therapeutische Rolle zu spielen, vor allem, da auch hier kontinentales Niederungs- und Höhenklima vertreten ist. Von der Küstenzone ist trotz der Trockenheit wegen der heftigen Winde und der häufigen Nebel abzusehen. Erst das Hinterland ist sonnenhell, warm und ein Gebiet extremer Temperaturen. Es verbindet den Charakter des warmtrockenen Klimas mit dem des Höhenklimas, da es eine Plateaufläche in 1200 bis 1600 m Höhe darstellt.

Die durchschnittliche relative Feuchtigkeit dieser Trockenzone ist:

	7 h a. m.	2 h p. m.	8 h p. m.
Im Sommer (Dezember bis April)	60%	37%	55%
„ Winter (Juni bis September)	58%	30%	42%

wobei öfters ein Sinken der relativen Feuchtigkeit unter 10% beobachtet wird. Die Lufttrockenheit ist also während des ganzen Jahres sehr groß, die Bewölkung gering, der Himmel im Winter, d. h. von Mai bis Oktober ständig wolkenlos. Die Regenmenge und Bewölkung nimmt von Norden nach Süden ab. Von höchster Bedeutung sind die ganz ungeheuren täglichen Schwankungen der Lufttemperatur, die bis zu 44° C! betragen können, so daß die Ansprüche an gute Unterkunft in der Nacht noch größer sind, als in der ägyptischen Wüste, die allerdings auch Tagesextreme der Lufttemperatur von 30° C aufweisen kann. Auch die Sommernächte sind infolge der großen Trockenheit und der starken nächtlichen Wärmeausstrahlung niemals schwül und drückend, wie in den Sommern unserer Breiten. Für die Öde der winterlichen Landschaft entschädigt die herrliche Luft des südlichen Hochafrika. Selbst im Westen ist die Hitze von April bis September nie unerträglich, und im Osten des südwestafrikanischen Gebietes erinnert die Tageswärme im dortigen Winter an diejenige eines milden Septembertages in Deutschland. Die allgemeine Salubrität des Landes ist so groß, daß Dove, dem wir im wesentlichen diese Auskünfte vom ärztlich-klimatischen Standpunkt aus zu verdanken haben, dasselbe als eines der gesündesten der Erde bezeichnet. Eine Wiedergabe der Mitteltemperaturen ist bedeutungslos, da die Temperaturextreme und das Mittel der Tagesamplituden so enorm sind, daß sie für das Klima bestimmend werden.

Andere Gebiete Südafrikas haben denselben oder ähnlichen Charakter. In der Mittel-Karroo geht das Wärmemittel selbst während der heißesten Monate kaum über dasjenige von Nordwestungarn hinaus. Die relative Feuchtigkeit des wärmsten Monats ist im Durchschnitt nicht höher als 38%. Die Veränderlichkeit der Temperatur von Tag zu Tag ist gering und hält mit der Jahreszeit gleichmäßig Schritt.

Wichtige Punkte des Kaphochlandes bzw. des britischen Südafrikas sind folgende:

	Mittel-Temperatur C°				Relative Feuchtigkeit %			
	Dezember bis Januar	Juli	Tägl. Schwankung		Oktober bis Dez.	Januar bis März	April bis Juni	Juli bis Sept.
			Jahres-mittel	Sept./Okt.				
Johannesburg (1750 m)	19,7	8,9	14,7	16,7	60	74	51	39

Der höchste mittlere Feuchtigkeitsgrad im Laufe der täglichen Schwankung am Morgen beträgt von Juli bis September nur 58%; die niedrigste ist nachmittags 24%, also wüstenartig m Juli bis zum September, doch kommen Tagesmittel von 7% bis 10% zuweilen vor.

Pretoria in 1430 m Seehöhe, ferner die Provinz Rhodesia, wo die Luft etwas feuchter als in Johannisburg ist, und Matabeleland, 1300 m Seehöhe, ziehen seit längerer Zeit bereits Kurbedürftige englischer Staatsangehörigkeit an. Von April bis Oktober bringt der Südostwind Trockenheit. Die Heiterkeit des Himmels in Matabeleland führt zu einer Dauer und Intensität des Sonnenscheins, wie sie außer in den Wüstenländern der Erde anscheinend nirgends wieder vorkommt. Die Sonnenscheindauer in Kimberley ist 3428 Stunden im Jahr (Berlin 1667 Stunden), und während im Jahr 78,6% Sonnenschein der möglichen Dauer herrscht, steigt die Dauer des möglichen Sonnenscheins im Winter auf 83%, d. h. mit einer zehnstündigen täglichen Dauer, auf weit über das Doppelte unserer bevorzugten Hochgebirgskurorte.

Wie in der ägyptischen Wüste, ist auch in Südafrika die Staubplage nicht gering, scheint jedoch vor allem in Südwestafrika sich in verhältnismäßig bescheidenen Grenzen zu halten infolge der nur mäßigen, durchschnittlichen Luftbewegung. Ein durchschnittlich achtstündiger Aufenthalt im Freien ist selbst im Winter möglich, wobei die großartige Besonnung auch Sitzen und Liegen im Freien ohne besondere Vorrichtungen als die des Schutzes vor zu starker Besonnung gestattet.

H. Weber und englische Autoren berichten über Erfolge bei Lungentuberkulose in den südafrikanischen Hochländern. In Bloemfontein, Aliwal North,

Kimberley, Pretoria, in Natal und an anderen Orten in Höhen von 1300 bis 1500 m sind manche und eklatante Dauerheilungen erzielt worden. Es ist aber stiller geworden in dieser Beziehung, seitdem die statistischen Ergebnisse der Kapkolonie zeigen, daß dort die Schwindsuchtsmorbidität unter den Europäern 9%, unter den Eingeborenen 14% beträgt. Dabei darf allerdings nicht außer acht gelassen werden, daß einerseits ein Prozentsatz Kranker, andererseits eine Menge körperlich und geistig schwer arbeitender Europäer zu der Europäerstatistik das Material stellen. Wegen der räumlichen Entfernung der Wohnstätten, der ganz erheblich geringeren Kultivierung des Landes liegen die Verhältnisse in Südwestafrika bedeutend günstiger. Senator empfahl deshalb die Ansiedelung Leichterkrankter in solchen klimatisch begünstigten Gegenden, ihm schlossen sich Katz und Velten an, währenddessen Berichte infolge der zum Teil wahllosen Besiedelung des Landes mit Farmern, die aus Gesundheitsrücksichten sich dort ansiedelten, anders lauten, allerdings auch lauten müssen, da der Kranke natürlich zunächst nicht arbeiten soll. Über Nephritiker liegen keine Berichte vor. Der Aufenthalt ist für sie dadurch erschwert, daß trotz der leichten Erreichbarkeit der einzelnen Stationen in dem ganzen Gebiet, doch eine abwechslungsreiche Ernährung insbesondere was Pflanzennahrung anbetrifft, noch auf allergrößte Schwierigkeiten stößt.

Die wenigen vorliegenden Berichte ermutigen bis jetzt nur zur längeren Übersiedelung oder sogar Ansiedelung leicht erkrankter Tuberkulöser nach Kenntnisnahme der einschlägigen Verhältnisse.

Trockenwarme Gebiete Australiens. In gleicher Breite wie Südafrika liegt das immense Trockengebiet Australiens, vorwiegend als trockenwarmes Niederungsgebiet charakterisiert und leicht von den Hauptstädten und einigen hervorragenden Küstenpunkten aus erreichbar, die zum Teil selbst bereits ihre sehr ausgedehnten Trockenperioden haben, so besonders in Südaustralien zwischen dem 30. und 35. Breitengrad.

Trockenwarme Höhenstationen. Mit einem großen Teil der südafrikanischen Trockenorte befinden wir uns bereits auf dem Boden höhenklimatischer Stationen, und nur ihre nahen Beziehungen zum Wüstenklima verlangen ihre Abhandlung noch unter der Gruppe der trockenwarmen Klimate. Dasselbe könnte man mit einigem Recht für die sanitär bedeutungsvollen mexikanischen, peruanischen und bolivianischen Trockenorte beanspruchen. Der Faktor des Höhenklimas tritt jedoch schon so sehr in den Vordergrund, daß die therapeutischen Indikationen dadurch eine gänzliche Verschiebung erfahren.

Warme Trockengebiete des französischen Nordafrika. Von entschieden geringerer Bedeutung als die ägyptischen Gebiete sind die französischen Teile der nordafrikanischen Küstenländer in bezug auf die Eigenarten eines trockenwarmen Gebietes. Die Küste selbst steht unter wechselnden klimatischen Einflüssen bzw. unter dem Zeichen des mittelfeuchtwarmen Klimas und die Binnenstationen haben zum Teil infolge ihrer Höhenlage, ihrer Lage auf der Luvseite oder im Regenschatten der Gebirge, zum Teil durch die Bebauung des Landes oder durch ihre besondere Eigenschaft als engherzig verwaltete Militärstationen nicht die allgemeine Bedeutung gewonnen, wie die viel gleichmäßiger beschaffenen und international zugänglichen ägyptischen Stationen und selbst als das sehr südlich gelegene Khartum. Die algerische Sahara hat nicht den warmen Winter wie das südliche Ägypten, es kommt regelmäßig zu Frösten und Schneefällen. Die Niederschlagsmengen selbst sind zwar gering, aber die relative Feuchtigkeit entspricht im Durchschnitt etwas mehr als dem halben Sättigungswert, und auch die absolute Feuchtigkeit ist durchschnittlich größer als in Ägypten. Die durchschnittliche Tagesamplitude der Wärmegrenzen ist geringer als die ägyptische, wenngleich auch hier extreme Differenzen häufig sind. Bewölkung und Wind machen gleichfalls das Klima weniger geeignet und schränken die Indikationen ein. Noch weniger als in Ägypten kommen die Sommermonate für klimatischen Aufenthalt in Betracht wegen der Höhe der Temperaturen. Die bekanntesten Winterstationen in Algerien sind: Biskra, El Kantara, Blida, Insalah und Laghuat. Nur El Kantara, Biskra und nun wohl auch Laghuat sind mit der Bahn erreichbar. Eine andere Reisemöglichkeit in die eigentlichen Wüstengebiete für Pflegebedürftige kommt bei dem noch nicht durchweg pazifizierten Charakter des Landes nicht in Betracht.

Im meistbesuchten, leider schon fremdenüberfluteten, hotelreichen Biskra am Eingang zur Wüste und in Laghuat sind die klimatischen Verhältnisse folgende:

Stationen	Höhe m	Januar	Februar	März	April	Mai	September	Oktober	November	Dezember
		Temperatur C°.								
Biskra	125	10,6	12,7	15,3	19,4	23,7	27,5	21,0	15,0	11,2
Laghuat	750	7,0	9,2	11,9	15,1	20,3	23,5	17,1	11,2	7,2
		Regenmenge (mm).								
Biskra	125	13	19	20	31	15	15	20	11	16
Laghuat	750	21	22	17	21	19	19	21	12	14
		Bewölkung (0 = klar, 10 = trüb).								
		2,3			2,1			2,3		

Die Zahl der Regentage beträgt im Winter in Biskra 21, in Laghuat 17. Die mittlere relative Feuchtigkeit ist im Winter in Biskra 62%, in Laghuat 56%.

Abbildung Nr. 23 veranschaulicht den Temperatur- und Feuchtigkeitsgang in der algerischen Wüste im Winter und Sommer, speziell in dem recht trockenen aber weniger heißen und hochgelegenen Laghuat.

Dem ganzen klimatischen Verhalten nach können also die bis jetzt zugänglichen algerischen Stationen nicht das bieten, was Ägypten so überaus schätzenswert macht, indem der Wüstencharakter: absolut gleichförmiger Witterungsablauf und hohe Temperatur, große Reinheit der Luft, Gleichmäßigkeit der Luftbewegung in Algier stärkeren Schwankungen unterworfen ist. Selbst in dem modernen Werk von Lalesque werden die algerischen Wüstenkurorte nicht erwähnt, während deutsche Ärzte sie zuweilen empfehlen, andererseits aber auch wegen des Staubes und Windes trotz sonstiger Vorzüge direkt davor warnen.

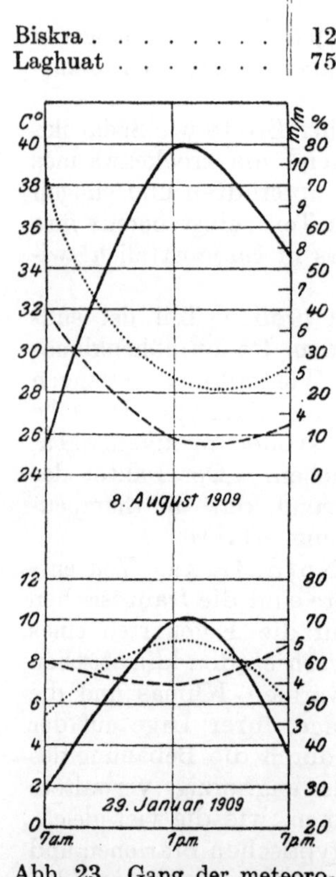

Abb. 23. Gang der meteorologischen Elemente in Laghuat an einem ausgesprochenen Sommertag und Wintertag.

.... Dampfdruck
————— Rel. Feuchtigk.
——————— Temperatur

Die trockenwarmen Übergangs- und Sommerklimate.

Die Indikationen, welche für Ägypten aufgestellt wurden, verlangen auch für die Sommermonate, in denen das Wüstenklima nicht oder nur eine beschränkte Verwendung finden kann, Ersatz, und zwar insbesondere, was die Trockenheit der Luft, die niedere Dampfspannung anbelangt. Die Wärme und die Besonnungsgrößen sind in solchen Klimaten — welche nur einigermaßen den Anforderungen an ein trockenwarmes Sommerklima und Übergangsklima von März bis November entsprechen — regelmäßig in völlig ausreichendem Maße, wenn auch nirgends mit der fast absoluten Sicherheit wie in Ägypten anzutreffen. Beträchtlich weniger trifft dies für den Feuchtigkeitsgrad der Luft zu.

Das warmtrockene Klima Südtirols. Südtirol hat an seiner nördlichen Grenze ein verhältnismäßig bemerkenswertes Trockengebiet mit nur etwa 600 mm jährlicher Niederschlagshöhe; es gruppiert sich um die Vereinigung von Eisack und Etsch, also etwa mit Bozen-Gries in seiner Mitte; auch die Etsch aufwärts bis Meran und die Etsch abwärts bis zum Gardasee und bis Rovereto liegenden Talgebiete der Sarca und der Etsch rechtfertigen die Bezeichnung eines verhältnismäßig trockenwarmen Übergangsklimas. Selbstverständlich dürfen wir entfernt keinen Wüsten- und Steppenmaßstab der Wärme anlegen. Vor allem aber machen die Segnungen der hochstehenden Kultur, der Hygiene, des Komforts, der weitbegrenzten Möglichkeiten der Diätetik diese Klimaoase südlich der Alpen so bedeutungsvoll.

Die besonders in Betracht kommenden Stätten sind: In beschränktem Maße Riva, vor allem aber Arco, dann Rovereto, Trient, San Michele, Bozen-Gries und Meran. Die wesentlichsten klimatischen Daten sind von H. v. Ficker in Tabellen zusammengestellt, die ich dem Werke „Klimatographie von Österreich" entnehme (s. Tabellen S. 123—125).

Es ist bei der nördlichen Lage dieser warmtrockenen Gebiete, über welche zum Teil noch nicht genügende Kenntnis in ärztlichen Kreisen verbreitet ist, wichtiger als in dem gleichmäßigen ägyptischen Klima über Einzelheiten der klimatischen Faktoren, insbesondere des Temperaturganges, sich zu orientieren.

Die Sonnenscheindauer dieses Gebietes ist eine denkbar günstige und dürfte an einzelnen Orten die Jahressumme von 2000 Stunden erreichen (Bozen 2062). Beobachtungen liegen von einer mittleren Station: Levico mit 12 jährigen Mittelwerten, von Bozen (nach Hann) für eine kürzere Periode vor, s. Tab. S. 125.

Recht glücklich ist auch die tageszeitliche Verteilung des Sonnenscheins im Winter, so hat Arco Sonnenschein um Mittag an Tagen: Nov. 17,5; Dez. 12,4; Jan. 21,5; Febr. 15,3; März 15,4. Die Tageswärme verteilt sich auf die einzelnen Orte folgendermaßen:

Stationen	Höhe m	Mittlere jährliche Häufigkeit einer mittleren Tagestemperatur von				
		0° C und weniger	über 5° C	über 10° C	über 15° C	über 20° C
Riva, Arco	89	0	289	216	158	86
San Michele	230	9	258	203	150	80
Bozen-Gries	290	5	261	209	145	81
Brixen	580	73	226	175	108	—

Die durchschnittliche Veränderlichkeit der Mitteltemperatur zweier aufeinander folgender Tage, welche wir in Ägypten ganz außer Betracht lassen konnten, da die Höhe der Temperatur an sich diese Veränderungen dem Kranken im Durchschnitt kaum fühlbar machen, spielt im mäßiger temperierten Südtirol für Leidende bereits eine Rolle. Mai und Dezember sind die Monate mit schrofferem Temperaturwechsel, wenngleich diese interdiurne Veränderlichkeit der Temperatur mit ganz wenigen Ausnahmen in den eigentlichen Südstationen unter 3° C sehr häufig unter 2° C bleibt und durchschnittlich nicht viel mehr als 1° C beträgt.

Mittlere interdiurne Veränderlichkeit der Tagestemperatur in °C

Stationen	Jan.	Febr.	März	April	Mai	Juni	Juli	Aug.	Sept.	Okt.	Nov.	Dez.
Riva	1,16	1,02	1,17	1,18	1,44	1,30	1,21	1,03	0,98	0,95	1,09	1,26
Bozen-Gries . .	1,78	1,39	1,60	1,62	1,65	1,74	1,68	1,63	1,41	1,34	1,37	1,87
Meran	1,62	1,42	1,51	1,50	1,75	1,75	1,63	1,41	1,27	1,23	1,33	1,62
Brixen	2,15	1,62	1,60	1,43	1,52	1,76	1,72	1,70	1,50	1,40	1,54	2,25

Stationen	Mittlere Häufigkeit der interdiurnen Temperaturveränderungen in Tagen von:				
	0—0,9°	1—1,9°	2—2,9°	3—3,9°	4—4,9°
Riva	191,5	113,6	39,0	13,1	4,8
Bozen-Gries	157,6	108,6	51,2	27,6	14,0
Meran	165,5	108,6	49,9	24,1	8,9
Brixen	143,6	104,4	64,6	27,4	14,2

Jährliche Häufigkeit einer Temperatursenkung von 4° C und mehr im Tagesmittel (nach Hann) Brixen 17, Meran 11, Riva 6,4.

Die schroffsten Temperaturwechsel in den wärmeren Stationen finden sich demnach in Bozen-Gries, auch in Meran, das keine ausführlichen Klimatabellen publiziert; sie würden sich therapeutisch manchmal recht unangenehm bemerkbar machen, wenn nicht die verhältnismäßige Trockenheit der Luft, die Besonnung und die Möglichkeit des Schutzes an diesen Tagen die Unannehmlichkeit des schroffen Temperaturwechsels wesentlich milderte.

Die stärkere nächtliche Abkühlung und tieferen Frühtemperaturen finden sich in Bozen und im südlichen Etschtale und lassen darum die im Tagesmittel verborgene Erhöhung der mittäglichen Temperatur besonders wertvoll erscheinen. Von vorteilhafter Bedeutung ist diese Erhöhung der Mittagswärme besonders im Frühjahr, weniger schon im Frühherbst in Bozen im Vergleich mit Riva, Arco, San Michele, Meran.

Mittlere Mittagswärme um 2 h p. m.

Stationen	März	April	Mai	Oktober
Arco	11,6	16,0	19,4	16,6
Riva	10,9	14,7	17,9	16,7
San Michele	11,2	16,4	19,7	15,7
Bozen-Gries	12,3	17,6	21,0	16,7

Das trockenste Gebiet in bezug auf die Luftfeuchtigkeit liegt im Etschtale bei San Michele und Rovereto, auch das höher gelegene, ganz speziell für die Sommermonate sich vorzüglich eignende Brixen ist sehr trocken und in den Monaten April bis September mit den heißeren Etschtalstationen der trockenste Ort in Südtirol. Da auch die Temperaturen daselbst gemilderte sind, und die Windbewegung recht erträglich ist, so verdient dieser Ort ebenso wie Oberbozen, die Berghänge um San Michele, ferner noch Levico für den Sommer entschieden weit größere Beachtung im trockenwarmen Klima, als ihm bisher zukam (s. Tabelle S. 124).

Die Verhältnisse des Dampfdruckes im Jahresgang sind zwar im wesentlichen von der Temperatur abhängig; es sind aber doch gewisse Abweichungen im Tagesgang der Dampfspannung zu verzeichnen, die mit der fortlaufenden Tagesregistrierung sich wahrscheinlich noch mehr bemerkbar machen würden und die z. B. trotz der Ähnlichkeit im Gang der Mitteltemperatur und der mittleren relativen Feuchtigkeit zwischen den nahegelegenen Orten Arco und Riva dem ersteren einen Platz neben den trockensten Orten des Etschtals sichern und seine Bedeutung für manche Krankheiten dadurch hervorheben.

Relative Feuchtigkeit um 2 Uhr mittags:

Stationen	März	April	Mai	Juni	Juli	Aug.	Sept.	Okt.
Riva	60	60	64	62	60	61	63	69
Arco	59	57	60	64	61	66	64	70
Rovereto[1]	53	49	55	53	52	55	59	68
Trient	51	48	51	49	48	53	58	66
San Michele	48	43	48	47	46	51	54	63

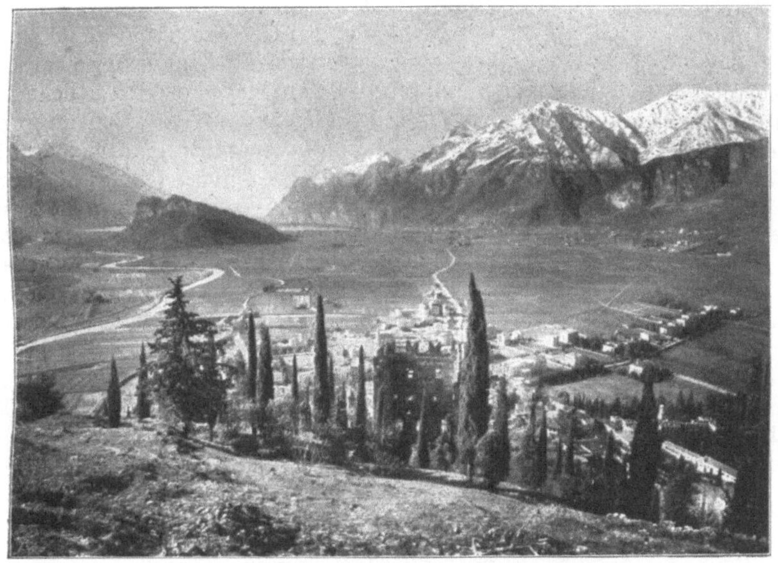

Abb. 24. Klimatische Station in Südtirol: Arco.

Regenwahrscheinlichkeit:

Stationen	Winter	Frühling	Sommer	Herbst
Riva	0,24	0,42	0,42	0,37
Rovereto	0,19	0,31	0,33	0,29
Trient	0,18	0,34	0,33	0,30
San Michele	0,14	0 25	0,33	0,27
Bozen-Gries	0,16	0,28	0,32	0,28
Oberbozen	0,11	0,22	0,30	0,19
Brixen	0,15	0,31	0,43	0,30

Mittlere Dauer der Regenperioden in Tagen:

Gegend	Jan.	Febr.	März	April	Mai	Juni	Juli	Aug.	Sept.	Okt.	Nov.	Dez.
Südlich von Bozen	1,4	1,8	2,8	2,9	3,3	3,4	2,8	2,7	3,3	4,2	3,0	1,9
Nördlich von Bozen	1,9	1,3	2,1	1,8	3,7	3,7	3,5	3,3	3,3	3,9	2,4	1,5

[1] Die Werte gelten für 3 Uhr nachmittags.

Wenn auch die Niederschlagsmenge nicht für die Feuchtigkeit eines Ortes maßgebend ist, so ist doch von Bedeutung, daß in Südtirol zwei Maxima, im Mai und im Oktober, vorhanden sind, welche immerhin in das Ende und den Anfang der Übergangszeiten, welche hier ja mit besonderer Vorliebe verbracht werden, je nach dem Jahrgang empfindliche Störungen in den Aufenthalt hineintragen können. Es ist dies besonders in Riva der Fall, während Bozen-Gries und Meran sowohl was die Menge als was die Anzahl der Niederschlagstage anbelangt, in Mai und Juni sowie September und Oktober in dieser Beziehung günstiger gestellt sind. Es kommt dies am besten zum Ausdruck durch Berechnung der für Kurzwecke besonders wichtigen Regenwahrscheinlichkeit und die Dauer der Regenperioden, wie sie v. Ficker angestellt hat (Tab. S. 115).

Die Höhenlage charakterisiert alle Stationen mit Ausnahme von Brixen und dem sehr hochgelegenen Oberbozen als vollkommene Niederungsklimate, insoweit der barometrische Druck in Betracht kommt.

Das wärmste Gebiet liegt am Nordufer des Gardasees mit den Kurplätzen Riva und Arco. Im ganzen Gebiet kommt es kaum zur Ausbildung einer kürzeste Zeit überdauernden Schneedecke, und bis zu 300 m Höhe liegen sämtliche Monatsmittel über dem Gefrierpunkt. Die mit der allgemeinen Windrichtung von NW als absteigende Winde auftretende Luftbewegung macht sich eben deshalb als meist warmer und trockener Wind bemerkbar, da er ein Fallwind ist. Schon im Februar und März ist die Erwärmung der tiefer gelegenen Täler eine beträchtliche, noch mehr im April und Mai, obgleich Regenfälle im Mai das Klima in anderer Hinsicht wieder ungünstig beeinflussen. Andererseits neigen gerade die Monate März und Mai im Etschtale, weniger im Sarcatale am Nordende des Gardasees, zu schrofferen Temperaturextremen. Der Herbst hat kleine Monatsamplituden der Temperatur, ebenso auch der Winterbeginn.

Von großem klimatischen Interesse ist die Jahreszeit, mit welcher im Mittel die Tagestemperaturen einer gewissen Temperaturhöhe beginnen und aufhören. Innerhalb dieser Zeit sind tiefere mittlere Tagestemperaturen nicht mehr zu erwarten.

Beginn und Ende gewisser mittlerer Tagestemperaturen.

Stationen	5 C°		10 C°		15 C°	
	Beginn	Ende	Beginn	Ende	Beginn	Ende
Riva, Arco	17. Febr.	3. Dez.	2. April	4. Nov.	2. Mai	8. Okt.
San Michele	4. März	17. Nov.	5. April	25. Okt.	4. Mai	1. Okt.
Bozen-Gries	2. März	18. Nov.	29. März	24. Okt.	4. Mai	27. Sept.
Oberbozen	13. April	24. Okt.	22. Mai	26. Sept.	8. Juli	12. Aug.
Brixen	21. März	2. Nov.	20. April	12. Okt.	28. Mai	13. Sept.

Frosttage und Frostgrenzen verteilen sich so, daß in den folgenden Zeitgrenzen keine Frosttage zu erwarten sind:

Stationen	Frostfreie Zeit	Zahl der Frosttage (Tiefste Temperatur von 0 C° oder darunter)				
		Nov.	Dez.	Jan.	Febr.	März
Arco	20. Febr. bis 9. Dez.	0	8	12	7	0
San Michele	6. März „ 23. Nov.	3	17	20	12	4
Bozen-Gries	5. „ „ 17. Nov.	5	18	20	13	3

Wir haben also in Südtirol ein Gebiet verhältnismäßig großer Wärme und Trockenheit, das insbesondere in den Übergangszeiten von Mitte Februar, März,

April, Mai, dann wieder im September und Oktober verwendbar ist, jedoch auch im Sommer in verschiedenen Punkten in bezug auf Niederschläge, Luftfeuchtigkeit, Luftwärme und Gang der Temperatur, allgemeine Stabilität des Klimas den Indikationen des trockenwarmen Klimas entsprechen kann; während es im Spätherbst und Winter, in der bis jetzt am meisten besuchten Zeit den Charakter eines mäßig warmen exquisiten Trockengebietes erhält.

Von dem Gesichtspunkt des trockenwarmen Klimas ausgehend ist die Wertigkeit der einzelnen Stationen etwa wie folgt zu bemessen:

1. Arco genügt billigen Ansprüchen an ein trockenwarmes Klima während des ganzen Jahres, vielleicht mit Ausnahme der Zeit von Ende September bis Mitte November;

2. Riva erheblich weniger, am besten noch von Mitte April bis zum September;

3. Das untere Etschtal von Rovereto bis Bozen von Anfang April bis Ende September;

4. Das Etschtal von Bozen bis Meran mit Einschluß dieser beiden Orte vom März bis zum Oktober.

5. Brixen, Levico, das Etschtal oberhalb Meran etwa bis in die Gegend von Kortsch während der Zeit von Mitte Mai bis Ende September.

6. Oberbozen ist eine trockenwarme, gut besonnte Hochgebirgsstation von Ende Mai bis Ende September.

Es unterliegt keinem Zweifel, daß Arco in diesem Gebiet den mittleren Anforderungen an eine trockenwarme Kurstätte am umfassendsten entspricht. Die kräftige Besonnung unterstützt durch die Wärmespiegelung, geringe Luftbewegung, Nebelfreiheit, verhältnismäßig großer Windschutz, heben es über die thermisch ähnlich disponierten Orte der Gegend weit hinaus an die erste Stelle.

Der Reichtum der Vegetation und die Leichtigkeit, mit der daselbst allen diätetischen und anderen ärztlichen Anforderungen entsprochen werden kann oder wenigstens könnte, sichern ihm in mancher Beziehung sogar einen Vorrang vor südlichen Punkten in Italien und Ägypten.

Indikationen des südtiroler trockenwarmen Klimas. Das Klima ist besonders im Hinblick auf zarte Konstitutionen, auf Herzleidende, Magendarmleidende und Nierenkranke, Neurosen und sogar Nervenleiden von Wichtigkeit, während Arco bislang im wesentlichen als klimatische Station für Phthisiker Geltung hatte und noch hat. Wenngleich es keinem Zweifel unterliegt, daß die auch in Arco in längeren Trockenzeiten auftretende Staubplage hier eher ungünstigen Einfluß hat, so werden doch Phthisiker im Anfang des Leidens mit Neigung zu katarrhalischen Affektionen der Bronchen, Bronchitiker und Emphysematiker auch heute noch dort ein zusagendes Klima besonders in den an den Berghängen liegenden geschützten und besonnten Olivenwäldern finden. Die gegenüber der höheren Temperaturlage der südlichen Trockengebiete mildere und geringeren Schwankungen unterworfene Temperatur Arcos läßt es auch für erkrankte Zirkulationsorgane besonders geeignet erscheinen. Daß wärmebedürftige Blutarme, Nervöse während des Sommers gerade im Stahl- und Arsenbad Levico am richtigen Platze sind, ist ein nebenhergehender Vorteil, der die Eignung Levicos in vieler Beziehung erhöht. Die Art und Weise, wie die Gaben des südtiroler Klimas durch die korrigierende und ordnende Hand des Menschen außerordentlich erhöht und nutzbringend gestaltet werden, ist ein weiterer Vorzug der südtirolischen Kurorte und hat insbesondere Meran und Bozen-Gries ihren berechtigten Weltruf eingebracht. Erst in zweiter Linie stehen hierin die anderen Kurorte: Arco und Levico, während Rovereto, Trient, die Gegend von San Michele und auf dem rechten Etschufer südlich von Bozen bei verständiger Verordnung ihrer klimatischen Vorzüge als längere Aufenthaltsorte nur für weniger Pflegebedürftige oder zur Ansiedelung in Betracht kommen dürften, da diese Stätten bis jetzt noch keine Veranlassung genommen haben, gesundheitlich abhängigen Persönlichkeiten mehr entgegenzukommen, als dies im Interesse eines allgemeinen Fremdenverkehrs liegt.

Spanische Trockengebiete. In Spanien finden sich größere, regelmäßig trockene Gebiete. Insgesamt ist auch die Lufttrockenheit eine erheblich größere als in den als trockenwarm zu empfehlenden Gebieten Südtirols, so daß die Niederschlagsmenge in einzelnen Gebieten viel geringere Zahlen erreicht als an der trockenwarmen Riviera, in Südtirol und im kontinentalen Teil des östlichen Mittelmeers. Aber es machen sich in den verschiedenen Jahreszeiten so erhebliche Extreme der Temperaturlage bemerkbar und die Trockenheit ist mit so großen Wärmegraden, bzw. im Winter mit unangenehm tiefen Temperaturen, Staubstürmen, Winden, trockener Öde der Natur verknüpft, daß sie mit Ausnahme der Südostküste und der ihr nahegelegenen Punkte für klimatotherapeutische Zwecke keiner Erwähnung bedürfen.

In den Sommermonaten steht der verwendungsfähige Teil dieses Südostgebietes in bezug auf die Feuchtigkeit so wenig unter dem klimatischen Einfluß des Mittelmeers, daß man dasselbe mit einigen gegebenen Einschränkungen ähnlich wie die französische Riviera als trockenwarmes und fast kontinentales Niederungsklima bezeichnen kann. Aber auch die milderen und etwas regnerischen Monate des Winterhalbjahres, insbesondere im Frühjahr und Herbst, können mehr zum trockenwarmen Klima in herrlicher Temperaturlage gerechnet werden. Hierher gehören die Küstenstädte Malaga, Almeria, Cartagena, Valencia, Alicante, das in Dattelhainen liegende Elche und das breite Niederungsbecken von Murcia. Insbesondere die beiden letzteren haben zuzeiten ganz ausgesprochenen kontinentalen trockenwarmen Charakter. Die herrliche Vegetation, der ideale Windschutz im Norden, Nordwesten und Westen verschaffen Murcia, dann auch Malaga Klimate, die mit Unterägypten im Winter wetteifern können (s. Tabelle der Mittelmeerstationen S. 59 und S. 333), so daß eine subtropische, fast tropische Vegetation durch künstliche Bewässerung erhalten werden muß. Die Zahl der Regentage ist gering, in Malaga regnet es im Winterhalbjahr nur an 29 Tagen und die Niederschlagsmengen durchfeuchten nur vorübergehend den Boden. Die Besonnung ist eine ideale und ermöglicht mit erheblich geringeren Ausnahmen als selbst in Unterägypten langdauernde Freiluftkuren von 6—7 Stunden täglich. Trockene SSO- und O-Winde herrschen selbst im Winter in der Gegend von Almeria und Cartagena vor. Nebel verhüllen den Himmel niemals, sogar Wolken sind selten, der Himmel prangt mit Ausnahme kurzer Sommerzeiten im durchsichtigsten Azur. Die täglichen Temperaturschwankungen sind nur in Malaga gering; größer in Murcia, Almeria und Cartagena, woselbst die tägliche Temperaturamplitude im Mittel 15° C beträgt, also durchaus ägyptisch ist. Es ist demnach das einzige regenarme sonnenreiche Trockengebiet Europas, das während des Winterhalbjahrs, etwa vom November bis zum März, nur mit den nördlichen ägyptischen Trokkenstationen, etwa mit Heluan und Luksor, zu vergleichen ist, wenn schon es oft starke Ostwinde aufzuweisen hat und die Temperaturen um einige Grad tiefer liegen als in Ägypten. Die durchschnittliche relative Feuchtigkeit im Winter ist 60%, sie sinkt aber in Tagesmitte auf erheblich tiefere Grade herunter. Der kontinentale Charakter des Winterklimas genannter Orte geht auch aus den Jahresmitteln der extremen Minima hervor. Während diese an den mediterranen Stationen mit mehr oder weniger Küstenklima über 0° C stehen (Malaga 3,0° C, Gibraltar 3,2° C, Balearen 1,0° C, Alexandrien 7,3° C), sinkt dieses Extrem in den trockenwarmen kontinentalen Niederungsklimaten erheblich tiefer, so in Murcia bis auf —1.8° C (in Assiut in Mittelägypten 0.0° C. in Kairo —0.7° C). in Valencia auch noch bis —0,4° C.

Die Indikationen dieses relativ sehr trockenwarmen Gebietes, insbesondere Malagas, mit welchem das außerägyptische Nordafrika sich nicht entfernt messen kann, dessen Täler von keinem rauhen Wind berührt werden (Hellmann), sind einerseits erhöhte Schonungsbedürftigkeit, Katarrhe der Atmungsorgane, Gefäßschwäche und sonstige Indikationen Südtirols und der Riviera, nur daß während des Winters das Schonende des Klimas noch mehr hervortritt, andererseits auch die Indikationen Ägyptens, besonders in den Frühjahrsmonaten März bis Mai.

Daß sämtliche Plätze dieses Gebietes von den europäischen Zentralen in zwei- bis dreimal 24 Stunden Bahnfahrt bzw. Schiffahrt zu erreichen sind und auch der langdauernde Aufenthalt ebenso wie in Ägypten keine im Klima beruhenden Unterbrechungen zu erleiden braucht, sind unschätzbare, viel zu wenig gewürdigte Vorteile.

Warme Trockenstationen finden sich in Frankreich in beschränktem Maße in den östlichen Pyrenäen, so z. B. in Amélie-les-Bains (s. Tabelle S. 126) vor allem aber ist das Klima der Riviera ein trockenwarmes Küstenklima und kann zweifellos in vielen Fällen die Indikationen des kontinentalen Trockenklimas erfüllen. Wegen seiner anderen bedeutenden maritimen Eigenschaften wird seiner im Seeklima (s. Seite 363) gedacht werden. Der einzige wirklich warmtrockene, allerdings besonders im Frühjahr verhältnismäßig staubige und wegen nicht ganz genügenden Bergschutzes oft windreiche Kurort des Niederungsklimas im südöstlichen Frankreich ist das 5 km von der Küste entfernt liegende Hyères H. Weber fand es bei nervös erregbaren Kranken von größerem Nutzen als die übrigen Rivierakurstätten. Er hat bei vielen Kranken nervösen Husten, Asthma und Neuralgien dort schwinden sehen, die angeblich in San Remo, Mentone, Cannes und Bordighera nicht genesen wären. Dabei ist jedoch nicht zu vergessen, daß Hyères zu den weniger luxuriösen und weniger mit mondänen Zerstreuungen bedachten Orten gehört, als die anderen Rivieraplätze. Es ist die südlichste Station der Côte d'Azur. Nach Lalesque steht das Temperaturmittel des Winters dem von Nizza und Cannes gleich. Das Jahresmittel von 15° C liegt jedoch um 0.6° C höher als das dieser Plätze. Auch die Tagesschwankung dürfte bei der Entfernung vom Meer etwas höher, also insbesondere die Temperatur am Krankentage von 9 bis 6 Uhr eine etwas höhere sein, bei tieferen Nachttemperaturen, wie auch Reimer betont. Die Mitteltemperatur des Krankentages in Hyères ist in den Monaten vom 15. Oktober bis 15. April 14,6° C. Die relative Feuchtigkeit ist im Mittel 55 bis 60%, demnach 5% geringer als in Nizza, und die Niederschlagsmenge um 200 mm geringer als in dem wintertrockenen Nizza. Windgeschützter, aber $\frac{1}{2}$ Stunde näher dem Meere, liegen im Pinienwalde Costebelle und Giens. Beide Orte nehmen auch nach französischen Autoren (Chuquet, Martinet und Lalesque) eine Ausnahmestellung ein gegenüber den anderen Rivieraorten. Sie werden empfohlen besonders für Tuberkulöse, Bronchitiker, Emphysematiker, Gichtiger, Asthmatiker, Tabiker, Nervöse, Diabetiker und Nephritiker. „Die Luft ist trocken, warm, kalmierend. Die Erfolge bei Tuberkulösen werden besonders hervorgehoben.

Italienische warme Trockengebiete. Auch die italienische Küste zwischen Bordighera und Genua erfreut sich zahlreicher Stationen vom Charakter der französischen Riviera oder ist ihnen in bezug auf Trockenheit noch überlegen, ferner kommen die Küstenstationen an der Ostseite von Sizilien, und Girgenti, einige Kilometer von der Südküste Siziliens entfernt und überaus trockenwarm gelegen, in Betracht (s. Tabellen S. 374, 375, 377).

Rein kontinentale Stationen mit trockenwarmem Klima finden sich im südlichen Italien, mit Rom angefangen über Foggia und Lecce (s. Tabellen S. 58) hinaus, doch liegen die trockensten Zeiten im Sommer, so daß insbesondere Rom erst von Mai und Juni an zu den trockenwarmen Stationen gezählt werden kann, während Foggia und Lecce im März und April, also gerade in der Übergangszeit, bereits recht trocken sind.

Der größten Anzahl Sonnenstunden und eines trockenen Frühjahrsklimas erfreut sich Lecce und der südliche Teil Apuliens, leider zugleich auch schlechter Unterkunftsmöglichkeiten, und es ist bis in den Winter hinein der Malaria preisgegeben. Immerhin mögen in der Foggianer Gegend und an mehreren Punkten des inneren Süditaliens in den trockenen Monaten November und Dezember, sowie Februar, März und April geeignete Unterkünfte gefunden werden.

Warmtrockene italienische Gebiete.

	Rom	Foggia	Lecce
Sonnenstunden im Jahr	2394	2390	2429
Relative Feuchtigkeit	65°/₀	64°/₀	65°/₀
Niederschläge	803 mm	465 mm	618 mm
Niederschlagstage	97	98	103

Regentage in Lecce, 40jähriges Mittel:

Winter	Frühling	Sommer	Herbst	Jahr
36,2	28,0	10,2	28,8	103,2

Das warme Trockengebiet Griechenlands. Ein letztes regenarmes, warmes Trockengebiet des Südens liegt über dem Osten Griechenlands, speziell über Athen und einigen griechischen Inseln (s. Tabelle S. 379). Sehen wir von den letzteren ab, so verdient Athen in den Frühjahrsmonaten, d. h. vom 15. März an bis Mitte Juni und ferner im September und Oktober Berücksichtigung, um so mehr, als es ein relativ bequem erreichbarer, längere Zeit bewohnbarer Übergangsort für die Reise nach Ägypten ist, wenn auch manchmal noch kühle und kalte Tage im März und April in Athen der vorherrschenden N- und NO-Winde wegen vorkommen. Die Lufttrockenheit ist einer der Hauptcharakterzüge des attischen Klimas. Ihr verdankt der athenische Himmel seine Heiterkeit, seine Bläue und die Fülle diffusen Lichtes. Nebel kommt kaum vor. Die mittlere Feuchtigkeit ist 63%. Die Hälfte der Gesamtsonnenscheindauer von 2570 Stunden im Jahre dürfte auf die Monate März, April, Mai, September und Oktober entfallen. Während Wind und auch Staub in Athen manchmal lästig werden können, treten diese Störungen in den Villegiaturen bei Athen sehr zurück, damit verbunden ist aber auch die Beschränktheit der Unterkunft außer in Athen selbst, seinen Hotels, Pensionen, in den Landhäusern und einigen bescheidenen Sommerfrischen der nächsten Umgebung. Die mittlere Tagesschwankung der Temperatur variiert zwischen 6° C im Dezember und 10° C im Juli. Der mittlere Gesamtniederschlag ist nur 343 mm, also äußerst gering, doch sind die jährlichen Schwankungen des Niederschlags und ebenso der Verteilung des Windes recht bedeutend.

Die mittlere Anzahl der Regentage in Athen ist:

April	Mai	September	Oktober
8	6	4	12

Norddeutsche sommerwarme Trockengebiete. Das eingangs erwähnte Trockengebiet Nordostdeutschlands ist weniger scharf zu umgrenzen als die südlichen und ist auch der jährlichen Veränderlichkeit bedeutend mehr unterworfen. Dasselbe gilt für die ungarische Niederung. Im östlichen Teil Preußens kann speziell die Provinz Posen, West- und Ostpreußen, besonders deren östlicher, der russischen Grenze benachbarter Teil während des Sommers den Anforderungen eines trockenwarmen Klimas genügen. Man wird den Landaufenthalt, Unterkunft in Privathäusern und Forsthäusern bevorzugen. Als einziger Kurort kommt Hohensalza (Inowrazlaw) in Betracht, der durch die Möglichkeit einer Solbadekur die Indikationen vervielfältigt. Während des Sommers fällt in dem genannten Gebiete ⅓ der jährlichen Regenmenge. Dieselbe ist aber im ganzen gering, und gerade in den trockensten Gebieten sind die Regenfälle am stärksten und demnach am seltensten (Hellmann). Die relative Feuchtigkeit ist niedrig. Die Tagesschwankungen der Temperatur sind von mittlerer Größe, während die Veränderlichkeit von Tag zu Tag leider oft recht beträchtlich sein kann, da kalte, kontinentale und nördliche Luftströmungen ungehindert Zutritt haben. Es seien die Zahlen für Posen angeführt:

	Mittl. Temperatur	Regenmenge	
Juni	17,1	12	⎫ % der Gesamtmenge
Juli	18,6	13	⎬ von 490 mm im Jahre.
August	17,6	12	⎭

Das ungarische sommerlichwarme Trockengebiet. In Ungarn tritt nach den Spätfrühlings- und Frühsommerregen ein rasches Abfallen der Regenperioden ein, die erst im Oktober wieder eine Steigerung der Niederschläge erwarten läßt. Die Sommertrockenheit äußert sich dann in hoher Erwärmung und hoher Lufttrockenheit, die manchmal den Charakter des Wüstenklimas hervorbringen: hohe Tagestemperaturen, tiefe Nachttemperaturen mit morgendlicher Abkühlung auf 6° C und weniger, und mit einer täglichen Temperaturschwankung bis zu 23° C. Wenn auch ein Aufenthalt in der dann an ein Steppengebiet erinnernden Ebene nicht in Betracht kommt, so können doch die am Rande derselben und in den äußersten östlichen waldigen Ausläufern der Karpathen und des Tatragebirges belegenen Plätze aufgesucht werden. Da die bekannteren Kurorte Ungarns jedoch im allgemeinen in höheren und durch größere Regenfälle ausgezeichneter Gebirgslage, außerhalb des erwähnten Trockengebiets liegen, so hat selbst der landesangehörige Kurgast, da sich dem aus dem westlichen Europa Kommenden nähere Ziele bieten, sich hier nach geeignetem Landaufenthalt umzusehen.

Balaton-Almady mit seinen Thermen scheint mir die einzige, diesem Trockengebiet naheliegende Bäderstadt zu sein, während die anderen Kurorte des Plattensees trotz hoher Besonnung nicht mehr ganz diesem Trockengebiet angehören.

Niederschlagsverteilung in der ungarischen Tiefebene,
im wesentlichen das Theißgebiet umfassend:

	Juli	August	September	
Im Norden	11,5%	9,2%	7,5%	der Gesamtmenge von 69 cm
Im Süden	9,5%	7,9%	8,2%	der Gesamtmenge von 56 cm.

Süddeutsche Trockengebiete. Nur noch einige Punkte Süddeutschlands verdienen Erwähnung, welche zwar in bezug auf die Lufttrockenheit Südtirol nachstehen, doch aber, was Regenarmut, Seltenheit der Niederschläge und verhältnismäßig hohe Lufttemperatur anbelangt, gerade in den Frühlingsmonaten entweder als Übergangsgebiete für die Heimat gelten können oder sogar für von Norden kommende als mehrmonatliche Aufenthaltsstätte ernstliche Beachtung beanspruchen dürfen, wenn eine längere Reise nach dem Süden unmöglich oder zu kostspielig wird. Es sind dies die im linken Rheintal am Steilabhang der Vogesen und des pfälzischen Hardtgebirges gelegenen Kurstätten kleineren Stiles.

Auf Seite der Vogesen ist es die Strecke zwischen Mülhausen und Schlettstadt mit den freundlichen elsässischen Rebstädten Rappoltsweiler, Reichenweier, Kienzheim, Türkheim, Rufach, Gebweiler, Sulz u. a.; ferner die Südwestseite des badischen Kaiserstuhlgebirges zwischen Freiburg und Breisach (s. Tabelle S. 125). vor allem aber sind es die Rebdistrikte am Fuße der pfälzischen Hardt mit den bekannten Weinorten Wachenheim, Deidesheim und vor allem dem kleinen Arsen-Kurort Dürkheim a. d. H. Eine Wiedergabe ausführlicher klimatischer Tabellen ist wegen deren Unzulänglichkeit nicht möglich. In den Monaten März bis Juni sind an den Hardtabhängen monatlich im Durchschnitt nicht mehr als 10 Tage mit Niederschlag zu erwarten und diese Niederschlagsmengen sind gering. Das mittlere Temperaturmaximum des Tages scheint das höchste in Deutschland zu sein und die Bewölkung geht durchschnittlich nur wenig oder nicht über 50°/₀ hinaus.

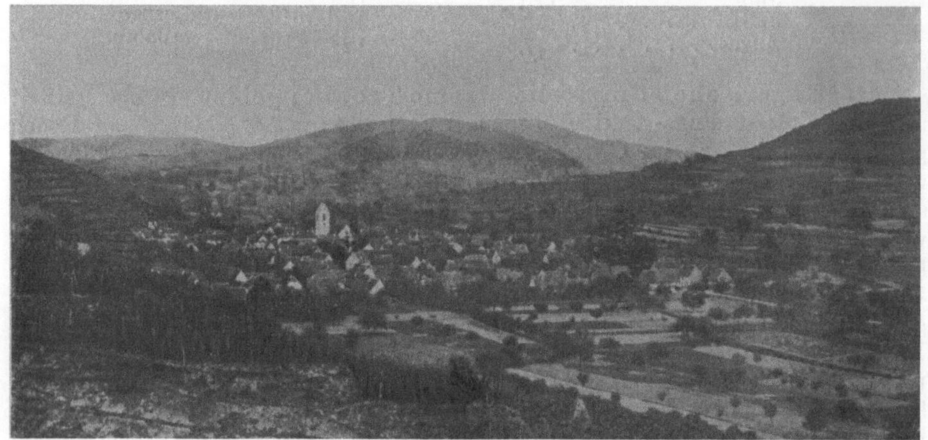

Abb. 25. Der Kaiserstuhl in Baden.

Es sind dies fast die einzigen Klimastriche Deutschlands, die im Frühjahr im Grade der relativen Feuchtigkeit, in der Regenarmut in Verbindung mit der erreichbaren Höhe der Tagestemperatur und in den Mittelwerten der Temperaturen dem geschützten Nordostufer des Genfersees bei Montreux absolut gleichstehen, die an Sonnenscheindauer und Mäßigkeit der Windbewegung vielleicht noch mit dem Frühjahrsklima von Bozen-Gries verglichen werden können, in diesen Monaten von ähnlicher klimatischer Bedeutung sind (s. auch Tabelle S. 122) und diese Anerkennung in wesentlich höherem Maße verdienen, als ihnen bis jetzt zuteil wird.

Mittlere Temperatur und Tagesamplitude.

			März	April	Mai	Juni
20 jähriges Mittel	Abhang der Hardt	Mittlere Temperatur	5,5	10,0	14,6	18,0
		Tagesamplitude	9,0	10,6	11,5	11,1
	Abhang der Vogesen	Mittlere Temperatur	5,8	10,8	14,7	18,6
		Tagesamplitude	8,9	10,3	11,3	11,5
10 jähriges Mittel	Südwestabhang des Kaiserstuhlgebirges	Mittlere Temperatur	6,8	10,1	14,3	17,0
		Tagesamplitude	8,0	10,5	10,5	10,0
		Bewölkung	6,3	5,3	6,0	6,1
Im Vergleich dazu Montreux (25 jähriges Mittel)		Mittlere Temperatur	5,3	9,7	13,7	17,3

Kaum davon verschieden sind die klimatischen Verhältnisse des Rheingau-
beckens von Rüdesheim und Bingen bis Mainz, wofür die Geisenheimer Tabelle
eine Unterlage bietet (s. S. 52).

Etwas weniger luftwarm, aber fast ebenso trocken, windgeschützt und
sonnenwarm ist besonders während des Frühjahrs und Sommers, etwas weniger
im Herbst, das Mittelbecken des Mains zwischen Miltenberg und Würzburg
in der durchschnittlichen Meereshöhe von 130—175 m, als dessen klimatischer
Vertreter hier das klimatisch und landschaftlich hervorragend am Zusammen-
fluß von Tauber und Main gelegene Städtchen Wertheim genannt sei, siehe
Tab. S. 125. Ebenso steht der Mittellauf des Neckars zwischen Cannstatt und
Gundelsheim a. Neckar mit relativ hohen Frühjahrs- und Herbsttemperaturen,
einer sich dem Rheinbecken anschließenden Trockenheit, guter Besonnung und
vor allem mit warmen Temperaturen am Krankentag den obengenannten
Klimainseln kaum nach. Genannt seien die Orte Untertürkheim, Cannstatt,
Marbach a. Neckar, Heilbronn, Jagstfeld, Wimpfen und etwa noch Saline
Rappenau (s. S. 125).

Diese durch ihre Lage zu den benachbarten Bergen bedingten Klimaoasen
vorwiegend der Pfalz und des Elsaß bilden gleichsam den Übergang zu den
mittelfeuchtwarmen Plätzen: Wiesbaden, Heidelberg, der Bergstraße, Baden-
Baden, welchen gegenüber sie bei fast gleicher Mitteltemperatur höhere Wärme-
maxima des Tages, eine um 5% geringere Feuchtigkeit, monatlich 2 bis 3 Regentage weniger, 10% Sonnenscheindauer mehr haben. Ihre allgemeine klimatische
Eignung ist eine treffliche, ihr geringerer, zum Teil nur durch Traubenkuren
bekannter Ruf als Kurgegend ist meist nur durch das Fehlen balneologischer
Werte und die damit zusammenhängende Badekultur bedingt, deren sich ersichtlich die nahe gelegenen, auch als Klimastationen bekannten Örtlichkeiten wie
Badenweiler, Baden-Baden und Wiesbaden erfreuen.

Klimatische Verhältnisse der Stationen in Südtirol.

Monat	Temperatur			Feuchtigkeit		Mittel der Bewölkung (0=klar, 10=trüb)	Monatssumme des Niederschlags	Mittlere Häufigkeit der Tage mit		
	Tagesmittel	Mittel der absoluten Monatsextreme		Absolute Tagesmittel	Relative Tagesmittel			Niederschlag	Schnee	Nebel
		Maximum	Minimum							
	C°	C°	C°	mm	%		mm			

Riva. 45° 53′ N.   10° 50′ E.   H = 89 m.

Monat	Tagesmittel C°	Maximum C°	Minimum C°	Absolut mm	Relativ %	Bewölkung	Monatssumme mm	Niederschlag	Schnee	Nebel
Januar	2,8	10,6	—2,5	4,5	75	4,3	54	6,8	2,3	—
Februar	4,7	12,6	—1,2	4,7	70	4,5	48	6,2	1,0	—
März	7,9	16,7	1,1	5,8	69	5,0	74	8,7	0,7	—
April	12,4	19,8	6,3	7,5	68	5,6	103	13,0	—	—
Mai	16,4	24,6	9,8	9,9	73	5,6	119	15,6	—	—
Juni	20,5	27,7	14,2	12,6	70	5,2	100	13,8	—	—
Juli	23,0	30,1	16,6	14,2	69	4,1	102	12,3	—	—
August	22,3	29,0	15,9	13,9	70	3,9	99	10,8	—	—
September	18,7	26,3	12,3	12,4	73	4,4	110	10,0	—	—
Oktober	13,7	21,3	6,4	9,7	78	5,4	129	12,0	—	—
November	7,8	15,0	1,8	7,0	79	5,4	103	10,1	0,2	—
Dezember	4,0	10,8	—1,8	4,6	72	6,6	76	7,5	1,5	—
Jahr	12,9	30,4	—3,3	8,9	72	4,8	1117	126,8	5,7	—

Arco. 45° 55′ N. 10° 53′ E. H = 91 m.

Monat	Temperatur (C°)			Feuchtigkeit		Mittel der Bewölkung (0=klar, 10=trüb)	Monatssumme der Niederschläge mm	Mittlere Häufigkeit der Tage mit		
	Tagesmittel	Maximum	Minimum	Absolute Tagesmittel mm	Relative Tagesmittel %			Niederschlag	Schnee	Nebel
Januar	2,2	10,7	—2,5	4,3	71	3,6	50	6,4	1,5	0,4
Februar	4,4	12,6	—1,5	4,6	66	3,6	38	4,0	0,9	0,3
März	7,9	17,1	1,0	5,7	65	4,3	81	7,5	0,6	0,4
April	12,6	20,8	6,3	7,4	63	4,5	78	9,7	---	---
Mai	16,6	26,1	9,0	9,7	67	4,2	101	14,4	---	---
Juni	20,8	29,7	12,6	13,6	68	3,8	79	10,7	-	-
Juli	23,2	31,8	14,5	15,3	68	3,3	91	8,7	---	---
August	22,5	29,9	14,2	15,0	71	3,5	78	8,6	—	-
September	18,5	26,5	10,5	12,6	72	3,7	99	8,2	—	
Oktober	13,4	21,0	4,9	9,6	77	4,4	118	12,0	—	
November	7,5	15,5	1,0	6,9	75	4,4	89	7,9	0,2	0,4
Dezember	3,6	11,4	—2,1	4,3	67	3,5	58	6,0	1,0	0,3
Jahr	12,8	32,1	—3,8	9,1	69	3,9	960	105,0	4,2	1,8

Trient. 46° 4′ N. 11° 7′ E. H = 210 m.

Monat	Temperatur (C°)			Feuchtigkeit		Mittel der Bewölkung (0=klar, 10=trüb)	Monatssumme der Niederschläge mm	Mittlere Häufigkeit der Tage mit		
	Tagesmittel	Maximum	Minimum	Absolute Tagesmittel mm	Relative Tagesmittel %			Niederschlag	Schnee	Nebel
Januar	—0,3	8,5	—7,4	3,7	78	4,7	55	5,3	3,2	—
Februar	2,6	12,6	—5,0	4,1	71	4,3	35	4,9	2,3	—
März	7,2	18,3	—1,8	5,1	64	5,2	79	7,5	1,1	—
April	12,5	22,3	3,6	6,7	61	5,9	75	10,4	—	—
Mai	16,4	27,7	7,5	8,9	65	6,3	140	12,8	—	—
Juni	20,4	30,8	12,0	11,3	62	5,9	73	12,3	—	
Juli	22,7	32,9	13,7	13,0	62	5,2	101	9,9	—	
August	21,6	30,9	12,5	12,6	67	4,4	84	10,1	—	
September	17,9	27,5	9,2	11,4	72	4,7	75	8,0	—	
Oktober	12,1	21,2	2,1	8,6	79	5,6	120	10,7	—	
November	5,5	14,5	—1,6	6,0	80	5,6	94	8,3	0,9	
Dezember	0,9	9,3	—6,4	3,8	77	4,4	53	6,0	2,9	—
Jahr	11,6	33,1	—8,3	7,9	70	5,2	984	106,2	10,4	—

Bozen - Gries. 46° 30′ N. 11° 21′ E. H = 290 m.

Monat	Temperatur (C°)			Feuchtigkeit		Mittel der Bewölkung (0=klar, 10=trüb)	Monatssumme der Niederschläge mm	Mittlere Häufigkeit der Tage mit		
	Tagesmittel	Maximum	Minimum	Absolute Tagesmittel mm	Relative Tagesmittel %			Niederschlag	Schnee	Nebel
Januar	0,0	10,3	—6,9	4,1	82	3,6	26	5,1	2,9	1,7
Februar	3,0	13,7	—4,7	4,5	72	3,5	24	4,8	2,5	0,3
März	7,5	19,7	—1,7	5,6	66	4,4	45	6,8	1,3	0,3
April	12,7	23,7	4,6	7,1	61	5,2	56	8,4	0,1	0,1
Mai	16,6	28,6	8,9	9,6	65	5,4	73	11,5	—	0,1
Juni	20,4	31,4	12,4	12,6	66	5,1	82	11,1	—	0,2
Juli	22,5	33,4	14,2	14,3	66	4,1	99	9,7	—	—
August	21,5	31,8	13,1	13,9	69	3,9	94	9,5	—	0,4
September	18,0	28,3	9,5	12,3	73	4,3	72	7,4	—	0,4
Oktober	12,2	22,2	2,7	9,2	80	4,9	82	10,5	0,2	1,2
November	5,5	15,5	—2,0	6,4	83	4,4	53	7,8	0,9	0,4
Dezember	0,9	9,8	—6,1	4,3	80	3,7	34	5,2	3,0	1,3
Jahr	11,7	34,0	—8,1	8,7	72	4,4	740	97,8	10,9	6,4

Brixen. 46° 43′ N. 11° 39′ E. H = 580 m.

Monat	Temperatur (C°)			Feuchtigkeit		Mittel der Bewölkung (0=klar, 10=trüb)	Monatssumme der Niederschläge mm	Mittlere Häufigkeit der Tage mit		
	Tagesmittel	Maximum	Minimum	Absolute Tagesmittel mm	Relative Tagesmittel %			Niederschlag	Schnee	Nebel
Januar	—2,5	8,7	—12,3	—	—	4,0	16	4,1	3,0	
Februar	0,0	11,3	—10,3	—	—	4,2	17	4,1	2,7	
März	4,2	17,8	—6,2	4,1	63	5,0	26	6,0	2,0	
April	9,3	21,2	—1,2	4,8	56	5,8	47	9,3	1,8	
Mai	13,4	26,9	4,4	6,6	58	5,8	69	12,0	0,5	—
Juni	17,3	29,7	8,8	8,6	59	5,6	94	13,2	0,2	—
Juli	19,4	31,7	9,9	10,0	60	4,9	119	13,2	0,1	—
August	18,5	29,9	8,2	10,1	66	4,6	103	11,6	—	—
September	14,7	26,5	3,9	8,7	69	4,8	74	9,7	0,3	—
Oktober	9,2	20,2	—1,8	6,7	75	5,3	78	9,9	0,8	—
November	2,9	13,3	—6,1	4,7	73	4,9	43	6,7	2,0	—
Dezember	—1,4	8,5	—11,4	—	—	4,6	25	4,6	3,2	
Jahr	8,7	32,1	—13,6	—	—	4,9	711	104,4	16,6	—

Meran (H. im Mittel 350 m).

	Jan.	Febr.	März	April	Mai	Juni	Juli	Aug.	Sept.	Okt.	Nov.	Dez.	Jahr
Mitteltemperatur	0,6	3,3	7,6	12,6	16,0	—	—	—	17,3	12,3	5,6	1,1	—
Niederschlagsmenge	26	13	30	36	80	85	67	63	64	111	58	47	680
Niederschlagstage	4.2	2.2	5.7	4.5	7.3	6.1	5.5	4,8	4,0	7,1	5,0	3,9	60,3
Davon Schneetage	3,1	1.2	0,1	—	—	—	—	—	—	—	0,8	1,9	8,4

Sonnenscheinstunden in Südtirol
a) Levico.

	Jan.	Febr.	März	April	Mai	Juni	Juli	Aug.	Sept.	Okt.	Nov.	Dez.	Jahr
Monatssumme	100	102,8	122,5	132,6	165,3	197,6	245,7	223,6	159,7	121,1	88,2	86,6	1845,7
Tagesmittel	3,2	3,6	3,9	4,4	5,3	6,6	7,9	7,2	5,3	3,9	2,9	2,7	5

b) Gries b. Bozen.

	Jan.	Febr.	März	April	Mai	Juni	Juli	Aug.	Sept.	Okt.	Nov.	Dez.	Jahr
Tagesmittel	4.7	5.7	5.6	5,4	6.2	7.9	7.4	7.7	5,4	4,7	3,8	3.1	5,6
Sonnenstunden	—	—	—	—	—	—	—	—	—	—	—	—	2062

Klimatische Verhältnisse
a) im Gebiet des badischen Kaiserstuhles. 210—275 m Höhe.

Monat	Temperatur Tagesmittel (C)	Mittleres Maximum (C)	Mittleres Minimum (C)	Mittlere Schwank. (C)	Relat. Feuchtigkeit. Tagesmittel (%)	Niederschlag Monatsmittel (mm)	Zahl der Tage mit ≥ 0,1 mm	Nebel Zahl der Tage	Bewölkung Tagesmittel (0 = klar, 10 = trüb)	Sonnenschein Summe in Stunden	in % des Möglichen	Stunden am Tage	Tage ohne	Heitere Tage ≤ 2/5 bewölkt
										10 jährige Mittel				
März	6,8	10,4	2,4	8,0	72,0	50,0	15,3	3,7	6,3	97,8	28,0	3,2	7,2	—
April	10,1	15,1	4,6	10,5	66,0	30,0	12,4	2,3	5,3	171,8	40,0	5,7	3,4	—
Mai	14,3	19,5	9,1	10,5	69,5	70,0	15,8	2,1	5,9	183,4	40,0	6,0	4,5	—
Juni	16,8	22,0	12,0	10,0	70,0	80,0	14,3	2,0	6,1	192,0	42,0	6,4	2,9	—
September	13,6	18,8	9,0	9,8	77,0	60,0	12,0	6,3	5,5	133,0	35,4	4,4	4,7	—
Oktober	9,1	13,3	5,4	7,9	81,0	47,0	11,8	12,0	6,5	94,0	28,1	3,1	9,3	—

Frostfrei vom 10. 4. bis 23. 10.

b) im Main- und Taubergrund. 140—175 m Höhe.

Monat	Tagesmittel	Mittleres Maximum	Mittleres Minimum	Mittlere Schwank.	Feucht.	Niederschlag Monatsmittel	Zahl der Tage	Nebel	Bewölkung	Summe in Stunden	in %	Stunden am Tage	Tage ohne	Heitere Tage
März	6,1	10,4	2,0	8,4	75,0	57,0	16,6	2,7	7,3	86,0	—	$2^{3/4}$	—	—
April	8,9	14,7	2,9	11,8	70,0	26,0	8,6	1,3	5,5	165,5	—	$5^{1/2}$	—	—
Mai	13,5	19,2	7,8	11,4	73,0	61,0	13,2	2,0	6,1	209,4	—	7	—	—
Juni	16,8	22,7	10,7	12,0	71,0	54,0	13,2	2,0	6,2	203,5	—	$6^{3/4}$	—	—
September	13,6	19,5	8,7	10,8	80,0	55,0	12,6	6,3	6,0	133,9	—	$4^{1/2}$	—	—
Oktober	8,6	13,1	4,8	8,3	86,0	32,0	12,0	4,0	7,6	64,0	—	2	—	—

Frostfrei vom 23. 4. bis 25. 10.

c) im mittleren Neckartal. 150—250 m Höhe.

Monat	Tagesmittel	Mittleres Maximum	Mittleres Minimum	Mittlere Schwank.	Feucht.	Niederschlag Monatsmittel	Zahl der Tage	Nebel	Bewölkung	Summe in Stunden	in %	Stunden am Tage	Tage ohne	Heitere Tage
März	5,0	9,7	0,8	8,9	75,8	65,3	19,0	1,4	5,9	108,5	28,0	3,5	7,5	14,5
April	9,5	15,0	4,5	10,5	70,2	31,1	10,0	0,8	5,4	162,0	40,0	5,4	3,8	16,1
Mai	13,9	19,5	8,3	11,2	73,5	66,0	16,0	0,8	5,2	204,6	45,0	6,6	2,3	19,1
Juni	17,3	22,9	11,9	11,0	75,8	64,0	13,0	1,2	5,3	210,0	45,0	7,0	3,0	17,7
September	14,4	20,1	9,9	10,2	82,6	77,0	11,0	5,5	5,1	135,0	38,0	4,5	6,7	18,7
Oktober	9,4	14,0	5,8	8,2	85,0	36,0	13,0	8,0	5,6	108,5	35,0	3,5	7,0	16,9

d) an den Vogesenhängen im Oberelsaß. 180—250 m Höhe.

20 jährige Mittel

	Jan.	Febr.	März	April	Mai	Juni	Juli	Aug.	Sept.	Okt.	Nov.	Dez.	Jahr
Tagesmittel der Temperatur	0,2	2,5	5,8	10,4	14,7	18,2	20,1	19,3	15,4	10,3	5,5	0,9	10,3
Mittleres Maximum	2,9	6,3	10,4	15,6	20,1	23,8	25,6	24,9	20,6	14,6	8,4	4,4	14,8
Mittleres Minimum	−2,9	−0,9	1,5	5,3	8,8	12,3	14,2	13,4	10,6	6,4	2,5	−0,8	5,9
Mittl. tägl. Schwankung	5,8	7,2	8,9	10,3	11,3	11,5	11,4	11,5	10,2	8,2	5,9	5,2	8,9
Niederschlag in mm	17,0	20,0	27,0	25,0	63,0	70,0	64,0	52,0	52,0	51,0	33,0	31,0	50,5
Bewölkung in %	68,0	60,0	62,0	55,0	52,0	56,0	54,0	43,0	57,0	63,0	75,0	89,0	62,0

Amelie-les-Bains (235 m).

Monat	Temperatur C° (21 jährige Mittel)				Mittlere relative Feuchtigkeit °/₀	Mittlere tägliche Bewölkung	Niederschlagssumme in mm	Zahl der Tage mit Niederschlag
	Mittel	Mittleres Tagesmaximum	Mittleres Tagesminimum	Mittlere tägliche Schwankung			29 jährige Mittel	
Januar	7,0	11,6	2,3	9,3	70	4,7	50,8	5,2
Februar	8,0	12,8	3,1	9,7	63	4,0	58,0	5,1
März	10,6	15,9	5,4	10,5	57	4,4	62,6	6,6
April	13,1	18,3	7,9	10,4	56	5,1	86,6	8,3
Mai	16,5	22,0	10,9	11,1	56	4,6	76,9	9,3
Juni	20,1	25,9	14,3	11,6	57	4,0	68,2	7,2
Juli	22,7	28,5	16,8	11,7	56	3,3	49,6	5,7
August	22,8	28,7	16,9	11,8	57	3,1	56,8	6,0
September . . .	19,4	24,7	14,0	10,7	62	4,1	74,4	6,5
Oktober . . .	15,0	19,9	10,2	9,7	66	4,7	93,8	7,6
November . . .	10,5	15,0	5,9	9,1	72	4,7	57,2	5,9
Dezember . . .	7,1	11,4	2,8	8,6	70	4,4	61,3	5,5
Jahr	14,4	19,5	9,2	10,3	62	4,3	796,2	78,9

Literatur.

Niederungsklima.

A. Klimatologisches und Physiologisches.

Berliner: Beiträge zur Physiologie der Klimawirkungen (l. c.). — Dove: Grundlagen und Methoden heilklimatischer Beobachtungen. Veröffentlichungen der Balneol. Gesellschaft, 32. Versamml. 1911, S. 26. — Dove u. Frankenhäuser: Deutsche Klimatik. Berlin 1910, b. Dietrich Reimer. — Frankenhäuser: Das Klima als Heilmittel. Physikalische Heilkunde. Leipzig 1911. — Glax: Klimatotherapie. Physikalische Therapie in Einzeldarstellungen 1907, H. 3. — Hellpach: Die geopsychischen Erscheinungen. Leipzig 1911. — Knörzer: Über die Temperaturverhältnisse der oberrheinischen Tiefebene. Aus Hettner, Geogr. Zeitschr. Jg. 14, H. 7. Leipzig 1908. — Lalesque: Stations de faible altitude et de plaine. Climatothérapie S. 610. Bibliothèque de thérapeutique Gilbert u. Carnot, Paris 1913. — Nothnagel: Ärztliche Erfahrungen über Klima und klimatische Kurorte. Klimatotherapie S. 86. Handbuch der physikalischen Therapie von Goldscheider u. Jacob. I. Teil, Bd. 1. Leipzig 1901. — Rubner: Klimatotherapie. Klimatologisches und Physiologisches (l. c.). — Schubert: Das Klima im Gebiet Vogelsberg—Spessart—Mainebene. Eberswalde 1909. — Weber, Sir Hermann: Handbuch der allgemeinen Therapie Bd. 2, I. Teil, S. 183. Klimatotherapie: Niederungsklimate. — Weber, Hermann u. Parkes: Health Resorts of Europe and North Africa. London 1907. — Weber-Mayer: Die Niederungsklimate. Klimatotherapie und Balneotherapie S. 40. Berlin 1907.

B. Klimabeschreibungen.

Aachen: Polis, Dr. P., Die klimatischen Verhältnisse in der Rheinprovinz mit besonderer Berücksichtigung von Aachen. Deutsche Medizinal-Ztg. 1904, Nr. 49/51. — Alexisbad: Wallbaum, Zeitschr. f. Balneologie usw. Jg. 3, S. 313. — Arco: Hirz, Zeitschr. f. Balneologie usw. Jg. 2, S. 858. — Baden-Baden: Stern, Zeitschr. f. Balneologie usw. Jg. 1, S. 37. Das Klima von Baden-Baden. Otto Rubel, Straßburg i. E. 1911. — Baden b. Zürich: Roetheisberger, Zeitschr. f. Balneologie usw. Jg. 1, S. 235. — Badenweiler, Bäumler, Zeitschr. f. Balneologie usw. Jg. 1, S. 289. — Basel: W. Strub, Die Temperaturverhältnisse von B. (Dissertation.) Basel 1910. — Belohrad i. Böhmen: Glax, Zeitschr. f. Balneologie usw. Jg. 3, S. 225. — Bentheim: Heinemann, Zeitschr. f. Balneologie usw. Jg. 4, S. 484. — Driburg: Lünemann, Zeitschr. f. Balneologie usw. Jg. 2, S. 362. — Ems: Apt, Zeitschr. f. Balneologie usw. Jg. 1, S. 185. — Frankfurt: König u. Ziegler, Das Klima von F. Frankfurt a. M. 1896 u. 1901. — Freiburg i. Br.: Thomas, Über das Klima und die Einrichtungen für öffentliche Gesundheitspflege von Fr. Freiburg i. Br. 1904. — Freienwalde

a. O.: Blume, Zeitschr. f. Balneologie usw. Jg. 4, S. 360. — Gänsehäufel b. Wien: Udoutsch, Zeitschr. f. Balneologie usw. Jg. 5, S. 268. — Gleichenberg: Ensbrunner, Zeitschr. f. Balneologie usw. Jg. 4, S. 153. — Gardone: Boral, Zeitschr. f. Balneologie usw. Jg. 1, S. 394. — Hall (Österr.): v. Crippa, Zeitschr. f. Balneologie usw. Jg. 4, S. 241. — Harzburg: Abesser, Zeitschr. f. Balneologie usw. Jg. 2, S. 280. — Heidelberg: Otto Rubel, Das Klima der Stadt H. Sonderabdruck aus Gerlands Beiträgen zur Physik Bd. 6, H. 1. — Hersfeld: Boruttau, Zeitschr. f. Balneologie usw. Jg. 5, S. 151. — Homburg v. d. H.: Pariser, Zeitschr. f. Balneologie usw. Jg. 1, S. 232. — Kissingen: Dietz, Zeitschr. f. Balneologie usw. Jg. 3, S. 143. — Langenschwalbach: Stern, Zeitschr. f. Balneologie usw. Jg. 1, S. 230. — Locarno: Balli, Zeitschr. f. Balneologie usw. Jg. 1, S. 89. Klimatisches über L. und die Indikationen des Kurortes. Zeitschr. f. Balneologie usw. Jg. 6, S. 528. — Locarno - Orselina: Haslebacher, Zeitschr. f. Balneologie usw. Jg. 5, S. 451. — Lüneburg: Dohmeyer, Zeitschr. f. Balneologie usw. Jg. 3, S. 666. — Meinberg: Wessel, Zeitschr. f. Balneologie usw. Jg. 3, S. 83. — Mergentheim: Schwarz, Zeitschr. f. Balneologie usw. Jg. 2. S. 63. — Münster a. Stein: Kablé, Zeitschr. f. Balneologie usw. Jg. 2, S. 795. — Mondorf (Luxemb.): Grechen, Zeitschr. f. Balneologie usw. Jg. 4, S. 570. — Montreux: Vogelsang, Zeitschr. f. Balneologie usw. Jg. 2, S. 442. Le Climat de M. Montreux 1901. — Muskau (Ob.-Lausitz): Halter, Zeitschr. f. Balneologie usw. Jg. 3, S. 423. — Nauheim: Graupner, Zeitschr. f. Balneologie usw. Jg. 2, S. 93. — Nenndorf b. Hannover: Krönig, Zeitschr. f. Balneologie usw. Jg. 4, S. 657. — Oeynhausen: Rhoden, Zeitschr. f. Balneologie usw. Jg. 2, S. 279. — Orb: Scherf, Zeitschr. f. Balneologie usw. Jg. 1, S. 190. — Pau: Löwenthal, Zeitschr. f. Balneologie usw. Jg. 2, S. 829. Ph. Tissié, Influence du Climat de Pau etc. Journ. de Physiothérapie 1905, Nr. 32. — Pyrmont: Marcus, Zeitschr. f. Balneologie usw. Jg. 1, S. 84. — Pöstyen (Ungarn): Weisz, Zeitschr. f. Balneologie usw. Jg. 3, S. 521 und Jg. 2, S. 401. — Pretsch (Elbe): Worm, Zeitschr. f. Balneologie usw. Jg. 4, S. 48. — Radein: Höhn, Zeitschr. f. Balneologie usw. Jg. 1, S. 238. — H. Reimer, Klimatische Winterkurorte 1881, Berlin bei G. Reimer. — Rheinfelden: Keller, Zeitschr. f. Balneologie usw. Jg. 6, S. 81. — Salzig a. Rh.: Oechsler, Zeitschr. f. Balneologie usw. Jg. 3, S. 199. — Salzschlirf: Gemmel, Zeitschr. f. Balneologie usw. Jg. 2, S. 125. — Salsomaggiore: Galli, Zeitschr. f. Balneologie usw. Jg. 2, S. 446. — Salzungen: Fischer, Zeitschr. f. Balneologie usw. Jg. 5, S. 350. — Schlangenbad: Müller de la Fuente, Zeitschr. f. Balneologie usw. Jg. 2, S. 165. — Schmiedeberg: Schuckelt, Zeitschr. f. Balneologie usw. Jg. 2, S. 233. — Sirmione a. Gardasee: Settegast, Zeitschr. f. Balneologie usw. Jg. 2, S. 167. — Sooden a. d. Werra: Krone, Zeitschr. f. Balneologie usw. Jg. 3, S. 176. — Spaa: Wybauw, Zeitschr. f. Balneologie usw. Jg. 1, S. 398. — Trenscen - Teplitz: Gallier, Zeitschr. f. Balneologie usw. Jg. 3, S. 283. — Vichy: Berliner, Zeitschr. f. Balneologie usw. Jg. 3, S. 454. — Wiesbaden, O. Freybe, Das Klima von W. Verlag von J. F. Bergmann 1912. — Wildbad: Weißacker, Zeitschr. f. Balneologie usw. Jg. 1, S. 141. — Wildungen: Goldberg, Zeitschr. f. Balneologie usw. Jg. 1, S. 290. — Zürich: Lötscher, Zeitschr. f. Balneologie usw. Jg. 5, S. 385.

Das warmtrockene Klima.

I. Allgemeine Klimatologie der trockenwarmen Klimazone mit Ausnahme Ägyptens.

(Siehe auch unter Einleitung und Allgemeine Klimatik.)

v. Dalmady: Die klimatologische Berechnung der Schwüle. Zeitschr. f. Balneologie usw. Jg. 5, 1912, Nr. 14. — Dove: Südafrika als Kurgebiet für Europäer. Zeitschr. f. Balneologie usw. Jg. 1, 1908, S. 214. — Hann: Handbuch der Klimatologie Bd. II (Südafrika S. 97, S. 148ff.). Stuttgart 1910. — Hegyfoky, J.: Die jährliche Periode der Niederschläge in Ungarn. Publ. d. kgl. Ung. Reichsanstalt f. Met. u. Erdmagnetismus. Budapest 1909. — Knoch, K.: Zur Meteorologie von Athen. Berlin 1911. — Knörzer: Über die Temperaturverhältnisse der oberrheinischen Tiefebene. Geograph. Zeitschr. 1908, herausg. von A. Hettner, Jg. 14, H. 7. — Rona, S., und L. Fraunhofer: Die Temperaturverhältnisse von Ungarn. Publ. d. kgl. Ung. Reichsanstalt f. Met. u. Erdmagnetismus. Budapest 1904. — Schoy, C.: Die Ursache der hohen Wärme im Jordantal. Zeitschr. f. Balneologie usw., Jg. X, Nr. 19/20. — Weber, Hermann u. Parkes: Health Resorts of Europe and North Africa. London 1907. — Weber, Hermann: s. Lit. üb. Ägypten. S. ferner auch: Klimatographie und Klimabeschreibungen S. 30—32, 126.

II. Klimatologie Ägyptens.

Bachem, C.: Medizinische Reisebilder. I. Ägypten. Zeitschr. f. Balneologie usw. Jg. 6, 1913, S. 538. — Barois, J.: Das Klima von Cairo. Met. Zeitschr. 1891, S. 416. — Canney, H. E. Leigh: Das Winterklima Ägyptens. Quarterly Journal of the Met. Soc.

1897, Bd. 23, S. 154. — Craig, J. J.: Verdunstung in Ägypten und Sudan. Cairo Scientific. Journal 1912, May. — H. Determann: Über das Wüstenklima. Zeitschr. f. phys. u. diät. Therapie. 1914. S. 332. — Frim, A.: Über die Kurorte Ägyptens. Wiener klin.-therap. Wochenschr. 1905, Nr. 14. — Heim, G.: Wüstenstimmung. Zeitschr. f. Balneologie usw. Jg. 5, H. 23. — Keeling, B. F. E.: The Climate of Abbassia near Cairo. Survey Department Cairo 1907. Evaporation in Egypt and the Sudan. Cairo 1909. — Lyons: The physiography of river Nile and its basin. Cairo 1906. Climatic influences in Egypt and the eastern Sudan. Quart. Journ. R. Met. Soc. XXXVI, July 1910, S. 211. — Lilienstein: Über den Winteraufenthalt in Ägypten. Frankf. Ztg. v. 28. Febr. 1908. Bad Nauh. Ztg. v. 14. Mai 1908. — Survey Department: Report on the Meteorological Observations made at the Abbassia Observatory, Cairo, during the years 1898 and 1899. Meteorological observations: Assuan 1901/05, Berber 1905/12, Wadi Halfa 1902/05. The meteorological Report for the years 1901/09. Summary of meteorological observations made in Egypt and the Sudan 1904—1913. — Türstig, R.: Omdurman. Met. Zeitschr. 1912, Okt., S. 454.

III. Das Klima von Südtirol und seine Indikationen.

Curupi, C.: Über die Bedeutung von Brixen als Kurort. Zeitschr. f. Balneologie usw. Jg. 6, S. 325. — Ficker, H. v.: Klimatographie von Österreich. IV. Klimatographie von Tirol und Vorarlberg. Wien 1909. — Hirz: Arco, Zeitschr. f. Balneologie usw. Jg. 4, 1912, S. 674. — Rischawy, B.: Meran. Zeitschr. f. Balneologie usw. Jg. 1, 1908, S. 38.

IV. Allgemeine Physiologie, Pathologie und Therapie, mit Ausnahme der Nierenerkrankungen.

Bickel: Über die Bedeutung der Mineralwasserzufuhr usw. Berl. klin. Wochenschr. 1916, Nr. 25, S. 710 u. Veröffentl. d. Zentralstat. f. Balneologie, Bd. 3, H. 1. — Borelli und Girardi: Versuche über den Kochsalz- und Wasserwechsel beim gesunden Menschen. Deutsch. Arch. f. klin. Med. 1914. Bd. 116, H. 3 u. 4. — Friedrich: Die physikalische Therapie der Erkrankungen des Tractus respiratorius. Handbuch der physikalischen Therapie von Goldscheider u. Jacob. II. Teil, Bd. 1, S. 323. — Goldberg u. R. Hertz: Über den Einfluß von Natriumbicarbonat auf die Ausscheidung der Chloride und des intravenös eingeführten Milchzuckers. Deutsch. Archiv f. klin. Med., Bd. 116, S. 201. — Heim: Nervenerregende Winde. Zeitschr. f. Balneologie usw. Jg. 6, S. 159. — Justi: Über die Ernährung in der heißen Zone. Hamb. med. Überseeh., Jg. 1, Nr. 5, S. 224. 1914. — Katz: Die Ansiedelung leicht lungenkranker Arbeiter in Deutsch-Südwest-Afrika. Münch. medizin. Wochenschr. 1907, S. 436. — C. Kittsteiner: Beiträge zum Kochsalz- und Wasserstoffwechsel des Menschen. Archiv f. Hyg. 1917, Bd. 87, H. 1—4. — A. Loewy: Über den Stoffwechsel im Wüstenklima. Veröffentl. d. Zentralstat. f. Balneologie, Bd. 3, H. 1. — Martin, A.: Akuter Gelenkrheumatismus. Physikal. Therapie in Einzeldarstellungen H. 24, S. 35. — Nothnagel: Handbuch der Physikalischen Therapie von Goldscheider u. Jacob. I. Teil, Bd. 1. — Rieder, H.: Physikalische Therapie der Respirationsorgane. Physikalische Therapie in Einzeldarstellungen H. 11. — Ranke: Über die Abhängigkeit der Ernährung vom Wärmehaushalt, nach Versuchen in den Tropen, im gemäßigten Klima und im Hochgebirge. Münch. med. Wochenschr. 1905, Nr. 2. — Rosenthal, Werner: Das Klima tiefer Kaligruben. Zeitschr. f. Hygiene 1910, Bd. 65. — Rubner, M.: Vergleichende Untersuchung der Hauttätigkeit des Europäers und Negers, nebst Bemerkungen zur Ernährung in hochwarmen Klimaten. Archiv f. Hygiene Bd. 38, H. 2. — v. Sokolowski: Die therapeutische Bedeutung des Südklimas mit besonderer Berücksichtigung Algeriens. Zeitschr. f. Tuberkul. 1906, Bd. 9, H. 2. — Scaffidi, V.: Influenza della temperatura sulla ammoniaca contenuta nel sangue. Osped. ital. di Buenos-Aires. Lo Sperimentale 1912, Bd. 66, S. 375. — Schlesinger, E.: Die Einwirkung der Sommerhitze auf Säuglinge und ältere Kinder. Deutsche med. Wochenschr. 1912, Nr. 12. — Viale: Kochsalzausscheidung durch den Schweiß in der Ermüdung. Arch. ital. d. biol., Bd. 59, Nr. 2, S. 269. — Wiesner, R.: Die Wirkung des Sonnenlichtes auf pathogene Bakterien. Archiv f. Hygiene 1907, H. 1. — J. Wohlgemuth: Über die Zusammensetzung des Blutes und das Verhalten des Blutdruckes im Wüstenklima. Biochem. Zeitschr. 1917, Bd. 19, H. 5 u. 6. — Wolpert, H.: Über die Ausnutzung der körperlichen Arbeitskraft in hochwarmer Luft. Zeitschr. f. physikal. u. diätet. Therapie 1901, Bd. 4, S. 172.

V. Physiologie und Pathologie der Nierenerkrankungen im warm-trockenen Klima.

Achard, Ch., und A. Ribot: Rétention chlorurée hypochlorémique dans les néphrites hydropigènes. Sem. méd. g. 33, 1913, Nr. 35, S. 409—411. — J. H. Austin u. T. Gr.

Miller: Der Einfluß von Schwitzbädern auf den Reststickstoffgehalt des Blutes bei Nephritis. Journ. of the Amer. Med. Assoc. 63, 1914, S. 944: — Berry, E.: Über die Abhängigkeit des Stickstoff- und Chlorgehalts des Schweißes von der Diät. Aus dem tierphysiol. Inst. d. Landwirtsch. Hochschule in Berlin. Biochem. Zeitschr. 72, 1915, S. 295. — Fitz, R.: Tests for renal function based upon the selective excretory activities of the kidney. Boston med. and surg. Journ. 1913, Bd. 19, Nr. 11, S. 384. — Glax, J.: Was leisten die Balneo- und Klimatotherapie bei der Behandlung von Erkrankungen der Nieren? Zeitschr. f. ärztl. Fortbildung 1909, Nr. 21. — J. Glax: Thalassotherapie der Kriegsverwundeten und Beschädigten. Zeitschr. f. phys. u. diät. Ther. 1918, Bd. 22, S. 108. — Hessel, K.: Über Nierenfunktionsprüfung vermittelst Phenolsulfonphthalein. Deutsches Archiv f. klin. Med. 1914, Bd. 114, H. 3 u. 4. — Hirschfeld: Die Beeinflussung der Nierentuberkulose durch das europäische Sommerklima. Med. Klin. 1917. — His: Bäder- und Klimabehandlung der Erkrankungen der Harnorgane. Gemeins. Tagung d. äztl. Abt. d. Waffenbrüdervereinig. Deutsch-Österr. u. Ung. vom Oktober 1917. Zeitschr. f. ärztl. Fortbild. 1918, S. 48. — Hößlin, R.: Über die Abhängigkeit d. Albuminurie v. Säuregrad d. Urins u. über d. Einfluß der Alkalizufuhr auf Azidität, Albuminurie, Diurese u. Chloridausscheidung, sowie auf das Harnammoniak. — Leube, W.: Behandl. d. Schrumpfniere. Handbuch d. Therapie innerer Krankheiten Bd. 7, S. 244. — Noorden, C. v.: Über die Beziehung zwischen Harnazidität und Albuminurie. Deutsches Archiv f. klin. Med. 1912, Bd. 17, S. 296. Die Krankheiten der Nieren. Handbuch der Pathologie des Stoffwechsels. Berlin 1906. — Oswald, A.: Die Harnabscheidung. Lehrbuch der chemischen Pathologie. Leipzig 1907, S. 247. — Pfeiffer, E.: Wasserretention durch Natriumsalze. Verh. d. D. Kongresses f. innere Medizin. 28. Kongreß 1911, Wiesbaden. — Richter: Über die Behandl. d. chronisch-interstitiellen Nephritis. Zeitschr. f. ärztl. Fortb. 1913, S. 481. — Roth, M.: Über Funktionsprüfungen d. Nieren u. ihre Bedeut. für d. Therapie. Med. Klinik 1913, Bd. 9, S. 1033. — Schlayer: Untersuchungen über die Funktion kranker menschlicher Nieren. 27. Kongreß f. inn. Med. 1910, S. 744. — Senator, H.: Die physikalische Therapie der Erkrankung der Nieren. Handbuch der physikalischen Therapie, II. Teil, Bd. 2, S. 125 u. 126. — Snapper, J.: Über den Zusammenhang zwischen Funktion der Nieren und Chlorretention bei fieberhaften Krankheiten. Deutsches Archiv f. klin. Med. 1913, Bd. 111, H. 5/6. — Strasser, A.: Physikalische Therapie der Niere und Harnwege. Physikal. Therapie in Einzeldarstellungen 1908, H. 25, S. 8. — Strauß: Klima und Nierenkrankheiten. Münch. med. Wochenschr. 1908, S. 2554. — Tachau: Untersuchungen über den Stickstoff- und Kochsalzgehalt des Schweißes von Nierenkranken. Deutsches Archiv f. klin. Med. 1912, Bd. 17, S. 305. — Volhard, F.: Über die funktionelle Unterscheidung der Schrumpfnieren. 27. Kongreß f. inn. Med. 1910, S. 735.

VI. Indikationen und Therapie in ägyptischen Klimaorten.

Balfour, A.: A year's anti-malarial work at Khartoum. Journ. of trop. med. and hyg. 1913, Bd. 16, Nr. 15, S. 225. — Bekker, de: Das psychische Anpassungsvermögen in den heißen Ländern, Wahnsinn und Verbrechen. Münch. med. Wochenschr. 1913, H. 44, S. 2479. — Brieger, L., und Laqueur: Physikalische Therapie der Erkrankungen der Muskeln und Gelenke. S. 21. Hydro- und Balneotherapie. — Engel: Zur differentiellen Klimatotherapie der Lungentuberkulose. Zeitschr. f. Balneologie usw. Jg. 1, 1909, S. 521. Über orthotische Albuminurie bei Nephritis. Münch. med. Wochenschr. 1907, H. 45, S. 2234. Zur therapeutischen Bewertung des Wüstenklimas bei Nephritis. Zeitschr. f. physikal. u. diätet. Therapie 1909, Bd. 12, S. 341. Nochmals Ägypten und seine Indikationen. Zeitschr. f. physikal. u. diätet. Therapie 1911, S. 656. — Frankl, O.: Die physikalischen Heilmethoden in der Gynäkologie. Urban & Schwarzenberg, Berlin u. Wien 1906, S. 30 u. 31. — Friedländer, R.: Muskelrheumatismus. Handbuch der physikalischen Therapie II. Teil, Bd. 1. — Glax: Klimatotherapie. Physikalische Therapie in Einzeldarstellungen 1907, H. 9, S. 46. — Goldmann: The climatique Indications of Egypt in otology and laryngology. Medical Record 1911, 11. März. — Guthmann, A.: Der Heilwert der ägyptischen Wüste. Sonderabdruck der Allg. Med. Zentralzeitung 1913, Nr. 31. — Heim: Die Heilerfolge bei Syphilis. in Agypten. Archiv f. Dermatol. u. Syphilis 1908, Bd. 87. — Jacob, P.: Physikalische Therapie der spinalen Erkrankungen. Handbuch der physikalischen Erkrankungen II. Teil, Bd. 2, S. 495. — Kirchner, K.: Über das Klima und die hygienischen Einrichtungen Ägyptens. Berliner med. Gesellschaft, Sitzung vom 21. Februar 1906. Über das Winterklima und einige hygienische Einrichtungen Ägyptens. Berliner klin. Wochenschr. 1906, Nr. 11 u. 12. — Köhler: Die Bedeutung Ägyptens für Lungentuberkulose. Zeitschr. f. Tuberkul. Bd. 14, H. 5. — Laufer, H.: Einiges über Luxor (Oberägypten). Berliner klin. Wochenschr. 1906, Nr. 40. — Laqueur: Über Klima-Heilanzeigen Ägyptens. Zeitschr. f. physikal. u. diätet. Therapie Bd. 11, H. 8. — Litten, M.: Physikalische Therapie der Gefäßsyphilis. Handbuch der physikalischen Therapie II. Teil, Bd. 2, S. 101 u. 102. — Mehler:

Der Winteraufenthalt in Ägypten bei parenchymatösen Nephritiden. Deutsche med. Wochenschrift 1909, Nr. 34. — Noorden, C. v.: On the etiology and treatment of arteriosclerosis. Post-graduate 1913, Bd. 28, Nr. 5, S. 415. — Nothnagel: Ärztliche Erfahrungen über Klima und klimatische Kurorte. (Aerotherapie.) Handbuch der physikalischen Therapie I. Teil, Bd. 1, S. 86. — Penzoldt, F.: Klimatische Behandlung bei Lungentuberkulose. Handbuch der Therapie innerer Krankheiten Bd. 3, S. 359. — Rabl, Ludwig: Wüstensanatorium Bab el Wadi. Zeitschr. f. Balneologie. Jg. X. Nr. 23/24, S. 147. — Rost, G.: Klimatische Bubonen. Archiv f. Schiffs- u. Tropenhygiene 1912, Bd. 16, S. 677. — Sandwith: The medical diseases of Egypt. Part I. London, Henry Kimpton, 1905, S. 31. — Schacht, Eddy: Assuan i. Oberägypten. Zeitschr. f. Balneologie usw. Jg. 1, 1908, S. 484. — Schieffer: Ärztliche Erfahrungen über Ägypten. 28. Kongreß f. inn. Med. 1911, S. 597. Nochmals Ägypten und seine Indikationen. Zeitschr. f. physikal. u. diätet. Therapie 1912, H. 3, S. 159. — Stillkrauth: Ein Wüstenlager für Nierenkranke. Med. Klinik 1908, Nr. 48. — Wauer, Th.: Assuan ein idealer Winteraufenthalt, hauptsächlich für Nierenkranke. Münch. med. Wochenschr. 1909, S. 42. — Weber, Hermann: Klimatotherapie. Handbuch der allgem. Therapie Bd. 2, S. 184.

II. Binnenländische Klimate mit hervortretender Eigenschaft der Höhenlage.

1. Das Hochgebirgsklima von etwa 1000—2500 m.

Begriffsumgrenzung, geographische und orographische Lage.

Die Erhebung über dem Meeresniveau spielt in der allgemeinen Klimatologie eine bedeutende Rolle, in der therapeutischen Klimatik nimmt sie gegenwärtig fast die erste Stelle ein. Erleben wir doch in wenigen Hunderten von Metern Steigung solche Veränderungen des Klimas, daß sie die klimatische Breite der auf Seehöhe reduzierten Gegend oft um mehrere Breitegrade polarwärts verschieben, während wenige Tausend Meter in der europäischen Klimazone genügen, um das Klima in Hinsicht auf Flora und Fauna den Polargegenden gleichzusetzen. Von diesem unterscheiden es trotzdem zwei Eigenschaften, welche gerade für den menschlichen Aufenthalt und besonders wieder für die Therapie die allergrößte Bedeutung haben, ja welche Werte liefern, die wir uns sonst nur durch komplizierte technische Apparate beschaffen können. Es sind dies die Besonnung bzw. die hochaktinische Strahlung und der verminderte Gasdruck.

Während die Verminderung des Gasdrucks mit steigender Höhenlage allen Zonen gemeinschaftlich, wenn auch nicht ganz gleichförmig ist, nehmen die Qualitäts- und Quantitätswerte der Besonnung von den Polen nach dem Äquator hin zu. Wir erhalten auf dem Monte Rosa erst in einer Höhe von über 4000 m Strahlungswerte, die auf den Cañadas von Teneriffa bereits in einer Höhe von 2500 bis 2800 m gemessen werden. In unseren Breiten liegen aus meteorologischen und anthropoklimatischen Gründen diejenigen Höhen, in welchen wir anscheinend die optimalen Bedingungen für Höhensonnentherapie erhalten, in einer durchschnittlichen Erhebung von 1500 bis 2000 m. Dieselben Bedingungen treffen wir in äquatorialer gelegenen Zonen je nach der durchschnittlichen Höhe der Wolkenschicht bereits in einer Erhebung von 1000 m. Diese Verschiebung der Werte gründet sich auf die Eigenschaft der Atmosphäre, die Sonnenstrahlung zu absorbieren. Die Mächtigkeit der durchdrungenen und absorbierenden Schicht wird 1. durch die absolute Erhebung über die Erdoberfläche und 2. durch den Stand der Sonnenhöhe, den Einfallswinkel der Strahlung in die Atmosphäre bedingt. Je mehr sich die Bestrahlung der senkrechten, also der äquatorialen nähert, desto kleiner ist der Wert der durch die Atmosphäre absorbierten Strahlung. Es ist deshalb selbst zur Zeit des Hochsommers in größeren Höhenlagen der ganz nördlichen Breiten unmöglich, Strahlungseffekte zu erhalten, wie wir sie in Mitteleuropa oder gar auf den Kanaren und anderen tropischen oder subtropischen Berghöhen mit Leichtigkeit erreichen.

Durch die klimatischen Wärmefaktoren wird nun aber die Zone der Höhentherapie weiter eingeengt. Je mehr wir uns polarwärts begeben, desto tiefer steigt — abgesehen von Gasdruck und Strahlung — das thermische Höhenklima herab, desto tiefer sinkt die Höhenisotherme zur Meeresoberfläche. Während wir im Bereich der Alpen das alpine Höhenklima etwa von 1200 bis 2000 m, das hochalpine soweit wir es therapeutisch überhaupt noch verwerten dürfen, zwischen 2000 und 3000 m legen, rückt die erstere Zone nach Wärmefaktoren berechnet im Harz bereits auf 800 bis 1000 m und im Riesengebirge auf ca. 800 bis 1200 m herab, in den schottischen und norwegischen Hochländern auf 500 bis 800 m; demnach in Höhen, welche wir zum weniger differenten Mittelgebirgsklima unserer Breiten rechnen, in welchen nämlich der therapeutische Faktor der Luftverdünnung sehr gemäßigt, derjenige der Strahlungsintensität in gemäßigter Weise zum Ausdruck kommt. Es liegt nach **Hann** (Bd. 1, S. 200) die Jahreshöhenisotherme von 0°:

	In der Tropenzone	NW. Himalaja	Ätna, Sizilien	Pikes Peak, Colorado	Pic du Midi, Pyrenäen	Westalpen	Ostalpen	Ben Nevis. Schottland
Breitegrad . .	16° Äqu.	32°	37,7°	38,6°	42,9°	47,0°	47,0°	56,8°
Meter ü. d. M. .	5000 4900	4700	2780	3200	2520	2200	2050	1250

Während die Julitemperatur von 5° C im Norden Schottlands in einer Höhe von 1340 m angetroffen wird, liegt dieselbe in den Alpen in der Höhe des Säntisgipfels von 2500 m. Unser erfahrungsgemäß zuträgliches thermisches Höhenklima, das in den bekannten Höhenstationen der Schweiz von 1500—2000 m Höhe existiert, wird im Norden Deutschlands und in Norwegen schon bei 1200—800 m erreicht, in der heißen Gegend erst 1500—2500 m höher als in den Alpen. Läßt das thermische Höhenklima des Nordens aber die unseren mitteleuropäischen Höhenstationen eigene starke Verminderung des Luftdrucks vermissen, welche dort kaum die Grenze unserer alpinen Höhenwerte erreicht und zugleich den Grad der Besonnung, der für unsere alpinen Höhenstationen geradezu eigentümlich ist, so liegen die tropisch gelegenen Orte, selbst schon der Ätna Siziliens, wenn er etwa in Betracht käme, in deutlicher Weise die kanarischen Hochflächen, welche das unseren Höhenstationen entsprechende Temperaturklima aufweisen, jedoch bereits in Höhen, wo die Verminderung des Luftdrucks vielen Kranken nicht mehr erträglich ist, wo die Besonnung einen Grad erreicht, der nur mit äußerster Vorsicht therapeutischem Zweck dienstbar gemacht werden kann.

Das Höhenklima, wie wir es therapeutisch zurzeit verwenden können — und das ist wichtig für den Arzt und zugleich für die nächste Zukunft therapeutischer Höhenstationen —, ist in Europa lokal beschränkt auf die Pyrenäen, das französische Zentralplateau, den Jura und die Alpen in ihrer ganzen Längsausdehnung, auf einige Stationen der Vogesen, des Schwarzwaldes, der Karpathen, der Apenninen und des Kaukasus. Vom Standpunkt allgemeiner derzeitiger Eignung zu Kurstätten kommen in der höhenklimatischen Lage Europas sogar fast nur die Alpen, der Jura und die Karpathen in Betracht; während in Amerika große, geographisch außerordentlich günstig gelegene Gebiete in den Adirondacks, den Alleghanybergen, den Blackhills und Rocky Mountains, auf der mexikanischen Hochebene usw. zur Verfügung stehen, während Afrika in seinen südwest-

lichen Hochplateaus sowie im englischen Südafrika, ferner im Zwischenseen-
gebiet Ostafrikas mehr oder weniger günstige Gebiete für Höhentherapie
besitzt. Sie harren allerdings noch der therapeutischen Erschließung in größerem
Stil. Weniger leicht erreichbar, aber von wichtiger örtlicher und hygienischer
Bedeutung sind die Höhenstationen auf den Südabhängen des Himalaja, auf
Ceylon und Japan und auf den Hängen der Anden.

Fast alle klimatischen, physiologischen und therapeutischen Erörterungen
knüpfen an die Verhältnisse unserer mitteleuropäischen Hochgebirge an, deren
Resultate mit einiger Vorsicht auch auf die außereuropäischen Höhenstationen,
aber nicht ohne Einschränkung in bezug auf die thermischen Faktoren übertragen
werden dürfen, ganz abgesehen von den klimatopsychischen und geopsychischen
Wirkungen, die gerade im Alpengebiet eine eigenartige, starke Betonung finden.

Das therapeutische Höhenklima. Das therapeutische Höhenklima der
mitteleuropäischen Klimazone finden wir in der Höhenlage von 1000 bis 2000 m.
Wir folgen hierin der von Eichhorst auf Grund rein ärztlicher Erwägungen
gegebenen Klassifizierung, die mit Recht hervorhebt, daß Höhen bis zu 1000 m
fast von allen reisefähigen Menschen beschwerdefrei und ohne deutliche physiologische Erscheinungen der Akklimatisation ertragen werden. Maßgebend für
diese Einteilung ist ganz vorwiegend der einer bestimmten Höhe entsprechende,
ziemlich unveränderliche Grad der Luftverdünnung, während alle anderen Komponenten dieses Klimas je nach Jahreszeit, maritimer oder kontinentaler Lage,
örtlichen, orographischen Verhältnissen und Witterungskonstellation ganz erheblichen Veränderungen unterliegen.

Unter Berücksichtigung aller klimatischer Faktoren, die allerdings der Erhebung ü. M. bei vielen therapeutischen Einwirkungen nachstehen, teilen
A. Loewy und andere das Höhenklima in die subalpine Zone von ca. 700 bis
1200 m, die alpine Zone von 1200 bis 1900 m und die Hochalpenzone über 1900 m.
Wie oben dargetan, ist bei einer nicht allzu engen räumlichen Begrenzung jedoch
eine strenge Scheidung nicht möglich, deshalb wird man die gerade aus therapeutischem Gesichtspunkte entsprungene 1000 m-Grenze nach Eichhorst wenigstens als die oberste Mittelgebirgsgrenze festhalten dürfen.

Luftdruckverminderung. Unter den charakteristischen Eigenschaften
des Höhenklimas steht obenan die Verminderung des Luftdrucks, der eine Verminderung des Sauerstoffpartialdruckes parallel geht. Ausgehend von
der Berechnung, daß der Luftdruck unseres Höhengebietes im Durchschnitt mit
je 13 m Erhebung um ca. 1 mm Hg abnimmt und fußend auf der ungleichen
Luftdruckverteilung Zentraleuropas im Winter und im Sommer ist derselbe
durchschnittlich:

	im Jahr	im Sommer	im Winter
Bei 1000 m	673 mm Hg	676 mm Hg	669 mm Hg
„ 1250 „	651 „ „	655 „ „	648 „ „
„ 1500 „	630 „ „	634 „ „	626 „ „
„ 1800 „	611 „ „	616 „ „	607 „ „
„ 2000 „	590 „ „	593 „ „	584 „ „
„ 2500 „	562 „ „	567 „ „	557 „ „
„ 3000 „	529 „ „	533 „ „	521 „ „

In größeren Höhen ist das Winterklima gegenüber dem Sommerklima sozusagen das eines um 120 bis 200 m höher gelegenen Ortes, während unterhalb der
1000-m-Grenze eine wesentlich geringere Verschiebung der Höhenlage stattfindet.
Bei der Empfindlichkeit des Organismus gegenüber der größeren Höhenlage ist
diese jahreszeitliche Verschiedenheit des Luftdrucks bereits imstande, wie etwa
am Säntis oder am Gornergrat, aber auch schon im Oberengadin, in Arosa und an
anderen Orten, einen Einfluß auf die Verträglichkeit des Klimas bei demselben

Menschen in den verschiedenen Jahreszeiten zu gewinnen, je nachdem derselbe seine klimatische Kur zu Zeiten des Tiefstandes oder Höchststandes der jahreszeitlichen Luftdruckverschiebung beginnt. Es kommt dazu, daß die genannten Zahlen nur Mittelzahlen sind. Die Differenz des mittleren Winterminimums gegenüber dem mittleren Sommermaximum beträgt im Durchschnitt z. B. im Oberengadin 597,75 mm gegen 621,70 mm; bei einer Berechnung von 13 m Höhenabnahme auf 1 mm Quecksilber kommt dies einer Höhendifferenz von 312 m gleich. Ebenfalls im Engadin, im Jahre 1897 betrug das mittlere barometrische Minimum 586,2 mm, das mittlere barometrische Maximum 618,2 mm. Die barometrische Differenz von 32 mm Hg entspricht einer Höhendifferenz von 395 m, während sogar die größte Höhendifferenz in demselben Winterhalbjahr entsprechend einer Druckdifferenz von 40 mm Hg mit $40 \times 13 = 520$ m zu berechnen wäre. Es ist also die Möglichkeit gegeben, daß ein Kurgast den gleichen Höhenort von 1850 m einmal in einer barometrischen Höhenlage von 1600 m, das andere Mal in einer solchen von 2120 m betritt. Dementsprechend müssen auch die Akklimatisationserscheinungen verschieden ausfallen. Auf die Konsequenzen dieses wichtigen barometrischen Faktors im Hochgebirge für die Therapie wird später näher einzugehen sein. Jedenfalls gibt das barometrische Verhalten weit mehr als in der Ebene oder im Mittelgebirge Veranlassung, der Höhenlage als solcher im Hochgebirge die allergrößte Bedeutung in der therapeutischen Bewertung beizumessen.

Die kleinsten mittleren barometrischen Schwankungen von etwa 12 bis 13 mm treten in der Zeit von Juni bis August auf, also zur Zeit der „Sommerkuren", die größten von durchschnittlich 20 bis 22 mm Hg pro Monat in der Zeit von Dezember bis März, der Sportsaison, der Saison der modernen „Winterkur", die außerdem noch große Anforderungen an den Erholungsbedürftigen zu stellen pflegt. Dieser großen jahreszeitlichen Veränderlichkeit des Luftdrucks steht die andere Eigenschaft des Luftdrucks im alpinen Klima gegenüber, daß die Tagesschwankung eine geringere ist als in tieferen Lagen so daß die Möglichkeit einer Störung des Wohlbefindens durch die barometrischen Tagesschwankungen wesentlich geringer ist.

Die mit starken barometrischen Schwankungen einhergehenden Föhnwinde machen sich in größeren Höhen und hohen Gebirgstälern wenig bemerkbar, während schon die Stationen der mittleren Hochtäler, wie z. B. Andermatt, einzelne Höhenstationen des Rhonetales, des Inntales von den dadurch bedingten, oft sehr brüsken Luftdruckschwankungen betroffen werden. Wichtiger als die groben Luftdruckschwankungen erscheinen die bei Föhn mit großer Geschwindigkeit auftretenden oszillatorischen, vibrierenden Schwankungen des Luftdrucks, die mit dem Variometer nachgewiesen sind, wobei rapide Änderungen von 1 bis 2 mm, oder selbst von Bruchteilen eines Millimeters von den Sinnesorganen, insbesondere dem akustischen Apparat und dem Gleichgewichtsapparat, unangenehm empfunden werden können. Es sei dabei an die beim raschen Einfahren in einen Tunnel, beim raschen Öffnen und Schließen einer Fernsprechzelle entstehenden und nur geringe barometrische Ausschläge verursachenden Luftdruckschwankungen erinnert mit ihren Wirkungen auf den im Mittelohr herrschenden Luftdruck und die hierdurch bedingten häufig recht unangenehmen Sensationen. Treten nun auch diese eigenartigen Veränderungen des Luftdrucks in den tieferen Höhenlagen viel häufiger auf, als in den Hochtälern und an den Berghängen von 1800 bis 2000 m, so sind sie doch eine Eigenschaft des ganzen Alpengebiets von Salzburg bis Genf und machen sich besonders während der Wintermonate bemerkbar, können beim Aufstieg und Abstieg von den Höhenstationen empfindliche Kranke treffen und in ungünstiger Weise beeinflussen.

Dauer und Intensität der Besonnung. Die Strahlungsintensität der Sonne und die jahreszeitlich verschiedene, aber im allgemeinen lange Dauer der Besonnung bilden den zweiten hochbedeutenden Faktor des Höhenklimas.

Die Dauer der Besonnung schließt sich im jahreszeitlichen Gang demjenigen des Mittelgebirges an, einschränkend beeinflußt von der, mehr maritimen Verhältnissen sich nähernden Gipfel- oder Kammlage, von der Luvlage des Gebirges und von der Zunahme der geographischen Breite, unter welcher die betreffende Höhenstation liegt; in erweiterndem Sinne beeinflußt durch eine günstige Exposition zur Sonne, eine kontinentalere Lage, durch die Leeseite des Gebirges, durch die geringere Wolken- und Nebelbildung über vielen Hochtälern, die jahreszeitliche Präponderanz des Hochgebirgswinters im allgemeinen in bezug auf Intensität und Dauer der Besonnung gegenüber den Ebenen, den tieferen Tälern und auch gegenüber den Gipfeln.

Die Zahl der wirklichen Sonnenscheinstunden in wichtigen Kurstationen des alpinen Höhenklimas von Westen nach Osten gerechnet und in Prozenten der möglichen Dauer ist folgende:

Sonnenscheindauer in wichtigen Kurstationen des Höhenklimas.

| | In Stunden | | | | | Zum Vergleich | | In Prozenten der möglichen | | | | |
| | Leysin | Arosa | Davos | St. Moritz | Südtiroler[1] Höhenorte 1700 bis 2000 m | Zürich | Säntis Gipfelstation | Davos-Arosa | St. Moritz | Südtiroler Höhenorte 1700 bis 2000 m | Zürich | Säntis |
	1450 m	1800 m	1560 m	1856 m		470 m	2500 m		1856 m		470 m	2500 m
Januar . .	125	109	101	99	112,1	49	123	55	52	46,7	20	48
Februar .	112	108	106	129	201,9	81	115	53	53	75,0	31	40
März . .	107	145	152	157	187,3	130	136	53	51	56,7	38	37
April . .	105	145	158	167	130,3	160	135	49	49	38,3	42	33
Mai . . .	157	157	178	182	210,2	202	156	48	48	56,8	46	33
Juni . .	158	152	178	182	195,9	216	146	49	49	55,9	49	31
Juli . . .	240	190	204	218	175,0	244	161	54	52	48,6	54	34
August .	203	204	209	220	225,8	235	177	59	61	66,6	56	40
September	127	165	172	171	171,6	162	160	57	55	53,6	46	42
Oktober .	106	137	139	148	178,7	107	144	58	51	59,0	35	43
November	109	109	101	107	98,5	48	130	54	49	43,2	19	46
Dezember	106	91	88	77	148,7	37	116	52	48	72,0	16	44
Jahr . .	1654	1712	1786	1857	2036[2]	1671	1699	53	51	56,3	41	38

Allen Hochtalstationen gemeinsam ist ein Maximum der Besonnung im August und ein zweites kleineres Wintermaximum im Januar bis Februar, der Hauptzeit der Winterkur. Für den Winter ist die Insolationsdauer von einigen Höhenstationen in Tageswerte umgerechnet, welche besonders im Vergleich mit unseren Großstädten die herrliche Besonnung im Hochgebirgswinter zeigen, s. folgende Tab. S. 135.

Die prozentuale Menge des Hochalpensonnenscheins ist sogar nur wenig verschieden von der des besonnten Südfußes der Alpen, wie z. B. Lugano.

Verteilung des Sonnenscheins. Von großer Wichtigkeit für die Kuren ist auch die geringere Schwankung der Besonnungsdauer in den einzelnen Jahren gegenüber der Ebene. Während in Zürich eine Schwankung der registrierten Sonnenscheinstunden pro Jahr von 1415 : 2034 stattfindet, ist die größte Schwankung in Davos innerhalb 25 Jahren nur von 1600 bis 1962 gewesen. Gerade zu

---

[1] Vorläufige Werte.
[2] In gleichen Jahresmitteln hatte Davos 1707 Std.

Verteilung der winterlichen Sonnenscheindauer in Stunden.

Monate	Les Avants		Leysin		Arosa		Davos		St. Moritz	
	Mittlerer		Mittlerer		Mittlerer		Mittlerer		Mittlerer	
	Monats-betrag	Tages-betrag	Monats-betrag	Tages-betrag	Monats-betrag	Tages-betrag	Monats-betrag	Tages-betrag	Monats-betrag	Tages-betrag
Oktober	106,0	3,4	106	3,4	137	4,4	134	4,3	148	4,8
November . . .	88,1	2,9	109	3,6	109	3,6	102	3,4	107	3,6
Dezember . . .	85,8	2,7	106	3,5	91	2,9	89	2,9	77	2,5
Januar	86,6	2,7	125	4,0	109	3,5	103	3,3	99	3,2
Februar	97,2	3,1	112	4,0	108	3,9	108	3,9	129	4,6
März	109,0	3,6	107	3,5	145	4,7	152	4,9	157	5,0
Oktober bis März	572,7	3,2	665	3,6	699	3,8	688	3,8	717	4,0

Monate	Palmschoß ob Brixen[1]		Cortina[1]		Paris		Berlin		Hamburg		Inselberg[2]	
	Mittlerer		Mittlerer		Mittlerer		Mittlerer		Mittlerer		Mittlerer	
	Monats-betrag	Tages-betrag	Monats-betrag	Tages-betrag	Monats-betrag	Tages-betrag	Monats-betrag	Tages-betrag	Monats-betrag	Tages-betrag	Monats-betrag	Tages-betrag
Oktober	178,7	5,7	145	4,2	108	3,5	95	3,1	62	2,0	102	3,3
November . . .	98,5	3,1	108	3,6	64	2,1	56	1,9	37	1,2	60	2,0
Dezember . . .	148,7	4,8	107	3,5	51	1,6	38	1,2	20	0,6	53	1,7
Januar	112,1	3,6	78	2,5	58	1,9	43	1,4	29	0,9	50	1,5
Februar . . .	201,9	7,2	108	3,9	87	3,1	62	2,2	64	2,3	73	2,6
März	187,3	6,0	123	4,0	133	4,3	104	3,4	88	2,8	99	3,2
Oktober bis März	927,2	5,1	669	3,5	501	2,7	398	2,2	300	1,6	437	2,4

Zeiten des geringsten Sonnenscheins im Haupt- und Spätwinter verfügt das Hochtal oft über das Mehrfache der Sonnenscheindauer der Ebene. Im großen ganzen nimmt die Anzahl der Sonnenstunden in den Alpen von Westen nach Osten zu. Sie ist in der Ostschweiz größer als in der Westschweiz, in den Tiroler Hochstationen, soweit bis jetzt zu übersehen, größer als in den Graubündner Höhenkurorten. Während Leysin im Vorwinter quantitativ von der Sonne bevorzugt wird, ist dies im Osten der Alpen im Nachwinter der Fall. Auch dies ist für die alpine Höhentherapie belangreich.

Für eine Anzahl anderer Orte des Hochgebirgs ist es möglich, aus dem entgegengesetzten Gang von Bewölkung und Besonnung einen Rückschluß auf die Sonnenscheindauer zu ziehen. Auch da wird eine geringere Bewölkung für den östlichen Teil der Schweizer Alpen, dem sich einige Gebiete Tirols, wie das Pustertal, die Südseite des Brennerpasses, das Gebiet der Dolomiten und des Vintschgaus anschließen, nachgewiesen.

Vor allem auf der Südseite der Alpenkette ist nach Christ das Problem gelöst, bei möglichst reichen Niederschlägen möglichst viel sonnenklare Tage zu haben.

Tagesgang des Sonnenscheins. Von fast noch größerer Bedeutung als die Gesamtdauer des Sonnenscheins ist für unsere Kranken in der Beurteilung der einzelnen Höhenstationen der Tagesgang des Sonnenscheins im Hochgebirge. Je mehr die Besonnung mit dem Krankentag zusammenfällt, der nach Dove von morgens 9 Uhr bis abends 7 Uhr zu bemessen ist, im Winter des Hochgebirges allerdings für Besonnung und Freiluftgenuß, abgesehen von der Liegekur, von 4 bis 5 Uhr an bereits sein Ende findet, desto wertvoller ist sie für den Kranken.

---

[1] Vorläufige Werte.
[2] Gipfelbeobachtung gegenüber Hochtal und Hochgebirgshang.

Bewölkung, heitere und trübe Tage im alpinen Höhengebiet.

	Jan.	Febr.	März	April	Mai	Juni	Juli	Aug.	Sept.	Okt.	Nov.	Dez.	Jahr
Jura (Chaumont 1127 m).													
Bewölkung[1]	5,9	5,4	5,9	6,1	6,0	5,7	5,2	5,0	4,6	6,3	6,5	6,2	5,7
Heitere Tage	7,2	7,2	7,2	5,8	5,9	6,4	7,6	7,6	8,5	5,8	5,2	7,0	81,4
Trübe Tage	13,1	10,8	12,4	12,0	11,7	10,1	8,5	7,8	9,8	13,6	14,2	13,7	137,7
Berner Oberland (Guttannen 1135 m).													
Bewölkung[1]	4,8	5,0	5,5	6,0	6,1	6,2	5,8	5,3	5,3	5,7	5,1	5,2	5,5
Heitere Tage	9,3	8,8	8,3	5,5	5,6	4,4	5,3	7,9	8,8	7,1	8,3	9,4	88,7
Trübe Tage	9,0	8,6	12,1	11,8	12,2	11,9	10,9	9,5	9,9	12,0	9,4	10,3	127,6
Zentralschweiz (Beatenberg 1148 m).													
Bewölkung[1]	5,1	5,3	5,7	6,2	6,0	6,0	5,3	4,9	5,2	5,4	5,2	5,4	5,5
Heitere Tage	8,7	7,9	7,1	5,0	5,6	4,2	7,1	8,3	8,5	6,9	6,7	7,1	83,1
Trübe Tage	9,0	9,4	11,5	12,0	10,7	10,5	8,3	7,1	9,9	10,5	9,6	11,2	119,7
Göschenen (1100 m).													
Bewölkung[1]	4,4	4,7	5,4	5,8	6,0	6,2	5,6	5,0	5,1	5,5	4,8	4,6	5,3
Heitere Tage	11,8	10,5	8,8	6,7	6,5	4,7	6,6	9,4	9,1	8,3	9,8	10,8	103,0
Trübe Tage	8,4	8,5	11,1	11,7	12,2	12,6	10,5	8,9	9,9	11,8	9,1	8,8	123,5
Andermatt (1445 m).													
Bewölkung[1]	3,8	3,8	4,3	4,9	4,8	4,6	4,2	4,1	4,4	4,9	4,1	4,2	4,3
Heitere Tage	14,8	13,3	11,7	9,3	9,7	10,0	11,9	12,1	12,4	10,0	13,3	13,0	141,5
Trübe Tage	7,5	6,8	8,5	8,6	8,0	7,4	5,6	6,1	7,9	10,1	7,7	8,5	92,7
Rigi (1787 m).													
Bewölkung[1]	5,3	5,5	6,2	6,7	6,6	6,7	6,2	5,6	5,6	5,8	5,4	5,7	5,9
Heitere Tage	9,3	8,1	7,0	4,3	4,6	3,8	5,0	7,4	7,6	7,6	8,4	8,1	81,2
Trübe Tage	10,2	10,7	13,3	13,9	14,2	14,0	12,7	11,1	10,9	11,5	10,3	11,7	144,5
Südschweiz (Braggio 1313 m).													
Bewölkung[1]	4,1	4,2	5,0	5,5	6,0	5,3	4,6	4,4	5,0	5,4	5,1	4,4	4,9
Heitere Tage	12,7	10,7	9,7	7,4	4,8	5,7	7,7	10,1	8,2	7,8	10,0	12,1	106,9
Trübe Tage	9,1	5,9	7,7	10,7	10,6	6,4	5,1	5,9	7,2	10,8	10,9	7,2	97,5
Ostschweiz-Engadin (Sils Maria 1811 m).													
Bewölkung[1]	4,1	4,6	5,0	5,9	6,0	5,9	5,2	4,9	5,4	5,6	4,8	4,5	5,2
Heitere Tage	12,0	9,8	8,7	5,7	5,2	4,7	5,9	8,1	7,9	7,0	9,2	11,5	93,7
Trübe Tage	6,7	7,3	9,0	10,7	11,2	10,2	7,1	6,9	10,1	10,8	8,9	8,1	107,0
Vintschgau (Marienberg 1320 m).													
Bewölkung[1]	3,9	4,1	5,0	5,3	5,6	5,7	4,8	4,8	4,8	5,2	4,8	4,3	4,9
Sulden (1840 m).													
Bewölkung[1]	2,2	1,8	3,0	4,0	3,9	4,0	3,5	3,4	3,2	3,6	3,0	2,2	3,1
Brenner (Gossensaß 1070 m).													
Bewölkung[1]	3,7	3,7	4,1	4,3	4,4	4,0	3,5	3,4	3,3	4,1	3,7	3,4	3,8
Palmschoß ob Brixen (1860 m).													
Bewölkung	.	.	.	.	.	.	.	.	.	.	.	.	3,7
Pustertal (Toblach 1252 m).													
Bewölkung[1]	4,1	4,3	5,0	6,0	6,2	6,0	5,6	5,3	5,1	5,4	4,9	4,6	5,2

Dabei ist es wünschenswert, daß möglichst die Mittagsstunden, besonders im Winter, viel Sonnenschein haben. Für die Höhenklimaorte der Ostschweiz und Südtirols zeigt sich da etwa folgende Verteilung des Sonnenscheins in Stunden von 9 bis 5 Uhr:

---

[1] Bewölkungsskala 0—10° (0 = klar, 10 = bedeckt).

Verteilung der mittleren Sonnenscheindauer von 9 Uhr vormittags
bis 5 Uhr nachmittags in Stunden.

In Davos	9—10	10—11	11—12	12—1	1—2	2—3	3—4	4—5
Januar	6,2	17,2	19,2	19,1	18,2	16,7	4,7	—
Februar	14,7	16,8	17,2	17,2	15,9	15,5	10,2	0,2
März	17,7	18,5	18,9	19,0	17,6	16,0	14,2	3,9
April	17,9	17,3	16,5	15,9	14,8	13,9	13,2	9,4
Mai	16,8	17,2	17,0	15,7	14,6	14,2	12,9	11,0
Juni	16,6	16,4	15,7	14,7	14,3	14,3	13,1	11,5
Juli	19,5	19,8	19,4	18,6	17,6	16,8	15,3	13,7
August	20,6	21,1	20,2	19,9	19,0	18,6	17,7	14,3
September	19,5	19,9	19,5	19,1	18,1	17,4	16,0	6,4
Oktober	18,1	18,8	18,7	18,4	18,3	17,1	11,9	0,4
November	10,8	17,3	18,4	17,9	17,1	16,1	5,2	—
Dezember	3,5	14,8	17,6	18,0	17,4	15,2	1,7	—
In Palmschoß ob Brixen[1]								
Januar	14,3	17,2	17,6	17,1	16,2	12,7	9,6	0,6
Februar	22,8	22,1	22,7	23,6	24,5	23,3	23,0	17,0
März	17,7	18,9	21,1	20,4	21,2	20,5	18,6	14,8
November	17,1	18,6	19,0	18,0	18,3	18,9	13,6	2,1
Dezember	21,7	23,5	22,3	22,6	21,8	20,7	14,3	—

Im November, Dezember, Januar und Februar fällt fast die gesamte Sonnenmenge in die Zeit zwischen 9 und 4 Uhr, im Oktober 90%, im März und April 80% in den Krankentag, so daß der Klimatotherapie während des Winterhalbjahres im alpinen Hochgebirge von 1500 m an, 3,85 volle Sonnenstunden im Tagesdurchschnitt zur Verfügung stehen. In der Höhe von 1800 m sind es sogar 4 ganze Stunden nach derselben Berechnung.

Der Hochgebirgswinter begünstigt nun aber auch die Mittagsstunden durch die größte Häufigkeit des Sonnenscheins. Jeder Wintermonat hat durchschnittlich von 11 Uhr bis Mittag und von Mittag bis 1 Uhr je über 15 Stunden Sonnenschein, d. h. er hat jeden zweiten Tag im Winter um Mittag vollen Sonnenschein.

Gegen das Frühjahr und den Sommer hin nimmt die Häufigkeit des Sonnenscheins um Mittag ab, und zwar nicht bloß relativ, sondern auch absolut. Im Vorfrühling haben die Stunden von 9 bis 11 Uhr den meisten Sonnenschein. Man bemerkt also eine sehr regelmäßige Verschiebung der sonnigsten Tageszeit von Mittag im Winter gegen 9 Uhr vormittags im Sommer und über 10 bis 11 Uhr vormittags im Herbst wieder zurück auf Mittag im Winter. Im Sommer hat nicht einmal jeder dritte Tag um Mittag Sonnenschein.

Auch diese Verteilung des Sonnenscheins hat für den Kranken des Hochgebirges unschätzbare Vorteile. Er kann in der für Liegekuren und Heliotherapie günstigsten Tageszeit von 11 bis 1 Uhr während des Winterhalbjahres im Hochgebirge mit einem um 100% größeren Sonnenreichtum, in der eigentlichen Winterkurzeit von Dezember bis Februar mit einer um 120 bis 150% häufigeren Besonnung rechnen als z. B. in der Rheinebene.

Sonnenschein in bester Tageszeit von 11 bis 1 Uhr des winterlichen
Höhenklimas, berechnet nach Stunden:

Orte	Höhe m	Okt.	Nov.	Dez.	Jan.	Febr.	März
Sonnblick	3000	38,1	43,4	47,0	46,1	44,0	39,8
Davos	1500	37,1	36,3	35,6	38,3	34,4	37,0
Zum Vergleich: Karlsruhe im Rheintal	110	26,5	17,6	14,0	15,6	19,7	27,5

[1] Vorläufige Werte zit. n. Posselt.

Strahlungsqualitäten des alpinen Sonnenscheins. Ein vielleicht noch mehr schätzenswerter Faktor des Höhenklimas liegt in der Intensität der Besonnung und insbesondere in der Menge von qualitativ wichtigen Strahlen. Indem wir auf den Abschnitt Heliotherapie verweisen, seien hier die wichtigen Charakteristika der Hochgebirgssonne wiedergegeben. Nicht nur auf die uns zugestrahlten in Kalorien berechneten Wärmemengen ist da Bedacht zu nehmen, die ja in ganz wechselnder Wahl vom einzelnen und nach der Jahreszeit benutzt werden, auch nicht allein auf die Helligkeit, obgleich beide Faktoren, die im Hochgebirge einen hohen Grad erreichen, besonders im Winter von Bedeutung sind. Sie gestalten uns in der kalten Atmosphäre das Leben im Freien behaglich und liefern einen enormen Beitrag zur psychischen Beeinflussung des Kranken gerade im Winter des Hochgebirges. Für die Intensität der Wärmestrahlung ist neben der Höhe des Sonnenstandes die Dichtigkeit der Atmosphäre maßgebend. Das kommt auch im Wärmeeffekt der Strahlung deutlich zum Vorschein. Gerade bei tieferstehender Sonne in den Morgen- und Abendstunden liegen da die Verhältnisse für die Höhe an und für sich schon günstiger als in der Ebene. Eine Berechnung in Grammkalorien pro Quadratzentimeter, welche Marten und Kähler angestellt haben, zeigt dies sehr schön.

Sonnenhöhe	Grammkalorien Höhe in 300 m	Höhe in 1500 m	Verhältnis der Höhe zur Tiefe	Vorteil der Höhe in Grammkalorien
30°	0,691	0,882	1,28 : 1	0,191
35°	0,767	0,942	1,23 : 1	0,175
40°	0,840	1,003	1,19 : 1	0,163
45°	0,910	1,062	1,17 : 1	0,152

Wesentlich günstiger noch stellt sich aber im Höhenklima das Gesamtresultat der Wärmestrahlung und zwar so, daß sie im Winter in der Höhe dreimal so kräftig als in der Ebene ist, im Sommer derjenigen der Ebene gleichsteht, insgesamt sich in den einzelnen Abschnitten des Jahres in der Höhe wenig ändert. Um so greller sind aber auch die Unterschiede in der Temperaturwirkung auf die Körperoberfläche im Winter beim Heraustreten aus der Sonne in den Schatten.

Von heliotherapeutischer Wirkung scheint nun im wesentlichen der ultraviolette Teil der Strahlung im Hochgebirge zu sein. Für deren Erforschung hat Dorno so viel getan, daß wir der Beurteilung der Sonnenwirkung im Hochgebirge seine Forschungen zugrunde legen. Seine für Davos gefundenen Werte erfahren in den höher gelegenen Punkten eine kleine Zunahme, mit Tiefersteigen eine ziemlich rasch größer werdende Abnahme. Es fand sich bei 1500 m Seehöhe, daß die ultraviolette oder chemisch oder elektrisch wirksame Strahlung bedeutenden jahreszeitlichen Schwankungen unterliegt, deren Grad in Höhe und Tiefe parallel geht. Wir gewinnen daraus für das Strahlungsklima des Hochgebirges nach den Jahreszeiten folgende Qualitäten:

1. Im Winter eine kräftige Wärmestrahlung und Helligkeitsstrahlung und geringe Ultraviolettstrahlung.

2. Im Frühjahr die größte Wärmestrahlung und Helligkeitsstrahlung mit mäßig erhöhter Ultraviolettstrahlung.

3. Im Sommer große Wärmestrahlung, wechselnde Helligkeitsstrahlung bei großer Ultraviolettstrahlung.

4. Im Herbst große Wärmestrahlung bei verhältnismäßig noch stark anhaltender ultravioletter Intensität.

In praktischer Hinsicht wird die geringere Intensität der ultravioletten Strahlung des Winters durch die im Vergleich zur Ebene im Hochgebirge größere und vollkommener ausnutzbare Dauer der Besonnung wieder ausgeglichen; ohne daß allerdings das ultraviolette Strahlenklima im Winter des Hochgebirges dadurch die Mächtigkeit des ultravioletten Strahlungsklimas im Sommer jemals zu erreichen imstande wäre. Während im Winter der Ebene so gut wie keine Ultraviolettstrahlentherapie möglich ist, gestattet uns die Ausnützbarkeit der Höhensonne im Winter, auch hier auf ein therapeutisch erforderliches Maß zu kommen. Was das heißt, ersieht man aus der Tatsache, daß ein Wintermonat der Ebene oft kaum das ultraviolette Strahlungsquantum eines Sommertages liefert.

Exposition der Lage gegenüber der Sonne. Bei der Wichtigkeit des Sonnenstandes, d. h. des Einfallswinkels der Strahlung, kommt der Exposition des Hochgebirgsortes, des Standquartiers, des Ruheplatzes des Kurgastes zur Sonne sowohl nach der Lage an der Nord- oder Südseite eines Gebirges, als auch nach dem Neigungsgrad eines Gebirgshanges wesentliche Bedeutung zu.

Während der sommerliche Hochstand der Sonne ausgleichend wirkt, sind im Winterhalbjahr nicht nur die Südseiten der Bergketten und die zentralen Hochtäler höherer Gebirgsmassen mit Nordsüdrichtung länger besonnt, sondern auch die Hanglage nach Süden hat vor jeder anderen Lage die Vorteile einer kräftigen Strahlenwirkung.

Für den Winteraufenthalt im Hochgebirge sind demnach auf diese Exposition zur Sonne beträchtliche ärztliche Rücksichten zu nehmen. Dorno zeigte wiederum, daß die Süd- und Südwestexposition im Winter, die Südostexposition im Sommer die größte Strahlenausnutzung ermöglicht.

Die Lufttemperatur. Die Lufttemperatur im Hochgebirge ist beträchtlich erniedrigt. Sie würde noch wesentlich mehr zur Modifikation des Klimas beitragen, wenn nicht ihre Einwirkung auf den Lebenden, besonders aber auf den Kranken zu einem großen Teil durch die Besonnung einerseits, durch die relative Trockenheit der Luft andererseits ausgeglichen würde. Wenn auch die Berechnung der Temperatur in der Höhe je nach dem Stande der jahreszeitlichen Isotherme in arithmetischer Weise erfolgen kann, so trägt die Lage des Ortes, ob Hang-, Gipfel- oder Tallage, nicht nur zur Modifikation der mittleren Wärme, sondern vor allem der täglichen Wärmeschwankung und auch der Jahresamplitude des Wärmeganges wesentlich bei.

Diese durch die Lage der Station in den regelmäßigen Temperaturumlauf gebrachten Veränderungen machen gerade auch die höheren Stationen im Winter gemäßigter temperiert, während dann oft tiefer gelegene oder nördlich ziehende Täler, stark ausstrahlende Hochflächen erheblich tiefere Temperaturen zeigen. Bei gleicher Erhebung über dem Meer von ca. 1320 m und gleicher geographischer Breite ist die Jahresmitteltemperatur des

in südlich streichendem Tal gelegenen Braggio . . .	6,2° C
in nördlich streichendem Tal gelegenen Sexten in Tirol.	3,9° C
in tiefem Hochtal der Rhone gelegenen Recking . .	3,5° C

An anderen Stellen sind es die Föhnwinde, oder die im Westen der Alpen leichter heranreichenden feuchtwarmen ozeanischen Winde, welche die Temperatur einer Station heben, während deren Fehlen oder der Zutritt von Nord- und Ostwinden oder Kältestauung infolge mangelhafter Luftzirkulation die Temperatur des ganzen Jahres, vor allem aber in den klimatisch sonst bevorzugten Monaten empfindlich senken kann.

So ist das Jahresmittel der Lufttemperatur bei gleicher Höhenlage und gleicher geographischer Breite:

Normalmittel

im Föhntal der Reuß, Göschenen 1100 m . . . . 6,0° C
im Föhntal der Are, Guttannen 1060 m . . . . 6,0° C
bei Luftabfluß und Westwindwirkung, Beatenberg 1148 m 6,0° C
bei Kältestauung in Gratsch im Pustertal 1175 m . . . 3,1° C

Die Ursache für diese geradezu enormen Differenzen sind fast nur in den außergewöhnlichen winterlichen Temperatursenkungen einerseits bzw. Steigerungen anderseits zu suchen.

Eine der allerwichtigsten Ursachen gelegentlicher winterlicher Temperatursteigerung liegt in der Temperaturumkehr im Gebirge und besonders wieder in den mittleren Höhen des Hochgebirges, welche im Winter häufig bei windstillem, heiterem Wetter die Barometermaxima begleitet. Während tiefere Täler infolge der am Boden erkalteten Luft in Frost und Nebel starren, herrscht auf den Höhen oft längere Zeit hindurch wegen des Herabsinkens der sich infolgedessen erwärmenden Luft auffallende Wärme und Heiterkeit des Klimas bei großer Trockenheit der Luft.

Bei oft gleichen oder wenig differenten Jahresnormalmitteln in größeren Höhen von 1800 bis 2000 m, die vielen Gipfelstationen und Hochstationen eigen sind, sind es die jährlichen Wärmeamplituden, die in das thermische Klima der Höhenstationen Veränderungen bringen.

Orte	Höhe m	Mittlere Jahresextreme der Temperatur		Amplitude der mittleren Extreme	Jahres-mittel
		Minimum	Maximum		
Rigi	1780	−18,8	+20,5	39,3	2,0
Bevers im Oberengadin	1715	−26,2	+24,4	50,6	1,3

Es ist also keineswegs die Höhenlage allein, welche die Temperaturverhältnisse des Hochgebirgsortes entscheidet, sondern viele andere thermische Faktoren tragen wesentlich dazu bei. Trotz fast gleicher Jahreswärme können die Wintertemperaturen und Sommertemperaturen zweier Orte erhebliche Unterschiede aufweisen.

Wie die Jahresamplitude der Temperatur auf den Gipfeln und Kämmen der Höhe eine geringere ist, so auch die Tagesamplitude. Um eine größere Anzahl bekannter Höhenstationen zum Vergleich zu stellen gebe ich hier ihre mittlere tägliche Temperaturschwankung von 7 Uhr morgens bis 1 Uhr mittags. Dabei ist allerdings zu beachten, daß die gesamte Tagesschwankung in allen Fällen etwas höher ist. Die Temperaturschwankung während des Krankentages aber, d. h. solange sich ein Kranker überhaupt im Freien aufhält, liegt ausnahmslos innerhalb dieser Grenzen.

Mittlere tägliche Temperaturschwankung von 7 Uhr vormittags bis 1 Uhr nachmittags, zugleich Temperaturschwankung am Krankentag.

Orte	Jan.	Febr.	März	April	Mai	Juni	Juli	Aug.	Sept.	Okt.	Nov.	Dez.	Jahr
Rigi (Gipfelstation) . . .	1,5	1,9	2,1	3,0	2,7	2,4	2,3	2,5	2,3	1,9	1,8	1,3	2,1
Churwalden (Hochtal) . .	3,7	5,4	6,0	4,8	4,3	5,1	4,9	5,6	5,9	4,2	3,8	2,4	4,6
Davos (Hochtal).	7,6	9,9	9,5	7,9	6,5	6,2	7,1	7,9	9,0	9,1	8,5	6,6	8,0
Arosa (Hochtal mit stärkerem Gefäll).	4,5	5,2	5,4	4,5	3,8	3,7	4,0	4,5	5,1	5,5	5,4	4,3	4,7
Engelberg (Hochtal) . . .	3,5	4,9	5,6	6,0	5,3	5,1	5,1	6,1	5,9	4,9	3,8	2,7	4,9
Grindelwald (Hangstation)	2,9	6,3	6,5	7,3	6,6	7,1	7,0	8,4	8,0	6,3	3,2	2,1	5,9
Göschenen (Hangstation) .	1,6	2,5	3,6	4,7	4,4	4,3	4,5	5,0	4,2	2,9	1,6	1,6	3,4
Andermatt (Hochtal). . .	3,0	5,1	6,1	5,8	5,1	5,3	6,1	7,1	6,2	5,2	4,2	2,7	5,3
Sils-Maria (Hochtal) . . .	6,7	8,9	8,9	6,8	5,4	5,2	6,3	7,0	7,3	6,1	6,0	5,3	6,7
Schuls (Hochtal).	5,7	7,6	7,7	7,0	6,6	6,6	7,1	7,9	8,0	7,8	5,9	4,6	6,8

Die Tabelle lehrt, wie Talböden z. B. Davos, Sils-Maria eine erheblich größere Tagesamplitude aufweisen als Gipfelstationen (Rigi) und glücklich gelegene Hangstationen bzw. solche mit kräftigem Luftwechsel (Göschenen).

Die geringere Lufterwärmung durch die Sonne im Winter über dem beschneiten Boden kommt besonders in den freiliegenden und Hangstationen zum Ausdruck, wo ein rascher Austausch der verschieden erwärmten Luftmassen stattfindet.

Eignung der Hochgebirgstäler. Es sind nun aber gerade viele Hochtäler mit niedrigen Wintertemperaturen, welche sich aus anderen Gründen der Therapie zweckdienlicher erweisen als die Gipfelstationen.

Diese Gründe sind die verhältnismäßige Nebelarmut und geringe Bewölkung dieser Hochtäler und vieler auf Hangterrassen gelegener Orte, die geringere Windstärke und die größere Trockenheit der Luft, die geringere Anzahl der Niederschlagstage insbesondere in den Tälern der östlichen Schweiz und in Tirol. Der Vergleich bekannter Höhenstationen möge dies erläutern.

	Relative Feuchtigkeit in Prozenten				Zahl der Tage mit Niederschlag ≥ 0,3 mm				Zahl der Tage mit Nebel			
	Rigi	Oberengadin	Davos	Arosa	Rigi	Oberengadin	Davos	Arosa	Rigi	Oberengadin	Davos	Arosa
Januar	67	78	84	61	10,7	7,0	8.5	12,2	11,0	0,6	0,7	1,3
Februar. . . .	75	76	80	60	11,5	6,0	9,7	10,4	10,5	1,2	0,4	2,3
März	76	76	77	63	14,2	8,3	10,3	13,3	11,7	1,8	0,1	2,3
April	81	74	78	65	15,2	10,7	11.4	13,9	13,6	1.2	0,7	5,2
Mai	80	73	77	68	16,1	12,2	12,5	14,9	15,2	1,2	0,4	6,2
Juni	73	72	78	67	16,5	12,1	16,2	15,9	10,6	1,1	0,7	6,3
Juli	79	72	80	68	16,7	13,3	15,9	17,8	12,4	0,8	0,4	7,6
August . . .	80	75	80	66	14,3	12,7	15,3	16,5	9,4	1,4	0,1	6,9
September . .	79	78	81	66	12,3	10,7	13,0	12,6	10,0	1,9	1,1	6,9
Oktober . . .	75	79	79	63	12,9	10,4	11,5	12,7	11,3	1,6	1,0	7,2
November. . .	67	78	80	59	10,5	7,6	8,6	9.5	9,6	1,8	1,0	4,5
Dezember . .	65	78	84	57	12,1	7,0	10,0	11,4	11,1	0,3	0,3	2,1
Jahr	75	76	80	64	163,0	118.0	142,9	160,1	136,7	14,9	6,9	58,8

Das günstige Verhalten dieser Orte in bezug auf die eine oder andere klimatische Qualität kann aus dieser Tabelle direkt entnommen werden. Die Bedeutung der kleinen Tagezahl mit Niederschlägen im Winterhalbjahr wird noch dadurch erhöht, daß vom November bis März in den Höhen von 1700 bis 2000 m so gut wie alle Niederschläge als Schnee, in den Höhen von 1400 bis 1600 m wenigstens 85 % der Niederschläge als Schnee fallen.

Orte		Nov.	Dez.	Jan.	Febr.	März
Oberengadin (1700 bis 1850 m)	Niederschlagstage	7,6	7,0	7,0	6,0	8,3
	davon Schneetage	6,5	6,8	7,0	6,0	8,2
Davos (1500 bis 1600 m) . . .	Niederschlagstage	8,6	10,0	8,5	9,7	10,3
	davon Schneetage	7,3	10,0	8,4	9,6	9,9
Andermatt (1400 bis 1600 m)	Niederschlagstage	7,9	9,2	8,4	8,6	9,9
	davon Schneetage	6,1	8.7	7,4	7,7	9,3

Dauer der Schneedecke. Die durchschnittliche Dauer der Schneedecke im Engadin geht vom 15. November bis zum 29. April, also $5^1/_2$ Monate.

Die Schneebedeckung im Höhengebiet Südtirols währt nach **Posselt:**

<pre>
in St. Ulrich (1200 m) . . . . 120 Tage
in Marienberg (1340 m) 128   „
an der Mendel (1400 m). 145   „
in Cortina (1200 m). 133   „ mit 31 Schneefalltagen!
</pre>

Während die auf der Südseite der Alpen gelegenen Hochgebiete, auch die im westlichen Teile und auch das französische Zentralmassiv häufige kurzdauernde Regenfälle haben, welche luft- und straßenreinigend wirken, ohne die Sonne allzusehr zu schmälern, sind die Perioden längerer Trockenheit im ostschweizerischen Alpengebiet und einem Teil Tirols, in welchem gerade die bevorzugten Höhenstationen gelegen sind, zahlreicher und länger als in den Hochstationen des Schwarzwaldes, der Vogesen, der Mittelschweiz und des französischen und schweizerischen Jura.

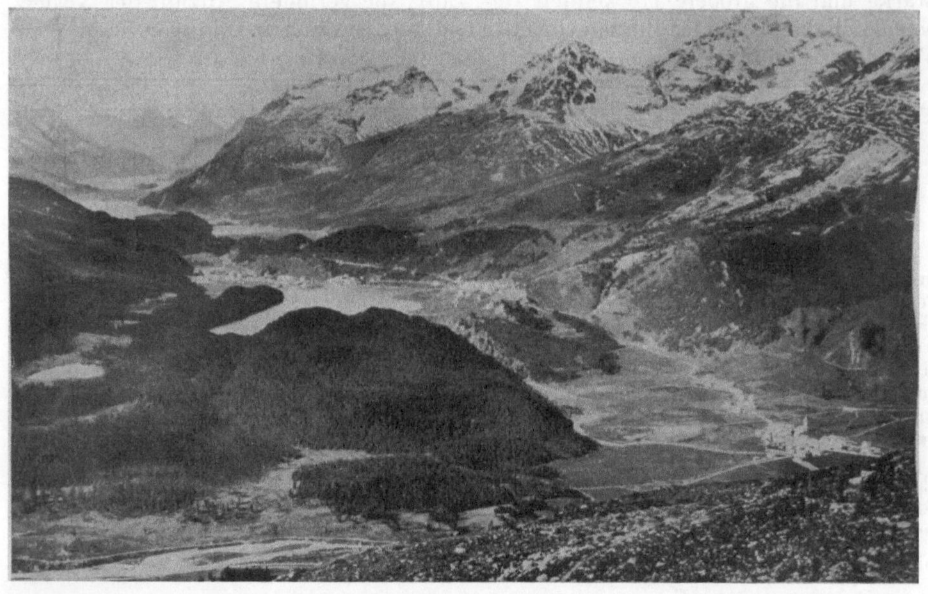

Abb. 26. Hochgebirgstal — Oberengadin.

Regenzeiten und Trockenzeiten.

Die mittlere Tagesdauer der Regenperioden im Kursommer des Alpengebietes beträgt Tage:

	Juni	Juli	August	September	Oktober
Jura	4,2	4,5	3,7	3,9	4,5
Engadin	3,4	3,3	3,6	3,3	3,1
Wallis	3,1	2,6	2,9	3,1	3,7
Nordtirol	3,9	5,0	4,1	3,6	3,3
Südtirol.	3,3	3,2	2,9	3,1	3,0
Südhang d. Alpenkette	4,0	3,4	3,4	3,9	4,4

Eine ungefähre Berechnung der Regenwahrscheinlichkeit ist für den Kuraufenthalt noch wichtiger und ergibt mit der Zahl 1 als Wahrscheinlichkeit für die Alpen:

	Sommer	Winter	Jahr
Pustertal (1000 bis 1300 m)	0,9	0,5	0,67
Höhenorte Südtirols	0,27	0,17	0,23
Höhenorte Nordtirols	0,53	0,31	0,4
Höhenorte des Jura	0,5	0,35	0,4
Höhenorte des Mittelalpengebietes der Schweiz	0,55	0,36	0,46
Davos	0,52	0,33	0,39
Engadin	0,4	0,23	0,3
Wallis	0,3	0,2	0,27
Südhang der Alpen	0,4	0,2	0,25

Die Berechnung der Trockenzeiten bringt uns der Beurteilung eines Klimas nach seiner Beeinträchtigung durch Staubbildung näher, indem diese durch Trockenheit, Gesteinsart und Wind entscheidend beeinflußt wird.

Die mittlere Dauer der Trockenperioden über 5 Tage im Sommer ist nach Tagen berechnet im Hochgebirge von ca. 1050 bis 1800 m:

	Juni	Juli	August	September	Oktober
Südtirol.	6,9	7,2	8,4	10,8	10,5
Nordtirol	6,7	6;2	8,8	9,1	10,0
Jura, östlicher Teil	7,6	7,8	8,6	10,6	10,4
Mittleres Schweizer Alpengebiet	7,5	6,5	7,1	8,8	9,8
Engadin	8,0	7,0	8,0	10,0	11,5
Wallis	7,8	8,0	8,8	11,2	9,3
Südliches Alpengebiet	7,3	8,0	9,0	10,6	11,0

Wenn auch die größere Trockenheit der östlichen und südlichen Alpengebiete schon in der mittleren Dauer der Trockenperiode zum Ausdruck kommt, so zeigt ein Vergleich der trockeneren Hochalpenregionen unter sich, daß die längsten Trockenperioden im Oberengadin und zwar im Spätsommer und Herbst vorkommen.

Vergleich der längsten Hochgebirgstrockenperioden in Tagen:

	Juni	Juli	August	September	Oktober	Ende Sept. bis Anf. Novbr.
Im Oberengadin . . .	22	12	24	29		40
In Südtirol	23	11	17	29	19	

Sowohl was die Kürze der Regenperioden als die Häufigkeit und Dauer der Trockenperioden anbelangt, steht im Sommer und Frühherbst das östliche und südliche Alpengebiet an der Spitze. Wenn dies auch einerseits für den Aufenthalt unserer Kranken im Freien große Vorteile bietet, so ist doch den nicht allzu trockenen Gebieten wenigstens im Sommer der Vorzug zu geben.

Die Luftfeuchtigkeit. Der tägliche relative Feuchtigkeitsgrad der Luft der Höhenstationen gibt nur zum Teil eine Anschauung über die oft große Lufttrockenheit, die im Hochgebirge herrschen kann. In den Mittagstunden werden oft sehr geringe Feuchtigkeitsgrade erreicht, während in den kühleren Morgen- und Abendstunden große relative Feuchtigkeitsgrade vorhanden sein können, deren Zusammenrechnung dann die während des Kurtages herrschende Trockenheit aus dem mittleren Klimabild verschwinden läßt. Andererseits aber ist selbst bei mittleren Feuchtigkeitsgraden im Winter infolge der niederen Temperatur und der Höhe der Dampfdruck ein enorm geringer und wiederum das physiologische Dunstdruckdefizit zwischen dem Dunstdruck der Atmosphäre und dem auf der erwärmten, bekleideten Haut ein recht hohes, so daß eine sehr ausgiebige Verdunstung von Haut und Lunge aus erfolgen kann. Die relative Feuchtigkeit sinkt im Sommer oft tiefer als im Winter. Der Dunstdruck jedoch ist im Winter erheblich geringer als im Sommer. Siehe Tabellen von Arosa, Davos, und St. Moritz usw. S. 213—220 15 bis 20 und Kurven Abb. 27.

Diese Kurven geben die Verhältnisse in Davos wieder und illustrieren Temperaturgang und Feuchtigkeitsgang am klaren Sommertag und am klaren Wintertag in einer für alle Hochtalorte charakteristischen Weise.

In allen drei ostschweizer Höhenkurorten pflegt schon von 9 Uhr morgens an bis 4 Uhr mittags im Winter, bis 5 und 6 Uhr im Sommer bei klarem Wetter die relative Feuchtigkeit beträchtlich tiefere Grade zu erreichen als die Notierungen der mittleren relativen Feuchtigkeit erkennen lassen, so daß in St. Moritz die relative Feuchtigkeit gar nicht außergewöhnlich bis auf 35% Sättigung herabgeht. Der absolute Feuchtigkeitsgehalt der Luft ist in allen 3 Orten im Winter wenig verschieden und auch an klaren Tagen infolge der Windstille, der niederen Temperatur und der geringen Verdunstung des Schnees immer niedrig. Im Sommer ist die absolute Feuchtigkeit sehr von den lokalen Bedingungen abhängig, während sie z. B. in dem nur von gemäßigten örtlichen Luftströmungen durchzogenen Davos und Arosa infolge der starken Verdunstung in der Sonne etwas ansteigt, sinkt sie selbst in dem seenreichen Oberengadin über die Mittagszeit infolge der kräftigen periodischen Windbewegung oft zu einem sehr tiefen Grad herunter. Die Trockenheit am klaren Krankentag ist im Oberengadin in den meisten Zeiten wesentlich größer als an anderen Höhenorten der mittleren und westlichen Schweiz.

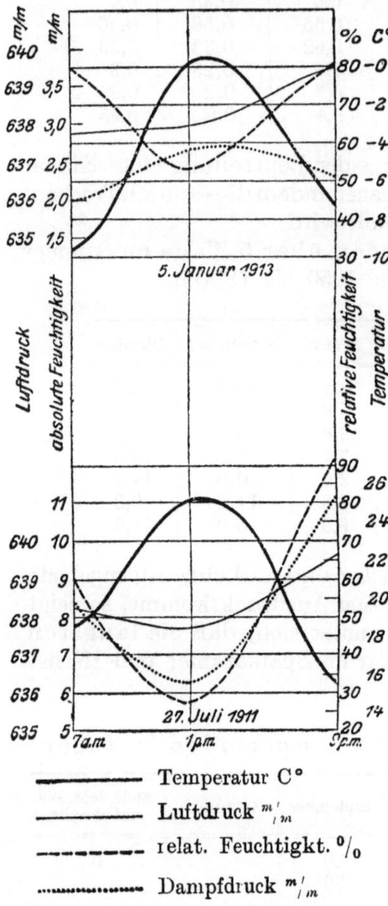

Abb. 27. Gang der meterologischen Elemente an klaren Sommer- und Wintertagen in Davos.

Die Windbewegung. Die Höhenlage an und für sich würde es mitsichbringen, daß die Windbewegung im Hochgebirge nicht nur häufiger, sondern auch stärker auftritt, als in tieferen Lagen. Diese Annahme trifft für die Gipfel- und Kammstationen, für Hochflächen, breite in der Windrichtung gelegene Täler und insbesondere auch für die Westalpen zu. An den meisten Kurstationen des Hochgebirges finden wir jedoch die Winde in eigenartiger örtlicher Weise modifiziert, sei es, daß schützende Bergketten diese Plätze vor der elementaren Wucht zyklonischer Strömungen bewahren oder solche, welche beim Auftreffen auf das Gebirge als feuchtkühle Winde sich bemerkbar machen zu mehr trockenen und wärmeren absteigenden Winden nach Abgabe des kondensierten Wasserdampfes als Regen oder Schnee modifizieren. Ferner haben wir im Hochgebirge mit zwei durch das Gebirge selbst bedingten Windarten zu rechnen; es sind 1. die Tal- und Berg-, je nachdem Tag- oder Nachtwinde genannt und 2. der Föhn.

Berg - und Talwinde entstehen bei sonniger Witterung wahrscheinlich in derselben Art wie die Land- und Seewinde infolge ungleicher Erwärmung hier des Landes und der See, dort der Berge und der Täler. Die über den Bergen morgens aufsteigende warme Luft strömt in der Höhe auf die noch nicht erwärmten Teile der Gebirge, die Täler ab, daselbst den Druck vermehrend und so zu aufsteigenden Luftströmungen Veranlassung gebend, die Aspirationswirkung der erwärmten Berghöhen unterstützend, während umgekehrt mit Aufhören der solaren Wärmeeinstrahlung am Abend ein Abfließen der schweren, kühleren Luft nach den noch erwärmten Tälern einsetzt und einen Ausgleich der verschieden temperierten Luftvolumina anbahnt. Da wo tiefere Täler den nach einer anderen Richtung geneigten Hochtälern vorgelagert sind, wie z. B. das Bergell dem Oberengadin und das Landquarttal dem Hochtalboden von Davos, da ist das Hochtal gegenüber dem tiefen Talboden in ähnlicher Lage wie der Berg zum Tal. Je nachdem es selbst wieder durch höhere Berge beeinflußt wird oder nicht, wird auch diese Luftströmung wieder in umgekehrtem Sinne beeinflußt, aufgehoben oder sonstwie modifiziert, so daß viele Täler ihre ganz eigenartige, periodische Windbewegung haben. Diese Windbewegungen sind um so schwächer ausgesprochen, je sonnenloser, je kühler die Witterungslage ist und treten bei Schneedecke so gut wie gar nicht auf, weil die Lufterwärmung vom Boden aus wegfällt. Das Hochgebirge ist nach Eintritt einer allgemeinen Schneedecke im Winter besonders windstill. Andererseits ist der Wind um so kräftiger, je intensiver die Erwärmung des Bodens durch die Sonnenstrahlung ist. So wirken die lokalen Luftströmungen der sonnigen Gebirgssommer in thermischer Hinsicht selten in unangenehmer Weise, sondern mehr temperaturausgleichend und erfrischend. Dabei ist aber die Einschränkung zu machen, daß bei stärkerer Entwicklung dieser lokalen Luftströmungen in trockenen Hochtälern mit großen Straßenzügen nicht nur die Staubplage gefördert werden kann, sondern auch andererseits durch Kondensierung stark wasserdampfhaltiger aufsteigender Luftströmungen beim Überfließen in kühlere Hochtäler Nebelbildung eintritt. Das Oberengadin ist für beides ein, wenn auch selten gerade unangenehm empfundenes Beispiel.

Der Föhn. Der Föhn, der 2. dem Hochgebirge eigene Gebirgswind, ist ein stark sich erwärmender Fallwind infolge von Aspiration von Luft durch eine im Norden oder Süden der Alpen vorbeiziehende Depression aus einem über den Höhen bzw. auf der anderen Seite des Gebirges lagernden Hochdruckgebiete. Der Föhn macht sich besonders in den nördlichen tieferen Quertälern der Alpen bemerkbar, soweit sie von S oder SO nach N oder NW streichen. Während die aufsteigenden Winde Feuchtigkeit in die Höhe bringen, welche da condensiert wird, bringt der Fallwind Föhn infolge der pro 100 m Fall sich um 0,6 bis 1,0 ° C erwärmenden Luft immense Trockenheit. Doch scheint es weniger diese Eigenschaft zu sein, welche in therapeutischem Interesse wichtig ist, als vielleicht die sehr rasch eintretenden Änderungen des elektrischen Potentialgefälles, die enorme Leitfähigkeit der Luft in den vom Föhn durchbrausten Tälern, welche es bis zum Verschwinden des Potentialgefälles, sogar bis zum Auftreten negativer Werte kommen läßt. Die an Radioaktivität reiche Hochgebirgsluft führt infolge ihrer elektrischen Zerstreuung in den Föhnpassagen zu großen und brüsken Schwankungen des luftelektrischen Widerstandes. Diese Tatsache ist zwar erwiesen, weniger sicher ist jedoch die Einwirkung dieser elektrischen Veränderungen auf den Organismus. Anscheinend noch wichtiger, wenn auch bis jetzt weniger untersucht, sind die bei nicht frei vorwärts strömenden Winden, wie es der Föhn ist, beobachteten kleinen oszillierenden Luftdruckschwankungen, deren Auftreten vor allem an die dem Föhnsturm vorausgehende Zeitperiode geknüpft ist, in welcher sich vorwiegend die Beeinträchtigung des Wohlbefindens sensibler Naturen geltend macht. Die eigentlichen Höhenstationen werden nun von diesen Luftströmungen weniger getroffen, immerhin fallen auch noch einige Alpenstationen der nördlichen und südlichen Alpentäler von 1000 bis 1400 m in den Föhnbereich. Sie sind meistens kenntlich an dem hohen Jahresmittel und vor allem dem exorbitant hohen Frühjahrsmittel ihrer Lufttemperaturen. Föhntäler, auch des höheren Gebirges, sind besonders im Frühjahr von sensiblen Personen zu meiden. Da dies aber überhaupt eine weniger für die Klimatherapie in der Höhenlage verwendete Zeit ist, so scheint die Beeinträchtigung durch den Föhn praktisch weniger bedeutungsvoll. Von Föhnwinden, hauptsächlich im Winter und Frühjahr, werden folgende Kurgebiete betroffen: Das mittlere Inntal, das Salzachtal, das Illtal am Arlberg, das obere Rhein-, Reuß-, Aaretal und die in ihnen gelegenen verhältnismäßig wenigen Winterkurplätze.

Elektrische Eigenschaften der Höhenluft, Ozon usw. Die Eigenschaften der Föhnluft geben Veranlassung, einen Blick auf die Luftzusammensetzung im Hochgebirge, ihre elektrischen und radioaktiven Eigenschaften zu werfen.

Durch die Verdünnung der Luft mit dem parallel gehenden Sinken des O-Partialdrucks erfährt das gegenseitige Verhalten der Luftgase selber keine Veränderung, wenn man von dem minimalen Rückgang der CO_2-Spannung in der Höhenluft absieht. Da ausgedehnte Versuche (Rubner) bereits dargetan haben, daß viel größere Schwankungen des durch die zahlreichen Verbrennungsprozesse in bewohnten Gegenden ständig etwas wechselnden CO_2-Partialdrucks ohne die geringsten physiologischen und pathologischen Veränderungen der organischen Funktionen ertragen werden, fällt die Verringerung des CO_2-Partialdrucks weder biologisch noch therapeutisch in die Wagschale.

Vielleicht gilt dasselbe von dem größeren Ozonreichtum der Hochgebirgsluft insbesondere in der Nähe der Gipfel. Nach den Untersuchungen von Lenard und Ramsauer erfolgt die Anreicherung der Luft mit Ozon durch die Absorption der ultravioletten Strahlung. Der höhere Gehalt der Höhenluft an Ozon aber ist wesentlich bedingt durch die geringere Menge oxydabler Suspensionen in derselben; er ist vor allem keine spezifische und keine gleichmäßig vorhandene Eigenschaft der Höhenluft. Demgemäß sind bis jetzt alle Messungen verschieden ausgefallen und haben sogar bei dahin zielenden Versuchen, das Vorkommen des Ozons für einen Teil der Höhenluftwirkung verantwortlich zu machen, zu direkt widersprechenden Messungsresultaten führen müssen, die zum Teil allerdings auf der Unzuverlässigkeit der Nachweismethoden beruhen. Frühjahr und Sommer haben größeren Reichtum an Ozon, parallel dem in diesen Jahreszeiten wesentlich höheren Gehalt des Sonnenlichtes an ultravioletter Strahlung. Die Messungen des Ozongehaltes der Luft in absoluten Maßen im Observatorium im Park von Montsouris (Paris) ergaben: Milligramm in 100 Kubikmetern: Winter 1,41, Frühjahr 1,74, Sommer 1,84, Herbst 1,43, Jahr 1,61. Im August 1896 wurde im gleichen Luftvolumen von Thierry gefunden: Montsouris 2,0, Chamonix (1080 m) 3,7, Grand Mulets (3050 m) 9,4 mg, also eine bedeutende Zunahme mit der Höhe, allerdings erst in einer Höhe, die wir therapeutisch nicht mehr verwenden.

Der praktische Schluß ist gerechtfertigt, den Angaben über hohen Ozongehalt bestimmter Klimate keine maßgebende ärztliche Bedeutung beizumessen, Klimawirkungen vielmehr nach ganz anderen Gesichtspunkten zu beurteilen.

Das elektrische Verhalten der Höhenluft weist ein stärkeres Potentialgefälle, einen größeren Reichtum positiver Ionen gegenüber den negativen auf. Daß bei der fortdauernden Erzeugung von Elektrizitätsträgern in den allerhöchsten Schichten der Atmosphäre diese nicht noch stärker in die von uns bewohnten

Schichten eindringen, liegt in der ebenfalls fortdauernden Rekombination und in der Erzeugung von Nebelkernen, welche elektrizitätsträgerzerstörend wirken. Immerhin bringen aus großer Höhe absteigende Luftströme, die in erster Linie das Hochgebirge treffen, eine stark ionisierte Luft mit sich, welche auch, wie z. B. durch den Föhn, in tiefere Lagen der Atmosphäre verschleppt werden kann. Was wir für den Organismus davon zu erwarten haben, ist im wesentlichen noch in hypothetischen Schleier gehüllt. Die Ozonisierung, das hohe elektrische Potentialgefälle, der angeblich größere Reichtum an Radioaktivität in der Höhenluft haben also bis jetzt noch keine physiologische und therapeutische Handhabe für die Verwendbarkeit der Höhenluft aus diesen Gründen geboten. Dagegen spricht vor allem das jeder Konstanz bare und unberechenbare Verhalten dieser Eigenschaften.

Mangel an Suspensionen und hygienischen Verunreinigungen. Weitaus greifbarer sind Eigenschaften der Höhenluft in negativem Sinne: die Abwesenheit von Verbrennungsgasen und von Ruß aus den Kulturzentren der Ebene, die wiederholt nachgewiesene Verringerung der Menge von Suspensionen, insbesondere von Staubpartikelchen, die einerseits rascher sedimentieren, so daß also von einer Selbstreinigung der Luft auch in diesem mechanischen Sinn gesprochen werden kann, die anderseits durch aufsteigende Winde auch auf den Grad der in den Tiefen vorhandenen Normalzahlen gebracht werden kann, wie schon frühere Messungen und neuerdings die von W. Marten und Kähler zeigten, welche in fast unbewohnten Gegenden an einem zu Gewitter neigenden Tag in 1500 m Höhe die gleiche Anzahl Staubteile fanden wie an einem 1200 m tiefer gelegenen gleichzeitig beobachteten Orte.

Konstant geringer ist — unbewohnte Gegenden vorausgesetzt, aber nicht in den Vestibules von Fremdenkarawansereien — der Gehalt an Luftkeimen und insbesondere an pathogenen Keimen, teils infolge einer geringen Anzahl keimtragender und keimproduzierender Menschen, teils infolge der keimtötenden Wirkung des Sonnenlichtes, sowie des Ozons, teils infolge der spezifischen Schwere einer großen Anzahl von Keimen, insbesondere der Bakterien.

Es fanden sich nach Aitken und nach Miquel Bakterienkeime im cbm Luft:

Atlantik	72	
Mittelmeer	891	
Schottisches Hochland, 1000 m	141	
Alpen, 2000 bis 3000 m	381	
im Vergleich { Park von Montsouris b. Paris, Winter	190	Sommer 550
dazu { Paris selbst, ... „	3280	Sommer 6550

Die Zahlen sind wohl nicht direkt vergleichbar wegen der Verschiedenartigkeit der bei den einzelnen Untersuchern zur Verwendung gekommenen Nährböden und der sonstigen Untersuchungsmethoden, zudem gibt uns die Keimzahl längst keinen Aufschluß über die pathologische Bedeutung des Keimgehaltes der Luft. Wir können daraus aber doch entnehmen, daß in hygienisch ganz einwandfreien Höhenstationen die Wahrscheinlichkeit einer Infektion durch Luftkeime wesentlich geringer ist als in bevölkerten Ebenen, ferner aber auch, daß ein Waldfilter, selbst in der Ebene (Park von Montsouris) ebensogut oder zuzeiten besser die Keime abfiltriert als die Höhenerhebung.

Damit sind die allgemeinen physikalischen Eigenarten des Höhenklimas im großen ganzen nach heute geltenden Anschauungen, die zwar auf dem Gebiete des elektrischen und aktinischen Verhaltens der Höhenluft noch des Ausbaues harren, gekennzeichnet. Die Klimatik der einzelnen Orte oder gewisser Höhengebiete wird nun allerdings durch manche Modifikationen der klimatischen Faktoren weiterhin spezialisiert, s. die Tabellen Nr. 14 bis 22.

Örtliche Variationen des Höhenklimas und ihr Einfluß auf die therapeutische Verwendbarkeit.

Die therapeutische Verwendbarkeit des Höhenklimas variiert in sehr bedeutsamer Weise nach sekundären, in der Lage, in der Bebauung, in der Gesteinsart, in der Verteilung der Niederschläge, in der Bevölkerungsdichte liegenden Attributen. Weiter ist es von Wichtigkeit, daß die hohen klimatischen Kurorte nicht zu nahe der sommerlichen Schneegrenze oder der Firngrenze liegen, nicht in allzu großer Nähe der ganz verschieden weit in die Täler herabreichenden Gletscher. Manche in heißen Tagen dem Sommerfrischler willkommene Höhenkurorte eignen sich aus diesem Grunde nicht für therapeutische Zwecke, besonders dann nicht, wenn über die Gletscher herabwehende Luftströmungen die klimatische Station brüsk bestreichen können. Auch solche, die trotz geeigneter Höhe durch häufige Schneefälle im Sommer ausgezeichnet sind, dürften aus diesem Grunde ausscheiden. Dazu gehören insbesondere Gipfel- und Kammstationen.

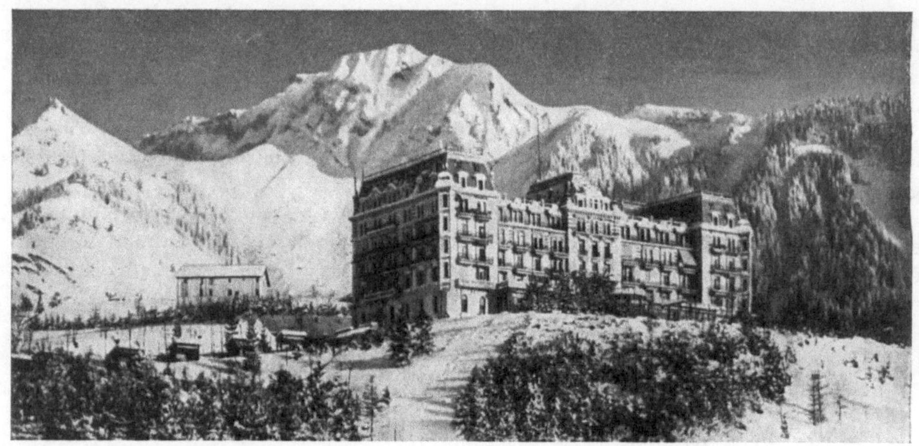

Abb. 28. Hochgebirgshanglage einer Winterstation.

Während des Winters wiederum ist darauf zu achten, daß die gewählten Höhenstationen eine möglichst lange und gleichmäßige Schneedecke behalten. Es kann hier vorkommen, daß solche im Sommer weniger verwendbaren Orte an Eignung gewinnen, da die Schneedecke alle durch die Bodenbeschaffenheit bedingten Variationen des Klimas nivelliert. Vor allem aber ist während des Winters auf die höchstmögliche Besonnung zu achten. Es kommen also in erster Linie stark exponierte Südhänge, dann Südwesthänge, welche eine Mittags- und Nachmittagsbesonnung ermöglichen, oder Täler, die in nordsüdlicher Richtung verlaufen, in Betracht. Die Verhältnisse in den Wintersporthöhenorten liegen oft anders, um eine durch die Sonne weniger beeinflußte unverharschte Schneedecke zu erhalten, so in Engelberg, Grindelwald u. a. O.

Die sommerliche Bodenbeschaffenheit spielt eine Rolle durch den Grad ihrer Trockenheit und Erwärmbarkeit durch die Sonne, die im Hochgebirge infolge der erhöhten Strahlung intensiver ist, die aber auch einer je nach der Bodenbeschaffenheit intensiveren nächtlichen Abkühlung Platz macht. Unbewachsene, felsige Umgebung der Kurstation bedingt eine überaus heftige nächtliche Wärmeausstrahlung und zugleich einen starken Reflex der Strahlung während der Einstrahlung. Durch Wald- und Wiesenumgebung wird dieser Reflex außerordentlich verringert, die nächtliche Ausstrahlung verlangsamt und in ihrer Intensität geschwächt.

Von geringerer Wichtigkeit als für das Mittelgebirge ist für das Hochgebirge vom therapeutischen Standpunkte aus die Bewaldung, einmal weil wir gerade die höhere Besonnung, die uns das Hochgebirge bietet, auch für eine längere Tageszeit auszunützen streben, dann aber weil die Lufttemperatur wesentlich niedriger als im Mittelgebirge ist und die Entwärmung des Körpers infolge des großen physiologischen Dampfdruckdefizits rascher vor sich geht. Der Übergang von der Sonne in den Schatten, selbst im Sommer, wird von empfindlichen Kranken manchmal als kraß empfunden. Wo Wälder wie in Graubünden und in manchen Höhenstationen Südtirols vorhanden sind, bewirken dieselben meistens doch nicht die ab-

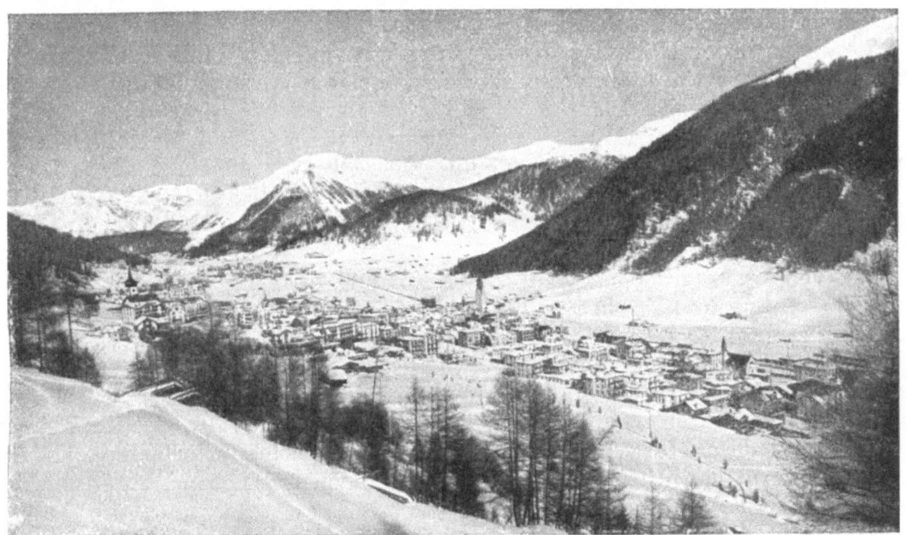

Abb. 29. Hochgebirgstal im Winter 1560 m

kühlende Empfindung wie der Wald des Mittelgebirges, da sie fast nur mit Tannen, Föhren und Lärchen bestanden sind und an Dichtigkeit aus Gründen der Bodenbeschaffenheit den Mittelgebirgswäldern etwa Thüringens, des Harzes oder Schwarzwaldes erheblich nachstehen. Sie bilden demnach eine angenehme Ergänzung aber keine klimatotherapeutische Notwendigkeit des Höhenklimas.

Wie überhaupt für klimatische Kurorte, so ist trockener, wasserdurchlässiger Boden auch im Hochgebirge von Bedeutung, also insbesondere der häufig mit Eruptiv- und Urgesteinsschotter bedeckte vegetationstragende Boden der zentralen Kette der Alpengebirge für den Kurgast vorzuziehen.

Der Staubbildung, welche besonders auf den im Kalkgebiet gelegenen, aber auch auf den langen, viel befahrenen Straßenzügen mancher zentralen Gegenden mit dem Einsetzen kräftiger Winde zu einer gewöhnlich von seiten der Kurorte nicht erwähnten, aber geradezu entsetzlichen Plage werden kann, ist ärztliche Beachtung zu schenken. Es sind deshalb manche Kurorte zur Teerung und Staubdichtung der Straßen mit verschiedenen Mitteln übergegangen. Für einen großen Teil des Hochalpengebietes der Schweiz, zum Teil auch Tirols besteht das aus diesem Grunde warm zu begrüßende Verbot des Fahrens mit Kraftwagen. Ohne dieses würde das Bewohnen einer Reihe von Höhenstationen zum mindesten in der Nähe der Straßen in trockenen Sommern für Kranke geradezu unmöglich. Wir haben allen Grund, die getroffenen Maßregeln zur Bekämpfung der Staubplage im Hochgebirge wie z. B. im Engadin zu unterstützen und für bedrohte Gebiete wie in den Höhenstationen Südtirols vom gesundheitlichen Standpunkte aus zu wünschen. Es ergibt sich jedenfalls die unabweisliche Notwendigkeit, solchen Kranken, für welche wir die Reinheit der Hochgebirgsluft als einen der wichtigsten klimatischen Faktoren erachten, entweder Stationen mit häufigeren kurzen Niederschlägen oder solche mit geringerem Straßenverkehr oder besten Straßenbedingungen auszusuchen.

Zusammenfassung der klimatischen Eigenheiten des Höhenklimas.

Eine Zusammenfassung der klimatischen Eigenheiten des Höhenklimas ergibt uns folgendes Bild:

1. Je nach der Höhenlage bietet es uns ein verändertes Luftdruckklima mit vermindertem Partialdruck der Luftgase, wobei die Verringerung des O-Partialdrucks das Wichtigste ist.

2. Ein verändertes, in jeder Beziehung und zu jeder Jahreszeit reicheres Strahlungsklima, im wesentlichen der ultravioletten Strahlung.

3. Verringerung der Lufttemperatur mit scharfen Gegensätzen zwischen Besonnung und Beschattung mit starker Wärmeeinstrahlung und starker Wärmeausstrahlung.

4. Verringerung der relativen Feuchtigkeit und vor allem des Dampfdruckes mit häufigen und oft brüsken Wechseln der Sättigung mit oft starker mittägiger und winterlicher Trockenheit der Luft.

5. Infolgedessen bedeutendes physiologisches Sättigungsdefizit und kräftige Verdunstung von der Haut und den Atmungsorganen.

6. Niederschlagsmengen und Niederschlagshäufigkeit sind topographischen Bedingungen unterworfen; die Heiterkeit des Himmels ist jedoch in vielen Gebieten größer als im Mittelgebirge und in den mitteleuropäischen Ebenen und besonders im Winter überragend.

7. Die Hochgebirgsluft ist unter entsprechenden Voraussetzungen staubfreier, rußfreier, keimarmer, trockener, klarer, mit einem Wort reiner als die Niederungsluft. Sie enthält im Verhältnis zu derselben größere Ozonmengen, eine stärkere positive elektrische Ladung und oft eine größere Radioaktivität.

8. Die Winde des Hochgebirges sind, wenn auch infolge der Erhebung über dem Meeresniveau stärker, doch in den meisten Kurstationen weniger fühlbar, weil der Windschutz der Berge eine beträchtliche Rolle spielt. Die Anzahl der Kalmen ist in vielen Hochgebirgstälern wesentlich größer als an der See. Lokale gemäßigte Luftströmungen sorgen für genügende Luftdrainage.

9. Variabel und individuell zu veranschlagen ist die unter Umständen gewaltige psychische Beeinflussung durch das Hochgebirge, sei es durch die Landschaft oder in direkter Weise durch die ihm eigene Betätigung seitens der das Hochgebirge Besuchenden, oder durch seine, wie wir sehen werden, vielseitige Einflußnahme auf eine ganze Reihe der physiologischen Funktionen.

Physiologische Einwirkungen des Höhenklimas.

Die einzigartige Eigenschaft des Höhenklimas, daß sein bergfremder Besucher unter ihm fremden Luftdruckverhältnissen lebt, hat seit den Untersuchungen im Höhenklima durch Saussure nicht aufgehört, Gegenstand der Untersuchung, der Kontroversen und gerade vom physiologischen, pathologischen und therapeutischen Standpunkt aus der Hypothesen zu sein. Die Namen der besten Forscher auf dem Gebiete der Alpinistik und der menschlichen Klimatik sind mit der Erforschung des Höhenklimas verknüpft. Wir werden einzelnen bei den Untersuchungen über die physiologischen Einwirkungen begegnen. Betreffend die Entwicklung dieser Wissenschaft und ihre Förderer sei aber noch besonders auf das mehrfach erwähnte, bekannte Buch der Zuntzschen Höhenexpedition verwiesen.

Zweierlei Einwirkungen sind auseinanderzuhalten: 1. die Verringerung des Luftdrucks, dessen Einfluß sich dauernd auf alle unnachgiebigen Teile des Körpers, zum mindesten auch vorübergehend bis zur Wiederherstellung des osmotischen Gleichgewichts auf alle elastischen Teile des Organismus und die damit verbundenen Funktionen bemerkbar machen wird; 2. die dieser Verringerung parallel gehende Abnahme des Sauerstoffpartialdruckes, des einzigen, abgesehen von der Kohlensäure, bekannten Luftgases, das mit dem Organismus in biochemischen Kontakt kommt.

Die Abnahme des Sauerstoffdruckes kann sich nur in bezug auf die Oxydationen im Organismus bemerkbar machen und muß, falls hier eine Veränderung erwiesen ist, in logischer Konsequenz alle diejenigen Funktionen in Mitleidenschaft ziehen, welche diese Oxydation einleiten, ihr die Wege ebnen, ihre Träger sind, welche die wertlosen Oxydationsprodukte entfernen usw. Die Oxydationsprodukte selbst hat man dabei quantitativ und qualitativ verändert gefunden. Lange gelang es nicht, die Wirkungen von Luftdruck und Sauerstoffdruck auseinanderzuhalten, heute harren nur untergeordnete strittige Punkte noch der Erledigung.

Die Verringerung des auf dem Organismus lastenden barometrischen Druckes wirkt auf das Hautsystem, das Muskelsystem und auf die Gefäße. Sie vermindert das auf den Knochen und den Gelenkpfannen lastende Gewicht, sie übt außerdem auf die in elastischen Behältern eingeschlossenen Gase und notwendig auch auf die physikalische Absorption von Gasen in den Körperflüssigkeiten eine Wirkung aus. Das extreme Beispiel des plötzlichen Todes der unter erhöhtem Druck lebenden Caissonarbeiter bei fehlerhaft rascher Erniedrigung des Luftdruckes durch plötzliche Entgasung des Blutes und die dadurch bedingten kleineren und größeren Luftembolien, vielleicht auch durch andere Druckschäden auf die inneren Organe, läßt an der theoretischen Berechtigung dieser Annahme auch für Druckveränderungen, die weit unter denjenigen stehen, welche den Tod des druckentlasteten Caissonarbeiters herbeiführen, einen Zweifel nicht aufkommen. Während bis vor kurzem das Gesetz von dem osmotischen Ausgleich zweier Lösungen für beliebige Druckhöhen seine Geltung auch für die Physiologie beanspruchte, ist mit der Erkenntnis von dem kolloidalen Zustand der Körperflüssigkeiten insofern eine Änderung eingetreten, als sich zeigte, daß die kolloidalen Flüssigkeiten unter verschiedenen Druckstufen sich verschieden ausgleichen. Das Höhenklima kann also auch auf diesem Gebiete angreifen, ohne daß wir über Einzelheiten orientiert sind. Jacobj machte vor kurzem mit Recht darauf aufmerksam, daß im Körper elastische Massen verschiedener Art vorhanden sind, welche der Wirkung des Luftdrucks sehr verschieden stark entgegentreten.

Da wir allerdings die Beeinflussung der physiologischen Funktionen durch das gesamte Höhenklima zur Grundlage der therapeutischen Verwendbarkeit des Höhenklimas machen, braucht auf eine Trennung der einzelnen klimatischen Faktoren nur insoweit eingegangen zu werden, als es die Notwendigkeit oder die Möglichkeit erheischt, den einen oder anderen Faktor des Höhenklimas in seiner Verwendung willkürlich hervortreten zu lassen.

Die Funktionen, welche augenfällige Erscheinungen zeigen, sind die Respiration mit ihren Phasen und Modalitäten, der Gasaustausch, die Zirkulation in bezug auf Herztätigkeit, Pulsbeschaffenheit, Blutdruck, Blutverteilung, die morphologische und chemische Zusammensetzung des Blutes, die Veränderungen der physiologischen Arbeit des Blutgewebes, der Stoffwechsel, die Wasserbilanz, der Bewegungsapparat, die nervösen und psychischen Funktionen und die Hauttätigkeit. Trotzdem bleiben wir uns bewußt, daß alle diesbezüglichen Feststellungen manchmal nicht genügen, um eine einwandfreie Indikationsstellung, die frei von ganz subjektiven Stützen wäre, zu gestatten. Eine beträchliche Lücke klafft da noch heute. Es sind auch begründete Anschauungen da, welche dem klimatopsychischen Faktor auf dem Gebiet der allgemeinn motorischen Erregbarkeit ein weites Feld einräumen wollen zur Beeinflussung der verschiedenen Funktionen. N. Zuntz, der so viel für die physiologische Erkenntnis der Hochgebirgswirkungen getan hat, neigt selbst dieser Ansicht zu. Mehr erfahren wir aus diesen Feststellungen über die Störungen der Akklimatisation beim Gesunden und Kranken. Sie helfen uns dazu, die persönlichen Schwächen aufzufinden, welche eine Störung herbeiführen könnten und lehren uns, solche Störungen zu vermeiden. Zum Verständnis der Indikationen und Gegenindikationen haben also heute schon die Forschungen der letzten Jahre erheblich beigetragen.

Das Verhalten der Respiration. Die Respiration erfährt beim Übergang in das Höhenklima meistens eine Veränderung der Frequenz, die sich zunächst als eine Zunahme, dann wieder als eine Abnahme der Frequenz zur individuell eigentümlichen Frequenzzahl kundgibt. Die Veränderung geht, wie die Brüder Loewy und Zuntz zeigten, mit jedem Wechsel der Höhe vor sich. Durig fand die Frequenz in der Höhe zwar oft gesteigert, aber keineswegs immer. Klinische Beobachter wie Mermod und H. Weber haben schließlich keine Erhöhung, Weber sogar manchmal eine Verringerung der Frequenz beobachtet. Gerade auch klinische Beobachter fanden in mäßigen Höhen von 1300 bis 1600 m im Laufe der Rekonvaleszenz eine deutliche Verlangsamung der Atmung. Doch findet in diesen Beobachtungen die erste Zeit des Höhenaufenthaltes keine Erwähnung. Es kommt vor, daß die Frequenzsteigerung, insbesondere wenn eine geeignete Steigearbeit mit dem Höhenaufenthalt in Verbindung gebracht wird, rasch zurück geht, also die Übung siegt. Die Atemfrequenz hat nämlich ein Korrelat, die Atemtiefe. Diese ist allgemein beim Gesunden erhöht gefunden worden und zwar in der Weise, daß zunächst eine mit individueller Verschiedenheit verschieden große Abflachung der Atmung beim Wechsel nach größeren Höhen in Verbindung mit Respirationsbeschleunigung eintritt. Mit Rückgang der Frequenz bildet sich eine sich steigernde Vertiefung aus, welche bei längerem Höhenaufenthalt die im Tiefland gefundene Atemtiefe weit und dauernd übertrifft. Sie kann bei kräftegemäßer gleichzeitiger Steigarbeit sich sogar sehr rasch einstellen. Je kräftiger der Organismus, desto rascher geht er zur Tiefatmung über. Jedenfalls aber müssen beide Faktoren der Atmung sich ergänzen, wenn nicht schon in mäßigen, d. h. den der Therapie eignenden Höhenlagen die oxydative Tätigkeit des Organismus Mangel leiden, unter Umständen sogar an die Grenze ihrer Leistung gebracht werden soll.

Das Produkt beider Leistungen, das Minutenvolumen eingeatmeter Luft, nach anderer Bezeichnung die Atemgröße, steigert sich nach:

Zuntz und Schumburg in der Höhe von 1600 m etwa um 15 bis 20% in der Ruhe;

Loewy und Zuntz in der Höhe von 2150 m etwa um 20% in der Ruhe;

Loewy und Zuntz in der Höhe von 2840 m etwa um 30% in der Ruhe, bei Körperarbeit etwa um 77%;

Loewy und Zuntz in der Höhe von 3600 m etwa um 48% in der Ruhe, bei Körperarbeit etwa um 115%.

Auch die Atemgröße ist individuell variabel. Bis zu beträchtlicher Höhe ist eine dauernde Steigerung dieses Faktors zu erkennen. Sie ist jedoch in größeren Höhen nicht mehr so bedeutend, als daß dadurch ein Ausgleich des verringerten O-Partialdruckes erfolgen würde. Die Umrechnung der geatmeten Luftmenge auf den in der Ebene herrschenden Druck und bei gleicher Temperatur, welche uns Vergleichsmaße über die tatsächlich geatmeten Luftmengen im Höhenklima in der Zeiteinheit verschafft, ergibt nämlich, daß die wirklich eingeatmete Luftmenge trotz der Steigerung der Atemgröße geringer ist als in der Ebene. Schon Jaquet und Stähelin haben dies dargetan. Zuntz und seine Mitarbeiter fanden das Verhalten der Lungenventilation im Höhenklima nach Reduktion der Luftmenge auf dieselbe Spannung und Temperatur bei mehreren Untersuchten wie folgt:

Orte	Höhe m	Waldenburg	Kolmer	Caspari	Müller	Loewy	Zuntz
Berlin	54	5148,0	6008,9	5182,5	5189,0	4466,9	4460,0
Brienz	500	4035,0	6038,3	4132,3	4275,6	3945,1	4117,5
Brienzer Rothorn	2150	3766,3	4714,9	4075,9	3916,2	3761,2	3926,1

Das Resultat ist also: Es ist von einer gewissen, individuell verschiedenen Höhe ab nicht mehr möglich, durch die Regulierung der Atmung allein dem Organismus dauernd seinen gewohnten Bedarf, oder vorsichtig ausgedrückt, Gebrauchsmenge an Sauerstoff zuzuführen. Andere Hilfsmittel müssen in Anspruch genommen werden.

Die Bestimmung der vitalen Kapazität hat, da sie eine außerhalb des natürlichen Atemmechanismus liegende Bestimmung darstellt, wie zu erwarten, keine bestimmten Beziehungen zur Respirationsgröße gezeitigt. Ältere Untersuchungen in luftverdünntem Raume, wie auch Messungen beim Aufstieg auf Höhen von Mosso, von Loewy, Schumburg und Zuntz, neuerdings wieder von Flemming im Ballon bis 4000 m Höhe zeigten aber, daß die vitale Kapazität der Lunge zunächst regelmäßig abnimmt, um nach verhältnismäßig kurzer Zeit sich auf die frühere Größe einzustellen, oder eine mehr oder weniger beträchtliche Steigerung zu erfahren, die diejenige des Tiefenbewohners übertrifft. Bei länger im Hochgebirge sich aufhaltenden Personen ist nach Mosso die vitale Kapazität anscheinend regelmäßig erhöht und es ist auch der Brustumfang, wie schon Sir H. Weber, später Amrein und andere gefunden haben, beträchtlich erweitert. Natürlich handelt es sich dabei um jüngere Individuen etwa bis zum 30. oder 40. Lebensjahre bei noch ausdehnungsfähigem Brustkorb. Verschiedene Ursachen mögen dabei mitwirken, einmal gerade bei jungen Leuten der Wegfall von Schädigungen die einer Ausdehnung hinderlich sind, dann aber auch die bessere Ventilierung entlegener Lungenpartien infolge der Einatmung kühlerer Luft, welche nach v. Bunge infolge ihrer größeren Schwere die warme Luft verdrängt, oder aber auch die Vergrößerung der elastischen Spannung des Lungengewebes infolge der Ausdehnung der während langer Zeit gerade bei den Winterkuren vor sich gehenden Einatmung kalter Luft, welche die Entfaltung entfernterer Teile der Lungen in den tieferen wärmeren Lungenpartien (Bronchiolen und Alveolen) zur Folge hat. Es trägt ferner dazu bei die besonders von physiologischer Seite berufene Vermehrung der Steigarbeit im Gebirge, weiterhin aber auch die Veränderung der gesamten osmotischen Verhältnisse, die dauernde Anregung ganz reiner Luft auf die Tiefe der Respiration, wie dies Zuntz gezeigt hat. So bietet also auch die Vergrößerung der vitalen Kapazität immerhin einen gewissen Maßstab für eine ausgiebigere Funktion der Lungen. Darauf kommt es in manchen pathologischen Zuständen der Atmungsorgane doch ganz wesentlich an, indem wir ja nicht immer nur den Maßstab der Sauerstoffversorgung des Blutes, sondern vielseitigere Bedingungen zu stellen haben, wie z. B. die Wiederinfunktionstellung der ganzen Lunge oder einzelner Teile nach langem Bettlager, nach Angewöhnung schlechter Körperhaltung, bei der Prophylaxe der Phthise, nach Pleuritis usw.

Die anfängliche Verminderung der vitalen Kapazität schon beim Gesunden weist auf eine wichtige Tatsache hin, die Kronecker, Spohl und Desguin zu beweisen suchten: ihre Auslösung durch eine verstärkte Füllung des kleinen Kreislaufes. Ihre Mutmaßung hat in neuen Untersuchungen von Ad. Schmidt und David und von David eine Bestätigung erfahren durch den Tierversuch im pneumatischen Kabinett. Während Durig die verminderte Vitalkapazität auf Veränderungen der Muskeltätigkeit und Muskelspannung zurückführen möchte, gibt sie infolge dieser neuen Untersuchungen einen Fingerzeig in der Richtung, daß Personen, die an der Grenze der Blutüberfüllung des kleinen Kreislaufes stehen, wie dies bei Herzkranken der Fall sein kann, dieser Gefahr durch einen Höhenaufenthalt beträchtlich nähertreten. Andererseits hat Flemming wieder gefunden, daß das Oberflächlichwerden der Atmung und die Zunahme der Atmungsfrequenz mit einer erheblichen, meßbaren Ausdehnung der Darmgase einhergeht, und daß die dadurch verursachten Beschwerden durch Sauerstoffatmung sofort schwinden.

Hasselbalch zeigte wiederum, daß durch variierten Sauerstoffdruck der Einatmungsluft die Mittelkapazität der Lunge bei drei gesunden Individuen ganz verschieden beeinflußt wird, daß sie überhaupt eine sehr leicht zu beeinflussende Funktion ist, die durch Abkühlung und Erwärmung der Haut, Schmerzreize und andere Eingriffe, die in keiner wahrnehmbaren Beziehung zur chemischen Atmungsregulation und zu den mechanischen Arbeitsbedingungen des Herzens stehen, enorme Veränderungen erleiden kann. Auch bezüglich der übrigen Reaktionen wirken Hasselbalchs Versuche aufklärend. So ist die Atemfrequenz von dem Sauerstoffgehalt der Luft an und für sich nicht, von dem Kohlensäuregehalt dagegen stark beeinflußt, und zwar um so stärker, je niedriger der Sauerstoffgehalt ist. Annähernd dassselbe gilt für die Atemtiefe und besonders für die alveolare Ventilation, in Übereinstimmung mit dem von Lindhard formulierten Gesetze, daß die Erregbarkeit des Atemzentrums für Kohlensäure von der Sauerstoffspannung des Blutes in umgekehrtem Sinne abhängig ist. Die selbständige physiologische Bedeutung der Mittelkapazität für die chemische Atmungsregulation kann demnach auch im Höhenklima keine große sein, denn es sind auch hier nicht immer die gleichen, häufig auch mehrere Ursachen, welche zur anfänglichen Verringerung der vitalen Kapazität führen. Aber man wird dem Verhalten der vitalen Kapazität in allen Fällen ernsterer Beeinträchtigung der Brustorgane eine gewisse Beachtung zu schenken haben.

Es sei hier noch des je nach der Höhe und je nach dem Individuum verschieden beobachteten Auftretens des Cheyne-Stokeschen Atmungsphänomens gedacht, welches zuerst von Mosso beobachtet und mit einer Verminderung der Erregbarkeit des Atemzentrums gedeutet, später von Douglas und Haldane auf das Auftreten organischer Säuren, vor allem der Milchsäure im Blute bei ungenügender O-Zufuhr zurückgeführt wurde. Wie dieses letzte Phänomen ursächlich auf die Verminderung der Oxydationen hinweist, so können wir sämtliche äußeren Veränderungen der Respiration, die sich im Hochgebirge einstellen, wenigstens zum Teil auf die Verminderung der O-Spannung zurückführen, da sie sich unabhängig von den anderen klimatischen Erscheinungen des Hochgebirges auch im pneumatischen Kabinett, und in diesem gewöhnlich auch unabhängig vom Luftdruck, oft einzig und allein abhängig vom Sauerstoffdruck vorfinden.

Zugleich aber zeigen alle Versuche den sehr individuellen Empfindlichkeitsgrad für das Ansprechen der Respirationsorgane auf die Reize des Höhenklimas. Sie zeigen uns außerdem, daß das Höhenklima zweifellos imstande ist, eine vermehrte Entfaltung der Lungen, eine energischere Betätigung der Respirationsmuskulatur zu bedingen. Die vergrößerte Leistung kann bei übungsfähigem Apparat zu einer definitiven Kräftigung des Respirationssystems führen mit ihren Konsequenzen für die Sauerstoffzufuhr und eventuell für die therapeutische Beeinflussung erkrankter Lungen.

Verbrennungsprozesse und Gasaustausch durch die Atmung im Höhenklima.

Der Sauerstoffverbrauch und die Kohlensäureproduktion erfahren im Höhenklima durchgreifende Veränderungen, die sich nach Versuchen im pneumatischen Kabinett bei Druckschwankungen der normalen Atemluft von 500 bis 1500 mm Hg nicht erwarten ließen, indem hier sowohl — bei kürzeren Versuchen — in der Ruhe als in der Arbeit keine bedeutsamen Veränderungen auftreten (Loewy). Der Nachweis einer quantitativen Veränderung der Verbrennung wurde nun zwar beim Höhenwechsel oder bald nach solchem gewonnen und es bleibt fraglich, ob der völlig Akklimatisierte sich nicht wieder einigermaßen auf die frühere Verbrennungsgröße einstellt. Mosso fand nämlich bei solchen an den Höhenaufenthalt gewöhnten Personen, wie den italienischen Alpinieri keine Differenzen zwischen den in der Tiefe und der Höhe gefundenen Gaswechselwerten, und v. Schrötter und Zuntz fanden im Ballonversuch bei 3000 m Höhe den Grundumsatz nur um den durch die verstärkte Lungenventilation bedingten Arbeitsaufwand vermehrt. Der Unterschied in diesen Befunden wird dadurch zu erklären sein, daß im Hochgebirge noch andere Faktoren mitsprechen, und daß in allen Fällen von vermehrter Verbrennung eine vermehrte Arbeit, die auch unbewußtermaßen durch größeren Kräfteaufwand bei den Einzelleistungen zustande kommen kann, in den Versuchen eingeschlossen ist. Wir führen folgende Zahlen an:

Namen	Jahr	CO_2 in der Tiefe	CO_2 in 4560 m Höhe	O in der Tiefe	O in 4560 m Höhe	O Zunahme in Proz.	CO_2 Zunahme in Proz.
Kolmer	1901	212	234	268	293	11	10
Caspari	1901	172	238	224	325	45	38
Löwy	1901	—	—	227	262	16	—
Zuntz	1901	182	256	228	332	46	39
Zuntz	1903	182	193	228	260	14	6
Durig	1903	178	210	232	278	19	18
Durig	1906	134	208	212	271	29	55
Kolmer	1906	201	219	254	279	10	9
Rainer	1906	183	212	218	260	19	16
Reichel	1906	223	250	275	310	12	12

Tageszeitliche Vermehrung in 1600 m Höhe.

Jaquet u. Stachlin							
nüchtern	—	—	—	—	—	8,8	14,8
11 Uhr vormittags	—	—	—	—	—	5,6	10,1
5 Uhr nachmittags	—	—	—	—	—	5,7	11,3

Es ergibt sich demnach und ist vielleicht sogar als Gesetz zu betrachten, daß bei bergfremden Personen im Höhenklima sowohl Sauertoffverbrauch als Kohlensäureproduktion bzw. — Ausscheidung zunehmen, und zwar geschieht dies trotzdem, daß der Organismus in der Zeiteinheit weniger Sauerstoff zur Verfügung hat, als im Tieflande. Wir wollen nur die eine Tatsache für die Therapie daraus ableiten: Der Organismus, welcher die Höhe aufsucht, muß imstande sein, Sauerstoff vermehrt aufnehmen zu können, und zwar schon in der Ruhe.

Wesentlich größere Veränderungen finden wir bei der Muskelanstrengung. Es wurden verbraucht für 1 mkg:

1. bei ebenem Gehen:

Von Durig . . .	in der Ebene	0,550	Kal.,	in	1000 m Höhe	0,570	Kal.
„ Reichel . . „	„ „	0,560	„	„	1000 „	„	0,60	„
„ Zuntz . . „	„ „	0,6	„	„	4560 „	„	0,774	„
„ Durig . . . „	„ „	0,527	„	„	4560 „	„	0,668	„

2. bei Steigarbeit pro 1 mkg:

Von Durig . . .	in der Ebene	9,69	Kal.,	in	4560 m Höhe	11,1	Kal.
„ Kolmer . . „	„ „	11,1	„	„	4560 „	„	12,66	„
„ Reichel . . „	„ „	10,76	„	„	4560 „	„	11,93	„
„ Schumburg „	„ „	8,297	„	„	2800 „	„	10,06	„
„ Zuntz . . „	„ „	8,537	„	„	2800 „	„	11,16	„
„ A. Löwy . . „	„ „	6,73	„	„	2870 „	„	8,05	„
„ J. Löwy . . „	„ „	7,22	„	„	2870 „	„	8,23	„
„ L. Zuntz . „	„ „	6,40	„	„	2870 „	„	8,78	„
„ A. Löwy . . „	„ „	6,73	„	„	3620 „	„	9,21	„
„ J. Löwy . . „	„ „	7,22	„	„	3620 „	„	8,99	„
„ L. Zuntz . „	„ „	6,40	„	„	3620 „	„	8,36	„

Der Mehrverbrauch an Sauerstoff liegt bei Arbeit in der Höhe zwischen 20% und 50% trotz erschwerter Sauerstoffzufuhr, während der Mehrverbrauch in der Ruhe mindestens schon zwischen 10 und 20%, manchmal auch höher liegt.

Die Arbeit des bergfremden Besuchers im Höhenklima stellt demnach weitere, beträchtliche Anforderungen an seine ungehinderte Sauerstoffaufnahme.

Aus mehreren Versuchen berechnet Cohnheim noch den Wirkungsgrad, d. h. diejenige Menge der Verbrennungswärme, welche in Steigarbeit direkt umgesetzt ist. Er fand, daß in der Höhe durchschnittlich 2 bis 3% mehr Nahrungsmaterial verbrannt bzw. Sauerstoff verbraucht wird als in der Ebene für die gleiche Leistung und weiter, daß die nach Kalorien berechnete Arbeit pro Minute noch viel ausgesprochener vermindert ist:

	i. d. Ebene	a. d. Monte Rosa
	8,6	7,6
Arbeitleistung pro Minute	11,5	7,4
	11,5	7,1

Wir ersehen auch daraus, wie verschieden die durch die Oxydationen beim Einzelnen bedingte Leistungsmöglichkeit schon im gesunden Zustand im Höhenklima ist, daß sie aber auf alle Fälle herabgesetzt ist und daß, wenn auch den Versuchen beträchtliche, nicht mehr im therapeutischen Bereich liegende Höhendifferenzen zugrunde liegen, in jedem Fall der sinkende Sauerstoffdruck vermehrte Verbrennungen im Körper nach sich zieht. Nach den Zahlen von Durig für den Semmering, 1100 m, und von Zuntz für das Brienzer Rothorn, 1800 m, sowie von Jaquet und Stähelin auf dem Mont Chasseral, 1600 m, ist es überdies wahrscheinlich, daß eine leise Andeutung in der Steigerung der Verbrennungen schon in geringen und mittleren Höhen vorliegt. Diese mittleren Höhen von 1000 bis 1800 m sind ja nun gerade die in der Höhentherapie im wesentlichen zur Verwendung gebrachten. Wir haben mit dieser unausbleiblichen Erhöhung der Oxydation wahrscheinlich um so mehr zu rechnen, als wir es in der Therapie mit geschwächten, in jedem Fall aber mit empfindlichen und auch gewöhnlich im voraus nicht berechenbaren Konstitutionen zu tun haben.

Selbst bei wochenlangem Höhenaufenthalt geht die Vermehrung des Umsatzes nicht völlig zurück, wie Durig zeigte. Sie verliert sich bei Durig ohne weiteres jedoch bei der Rückkehr in die gewohnten Verhältnisse, langsamer bei Jaquet und Stähelin. Die Versuche von Kolmer, Müller und Loewy zeigen nun aber, daß der Gesunde doch imstande ist, durch „Training" den Energieverbrauch wesentlich herabzusetzen, so daß unter günstigen Umständen wenigstens die Differenz zwischen Höhe und Tiefland fast ausgeglichen werden kann. Die Therapie hat also ein Interesse daran, daß die Übung oder auch schon ein passendes Verhalten im Hochgebirge zu diesem Umschwung in den Oxydationen befähigt und sie wird jedenfalls das Verhalten des Kranken in der Akklimatisationszeit danach einzurichten haben.

Die O-Aufnahme in der Höhe. Frühere Berechnungen des Gasaustausches im Hochgebirge beruhten auf der von Hüfner ermittelten Sauerstoffsättigung des Hämoglobins in ausgiebigem Kontakt mit der Luft. Wir haben aber dem Gasaustausch zwischen Blut und Luft nicht diese Beziehung, sondern die Sauerstoffspannung in den Alveolen zugrunde zu legen. Auch sie kann natürlich je nach der Ventilation der Lunge, je nach der Erziehung zu optimaler Atmung verschieden sein. Der Sauerstoffpartialdruck in der Tiefenluft bei einem Druck von 762 mm Hg ist 152 mm Hg. Die Sauerstoffspannung in den Alveolen der Lunge in der Tiefe schwankt von 106—110 mm.

In verschiedenen Höhenlagen wurde nun folgendes Verhalten gefunden:

Höhe über dem Meere	Luftdruck	Sauerstoffspannung der Luft	Sauerstoffspannung in den Alveolen
m	mm Hg	mm Hg	mm Hg
1000	673	135	94—89
1200	658	132	89—97
1650	620	124	81
1850	605	121	72—75
1950	600	119	71
2850	549	110	63,7

In der Höhe der Engadiner Hochtäler ist demnach die Sauerstoffspannung der Alveolen um 25—35% geringer als in der Meereshöhe oder in der Tiefebene.

Es fragt sich nun, ob damit noch eine optimale Sättigung des Hämoglobins im Blut erfolgen kann. Eine Bejahung der Frage müßte zum Schlusse führen, daß dann die Druckverminderung in der Höhe für das Verhalten des Sauerstoffs zum Blut irrelevant wäre, insbesondere, da eine Kohlensäureüberladung des Blutes bei dem geringen Kohlensäuredruck der Höhenatmosphäre und bei dem auch in den Alveolen herrschenden bedeutend geringeren Kohlensäuredruck gegenüber der Menge, welche im Organismus produziert wird, nicht leicht möglich ist.

An und für sich ist allerdings das Sättigungsdefizit des Hämoglobins bei einem Sauerstoffpartiardruck der Alveolen von 75 mm, der etwa der Höhe von St. Moritz entspricht, ein geringes. Es bleiben unter Zugrundelegung von Hüfners Berechnung nicht ganz 3% des Hämoglobins ungesättigt, eine nicht gar hoch anzuschlagende Zahl. Es würde demnach auch die Sauerstoffversorgung in der Höhe so gut wie völlig genügend sein und sämtliche Theorien der biologischen und therapeutischen Höhenwirkung, insofern sie sich ausschließlich auf die Sauerstoffverminderung aufbauen, wären hinfällig. Schon Miescher nahm deshalb, um die Hochgebirgswirkung, insbesondere die Bergkrankheit erklären zu können, die Zuflucht zu einem Ausweg, indem er eine schlechtere Ventilation gewisser Lungenpartien annahm, die eine ungenügende Sauerstoffversorgung des Blutes erklären würde. Diese Unterstellung kann zeitweilig, insbesondere da, wo die Atmungsorgane oder die Herzarbeit nicht intakt sind, zutreffen.

Im allgemeinen kommt sie aber für die Beziehungen zwischen Höhenlage und Atmung nicht voll in Betracht. Zeigen doch Untersuchungen am Menschen mit kollabierter Lunge, wie sie z. B. von Means und Balboni vorgenommen wurden, daß der Gasaustausch, die Kohlensäurespannung und die anderen für die Ventilation in Betracht kommenden Faktoren bis zur drei- und vierfachen Anforderung der Lungentätigkeit normal bleiben. Es müssen also andere Faktoren in Wirksamkeit treten, und da zeigten neuere Untersuchungen von Franz Müller, daß die Dissoziationskurve des Sauerstoffs im Blute anders verläuft, als sie früher und auch von Hüfner angenommen wurde. Sie ist nämlich nicht nur abhängig von der Temperatur des Blutes, von der Sauerstoffspannung in den Alveolen, sondern auch von dem Gehalt des Blutes an Anionen. Diese sind unter dem Höhenklima im Blut in erhöhter Konzentration vorhanden und zwar zum Teil infolge des Auftretens organischer Säuren im Blute bei vermehrter Muskelarbeit unter ungenügender Oxydation. Die Dissoziation des Sauerstoffs im Hämoglobin des Hochgebirges ist vermehrt, die Sauerstoffbindung durch dieselbe Einheit Blut wie in der Ebene ist im Hochgebirge beeinträchtigt. Es kommt zu einer in ihrem Grad individuell verschiedenen Anoxyhämie, deren Folgen durch Korrigentien auf anderen Gebieten ausgeglichen werden müssen, wenn die Gewebsatmung nicht leiden soll. Damit wird der theoretische Grund geschaffen für die Auslösung von Veränderungen des Blutes und insbesondere der roten Blutkörperchen im Hochgebirge.

Die Kohlensäureausscheidung in der Höhe. Die kräftige Ventilation der Lunge hat zur Folge, daß auch die Spannung der Kohlensäure in der Alveolenluft in der Höhe herabgesetzt ist. Die Kohlensäurespannung im Blute scheint es häufig auch zu sein, vielleicht infolge abnormer Säurenbildung. Es ergeben sich jedoch keine konstanten Verhältnisse. Die Kohlensäurespannung in der Alveolarluft sinkt nun nach den ganz übereinstimmenden Versuchen von Durig, Kolmer, Rainer, Reichel und Ward beträchtlich langsamer als die Sauerstoffspannung. Im Experiment fanden sich nach Douglas und Haldane bei einem Luftdruck von 360 mm Hg ein Gasdruck der Kohlensäure von 29 mm Hg und des Sauerstoffs von 32 mm Hg. Beide sind also fast gleich geworden. Selbst bei viel weniger extremen Luftdruckverhältnissen im Hochgebirge behalten Sauerstoffaufnahme und Kohlensäureausscheidung nicht ihr altes Verhältnis, wie es für die Tiefebene gilt. Die Kohlensäureproduktion nimmt rascher zu als die Sauerstoffaufnahme: $14{,}8\%$ CO_2 gegenüber $8{,}8\%$ O. Es müßte demnach eine vollkommenere Ausnutzung des Sauerstoffs in den Geweben stattfinden. Das wird auch zweifellos nötigenfalls eintreten, wenngleich eine ganze Reihe von Versuchen, unter denen ich die von Loewy und von Schrötter, sowie diejenigen von H. Kuhn erwähne, zeigten, daß der Sauerstoffgehalt des venösen Blutes in Höhe und Tiefebene ungefähr der gleiche ist, jedenfalls häufig noch so viel Überschuß an Sauerstoff vorhanden ist, daß die Organe „im Sauerstoff zu schwimmen" scheinen. Immerhin sehen wir, daß die Grenze für eine besonders gute normale Sauerstoffversorgung der Gewebe innerhalb des überschüssigen Angebotes gelegen sein muß. Ist nämlich der respiratorische Quotient als Ausdruck der Verbrennungsintensität oder auch als Ausdruck für eine qualitative Änderung der Oxydationsvorgänge, wie Loewy zeigte, häufig gesteigert, indem der Kohlensäurewert von 75 auf 90 bis 100 steigt, so sucht er sich doch allmählich wieder auf seine normale Größe von $75 : 100 = 0{,}75$ einzustellen, wie Durig und Zuntz in 4000 m Höhe feststellen konnten. Es werden eben andere Hilfsmittel des Organismus zur Erhaltung des wünschenswerten Sauerstoffüberschusses herangezogen. Teilweise hilft dazu eine gesteigerte Ventilation, in letzter

Linie aber und in dauernder Form paßt sich der Organismus durch Vergrößerung seines Sauerstoffrezipienten, d. h. der Hämoglobinmenge an die veränderte Sauerstoffspannung und das veränderte Verhältnis vom Sauerstoff zum Hämoglobin des Höhenblutes an.

Höhenklima und Kreislauf.

Die nächstliegende sinnliche Wahrnehmung einer Änderung der Herztätigkeit konstatieren wir in dem Verhalten der Pulsfrequenz. Das Herz scheint fast allgemein unter Gleichbleiben der körperlichen Bedingungen, etwa bei leichter Arbeit oder langsamem Gehen wie in der Ebene mit einer Beschleunigung der Pulsfrequenz im Höhenklima zu reagieren. Für das Verhalten in absoluter Ruhe wäre ein größeres Zahlenmaterial noch erwünscht. Es ist an den Höhenstationen mit Bahnverbindung leicht zu erreichen. Egger, Ludwig konnten keine Pulszahldifferenzen konstatieren, bei Ballonfahrten tritt die Pulsbeschleunigung erst in beträchtlichen Höhen von 3000 bis 4000 m auf und ist individuell verschieden. Ich selbst konnte in Höhen von 1000 bis 2000 m bei Automobilfahrten, bei denen Höhendifferenzen von 800 bis 1800 m im Laufe von $^1\!/_2$ bis 2 Stunden genommen wurden, an mir selbst und an anderen Personen während der Fahrt gar keine Veränderung der Pulsfrequenz wahrnehmen. Auch langsames Gehen auf der Paßhöhe des Simplon beschleunigte die Herztätigkeit in keiner Weise gegenüber Messungen in Baveno am Langensee. In großen Höhen wird sie regelmäßig beobachtet, so vor allem von Mosso, Kronecker, Mermod, Durig, von Liebig, Fuchs, Schneider und Sisco u. a.

Die Befunde von Mosso an kräftigen, trainierten Männern sind:

Höhe in Metern . .	300	1600	2500	3000	3600	4600
Frequenzgröße im Durchschnitt . . .	48,8—58,4	49,3—62,2	54,4—61,0	54,6—65,0	62,7—69,0	71,8—79,0

G. v. Liebig fand bei 3 Personen:

Luftdruck	724 mm	647 mm	500 mm	429 mm
Frequenz	61	65	66	67
Luftdruck	724 mm	615 mm	579 mm	512 mm
Frequenz , ...	69	72	75	78
Luftdruck	720 mm	650 mm	—	424 mm
Frequenz	64	72	—	84

Stern hat in Arosa, 1800 m, folgende Befunde erhoben: Im Hochgebirge ist die Pulsfrequenz eine größere als im Tiefland. Sie sinkt im Hochgebirge bei Nacht wie in der Ebene um annähernd denselben Betrag. Die gleiche Muskelarbeit bewirkt in der Höhe eine stärkere Frequenzsteigerung als in der Tiefe. Nach vorausgegangener Muskelarbeit fällt die Pulsfrequenz in der Ebene in glatter Kurve ab; im Hochgebirge erfährt der Abfall gesetzmäßig durch eine sekundäre Verzögerung eine Unterbrechung. Auf Bergtouren im Hochgebirge steigt die Pulsfrequenz beim Abstieg mehr als beim Anstieg; es bleibt eine deutliche, länger bestehen bleibende Nachwirkung im Sinne einer Frequenzsteigerung zurück. H. Kuhn fand bei verringertem Barometerdruck mittels der Pleschschen Kontrolle des Minutenvolumens eine Vergrößerung desselben, jedoch keine Vergrößerung des Schlagvolumens. Die Steigerung der Pulsfrequenz mußte also hier kompensatorisch eintreten. Zuletzt haben Schneider und Sisco sehr ausführliche, vergleichende Untersuchungen an denselben Personen in Colorado Springs, 1965 m hoch, und dem Pikes Peak, 4320 m hoch, gemacht, wobei die an letztem Ort gemessenen Pulszahlen erst nach einigen Tagen ihr Maximum erreichten, und zwar sowohl in Ruhe, als bei den zufälligen täglichen Schwankungen bei leichter Arbeit usw. in proportionaler Erhöhung um 5—12 Schläge. Man sieht, wie häufig die Beobachtungsunterschiede sich durch die Rücksichtnahme auf die Zeit der Beobachtung erklären lassen.

Man glaubte auch ein physiologisches Gesetz über die Zunahme der Pulsfrequenz mit zunehmender Höhe ableiten zu sollen. Es bringt jedoch die Individualität so beträchtliche Veränderungen und Ausnahmen in die vorliegenden Erfahrungen, daß anzunehmen ist, auch hier wirken ähnlich wie bei der Frequenzgröße der Atmung die individuell wechselnde Erregbarkeit der Zentren, die Größe der Verbrennung, die zum Teil vom Training abhängig ist und insbesondere konkurrierende Kompensationsvorrichtungen, wie die Größe der Austreibung des Herzens u. dgl. mit.

Wo die Übung, die Anpassung an die Höhe von Erfolg ist, da geht in kürzerer oder längerer Zeit die Pulsfrequenz wohl immer auf die persönliche Größe wie in der Ebene zurück, wenn auch bei vielen längere Zeit eine erhöhte Ansprechbarkeit der Herztätigkeit in bezug auf die Schlagzahl zurückbleibt. Als Ursache dieser Frequenzerhöhung kommt wahrscheinlich fast allein die Verminderung des Sauerstoffpartiardrucks in Betracht, wie bereits Mosso, später Flemming an Menschen, in neuester Zeit Loeb und Warteneys sowie John Parkinson am Tierversuch und im physiologischen Versuch am Menschen gezeigt haben. Im Versuch am Kaltblüterherzen konnte sogar direkt gezeigt werden, daß bei konstanter Temperatur einem bestimmten Sauerstoffdruck eine bestimmte Schlagfrequenz des Herzens für eine Reihe von Tagen entspricht. Dasselbe fand Hasselbalch. Auch beim Menschen kann in der Höhe die erhöhte Pulsfrequenz in den allermeisten Fällen durch Sauerstoffatmung zur Norm reguliert werden, wie Hasselbalch, dann Schneider und Sisco regelmäßig fanden. Sauerstoffatmung setzte auf dem Pikes Peak die Pulszahl um 14 %, in Colorado Springs um 5 % herab. Immerhin erscheint es mir nicht ausgeschlossen, daß auch eine rein muskulär bedingte Frequenzreaktion besonders im Beginn des Höhenaufenthaltes infolge der durch Ausdehnung der Darmgaze verursachten Druckveränderung im Brustkorb Platz greifen kann.

Mit eintretenden Arbeitsleistungen tritt nun allerdings fast regelmäßig die auch im Tiefland zu erwartende Pulsbeschleunigung in Erscheinung, nur daß im Hochgebirge weitaus exzessivere Zahlen erreicht werden. So fand A. Loewy bei langsamem, zu subjektiven Erscheinungen nicht führendem Bergsteigen eine Pulsbeschleunigung auf 150 bis 176 Schläge pro Minute, während dieselbe Arbeit in der Ebene nur eine Beschleunigung auf 110 bis 120 Pulsschläge hervorbrachte. Daß eine längere Dauer dieser erhöhten, nicht den Leistungen direkt entsprechenden Herzarbeit für das Herz nicht indifferent ist, versteht sich von selbst. Aus der Tatsache der Erhöhung allein wird es aber nicht möglich sein, diagnostische oder prognostische Schlüsse zu ziehen. Es hat da die Zeitdauer, in welcher nach Ablauf der Arbeit die Beruhigung eintritt, mitzureden und ferner das Verhalten der Frequenz zur persönlich verschieden hohen Erregbarkeit des Herzens, zum Blutdruck, zum subjektiven Befinden und eventuell auch zur Form der Pulswelle. Die allgemeine Schlußfolgerung ist gestattet: In den therapeutisch verwendeten Höhenlagen von 1000 bis 2000 m findet bei ruhigem Verhalten keine erhebliche Erhöhung der Pulsfrequenz statt, und ebensowenig beim leicht arbeitenden, trainierten kräftigen Menschen nach der Akklimatisation; mehr oder weniger deutlich jedoch beim untrainierten schon bei mäßiger Bewegung. Die Frequenzerhöhung beim gesunden Herzen schwankt dabei in dieser Höhe zwischen 0 und 15 %. Erhöhungen, insbesondere dauernde über 20 %, lassen an eine Minderwertigkeit des Zirkulationsapparates in irgendeiner Form denken. Der Untrainierte, der Neurotiker, der Schwächling reagiert, er kompensiert wohl zunächst mit Erhöhung der Pulsfrequenz, der Trainierte mit Erhöhung des Schlagvolumens. Bei größerer körperlicher Arbeit im Hochgebirge ist die Erhöhung der Pulszahl von dem Eingreifen der anderen kompensatorischen Vorrichtungen abhängig, in Verbindung mit dem Grade der Herzübung.

Veränderungen in der Form der Pulswelle sind, wie schon Chauveau und Lortet zeigten, vorhanden, aber wie Mosso und spätere Untersucher, auch Kuhn nachwiesen, nicht vom Höhenaufenthalt an sich, sondern von dem Maß der Arbeit, die geleistet wurde, abhängig.

Gerade das letztere kommt auch für Veränderungen des Blutdrucks in Betracht, den der Organismus solange als möglich auf der optimalen Höhe zu halten sucht. Die gewöhnlich mit dem Riva-Roccischen Apparat vorgenommenen Messungen des Blutdrucks zeigen übereinstimmend, solange keine Zeichen von Bergkrankheit vorliegen, keine Veränderung. A. Fraenkel und Geppert, Lazarus und Schirmucki, Mosso, A. Loewy, Durig, Kolmer, O. Cohnheim und Kreglinger, Schneider und Sisco, Schrumpf fanden hier durchaus gut übereinstimmende Resultate. Potain fand nur bei raschem Aufenthaltswechsel in die Höhe hinauf eine Blutdrucksteigerung, zugleich aber rasche Gewöhnung und Rückkehr zu den normalen individuellen Druckverhältnissen. Auch längerer Hochgebirgsaufenthalt bringt keine Veränderungen hinein, die sich nicht durch andere, zu allen Zeiten einwirkende Ursachen erklären lassen. Auch die Druckamplitude bleibt unverändert. Schneider und Sisco fanden bei einigen Menschen niedrigere Werte von systolischem Druck und Amplitude. Clough fand bei 100 gesunden Männern nach plötzlichem positivem oder negativem Höhenwechsel von 500 m eine nur ganz vorübergehende Blutdrucksenkung von 5 mm im Durchschnitt, sonst selbst bei Arbeit gleiche Blutdruckwerte.

Der Kapillardruck ergab keine deutliche Abhängigkeit von der Höhe in der Höhenlage von 1950—4320 m. Der Venendruck ist mehr oder weniger erniedrigt und gibt vereinzelt negative Werte. Immerhin sei aber hier des Einflusses der erhöhten Lichtwirkung gedacht. Soweit Versuche von Malgat, Hasselbalch, Bach, Axmann und vielen anderen vorliegen (s. Heliotherapie), beziehen diese sich auf Bestrahlung größerer Körperflächen. Es konnte Erniedrigung des Blutdruckes, der Pulszahl, der Atemfrequenz und Vergrößerung der Atemtiefe nachgewiesen werden. In den meisten Fällen ist aber nicht entschieden, inwieweit thermische Einflüsse, die ja keine spezifische Hochgebirgswirkung bedeuten oder eine Reizung durch die erhöhte kurzwellige, dem Hochgebirge eigentümliche Strahlung vorliegen. Nur noch der Befund Cloughs, wo 100 gesunde Männer 500 m unter der Erde in feuchtwarmen Gruben ganz genau unter denselben Blutdruckbedingungen arbeiteten als über der Erde, zeigt, daß bei Adaption des Menschen an den Aufenthalt auch die Wärme in Verbindung mit einer O-Druckveränderung keinen Einfluß auf den Blutdruck gewinnt. Darüber besteht allerdings kein Zweifel, daß auf therapeutischem Wege der Strahlungsfaktor des Hochgebirges in der genannten Richtung sich geltend machen und auch Verwendung finden kann. Der vielberufene gefährdende Einfluß des Höhenklimas direkt auf die Blutdruckverhältnisse findet durch zahlreiche Versuche in therapeutisch verwerteten Höhenlagen jedoch keine physiologische Begründung.

Ebensowenig liefern plethysmographische Untersuchungen weder unter Druckerniedrigung im pneumatischen Kabinett noch an trainierten Leuten im Gebirge den Beweis für eine von der normalen Form abweichende Gesamtblutverteilung. Extreme Sauerstoffbeschränkung, Ermüdung, Transpirieren, Wärme- und Kälteeinwirkung sind natürlich hier wie überall imstande, den Kreislauf in den peripheren Gebieten zu modifizieren und bei versagender Herzkraft zu metrisch festzuhaltenden Zirkulationsanomalien zu führen. Aber wir haben sie als Anomalien, nicht als klimato-physiologische Reaktionen aufzufassen. Welche Wirkung auf die Zirkulation ist demnach zu erwarten? Im allgemeinen beim Gesunden ein Gleichbleiben oder eine mäßige Beschleunigung des Blutstromes, wenn der arterielle Druck als unverändert, der venöse als sinkend, die Frequenz als steigend anzusehen sind. Diese vermutete Erhöhung des Amplitudenfrequenzproduktes fanden Schneider und Sisco ebenfalls bestätigt durch Messung des Blutstromes in den Händen nach der kalorimetrischen Methode von Stewart. Die Zunahme betrug je nach der Höhe 30—76%. Und auch der Gegenbeweis wurde geliefert, indem O-Einatmung in der Höhenluft die nach Stewart erhaltenen Werte der Beschleunigung wiederum um 4—20 % herabsetzte.

Anatomische Veränderungen an den Kreislaufsorganen. Es ist anzunehmen, daß dauernde Veränderungen der Funktion nicht ohne Veränderungen der anatomischen Grundlage bleiben können; selbst wenn sie nicht ohne weiteres feststellbar sind. Über die Veränderungen am Herzen selbst stehen röntgenologische oder gewichtsanalytische Angaben über eine etwaige Vergrößerung einzelner Herzabschnitte am Menschen noch nicht zur Verfügung. Der Stäublischen Arbeit über das Höhenklima sind Angaben Strobels über das Herzgewicht von Alpenschneehühnern der Berninagruppe und dem unter 600 m Höhe lebenden verwandten, nordischen Moorschneehuhn zu entnehmen. Man wäre natürlich zunächst geneigt, eine stärkere Beteiligung der linken Herzkammer an dem Mehrgewicht zu sehen. Bei gleicher Größe der Tiere kommen auf 1000 Teile Alpenschneehuhn 16,3 Teile Herzgewicht, beim Moorschneehuhn nur 11,89 Teile; 7 bis 10/10 des Mehrgewichtes entfallen dabei auf die rechte Herzkammer. Während nun Strobel die von Kronecker angenommene Stauung im Lungenkreislauf zur Erklärung heranzieht, möchte Stäubli die Vergrößerung auf die Schwerflüssigkeit des Blutes, die der Viskosität des Blutes proportionale Leistung des rechten Herzens und die vermehrte Muskelarbeit des Höhentieres zurückführen. Die Feststellung von A. Schmidt und David über die Vergrößerung des Lungengewichts von solchen, dem Sauerstoffunterdruck ausgesetzten Hunden scheint aber wenigstens die Mitwirkung einer Lungenhyperämie, und damit die Erschwerung der Arbeit des rechten Herzens zu bestätigen, die zur arteigentümlichen Hypertrophie des rechten Herzens beim Alpenschneehuhn führt. Das Lungengewicht eines Sauerstoffunterdruckhundes unter gleichem barometrischem Druck bei 6stündigem Versuch wie beim Kontrollhund ist folgendes:

	Körpergewicht g	Lungengewicht g	Fe.-Gewicht der Lunge g
0-Unterdruckhund bei 10 % 0	4196	73,5024	24,1511
Kontrollhund bei 20 % 0	4420	62,7274	13,1948

In demselben Sinne sprechen auch die Versuche von Heger und de Meyer, ferner von C. Jacoby, die nicht nur beim Tier unter Saugmaske, sondern noch deutlicher beim unter luftverdünnter Saugglocke atmenden Tiere eine Gewichtszunahme der Lunge und besonders des rechten Herzens: also Hyperämie der Lungen, allgemeine Erweiterung der Lungengefäße und Belastung des rechten Herzens fanden, während die Wirkung auf den großen Kreislauf in einer Verringerung des auf die oberflächlichen Gefäße wirkenden Druckes, somit in einer Erweiterung derselben und unter Umständen in einer Entlastung des linken Herzens besteht.

Schließlich fand **Schrumpf** mittels der **Christen**schen Energometrie im Laufe kurgemäßen, rein klimatischen Höhenaufenthaltes eine bessere **Ausnützung der Herzkraft** und keine Erschwerung der Tätigkeit des linken Herzens.

Höhenklima und Körpertemperatur.

Steigerungen der Körpertemperatur sind mehrmals beobachtet worden, jedoch treffen dieselben im wesentlichen nur in größeren, der therapeutischen Verwendbarkeit verschlossenen Höhen ein.

Die Mitglieder der **Zuntz**schen Expedition fanden, daß in Höhen von 2900 bis 4500 m die Körperwärme durch die Reize des Hochgebirges in individuell verschiedenem Grade selbst bis zu fieberhafter Höhe gesteigert wird. Anders in unserem Höhenklima von 1000 bis 2000 m. Selbst körperliche Anstrengung, soweit sie nicht zur Überanstrengung wird, hat da keine Erhöhung der Temperatur zur Folge, wie sowohl **Mosso** als **Loewy** konstatieren konnten. **Stäubli** fand, daß in therapeutischen Höhenlagen etwa in 1800 m bei Gesunden kaum eine Erhöhung der Körpertemperatur nachweisbar ist, dagegen tritt nicht selten bei Patienten mit labiler Temperatur während der ersten Tage nach der Ankunft im Hochgebirge eine geringe Temperatursteigerung auf. Auch im Mittelgebirge etwa bei 600 bis 800 m schon sind bei erethischen und schwächlichen, aber sonst scheinbar gesunden Personen nach Körperbewegung Temperatursteigerungen beobachtet worden, die nachgewiesenermaßen vor und nach dem Gebirgsaufenthalt in der Ebene fehlten. Dem Verhalten der Temperatur ist also in Rücksicht auf die Eignung und das Verhalten eines Patienten im Höhenklima wohl einige Beachtung zu schenken. Soweit schwächliche Individuen in Betracht kommen, hat man es mit individueller Neigung zu vorübergehenden Störungen des Wärmehaushalts zu tun auf Grund verschieden leichter Regulierfähigkeit der thermischen Zentren bei Einwirkung vielleicht von intermediären Stoffwechselprodukten, vielleicht auch infolge von kleinen Veränderungen der Sauerstoffspannung in den Geweben.

Darüber, ob solche Temperaturerhöhungen mit latent pathologischen Prozessen bestimmter Art, wenn sie unter vermindertem Luftdruck, unter veränderte Stoffwechselbedingungen gesetzt werden, in Verbindung stehen oder nicht, liegen abschließende Untersuchungen nicht vor. Das Gegenteil **muß** anscheinend aus den Erfahrungen an der großen Anzahl von Kranken oder unter ärztlicher Kontrolle stehenden Personen, welche so häufig täglichen Messungen im Höhenklima unterworfen werden, angenommen werden. Bei Erkrankten, vorwiegend an chronischen Infektionskrankheiten Leidenden, bewirken größere Luftdruckänderungen allerdings nicht selten Fieberattacken, so bei der Tuberkulose, der Malaria und anderen Blutkrankheiten.

Einfluß des Höhenklimas auf den Stickstoffverbrauch.

Wie wir sahen, bedingt der Aufenthalt im Höhenklima eine, wenn auch nicht gleichmäßig und auch nicht wesentlich gesteigerte Verbrennung. Fraglich blieb, ob der gesteigerten Verbrennung ein gesteigerter Umsatz aller Nahrungselemente parallel geht, insbesondere aber auch, ob die Bilanz des Stickstoffs, der Salze und des Wassers in derselben Weise wie in der Ebene vor sich geht.

Die Frage des Eiweißansatzes. Aus sorgfältigen Versuchen von **Jaquet** und **Staehelin**, sowie von v. **Wendt** in verschiedenen Höhen von 1600, 3000 und 4000 m geht hervor, daß Stickstoff retiniert wird und zwar in beträchtlichem Maße. Wenigstens aus dem 10 Tage dauernden Versuch **Jaquets** in 1600 m Höhe kann wohl entnommen werden, daß der retinierte Stickstoff zu Eiweißansatz verwandelt wurde, um so mehr, als sowohl vorher als insbesondere nachher noch während 6 Tagen keine negative Stickstoffbilanz eintrat. In beiden Fällen sind allerdings die zugeführten Stickstoffmengen nicht unbeträchtlich, so daß sogar trotz großer Hitze in der Tiefe bei geeignetem Verhalten Stickstoffretention bzw. Bilanz dem Höhenversuch vorausging.

Einen noch tieferen Einblick in die Bedingungen des Stickstoff- bzw. Eiweißansatzes gestatten die äußerst mannigfaltigen Versuchsanordnungen der Zuntzschen Höhenexpedition. Es kann daraus wohl mit aller Bestimmtheit gefolgert werden, daß schon ein Höhenwechsel von 400 m (Berlin-Brienz) sogar ohne wesentliche Muskelarbeit zu einem Eiweißansatz führt. Jeder weitere Höhenwechsel bis zu einer individuell allerdings recht verschiedenen Höhengrenze hinauf, läßt diesen Eiweißanwachs immer wieder von neuem hervortreten. Er wird durch zweckmäßig anregende Muskelarbeit noch weiter gesteigert und selbst dann, wenn weniger Eiweiß als in der Ruhe oder in der Tiefe zugeführt wird und nur die Nahrungsaufnahme noch dem Energiebedarf des Körpers entspricht! Nun sind ja verschiedene Male auf Höhenexpeditionen in der Hautausscheidung relativ beträchtlich erhöhte N-Mengen gefunden worden, die unter Umständen 1—2 g pro Tag erreichen können, da Ausscheidungen von 600—1000 mg pro Liter Schweiß vorkamen. Diese Mengen stehen jedoch, wie Berry zeigte, nicht im Zusammenhang mit der N-Zufuhr. Sie wurden weder durch sehr eiweißarme noch sehr eiweißreiche Kostformen beeinflußt, sind also nur eine Folge der sehr erhöhten Tätigkeit des Ausscheidungsorgans, der Haut, selbst.

Bei trainierten Personen findet in der Höhe (2200 m) sofort eine Stickstoffretention statt, bei den anderen geht für kurze Zeit eine negative Stickstoffbilanz voraus. Gerade in der der Therapie besonders dienenden Höhenlage von 1600 bis 2000 m tritt der Eiweißansatz unter zweckmäßiger Muskelarbeit besonders hervor. Die praktischen Konsequenzen wurden von Zuntz und seinen Mitarbeitern schon selbst gezogen. Man kann bei gesunden Menschen des jugendlichen und mittleren Lebensalters in solchen Höhen mit Sicherheit auf Eiweißansatz rechnen, in manchen Fällen auch noch im vorgeschrittenen Alter. „Wir sehen also, daß das Gebirge einen ganz charakteristischen Einfluß auf den Bestand des Organismus an dem wichtigsten organischen Material ausübt, und daß der Erwachsene sich im Gebirge bis zu gewissen Höhen hinauf, welche individuell verschieden sind, ähnlich verhält, wie unter gewöhnlichen Bedingungen ein wachsender Organismus. Das Wort von der verjüngenden Wirkung des Gebirgsaufenthaltes hat hier seinen zahlenmäßigen Ausdruck gefunden.“

Da, wo allerdings größere Höhen der Therapie dienen sollen, dürfte es zweckmäßig sein, in zweifelhaften Fällen einfache Stickstoffbestimmungen vorzunehmen, damit nicht die individuell zulässige Höhenschwelle überschritten wird, jenseits derer immer Stickstoffverlust, also Eiweißzerfall eintritt, der nach den Deduktionen der Zuntzschen Expedition nur durch vergiftende Stoffwechselprodukte infolge ungenügender Oxydation hervorgerufen wird. Schon die in Höhe von 1600 bis 2200 m vorübergehend auftretende und keineswegs mit Überanstrengung allein zusammenhängende negative Stickstoffbilanz weist auf solche, hier allerdings rasch zu Stimulantien sich umwandelnde toxische Reize hin.

Auch die ärztliche Beobachtung in Höhenorten (Stäubli und v. Planta) scheint zu bestätigen, daß die dort sich einstellenden Gewichtsveränderungen Gesunder mit vorwiegender Zunahme der stark eiweißhaltigen Organe, also insbesondere der Muskulatur verbunden sind, wie auch schon die physiologisch vermehrte Inanspruchnahme der Muskelarbeit durch Atmung und Herztätigkeit, Wärmeregulation, Resorption und Verbrennung wahrscheinlich macht.

Zu berücksichtigen ist auch, daß unter sonst gleichen Bedingungen für die später zu besprechende Blutneubildung eine gewisse Stickstoffvermehrung notwendig ist, die der Körper entweder aus eigenem stickstoffhaltigem Material decken oder durch Retention bestreiten muß. Die seinerzeit von Jaquet und Staehelin für die Zeit der Blutvermehrung berechnete Stickstoffmenge beträgt pro Tag 0,85 g Stickstoff, während die Berechnung auf Grund korrigierter Blutuntersuchungen nach Bürker entschieden weniger verlangt. Da die Retention jedoch 1,5 bis 2,5 g pro Tag ist, muß der retinierte Stickstoff im wesentlichen anderen Geweben zugute kommen.

Das Hochgebirgsklima wäre demnach unter geeigneten äußeren Bedingungen sozusagen als ein Verjüngungsbad aufzufassen, und dies wäre besonders dann von Wichtigkeit, wenn ein Nachwirken der angeregten stofflichen Veränderungen wenigstens noch eine Zeitlang nach Rückkehr in die Ebene zu beobachten wäre. Die Physiologie gibt uns darüber noch nicht genügenden Aufschluß, es sei denn, daß sie wie bei der Stickstoffretention und den Veränderungen des Blutgewebes nachgewiesen hat, daß mit Rückkehr in die Ebene ein fast sofortiges Nachlassen, ja eine gewisse Umkehr der im Hochgebirge obwaltenden Vergrößerungstendenz eintritt. Nachgewiesen ist dies allerdings nur beim Gesunden oder bei zweifellos ungenügenden Hochgebirgskuren Kranker. Und es ist dabei eben zu berücksichtigen, daß ein optimal ausgenutzter Höhenaufenthalt beim Gesunden eine möglichst große physiologische Arbeit aller Organe in die Wege leitet, die sich nach Wegfall der Anregung durchs Hochgebirge wieder auf ihr früheres Mittelmaß einstellt, während andererseits sehr wohl die gesunkene Organtätigkeit des Geschwächten durch diese, in passender Form angewandten, Reize zu normalen Werten gehoben und bei genügender Erholung zu einer den Reiz überdauernden Tätigkeit unter Beibehaltung des erzielten N-Zuwachses gemacht werden kann.

Intermediäre Stoffwechselprodukte. Eine besondere Eigentümlichkeit des Höhenklimas, die bis jetzt nur in größeren Höhen von 2900 bis 4000 m genauer beobachtet ist, wahrscheinlich aber mit Einsetzen einer auch nur vorübergehend ungenügenden Sauerstoffversorgung Hand in Hand geht, ist das Auftreten von intermediären Stoffwechselprodukten im Urin und im Blut, die sich zum Teil auf Kosten der CO_2, speziell als Säuren dokumentieren. So fanden Mosso und Marra im Höhenblute eine Abnahme des Kohlensäuregehaltes. In großen Höhen wurde ein erniedrigter respiratorischer Quotient $\frac{CO_2}{O}$ festgestellt von Loewy, was einer verringerten Kohlensäureproduktion entsprechen würde, wogegen Aggazotti wiederum eine Vermehrung der Hautatmung feststellen wollte und Galeotti fand durch Bluttitration eine Abnahme der Blutalkaleszenz des Höhenblutes bis zu 40 %. Ferner sind sowohl im Blute als im Urin Produkte gefunden worden, die teils auf unvollkommene Verbrennung durch Sauerstoffmangel zurückgeführt werden müssen, teils, wie v. Schrötter zeigte, in der besonnten Haut entstehen sollen, so gepaarte Aminosäuren, Tyrosin und Tryptophanabkömmlinge. Für die sehr beträchtliche Einwirkung des verminderten Sauerstoffpartiardruckes auf die Bildung saurer Zwischenprodukte sprechen nun nicht nur frühere Befunde von Loewy, dann solche von Hoogenhuyze und Verploegh, die in der Höhe von 4560 m größere Kreatininmengen im Urin fanden, als in der Höhe von 3000 m und konstatierten, daß diese Kreatininmengen durch Sauerstoffatmung prompt herabgesetzt wurden, sondern auch die Mitteilung von Veczar, der fand, daß der Skelettmuskel seinen Sauerstoffverbrauch nach dem Sauerstoffvorrat einrichten muß, wenn nicht neuartige Abbauprodukte auftreten sollen und vor allem die Tierexperimente Manacardas, der im Hundeversuch fand, daß eine beträchtliche Verminderung des Sauerstoffpartiardruckes in der Atemluft eine zwar nur geringe Verminderung der Gesamtstickstoffausscheidung, dagegen eine ganz wesentliche Verminderung des Harnstoffstickstoffs herbeiführt. Der Ausfall an Harnstoffstickstoff wird zum Teil gedeckt durch eine Vermehrung des Aminosäurestickstoffs. Ein weiterer Teil muß durch andere zum Teil noch unbekannte Stickstoffkörper gestellt werden. Ganz allgemein gibt sich diese Anomalie des Eiweißabbaus in der Höhe kund im Anwachsen des kalorischen Quotienten des Urins, d. h. in dem Brennwert des Urins pro Gramm Harnstickstoff. Dieses Anwachsen entspricht nun nach Loewy der Menge der im Urin auftretenden Aminosäuren. Aus der Gesamtheit der Versuche ist wohl zu entnehmen, daß die durch den gesteigerten Verbrauch bei der Arbeit besonders wirksame Mangelhaftigkeit der Sauerstoffversorgung der Gewebe mit einem außergewöhnlichen Mehrverbrauch und mit einer qualitativen Änderung im Verbrauch in Zusammenhang steht.

Die Untersuchungen über die Respiration der einzelnen Organe bei vermindertem Sauerstoffpartiardruck ergaben eine wesentliche Einschränkung des Sauerstoffverbrauchs im allgemeinen, von der nur die Nieren eine deutliche Ausnahme machen, wo der Sauerstoffverbrauch, wahrscheinlich infolge der Anschwemmung von noch oxydablen Stoffwechselprodukten, gesteigert ist. Man wird diesem Befund Beachtung schenken müssen bei der Indikationsstellung seitens der Nieren.

Die meisten dieser Befunde wurden nun zwar bei ganz wesentlicher — selten mehr therapeutisch verwendeter — Verringerung des Sauerstoffpartiardruckes erhoben. Sie werden aber vielleicht da in Rechnung zu stellen sein, wo ungenügende Lungenventilation Kranker schon in den Höhen von 1000 bis 2000 m leichter die Bedingungen schafft, die den Experimenten am Gesunden in größeren Höhen zugrunde liegen. Hier könnte die Brücke zur Aufstellung fester Gegenindikationen der Höhentherapie geschlagen werden, indem überall da, wo eine wesentliche Beschränkung der Sauerstoffversorgung schon im Tiefland vorhanden ist, die Höhenklimaverordnung fehlgeht oder wenigstens in mehrfacher Hinsicht genau zu dosieren ist.

Es liegen noch einige gegenteilige Meinungsäußerungen aus denselben Höhen vor unter Berücksichtigung der äußeren Bedingungen beim Gesunden. So fand Signorelli bei vergleichenden Versuchen in der Höhe und in Neapel bei ganz gleicher Stickstoffzufuhr:

	In der Höhe		In Neapel	
	bei Ruhe	bei anstrengender Arbeit	Ruhe	Arbeit
Gesamtstickstoff im Urin .	16,2—15,9 g	17,8 g	16,6 g	16,2 g
N-Hg-Stickstoff	0,47 g	0,47 g	0,59 g	0,59 g
Aminosäuren	1,5 %	1,2 %	2 %	1,2 %

Auch bei einzelnen Mitgliedern der Zuntzschen Expedition stehen Stickstoffansatz, Stickstoffverlust und kalorischer Quotient des Harns nicht in demselben Verhältnis zueinander, wie man nach obiger Deduktion erwarten müßte. Lebensalter, Disposition, Training und mancher andere Faktor scheinen also auch hier individuelle Abweichungen im Stickstoffhaushalt zu bedingen.

Schlußfolgerungen. Im wesentlichen bleiben folgende Grundsätze bestehen: Neigung zu Stickstoffretention in der Höhe bei genügender Stickstoffzufuhr ist wenigstens zeitweise vorhanden. Die Dauer des N-Zuwachses erstreckt sich bei langsamer Steigerung des Kräfteverbrauchs auf einige Wochen. Der Stickstoffumsatz wird durch das therapeutisch verwendete Höhenklima in der Ruhe nicht erhöht. Die gesamten Verbrennungen zeigen beim Höhenaufenthalt eine

Neigung zur Vermehrung um 10 bis 20%. Arbeit, Steigen, Sport im Höhenaufenthalt ist imstande, bei genügender Stickstoffzufuhr Stickstoffansatz zu befördern, bei einem wesentlich größeren Gesamtstoffwechsel als in der Tiefe. Auch der trainierte Mensch verbraucht dabei je nach dem Grade der Übung 20% bis zum Mehrfachen der in der Ebene nötigen Kalorien. Der Eiweißgehalt der Nahrung braucht dabei in der Höhe nicht über das normale Maß zu steigen.

In praxi fand schon früher Ranke, daß unabhängig von der Arbeit als reine Klimawirkung in 1860 m Höhe bereits eine Steigerung der Wärmeproduktion einsetze (um 22,2 %), die unter natürlichen Bedingungen eine Steigerung des Nahrungsbedarfs und auch der Nahrungsaufnahme zur Folge habe. Diese Zahl findet eine Bestätigung in den oben zitierten Befunden, wobei bis 20 % in der Ruhe, bis 50 % bei der Arbeit der Trainierten gefunden werden. Wir haben nur daran festzuhalten, daß die Wärmeproduktion nur zum Teil durch die primär vermehrte Entwärmung des Körpers, wie Ranke es annahm, zum anderen Teil aber durch die in der Höhe mit den notwendigen Mehrleistungen verbundenen Mehroxydationen im Organismus bedingt ist.

Die Wasserbilanz im Höhenklima.

Es führt dies zu einer kurzen Besprechung der Wasserbilanz im Hochgebirge. Während Ranke in 1860 m Höhe eine Steigerung der Wasserverdampfung um 109 g auf den mittelschweren Menschen fand, Cohnheim und Kreglinger eine Vermehrung der Wasserabgabe von 100 bis 200 g pro Nacht berechneten, kamen Galeotti und E. Signorelli in genau durchgeführten Versuchen zu dem Resultat, daß nur sehr geringe Schwankungen der Wasserbilanz bestehen, die sich sogar als eine geringe Wasserretention in der Höhe von 3000 bis 4000 m bemerkbar machen; selbst die mäßige körperliche Arbeit des Gelehrten, wie sie bei diesen Forschern und wohl auch im Fall Ranke vorlag, änderte daran nichts. Die Versuche bedürfen natürlich zu einer einheitlichen Beurteilung der Berücksichtigung der Außentemperatur und des herrschenden Feuchtigkeitsgehaltes der Luft. Jedenfalls stellt das Hochgebirge als solches an den rechnenden oder nur leicht arbeitenden Menschen keine wesentlich anderen Anforderungen in bezug auf Erhaltung der Wasserbilanz als die Ebene, und so bleibt die physiologisch zu berechnende Vermehrung der Verdunstung infolge von kompensatorischen Vorrichtungen der Wärmeregulation, durch das Verhalten des Menschen, durch die äußeren Lebensbedingungen in engen Grenzen. Es bleibt bei der von Rubner schon lange festgestellten Tatsache, daß die Luftdruckerniedrigung auf die Wasserdampfabgabe wenig einwirkt. Wohl verdunstet das ausgeschiedene auf den Schleimhäuten befindliche Wasser rascher. Es tritt eine oberflächliche Austrocknung ein, aber keine allgemeine Wasserverarmung. Unter gewöhnlichen Verhältnissen braucht deshalb der Mensch im Hochgebirge nicht mehr als sonst zu trinken. Auch dies gibt einen Fingerzeig für das Verhalten des therapeutischen Höhenbesuchers. Erst wenn körperliche Arbeit in erhöhtem Maße geleistet wird, ändern sich die Verhältnisse und infolge der rascheren Verdunstung auch schneller als in der Tiefe.

Galeotti und Signorelli fanden Wasser- und Gewichtsverluste bis 1500 g pro Tag, Cohnheim, Tobler und Kreglinger solche bis 4000 bis 6000 g pro Tag. Die Alpinistik in Höhen von 2000 bis 4000 m rechnet mit denselben und zuweilen größeren Verlusten (Zuntz), je nach der geleisteten Arbeit und der durch die äußeren Temperaturbedingungen notwendig werdenden Entwärmung durch Verdampfung bzw. Schweißproduktion. Das größere Dunstdruckdefizit der Atmosphäre allein aber erleichtert nur die physiologische Funktion und damit die Arbeit in der Höhe sowohl rein physisch, als insbesondere auch in seelischer Hinsicht. Die Arbeit im Hochgebirge durch Sport vermag also die Schweißsekretion mächtig anzuregen und zu starken Gewichtsverlusten zu führen, die im wesentlichen in Wasserverarmung bestehen. Zugleich wird, wie dieselben Verfasser zeigten, die Chlorausfuhr durch die Haut gesteigert. Übermäßige mit Kochsalzausscheidung im Schweiß verbundene Arbeit im Hochgebirge vermag sogar aus diesem Grunde nach Cohnheim die Magensaftsekretion deutlich zu vermindern. Eine Vermehrung des Urins wurde von Stäubli u. a. beobachtet, ohne daß mehr als klinische Hypothesen zur Deutung dieser Erscheinung aufgestellt werden könnten.

Das Körpergewicht im Höhenklima. Wie verhält sich im Hochgebirge der Ernährungszustand und das Körpergewicht, wenn bei einer im Vergleich zur Ebene ähnlichen Arbeitsleistung unter genügender Nahrungszufuhr einerseits Neigung zur Stickstoffretention besteht, andererseits gesteigerte Verbrennung und Wasserverdunstung stattfindet?

Aus Cohnheims Versuchen wissen wir, daß die vermehrte Wasserabgabe an Ruhetagen sofort ausgeglichen wird, ja sogar zu einer Wasserretention führen kann. Die Stickstoffretention muß, falls sie lange genug andauert, zu Eiweißansatz führen, der insbesondere denjenigen Gebieten zuwachsen dürfte, welche die Akklimatisation zu besorgen haben: Blut, Herz, Atmungsmuskulatur, in zweiter Linie der bei der Arbeitsleistung funktionierenden Muskulatur. Zur Entscheidung dieser Frage ist der gesunde Erwachsene, der seinen Gewichtsstand zu wahren, häufiger noch zu vermindern hat, ein weniger taugliches Objekt, als der heranwachsende Organismus. Wo der gesunde Erwachsene sich den Klimawirkungen des Hochgebirges und der Betätigung seiner Muskulatur voll und ganz hingeben kann, kommt es selbst bei mageren Menschen (wie zum Teil in der Zuntzschen Expedition) noch zur Gewichtsabnahme unter gleichzeitigem Muskelansatz. Man kann also wohl sagen, daß das voll ausgenutzte Höhenklima, wenn kein Überangebot von Nahrung erfolgt, direkt entfettend wirkt. Die Erfahrungen der Alpinistik gehen dem parallel.

Von Planta fand bei Kindern „ohne wesentliche Abweichung von der Norm“, welche in bezug auf Bewegung, Ruhe und Ernährung keinen diätetisch-medizinischen Prozeduren unterworfen waren, aber schon klimatisch indifferente Höhenlagen anscheinend erfolglos besucht hatten, nach 1, 2 und 5 Monaten regelmäßige und zum Teil starke Gewichtszunahmen, zum Teil unter beträchtlicher Zunahme des Längenwachstums, die schon in den ersten Zeiten des Aufenthalts ihren Anfang nahm. Wir können die Beobachtungen für das Höhenklima registrieren, ohne gerade einen spezifischen Einfluß der Höhe auf das Körpergewicht des Tiefländers darin zu erblicken. Ihm entgegen steht die ethnographische Tatsache, daß in Ländern mit einer über wechselnde Höhen verteilten Bevölkerung der Hochländer kleiner, sehniger und graciler ist als der Tiefländer. Der elektive Reiz des Hochgebirges wirkt mehr als auf die allgemeine Körperbeschaffenheit auf einzelne Organsysteme der experimentierten Person ein.

Der Einfluß des Höhenklimas auf das Blut.

Seit den ersten Publikationen von P. Bert und von Viault im Jahre 1878 beansprucht das größte Interesse die physiologische Veränderung des Blutes im Hochgebirge, die in einer Vermehrung der Erythrozyten ihren hauptsächlichen Ausdruck finden sollte.

Die enorme Literatur[1]), welche sich in nun 40 Jahren über dieses Thema entwickelt hat, zu verfolgen, ist zum Teil nicht mehr nötig, nachdem Bürker vor einigen Jahren gezeigt hat, daß zahlreiche Hypothesen und Kontroversen

---

[1]) Die Zusammenstellung der Literatur s. bei Cohnheim, Alpinismus I, II; Laquer, Höhenklima, und in den Arbeiten von Bürker. Die seitdem erschienenen Arbeiten finden sich im Literaturverzeichnis.

durch die Einführung seiner neuen Zählkammer aus der heutigen Betrachtung wenigstens in bezug auf die Zahl der Blutelemente ausscheiden können. Bürker und dann v. Koranyi haben die Unzweckmäßigkeit der alten Kammer nach Thoma-Zeiß und die Untauglichkeit der alten Zählmethode so deutlich erwiesen, daß man von weiteren Zählungen mit derselben absehen muß. Der Zahlenbestimmung legen wir demnach ausschließlich die mit dem Bürkerschen Apparat seitens verschiedener Beobachter (Bürker und seine Mitarbeiter; Cohnheim und Weber) gefundenen Werte zugrunde, während andere Fragen, wie die über die Provenienz der Erythrozytose, ihre Bedeutung für die Akklimatisation, die Hämoglobinwerte, das Verhalten der Leukozyten, über die Rolle der atmosphärischen Faktoren bei ihrem Zustandekommen, über den Wert der Viskosität, über die Relation der Erythrozyten zum Kreislauf auch unter Hinzuziehung älterer Arbeiten zu lösen sind, zum Teil auch erst durch weitere Experimentierung geklärt werden können.

Die an die Berechnung der Erythrozytenzahlen geknüpften therapeutischen Erwartungen haben nur Wert im Hinblick auf die Funktion des Erythrozyten, nämlich seine Sauerstoffbindung im Interesse der im Körper zu vollziehenden Oxydation. Der Sauerstoffgehalt im Blut ist nun zwar nicht allein an den Erythrozyten bzw. das in ihm enthaltene Hämoglobin geknüpft, denn physikalisch gelöster Sauerstoff befindet sich auch im Serum, wohl aber vermittelt der Erythrozyt bzw. sein Hämoglobin einzig und allein die Aufnahme dissoziablen Sauerstoffs zur Weitergabe an die Gewebe. Einige Leitsätze sind da voranzustellen, die ich nach F. Müller formuliere.

1. Die Beziehung von kalorimetrisch gemessenem Oxyhämoglobin und Gasbindung ist im vollendet durchgeführten Laboratoriumsversuch konstant: 1,12 bis 1,23 ccm O pro Gramm Farbstoff bei 18° C.

2. Konstant ist die „spezifische Sauerstoffkapazität" des im Blute befindlichen Eisens. Es ist im Hämoglobin konstant auf ein Molekül Eisen ein Molekül Sauerstoff gebunden.

3. Die „Sauerstoffdissoziationskurve" des Hämoglobins, d. h. die Beziehung zwischen Sauerstoffbindung und Gasspannung ist inkonstant. Sie variiert nach der Beschaffenheit des Blutserums bzw. der Serumsalze, nach der vorhandenen Kohlensäurespannung, besonders bei herabgesetzter Sauerstoffspannung. Nur bei gleicher Wasserstoffionenkonzentration des Blutes ist eine gleiche Dissoziationskurve zu erwarten. Je mehr Anionen vorhanden sind, desto leichter gibt das Blut seinen Sauerstoff ab.

In den vorliegenden Verhältnissen steht dies in Frage bei der Muskelarbeit im Hochgebirge und bei beginnendem Sauerstoffmangel durch die absolute Höhenlage. Unter gleichbleibenden funktionellen Verhältnissen von seiten des Organismus und anscheinend schon bei unveränderter chemischer Zusammensetzung des Serums ist also bei herabgesetzter Sauerstoffspannung, wie solche im Höhenklima vorliegt, 1 ccm Blutfarbstoff nicht mehr imstande, diejenige Sauerstoffmenge zu vermitteln, welche im Tieflande zu den gleichen Lebensäußerungen des Organismus zur Verfügung stand oder sogar erforderlich war [1]).

Das selbstverständliche Bestreben des Organismus — im weitesten Sinne genommen —, diesen Fehlbetrag auszugleichen, muß nun entweder zu einer

---

[1]) E. Aron hat auch im Experiment bei einer Herabsetzung des Luftdruckes auf 570 mm Hg, also auf $^3/_4$ des Atmosphärendruckes, die Abnahme der Sauerstoffkapazität des Blutes gezeigt, selbst ohne daß subjektive Störungen bei kurzen Versuchen auftraten. Außerdem zeigten sich individuell und zeitlich unerklärliche Unterschiede. Dies erklärt dann auch die im Hochgebirge so überaus verschiedene Reaktion der Untersuchten im Blutbilde.

Einschränkung der Oxydationen führen oder zur Heranziehung von Hilfs-
mitteln. Letztere sind gegeben in einer größeren und rascheren Ventilation
der atmenden Lungenoberfläche, um dem Blut die Möglichkeit zu verschaffen,
in der Zeiteinheit den Geweben die notwendige Sauerstoffmenge zur Verfügung
zu stellen. Sie genügt, wie oben gezeigt ist, meist nicht zur Deckung des Sauer-
stoffbedarfs, sicher nicht auf die Dauer auch schon in den Höhen von 1600 bis
2000 m, ebenso wenig wird der Weg einer Veränderung in der Art der Verbrennungsvorgänge, wie er in der dauernden Veränderung des respiratorischen Quotienten zum Ausdruck käme, gewählt (s. oben S. 158).

Ein weiteres Hilfsmittel ist die Vergrößerung der im Lungenkreislauf in der
Zeiteinheit atmenden Blutmasse, sei es durch Vergrößerung des Minutenvolumens
der Blutmenge, welcher einerseits die Vergrößerung des Schlagvolumens, andererseits die Frequenzsteigerung der Herztätigkeit dienen kann, sei es durch Vermehrung
der ohne diese Mittel in der Zeiteinheit an der atmenden Oberfläche passieren-
den Hämoglobinmengen. Auch da stehen noch mehrere Wege offen: Die Vermehrung des Hämoglobins im einzelnen Erythrozyten, die Vermehrung der
absoluten Erythrozytenmenge, die Vermehrung der relativen Erythrozytenmenge durch größere Blutkonzentration oder ein Zusammenwirken von zwei
oder drei dieser Faktoren. Inwieweit und ob auch die Steigerung der Blutkonzentration, die schon früher angenommen, von Dreyer und Walker erst jüngst
auf die Formel gebracht wurde, daß das Blutvolumen in einem ganz bestimmten
Verhältnis stehe zu Körperoberfläche und Gewicht, zur Vergrößerung der atmenden Blutoberfläche mithilft, das scheint noch nicht endgültig erwiesen, aber ein
wenig bedeutender und bestenfalls ein stets wechselnder Faktor zu sein, welcher
bei der Erhöhung der Erythrozytenzahl im Hochgebirge nicht den Ausschlag geben
kann. Einmal fand nämlich Naegeli mit verschiedenen sich gegenseitig kontrol-
lierenden Methoden (Refraktometrie, Viskosimetrie und Hämometrie), daß unter
den verschiedensten Bedingungen der Flüssigkeitszufuhr das Blut geneigt ist,
selbst unter abnormen Verhältnissen seinen Wassergehalt zu wahren. Dann hat
auch A. v. Koranyi ebenfalls durch refraktometrische Bestimmungen des Serums direkt gezeigt, daß dessen Brechungsexponent in Tiefland und Hochgebirge derselbe ist, nämlich 1,35, also von einer Eindickung bei seinen Versuchen
keine Rede sein konnte, und C. Foa, ferner Guillemard und Moog haben sogar
festgestellt, daß in ihren Beobachtungen unter dem Einfluß des Höhenklimas
Wasser in den Körperflüssigkeiten, ja im Blut eher zurückgehalten wird. Alle
diese neueren Versuche bestätigen die frühere Annahme, daß Mensch und Tier
eine etwaige, durch vermehrte Verdunstung herbeigeführte Eindickung rasch
auszugleichen verstehen, ja sogar eine Überkompensation des Wasserverlustes
im Blute stattfinden kann, indem Cohnheim und Tobler, dann Zuntz und
seine Mitarbeiter, Laquer, Signorelli nach enormen Wasserverlusten durch
Schweiß sogar eine aus anderen Ursachen sich ableitende Verminderung der
Erythrozytenmenge feststellten.

Ein letztes Hilfsmittel liegt in der chemischen Veränderung des Serums,
wenn dadurch eine erleichterte Abgabe des Sauerstoffs an die Gewebe ermöglicht
wird. Auch diese Modifikation scheint bei Muskelarbeit im Höhenklima einzutreten. Sie ist auch bei Blutkrankheiten, wie Masing und Morawitz zeigten,
gefunden worden und stellt bei außerordentlichen Anstrengungen infolge der gesteigerten Milchsäure- und Aminosäurenbildung sich von selbst ein.

Im übrigen scheint der Organismus alle vorhandenen Wege zur Einhaltung
optimaler Oxydationen zu benutzen. Bezüglich der Atmung und der Erhöhung
vom Minutenvolum des in die Lunge strömenden Blutes haben wir dies gesehen. Das Blut selbst beteiligt sich in der Weise, daß sowohl eine Ver-

mehrung der Erythrozyten als des Hämoglobins stattfindet, und zwar so, daß einmal infolge des Erythrozytenzuwachses eine damit mehr oder weniger parallel gehende Hämoglobinvermehrung erfolgt und weiterhin zuweilen eine über das entsprechende Maß hinausgehende Hämoglobinanreicherung im einzelnen Erythrozyt Platz greift durch Neubildung und Einschwemmung hämoglobinreicherer Blutkörper in den Kreislauf.

Die Erythrozytenvermehrung und das Hämoglobin. Bürker und seine Mitarbeiter fanden in der therapeutisch viel verwandten Höhenlage von 1860 m folgendes: Die Zunahme der roten Blutkörperchen bei 3 Versuchspersonen beträgt im Mittel 5%, die des Hämoglobins 7%. Laquer fand in 3000 m Höhe nach derselben Untersuchungsmethode:

in 1 Woche	Zunahme des Hämoglobins um	1,9%,	der Erythrozyten um	0,4%
„ 2 Wochen	„ „ „	„ 8,2%,	„ „	„ 6,3%
„ 3 „	„ „	„ 14,4%,	„	„ 14,0%
„ 4 „	„ „	„ 16,3%,	„	„ 15,1%.

Cohnheim und Kreglinger fanden in der ersten Woche in 3000 m Höhe Fehlen der Hämoglobinvermehrung und nur ganz geringe Zunahme der Erythrozyten. Cohnheim und Weber fanden später jedoch bei 10 lange in der Höhe lebenden Personen eine Vermehrung der Erythrozyten um 5 bis 20%, des Hämoglobins um 5 bis 15%, wobei allerdings ein gleichbleibendes Verhältnis zwischen Erythrozyten und Hämoglobingehalt bei den verschiedenen Personen nicht erkennbar ist. H. Kuhn, der sich auf Hämoglobinbestimmungen beschränkte, fand die Hämoglobinwerte gesteigert. Masing und Morawitz fanden innerhalb 8 bis 9 Tagen (die Erythrozytenmessung mit der alten Kammer) in 3000 m Höhe eine Erythrozytenvermehrung von ca. 5%, eine Hämoglobinvermehrung von ca. 5%, eine Vermehrung des maximalen Sauerstoffgehaltes des Bluts von ca. 5%, also ganz vorzüglich ausgeglichene Befunde. Ganz außerordentlich große Erythrozytenvermehrung fand, auch mit der Bürkerschen Kammer, Fuchs im Selbstversuche in Höhen von 3000 bis 4500 m, über die Hämoglobinvermehrung hinaus. Es müssen da besondere Umstände mitgewirkt haben. Soweit bis jetzt also Blutbestimmungen mit einwandfreier Zählmethode am Menschen vorliegen, ist es erwiesen, daß im Höhenklima sowohl eine Vermehrung der Erythrozyten als des Hämoglobins vonstatten geht, und zwar eine im Laufe des Höhenaufenthaltes erst in der zweiten Woche, dann aber meist deutlich einsetzende, wenn auch Schwankungen unterworfene, aber endgültig bleibende. Die zahlreichen früheren mit der alten Thoma-Zeißschen Zählkammer erhaltenen Resultate erhalten dadurch eine relative Bestätigung und insbesondere auch die von P. Bert gemachten Beobachtungen am Blut des Höhenbewohners. Die Vermehrung ist jedoch keineswegs so beträchtlich, als man früher angenommen hatte.

Man ist sich ferner darüber einig geworden, daß die Vermehrung der Erythrozyten gewöhnlich erst im Laufe der zweiten Woche des Höhenaufenthaltes deutlich wird, bis zu einem gewissen Grade ansteigt und mit Beendigung des Höhenaufenthaltes zur früheren individuellen Norm bald rascher, bald langsamer, aber immer mit einer anfänglichen deutlichen Erniedrigung der Zahl zurückkehrt. Letzteres ist allerdings bei Höhegewohnten, wie Schneider kürzlich zeigte, nicht immer der Fall.

Laquer fand vor dem Höhenaufenthalt . .	5,22	Mill. Erythrozyten,	79$^{1}/_{2}$%	Hämoglobin
in der Höhe am 29. VIII.	6,06	„	„	91 %	„
sofort nach Abstieg in Seehöhe 91 m am				
2. IX.	5,11	„	„	85 %	„
in der 1. Woche nach Abstieg auf 91 m .	5,29	„	„	87 %	„
in der 2. und 3. Woche nach Abstieg auf 91 m	5,28	„	„	83 %	„
in der 4. Woche nach Abstieg auf 91 m .	5,25	„	„	79$^{1}/_{2}$%	„

Aus Bürkers und seiner Mitarbeiter Untersuchungen in der Höhe von
1865 m geht hervor:

vor dem Versuch in Höhe von 314 m . . . . . .   5,20 Mill. Er., 16,0 g Hb. pro 100 g
in der vierten Woche des Höhenaufenthaltes . . . 5,49 „   „ 17,4 „ „   „ 100 „
nach Abstieg in Höhe von 314 m sofort . . . . .   5,27 „   „ 17,0 „ „   „ 100 „
nach Abstieg in Höhe von 314 m vier Wochen später 5,53 „   „ 17,8 „ „   „ 100 „

Nach dem Abstieg aus der Höhe geht die Erythrozytenzahl bei beiden Untersuchungsreihen sofort fast zur Tiefennorm herunter, der Hämoglobintiter bleibt
aber nicht unwesentlich erhöht und erhält sich noch längere Zeit auf einer gewissen Höhe.   Der Erythrozyt ist hämoglobinreicher geworden im
Hochgebirge, beim Abstieg in die Tiefe und der Rückkehr zur Normalzahl
erweist er sich außerdem als recht widerstandsfähig.   Auch Schneider erwähnt
ein außerordentlich zähes Festhalten des erhöhten Hämoglobinwertes für viele
Wochen, selbst bei extremer Höhendifferenz von 4000 m.   Bürker und seine
Mitarbeiter haben nun auch noch den Hämoglobingehalt des Erythrozyten gewichtsmäßig berechnet.   Sein Durchschnittshämoglobin beträgt:

$$\text{vor den Höhenversuchen} \ldots \ldots \quad 30{,}79 \times 10^{-12}\,\text{g}$$
$$\text{in den 4 Höhenwochen} \ldots \ldots \quad 31{,}83 \times 10^{-12}\,\text{g}$$
$$\text{gleich nach Abstieg} \ldots \ldots \quad 32{,}37 \times 10^{-12}\,\text{g}$$
$$\text{4 Wochen nach Abstieg} \ldots \ldots \quad 32{,}00 \times 10^{-12}\,\text{g}$$

Eine Hämoglobinanreicherung im Hochgebirge ist damit zur Evidenz erwiesen. Sie dauert selbst dann an, wenn die Erythrozytenzahl wieder den Tiefencharakter angenommen hat.

Nach anscheinend endgültiger Erledigung der Zählkammerfrage kann es sich
nun immer noch handeln um eine Neubildung (Paul Bert, Viault, Miescher,
später auch Egger, Jaquet, Abderhalden und zahlreiche andere Beobachter),
um eine Verlängerung der Lebensdauer der Erythrozyten (A. Fick) und um veränderte Verteilung der Zellelemente des Blutes in Peripherie und Zentrum des
Körpers (Zuntz, Cohnstein).

Gegenüber dieser früher von N. Zuntz und Cohnstein aufgestellten Verteilungstheorie ist auch heute noch zuzugeben, daß eine ungleichmäßige Verteilung
der zelligen Elemente infolge von reaktiven Luftkältereizen und Insolationsreizen
auf die Haut ganz unzweifelhaft erwiesen ist. Sie ist wohl auch die Ursache des
schwankenden Verhaltens der Zahlengröße beider Blutkomponenten im Hochgebirge. Die seitdem angestellten Versuche, welche diese Faktoren fernhielten (wie
besonders dahinzielende Tierversuche) haben nun aber gezeigt, daß sie als Ursache
der bleibenden Erythrozytenvermehrung im Hochgebirge nicht zu gelten haben.

Nicht mit dem Experiment widerlegt ist die Theorie von Fick, daß eine Verlängerung der Lebensdauer der Erythrozyten bei verminderter Gasspannung stattfinde. Sie erhält eine scheinbare Stütze durch die rasche Abnahme der Erythrozytenzahl mit dem Moment, in dem das Blut wieder unter die Sauerstoffpressung des Tieflandes kommt, welche nach Annahme der Fickschen Theorie die der Abnutzung
nahestehenden Erythrozyten infolge der hohen Gasspannung mit einem Schlag
beseitigen würde. Die Inkongruenz zwischen Hämoglobingehalt und Erythrozytengehalt fügt sich dieser Annahme in der Weise ein, daß die hochwertigen
Erythrozyten zunächst noch erhalten bleiben. Wenn demnach für den Beginn des
Höhenaufenthaltes und den Beginn des Höhenwechsels zum Tieflande hin der
Fickschen Theorie eine Berechtigung in dem Sinne nicht abzusprechen ist, daß zunächst wenigstens bei Mehrbedarf an Hämoglobin im Hochgebirge das dem Abbruch verfallende rote Blutkörperchen erhalten bleibt bis Ersatz geschaffen wird,
bei Minderbedarf an Hämoglobin in der Tiefe die dem Verfall geweihten Erythrozyten einem rascheren Ende entgegengehen, so ist ihr doch folgendes entgegen-

zuhalten. Ihr widerspricht die hämoglobinometrische Überwertigkeit des einzelnen Erythrozyten, wie sie Bürker gefunden hat. Die Abnutzung im Hochgebirge kann keine geringere sein, denn die Verbrennungen sind gesteigert und das Blut muß der Lieferung von Sauerstoff nachkommen. Besteht also irgendeine Relation zwischen Anforderung und Anpassung überhaupt, so muß sie zur Folge haben: eine Vermehrung an Qualität (Hämoglobinwert der einzelnen Erythrozyten) oder an Qualität und Quantität. Beides ist auf die Dauer nur möglich auf dem Wege der vermehrten Neubildung: die ursprüngliche Theorie P. Berts.

Nun sind zwar beim Menschen im Höhenklima weder Jugendformen noch kernhaltige Erythrozyten gefunden worden. Ich finde nur eine Notiz von Gaule, der im Ballon bei 4200 m Höhe zahlreiche kernhaltige rote Blutkörperchen gefunden haben will. Auch das von Morawitz und seinen Mitarbeitern eingeführte Experiment der vermehrten Sauerstoffzehrung durch junge Erythrozyten hat bis jetzt beim Menschen im Hochgebirge versagt. Es beweist dies noch nichts, da in den Versuchen von Masing und Morawitz die Erythropoiese noch nicht derart im Gang gewesen zu sein braucht, um einen beträchtlichen Zuwachs an lebhaft atmenden jungen Zellformen zu liefern, insbesondere, da in der ersten Zeit des Höhenaufenthaltes der Organismus auf alle Kompensationsmittel, wie Lungenventilation, Erhöhung der Pulsfrequenz und des Minutenvolumens und anscheinend auch Lebensdauerverlängerung der Erythrozyten zurückgreift. Wir dürfen auch den Vergleich mit einem kräftig erythropoietisch wirkenden Aderlaß von 400 ccm nicht voll gelten lassen, sondern können mit Masing und Morawitz nur schließen, daß die Blutneubildung selbst durch eine Erhebung von 3000 m innerhalb 9 Tagen beim Gesunden wahrscheinlich weniger angeregt wird, als durch einen plötzlichen Aderlaß von 300 bis 400 ccm im Tiefland.

Die nähere Betrachtung der fortlaufenden Untersuchung im Höhenklima und das Experiment am Tier sind jedoch auch imstande, der Neubildungstheorie positive Stützen zu verleihen. Die fortlaufende Zahlenreihe sowohl der Bürkerschen Versuchspersonen als des Selbstversuches von Laquer zeigt deutlich, daß nicht sofort mit Eintritt ins Höhenklima sich Veränderungen der Hämoglobinzahl zeigen. Sonnen- und Temperaturwirkung mit ihren unmittelbaren Folgen auf die Blutverteilung sind demnach in ihren Fällen nicht zustande gekommen oder haben sich durch die Versuchsanordnung dem Nachweis entzogen, dagegen hat sich gezeigt, daß durch Ermüdung starke negative Schwankungen der Erythrozytose sich einstellen, und zwar anscheinend nur infolge vasomotorischer Verschiebung der Blutmassen nach der Muskulatur oder in weniger zugängliche Organsysteme, denn Hämoglobin- und Erythrozytengehalt sinken rasch aber gleichmäßig, um am folgenden Tage in die Reihe der steigenden Zahlen wieder einzutreten bzw. sogar mit einer Rückstoßschwankung nach der positiven Seite zu antworten.

Cohnheim und Kreglinger fanden dasselbe Ermüdungsdefizit. Die Versuchspersonen dieser Autoren reagierten außerdem verschieden, was Hämoglobingehalt und Erythrozytenvermehrung anbelangt. Teils nehmen Erythrozyten und Hämoglobin gleichmäßig zu, teils wird der Hämoglobingehalt rascher vermehrt als die Erythrozytenzahl (Bürker, Jooss), teils (Laquer) holt die Erythrozytensteigerung im Laufe des Aufenthaltes die Hämoglobinsteigerung ein, um dann gleichmäßig neben ihr herzugehen. Es sind vielleicht noch zu wenig vergleichende Versuche nach derselben Methode durchgeführt, um ein abschließendes Urteil zu fällen, doch scheint je nach der Konstitution im einen Fall mehr die Hämoglobinbildung, dann wieder die Erythrozytenbildung angeregt zu werden.

Verhalten der Erythrozyten und des Hämoglobins im Hochgebirge
bei Ermüdung (Laquer).

	Datum der Untersuchung	Hämoglobin in Prozenten	Erythrozyten in Millionen
I. Versuch:			
Ohne Ermüdung	14. VIII.	88,0	5,8
Nach Ermüdung	15. VIII.	83,0	5,48
Nach Erholung	16. VIII.	87,0	5,67
II. Versuch:			
Ohne Ermüdung	27. VIII.	93,0	6,16
Nach Ermüdung	28. VIII.	89,0	5,63
Nach Erholung	29. VIII.	91,0	6,06
Versuch an Dr. V.:			
Vor Ermüdung	21. VIII.	90,0	5,53
Nach Ermüdung	21. VIII.	84,0	5,43
Vormittags vor Ermüdung. . .	22. VIII.	91,0	5,70
Nachmittags nach Ermüdung. .	22. VIII.	87,0	5,27

Untersuchungen über den Hämoglobingehalt machten u. a. auch Douglas:
Vermehrung in 2100 m Höhe um ca. 10%, und Ward: Vermehrung in 4560 m
Höhe um ca. 10%.

Eine gewisse Gesetzmäßigkeit in der Zunahme des Gesamthämoglobins
scheint aus den Selbstversuchen von Fuchs hervorzugehen. Er fand Vermehrung
des Hämoglobins beim Auf- und Abstieg: in Höhe von 3000 m 7%, in 4560 m
21%, dann wieder 3000 m 19%, 1200 m 12%, 280 m 2,9%.

Tierversuche. Die durch den klinischen Versuch am Menschen dargetane
Vermehrung des Hämoglobins findet durch Gesamtblut- und Gesamteisenbestim-
mungen am Tier eine Bestätigung. Es fanden schon Jaquet, dann Zuntz
und seine Mitarbeiter, vor allem Abderhalden eine Vermehrung des Gesamthämoglobins beim Höhentier, die um so größer war, je jünger das Tier war.

6—9 Monate alte Tiere vermehrten ihr Blut in 1850 m Höhe um 11,9%
5—3   „   „   „   „   „   „   „   1850 „   „   „ 21,1%
6 Wochen   „   „   „   „   „   „   1850 „   „   „ 28,9%

Bei der großen Wichtigkeit der Frage seien noch die Hauptzahlen der be-
weisendsten Versuche wiedergegeben, die ich der öfter zitierten Höhenmonographie von Zuntz u. s. M. entnehme.

Jaquet und Suter fanden bei **Kaninchen** in 1500 m Höhe . . .   23,0% Hb-Zunahme
                           „ der entsprechenden
                           ·Luftverdünnung . .   20,0%   „
Abderhalden fand bei **Kaninchen**   „ 1850 m Höhe . . .   17,0%   „
Abderhalden fand bei **Ratten**   „ 1850 m   „   . . .   19,0%   „
Zuntz u. s. Mitarbeiter fanden beim Hund „ 2250 m   „   . . .   20,5%   „

Laquer fand nach einem Aderlaß bei seinen Höhenhunden, welche anderen
unter ganz denselben Bedingungen stehenden Tiefenhunden gegenüberstanden, eine
wesentlich raschere Regeneration sowohl der Hämoglobin- als der Erythrozytenmenge. Seine Höhenhunde regenerierten einen Aderlaß von etwa der Hälfte
des Gesamtblutes in ca. 16 Tagen, die Vergleichshunde der Tiefe im Mittel in
27 Tagen, dabei ist beim Höhenhund eine Neigung zur Steigerung über das
ursprüngliche Maß hinaus unverkennbar.

Laboratoriumsversuche. Es sind zur weiteren Klärung der Frage
auch die Versuche an Mensch und Tier im verdünnten sowie in verdichtetem

Luftraum heranzuziehen, wobei wir, um die mit unsicheren Verfahren gemachten Erythrozytenuntersuchungen zu meiden, uns auf den Hämoglobingehalt und auf den unter gleichem Luftdruck ausgeführten Zählungsakt beschränken. Sehen wir von kurzen Versuchen ab, welche nur vasomotorisch bedingte Abweichungen der Blutverteilung zu ergeben scheinen, wie sie insbesondere Aron festgestellt hat, so liegen folgende Resultate vor:

Fiessler fand im pneumatischen Kabinett bei Verminderung des Luftdruckes auf 430 bis 320 mm, also bei recht erheblicher Druckverminderung, eine Stunde nach Verminderung beginnend beim Menschen eine Vermehrung der Erythrozyten (alte Kammer) und des Hämoglobins um ca. 10% mit allmählichem Abfall zur Norm nach dem Versuch. Schaumann und Rosenquist fanden bei Luftverdünnung auf 450 bis 480 mm Steigerung der Erythrozytenzahl (alte Kammer) und des Hämoglobingehalts in entsprechendem Maß. David fand bei Atmung unter Atmosphärendruck mit auf die Hälfte herabgesetzter Sauerstoffspannung beim Hund und Kaninchen, ebenso wie früher Sellier eine ganz beträchtliche Vermehrung von Erythrozyten und Hämoglobin. Aus seinen Versuchen geht auch hervor, daß die Unterbrechung des Aufenthalts beim gesunden Versuchstier wieder das Resultat zu vernichten imstande ist, beim anämisierten Tier jedoch eine mehrstündige Sauerstoffunterdruckatmung so gut regenerierend wirkt wie ein fortgesetzter Aufenthalt in der Sauerstoffunterdruckkammer.

Ergänzend zeigten Sviontetzkys Versuche bei dem im Caisson unter erhöhtem Druck lebenden Warmblüter und beim Menschen, wenn die Drucksteigerung das Doppelte des Atmosphärendruckes nicht überschritt und der Aufenthalt nur einige Stunden dauerte, ein deutliches Sinken von Erythrozyten und Hämoglobintiter unter Auftreten anormaler Zellformen. Die Rückkehr zur Norm erfolgt bei diesem kurzen Aufenthalt im Lauf von 2 bis 3 Tagen. Bei längerem Aufenthalt sind mehrere Wochen zur Regeneration erforderlich. Solche Veränderungen können demnach nur auf einer Veränderung der Blutbeschaffenheit beruhen, sie sind in ihrer Gesamtheit und Größe nicht abhängig von vasomotorischen Einflüssen.

Gerade die Versuche Davids zeigen nun auch, daß bei der Blutveränderung nicht die atmosphärische Druckverminderung, sondern die Herabsetzung des Sauerstoffpartiardrucks das Wesentliche, ja das Alleinige ist bei der Blutregeneration. Sellier hatte an Vögeln dies bereits bewiesen, indem er durch Vermehrung des Sauerstoffpartiardrucks im luftverdünnten Raum die sonst dadurch hervorgerufene Polyglobulie und Hämoglobinvermehrung ausschalten konnte.

Auch die einwandfreien Laboratoriumsversuche drängen demnach zur Annahme des durch die Höhenexperimente am Menschen und Säuger nahegelegten Gesetzes, nämlich einer im Hochgebirge je nach der Höhe mehr oder weniger deutlichen Vermehrung der Anzahl der roten Blutkörperchen und einer Steigerung des Hämoglobingehalts im ganzen, sowie des Hämoglobinwertes des einzelnen Erythrozyten. Die Ursache aller dieser Blutveränderungen muß im wesentlichen auf der Herabsetzung des Sauerstoffpartiardruckes beruhen. Es hängt von individuellen Eigenschaften ab, ob zunächst der Hämoglobinwert oder der Erythrozytenwert ansteigt. In den meisten Fällen ist die Erythrozytenvermehrung das primäre oder wenigstens mehr hervortretende Moment. Die Vergrößerung der genannten Blutkomponenten ist eine tatsächliche, auf gesteigerter Ausschwemmung aus den Bildungsstätten, im Verlauf der Zeit natürlich auch auf einer vermehrten Neubildung beruhend.

Bürker hat dann noch am einwandfreien Kaninchenversuch nachgewiesen, daß die Leber des Höhenkaninchens vom 3. Tage an mehr Eisen enthielt, als die des Tiefenkaninchens. Die Leber gibt allmählich das Eisen her, so daß schließlich sogar eine leichte Verarmung der Leber an Eisen eintritt. Hand in Hand mit der Eisenverarmung der Leber geht die Hämoglobinvermehrung im Blute.

Einfluß des Höhenklimas auf die Leukozyten. Viel weniger gleichmäßig sind die Einwirkungen des Höhenklimas auf den **Leukozytengehalt des Blutes.** Fast regelmäßig wird eine Herabsetzung desselben beobachtet, die sogar zur Leukopenie führen kann und auch im Tierexperiment geht die Leukozytenzahl (David) etwas herunter. Bei der Mannigfaltigkeit der auf die Leukozytose des Blutes einwirkenden Ursachen ist ein bestimmter Einfluß des Höhenklimas auf die Leukozyten und der Gang dieser Beeinflussung noch nicht sichergestellt. Folgende Befunde liegen vor:

David.	Hund bei 21% O 20 700 Leukozyten, 3 Tage lang 10 % O 16 600. Kaninchen bei 21% O 18 000 Leukozyten, 3 Tage lang 10 % O 13 600.
Masing Morawitz	Mensch in 3000 m keine Veränderung.
Kuhn	Mensch bei verringertem Druck unter Saugmaske: Vermehrung der Leukozyten, insbesondere der neutrophilen, polymorphkernigen Blutzellen.
Zuntz und Schrötter	in 4000 m keine Veränderung.
Stäubli	in 1850 m Tendenz zur Verminderung der Leukozytenwerte, ohne ganz eindeutige Beeinflussung der einzelnen Zellformen, jedoch mit Neigung zur Minderung der neutrophilen und Mehrung der mononukleären Formen.
Wanner.	in 1275 m mehr oder minder hochgradige Verminderung der Leukozytenzahl, insbesondere der neutrophilen.

G. **Baer** und R. **Engelmann** möchten unter Zugrundelegung der an 17 Gesunden vorgenommenen Untersuchungen die allgemein gültigen Standardwerte der Leukozytenzahlen auch für das Hochgebirge gelten lassen, doch erfährt der Mischungsquotient unter dem Einfluß des Hochgebirgsklimas eine Veränderung, die sich in Lymphozytose und Neutropenie dokumentiert. Das normale Leukozytenbild im Hochgebirge ähnelt am meisten dem Blutbild, wie es im Tiefland schon bei in Heilung begriffenen Fällen von Lungentuberkulose gesehen wird.

Die Durchschnittswerte für Männer und Frauen sind:

Gesamtleukozytenzahl	6168
Neutrophile 56 % absolut	3510
Eosinophile 3 % absolut	205
Große Mononukleäre 5 % absolut	317
Übergangsformen 3,5 % absolut	183
Mastzellen 1 % absolut	70
Lymphozyten 31,5 % absolut	1883

Neben **Davids** Experimenten und diesen letzten Feststellungen sind wohl die Befunde der Schweizer Höhenärzte **Stäubli** und **Wanner** bis jetzt in dieser Frage am wertvollsten, da sie nach verschieden langem Höhenaufenthalt gewonnen sind. **Stäubli** selbst äußert sich unter Reserve, daß wir als Ursache der Verminderung der Neutrophilen, die bekanntlich die wesentlichste zelluläre Rolle im Kampfe gegen Infektionen spielen, die weitgehende Reinheit der Hochgebirgsluft an organischen Stoffen und besonders an Bakterien auffassen dürfen. Die Mononukleose ist vielleicht der Ausdruck einer erhöhten Tätigkeit der betreffenden Keimlager infolge bestimmter klimatologischer Reize. Die Befunde können wohl noch nicht auf eine einheitliche Grundlage gestellt werden, es darf aber wohl auch auf Grund der gänzlich veränderten weißen Blutbilder an die

Möglichkeit stattgehabter Immunisierungsvorgänge im Höhenklima gedacht werden.

Einfluß auf die Viskosität des Blutes. Die Viskosität des Blutes nimmt in der Höhe nach 2 bis 11 Tagen ebenfalls zu, trotzdem deutliche Schwankungen vorkommen, nach Determann um 17,4%, nach Stäubli um ca. 11%. Dauernd in der Höhe Lebende haben hohe Viskosität. Die Zunahme der Viskosität ist erklärbar durch die Zunahme der Reibung durch vermehrte Zellen, die eventuell vergrößerte Hämoglobinmenge, die vergrößerte spezifische Schwere der Einzelzelle; nach Waldameri und nach Bürker hängt sie mit dem vermehrten Kohlensäuregehalt zusammen.

Der erhöhte Viskositätstiter wird ohne weiteres begreiflich, wenn wir die Dichtigkeitsberechnung des Höhenblutes (z. B. nach Abderhalden) zugrunde legen.

		Hb.	R. Bl.	Serum-konzentration	Eiweißgehalt
Es befinden sich im	Tiefenblut	10,8 %	6,0 Mill.	8,7 %	7,3 %
Kubikzentimeter	Höhenblut	12,8 %	7,2 Mill.	9,2 %	7,9 %

Schneider fand das spez. Gewicht des Höhenblutes in 4200 m Höhe mit 1,073 gegenüber 1,067 in der Höhe von 2250 m. Durch die Blutuntersuchungen am Anämischen wird die Brücke zur Therapie geschlagen.

Die hierher gehörigen Befunde finden sich in den Tierexperimenten von Schaumann und Rosenquist und von Talqvist unter erniedrigtem Sauerstoffdruck, sowie von Laquer und von O. David. Sie gipfeln sämtlich in dem Resultat, daß das anämische Tier im Hochgebirge oder im verdünnten Luftraum sein Blut rascher regeneriert als unter normalen Druckverhältnissen, bzw. daß das anämische Tier im sauerstoffverdünnten Raum mit einer den Normalwert zunächst weit übertreffenden Regeneration antwortet. Beim Menschen zeigten einfache Anämien unter Sauerstoffunterdruckatmung eine gleichmäßige Zunahme von Erythrozyten und Hämoglobin, dadurch bleibt der Färbeindex zunächst klein, weit unter 1, bei schweren Anämien, auch von perniziösem Charakter fällt zunächst der Färbeindex noch weiter wegen der kräftig einsetzenden Erythrozytopoiese, steigt dann aber, da auch die Hämoglobinbildung angeregt wird, welche meist einen schleppenden Charakter bewahrt.

Das Wesen der Chlorose, wenn wir in ihr mit Rosenbach und von Noorden ein Daniederliegen der Gesamtfunktion des Organismus und nicht allein der blutbereitenden Organe verstehen, wird allerdings durch den wesentlichsten Faktor des Hochgebirges, den Reiz der Sauerstoffpartialdruckherabsetzung zunächst nicht elektiv getroffen, wie auch Widmers Befunde (s. S. 159) zeigen, sie beugt sich erst dem Gesamtangriff aller im Höhenklima vereinigten klimatischen und psychischen Einwirkungen. Diese letztere Tatsache entspricht demnach der Auffassung derjenigen, welche, wie Cohnheim, Schlagintweit, die Herabsetzung des Sauerstoffdruckes in den therapeutisch angewandten Höhen für nicht so beträchtlich erachten, um damit alles erklären zu können.

Schlußfolgerungen. Ziehen wir das Fazit aller hierher gehörigen Untersuchungen, so ist es etwa folgendes:

Das Höhenklima wirkt in eindeutiger Weise durch Herabsetzung des Sauerstoffpartialdruckes ein auf die Hämoglobin- und Erythrocytenvermehrung und zwar beim gesunden Warmblüter, vor allem beim Menschen, in deutlichem, wenn auch mäßigem Grade; stärker beim anämischen Tier und Menschen, sowie bei reinen Erkrankungen der blutbereitenden Organe, am schwächsten da, wo die Hämoglobinbildung daniederliegt: bei der Chlorose.

Es ist noch unentschieden, in welcher Weise die Sauerstoffverarmung des Gebirgsklimas auf die Blutbereitung einwirkt.

Ist es der Reiz der verringerten Sauerstoffspannung im arteriellen Blut? Der Reiz einer vermehrten Kohlensäurespannung infolge einer gesteigerten Verbrennung; der Reiz von Stoffwechselzwischenprodukten infolge von ungenügender Oxydation auf die Blutgewebe? Die Fragen erscheinen heute wohl noch nicht spruchreif und sie müssen für Gesunde und die verschiedenen Arten der Anämien wohl auch verschieden beantwortet werden. Einen Hinweis geben die zahlreichen Befunde von sauern Zwischenprodukten im Harn und im Blut, wie sie im Hochgebirge bei Muskelarbeit, beim Höhenwechsel und auch bei der intensiveren Besonnung gefunden wurden (von Schrötter, Douglas, Haldane u. a.).

Der Einfluß des Höhenklimas auf die nervösen Funktionen.

Die Beeinflussung der nervösen Funktionen beim Gesunden ist der Beobachtung leicht zugänglich, allerdings weniger in präzise Formen und Maße zu fassen, als die andern bisher vorliegenden Höhenerscheinungen. Sie ist, um mit Erb zu reden, „eine außerordentlich belebende, anregende und erfrischende". Kaum möglich ist es bis jetzt wohl, die Einflüsse auf Psyche und Nervensystem im Hochgebirge scharf zu trennen in rein klimatische, in die sekundär landschaftlichen und in die durch veränderte Lebensbedingungen hineingebrachten. Höchstwahrscheinlich sind jedoch eine Reihe psychischer Erscheinungsformen, wie die gesteigerte Lebhaftigkeit, erhöhter Bewegungsdrang, Gedankenunruhe und zuletzt auch Schlaflosigkeit als direkte Einwirkungen aufs Nervensystem aufzufassen, da sie auch bei Bettruhe und bei völliger Abkehr von den landschaftlichen Anregungen auftreten können. Sei es nun, daß die veränderten Körpersensationen, die sich infolge des verringerten Druckes bemerkbar machen, sei es daß die Veränderungen der Oxydationen, die Wirkung der mehrfach genannten Zwischenprodukte des Stoffwechsels, die vasomotorischen Veränderungen und Schwankungen infolge der gesteigerten Verdunstung, die veränderten thermischen Reize psychische Reflexe auslösen oder die trophischen Bedingungen des Zentralnervensystems beeinflussen. Gerade die Beobachtungen während der Zuntzschen Expedition gewähren Einblicke in die Empfindlichkeit des Gehirns gegenüber dem Sauerstoffmangel. In den therapeutischen Lagen bis 2000 oder 2300 m traten bei den Gesunden die einfach ermüdenden oder auch die mehr oder weniger stimulierenden „Umstimmungen" glücklicherweise so in den Vordergrund, daß manche unerwünschten klimatischen Höhenwirkungen wie der Schwindel, Schlaflosigkeit, allgemeine Erregbarkeit beim Gesunden nur in vereinzelten Fällen auftraten und daher eher bei der Besprechung der Pathologie ihren Platz finden. Auf diesem Gebiete herrscht eben die allergrößte individuelle Verschiedenheit, wie alle ärztlichen Beobachter aus den Höhenstationen, die sich darüber äußern, bemerken.

Einfluß auf die Hautfunktion.

Hautatmung, physikalische Wärmeregulation und Wasserabscheidung sind diejenigen Funktionen, welche schon ohne extreme Exposition der Haut gegenüber den klimatischen Faktoren, wie dies im Luftbad und Sonnenbad etwa geschieht, von den klimatischen Eigenheiten am nächsten getroffen werden. Der verringerte Druck, der auf dem Körper lastet, muß, so gering auch der allgemeine Effekt sein mag, notwendig auf die elastischen Teile gegenüber den festen wenigstens so lange einwirken, bis sich durch Ausgleich der im Körper befindlichen Gas- und Flüssigkeitsspannungen eine Anpassung des Gewebedrucks gegenüber dem von außen und von der Lunge aus einwirkenden Gewicht der Luftgase entwickelt hat. Daß von der Lunge aus eine gesteigerte Verdunstung Platz greift, ist selbstverständlich, in geringerem Grade ist dies auch von der Haut aus der Fall, da eben das Hautsystem unter der Herrschaft regulierender Einflüsse steht, die uns bei den Schleimhäuten nicht so bekannt sind. Eine sichtbar gesteigerte Tätigkeit der Haut ist insbesondere die Folge, wenn Muskelarbeit eine vermehrte Wasserabgabe durch Schweißsekretion bedingt. Auch der Chlorstoffwechsel scheint durch die vermehrte Hauttätigkeit beeinflußt zu werden. Daß im Schweiß im Höhenklima große Chlormengen ausgeführt werden (s. auch S. 125), ist in allen darauf gerichteten Untersuchungen erwiesen worden. Fraglich ist natürlich ob eine elektive Höhenwirkung vorliegt. Dasselbe gilt von der auf 600—1000 mg N pro Liter Schweiß vermehrten Ng-Abgabe durch die Haut. Die physikalische Wärmeregulation, welche in gewöhnlichen Verhältnissen auch im Hochgebirge die Wärmebilanz aufrecht erhält, ist trotz des durch den Kleiderschutz gewährleisteten „Privatklimas“ infolge der kräftigen Temperaturunterschiede zwischen Besonnung und Beschattung, zwischen Tag und Nacht zu größerer Anspannung gezwungen; die vasomotorische Tätigkeit in der Haut wird durch eine mehr oder weniger ausgiebige Exposition des Individuums gegenüber den klimatischen Faktoren des Hochgebirges ebenfalls beträchtlich angeregt, im Sommer wesentlich durch Strahlungseinflüsse, im Winter durch Temperatur und Strahlung zusammen. Der Einfluß ist aber wohl nicht so dauernd und so stark wie an der See, wo Wind und Wärmeentziehung beträchtlich größere Anforderungen stellen können. Die Kohlensäureabgabe ist in verdünntem Luftraum von seiten der Haut angeblich größer, wenngleich die damit verbundene Mehrleistung der Haut zahlenmäßig nicht darzustellen bzw. ins Verhältnis zur vermehrten Gesamtarbeit des Organismus zu bringen ist. Vor allem aber tritt die Haut im Hochgebirge, soweit sie unbedeckt oder wenig bedeckt ist, unter die Beeinflussung seitens einer intensiven Sonnenstrahlung und wird dadurch zu lebhafter Pigmentproduktion veranlaßt. Es besteht die Neigung, diese Pigmentproduktion nicht als einfachen Schutzvorgang aufzufassen, sondern sie zugleich mit einer größeren Energieentfaltung auf verschiedenen Gebieten ursächlich zu verbinden, mit der Bildung von Hormonen, Fermenten, Antikörpern, die in ihren Einzelheiten noch unvollkommen erforscht ist, in der Therapie mit der Höhensonne jedoch einen unzweifelhaften Einfluß entfaltet (s. Heliotherapie). Das Hochgebirge würde damit durch seine Gesamtwirkung auf den Menschen in die Reihe der großen immunitätbildenden Faktoren eintreten und schon beginnen sich die Einzelelemente der klimatischen Immunitätsbildung mit den gerade unter der Heliotherapie des Hochgebirges zutage tretenden immunisatorischen Vorgängen schärfer auszuzeichnen und zu erlauben, vorausschauende Blicke auf das Problem der Entstehung von Rassenimmunitäten durch Klimawirkung zu werfen. Es wird deshalb gerade der Entwicklung der Hautfunktion durch die Faktoren der Höhentherapie, unter denen die Strahlungstherapie den ersten Platz einnimmt, auch in der therapeutischen Verwendung des Höhenklimas eine mehr und mehr an Bedeutung gewinnende Stellung eingeräumt. Stäubli macht noch besonders darauf aufmerksam, daß den durch die Sonnenwirkung auf die Haut geweckten Allgemeingefühlen sicher eine große Bedeutung zukomme. Auch hier werden die Einwirkungen aufs vasomotorische Nervensystem und auf die Psyche durch direkten und durch den über das Bewußtsein geleiteten Reflex eine Rolle spielen.

Wenn so bei dem Ineinandergreifen aller vitalen Funktionen nun auch keine der Körperfunktionen von der Beeinflussung des Höhenklimas ausgeschlossen ist und, wie auch der erfahrungsgemäße Indikationsreichtum zeigt, gerade der erkrankte Mensch besonders häufig klimatische Allgemeinwirkungen erkennen läßt, die sich in subjektivem Wohlgefühl und objektiv in „Kräftigung der Gesamtkonstitution“, wie ein schwer definierbarer, aber gegebenenfalls doch sehr inhaltsreicher Ausdruck lautet, kundgeben, so sind es doch die Funktionen der Atmung, der Herztätigkeit, der blutbereitenden Organe, des motorischen und trophischen Nervensystems, der Hauttätigkeit, welche bei der Therapie der internen Erkrankungen deutlichere Reaktionen aufweisen. Es liegt deshalb nahe, bei krankhaftem Verhalten dieser Funktionen das Hochgebirge nicht nur auf seine stimulierenden Wirkungen hin zu prüfen, sondern auch auf schädigende Einwirkungen zu betrachten.

Die Bergkrankheit.

Diejenige Schädigung, welche bei den eben genannten Erkrankungen sich leichter zeigt, aber auch beim Gesunden in ganz individuell verschiedener Heftigkeit und bei individuell verschiedener Höhenschwelle eintritt, ist der unter dem Namen „Bergkrankheit" zusammengefaßte Symptomenkomplex; wobei wir aber keineswegs sämtliche durch den Höhenaufenthalt bedingten individuellen Indispositionen als Bergkrankheit bezeichnen dürfen, wie dies leider oft seitens nicht kurgemäß lebender Kranken im Höhenaufenthalt vorkommt, Beschwerden, welche gelegentlich zur unbegründeten Unterbrechung der Höhenkur führen.

Die regelmäßig auftretenden Erscheinungen der Bergkrankheit, welche demjenigen, der sie beim aktiven Hinaufbewegen durchgemacht hat, am lebhaftesten imponieren, sind vor allem eine starke Müdigkeit und enorm rasch eintretende Ermüdbarkeit, Kopfschmerz, Abgeschlagenheit, Dyspnöe, Herzklopfen, Pulsbeschleunigung, Atembeklemmung. Es können Zyanose, Schwindel, Brechneigung, Denkunfähigkeit, Gefühl der völligen Lähmung und in stärkeren Graden Bewußtlosigkeit hinzutreten. Als Symptome der nicht durch körperliche Anstrengungen komplizierten Bergkrankheit stehen die von seiten des Gehirns weitaus im Vordergrunde: Schwindel, Skotome, Ohnmachten, Übelkeit und Erbrechen, eine manchmal mit eigenartiger Euphorie gemischte Schwäche und Apathie. Mit den genannten Erscheinungen gehen objektive Änderungen der Atmung, der Pulsspannung, die auch im Sphygmogramm nachgewiesen ist, sowie Änderungen des Blutdrucks einher. Bei einzelnen Personen wird Neigung zu Diarrhöen beobachtet. Es ist zweifellos, daß auch andere Funktionen bei gegebener Zulässigkeit der Untersuchung sich verändert erweisen würden. Wie gerade wissenschaftliche Betätigung darunter zu leiden hat, das zeigen die Bemerkungen verschiedener Autoren über ihre Arbeit in den Monte-Rosa-Laboratorien.

Durch die Beobachtungen insbesondere der Zuntzschen Expedition, durch Ballonfahrten und Laboratoriumsversuche[1]) ist über die schon den ersten Beobachtern aufgetauchte Vermutung, daß es sich um die Folgen des verminderten Sauerstoffdruckes handle, dahin entschieden worden, daß nur diese eine Komponente der Höhenluft, nämlich der verringerte Partialdruck des Sauerstoffs und die damit verbundene Modifikation der Oxydation, insbesondere im Zentralnervensystem, der Erkrankung zugrunde liegt, daß allerdings auch andere, im Hochgebirgsklima mitwirkende Faktoren, wie starke Ionisation, selbstverständlich auch barometrische Schwankungen, Strahlungsverhältnisse den Ausbruch der Erkrankung beschleunigen können. Ob die Oxydationsbeeinträchtigung

---

[1]) So fand Rippstein im Rattenversuch, daß die Bergkrankheitssymptome ausschließlich von der Sauerstoffverarmung der Luft und nicht von der mechanischen Wirkung des verringerten Luftdrucks auf die Lungengefäße abhängig sind. Diese tritt erst später ein. Sie vermag selbstverständlich auch beim Menschen die Beschwerden der Bergkrankheit zu steigern, nicht aber sie unter den hier betrachteten Verhältnissen auszulösen.

direkt am Zentralnervensystem oder über den Weg der Schwächung der Herzkontraktion und eine dadurch bedingte Senkung des Blutdrucks angreift, wie dies Stäubli und Federn annehmen, scheint noch nicht einwandfrei klargestellt.

Die Schwelle für das Auftreten der Erkrankung oder einzelner Symptome ist außerdem individuell verschieden, sie kann insbesondere durch nervöse Beeinflussung, Angstzustände sehr herabgesetzt werden, während Ermüdbarkeit, Erschöpfung, Mangel an Training usw. ebenso wie pathologische Zustände durch frühzeitiger eintretende Insuffizienz der Sauerstoffversorgung die Bergkrankheit in derjenigen Höhe auslösen, in der für den jeweiligen Zustand des Organismus der Bedarf an Sauerstoff infolge Versagens der vermittelnden Funktionen nicht mehr gedeckt werden kann. Für die meisten Menschen liegt die kritische Höhe nicht unter 2500 bis 3000 m, also in Höhen, welche der Verwendung des Bergklimas für Kranke so gut wie verschlossen sind, wenngleich mit der Höherführung der Bergbahnen wohl auch diese Höhen bald in den Bereich der Erholungsaufenthalte und der Therapie gezogen werden dürften. Es wird sich dann darum handeln, Personen mit labilem Nerven- und Gefäßsystem, insbesondere aber solche mit objektiven Mängeln der mit der Oxydation betrauten Funktionen von diesen Höhen fernzuhalten.

Nicht in den Bereich der Bergkrankheit gehören die durch Strahlungsschädigung der Haut, Blendung, Überanstrengung hervorgerufenen vasomotorischen, thermischen und nervösen Schädigungen, welche keine Einwirkungen zweckmäßigen Gebrauchs des Höhenklimas darstellen, sondern durch einzelne im Höhenklima wesentlich mehr wie anderwärts vertretene Eigenschaften des Klimas bedingt werden, aber auch bei vollem verständigem Genuß des Höhenklimas absolut vermeidbar sind.

Die Gesamtwirkung des Höhenklimas.

Rekapitulieren wir kurz, worin die Beeinflussung des gesunden Organismus durch das Höhenklima, insbesondere des zu therapeutischen Zwecken verwendeten etwa von 1000 bis 2500 m beruht, so sind es:

A. In der Übergangsperiode der ersten Stunden oder ersten Tage: Steigerung der Respirationsfrequenz, häufig Verflachung der Atmung, zuweilen schon Vertiefung derselben. Abnahme der Vitalkapazität insbesondere bei anfänglich großen Arbeitsleistungen und auch bei Gasblähung der Verdauungsorgane. Größerer Stoffumsatz schon in der Ruhe, mehr noch bei der Arbeit, Neigung zur Stickstoffretention. Frequenzzunahme des Pulses, Reizbarkeit der Herztätigkeit. Vasomotorisch bedingte Veränderungen der Blutverteilung. Langsames Einsetzen der Blutveränderungen selbst, meist zunächst mit Erythrozytose. Beeinträchtigung der Muskelleistungen. Verminderung, meist bald aber Vermehrung des Appetits.

B. Bei in voller Ausbildung begriffener oder nach vollendeter Akklimatisation: Verlangsamung der Respiration auf die dem Individuum eigene Frequenzhöhe, Vertiefung der Respiration, bessere Ventilation der respiratorischen Oberfläche, Erhöhung der Atemgröße. Allmähliche Steigerung der vitalen Kapazität und Erweiterung des Brustkorbes. Stärkere Inanspruchnahme der Atemmuskulatur. Langsames Zurückgehen des größeren Stoffumsatzes, eventuell Fortsetzung der Stickstoffretention. Beruhigung der Pulsfrequenz auf die dem Individuum eigene Norm oder wenig darüber. Langsam sich vermindernde Reizbarkeit der Herztätigkeit. Zunahme der Muskelleistungen. Zurückgehen des Appetits auf das Normalmaß. Kräftige Steigerung der Hämoglobinmenge und anregender Einfluß auf die Blutneubildung.

Akklimatisation. Während wir ganz allgemein unter Akklimatisation an das Höhenklima jenen Zustand der Anpassung verstehen, in welchem nach anfänglichen subjektiven und vielleicht auch objektiven Erscheinungen des Mißbehagens der normale Zustand der Behaglichkeit des Befindens eingetreten ist, wie er vor dem Höhenaufenthalt bestand, so ist erst mit Beruhigung jener obengenannten Anpassungsvorgänge die völlige Akklimatisation: Der Ablauf der Reaktion des Organismus auf das Höhenklima erledigt. Die Zeitdauer dieser „physiologischen Akklimatisation" kann sich über viele Wochen und Monate erstrecken.

Es ist auch anzunehmen und durch die ärztliche Erfahrung häufig bestätigt, daß nach dieser völligen Akklimatisation nur noch diejenigen klimatischen Eigenschaften in Betracht kommen, die prophylaktisch oder in negativem Sinne wirken, wie z. B. durch Fernbleiben von Staub- und Bakterienschädigung, von thermischen Störungen oder durch Eigenschaften einwirken, welche der körperlichen oder psychischen Verfassung des Einzelorganismus besonders zusagen, wie dies gerade bei nervösen Leiden, ferner beim Asthma und bei nervösen Erkrankungen des Zirkulationssystems der Fall ist, und damit das Werk der Akklimatisation fortführen, erweitern und vollenden.

Die eigentlichen Akklimatisationsbeschwerden klingen meist in wenigen Tagen ab (Stäubli, Nolda, Schrumpf, v. Planta, Veraguth, Erb). Wenn in zwei Wochen noch keine Beruhigung in bezug auf Schlaf, Herztätigkeit, Stimmung, Appetit usw. eingetreten ist, so kann man nach Erb von einer individuellen Intoleranz gegen das Höhenklima sprechen. Vor übereilten Entschlüssen in bezug auf das Verlassen des Höhenortes warnen allerdings langjährige Erfahrungen der dort praktizierenden Ärzte. Die Zeit, welche das Individuum bis zum Beginn der therapeutischen Reaktionen im Hochgebirge abwarten muß, soll deshalb auch nicht auf vermehrte Leistungen verwendet werden. Es ist für Schwächliche sogar absolut zu verlangen, daß die ersten Tage des Höhenaufenthalts in möglichster Ruhe, eventuell sogar im Bett zugebracht werden und daß eine ärztliche Dosierung für die Folgezeit das Höhenklima mit der Widerstandskraft und der Reaktionsfähigkeit in Einklang bringt.

Die **therapeutische Kurzeit** im Höhenaufenthalt beginnt demnach erst mit dem Momente, in welchem die Anpassung des Körpers unter den gewöhnlichen Lebensbedingungen an das veränderte Klima so weit erfolgt ist, daß er sich so behaglich fühlt, wie im Heimatsklima. Der Kuraufenthalt ist folgerichtig so lange auszudehnen, bis eine definitive Akklimatisation eingetreten ist, d. h. die stimulierenden oder sedativen Faktoren des Höhenklimas keine Veränderungen mehr am Organismus hervorbringen, wodurch logischerweise der Heilungsvorgang beeinflußt werden kann.

Die **Dauer der Kurzeit** für den einzelnen ist im Hochgebirge außerordentlich verschieden. Sie ist nicht nach dem Maßstab einer hydriatischen oder balneologischen Kur zu bemessen. Häufig sind die Erfolge mehr von der Länge des Aufenthalts abhängig, die sich in manchen Fällen über Monate und selbst Jahre erstrecken muß, als von einer schätzungsweise bestimmten optimalen Höhenlage (Anämien, Erkrankungen der Atmungsorgane).

Loewy bemerkt, daß im Hochgebirge der Organismus des Erwachsenen sich wieder verhalte wie ein wachsender Organismus, die Anforderungen sind also hohe. Sie werden sich demnach besonders am kindlichen Organismus als mächtig stimulierende erweisen, und es ist begreiflich, daß die Eignung des Höhenklimas für das Kind ein besonderes Kapitel der Therapie, gerade auch was die lange Dauer des Aufenthalts anbelangt, darstellt.

Wo es im wesentlichen auf die Erholung ermüdeter Organsysteme, insbesondere des Nervensystems ankommt, ist eine erfolgreiche Kur nicht so lang zu bemessen. So ist Erb, besonders im Winter, zur Beschränkung des Aufenthalts auf längstens etwa 6 Wochen gekommen, wenn nicht besondere Indikationen die Ausdehnung auf Monate erfordern.

Mit Rücksicht auf die Widerstandskraft der Individuen ist häufig eine Dosierung des Höhenklimas verlangt worden. Sie hat sich in der Verordnung der Höhenlage nach der allgemeinen Tüchtigkeit der wesentlich die Reaktion leistenden Funktionen des Respirations-, des Zirkulations- und des Nervensystems einzurichten. Die Auswahl des einzelnen Ortes geschieht in Rücksicht auf die spezielle Indikation des Krankheitsfalles nach den örtlichen klimatischen Besonderheiten der Höhenkurorte, also in bezug auf Trockenheit, Luftbewegung, Besonnung, Bewaldung, landschaftlichen Ausdruck, psychische Umgebung usw.

Kein Lebensalter ist, wie die zahlreichen Erfahrungen der letzten Jahre gezeigt haben und wie der erfahrene Kenner des Höhenklimas, Erb, besonders hervorhebt, vom Hochgebirge prinzipiell auszuschließen. Die Eignung ist auch hier ganz individuell zu beurteilen und von den nosologischen Indikationen abhängig.

Die Wahl der Kurzeit fällt zwar ins Gewicht und ist insbesondere im Hochgebirge von den extremen Temperaturverhältnissen abhängig. Die klimatische Verwendbarkeit ist aber im Gegensatz zum kontinentalen Niederungsklima eine recht ausgedehnte. Im wesentlichen kommen in Betracht der Hochsommer, Juli und August und die eigentlichen Wintermonate von Mitte Dezember bis Mitte März. Während die Frühjahrsmonate, April bis Juni einbegriffen, teils unter der Schneeschmelze, teils unter winterlichen Rückschlägen zu leiden haben, ist eine Ausdehnung der Sommerkurzeit häufig bis in den Herbst hinein möglich, so daß auch September und noch Oktober insbesondere für Kuren, bei denen die Sonnenwirkung erwünscht ist, in Betracht kommen. Zu beachten ist die in diesen Monaten schon recht niedrige allgemeine Temperaturlage.

Die Winterkurzeit kann häufig, je nach dem Eintritt des Schneefalles, schon von Ende November an beginnen und bis Ende März in den höheren Lagen ausgedehnt werden. Die ununterbrochene, nur langsam in ihren Faktoren sich ändernde Winterkurzeit von dann nahezu 4 bis $4^{1}/_{2}$ Monaten hat sich mit Recht in der klimatischen Therapie des Hochgebirgs mehr und mehr eingebürgert. Die klimatischen Gegensätze, insbesondere zu den großen europäischen Tiefebenen und zu den nordischen Klimaprovinzen sind dann die denkbar größten und segensreichsten. Die solaren Klimafaktoren entfalten eine ungeahnte Wirkung. Die Reinheit der Luft ist unübertroffen.

Der Wintersport. Die klimatische Faktorenpentade des Winterhöhenklimas: Luftkälte, Sonnenstrahlung, Windstille, Luftreinheit, Schneedecke wird durch einen weiteren, durch die klimatischen Eigenheiten bedingten Faktor, den Wintersport, ergänzt. Erb, Nolda und mit ihnen zahlreiche Kenner der Höhenkur, legen aus vielseitigen persönlichen Erfahrungen heraus besonders dem Sport im Hochgebirgswinterklima eine hohe Bedeutung bei. Es ist auch kein Zweifel, daß die sportliche Betätigung im Hochgebirge vom medizinischen Standpunkt aus im Winter eine vielseitigere sein kann als im Sommer. Dem durch intensivere Sonnenwirkung für den Pflegebedürftigen oft beeinträchtigten Sommersport des Hochgebirges, wie Bergsteigen, Tennisspiel, zuweilen Rudern, steht im Winter der therapeutisch unendlich wertvollere Eislauf mit seinen zahlreichen Eisspielen, der Schneeschuhlauf mit seiner vielseitigen Abstufbarkeit, dann auch das Rodeln und die verwandten Formen des Schlittelns gegenüber, während außerdem der Luftgenuß bei der passiven Fortbewegung im Schlitten demjenigen in den sommerlichen Beförderungsmitteln gesundheitlich weit überlegen ist. Selbst für die Freiluftliegekur bietet das Winterklima im Durchschnitt bessere Bedingungen. Erst die beiden letzten Dezennien haben weiteren ärztlichen Kreisen das Auge geöffnet für die immense Überlegenheit des Winterklimas im Hochgebirge gegenüber dem an und für sich bereits wertvollen Sommerklima. Es ist, die Eignung des Individuums vorausgesetzt, ein therapeutisches und erzieherisches Klima ohne Vergleich. Selbstverständlich ist, daß die sportliche Betätigung dem Einzelfall angepaßt werde und eine gesundheitsgemäße sein muß, so daß gerade dem mit dem Wintersport weniger bekannten Arzt der Tiefebene zu empfehlen ist, die Regelung desselben dem Höhenkollegen zu überlassen. Dem wiederholten Hinweis von ärztlicher Seite (Nolda, v. Planta, Stäubli u. a.) auf trübe Erfahrung bei Nichtbeachtung dieser Forderung kann ich mich aus langjähriger Erfahrung im höheren Mittelgebirge bedingungslos anschließen. Die Schilderung der einzelnen Sportarten darf hier wohl übergangen werden.

Übergangsstationen. Die Verminderung des Sauerstoffpartialdruckes mit ihren eingreifenden physiologischen Folgen macht es zuweilen, sicher nicht in der Mehrzahl der Fälle, wie häufig noch angenommen wird, nötig, in der Erreichung des Hochgebirges, insbesondere von den nur in Seehöhe gelegenen Plätzen aus, Übergangsstationen einzuschieben. Es kann dies selbst für die an der unteren Grenze des Höhenklimas liegenden Kurstationen von etwa 1000 bis 1200 m eine Vorbedingung insbesondere für die nicht mit Kraftreserven versehenen Patienten bei der reaktionsfordernden Wirkung des Höhenklimas sein.

Die Übergangsstationen des subalpinen Klimas etwa von 1000 bis 1200 m liegen zweckentsprechend in einer Höhe von 600 bis 800 m. Solche Übergangsorte sind für sämtliche Höhenstationen der tieferen Lage leicht erreichbar. Nicht so leicht fällt die Wahl bis jetzt für viele höhere Stationen von 1200 bis 2000 m. Während solche in den Ostalpen bequeme Übergänge haben, ist es schwieriger für manche Höhenstationen in den südlichen und westlichen Alpen, da gerade für die höchsten dort gelegenen, benachbarte Zwischenstationen manchmal nur unter 1000 m oder wieder erst in der Nähe des Höhenortes selbst zu finden sind. Bei allen kann jedoch mindestens eine Übergangsstation, in den Ostalpen häufig zwei und drei, gewählt werden, so daß hier den äußersten Anforderungen an eine langsame Anpassung entsprochen ist. Der Aufenthalt in den Zwischenstationen ist in Abhängigkeit vom Kräftezustand auf 2 bis 8 Tage zu berechnen und es sind da, wo es der Zustand erlaubt, zweckmäßigerweise vor dem Erklimmen einer 400 bis 600 m höheren Stufe kleinere Arbeitsleistungen in ebenem, eventuell auch schon in steigendem Gelände zu vollbringen.

Von einzelnen Autoren ist der Ballonversuch als Probe für die Akklimatisationsfähigkeit vorgeschlagen worden. Abgesehen von der vielleicht nicht gerade einfachen Verwendbarkeit dieses Hilfsmittels ist dagegen einzuwenden, daß die Akklimatisationsbeschwerden im Ballon in wesentlich höherer Stufe, die sich um mehr als 1500 m verschieben kann, eintreten, schon deshalb, weil keine Körperarbeit im Ballon geleistet wird.

Nicht unwichtig ist es, manchen Patienten bei der Heimkehr aus der Höhenstation Zwischenaufenthalte zu empfehlen, da nicht selten bei brüskem Übergang in die gewohnte Umgebung, insbesondere zu Jahreszeiten mit einer wesentlich vom Jahresmittel abweichenden Wärmelage psychisches Unbehagen, körperliches Unlustgefühl, vor allem aber vorübergehende Temperaturschädigungen auftreten, die zum mindesten den teuer erworbenen sanitären Erfolg des Hochgebirges illusorisch machen können. Es ist Sache des Höhenarztes, hier zu raten.

Eine mit dem rasch zunehmenden Besuch der Höhenorte zusammenhängende Erscheinung ist die Überfüllung einzelner und gerade derjenigen, die als Vorbilder dienten und zu Modekurorten geworden sind. Bei der jetzt großen Variationsfähigkeit nach Höhe, Lage und Gegend ist es geboten, auch hier mehr zu individualisieren, insbesondere in Rücksicht auf die Ruhe der Umgebung, der Lebensweise, der bescheidenen Ansprüche usw. Auch Erb hat darauf schon besonders hingewiesen. Das Eingehen auf die Einzelheiten wird durch das Studium der Prospekte hier überflüssig. Das ausgezeichnete, jährlich erscheinende Heftchen des Schweizer Hoteliervereins: „Die Hotels der Schweiz" orientiert hier neben den Prospekten mustergültiger Kuranstalten und Kurorte über ein immenses Höhengebiet in zweckdienlicher Weise.

Die Therapie im Höhenklima.

Die Therapie hat sich zunächst daran zu halten, daß das Hochgebirge Ansprüche an eine genügende Reaktionsfähigkeit, zuweilen auch direkt an Reservekräfte des Organismus, wenigstens in den ersten Zeiten des Aufenthaltes stellt. Die Aussichten der Therapie decken sich öfters mit dem Grade der Übungsfähigkeit des Organismus. Erb betont, daß deshalb im wesentlichen Erkrankungen der Funktion, nicht solche, die zu wichtigen organischen Läsionen geführt haben, der Hochgebirgstherapie zugeführt werden sollen. Es gilt dies besonders für Erkrankungen des Zirkulationsapparates, während die Erkrankungen des Respirationsapparates, wie die fruchtbare Therapie der Tuberkulose zeigt, von dieser allgemeinen Fassung des Satzes eine gewisse Ausnahme machen, es sei denn, daß es nicht bereits zu tiefgreifenden Veränderungen, zum Marasmus, zu amyloider Umwandlung in lebenswichtigen Organen gekommen ist.

Erkrankungen des Nervensystems.

Wohl die älteste Domäne der Hochgebirgstherapie stellen die Erkrankungen des Nervensystems dar. Auch hier überwiegen die funktionellen Erkrankungen. Obenan stehen die neurasthenischen Erscheinungen, worunter im wesentlichen die auf Ermüdung des Nervensystems beruhenden verstanden sind; zuweilen, wenn auch nicht mit demselben Erfolg, die Neurasthenie minderwertiger Nervensysteme, von Kramer als endogene Neurasthenie bezeichnet. Während nach Nolda 90 % der Nervösen im Hochgebirge schließlich gut schlafen lernen, bildet diese Schlaflosigkeit der endogenen Neurastheniker unter Umständen eine direkte Gegenanzeige. Immerhin ist bei der Neurasthenie die Grenze des dauernd Erreichbaren oft eng gezogen. Die Ursachen der Erschöpfbarkeit und die etwa durch soziale Verhältnisse bedingte Erschöpfung selbst lassen ein Wiederauftreten neurasthenischer Symptome voraussehen, die allerdings bei Wiederholung der Kur, welche zweckmäßigerweise nicht zu lange, auf 3 bis 6 Wochen ausgedehnt wird, immer wieder günstig beeinflußt werden. Die Berichte zahlreicher Großstadtneurastheniker, die Erhebungen, welche besonders Erb, Veraguth, Nolda, Determann u. a. machten, sprechen für die günstige Beeinflussung durch das Hochgebirge eine sehr deutliche Sprache. Besonders der Hochgebirgswinter eignet sich für den Neurastheniker. Die Wirkung geht nicht immer parallel mit der Höhenlage (Erb).

Neben der Erschöpfungsneurasthenie kommen hysterische Zustände, besonders solche, deren Auslösung durch soziale und ethische Verhältnisse angeregt wurde, dann Hypochondrie, die Form der Neurasthenia cordis et vasomotorica, nervöse Dyspepsie, Angstneurosen in Betracht, Zustände, wo die Labilität des Selbstvertrauens nach Bezzola - Rohr eine wichtige Rolle spielt. Sie werden nach ihm durch das Hochgebirge angeregt, bewußt durch das hehre Beispiel einer ernsten Lebensharmonie, unbewußt durch die vermehrten Anforderungen an die

Organtätigkeit. Bei der Heilung des Neurasthenikers im Hochgebirge spielt überhaupt die „unbewußte Lebensgymnastik", das „reflektorische Intensiverlebenmüssen" die Hauptrolle, wobei die Wirkung davon abhängt, daß der vitale Reiz stärker ist als der Reiz der Neurose. Das Höhenklima ist demnach indiziert vorwiegend bei dem Neurotiker mit gesunden Organen.

Als psychotherapeutische Hauptindikation gilt die Prophylaxe. Auch die Eignung des Winterklimas beruht teilweise auf der psychopathischen Stellung vieler dieser Krankheitsfälle, die neben der zweifellos hervorragenden psychischen Eignung des Höhenwinters, seiner sportlichen Betätigung, in diesem Falle auch von der Gunst der Mode ihre therapeutischen Vorteile ziehen. Körperlich sehr heruntergekommenen, depressiven hysterischen Personen ist im allgemeinen die Höhe, insbesondere der Winter, zu widerraten und dann mehr der wärmere Süden zu empfehlen. Vor allem aber ist die Tätigkeit des psychiatrisch erfahrenen, gegebenenfalls auch des experimentell psychologisch geschulten Arztes bei Hochgebirgskuren nicht zu entbehren.

Einen Fingerzeig gewähren uns in dieser Hinsicht die Versuche von Loewy und Placzek über die Wirkung der Höhe auf das Seelenleben spez. des Luftfahrers. Relativ früh tritt hier das subjektive Empfinden psychischer Beeinträchtigung auf, das einen lähmenden Einfluß auf den Untersuchten hat.

Kontraindiziert ist nach Bezzola - Rohr, dem sich mehr oder weniger die anderen Beobachter anschließen, das Höhenklima bei allen Geisteskranken, bei allen organischen Nervenkrankheiten, sowie bei Neurosen mit Komplikationen von Herz oder Nieren, kurz überall da, wo der intensive Lebensprozeß im Hochgebirge ein Versagen der Selbstkritik und der Organtätigkeit veranlassen könnte. Schrumpf fand z. B., daß die Akklimatisierungserscheinungen besonders stark bei Psychoneurotikern auftreten, allerdings leicht durch Psychotherapie einzuschränken sind, weil sie seltener, als allgemein angenommen wird, organisch bedingt, sondern sehr oft Produkte einer Auto- oder Heterosuggestion sind. Erb und Nolda lassen leichtere Fälle von Zyklothymie zu.

Die schlechte Beschaffenheit des Herzmuskels, welche bei einer Reihe von Erkrankungen des Nervensystems eine hochwichtige Rolle spielt — wir brauchen nur an die Basedowsche Krankheit zu denken —, verlangt Überwachung und Vorsicht bei der Akklimatisation, ist jedoch keine strikte Gegenindikation. Es ist sogar gerade die Behandlung der Basedowschen Krankheit (Hermann Weber vor 45 Jahren, Stiller vor 35 Jahren, Guhr, Nolda, Eulenburg, Erb), welche häufig zu schönen Erfolgen führt. Eine vorsichtige, stufenweise Erreichung der Höhe ist dabei oft notwendig, wie gerade Nolda hervorhebt und wie ich mich selbst mehrfach überzeugen konnte. Nur ruhige Kurplätze sind zu wählen. Es scheint auch, als ob das Sommerklima des Hochgebirges mit seiner milden Anregung, seiner geringeren Blendung, seiner angenehmen Temperaturlage günstiger wirkte. Es mag da auch der Mangel an Verführung zum Sport, die zwanglosere und minder mondäne Gesellichkeit diesen Vorteil bedingen. Von hochgradigen Besserungen und häufig vollständigen Heilungen wird berichtet. Doch ist dabei nicht zu übersehen, daß viele günstige Resultate in „Höhenklimaten" erzielt sind, die nach der hier festgehaltenen Einteilung ins Mittelgebirge zu rechnen sind oder an der unteren Grenze des Höhenklimas stehen. Der gute Einfluß des alpinen Klimas (1500 bis 2000 m) auf beginnende Basedowiker ist bei richtigem Verhalten derselben, d. h. ausgedehnter Freiluftliegekur, Vermeidung von Überanstrengung, Anstaltsbehandlung nach Eulenburg eine so häufig beobachtete, daß man zeitweise ein klimatisches Spezifikum gegen die Basedowsche Krankheit im Höhenklima glaubte gefunden zu haben. Das männliche Geschlecht scheint dabei prognostisch sich besser zu stellen als das weibliche. Sehr erregbare Basedowiker, solche mit Kompensationsstörungen des Herzens, gehören nicht ins Hochgebirge. Jedenfalls hat eine strenge Auswahl, die Fragestellung nach dem operativen Eingriff, die Verfeinerung und Ausdehnung der Psychotherapie der Blutanalyse die Indikation der Höhentherapie mitzubestimmen. Wo eine Wirkung eintritt, geschieht dies bei längerem und am besten bei wiederholtem Aufenthalt. Von persönlichen Erfahrungen sind diejenigen von Nolda zu erwähnen, der an 39 Fällen von Basedow die Erfahrung machte, daß nur die leichteren und frischeren günstig beeinflußt werden; wenn nach 10 bis 14 Tagen die Pulsfrequenz nicht sinkt und die Unruhe sich nicht bessert, ist die Kur sofort abzubrechen, da sogar Verschlechterungen zu befürchten sind. Bemerkenswert ist nach Nolda die Anpassungsfähigkeit gerade Basedowkranker für das Hochgebirge, trotz der Tachykardie, trotz der abnormen Erregtheit, Reizbarkeit und Unruhe. Ihre Akklimatisation geht in den meisten Fällen schnell und ohne besondere Erscheinungen und Beschwerden vor sich.

Von günstigem Einfluß ist das Höhenklima — und hier scheint allerdings die absolute Höhe der ausschlaggebende Faktor zu sein — auf verschiedene Formen der Cephalalgie, insbesondere die Migräne. Erb redet der Höhenbehandlung derselben warm das Wort, ihm schließen sich andere Autoren an. Laquer bevorzugt die tieferen Höhenlagen. Ich selbst habe von der Nachkur im mittleren (1200 bis 1800 m) Höhenklima nach vorausgegangener thermischer und elektrischer Behandlung im Mittelgebirge bereits länger andauernde glänzende Erfolge gesehen.

Eine besondere Stellung nehmen die oft ungemein schwer zu behandelnden nervösen Zustände im Klimakterium ein. Die Resultate sind verschieden, öfters günstige. Kisch[1]) möchte hier das Hochgebirgsklima nur dann empfehlen, wenn hochgradige Fettleibigkeit vorhanden und keine große Empfindlichkeit und Erregbarkeit des Nervensystems bekundet wird.

Von anderen funktionellen Neurosen werden noch genannt: Neuralgien, Tics, Berufskinetosen (Schreibkrampf, Klavierspielerkrampf usw.), die zum Teil günstige Erfolge aufweisen, aber wohl nicht auf rein klimatischer Basis, es sei denn, daß die psychotropische Beeinflussung des Hochgebirges die unbewußte Hauptrolle dabei übernimmt.

Etwas anders können die Dinge bei manchen Epilepsieformen liegen, wo es nicht ausgeschlossen ist, daß neben dem Wegfall äußerer auslösender Momente, die im Hochgebirge leichter erzielbare Chlorverarmung und die dadurch ermöglichte Bromsubstitution einen klimatischen Erfolg anbahnen, zuweilen wohl auch vortäuschen. Nolda fand, daß bei einer Anzahl von leichten Epileptikern die Anfälle schwächer werden.

Manche gute Erfolge wurden bei der Dysbasia angiosclerotica erwähnt. Ich selbst habe ausgezeichnete, scheinbar rein klimatische Erfolge in höheren Lagen des Mittelgebirges gesehen und von solchen in der Höhe von 1000 m gehört. Eine Beobachtung von J. Pick sei hier wiedergegeben, der seine Kranken außer der Inhalation von trockener Luft und Jodnebeln der Unterdruckatmung unterwirft, „weil die größere Saugleistung der Lungen die Arbeit des Herzens und den Blutstrom erleichtert". Ich selbst kann mich aus eigenen frappierenden Beobachtungen dem Eindruck nicht verschließen, daß die Druckverminderung zum Teil aus rein mechanischen Gründen eine bessere Gefäßpassage anbahnt. Es ist selbstverständlich, daß solche Kranke vor der Ordination der Höhentherapie auf die Leistungsfähigkeit und auch die Temperaturempfindlichkeit des Zirkulationsapparates besonders der Extremitäten zu prüfen sind.

---

[1]) In Eulenburgs Enzyklopädie.

Das Asthma.

Mit der Höhenbehandlung des Asthma nervosum und bronchiale streifen wir bereits das Gebiet der Diathesen und ihrer Manifestierung in Funktionen einzelner Organsysteme.

Das unkomplizierte Asthma nervosum insbesondere jugendlicher Individuen wird im Höhenklima in den meisten Fällen außerordentlich günstig beeinflußt. Je nach der Stellungnahme zum nosologischen Charakter muß sich auch die Auffassung über die Art des therapeutischen Vorgangs richten. Nach der Entdeckung der Eosinophilie beim Asthma nervosum glaubte man zunächst eine Beeinflussung der blutbereitenden Organe annehmen zu sollen, die mit dem Maße zurücktrat, als es sich zeigte, daß das Asthma schwindet, aber die eosinophile Diathese bestehen bleibt. Eosinophilie ist im Hochgebirge vorhanden, Asthma so gut wie unbekannt, eosinophile Eingeborene des Hochgebirges haben in der Tiefe Asthma erworben.

Turban hält es für wahrscheinlich, daß im Hochgebirge zum Zweck der Erhöhung des Atemvolumens vom Atemzentrum aus nicht nur Atemfrequenz und Atemtiefe beeinflußt, sondern auch die Bronchien weitgehalten werden. So wäre auch das eigentümliche Gefühl des Leichteratmens, das viele Menschen in der Höhe an sich beobachten, erklärt, und wenn wir mit Biermer, Goldscheider u. a. den Bronchospasmus als das Wesentliche beim Bronchialasthma auffassen, so würde dieser Bronchospasmus durch einen vitalen Reiz aufgehoben, der stärker ist als der Asthmareiz. Worin dieser „vitale Reiz" des Hochgebirges gegenüber dem Asthma aber besteht, darüber ist eine Klärung der Ansichten noch nicht erfolgt. Zeigen doch neuere experimentelle Beobachtungen M. Cloettas bei der Pilocarpinwirkung einerseits, der Atropinwirkung andererseits, daß 1. die erhöhte, ungewohnte und daher unökonomische Arbeitsleistung, 2. die Vergrößerung des Gesamtvolumens der Lunge, die ja auch im Hochgebirge auftritt, eine stärkere lineare Dehnung der Lungengefäße und dementsprechend eine Erschwerung der Zirkulation bedingt; und daß 3. eine subjektiv sensible Quote, bedingt durch das andauernd vermehrte Volumen des Brustkorbs bzw. seines Inhaltes mit entsprechenden Druck- und Zerrungserscheinungen den Anfall auslösen können. Auf diesen Ursachen mag es beruhen, daß manche Asthmatiker in der Höhe vermehrte Beschwerden haben, daß es ferner bei manchen Formen kapillärer Bronchitis im Hochgebirge direkt zum ersten Ausbruch eines Asthmaanfalles kommt. Die Literatur sagt darüber wenig. Doch liegen Einzelerfahrungen vor, welche das Höhenklima für die mit stärkeren bronchitischen Beschwerden behafteten Asthmatiker häufig kontraindiziert erscheinen lassen.

Wir neigen jetzt mehr mit Zuntz zur Annahme, daß der Wegfall von mechanischen Reizungen des Respirationssystems in der reinen Höhenluft ebenso wie die Seefahrt bei genügend langer Reizentwöhnung die Reizschwelle des Anfalles außerordentlich hinausschiebt. Es mag im Hochgebirge auch die verstärkte Ventilation auf das Schwinden solcher, etwa auch sekundärer Reizzustände und Stasen im Respirationsgefäßsystem begünstigend einwirken in Verbindung mit der zum Kurzweck hygienischer gestalteten Lebensweise, der Ruhe, Ernährung, Rauchabstinenz usw. Wie dem auch sein mag, es sind die Behandlungserfolge so hervorragende, daß die klimatische und auch heliotherapeutische Behandlung des Asthmas im Hochgebirge einen unbestrittenen Platz einnimmt.

Nach Turban hatten in Davos (1500 m) keine Anfälle mehr oder nur anfangs Anfälle:

von 14	Kranken	im Alter bis zu 10	Jahren	14	=	100 %
„ 53	„	zwischen 10 und 20	„	42	=	97,2%
„ 29	„	„ 20 „ 30	„	19	=	65,5%
„ 29	„	„ 30 „ 40	„	15	=	51,5%
„ 18	„	über 40	„	8	=	44,4%

In günstiger Weise äußerten sich auch schon vor langer Zeit A. Spengler, dann Bernhardt, Rollier, Nolda, Peters, L. Spengler, Erb, Stäubli, v. Planta. Nolda fand bei Berücksichtigung der Davoser und St. Moritzer Statistiken rund 80% Dauerheilungen. Noch günstiger sind die Resultate bei jugendlichen Individuen und Kindern, obgleich ich selbst bei scheinbar völlig geheilt nach $\frac{1}{2}$ Jahr Aufenthalt im Hochgebirge Entlassenen sofort nach einer Angina in der Tiefe wieder das Asthma in voller Stärke ausbrechen sah. Wiederholter Gebirgsaufenthalt wirkte wiederum günstig. Die Disposition scheint demnach keineswegs beseitigt zu werden, wohl aber häufig das pathologische Substrat, auf dem die Auslösung der Anfälle erfolgt. So haben auch klinische Beurteiler aus den Reihen der „Nichthöhenärzte" wie Eulenburg, Müller, Goldscheider, Bäumler, die Berechtigung des Höhenaufenthaltes anerkannt. Wie Erb bemerkt, gehen die Erfolge nicht parallel der Höhe. Doch scheint größere Höhenlage, 2000 m und darüber, in juvenilen Formen manchmal Erfolge zu geben, wo das subalpine Klima versagt. Ganz ähnlich äußert sich Bäumler unter Vorausstellung der Bedeutung möglichster Höhenlage im Sommer und Winter und häufiger Wiederholung der Kur.

Die Kuren sollen möglicherweise nicht im Stadium eines stärkeren akuten Katarrhs angetreten und während der Kurzeit sollen Reisen ins Tiefland vermieden werden; nach Abschluß der Kur empfiehlt es sich, ganz langsam und in Etappen hinunter zu reisen. Sicher läßt sich freilich auch damit nicht einer Wiederholung der Anfälle vorbeugen.

Höhenklima und Erkrankungen der Respirationsorgane.

Die Behandlung des Emphysems und seiner Folgen im Hochgebirge erfährt eine ganz verschiedene Beurteilung. Nach dem im physiologischen Teil und beim Kapitel Asthma Gesagten erscheint es begreiflich, daß der Emphysematiker nur bei vorsichtiger Einwirkung der verdünnten Höhenluft imstande sein wird, seinen Sauerstoffbedarf zu decken. H. Weber, Nothnagel, F. Egger, Ludwig rechnen das Emphysem ebenso wie schwere Bronchitiden zu den Kontraindikationen des Hochgebirges. Veraguth sah manche Emphysematiker sich des besten Wohlbefindens erfreuen, desgleichen Eichhorst, der nicht nur Besserung des Bronchialkatarrhs, sondern auch unmittelbar günstige Einwirkung auf das alveoläre Emphysem fand. Die Tatsache ferner, daß viele alte Leute, bei denen ja häufig emphysematöse Zustände leichteren und sogar mittleren Grades vorhanden sind, das Höhenklima ausgezeichnet ertragen, läßt es als möglich erscheinen, Emphysematiker oft mit guten Aussichten auf Erfolg ins Höhenklima zu senden. Der Schlüssel für die verschiedene Beurteilung scheint darin zu liegen, daß, abgesehen von individueller Nichteignung die komplizierende Bronchitis unter Umständen so hochgradige Beeinträchtigung der Sauerstoffaufnahme hervorruft oder der Reiz der trockenen Luft auf die chronisch entzündeten Schleimhautflächen so irritierend wirkt, daß die Beschwerden sich vergrößern, ehe die wohltätige Einwirkung der reinen Luft und andere klimatische Begünstigungen des Hochgebirges Zeit haben, die Reservekräfte des Organismus mobil zu machen, den Entzündungsreiz der alterierten Schleimhäute zu beruhigen. In allen Fällen ist da, wo der Versuch des Hochgebirges beim Emphysematiker etwa gegenüber dem Seeklima gewagt wird, mit niederen Höhen anzufangen eventuell eine Übergangsstation einzuschieben und vor allem auf möglichste Beruhigung der Respiration in den ersten Aufenthaltstagen zu achten. Das Klima der Wahl ist das Hochgebirgsklima für den vorgeschrittenen oder ernster bronchitischen Emphysematiker auch nach Ansicht von Hochgebirgsärzten (Ludwig, Stäubli) nicht im Gegensatz zum Seeklima, zum waldigen Mittelgebirgsklima und ebenso zum trockenwarmen Klima.

In demselben Zwiespalt befinden wir uns bezüglich der bronchitischen Erkrankungen.

F. Egger hat in einer vorzüglichen klimatischen Analyse das Verhältnis der Bronchialerkrankungen zu den klimatischen Einflüssen erörtert und gezeigt, wie eigentlich jedes Klima, welches das Haupterfordernis: eine reine Luft enthält, unter Umständen günstig wirken kann. Kälte, Trockenheit der Luft können häufig das Hochgebirge kontraindizieren. Verschleppte Bronchitiden mit abundanter Sekretion insbesondere bei jugendlichen Individuen, reagieren jedoch häufig günstig auf das Höhenklima, indem bei Windstille die Reinheit der Luft, die Sonnenwirkung des Klimas bei Freiluftliegekuren sich voll zu entfalten imstande sind. Auch hier wird wegen des verminderten Sauerstoffdruckes eine nicht allzu große Höhenlage vorzuziehen und eine Schonung der Respirationsorgane im Beginn am Platze sein. In vielen Fällen dürfte es auch hier sich empfehlen, vor Beginn des die endgültige Ausheilung der Schleimhauterkrankung anbahnenden und zugleich für die Zukunft abhärtenden Höhenklimas eine Beruhigung heftiger Reizerscheinungen, die Beseitigung von Exazerbationen erst in einem der mittelfeuchtwarmen Klimate der See oder des Mittelgebirges anzustreben und den so Vorbereiteten einem Heilungsversuch im Hochgebirge zuzuführen. Ich selbst habe diese Erfolge gesehen. Es scheint jedoch, als ob das Hochgebirge in dieser Hinsicht dem Seeklima nicht überlegen ist, wenn dieses in Rücksicht auf den Einzelfall nach Windrichtung, durchschnittlicher Windstärke und Lufttemperatur richtig ausgewählt wird. Bei den Hochgebirgskuren der Bronchitiker spielt die Freiluftliegekur, mäßige Anregung der Respiration zur Beförderung des Auswurfs, die Sonnenbehandlung auf der windgeschützten Veranda eine Hauptrolle. Noch mehr als bei anderen Leiden ist auf absolute Staubfreiheit der Lage der Station zu achten. Die Heilung der chronischen Bronchitiden ist langwierig, Rezidive bei der Rückkehr in ungünstige klimatische Verhältnisse sind häufig.

In leichteren Fällen jugendlicher Individuen kann schon allein das Fernbleiben äußerer entzündungsbefördernder Reize heilend wirken und der höhenklimatische Reiz bei der gleichzeitigen Reinheit der Luft eine Anpassung an gröbere Witterungsschwankungen des Heimatsklimas: eine Abhärtung erzielen.

Ganz dieselben Gesichtspunkte gelten, wie Friedrich dargelegt hat, für die Erkrankungen der oberen Luftwege, wobei aber darauf hingewiesen sei, daß das massenhafte Zusammenströmen von Menschen in den mondänen Hochgebirgsorten gerade im Vorwinter, wo in der Ebene Erkältungsinfektionen zu grassieren pflegen, solche Orte für die Heilung von Schleimhautaffektionen der Respirationsorgane ungeeignet macht, und zwar in einer Weise, wie dies an der See anscheinend nicht oder viel weniger der Fall ist.

Die Rekonvaleszenz nach entzündlichen Vorgängen im Pleuraraum, nach exsudativen Pleuritiden und selbst nach Empyem wird im Hochgebirge außerordentlich gefördert, teils durch die roborierenden allgemeinen klimatischen Eigenheiten, wesentlicher noch durch die direkt an der Atmungsfunktion angreifenden, dehnenden, übenden Eigenschaften des verdünnten Luftdrucks, mit seinen Einflüssen auf Atemtiefe usw., während die Höhensonne ihrerseits die Reste der infektiösen Erkrankung beseitigt und die allgemeine Widerstandskraft des Organismus erhöht. So hatte auch Rollier günstige Resultate, desgleichen sprachen Erb und Stäubli sich befürwortend aus.

Die Komplikationen des Brustfells bei der Tuberkulose (s. a. S. 199) scheinen besonders günstig beeinflußt zu werden. Eggre fand, daß nichteitrige Exsudate, die im Unterlande keine Neigung zur Resorption zeigten, im

Hochgebirge verhältnismäßig rasch schwinden. Pleuritische Verwachsungen mäßigen Grades werden durch die vertiefte Atmung gedehnt.

Höhenklima und Lungentuberkulose.

Seitdem Brehmer den Satz von der Immunität gewisser Orte für die Lungentuberkulose aufgestellt hat und die Ansichtsäußerung hervorragender Spezialärzte der Lungentuberkulose dem Gebirgsklima und vorwiegend dem Höhenklima der Alpen eine Sonderstellung nicht nur in der Ausbreitung der Lungentuberkulose, sondern auch für die Therapie gerade dieser Lokalisierung der Tuberkulose vindiziert haben — man erinnere sich nur an die Arbeiten der beiden Spengler, ferner von Hauffe, Turban, Philippi, Egger und Fr. Schmid und vieler anderer aus den klassischen Höhenkurorten für Tuberkulose, Davos, Arosa —, ist mit dem intensiveren Einsetzen der Heilstättenbehandlung der Tuberkulose, insbesondere der Volksheilstättenbewegung eine nahezu völlige Umkehr der Ansichten in den letzten zwei Dezennien erfolgt. Es bildete sich die bis vor kurzem herrschende Ansicht, daß unendlich viel weniger das Klima, als die Art der Erkrankung, die Konstitution und die Widerstandsfähigkeit des Kranken einerseits, die Art der Behandlung unter weitestgehender Heranziehung der allgemeinen klimatischen Bedingungen, unter Ausnutzung günstiger meteorologischer Faktoren, der Freiluftkur, Hydrotherapie, der Immunisierung, der Heliotherapie andererseits den Behandlungserfolg beeinflussen. Es darf aber auch nicht vergessen werden, daß die praktischen Erfolge und die freie Entschließung vieler Kranken und zahlreicher praktischer Ärzte, wenn eine solche nach der Lage des Falles möglich war, dem Hochgebirge treugeblieben sind. Insbesondere ist dies in England der Fall, dem wir in praktischer Klimatologie und Klimatotherapie noch heute viel verdanken infolge der universellen Vertrautheit großer englischer Ärzte- und Laienkreise mit den Klimaten fast der ganzen Erde. Heute noch bevölkern ganze Kolonien englischer Tuberkuloserekonvaleszenten die Kordilleren von Peru und Bolivia, das Hochland Kolumbiens, Alta Guatemala, Ekuador, die Hochebenen von Mexiko, der Karroo, Natals und hohe Regionen in Ceylon und am Himalaya neben den Höhenstationen Europas.

Liebermeister fand bereits, daß im Hochgebirge die Heilungen und namentlich die Dauerheilungen häufiger und leichter erreicht werden. Noch 1908 hat H. Senator das Hochgebirgsklima von 800 bis 2000 m als ganz besonders geeignet nach seinen reichen Erfahrungen bezeichnet und läßt seine klimatischen Faktoren besonders bei der Behandlung des I. Stadium eine außerordentlich wichtige Rolle spielen. Nicht minder deutlich setzt sich Erb für die energische klimatische und Hochgebirgsbehandlung ein und Wolff-Eisner sieht in der Verbindung von immunisatorischer Therapie mit klimatischer und gerade auch Hochgebirgsbehandlung der Tuberkulose das anzustrebende Ideal des Behandlungsverfahrens. Der Eindruck, welchen die Erfolge Rolliers und anderer auf dem Gebiete der chirurgischen Drüsen- sowie Höhlentuberkulosen machten, weist uns wenigstens auf einen dem Hochgebirge besonders eigenartigen Faktor, die wirksame Besonnung hin. Während nun die eigentliche Heliotherapie der Lungentuberkulose von Malgat in Nizza ausgegangen zu sein scheint und seine und vieler anderer, gerade auch französischer Autoren, besonders in der Therapie der kindlichen Tuberkulose erzielten Erfolge der Heliotherapie im Seeklima erreicht wurden, so führte die Tatsache der enormen Sonnenwirkung im Hochgebirge in Verbindung mit anderen klimatischen Faktoren, die wir speziell dem Hochgebirge zuerkennen, wiederum zur erneuten Aufnahme des Problems von dem besonderen klimatischen Heilwert des Höhenklimas gegenüber der Lungentuberkulose (s. auch Heliotherapie S. 458 ff.).

Auch die nicht mehr wegzuleugnenden Resultate in der Strahlenbehandlung der Tuberkulose überhaupt sind geeignet in derselben Richtung zu wirken, wenngleich die hervorragendsten Kenner der Sonnenbehandlung nicht im lokalen Tiefeneffekt der Strahlung, sondern in der allgemeinen Nutzung der Sonnenwirkung durch Vermittlung der Haut die Bedeutung der Heliotherapie erblicken.

Vom Standpunkt klinischer Erfolge aus betrachtet ist es nun heutzutage kaum möglich, etwa an der Hand von Heilungsstatistiken Vergleiche von Höhenerfolgen und anderen klimatischen Erfolgen zu ziehen. Dazu ist das in allen Behandlungsorten der Lungenphthise zur Verwendung kommende therapeutische Rüstzeug zu reichhaltig, zu individuell spezialisiert, dafür sind insbesondere auch die hygienischen und sozialen Bedingungen, unter welchen das zum Vergleich kommende Krankenmaterial stand und auch nach der Entlassung steht, zu verschieden. Es würde keineswegs wundernehmen, wenn die Nacherfolge, denn auf die muß es zum großen Teil bei der Beurteilung dieser im Vordergrund aller Heilbestrebungen unserer Zeit stehenden Krankheit ankommen, nach der Höhenkur bessere wären als etwa im Mittelgebirge und in der Ebene. Sind es doch ganz vorwiegend die finanziell und sozial viel besser gestellten Kranken, welche die kostspieligeren Höhenkurorte aufsuchen, ihre Kuren nach Bedarf wiederholen und in geschütztere Verhältnisse zurückkehren können. Es seien zunächst nur die vorsichtig zu bewertenden Statistiken einer Höhenanstalt in 1560 m Höhe und einer Anstalt in klimatisch hervorragender Niederungslage, welche unter gleich hervorragender Leitung stehen und ihre Kranken aus den gleichen finanziell gut gestellten Kreisen entnehmen, nebeneinandergestellt.

Von je 100 Patienten war die Erwerbsfähigkeit beim Austritt voll	Bei der Kontrolle nach mindestens 3 Jahren war die Erwerbsfähigkeit nicht oder wenig beeinträchtigt bei
Tiefenanstalt 16%	Tiefenanstalt 84%
Höhenanstalt 39%	Höhenanstalt 84%

Dem gegenüber steht nun allerdings der Erfolg nach der rigorosen Auswahl der für die Volksheilstätten mit Aussicht auf Heilung gesichteten Patienten, so daß hier wieder das günstigere Material die Statistik beeinflußt.

I. Nach durchgeführten Volksheilstättenkuren im allgemeinen ist die
     Sterblichkeit bis zum 10. Jahr nach der Entlassung 22,9%

II. Nach durchgeführten ebensolchen Kuren in derselben Zeitspanne bei
     dem Material einer privaten Höhenkuranstalt . . . . 22 %
     Die volle Erwerbsfähigkeit nach 10 Jahren bei I ist vorhanden bei ca. 40 %
     „   „   „   „   „   „   „ II „   „   „   „ 60 %

Der Vergleich wird ferner nicht erleichtert dadurch, daß enorme Variationen durch das Stadium der Erkrankung hineingebracht werden und daß gerade den letzten Jahren der Tuberkulosetherapie hinreichend die neueren Präparate der Immunisierungswissenschaft zu Gebote standen, deren Verwendung je nach der Geschicklichkeit des Therapeuten und nach der Indikationsstellung die Resultate beeinflußte. Statistiken, die nur um wenige Jahre auseinander liegen, sind deshalb auf recht variablen Voraussetzungen aufgebaut, so daß sie nur rein approximativ die therapeutische Prävalenz eines Klimas andeuten können. Allen weiter unten angeführten Statistiken habe ich die Turban-Gerhardsche Einteilung nach Stadien zugrunde gelegt, die auch für unsere Tage einigermaßen brauchbar ist, da sie über ein größeres Zahlenmaterial orientiert. Das Material ist zum Teil einer Arbeit von Grau entnommen, zum Teil den betreffenden Jahresberichten. Wir berücksichtigen folgende drei Gesichtspunkte: 1. Heilung, 2. Entfieberung, 3. Verschwinden der Bazillen.

Heilung bzw. Arbeitsfähigkeit bei der Entlassung und später.

	Zeit nach der Entlassung	I. Stadium %	II. Stadium %	III. Stadium %
a) Hochgebirge:				
1907 Sanatorium Leysin. . 1450 m	—	81,0	58,0	?
		65,1 geheilt 32,5 gebessert	26,5 geheilt 63,6 gebessert	1 geheilt 40,2 gebessert
1899 Sanatorium Turban . 1400 m	1—7 Jahre	97,0	54,6	17,4
1910 Sanatorium Arosa . . 1800 m	1—9 Jahre	86,5	12,0	5,0
b) Mittelgebirge:				
1913 Heilstätte Friedrichsheim 850 m	4 Jahre	90,0	78,3	30,4
1913 Heilstätte Nordrach . 450 m	4 Jahre	80,0	64,3	17,6

Völlige Heilung bzw. volle Erwerbsfähigkeit nach Heilstätten-behandlung.

Stationen	Höhe ü. M. m	Jahre Zahl	Jahre Zeit	I. Stad. %	II. Stad. %	III. Stad. %	Total %
Hochgebirge:							
Davos: 1. Deutsche Heilstätte	1560	4	1909—12	84,4	60,0	18,2	56,0
„ 2. Basler Heilstätte	1560	4	1909—12	92,0	88,0	59,0	72,0
Mittelgebirge:							
1. Friedrichheim u. Luisenheim	850	2	1911—12	91,0	59,0	15,0	56,8
2. Nordrach	450	2	1911—12	97,0	79,0	4,7	67,0

Die Zahl der Entfieberungen betrug nach Prozenten berechnet:

Hochgebirge:	Volland, Davos	1560 m	62,8 %		
	Turban, Davos	1560 m	64,9 %		
	Basler Heilstätte Davos . . .	1560 m	61,0 %	in 4 Jahren	schweres
	Deutsche Heilstätte Davos . .	1560 m	55,0 %	in 5 Jahren	Material
Mittelgebirge:	Friedrich- und Luisenheim . .	850 m	63,8 %		
	Nordrach-Kolonie	450 m	79,5 %		
Tiefere Lagen:	Ronsdorf.	290 m	67,58%		
	Heilstätte Sandbach	245 m	77,9 %		
	Grabowsee	50 m	68,82%		
	Lippspringe	140 m	58,6 %		

Verschwinden der Tuberkelbazillen in der Heilstättenkur.

Stationen	Höhe ü. M. m	Jahre Zahl	Jahre Zeit	Prozent der Fälle	Besondere Bemerkungen
a) Hochgebirge:					
Davos: 1. Deutsche Heilstätte .	1450	5	1908—12	26,5	75% im II. und III. Stadium; nur schweres Material.
„ 2. Basler Heilstätte . .	1450	4	1909—12	25,0	
b) Mittelgebirge:					
1. Heilstätten Friedrichsheim und Luisenheim.	850	1	1912	42,0	
2. Glückauf	600	—	—	31,7	
3. Oderberg	600	—	—	22,5	45—70% aller Fälle gehören dem I. Stadium an. Darunter viele leichte Fälle.
4. Nordrach	450	4	1909—12	39,4	
c) Tiefe Lagen:					
1. Grabowsee	35	—	—	31,5	
2. Kottbus	72	—	—	26,9	
3. Sandbach	245	—	—	56,1	
4. Ronsdorf	290	—	—	50,6	
5. Altena.	400	—	—	26,7	

Wenn nun auch die verschiedene Beurteilung der nach längeren Zeiträumen ermittelten Heilerfolge keinen Schluß auf die therapeutische Hochwertigkeit dieses Klimas gestattet, so könnte bei der Entfieberung oder dem Verschwinden der Tuberkelbazillen insbesondere bei Berücksichtigung des wesentlich schwereren Materials in den Heilstätten von Davos, den Höhenstationen vielleicht ein gewisser Vorrang eingeräumt werden. Demselben Schlusse möchte man bezüglich der Erfolge in den privaten Heilanstalten zuneigen. Aber auch die prozentualen Aussichten für die Heilung schwerer Fälle bei der Heilstättenbehandlung spricht entschieden zugunsten des Hochgebirges. Es lassen sich hier nämlich direkt allerneueste Heilstättenresultate miteinander vergleichen.

Wenn man geneigt ist, der Sonnenwirkung bei der Höhentherapie der Lungentuberkulose einen Einfluß zuzuerkennen, so darf andererseits aber nicht gefolgert werden, als ob etwa der strahlend blaue Hochgebirgshimmel vorzugsweise diese günstige Wirkung hervorbringe. Turban selbst hat statistisch nachgewiesen, daß die Morbidität der Lungentuberkulösen in den Monaten März und April, zu der Zeit der sog. „Schneeschmelze", im Hochgebirge keineswegs größer ist als die des ganzen Jahres. Es ist dabei also wohl in hohem Grade die Keimarmut der Luft des Hochgebirges, die längere Möglichkeit der Freiluftbenutzung, der verringerte Druck der Luft und des O, die natürlich auch in den Schneeschmelzemonaten vorhanden sind, beteiligt. Das Hochgebirgsklima wirkt in diesen weniger günstig beurteilten Monaten mindestens so wie jedes andere luftreine Klima, insbesondere die See, auch wirken würde.

Bettlägerigkeit von Lungenkranken im Hochgebirge mit Fieber im
Jahresdurchschnitt 1889/96 . . . . 13,5%
Bettlägerigkeit von Lungenkranken im Hochgebirge mit Fieber im
März und April 11,7%

Man wies von jeher, insbesondere seit Brehmer, aber auch frühere Überlieferungen scheinen dies zu bezeugen, auf die relative Tuberkulosefreiheit der Hochgebirgsbewohner hin, mit der Hoffnung, daraus eine relative klimatische Immunität ableiten zu können. Auch heute ist diese Ansicht noch nicht erschüttert worden, wenngleich man auch hier die Mitwirkung der sozialen und hygienischen Verhältnisse, welche in den höheren Gebirgslagen von den tieferen ganz verschieden sind, sehr bewerten gelernt hat und sich überzeugen mußte, daß sie, wie die Änderung der Mortalitätsstatistik nach energischer Aufnahme des Kampfes gegen die Tuberkulose unter dem Motto „die Tuberkulose ist eine Wohnungskrankheit" zeigt, die Hauptbedeutung haben. Von J. Winkler wurde auch schon auf die relative Tuberkuloseimmunität im Kalkhochgebirge gegenüber dem häufigeren Vorkommen im Urgebirge der österreichischen Länder aufmerksam gemacht.

Es fand Gwerder in der Schweiz 1905—1909 die Sterblichkeit an Lungentuberkulose auf 10 000 Einwohner:

in der Höhenregion 200 bis   400 m . . . . - 21,2 Fälle
,, ,,   ,,   400 ,,   700 ,, ... 17,3   ,,
,, ,,   ,,   700 ,, 1200 ,, ... 16,35 ,,
,, ,,   ,,   über 1200 m ohne Davos 12   ,,
,, ,,   ,,   des Engadin allein 1800 bis 2000 m 15   ,,

Auch die Sterblichkeit an Lungentuberkulose in Baden in den Jahren 1896 bis 1903 war in den tieferen Lagen größer als in den höheren.

Höhenlage von 100 bis ca. 300 m: Mortalität ca. 21 auf 10 000 Lebende
,,   ,, 700 ,, ,, 1100 ,,   ,,   ,, 16 ,, 10 000   ,,

Die Zahlen deckten sich also bis 1903 fast ganz mit denen der Schweiz. Nun hat sich aber als Folge des energisch aufgenommenen Kampfes gegen die Tuberkulose in den letzten Jahren vor dem Kriege in Baden in den tieferen Lagen die Tuberkulosesterblichkeit wesentlich verringert und in den Höhen nicht in demselben Maße, immerhin haben aber, von bestimmten Ausnahmen abgesehen, noch jetzt die höher gelegenen Amtsbezirke, insbesondere im sonnigeren Osten des Landes, eine geringere Mortalität als tiefere, auch ganz abgesehen von den Fabrikzentren.

Sterblichkeit an Lungentuberkulose in Baden 1906 bis 1910:

Tiefer gelegene Amtsbezirke bis 300 m   15 bis 20 auf 10 000 Lebende;
höher gelegene Amtsbezirke 700 bis 1100 m 10 bis 15 auf 10 000 Lebende.

Treutlein fand in Bolivia 1909 aus Krankenhausstatistiken von Erkrankten der Hospitäler:

in 1924 m Höhe 7%	tuberkulöse Lungenkranke	
„ 2557 „ „ 5%	„	„
„ 2854 „ „ 5%	„	„
„ 3664 „ „ 2%	„	„
„ 3714 „ „ 0%	„	„
„ 4076 „ „ 2%	„	„

Lombardo fand nach W. Velten, daß in der Höhenzone von 2500 m der mexikanischen Hochebene trotz des dort unter unhygienischsten Bedingungen getriebenen Silberbaus die Tuberkulose unbekannt ist. Das unter dem 23. Grad n. Breite gelegene Gebiet hat eine durchschnittliche Jahrestemperatur von 12 bis 14° C, wenig Regen, eine trockene stimulierende Luft und fast keinen Tag ohne Sonne, d. h. fast 3000 Sonnenstunden im Jahre. Velten fand, daß Patienten, selbst schon im Stadium der Kavernenbildung, in 2500 bis 3000 m Höhe der Peruanischen Kordilleren heilten oder daß wenigstens dauernder Stillstand des Leidens, gutes Allgemeinbefinden, Leistungsfähigkeit und blühendes Aussehen in Lima bei Personen, die hoffnungslos heraufgekommen waren, konstatiert wird.

Daß die relative Immunität im Hochgebirge in erster Linie nicht Rassenfrage, sondern auf primäre und sekundäre Eigenschaften klimatischer, beruflicher und sozialer Natur zurückzuführen ist, geht sowohl aus den Berichten Treutleins über Bolivia, als aus der Notiz Bernhards, Noldas und v. Plantas über die Tuberkulosesterblichkeit im Oberengadin hervor. Von 117 an Tuberkulose gestorbenen Einheimischen haben 24, d. h. 20 %, dieselbe im Auslande akquiriert. Wie sehr andererseits gerade wieder die Hygiene bez. soziale Lage auch in Höhenlagen das Bild der Tuberkulosesterblichkeit beeinflußt, zeigt der von Gwerder erbrachte Nachweis über zwei fast in gleicher Höhe in der Schweiz liegende Talschaften.

35 jährige Tuberkulosemortalität der Einheimischen in Bergün (1435 m) 20%
35 jährige Tuberkulosemortalität der Einheimischen in Davos (Mittel 1500 m) . . 1,3%

Die klimatischen Verhältnisse in den Höhenregionen vermindern also, soweit hygienisch günstige Verhältnisse vorliegen, die Gefahr an Tuberkuloseerkrankung wesentlich, sie sind auch in hervorragendem Maße geeignet, die Heilung der Lungentuberkulose zu fördern. Ein statistischer Nachweis über die Prävalenz des Höhenklimas in bezug auf Heilungen unter sonst gleichen Bedingungen der Therapie ist jedoch für die Gegenwart noch nicht mit Sicherheit erbracht.

Man glaubte lange Zeit, daß der Hochgebirgswinter der Lungentuberkulosetherapie bedeutend förderlicher sei als der Sommer. Es scheint dies nach der Statistik von Finkbeiner nicht gerade der Fall zu sein.

Es waren:

	geheilt	wesentl. gebessert	etwas gebessert	stationär geblieben	verschlechtert	gestorben
	%	%	%	%	%	%
In reinen Sommerkuren .	27,5	38,8	23,7	5,3	3,4	1,1
In reinen Winterkuren .	21,9	39,5	26,1	4,1	7,3	0,9

Darüber kann jedoch kein Zweifel bestehen, daß das sonnige Winterklima des Hochgebirges dem sonnenarmen Winterklima der mitteleuropäischen Tiefenstationen wesentlich überlegen, also relativ sehr bevorzugt ist.

Der Heilungsvorgang bei der Tuberkulose im Hochgebirge.

Es muß bei der bereits erörterten Frage von der Prävalenz des Hochgebirges im Heilverfahren der Lungentuberkulose jeden Kritiker eigentümlich berühren, daß seines Einflusses auf die tieferen Heilungsvorgänge so wenig gedacht ist. Man bekommt aber bei der Verarbeitung der gewaltigen Literaturfülle tatsächlich nur selten eine Einschätzung der physiologischen Vorgänge zu Gesicht, die über die allgemeinen physiologischen Feststellungen der schon berichteten Untersuchungen an Gesunden und Kranken hinausgehen, insofern sie die Besserung der Atemtätigkeit, der Herztätigkeit, vielleicht der vorhandenen ungünstigen Blutbeschaffenheit, das Körpergewicht usw. betreffen, denn die Veränderungen der physikalischen Befunde an den Lungen, das Verhalten des Fiebers, des Auswurfs unterscheiden sich ja nur in ihrer Größe oder Beschleunigung von den allerorts angetroffenen. So fehlt es insbesondere an Feststellungen über Immunisierungsbestrebungen des erkrankten Körpers und das Fortschreiten der Immunitätsreaktion ausschließlich unter dem höhenklimatischen Einfluß von Sonne, Freiluft und Partialdruckverminderung des Sauerstoffs. Einen gewissen Einblick gestatten da die anderenorts (s. Heliotherapie) erwähnten Befunde Rolliers, Müllers u. a. über die Ähnlichkeit der heliotherapeutisch erzielten Immunitätsreaktionen mit den Tuberkulinreaktionen, und vielleicht noch die Untersuchungen von G. Baer und R. Engelmann über das Blutbild der Tuberkulösen im Hochgebirge. Ihre Durchschnittsberechnungen an 83 Kranken stellten zunächst fest, daß eine weitgehende Übereinstimmung mit den Tieflandsresultaten in bezug auf die Gesamtleukozytenzahlen besteht und die Zahlenwerte von Lymphozyten und Neutrophilen in einem gewissen reziproken Verhältnis stehen.

Bei Besserung des Befundes weisen nun die Eosinophilen häufig eine Zunahme auf; die Übergangszellen, welche anfangs subnormale Werte zeigen, nähern sich dabei übernormalen Werten, die großen Mononukleären bleiben unverändert. Insbesondere stellt das Verhalten der Neutrophilen bei Lungenkranken im Hochgebirge ein Reagens für Schwankungen im Befinden dar. Das zu ihrer Bestimmung benutzte Arnethsche Blutbild zeigt bei Gesunden, noch mehr bei Tuberkulotikern, im Beginn der Höhenkur eine Verschiebung nach links, deren Grad von der Ausdehnung, noch mehr von der Aktivität der tuberkulösen Lungenerkrankung bestimmt wird. Gemäß der im Laufe der Kur erreichten Besserung tritt jedoch eine Verschiebung nach rechts ein, am stärksten bei leichten, anfangs fieberhaften Prozessen. Die Umstimmung des Leukozytenbildes erfolgt also im Hochgebirge in einem der Heilung besonders günstigen Sinne und deshalb nehmen Baer und Engelmann an, daß dies gerade ein wesentlicher Faktor in der Wirkung des Hochgebirgsklimas auf die Lungentuberkulose ist, daß jedenfalls der Grad der Rechtsverschiebung als wertvolles klinisches Zeichen für die Beurteilung des Kurerfolges in Rechnung zu setzen sei:

„Im Verhalten der Lymphopoiese haben wir einen Gradmesser für die Vitalität des Gesamtorganismus gegenüber der Tuberkulose speziell im Hochgebirge."

Eine gewisse Bedeutung mag auch der Neigung zu N-ansatz im Hochgebirge zukommen.

Die Gewichtszunahmen sind beträchtlich, da die Nahrungsaufnahme erleichtert ist. Die Exkursionsgröße des Thorax wird nach Amrein in mindestens 85,77% der Fälle vergrößert. Das Fieber wird günstig beeinflußt. Sekundäre Katarrhe der Schleimhäute der Atmungsorgane hindern im Höhenklima seltener die Heilungsvorgänge über den Lungen. Lungenblutungen sind nach Egger ebenfalls seltener als im Tieflande, nach anderen jedenfalls nicht häufiger. Stärkere Reizerscheinungen der oberen Luftwege sind einer Höhenkur der Lungentuberkulose hinderlich. Es ist auch nach Dietschy in Betracht zu ziehen, daß schwere Tuberkulosen durch die Verbringung des Kranken aus der Tiefebene auf die Höhe einen rapideren Verlauf nehmen als zuvor, wohl infolge von zu großen klimatischen Anforderungen.

Während die Blutdruckverhältnisse der Gesunden im Hochgebirge keine großen Veränderungen zeigen, scheint die Erhöhung des Blutdrucks bei Tuberkulösen aller Formen ein beachtenswerter prognostischer Faktor zu sein. So fand Peters zwar zwischen dem Blutdruck und dem Grade der krankhaften Veränderungen keine konstanten Beziehungen, wohl aber zwischen dem Blutdruck und dem Grade der Toxämie. Die fortlaufende Blutdruckmessung kann also eventuell im Gegensatz zu anderen aus Heilstätten vorliegenden Erfahrungen beim Tuberkulösen in der Höhe prognostische Aufschlüsse geben.

Der Heilungsplan in der Hochgebirgskur

der Lungentuberkulose unterscheidet sich nicht prinzipiell von demjenigen aller nach modernen Gesichtspunkten vorgehenden Allgemeinbehandlungsformen. Die Anstaltsbehandlung ist auch im Hochgebirge indiziert. Der Kranke ist 10 bis 11 Stunden im Freien, davon bringt der akklimatisierte, fieberlose Leichtkranke 3 bis 4 Stunden gehend, $5^1/_2$ bis 6 Stunden liegend zu. Es ist selbstverständlich, daß die klimatischen Faktoren voll ausgenutzt werden, indem die Liegehalle sich nach der Sonne öffnet und von ihr angenehm durchwärmt wird, die Gehzeit der Sonnenerträglichkeit angepaßt ist, die Wege im Sommer staubfrei, im Winter möglichst schneebedeckt und geglättet erhalten werden usw.

Philippi legt seine auf Grund einer 17 jährigen Hochgebirgspraxis entwickelten Behandlungsgrundsätze folgendermaßen dar, wobei ich die nicht klimatisch-therapeutischen Beobachtungen übergehe. „Dem Hochgebirgsklima kommt eine fieberherabsetzende und ferner durch bindegewebsfördernde Eigenschaften eine ‚konservierende' Wirkung zu. Patienten mit über 37,5° Maximaltemperatur (Mundmessung) haben Bettruhe bei geöffnetem Fenster zu beobachten. Bei fieberlosen Lungenkranken bewährt sich, da das Hochgebirgsklima größere Anforderungen an die Respirations- und Zirkulationsapparate stellt, ein verhältnismäßig ruhiges Verhalten unter ausgiebigem Gebrauch der Liegekur im Minimum von 6 Stunden, daneben zweimal täglich Spazierengehen auf ebenen, später auf sanft ansteigenden Wegen, 15 Minuten bis $1^1/_2$ Stunden."

Für die klimatische Kur in Hochgebirgsheilstätten mag das Paradigma für Leichterkrankte der Basler Heilstätte in Davos-Dorf Erwähnung finden, das nicht wesentlich von der Tageseinteilung anderer Hochgebirgssanatorien abweicht.

<pre>
Sommer   Winter
6½   7 Uhr   Aufstehen;
7   7½   „ erstes Frühstück, nachher Dusche und
                   Spaziergang nach ärztlicher Verordnung;
10—10½   „ Liegekur;
10½   „ zweites Frühstück;
11—12   „ Spaziergang wie oben;
12—1   „ Liegekur;
1   „ Mittagessen;
2—4   „ Liegekur;
4   „ Vesper;
4½—6   „ Spaziergang;
6—7   „ Liegekur;
7   „ Abendessen;
8—9 ev. 9½   „ Liegekur;
10   „ Lichterlöschen.
</pre>

An Stelle der Spaziergänge, die in geeigneten Hochgebirgsorten während des
ganzen Jahres gleichmäßig nur wenig Unterbrechungen, diese dann insbesondere
im April und November, erleiden, wird von manchen Ärzten auch leichtester
Wintersport: vorsichtiges Schlittschuhlaufen und Rodeln erlaubt, während der
mühsamere Skilauf in jedem Stadium generell ausgeschlossen ist. Die Ernährung
ist häufig und reichhaltig, im allgemeinen eiweißreich.

Welche Formen der Lungentuberkulose eignen sich zum Höhenaufenthalte?

Es sind alle Stadien der Erkrankung mindestens in gleich günstiger Weise
beeinflußt wie in anderen geeigneten Klimaten. Aus den Statistiken der Anstalten, aber auch aus der freien Beobachtung scheint jedoch hervorzugehen,
daß im III. Stadium noch beträchtlich mehr zu erwarten ist als in anderen
klimatischen Zonen, besonders auch, wenn nach Egger weniger als 3 Lappen
ergriffen sind, sowie wenn schwere Komplikationen und Zirkulationsstörungen
fehlen. Renvers, Senator und andere fanden, daß die Formen mit reichlicherer Sekretion sich speziell für das trockenere Hochgebirgsklima eignen. Es
mag dies darauf zurückzuführen sein, daß gerade auch noch fortgeschrittene,
jedoch wenig fiebernde Fälle, die sich im indifferenteren Klima nicht bessern,
eben doch noch auf die Höhenwirkung reagieren und daß Leute, die sich zu einer
in die Lebensverhältnisse so eingreifenden Kur, wie der meist weit vom Wohnort
entfernten Höhenkur entscheiden, sich auch zu einem längeren Aufenthalt ent-
schließen, ihn auch unter den angenehmeren meteorologischen Verhältnissen des
Höhenklimas aus psychischen Gründen länger ausdehnen können als in den häufig
recht einsam und gerade im Winter unter düsterem Himmel gelegenen Anstalten
der Ebene, der See oder wenigstens der nordwestdeutschen Mittelgebirge.
Gumprecht sagt mit Recht, „es werden im Höhenkurort weniger Anforderungen
an die seelische Energie des Kranken gestellt als in den Heilstätten des Vater-
lands". Die von Egger aufgestellten Indikationen und Gegenindikationen der
Hochgebirgsbehandlung der Lungentuberkulose sind erst kürzlich auf einer Versammlung der Tuberkuloseärzte des Höhenklimas erläuternd besprochen worden
und lauten:

Indikationen der Tuberkulosetherapie.

1. Prophylaxe bei hereditärer Belastung, schwächliche Konstitution, phthi-
sischer Habitus, vorausgegangene und zu Tuberkulose disponierende Erkrankungen.

2. Larvierte, unter dem Bild der Anämie usw. erscheinende Tuberkulose.

3. Phthisis incipiens (sog. Spitzenkatarrh).

4. Infiltration der Lungenspitzen ohne Zerfall.

5. Beginnende Destruktion; Vorhandensein von Kavernen nur, wenn der Substanzverlust gering und der Krankheitsprozeß nicht in raschem Fortschreiten und mit kontinuierlichem Fieber verbunden ist. Fiebernde Tuberkulöse dürfen in das Hochgebirge geschickt werden, wenn es sich nicht um ein terminales, hektisches Fieber handelt, oder wenn es nicht die Folge einer sehr ausgedehnten, frischen Invasion ist, und wenn endlich keine weiteren Komplikantionen vorhanden sind, welche an und für sich den Aufenthalt im Hochgebirge verbieten.

6. Pleuritische Exsudate nicht purulenter Natur, welche keine Neigung zur Resorption zeigen.

Robin und Jaccoud finden besonders in der Unterernährung, in dyspeptischen Störungen, Anämie, Schwäche der Muskulatur und des Nervensystems bei der Tuberkulose eine Hochgebirgsindikation, Grancher, Labbé-Quénu besonders bei der tuberkulösen Anämie.

Kontraindikationen der Tuberkulosetherapie.

1. Ausgesprochene Neigung zu unaufhaltsamem Fortschreiten der tuberkulösen Erkrankung.

2. Weit fortgeschrittene Fälle mit Kavernenbildung, hektischem Fieber und starker Abmagerung, Pulsbeschleunigung über 120.

3. Ausdehnung der Infiltration usw. auf eine ganze Lunge oder erhebliche Erkrankung beider Lungen mit allzu großer Beschränkung der Atmungsoberfläche auch bei chronischem Verlauf.

4. Komplikationen des tuberkulösen Prozesses mit hochgradigem Emphysem und Katarrh; ferner mit Lues.

5. Stärkere Beteiligung des Larynx.

6. Chronische Nephritis. Amyloid und Tuberkulose der Nieren.

7. Nichtkompensierte Herzfehler, hochgradige kompensierte Herzfehler, Herzdegeneration, Arteriosklerose.

8. Darmtuberkulose, Peritonealtuberkulose.

9. Psychische Abnormitäten.

Therapie der Tuberkulose des Kehlkopfs.

Die Tuberkulose des Kehlkopfs gilt nicht mehr wie früher als Kontraindikation des Hochgebirges, als man glaubte, daß die Lufttrockenheit schädigend wirke. Es ist nach den eminenten Erfolgen, welche die Heliotherapie der geschlossenen Tuberkulose und der Hauttuberkulose zu verzeichnen hat, nur begreiflich, daß man sogar einen Hauptfaktor des Hochgebirges, die aktinisch wertvolle Sonnenstrahlung, zur direkten Lokalbehandlung der tuberkulösen Schleimhäute herangezogen hat. Derscheid in Davos fand, daß von 252 Kehlkopftuberkulosen 145 heilten, 12 in Heilung begriffen waren, 32 wesentlich gebessert wurden. Turban hatte 33,8 % Dauererfolge bei Larynxtuberkulose, Philippi sowie Egger geben besonders infiltrativen Formen, ferner leichten geschwürigen Formen ohne Schluckbeschwerden eine günstige, in Abhängigkeit von dem Grad des Lungenprozesses stehende Prognose.

Therapie anderer tuberkulöser Erkrankungen.

Chronische geschlossene Drüsentuberkulosen, insbesondere Tuberkulosen der Bronchialdrüsen haben nach Stäubli und anderen gute Aussichten. Einer Statistik Rolliers ist folgendes zu entnehmen:

	Kranken-zahl	Geheilt	Gebessert	Stationär	Gestorben	
Adenitis und Tracheobron-chialdrüsenschwellung ohne Abszeß	75	64	4	6	1	an Tbc. pulm.
Adenitis und Tracheobron-chialdrüsenschwellung mit Abszeß	23	23	—	—	—	
Adenitis und Tracheobron-chialdrüsen, sekundär infiziert	38	35	3	—	—	
Sa.	136	122	7	6	1	

wobei auf die weitgehendste, geradezu künstlerische Ausnutzung der heliothera-peutischen Faktoren des Hochgebirges durch diesen Autor nochmals hinge-wiesen sei.

Die **tuberkulösen Erkrankungen des Bauchfells und des weib-lichen Beckens** werden sowohl nach **Bernhard** als nach **Rollier** günstig beeinflußt. Unter Hinzuziehung der Heliotherapie sind die Erfolge **Rolliers** bis 1914 folgende:

	Kranken-zahl	Geheilt	Gebessert	Stationär	Ge-storben	
Peritonitis, geschlossen. .	57	49	4	3	1[1]	[1] mit Meningitis.
Peritonitis, mit Fisteln post operationem	29	20	3	2	4[2]	[2] 3 mit Tub. intest. ulcer.; 1 Amyloid.
Sa.	86	69	7	5	5	
Adnextuberkulose	6	5	1	—	—	

Günstige Resultate wurden in neuester Zeit auch in einzelnen Fällen erzielt bei **Darmtuberkulose** (**Turban, Brecke, E. Nienhaus, Rollier**) und bei Tuberkulosen des Urogenitalapparates. Wir gelangen hierdurch mehr und mehr in das Gebiet der Höhenheliotherapie, wo diese Indikationen abgehandelt werden sollen. Es sind immerhin auch schon vor der spezialistischen Heliotherapie ver-einzelt gute Erfolge erzielt worden. Daß hier zweckmäßige Ernährung und Allgemeinverhalten mindestens gleichmäßig zu beachtende Prinzipien sind, braucht nicht hervorgehoben zu werden. Hingegen haben sich auch warnende Stimmen erhoben gegen den Transport solcher Kranker mit geschwürigen Pro-zessen der Eingeweide in das Bergklima. So haben nach **Hussy** Peritonitiden, die mit Darmulzerationen kombiniert sind und reine Darmtuberkulosen eine ziemlich ungünstige Prognose unter der Heliotherapie des Hochgebirges. Man wird wohl sagen können, daß die Erfahrungen darüber unter Berücksichtigung der modernsten heliotherapeutischen Errungenschaften in mancher Beziehung ermutigen, ohne bereits zu einem Abschluß geführt zu haben und daß sorgsame Indikationsstellung unter Abschätzung aller begleitenden Umstände zu ver-langen ist.

Höhenklima und Erkrankungen des Zirkulationssystems.

Die mannigfachen objektiven Veränderungen, die sich schon unter physio-logischen Bedingungen am Zirkulationsapparat im Höhenklima abspielen, fordern zu gewissenhafter Prüfung auf, wann ein erkranktes oder irgendwie funktionell geschwächtes Herz den unter allen Umständen mehr oder weniger gesteigerten Gesamtforderungen an die Leistungen der Zirkulation funktionell zu entsprechen vermag. Die Prüfung hat sich auch darauf zu erstrecken, ob sich etwa Aussicht bietet, unter der sorgsamen Benutzung gewisser schonender Einflüsse des Hochgebirgsklimas sich so weit zu erholen, daß später der vorwiegend übende Charakter desselben zu größeren oder zweckmäßigeren Leistungen des Herzens erziehen kann. Einen Anhaltspunkt bietet hier leicht die Atmung der Herzkranken. Ist die Atmungsfrequenz gesteigert, so ist das Herz schon von vornherein erhöhten Anforderungen gegenüber weniger leistungsfähig, da eine gewisse Lungenstarre, wie sie nach Kronecker im Hochgebirge bei starker Arbeit eintritt, hier schon pathologischerweise, wie R. Reinhardt zeigte, besteht. Dies gilt gleichermaßen für die organischen Herzkrankheiten, wie für die rein funktionellen, die neurotischen und die häufigen Mischformen. Nicht ganz derselbe Maßstab ist an die Erkrankungen des Gefäßsystems anzulegen, wo nicht die sklerotischen Veränderungen in erster Linie ausschlaggebend sind, sondern das funktionelle Verhalten der betreffenden Persönlichkeit äußeren und insbesondere thermischen und klimatischen Reizen gegenüber. Mit anderen Worten: es wird zuweilen möglich sein, Herzkranke selbst mit Neigung zu Kompensationsstörungen aus bestimmten Gründen in eine passende Höhenlage zu schicken, während ein Arteriosklerotiker ohne äußere Erscheinungen einer Kompensationsstörung der Anregung dieses Klimas nicht gewachsen zu sein braucht. Unglücksfälle der Alpinistik, die auf ein Versagen der Herzkraft zurückgeführt werden, planloses Vegetieren oder Strapazieren solcher in der Zirkulation geschwächter Individuen in den Höhenkurorten, das natürlich zu Katastrophen führte, einerseits; die allmählich durchdringende Erkenntnis von den „gesteigerten Anforderungen des Hochgebirges" andererseits, hatten in einer erst kürzlich verflossenen Ära zu einem fast generellen Verbot des Höhenklimas für „Herzleidende" und „Gefäßkranke" geführt. Wir wissen jetzt, daß diese strenge Kontraindikation nicht aufrechtzuerhalten ist. Sie besteht in unbeschränkter Form weiter für Herzfehler im Stadium der Dekompensation und solche Erkrankungen des Gefäßsystems, welche mit auffallenden Schwankungen des Blutdrucks und mit sehr labilem vasomotorischem Verhalten einhergehen.

Wir werden also da die Höhentherapie ablehnen, wo die Übungstherapie auch unter anderen Verhältnissen ein Kunstfehler wäre, also insbesondere wenn Zirkulationsstörungen mit Ruhe und Schonung heischenden anderen Erkrankungen verknüpft sind. Man wird eine planvoll durchgeführte, sogar sich steigernde Höhenbehandlung in den Fällen anwenden können, wo auch sonst eine Übungstherapie angezeigt ist. Unterstützend wirken hier gerade die Reinheit und Kühle der Luft, die erleichterte Verdunstung und Entwärmung, die Erleichterung der Muskelarbeit infolge verringerten Luftdrucks. Es ist bei der Höhentherapie der kardialen Erkrankungen wichtig, gerade die schonenden Faktoren des Höhenklimas mit zu benutzen, die das Sommerklima der Höhe aufweist; milde Temperaturen bei verhältnismäßiger Trockenheit etwa gegenüber der See oder dem Tiefenklima. Größere Höhen sind zu meiden; Akklimatisierungszwischenstationen sind immer nötig; die ersten Tage in der Höhe sind mit strikter Vermeidung jeder Mehrleistung eventuell in Bettruhe zu verbringen. Fälle mit hoher Viskosität des Blutes, mit einem schon von Hause aus in der Ebene sehr hohen Farbstofftiter des Blutes und einer vermehrten Blutkörperchenzahl sind besonders ruhig oder lieber fernzuhalten, da auf diesem Wege eine Kompensation der Sauerstoffversorgung kaum mehr erfolgen kann. Die vasomotorischen Reaktionen auf Kälte und eventuell auch auf Insolation dürfen nicht pathologisch abnorm sein, da alle diese Zustände zur Insuffizienz der Sauerstoffversorgung, zu erschwerter oder ungenügender Herztätigkeit im Hochgebirge führen können.

Nicht mehr Anhaltspunkte für die Hochgebirgsindikation des Herzkranken als für irgendeine andere das Herz betreffende Therapie bietet das Verhalten des Blutdrucks. Man hat sich diesem Thema in ausgiebiger Weise in den letzten Jahren gewidmet und es steht fest, daß beim gesunden bzw. bei einem die relative Suffizienzbreite nicht verlassenden Herzen der Blutdruck in der Höhe im wesentlichen unverändert bleibt; gegenteilige Befunde sind entweder auf Anstrengungen zurückzuführen, die mit der Leistungsfähigkeit des Herzens nicht gleichen Schritt halten oder sind bei wachsenden Personen bzw. solchen, welche erhebliche Gewichtszunahmen zu verzeichnen hatten, festgestellt. Daß es dabei zu Veränderungen des Blutdrucks kommen muß, bedarf keiner weiteren Erörterung. In pathologischen Fällen wird die Höhe des Blutdruckes durch das Hochgebirge dann beeinflußt, wenn auch das Verhalten des Herzens selbst sich ändert. Bei gleichzeitiger Besserung des Allgemeinbefindens und der Herztätigkeit wird beobachtet, daß erhöhter Druck wesentlich gesenkt, verringerter Druck gehoben, die diastolisch-systolische Amplitude Veränderungen unterworfen sein kann. Französische Forscher, die sich diesem Thema speziell aus Gründen therapeutischer Indikationsstellung zugewandt hatten, wie Hallion - Tissot, Tripet, Soubise, Crouzon, Lapicque u. a., fanden je nach der Besserung des Gesamtbefindens bald Erhöhung, bald Erniedrigung des Blutdrucks. Auch auf Grund von Energometeruntersuchungen hat jüngst P. Schrumpf gefunden, daß die günstige Wirkung des Hochgebirges bei Hyper- und Hypotonien vor allem auf einer sich bessernden Ausnützung der Herzkraft beruht und das reine Höhenklima auf den pathologisch veränderten Blutdruck in positivem wie negativem Sinne regulierend einwirkt unter objektiver und subjektiver Besserung des Allgemeinbefindens. Absolut kompensierte Klappenfehler verhalten sich im Hochgebirge wie gesunde Herzen; Klappenfehler mit labiler Kompensation sowie leichtere Myokarditiden sind bei geeignetem Verhalten ebenfalls im Hochgebirge von 1800 m innerhalb relativer Grenzen beeinflußbar und auch schon öfters günstig beeinflußt worden. Unter den klinisch unterschiedenen Formen der Hypertension eignen sich am besten „Präsklerotiker", arteriosklerotische Druckanomalien, psychogene Pseudohypertonien und deren Verbindung mit arteriosklerotischer Hypertonie. Gelegentlich mag sogar erst der Erfolg der Höhenkur zur richtigen Diagnose führen.

Hinsichtlich der Auswahl von Höhenkurorten für Herzkrankheiten weist Galli darauf hin, daß die atmosphärische Ruhe eine unerläßliche Bedingung für solche Herz- und Kreislaufkranke ist, welche vom Gebirgsaufenthalt Nutzen ziehen wollen. Es sind deshalb die nur bestimmten lokalen Luftströmungen ausgesetzten Hochtäler und solche Hangstationen zu wählen, die auf einer der Hauptwindrichtung abgelegenen Gebirgsseite sich befinden, Föhntäler sind zu meiden, auch solche Orte, in denen die Temperaturschwankungen vom Tage zur Nacht sehr groß sind, da die Hautgefäße sich in einem instabilen Gleichgewicht befinden. Galli gibt als zulässige Schwankung 6 bis 10° C an; eine allerdings wohl an den meisten Orten überschrittene Grenze, insbesondere da, wo hohe Wärmeein- und -ausstrahlung, wie dies in den meisten Hochtälern der Fall ist, vorliegt. Andere Beobachter stimmen diesen Forderungen nicht direkt zu. Hingegen wird man seiner Ansicht, daß das Sommerklima des Hochgebirges dem Winterklima für Herzleidende vorzuziehen sei, beipflichten, teils wegen der Temperatureinflüsse, teils wegen des für diese Kranken fast absolut zu verbietenden Wintersports, während der Sommer zu abwechslungsreichen Spaziergängen und zu Bewegungs- und Terrainkuren Gelegenheit bietet; derselben Ansicht huldigt Schrumpf. Als solche Orte empfehlen sich Masino im Veltlin, ferner Flims, auch Beatenberg, Engelberg und einige Rigistationen; Höhenstationen des Schwarzwaldes in 1000 m Höhe wie Schönwald, Höchenschwand, Feldberg, Rothaus bei Bonndorf, Notschreihotel eignen sich nach meiner Erfahrung. Ihnen dürfte eine Reihe anderer, die diese Bedingungen erfüllen, sich zugesellen und zwar besonders solche Orte, die nicht etwa nur durch ihre Besonnung überragend sind, sondern die vor allem durch bequeme, abwechslungsreiche Spazier- und Terrainkuranlagen sich auszeichnen.

Es liegen dann von Litten, Erb, Stäubli, Nolda, Lazarus Stimmen vor, welche von ebenso günstigen Erfolgen in den Hochtälern des Engadin berichten. So sind es nicht nur gut kompensierte Klappenfehler und beginnende Coronarsklerosen, die sich unter Kräftigung des Herzmuskels dort wohl fühlen, sondern auch das nicht zu vorgerückte Fettherz, Alkohol- und Nikotinherzen, Steigerung der Herztätigkeit im klimakterischen Alter, auf welche das Hochgebirge erfrischend, belebend und subjektiv beruhigend wirkt. So kommt es, daß scheinbar so widersprechende Resultate erzielt werden, wie Erhöhung des pathologisch niedrigen Blutdrucks einerseits, Senkung des hypertonischen Druckes andererseits. Die Hypertonie an und für sich ist eben keine Gegenanzeige. Stäubli fand in solchen Fällen bei noch leistungsfähigem Herzen den Blutdruck langsam aber stetig fallend. „Ebenso wie der systolische und der diastolische Blutdruck kann sich auch die Amplitude ändern — in günstigem Sinne, wenn eine Akklimatisation und ein Erfolg der Übungsbehandlung und die Erholung von den zahlreichen, nervösen Einflüssen, denen der Herzkranke im Alltagsleben unterworfen ist, statthat —, im ungünstigen Sinne, wenn Anstrengung, Außerachtlassen der elementaren Lebensbedingungen des Herzkranken im Höhenklima schwächend wirken." Selbst für das Winterklima des Hochgebirges findet Erb: „Man braucht nicht allzu ängstlich zu sein. Zweifellos geeignet sind erschöpfende Krankheiten, Fälle von erhöhtem Blutdruck, ohne nachweisbare Nierenerkrankungen oder bemerkbare Herzmuskelveränderungen, Herzneurosen verschiedener Art. Kranke mit leidlich kompensierten Klappenfehlern, mit mäßiger Arteriosklerose und intermittierendem Hinken können unter den erwähnten Kautelen versuchsweise nach dem Hochgebirge geschickt werden, besonders, wenn etwa Anämie, schlechte Allgemeinernährung mit im Spiele sind."

So braucht auch das höhere Alter und in ihm auch Fälle, bei denen man bereits mehr oder weniger fortgeschrittene Veränderungen des Gefäßsystems vermuten darf, das Hochgebirge mit Nutzen. Es sind darunter solche, welche ohne jede Beschwerde und seit Jahren ohne Gefährdung in einem Zuge die Höhendistanz von 1800 m überwunden haben. Erb erwähnt einige bemerkenswerte Fälle und auch mir sind einzelne solche bekannt, welche in hohem Alter bei jahrelang „diagnostizierter" Myodegeneratio cordis und Arteriosklerose je nach der Jahreszeit vom Engadin nach den italienischen Seen und an die Riviera, sogar nach Assuan hin und her wechseln und glauben, sich in keinem anderen Sommerklima gleich wohl zu fühlen. Es ist viel wichtiger, „nicht mehr ganz jugendliche Individuen", wie Zuntz meint, „vor Überanstrengungen im Hochgebirge, besonders aber bei vorübergehenden Indispositionen, bei leichten Katarrhen und dergleichen zu warnen, da das Herz dadurch zu dauerndem Siechtum gebracht werden kann", als generell die nach der Höhenlage gewissermaßen abstufbaren übenden Anregungen jedem nicht mit voller Suffizienzbreite arbeitenden Herzen zu versagen. Die Steigarbeit soll andererseits im Gebirge ausgedehnte Verwendung finden ebenso wie der Sport. Zuntz hat vor kurzem den aufs Herz tonisierend wirkenden Einfluß der Steigarbeit in der Höhe an nicht mehr jugendlichen und wohl auch nicht mehr gefäßintakten Individuen sehr schön bestätigen können. Der Vorzug des Höhenklimas für leichtere Erkrankungen des Herzens und der Gefäße liegt an der günstigen Anregung des Klimawechsels auf das alles influenzierende Nervensystem überhaupt, ferner in der Verminderung der Hitzeschädlichkeiten, in der prachtvoll abstufbaren Übungstherapie dieses Klimas und in einer Reihe von psychisch und reflektorisch, auch vom individuellen Standpunkt zu beurteilenden, stimulierenden Eigenschaften.

Höhenklima und Blutkrankheiten.

Bei der Auffassung der beträchtlichen Veränderungen im Blute als eines notwendigen kompensatorischen Vorganges, den der Organismus leisten muß, um sich dem Höhenklima anzupassen, könnte es mit Recht fraglich erscheinen, ob solche Organismen, welche an und für sich schon auf dem Hauptgebiet, welches die Kompensation zu leisten hat, minderwertig oder krank, also „blutarm" im weitesten Sinne des Wortes sind, überhaupt diesem mehrfordernden Klima zuzuweisen sind. Die Entscheidung muß auch hier in dem Sinne fallen, daß aus klinischen Gesichtspunkten wohl nur absolut schonungsbedürftige Blutkranke das Höhenklima zu meiden haben, während andere mit Kraftreserven, mit scheinbar mangelnder Anregung für die Blutbereitung unter gewissen Bedingungen bei der Dosierung dieses Reizmittels für das Hochgebirge passen. Die Frage liegt hier ähnlich wie bei der blutbildenden Wirkung einer experimentellen oder therapeutischen Blutentziehung die ohne Einsicht in die biologischen Verhältnisse zum Paradoxen gerechnet werden müßte.

Durch ganz auffällig günstige Resultate, die David mit der Verbringung von schwer und leicht Anämischen unter erniedrigten Sauerstoffpartialdruck hatte, werden wir darauf vorbereitet, daß gerade der Luft- bez. O-Verdünnung auch hier eine ganz wesentliche, zum Teil ausschlaggebende Rolle zufällt.

Widmer hat nun aber äußerst interessante, vergleichende Untersuchungen angestellt mit anämischen Hochgebirgspatienten, denen neben der Luftverdünnung alle Kurvorteile des Hochgebirges, Ruhe und angepaßte Bewegung, Sonne, die psychischen Anregungen der Gebirgsnatur, Ernährung, Schlaf usw. zur Verfügung standen und mit ebenso anämischem Hotelpersonal, welches außer der Luftverdünnung bei einer allerdings ebenfalls reichlichen Ernährung den Schattenseiten des Kurlebens ausgesetzt war. Im ersten Falle glänzende Besserungen, im zweiten Falle weitere Verschlechterung des Blutbildes und natürlich auch des Allgemeinbefindens.

Es zeigte sich weiter, worauf Widmer nicht besonders hingewiesen hat, was aber in demselben Sinn und mit noch größerem Recht für die Wirkung einer kompensationsfördernden relativen Anämisierung spricht, daß nämlich die größten Fortschritte in der Blutneubildung auch im Hochgebirge nach der Menstruationszeit gemacht wurden. Diese Beobachtung deckt sich mit der von Laquer an Hunden gemachten, wo auch die Blutregeneration nach Blutentziehung im Hochgebirge wesentlich rascher erfolgt, als in der Ebene. Die Steigerung der Blutarmut bei dem Hotelpersonal trat erst dann ein, als mit den Anforderungen der Hochsaison im August die Kompensationsvorrichtungen lahmgelegt wurden. Einige Beispiele Widmers erläutern dies.

Kurgäste:			Hotelangestellte:		
Datum	Mill. Erythr.	% Hämoglobin	Datum	Mill. Erythr.	% Hämoglobin
	Fall I.			Fall I.	
20. VI. 4900		 58	7. VII. 3100		 50
Menstruation			15. VII. 3300		 50
1. VII. 5100		 64	25. VII. 3600		 51
1. VIII. 5900		 68	1. VIII. . . . . 3600 Hochsaison		53
Menstruation			10. VIII. 3600		 53
9. VIII. 5950		 75	19. VIII. 3000		 51
			27. VIII. 2950		 46

Kurgäste:			Hotelangestellte:		
Datum	Mill. Erythr.	% Hämo-globin	Datum	Mill. Erythr.	% Hämo-globin
Fall II.			**Fall II.**		
30. VII.	5000	62	7. VII.	4450	60
Menstruation			15. VII.	4400	60
15. VIII.	5400	74	25. VII.	4600	60
			1. VIII.	4600 Hochsaison	60
Fall III.			10. VIII.	4500	59
25. VII.	4850	62	19. VIII.	4200	57
Menstruation			27. VIII.	3700	50
30. VII.	5200	72			
7. VIII.	5300	78	**Fall III.**		
Menstruation			7. VII.	4400	60
27. VIII.	5900	88	15. VII.	4400	60
			25. VII.	4400	60
Fall IV.			1. VIII.	4450 Hochsaison	60
19. VIII.	3900	55	10. VIII.	4300	59
Menstruation			19. VIII.	4300	56
27. VIII.	4600	80	27. VIII.	4000	52
Fall V.					
21. VII.	5000	77			
Menstruation					
18. VIII.	5450	90			

Die Besserung des Blutbefundes ist in den Fällen Widmers eine außerordentlich rasche und übersteigt in der Zeiteinheit die Erfolge, welche im allgemeinen an Stahlkurorten ohne Höhenklima erzielt wurden.

Sind es nun aber nicht Höhenlage und Ernährung allein, welche das erkrankte Blutbild im Hochgebirge zu bessern imstande sind, so führt dies dazu, die Ergebnisse der physiologischen Blutvermehrung nur unter der Bedingung auf pathologische Fälle zu übertragen, daß regenerierende Abwehrhandlungen des Organismus gegen die Sauerstoffverminderung gleichzeitig durch erhebliche Schonung auf dem Gebiete der Muskeltätigkeit, der Nervenfunktion und der Wärmebildung unterstützt wird, daß alle auch psychisch wirkenden Faktoren, und ferner reichlicher Schlaf und ausgiebige Besonnung herangezogen werden. Ruhekuren, sogar Bettruhe auch im Freien unter Sonnenwirkung, geeignete Anregung des Stoffumsatzes durch Spaziergänge und durch dem Kräftezustand entsprechende andere Muskelübungen, sind ebenso wie in den tieferen Lagen notwendige Bedingungen in der Höhenkur der Blutarmut. Erfahrungen von Höhenortärzten wie Veraguth, Nolda, Widmer, Stäubli bestätigen das. Erb, Lazarus, von Noorden stimmen dieser Ansicht zu. Man bemerkt zuweilen allerdings, daß die tiefere Temperaturlage des Hochgebirges einen zu starken Reiz für das Vasomotorensystem und eine übermäßige Forderung an den Wärmehaushalt Anämischer darstellt, so daß sie sich im Mittelgebirge, zuweilen sogar in dem sommerl chen Landaufenthalt der Ebene wohler fühlen und rascher genesen. Auch die Herzkraft ist bei stärkeren Anämien sehr in Betracht zu ziehen, ehe sie dem Hochgebirge überliefert werden. Es fanden schließlich Morawitz und Röhmer, daß ein vermehrtes Sauerstoffbindungsvermögen als Kompensationsvorgang bei der Anämie nicht in Betracht kommt, daß zwar eine bessere Ausnutzung des Sauerstoffes vorliegt, als Wichtigstes jedoch eine Beschleunigung des Blutstromes, die nur durch eine Mehrleistung des Herzens aufgebracht werden kann. Manche Blutarme sind also gerade mit den im Hochgebirge bei der Akklimatisation und Regeneration in den Vordergrund tretenden Funktionen schon vorher an die äußerste Grenze der Leistungsfähigkeit gegangen; so kann das Problem der Höhenkur zuweilen ein kritisches werden.

Fälle von Chlorose, die wir mit O. Rosenbach weniger als eine spezielle
Erkrankung der blutbereitenden Organe denn als ein Darniederliegen der Gesamt-
funktionen des Organismus auffassen, werden in großer Anzahl in den Kurorten, insbesondere des Engadins in einmaliger oder wiederholter Kur der
Genesung zugeführt. Die Stimmen für die Prävalenz des Engadiner Sommerklimas sind hier überwiegend, während Erb auch das Winterklima für alle
möglichen Formen von einfacher Anämie und Chlorose, einschließlich der
Pubertäts- und Präpubertätschlorose, die zahlreichen sekundären Anämien auch
im Klimakterium für ersprießlich hält. Insbesondere da wäre ein Versuch mit
dem Hochgebirge zu machen, wo die Eisentherapie allein oder mit den üblichen
Badekuren zusammen versagt. Nolda findet in Winterhochgebirgskuren ein
ungemein dankbares Feld selbst für die Therapie schwerer sekundärer Anämien.

Nicht nur die Malariaanämie wird nach übereinstimmenden Resultaten günstig beeinflußt, sondern zugleich auch die Malariaerkrankung selbst, wie Beobachter in den Tropen, Roos, Faichnie und andere, aber auch einige Feststellungen von Veraguth und Nolda aus unseren Alpen bezeugen. Weniger
günstig lauten die Berichte über perniziöse Anämien und leukämische Krank-
heitsformen (Veraguth), obgleich auch hier sowie bei der Anchylostomumanämie
(Widmer) zahlenmäßig günstige Erfolge dem Höhenklima nachgerühmt werden.

Es ist auch recht wohl möglich, daß gerade die Höhensonnentherapie, unter
zweckmäßiger Anwendung des Reizgesetzes in bezug auf Anregung und Lähmung einer Funktion durch den Reiz, entsprechend der Aktinotherapie mit
künstlichen Strahlen mit weiteren Erfolgen in der Anämiebehandlung lohnen
wird. Eine steigende Dosierung des Höhenklimas ist gerade bei der klimatischen
Anämiebehandlung zuweilen ein Haupterfordernis, wovon ich mich sogar in geringeren Höhenlagen im Mittelgebirge häufig überzeugen konnte.

Erkrankungen des Stoffwechsels.

Über Erkrankungen des Stoffwechsels in bezug auf die Höhentherapie haben sich Külz, von Noorden, Weintraud, Erb, Richter neben
einer Reihe von Höhenärzten geäußert. Die Wirkungen sind zum Teil allgemein
klimatischer Natur, zum Teil auch auf sekundäre und konkomitierende Faktoren dieses Klimas zurückzuführen, obgleich nicht zu verkennen ist, daß gerade
das Höhenklima bei Fettsucht und Diabetes in der Praxis elegans einen unverkennbar günstigen Einfluß aufzuweisen hat.

Die relative Leichtigkeit des Eiweißansatzes, der größere Stoffverbrauch
im Hochgebirge können für Fettleibige mit gesundem Herzen allerdings
direkt als eine klimatische Kurerleichterung gelten. Nur müssen sich Arzt
und Patient darüber klar sein, daß gerade bei gutem Befinden mit einem größeren Umsatz auch der Appetit zu wachsen anfängt. Mehrfache hoffnungsvoll
begonnene, aber mit einem positiven Saldovortrag abschließende Entfettungskuren im Hochgebirge und im höheren Mittelgebirge lassen es mir jedenfalls als durchaus notwendig erscheinen, trotz des mächtig wirkenden Höhenfaktors und der Steigarbeit der energisch durchzuführenden Diät oder der
Organtherapie weitaus den Vorrang zu lassen. Man vergleiche hierzu das Maß
der Kalorienwerte beim Verbrauch der Versuchspersonen der Zuntzschen
Höhenexpedition in Kapitel XXI über Höhenmonographie.

Steigekuren sind in Verbindung mit ausreichender Besonnung und anregender
Lufttemperatur auch die günstig einwirkenden Momente in der Diabetesbehand-
lung, wobei allerdings die noch nicht ausreichend erforschte Strahlenwirkung auf
Zellfermente und innere Sekretion eine besondere Rolle zu spielen imstande sein
könnte. Ebstein hat schon vor 35 Jahren eindringlich auf den günstigen Einfluß

des Höhenklimas beim Diabetes mellitus hingewiesen, allerdings einen Aufenthalt von häufig Jahresdauer verlangt. Die Auswahl der für Diabetiker geeigneten Höhenorte ist nicht leicht wegen der immer in erster Linie zu berücksichtigenden Ernährung, dann sind auch den Winden exponierte Orte, wohl auch solche mit häufigem und stärkerem Föhn wegen seiner häufig irritierenden Wirkung zu meiden, also etwa das Ober- und Mittelengadin, Engelberg, Beatenberg, Arosa, Davos, Leysin und einige Kurorte des Schweizer Jura zu bevorzugen. Hoessli hält dafür, daß gerade fettsüchtige Diabetiker, von extremen Fällen abgesehen, die Luftkur im Gebirge gut ertragen und auch bezüglich der einfachen Fettsucht sah er häufig Gewichtsabnahmen von 2—5 kg ohne wesentliche Einschränkung des Appetits.

Die echte Gicht kann nach Nolda vom Hochgebirgsaufenthalt günstig beeinflußt werden. Inwiefern andere Störungen der inneren Sekretion vom Hochgebirge therapeutisch beeinflußt werden, steht nach Erb noch dahin. Es ist jedoch zu beachten, daß eine Reihe von Symptomenkomplexen und Krankheitsbildern, denen solche Sekretionsstörungen zugrunde liegen oder liegen können, wie das Asthma, die exsudative Diathese, unklare Fälle von „Skrofulose", Rachitis u. a. vom Hochgebirgsaufenthalt Nutzen ziehen.

Entschieden weniger scheint dies der Fall zu sein bei

Erkrankungen der Verdauungsorgane.

Wie überhaupt hier klimatische Einflüsse gegenüber denjenigen der Diätetik zurücktreten und, soweit äußere Klimaeinwirkungen in Betracht kommen, mehr gewisse meteorologische Faktoren, wie Feuchtigkeit, Wind, Regen von ungünstigem, Trockenheit, Wärme von günstigem Einflusse sein können, so dürfte dasselbe vom Hochgebirge gelten. Nur insoweit die Störungen in das Gebiet der nervös dyspeptischen Erscheinungen fallen, ist eine Besserung von allgemeinen Gesichtspunkten aus zu erwarten, die dann mit Anregung des Appetits, reflektorischer Sekretionsanregung, Regulierung von Stuhlbeschwerden einhergeht. Hier und da wurde auf Neigung zu Diarrhöen im Hochgebirge hingewiesen. Inwieweit solche von der an einzelnen Orten, z. B. an manchen Kurplätzen Tirols, wenigstens für den Norddeutschen unbekömmlichen Verpflegung oder von der „Hotelkost" im allgemeinen, eventuell auch von einer klimatisch bedingten Alteration der Darmflora, von Einflüssen des Trinkwassers, unhygienischen Bedingungen verschiedener Art, von Dyspepsie infolge von Überanstrengungsachylie bzw. Salzsäuremangel usw. abhängen, muß allerdings häufig dahingestellt bleiben. Die auf tuberkulösen Veränderungen des Darmkanals beruhenden Verdauungsstörungen nehmen auch in der Hochgebirgstherapie eine besonders kritische Stelle ein.

Alles in allem ist wohl zu sagen, daß unter Vorsorge für günstige diätetische und hygienische Bedingungen Verdauungsstörungen keine Kontraindikation für das Hochgebirge bilden, wenn dieses aus anderen Gründen einen therapeutischen Vorzug verdient.

Hochgebirge und kindlicher Organismus.

In der Klimatotherapie des Kindesalters behauptet das Hochgebirge einen Vorrang wegen der eigenartigen Stellung, welche der Körper des Wachsenden gegenüber Anforderungen an seine Funktionen einnimmt. Die Elastizität des gesunden kindlichen Körpers läßt ihn klimatische Differenzen auch starken Grades oft mit spielender Leichtigkeit überwinden, wenn nur an die Erhaltung seiner Wärmebilanz keine zu großen Anforderungen gestellt werden. In derselben Eigenschaft liegt es auch begründet, daß unter hygienischen Bedingungen Kinder in allen Klimaten gut gedeihen und häufig genug kranke oder schwächliche Kinder auf den Reiz eines oft ganz beliebigen Klimawechsels hin, sofern die diätetischen oder allgemein pädiatrischen Voraussetzungen passend bleiben, günstig im Sinne der Stimulierung reagieren. Nur so ist es zu erklären, daß unter Umständen schwer kranke tuberkulöse, sogar toxämische Kinder einen plötzlichen Klimawechsel nach dem Hochgebirge ungeschädigt unternehmen, den einem debilen Erwachsenen zuzumuten niemand einfallen würde. Wegen dieser Ansprechbarkeit des kindlichen Körpers auf allgemein klimatische Anregungen gebührt auch dem Hochgebirge eine besondere Wertung in der Klimatotherapie des Kindes. In erster Linie scheint die Hochgebirgssonnenwirkung zu stehen, die hier zum mindestens mit dem Faktor der Luftverdünnung konkurriert, obgleich wir annehmen müssen, daß gerade auch der verringerte O-Partialdruck wie bei jugendlichen Tieren im Laboratoriumsversuch — so auch für Kinder einen elektiven Reiz darstellt. Es ist erstaunlich, zu sehen, wie Kinder in ihrem Allgemeinbefinden, dem Appetit, den Gewichtsverhältnissen, der seelischen Stimmung auf den Einfluß der Besonnung und schon allein des Freiluftaufenthaltes im Hochgebirge reagieren.

Demnächst kommt ein mäßig starker Grad der Luftbewegung in Betracht, welche auch von Kindern gut ertragen wird, wie die ja unendlich größeren Erfahrungen an der Seeküste zeigen. Sie tritt im Hochgebirge jedoch gegenüber der See wesentlich zurück, infolge der gänzlich anderen Lage der thermischen Faktoren des Höhenklimas, des raschen Wechsels der Lufttemperatur und der ebenfalls rascher wechselnden, im allgemeinen niedrigen Feuchtigkeitszustände der Atmosphäre gegenüber der See.

Die relative Keimarmut der Luft und wohl auch des Bodens insbesondere an pathogenen Keimen im Vergleich zum Boden unserer großstädtischen Straßen und Kinderspielplätze kann zweifellos in prophylaktischer Hinsicht dem Wohlbefinden und auch der Rekonvaleszenz der Kinder dienstbar gemacht werden durch Vermeidung der häufigen Infektionen der Atmungs- und Verdauungsorgane, denen der kindliche Körper sonst ausgesetzt ist. Obgleich mehrere dieser Faktoren auch im Seeklima oder in besonders günstig gelegenen Landgebieten wie in der Heide oder Steppe die klimatische Behandlung des Kindes fördern, so zeigt doch bis jetzt wenigstens das Hochgebirge bei gewissen Krankheitszuständen eigenartige Erfolge, vielleicht auch deshalb, weil beim jugendlichen Organismus mit seiner großen Dehnbarkeit der häufig noch intakten respiratorischen Oberfläche die Beschwerden der Akklimatisation nach übereinstimmenden Berichten vieler Kenner des Hochgebirges, v. Planta, Determann, Neumann, so gut wie völlig fehlen. Es tritt die Erfahrung dazu, daß im Hochgebirge insoweit als die eingeborene Bevölkerung einigermaßen gesundheitsgemäß leben kann, die tödlichen Verdauungsstörungen fehlen, daß Stimmritzenkrampf und funktionelle Krämpfe vollkommen unbekannt sind, Rachitis und auch Skrofulose äußerst selten vorkommen, künstlich genährte Kinder gegenüber Brustkindern nur einen geringen Unterschied der Morbidität und Mortalität aufweisen und dergleichen mehr. Man trägt demnach keine Bedenken, Kinder schon im Säuglingsalter gegebenenfalles dem Hochgebirge anzuvertrauen, insbesondere da der Säugling, was die Temperatureinwirkungen betrifft, in seinem geschützten Privatklima zu leben pflegt.

Bei Kindern, welche bereits mehr oder weniger ausgiebige Bewegungen machen, laufen und springen, da findet eine intensivere Beanspruchung der Organe statt. Die Eignung der Kinder ist also schon viel mehr nach dem Kräftezustand und nach der allgemeinen gesundheitlichen Verfassung zu bemessen.

Von Planta nennt als Indikation dieser Altersstufe vor allem die Prophylaxe bei schwächlichen, aus belasteter Familie stammenden Kindern, dann die Skrofulose, Rachitis, Anämien, Chlorose, exsudative Diathese, Asthma, Rachenkatarrh, Lungenschrumpfung nach Exsudaten, Fettsucht, leichtere nervöse Störungen. Für diese letzteren wird von anderer Seite besonders der erzieherische Charakter des Hochgebirgsklimas betont, vielleicht zu einseitig, wie die nicht minder guten Erfolge des Strandaufenthaltes, der Ferienkolonien unter Begleitung erzieherisch befähigter Personen lehren.

Nicht ganz so einfach erscheint mir die Indikationsstellung des Höhenklimas für Kinder des Pubertätsalters, insbesondere beim Vorliegen anämischer Störungen, von Wachstumsstörungen und nervösen Allgemeinerscheinungen, sei es mit oder ohne direkten Zusammenhang mit Vorgängen in der sexuellen Sphäre. Während häufig die Berichte aus dem Hochgebirge günstig lauten, so von Erb, v. Planta, Nolda und auch die Schulberichte aus Davos, Zuoz, Leysin, Samaden einer Verbringung dieser Altersklassen ins Hochgebirge das Wort reden, so ist mir doch eine Reihe von Fällen bekannt, in denen das Hochgebirge keine Besserung der Wachstums- und Pubertätsbeschwerden bei Knaben und Mädchen brachte, Kinder, denen dann das Mittelgebirge und Eisen oder auch der Aufenthalt an der Nordsee, ferner an der atlantischen Küste Frankreichs, an der ligurischen und adriatischen Küste Italiens zu wirklich durchgreifender, verhältnismäßig rascher Besserung verhalf. Soweit eine Analyse dieser Fälle möglich ist, scheint der Widerspruch darin zu beruhen, daß solche dem Gehorsam mehr oder weniger entwachsene Kinder sich infolge der Stimulierung durch das Hochgebirge körperlich zu sehr anstrengten oder bereits im Beginn einer vielseitigen psychischen Impressionabilität stehend, sich mit den seelischen Eindrücken des Hochgebirges unbewußt nicht in Einklang setzen konnten. In anderen Fällen sind solchen Kindern Ruhekuren und Wärmezufuhr bekömmlicher, insbesondere da, wo rasches Wachstum, zwar nicht größere Anforderungen an den Gesamtumsatz stellt, so doch diesen Umsatz vorwiegend lenkt und andere Gebiete der normalen Widerstandskraft zeitweilig beraubt. In diesem Zusammenhange sei auf die Beobachtungen v. Plantas hingewiesen, nach denen bei günstigen Kuren im Hochgebirge soweit der Ernährungszustand in Betracht kommt, die Gewichtszunahme allein auf eine Zunahme von Eiweißstoffen und auf Wachstum, zum geringsten Teile auf Fettzuwachs zurückgeführt werden mußte, wo im Gegenteil das Hochgebirgsklima bei Kindern geradezu die Fettabgabe begünstigte.

Einer leicht zu einseitigen Deutung der Resultate ausweichend, schließen wir uns lieber den Bemerkungen Heckers an, daß wir sicher erst in den Anfängen zum Verständnis der klimatischen Beeinflussung des Kindes stehen, die Indikationsstellungen nebelhaft und unsicher sind und daß wir vorderhand auf Empirie, auf persönliche Erfahrungen Einzelner an bestimmten Plätzen hingewiesen sind.

Diese lauten in runder Fassung dahin: überaus dienlich ist das Hochgebirge zur Abhärtung der weniger lebenskräftigen Kinder, insbesondere des ersten Lebensjahrzehntes; zur Prophylaxe der Tuberkulose, sei es, daß wir eine Expositionsprophylaxe, die nur durch völlige Separierung der Kinder von Infektionsträgern erreichbar ist, in den ersten Lebensjahren durchführen oder mit den Atmung, Zirkulation und Stoffwechsel stimulierenden Faktoren des Hochgebirges eine Dispositionsprophylaxe betreiben. Dazu kommt die Behandlung einer Reihe von Äußerungen der exsudativen und eosinophilen (Stäubli) Diathese, vorwiegend des Asthmas, welche gerade beim Kinde von oft staunenswerten Erfolgen gekrönt ist.

Die **Kurzeit für Kinder** muß in den meisten Fällen für längere Zeit ausgedehnt werden; für die Abhärtung ist der Aufenthalt öfters zu wiederholen. Ein Unterschied insbesondere bei den eben genannten Gesamtindikationen zwischen Winter und Sommer braucht aus Gründen der Indikation wohl kaum stattzufinden. Mit Determann, dem wir eingehende Studien über die Therapie im Winterhöhenklima verdanken, stimmen anerkannte Höhenspezialisten der Alpen darin überein, daß der Winter wegen des speziell auch für Kinder recht abstufbaren Sports, sich der Kinderbehandlung günstig erweise. Meine eigene langjährige Tätigkeit in höheren Lagen des Mittelgebirges bestätigt diese Auffassung. Es ist vor allem möglich, die Heliotherapie während dieser Zeit in eine Kur einzuflechten, welche in tieferen Lagen Mitteleuropas und denen der nördlichen See sonnenarm oder sonnenlos verlaufen müßte. Winterkuren der Kinder erstrecken sich am besten von Winterbeginn an bis über die ersten Frühjahrswochen hinaus, wenn die zur Zeit der Äquinoktien im Tieflande grassierenden endemischen Erkältungskrankheiten minder bedrohlich geworden sind und gleichmäßigere, höhere Temperaturen mit längerer Sonnendauer vorliegen. Der Länge der Kurzeit während vieler Wochen und Monate entsprechend, im Gegensatz zu den gewöhnlich kürzer anzusetzenden Kuren Erwachsener muß häufig der intellektuellen und gemütlichen Weiterentwicklung des Kindes ein ärztlicher Seitenblick vergönnt werden. Die Möglichkeit der Erziehung und Unterrichtung schulfähiger Kinder ist für so lange Aufenthaltszeiten jetzt in einer größeren Menge von Hochgebirgspensionen und -schulen gegeben (s. Tabelle S. 212); auch auf die Ackerbaukolonie Rolliers bei Leysin sei noch hingewiesen.

Erkrankungen der Haut.

In häufiger Verbindung mit den für den Höhenaufenthalt indizierten Krankheiten stehen **Erkrankungen der Haut**, so besonders im Kindesalter und schon beim Säugling, der wir die gemeinsame Basis der exsudativen Diathese neuerdings einräumen. So mag es nicht wundernehmen, daß auch Ekzeme des Säuglings, nach Marfan selbst schwersten Grades, im Höhenklima sich auch da bessern, wo Landaufenthalt und Seeküste versagten. Auch für die Ekzeme des Pubertätsalters liegen günstige Erfahrungen vor, die allerdings sich nur bei einer äußerst vorsichtigen Heliotherapie verwirklichen. Andererseits ist gerade da, wo die Höhentherapie sich ausgiebiger Besonnung bedient, die Gefahr eines Sonnenerythems nicht außer acht zu lassen, das insbesondere nach übermäßiger allgemeiner Sonnenexposition tage- und wochenlange Beschwerden mit Temperatursteigerungen zeitigen kann, die erst mit Häutung und Ausbildung einer widerstandfähigen Haut schwinden. Eigene Beobachtungen zeigten mir, daß bei solchen allgemeinen Solarerythemen besonders wenn das Zirkulationssystem nicht intakt ist, direkt bedrohliche Erscheinungen seitens des Herzens auftreten können. Diese jedem Höhenarzt geläufigen Folgeerscheinungen eines unvorsichtigen Gebrauches der Höhensonne sind durch Dosierung meist vermeidbar, durch Einfettung, strahlentransformierende Salben, wie die Äskulinsalbe und ähnliche Lichtschutzsalben, in mäßigen Grenzen zu halten bzw. therapeutisch umzuformen, wo die zielbewußte Heliotherapie nicht im Vordergrunde der ärztlichen Forderungen steht.

Höhenklima und Sinnesorgane.

Einflüsse auf das Sehorgan machen sich als periphere Störungen, Konjunktivalkatarrh und als Blendungserscheinungen im Winter, ferner auf Gletschern, aber auch im blendenden Kalkgebirge und an Hochgebirgsseen bemerkbar. Auch diese Erscheinungen sind durch graue oder gelbe Schutzgläser vermeidbar und rasch besserungsfähig; während andererseits Augenkranken das Hochgebirge mit seiner Lichtfülle zu widerraten ist.

Einfluß aufs Ohr. Das erkrankte Gehörsorgan wird nicht selten durch die Herabsetzung des Luftdruckes und gewöhnlich in ungünstigem Sinne affiziert, insbesondere da, wo Verwachsungen und atrophische Zustände im Mittelohr und Verschluß der Tube einem raschen Ausgleich des Luftdruckes entgegenstehen. Aber auch nervöse Gehörsstörungen reagieren oft mit Steigen der partiellen Taubheit selbst schon in Höhenlagen unterhalb des eigentlichen Höhenklimas. Bei der Beeinflussung tuberkulöser Erkrankungen des Mittelohrs, welchen früher der Höhenaufenthalt nach weitverbreiteter Ansicht verboten war, ist jedoch nach den Erfolgen der Höhensonnentherapie eine Wandlung in der Weise eingetreten, daß offene Tuberkulose des Mittelohrs gerade bei Kindern, auch mittels der Höhenkur günstig beeinflußt werden kann.

Wir schließen damit den Indikationskreis der Therapie für das Hochgebirge. Nachdem es der physiologischen Forschung geglückt ist, auf so viele Fragen nach der Art seiner Einwirkung auf den Organismus die Antwort zu geben, ist nun, worauf auch Erb dringlich hinweist, wohl die ärztliche und klinische Klimatik berufen, die Ergebnisse der Physiologie mit denen der bisherigen Empirie in harmonischen Einklang zu bringen. Man wird auch davon eine vielseitige Befruchtung des klimatischen Denkens und eine sehr lohnende Erweiterung des therapeutischen Handelns versprechen dürfen.

Klimatische Höhenkurorte (1000—3000 m).

Schweiz:

Schweizer Alpen: Le Sépey 1000 m, Rougemont 1000 m, Brünig 1011 m, Engelberg 1023 m, Hohfluh 1049 m, Champéry 1052 m, Grindelwald 1057 m, Gstaad 1060 m, Lenk 1070 m, Fiesch 1071 m, Vevey-Mont-Pélérin 1084 m, Ste-Croix 1091 m, Marécottes 1098 m, Flims 1102 m, Les Plans ob Bex 1120 m, Caux 1121 m, St. Niklaus 1121 m, Gryon 1122 m, Klosters-Dörfli 1125 m, Lens 1139 m, Beatenberg 1150 m, Flims-Waldhaus 1150 m, Gurnigl 1155 m, Disentis 1159 m, Kandersteg 1169 m, Les Rasses 1183 m, Diablerets 1189 m, Tarasp 1203 m, Klosters 1209 m, Chesières 1210 m, Savognin 1213 m, Churwalden 1225 m, Schuls-Tarasp 1228 m, Braunwald 1254 m, Grimmialp 1260 m, Vulpera 1270 m, Finhaut 1275 m, Villars-ob-Ollon 1275 m, Wengen 1275 m, Saanenmöser 1281 m, Stoos 1290 m, Weißenstein 1300 m, Morgins 1313 m, La Comballaz 1351 m, Adelboden 1357 m, Bergün 1364 m, Loèche-les-Bains 1411 m, Handeck 1417 m, Rigi-Kaltbad 1433 m, Wiesen 1439 m, Leysin 1440 m, Martigny-Col des Planches 1440 m, Andermatt 1444 m, Splügen 1450 m, Täsch 1456 m, Rigi-First 1460 m, Lenzerheide 1480 m, Fionnay 1497 m, Schwarzwaldalp 1500 m, Val Sinestra 1500 m, Lenzerheidesee 1510 m, Parpan 1511 m, Montana-ob-Sierre 1520 m, Davos 1560 m, Rigi-Staffel 1600 m, Zermatt 1620 m, Mürren 1636 m, Fetan 1642 m, Guarda 1653 m, Clavadel 1664 m, Rigi-Scheidegg 1665 m, Zinal 1678 m, Vermala ob Sierre 1680 m, Zuoz 1712 m, Göschenenalp 1715 m, Celerina 1724 m, Samaden 1728 m, St. Moritz-Bad 1760 m, Sils-Baselgia 1797 m, Sils-Maria 1797 m, Saas-Fee 1798 m, Pontresina 1803 m, Arosa 1815 m, Silvaplana 1816 m, Maloja 1817 m, Campfér 1820 m, Piora 1829 m, St. Moritz-Dorf 1856 m, Davos-Schatzalp 1864 m, Fextal 1940 m, Cresta-Avers 1949 m, Arolla 1962 m, Simplon-Kulm 2010 m, Rochers de Naye 2045 m, Kleine Scheidegg 2066 m, Schynige Platte 2070 m, Zermatt-Riffelalp 2227 m, Männlichen 2345 m, Furka-Paßhöhe 2436 m, Torrentalp 2442 m, Zermatt-Riffelberg 2569 m, Zermatt-Schwarzsee 2589 m, Zermatt-Gornergrat 3136 m.

Frankreich.

Französische Alpen: Chamonix 1050 m, Mont Pilat 1200 m, Thorenc 1200 m, Argentière 1250 m, Pralognan 1424 m, Aubrac 1460 m, Le Revard 1545 m.

Zentralmassiv der Auvergne: Mont Dore 1050 m.

Pyrenäen: Cauterets 1000 m, Barèges 1232 m.

Österreich.

Tirol: Seefeld 1000 m, Gossensaß 1060 m, Innichen 1085 m, Rittnert bei Bozen 1150 m, Niederdorf 1160 m, Längenfeld 1164 m, Waldbrunn 1166 m, St. Ulrich 1200 m, Cortina d'Ampezzo **1219** m, Toblach 1247 m, Eggerhof 1272 m, Brennerbad **1326** m, Haflinger Plateau b. Meran 1350 m, Mendelpaß 1362 m, Brennerpost 1380 m, Obladis 1382 m, Landro **1400** m, Schluderbach 1442 m, San Martino di Castrozza 1445 m, Hintertux 1470 m, Madonna di Campiglio **1553** m, Trafoi 1570 m, Karersee **1650** m, Misurina-See mit Grand-Hotel Misurina **1800** m, Sulden 1840 m, Palmschoß bei Brixen 1860 m, Seisser Alpe 2000 m.

Liechtenstein: Rotenboden 1000 m, Masescha 1200 m, Alpe Sücca 1400 m, Alpenkurhaus Gaflei 1500 m, Alpenkurhaus zum Sareiserjoch 1650 m, Alpenkurhaus Bödele.

Salzburg: Bad Gastein 1045 m, St. Wolfgang Fusch 1179 m.

Niederösterreich: Semmering 1000 m.

Karpathen: Neu-Schmecks 1004 m, Alt-Schmecks 1014 m.

Rumänien.

Karpathen: Sinaia 1100 m, Csorbalake 1387 m.

Rußland.

Kaukasus: Abbas Tuman 1100 m.

Deutschland.

Schwarzwald: Höchenschwand, Schönwald, Rothaus b. Bonndorf, Saig b. Titisee rund 1000 m, Todtnauberg, Feldbergmassiv mit mehreren Gasthäusern und Kurhäusern 1200 bis 1250 m.

Nordamerika.

Rocky Mountains, Denver, Colorado Springs.

Afrika.

Südafrikanische Hochebene von Südwestafrika und in den englischen südafrikanischen Kolonien, Zwischenseengebiet von Ostafrika 1400 bis 1600 m.

Asien.

Ceylon Hochland.

Himalajahänge in Englisch-Indien.

Hänge des Libanon und Antilibanon bei Beirut und in Palästina, Persisches Hochland.

Südamerika.

Andenorte der südamerikanischen Republiken.

Stationen mit allgemeinen Sanatorien u. Kurhäusern im Hochgebirge.

Schweiz.

Engelberg	1023 m	Rigi-Kaltbad	1433 m
St. Beatenberg	1150 „	Rigi-First	1460 „
Gurnigl	1159 „	Rigi-Scheidegg	1665 „
Tenigerbad	1273 „	Zuoz	1712 „
Bergün	1375 „	St. Moritz	1760—1856 „

Österreich.

Semmering	1000 m	Gossensaß	1100 m

Hochgebirgssanatorien für Lungentuberkulose.

Les Avants (Schweiz)	1000 m	Sondrio-Sanatorium (Italien)	1250 m
Neu-Schmecks (Ungarn)	1004 „	Leysin (Schweiz)	1415 „
Tigvele (Rumänien)	1100 „	Davos (Schweiz)	1560 „
Ambri-Piotta-Airolo (Schweiz)	1200 „	Clavadel (Schweiz)	1670 „
Vizzavona (Korsika)	1200 „	Arosa (Schweiz)	1856 „
Davos-Schatzalp (Schweiz)	1864 m		

Kindersanatorien im Hochgebirge:
I. Schulsanatorien.

Riezlern im Walsertal (Vorarlberg)	1200 m	Fetan (für Mädchen)		1648 m
Klosters in der Schweiz	1200 „	Zuoz	Schweiz	1712 „
Davos	1574 „	Arosa		1880 „

II. Sanatorien für tuberkulöse Kinder.

Riezlern im Walsertal	1200 m	Davos	1560 m
Leysin	1415 „	St. Moritz	1775 „

III. Allgemeine Sanatorien für Kinder.

Riezlern im Walsertal . . . . . . 1200 m   Madulein   1681 m
Wengen .   1300 „   Zuoz . .   1712 „
Adelboden } Schweiz . . . . . 1350 „   Celerina . } Schweiz . . . . . . 1733 „
Leysin . .   1415 „   St. Moritz   1775 „
Arosa . . . . 1880 m

Die bekanntesten
Höhen-Wintersport-Kurorte in Deutschland, der Schweiz und Tirol.

In Deutschland:

Feldberg-Kurhäuser . . . . 1250 m

In der Schweiz:

Zweisimmen im Simmental . . .	1000 m	Rigi-Kaltbad	1440 m
Château d'Oex	1000 „	Andermatt	1444 „
Caux	1000 „	Leysin	1450 „
Les Avants	1000 „	Lenzerheide	1477 „
Engelberg	1019 „	Davos	1560 „
Gstaad	1053 „	Montana-Vermala	1600 „
Grindelwald	1060 „	Arosa	1800 „
Ste Croix-les-Rasses	1156 .,	Pontresina	1803 „
Kandersteg	1185 ..	Sils-Baseglia	1850 „
Wengen und Beatenberg	1200 „	St. Moritz	1856 „
Klosters	1215 „	Silvaplana	1850 „
Mont-Soleil	1250 .,	Celerina	1850 „
Adelboden	1356 „	Zuoz	1850 „

Montana hat ein Tuberkulosesanatorium.

In Tirol:

Gossensaß	1100 m	St. Anton	1300 m
St. Ulrich	1200 „	Sulden	1840 „
Cortina	1200 „	Seisser Alpe	2000 „

Hochgebirgsklima.

Schwarzwald (Höchenschwand, 1005 m).

	Temperatur (C°)				Interdiurne Wärmeänderung 1891—1900	Mittlere relative Feuchtigkeit %	Mittlere tägliche Bewölkung (0=klar, 10=trüb)	Niederschlags-summe mm	Zahl der Tage mit			Zahl der	
	Tagesmittel 1896—1910	Mittleres Tages-Maximum	Mittlere Tages-Minimum	Mittlere tägliche Schwankung					Niederschlag	Schneefall	Nebel	heiteren Tage	trüben Tage
		1891—1910											
Januar . .	—2,8	—0,2	—5,7	5,5	2,2	81	6,5	73,6	14	11,8	6,7	6,4	13,6
Februar .	—2,6	0,6	—5,0	5,6	2,1	75	6,6	76,5	15	13,0	6,0	3,0	14,5
März . . .	0,2	3,8	—2,0	5,8	2,0	77	6,5	89,8	16	12,7	5,0	3,5	13,8
April . . .	4,6	8,6	1,3	7,3	2,0	76	6,4	74,8	16	8,2	4,3	2,9	11,4
Mai . . .	8,8	13,1	4,9	8,2	2,3	76	6,4	81,9	16	3,6	3,3	3,6	10,9
Juni . . .	12,5	17,1	8,6	8,5	2,2	76	6,3	103,5	15	0,1	2,4	3,2	10,1
Juli . . .	14,1	18,9	10,5	8,4	2,1	76	5,8	111,2	16	—	3,1	4,1	7,5
August . .	13,7	18,3	10,1	8,2	1,9	78	5,2	98,6	13	—	3,3	5,0	6,3
September	10,9	14,9	7,8	7,1	1,8	83	5,7	91,9	13	0,3	5,8	4,7	10,6
Oktober .	6,0	9,9	3,6	6,3	2,0	85	6,4	103,2	14	3,0	8,0	3,9	13,3
November	1,6	4,5	—0,8	5,3	2,1	85	6,9	71,0	12	6,9	9,7	3,3	15,1
Dezember .	—1,6	1,3	—3,9	5,2	2,1	85	7,0	85,2	15	11,4	10,8	3,4	18,0
Jahr . . .	5,5	9,2	2,4	6,8	2,06	80	6,3	1061,2	175	71,0	68,4	47,0	145,1

Klimatabelle von Todtnauberg (Höhe ü. d. M. 1024 m).

	Temperatur (C°)				relative Feuchtigkeit	Bewölkung	Niederschlag	Zahl der Tage mit		
		Mittleres								
	Tagesmittel	Maximum	Minimum	Mittlere Schwankung				Niederschlag ≧ 0,1	Schnee	Nebel
		1891—1910			%	(0—10)	mm			
1886—1910.										
Januar . .	— 2,3	0,5	— 5,5	5,8	87	6,2	128,2	14,6	12,4	5,5
Februar . .	— 2,2	1,3	— 4,9	6,2	86	6,3	131,5	14,6	13,4	5,2
März . . .	0,4	4,0	— 2,5	6,5	84	6,8	151,1	17,2	13,6	5,6
April . . .	4,6	8,6	1,3	7,3	79	6,9	141,5	17,4	19,2	5,2
Mai	8,9	12,9	4,7	8,0	77	6,6	130,8	17,4	4,2	3,7
Juni	12,4	17,0	8,2	8,8	78	6,5	152,2	17,2	0,1	4,4
Juli	14,0	18,8	10,1	8,8	78	6,2	162,0	17,0	—	3,5
August . .	13,6	18,3	9,6	8,7	79	5,8	134,9	15,2	—	2,4
September .	11,0	15,1	8,5	7,5	82	5,8	126,9	13,4	0,1	4,6
Oktober . .	6,4	10,4	3,7	6,7	84	6,5	173,4	15,4	4,0	4,6
November .	2,0	5,3	— 0,7	6,0	85	6,7	123,0	14,2	7,9	7,7
Dezember .	— 1,4	1,7	— 3,8	5,5	87	6,7	150,8	16,6	11,8	6,9
Jahr. . . .	5,6	9,5	2,3	7,2	82	6,4	1706,3	198,2	76,6	59,3

Mittlere Schneedecke 125 Tage.

Westschweiz — Jura.

	Temperatur (C°)			Relative Feuchtigkeit	Bewölkung	Niederschlag	Zahl der Tage mit			Vorherrschender Wind
		Mittleres absolutes Monats-								
	Tagesmittel	Maximum	Minimum				Niederschlag	Schnee	Nebel	
				%	(0—10)	mm				
1864—1900.					**Chaumont, 1127 m.**					
Januar . .	— 2,3	7,6	— 12,8	86	6,1	52	9,9	8,4	9,1	NE
Februar . .	— 1,0	8,8	— 10,5	85	6,0	50	9,8	7,5	5,5	,,
März . . .	0,4	11,8	— 9,0	84	6,3	62	11,9	9,0	6,2	,,
April . . .	4,9	16,2	— 4,3	78	6,1	72	12,0	5,4	7,5	,,
Mai . . .	8,5	20,6	0,0	77	6,0	88	13,2	2,1	0,1	NW
Juni . . .	12,1	23,1	3,8	77	5,8	110	13,5	0,4	5,3	,,
Juli . . .	14,4	25,4	6,8	77	5,2	102	12,8	—	5,9	,,
August . .	13,7	24,7	6,2	78	5,2	106	11,7	0,0	4,5	,,
September .	11,3	21,9	3,4	81	5,1	90	10,8	0,5	7,3	NE
Oktober . .	5,7	16,5	— 2,3	86	6,4	109	12,5	3,1	10,6	,,
November .	1,5	12,4	— 7,1	88	6,8	75	11,2	5,9	11,1	W
Dezember .	— 1,7	8,7	— 11,3	86	6,3	66	10,9	8,3	9,0	NE
Jahr . . .	5,6	26,5	— 15,2	82	5,9	982	140,2	50,6	91,1	,,

Mittelschweiz.

	Temperatur (C°)			Mittlere relative Feuchtigkeit %	Mittlere tägliche Bewölkung (0=klar 10=trüb)	Niederschlagssumme mm	Zahl der Tage mit			Zahl der	
	Tagesmittel	Mittleres absolutes Monats-					Niederschlag	Schnee	Nebel	heiteren Tage	trüben Tage
		Maximum	Minimum								

1864—1900. Château d'Oex, 1000 m.

Januar . .	—4,0	6,4	—17,3	82	4,4	66	9,9	6,4	1,4	11,8	7,6
Februar .	—2,0	9,2	—13,3	79	5,0	75	8,4	6,7	2,0	8,9	8,3
März . . .	0,9	13,9	—10,9	77	5,0	75	9,9	5,6	1,0	10,2	9,6
April . . .	5,8	17,6	— 3,8	76	6,4	91	13,3	4,6	1,3	4,2	12,3
Mai . . .	9,3	22,2	0,4	75	5,8	99	13,8	3,2	0,6	6,1	9,8
Juni . . .	13,1	24,5	4,3	74	5,9	117	15,7	0,4	0,1	4,8	9,3
Juli . . .	15,1	26,2	7,3	74	5,3	129	14,9	—	0,3	8,0	7,2
August . .	14,1	25,7	5,3	78	5,0	142	12,9	—	—	8,2	7,7
September	11,2	22,0	1,2	83	5,6	110	13,9	0,8	0,9	6,2	8,7
Oktober .	5,8	17,3	— 4,2	84	6,2	121	13,6	4,0	1,2	5,3	12,8
November	1,0	12,4	— 8,9	85	5,7	71	11,1	5,5	1,8	7,1	12,2
Dezember .	—3,2	8,2	—15,2	84	5,5	94	12,0	8,8	1,2	9,3	11,4
Jahr . . .	5,6	27,0	—18,5	79	5,5	1190	149,4	46,0	11,8	90,1	116,9

1864—1900. Engelberg, 1018 m.

Januar . .	—3,9	7,1	—15,8	84	4,9	68	10,3	8,4	7,0	10,1	9,6
Februar .	—1,9	8,1	—12,9	82	5,4	75	10,1	8,3	5,5	7,9	9,9
März . . .	0,3	11,6	—11,3	80	6,0	97	14,0	10,7	4,8	6,9	13,4
April . . .	4,8	16,6	— 4,9	76	5,9	121	14,2	7,5	4,0	6,4	12,2
Mai . . .	8,9	20,9	0,0	76	6,2	153	16,5	3,6	3,8	5,5	12,9
Juni . . .	12,4	23,2	4,4	77	6,2	216	17,8	0,5	3,5	4,6	12,1
Juli . . .	14,2	24,7	6,8	79	5,7	245	17,8	0,1	3,2	6,2	10,7
August . .	13,3	23,8	5,4	81	5,6	240	16,2	0,1	1,9	7,0	10,3
September	10,7	21,2	2,3	83	5,2	164	12,5	0,6	4,8	8,7	9,2
Oktober .	5,5	16,2	— 3,6	83	5,8	154	13,9	4,1	7,1	7,4	11,8
November	0,8	12,0	— 9,1	84	5,9	92	11,3	6,8	8,1	7,2	12,2
Dezember .	—3,1	7,7	—13,9	85	5,4	89	11,8	8,6	7,0	8,8	10,8
Jahr . . .	5,2	25,8	—17,9	81	5,7	1714	166,4	59,3	60,7	86,7	135,1

Andermatt, 1445 m.

Januar . .	—6,7	4,1	—19,9	—	4,3	97	7,9	7,4	1,8	12,8	8,5
Februar .	—4,7	5,6	—17,8	—	5,5	108	8,9	8,5	1,8	7,6	10,4
März . . .	—2,2	8,5	—16,4	—	6,2	88	11,0	10,5	2,2	6,6	14,0
April . . .	2,0	12,0	— 8,4	—	5,9	81	10,3	7,6	4,8	7,6	13,3
Mai . . .	6,1	17,7	— 2,6	—	6,2	87	12,2	4,8	3,6	5,9	14,1
Juni . . .	9,7	21,0	1,3	—	5,8	88	11,6	1,1	3,4	6,3	10,3
Juli . . .	11,8	23,5	3,6	—	5,4	108	11,8	0,2	3,5	6,9	10,2
August . .	11,0	22,4	2,4	—	5,7	120	12,2	0,4	3,3	5,8	10,6
September	8,5	20,0	— 1,2	—	4,9	139	9,6	1,8	4,2	9,0	8,4
Oktober .	3,6	14,4	— 6,4	—	5,5	142	10,9	5,3	4,9	8,9	11,1
November	—1,2	9,0	—13,2	—	5,7	78	9,2	7,6	3,5	8,7	12,9
Dezember .	—5,7	4,7	—18,9	— —	4,8	74	9,3	8,7	2,4	11,4	10,5
Jahr . . .	2,7	24,3	—22,8	—	5,5	1210	124,9	63,9	39,4	97,5	134,3

Ostschweiz.

	Temperatur (C°)			Mittlere relative Feuchtigkeit %	Mittlere tägliche Bewölkung (0 = klar 10 = trüb)	Niederschlagssumme mm	Zahl der Tage mit			Zahl der	
	Tagesmittel	Mittleres absolutes Monats- Maximum	Minimum				Niederschlag ≥ 0,3 mm	Schnee	Nebel	heiteren Tage	trüben Tage
1864—1876.					Seewis, 954 m.						
Januar . .	—2,5	8,7	—12,5	70	5,4	91	10,7	9,8	2,9	8,5	11,3
Februar .	—0,8	10,9	—11,2	71	6,2	83	11,7	10,2	2,5	5,4	11,6
März . . .	1,5	13,9	— 7,7	69	6,5	111	14,5	11,3	3,2	4,6	14,0
April . . .	6,4	18,4	— 2,7	70	7,1	109	16,1	8,3	3,8	2,8	15,3
Mai . . .	10,5	23,0	1,2	70	6,6	104	16,4	3,8	2,6	3,7	14,2
Juni . . .	13,9	26,1	6,2	71	6,5	93	16,1	—	1,0	3,7	12,0
Juli . . .	15,6	28,3	8,2	73	5,9	114	16,4	—	1,5	4,8	11,4
August . .	14,9	25,7	6,9	75	5,7	134	15,7	—	2,7	6,8	10,0
September	12,3	24,3	4,4	79	6,1	111	13,6	0,4	3,6	6,2	12,8
Oktober .	6,9	18,8	— 1,1	78	6,2	80	11,5	2,8	3,0	5,5	11,9
November	2,3	14,0	— 6,4	76	5,7	60	8,9	5,5	4,4	6,9	10,9
Dezember .	—1,8	8,6	— 9,5	73	5,6	77	9,4	8,4	3,5	7,6	11,1
Jahr . . .	6,6	28,6	—15,0	73	6,1	1167	161,0	60,5	34,7	66,5	146,5
1896—1905.					Klosters (Oberer Prättigau), 1207 m.						
Januar . .	—4,2	7,3	—16,7	78	4,2	71	5,8	5,8	—	11,4	7,1
Februar .	—2,4	9.1	—13,7	75	5,0	66	5,8	5,5	—	7,7	8,7
März . . .	—0,5	10,9	—10,8	76	6,0	94	9,0	7,8	—	5,5	12,1
April . . .	4,2	17,2	— 5,2	68	5,4	90	8,9	5,6	—	7,7	10,2
Mai . . .	8,6	22,1	0,2	67	5,7	93	10,5	3,5	—	6,5	10,8
Juni . . .	11,9	23,6	2,7	72	6,1	124	12,2	0,6	—	4,9	11,7
Juli . . .	13,8	26,1	6,2	72	5,1	140	11,8	0,1	—	8,2	9,5
August . .	12,9	24,6	4,7	76	5,6	145	12,8	0,2	—	7,3	11,3
September	10,5	22,9	3,3	73	4,3	101	7,4	0,2	—	10,8	6,3
Oktober .	5,2	18,0	— 3,7	75	5,2	93	8,8	3,2	—	8,7	10,6
November	0,4	11,6	—11,5	80	5,4	103	8,8	7,2	—	7,5	10,5
Dezember .	—3,6	7,4	—15,1	80	4,5	83	8,4	6,9	—	11,7	8,2
Jahr . . .	4,7	26,5	—19,7	74	5,2	1203	110,2	46,6	—	97,9	117,0
1881—1900.					Schuls, 1244 m.						
Januar . .	—6,0	3,4	—16,6	—	3,4	29	5,5	5,2	0,3	13,5	5,6
Februar .	—3,0	6,9	—15,6	—	3,8	31	5,6	5,2	0,1	11,4	5,1
März . . .	0,7	12,8	—12,1	—	4,4	30	5,3	3,9	0,1	9,8	6,9
April . . .	5,7	17,0	— 3,1	—	5,0	32	6,4	3,2	—	6,7	6,3
Mai . . .	10,1	21,7	0,7	—	5,3	41	7,5	0,9	—	5,0	6,5
Juni . . .	13,6	25,6	5,7	—	5,1	61	10,0	0,3	—	5,5	5,7
Juli . . .	15,5	26,9	7,1	—	4,6	92	10,9	—	0,1	7,2	4,8
August . .	14,4	26,7	5,6	—	4,5	90	10,9	0,1	—	8,6	5,4
September	11,4	22,7	1,7	—	4,7	86	8,8	0,5	—	8,0	7,2
Oktober .	5,7	17,7	— 4,2	—	4,6	71	8,7	2,0	0,2	9,1	6,7
November	0,0	10,9	— 8,6	—	4,1	40	5,9	4,0	0,4	11,1	5,1
Dezember .	—5,1	3,9	—16,2	—	3,7	43	5,8	5,4	0,2	13,4	5,4
Jahr . . .	5,3	27,9	—18,6	—	4,4	646	91,3	30,7	1,4	109,3	70,7

	Temperatur (C°)			Mittlere relative Feuchtigkeit	Mittlere tägliche Bewölkung (0 = klar, 10 = trüb)	Dauer des Sonnenscheins		Niederschlagssumme	Zahl der Tage mit			Zahl der	
	Tagesmittel	Mittleres absolutes Monats- Maximum	Mittleres absolutes Monats- Minimum			Summe der Std.	Stunden pro Tag	mm	Niederschlag ≧ 0,3 mm	Schnee	Nebel	heiteren Tage	trüben Tage
1867—1871, 1874, 1876—1900.					**Davos - Platz, 1561 m.**								
Januar . .	—7,4	4,8	—21,3	82	4,1	98,2	3,17	46	8,7	8,6	0,7	11,6	7,1
Februar .	—5,1	7,0	—18,5	80	4,6	112,4	3,99	55	9,5	9,3	0,4	9,4	10,1
März . . .	—2,6	9,5	—15,2	78	5,0	153,4	4,95	55	10,5	10,0	0,1	8,9	8,2
April . . .	2,3	14,0	— 7,5	76	5,7	163,0	5,43	55	11,9	9,3	0,7	5,3	9,7
Mai . . .	6,7	20,0	— 2,2	73	5,6	172,9	5,58	58	12,8	5,1	0,4	5,7	.9,5
Juni . . .	10,2	22,9	1,9	75	5,7	174,0	5,80	102	15,5	2,2	0,7	4,7	9,5
Juli . . .	12,1	25,1	3,7	76	5,3	206,4	6,66	124	15,6	0,7	0,4	6,8	8,2
August . .	11,2	23,8	3,0	78	5,0	207,7	6,70	126	15,0	0,8	0,1	8,1	7,2
September	8,4	21,8	— 0,7	80	4,9	171,9	5,73	95	11,8	2,4	1,1	8,6	8,1
Oktober .	3,3	16,9	— 7,8	79	5,1	138,3	4,46	68	11,2	6,1	1,0	8,7	8,8
November	—1,3	11,1	—13,1	81	4,7	102,0	3,40	56	9,3	7,9	1,0	9,7	7,4
Dezember .	—6,1	5,1	—19,6	83	4,7	88,5	2,85	63	10,7	10,5	0,3	9,5	7,8
Jahr . . .	2,7	25,8	—23,6	78	5,0	1788,7	4,90	903	142,5	72,9	6,9	97,0	101,6
1890—1900.					**Sils Maria, 1811 m.**								
Januar . .	—8,1	3,2	—20,4	78	4,2	—	—	45	6,1	6,1	0,6	11,8	6,3
Februar .	—6,4	5,2	—18,8	76	4,8	—	—	32	5,1	5,1	1,2	9,0	7,9
März . . .	—4,1	7,5	—17,8	76	5,2	—	—	55	7,9	7,9	1,8	8,0	9,8
April . . .	0,5	10,5	—10,2	74	5,8	—	—	72	9,5	8,0	1,2	6,5	10,6
Mai . . .	5,0	15,9	— 3,4	73	6,0	—	—	87	11,8	4,7	1,2	5,3	11,6
Juni . . .	9,0	19,4	1,6	72	5,9	—	—	91	11,6	1,2	1,1	4,6	10,0
Juli . . .	11,2	21,7	4,0	72	5,2	—	—	113	12,8	0,2	0,8	6,5	7,8
August . .	10,3	20,6	2,8	75	5,1	—	—	116	12,2	0,4	1,4	7,3	8,1
September	7,3	17,9	— 1,3	78	5,2	—	—	114	9,4	1,6	1,9	7,7	8,6
Oktober .	2,3	12,8	— 7,7	79	5,5	—	—	105	9,8	4,2	1,6	7,1	10,8
November	—2,5	7,5	—12,7	78	5,2	—	—	75	7,8	6,8	1,8	8,1	9,8
Dezember .	—6,9	3,6	—18,0	78	4,6	—	—	55	6,8	6,6	0,3	11,0	8,8
Jahr . . .	1,5	22,4	—22,1	76	5,2	—	—	960	110,8	52,8	14,9	92,9	110,1
1864—1900.					**Arosa, 1835 m.**								
Januar . .	—5,1	5,0	—16,5	61	4,9	103,2	3,33	85	12,2	12,2	1,3	9,7	8,5
Februar .	—3,8	6,5	—14,7	60	4,7	123,7	4,42	78	10,4	10,4	2,3	9,8	7,5
März . . .	—2,7	17,9	—14,7	63	5,5	157,3	5,07	79	13,3	13,1	2,3	8,4	10,4
April . . .	1,4	11,1	— 6,9	66	6,1	156,1	5,20	88	13,9	12,6	5,2	5,8	12,5
Mai . . .	5,4	15,3	— 3,4	68	6,7	155,3	5,01	104	14,9	8,5	6,2	4,6	14,0
Juni . . .	9,0	20,0	1,8	68	6,3	160,4	5,35	136	15,9	2,8	6,3	5,3	12,1
Juli . . .	11,3	22,0	2,8	69	5,9	195,3	6,30	168	17,8	1,6	7,6	6,7	11,5
August . .	11,0	21,0	3,2	66	5,2	210,9	6,80	174	16,5	1,5	6,9	9,1	10,0
September	8,6	19,1	0,2	66	5,1	172,9	5,76	123	12,6	4,1	6,9	8,7	12,5
Oktober .	3,7	15,5	— 6,7	64	5,0	143,7	4,64	86	12,7	7,5	7,2	9,6	9,2
November	0,1	11,0	— 9,2	61	4,5	115,6	3,85	56	9,5	8,5	4,5	10,8	7,1
Dezember .	—3,5	6,2	—14,6	57	4,4	98,6	3,18	70	10,4	10,4	2,1	12,0	7,4
Jahr . . .	2,9	22,8	—19,7	64	5,4	1793,0	4,91	1247	160,1	93,2	58,8	100,5	122,7

Südhang der Schweizer Alpen.

	Temperatur (C°)			Mittlere relative Feuchtigkeit %	Mittlere tägliche Bewölkung (0 = klar 10 = trüb)	Niederschlagssumme mm	Zahl der Tage mit			Zahl der	
	Tagesmittel	Mittleres absolutes Monats-					Niederschlag ≧ 0,3 mm	Schnee	Nebel	heiteren Tage	trüben Tage
		Maximum	Minimum								
1885—1900.					**Braggio, 1313 m.**						
Januar . .	—1,7	9,3	—10,2	69	4,2	73	7,9	7,6	5,2	12,4	9,1
Februar .	—0,5	10,1	— 9,7	68	4,1	54	6,3	6,3	3,9	11,0	5,9
März . . .	1,0	12,5	— 8,9	68	4,9	84	9,8	8,3	6,0	9,8	7,7
April . . .	4,9	15,6	— 2,9	67	5,6	112	11,5	6,8	4,6	7,3	10,7
Mai . . .	8,7	18,5	0,7	68	6,0	149	15,8	3,4	4,3	4,8	10,6
Juni . . .	12,7	22,7	5,7	68	5,0	138	13,0	0,3	2,0	6,1	6,4
Juli . . .	15,1	24,6	7,9	68	4,5	173	12,8	—	1,6	7,6	5,1
August . .	14,4	23,7	6,7	70	4,4	189	12,8	0,1	0,8	9,8	5,9
September	11,7	21,7	3,6	73	4,7	183	10,2	0,5	3,0	9,3	7,2
Oktober .	6,4	15,9	— 1,5	75	5,5	186	13,1	2,7	5,5	7,7	10,8
November	2,2	12,3	— 5,3	75	5,3	122	10,3	6,0	7,3	9,5	10,9
Dezember .	—0,7	10,2	— 9,4	69	4,1	60	7,4	6,9	4,3	12,7	7,2
Jahr . . .	6,2	25,3	—12,4	70	4,9	1523	130,9	48,9	48,5	108,0	97,5

Tiroler Höhenorte. Nordtirol.

	Temperatur (C°)			Feuchtigkeit		Bewölkung (0 = klar 10 = trüb)	Niederschlagsmenge mm	Zahl der Tage mit		
	Tagesmittel	Mittleres absolutes Monats-		absolute mm	relative %			Niederschlag	Schnee	Nebel
		Maximum	Minimum							
1851—1900.					**Gossensaß, 1070 m.**					
Januar	—4,6	5,8	—15,4	2,8	82	3,7	32	7,2	6,5	—
Februar	—2,1	7,6	—13,3	3,2	78	3,7	18	5,9	5,3	—
März	1,0	11,4	—11,0	3,8	77	4,1	37	8,5	6,2	—
April	5,6	15,9	— 3,8	4,9	73	4,3	51	10,2	3,2	—
Mai	9,6	20,7	0,8	6,3	71	4,4	74	13,0	1,2	—
Juni	13,2	24,7	4,9	8,0	71	4,0	86	13,1	0,1	—
Juli	14,9	26,2	6,0	8,9	71	3,5	136	13,4	0,0	—
August	14,3	24,2	4,5	8,5	76	3,4	98	9,7	0,0	—
September . . .	10,4	22,2	1,7	7,8	77	3,3	88	8,8	0,1	—
Oktober.	6,4	16,1	— 3,8	6,1	82	4,1	107	11,4	1,9	—
November . . .	0,9	10,4	— 7,8	4,3	81	3,7	43	7,9	3,3	—
Dezember	—3,7	6,3	—13,6	3,2	83	3,4	33	7,2	6,4	—
Jahr	5,5	27,0	—16,6	5,7	77	3,8	803	116,3	34,2	—
					St. Anton (Arlberg), 1280 m.					
Januar	—5,0	6,1	—17,0	2,6	85	4,4	63	8,8	8,2	1,4
Februar	—3,2	8,0	—16,5	3,1	81	4,7	79	9,0	8,4	0,7
März	—0,5	12,1	—13,2	3,5	76	5,3	72	11,5	10,2	1,1
April	4,0	16,5	— 6,2	4,3	72	6,0	59	12,4	8,2	3,5
Mai	8,1	22,2	— 1,1	5,7	71	6,4	54	13,6	3,9	4,3
Juni	11,8	24,7	3,6	7,6	72	6,6	124	17,3	0,4	5,0
Juli	13,8	27,2	5,0	8,7	73	6,2	173	18,1	0,1	5,7
August	13,1	25,9	3,4	8,3	76	5,9	153	16,0	0,2	6,0
September . . .	10,4	23,2	0,1	7,3	77	5,7	133	12,9	1,0	7,3
Oktober	5,4	18,2	— 5,6	5,4	78	5,5	85	11,5	4,4	8,0
November . . .	—0,1	11,4	—10,4	4,0	80	5,1	63	9,1	6,6	3,7
Dezember	—4,5	6,0	—16,8	3,0	83	5,2	90	10,7	9,7	2,0
Jahr	4,4	28,0	—20,1	5,3	77	5,6	1168	150,9	61,3	48,7

Mitteltirol. Toblach, 1152 m.

| | Temperatur (C°) | | | Bewölkung | Nieder- | Zahl der Tage mit | | |
	Tagesmittel	Mittleres Maximum	Absolutes Minimum	(0 = klar 10 = trüb)	schlags- menge	Nieder- schlag	Schnee	Nebel
Januar . . .	—7,3	+2,8	—20,3	4,1	—	6,9	6,8	} 5,0
Februar . . .	—4,7	4,7	—19,1	4,3	—	6,7	6,7	
März	—1,3	9,7	—15,8	5,0	—	9,0	7,9	
April . . .	3,6	14,9	— 7,6	6,0	—	12,6	6,5	} 3,5
Mai	7,6	20,1	— 0,1	6,2	—	15,9	2,4	
Juni. . . .	11,5	23,1	4,3	6,0	—	15,8	0,4	
Juli	13,3	25,4	6,4	5,6	—	16,2	—	} 13,0
August . . .	12,9	24,4	4—5	5,3	—	13,5	—	
September . .	9,5	21,0	— 0,3	5,1	—	11,3	0,4	
Oktober . . .	4—7	15,0	— 7,3	5,4	—	12,1	3,3	} 12,3
November . .	—1,7	8,6	—13,2	4,9	—	9,2	6,0	
Dezember . .	—6,5	3,1	—19,4	4,6	—	7,5	7,0	
Jahr	3,5	26,2	—22,1	5,2	—	136,7	47,4	33,8

Brenner, 1380 m.

	Jan.	Febr.	März	April	Mai	Juni	Juli	August	Sept.	Okt.	Nov.	Dez.	Jahr
Temperatur (Mittel)	—5,9	—3,9	—1,2	3,2	7,5	11,2	13,1	12,7	8,9	4,9	—0,5	—4,9	3,8
Niederschlag in mm	20	37	44	—	—	—	—	—	—	—	94	705	992

Sulden, 1850 m.

| | Temperatur (C°) | | | Relative Feuchtig- keit | Niederschlag | | Darunter Schneetage | Bewöl- kung |
	Tagesmittel	Mittleres Maximum	Mittleres Minimum		Menge	Tage		
Januar	—6,6	3,4	—17,6	85	26	4,3	} alle	2,2
Februar . . .	—5,3	5,6	—16,0	80	25	3,3		1,8
März	—2,9	8,2	—15,9	81	40	5,9		3,0
November . .	—3,5	6,4	—12,5	77	50	6,3		3,0
Dezember . .	—6,4	4,1	—16,9	81	40	4,7		2,2
Jahr	1,9	22,3	—19,9	75,5	881	88,9	52	3,1

Südtirol. Oberbozen, 1166 m.

| | Temperatur (C°) | | | Bewölkung | Nieder- | Zahl der Tage mit | | |
	Tagesmittel	Mittleres Maximum	Absolutes Minimum	(0 = klar 10 = trüb)	schlags- menge	Nieder- schlag	Schnee	Nebel
Januar . . .	—2,9	6,7	—11,1	—	—	4,7	5,0	—
Februar . . .	—1,3	8,5	— 9,6	—	—	2,5	2,8	—
März	0,9	12,1	— 8,4	—	—	5,3	4,3	...
April	5,3	15,6	— 2,4	—	—	5,8	1,4	—
Mai	9,1	21,3	0,8	—	—	9,5	0,8	...
Juni.	13,1	24,3	4,6	—	—	9,1	0,1	—
Juli	15,4	25,8	7,3	—	—	9,7	—	—
August . . .	14,7	24,0	7,3	—	—	9,1	—	—
September . .	11,7	21,4	3,4	—	—	5,4	—	—
Oktober . . .	6,7	15,6	— 1,3	—	—	7,6	1,1	—
November . .	1,3	9,9	— 5,3	—	—	4,5	2,0	—
Dezember . .	1,6	6,5	— 9,8	—	—	3,2	3,5	—
Jahr	6,0	26,8	—12,3	—	—	76,9	21,4	—

Cortina, 1200 m.

	November	Dezember	Januar	Februar	März
Mittlere Temperatur (C°)	1,2	—2.2	—3,3	—2,3	—0,4
Mittleres Maximum	—	+1,6	+1,2	+2,3	+5,0
Mittleres Minimum	—	—3,6	—4,3	—4,9	—2,3
Niederschlagsmenge in mm . . .	112	75	32	78	112
Mittlere Höhe der Schneedecke in cm	—	48	53	77	77
Heitere windstille Tage	—	18	18	16	14
Tauwetter	—	3	3	3	5
Tage mit Schneefall	—	7	5	7	8

Mittlere Dauer der Tage mit Schneedecke 19. XI.—23. IV.
Zahl der Frosttage = 147; der Wintertage = 35 im Jahre.
Mittlere Sonnenscheindauer im Dezember—Februar = 47% der möglichen.

Klimatische Verhältnisse der Hochstationen im Kaukasus.

Abass Tuman, 1292 m.

	Temperatur C°	Bewölkung (0 = klar 10 = trüb)	Dauer des Sonnenscheins Sa. der Stunden	Zahl der heiteren Tage	Zahl der trüben Tage	Niederschlagssumme	Zahl der Tage mit Niederschlag mm
Januar	—7,4	4,9	104	8	8	29,9	10,9
Februar . . .	—3,7	4,9	118	8	7	17,6	8,3
März	2,0	5,6	142	8	11	39,8	10,1
April	8,1	6,2	173	4	10	54,6	13,9
Mai	14,5	5,8	175	4	7	97,6	18,6
Juni	17,5	5,0	206	5	4	83,5	15,0
Juli	20,6	4,2	224	10	4	72,4	11,7
August	21,2	3,6	225	12	3	45,7	8,3
September . .	16,3	4,2	192	9	5	40,6	12,3
Oktober . . .	11,2	4,0	155	12	5	51,7	8,3
November . .	3,6	5,4	95	8	10	49,7	11,1
Dezember . . .	—0,6	5,2	91	8	10	36,1	9,6
Jahr	8,8	4,9	1889	96	85	619,2	138,1

Literatur.

Hochgebirge.

I. Klimatologie und Klimatographie des Hochgebirges.

Bach: Klimatische Unterschiede zwischen Talboden und Gehänge im Hochgebirge und die Notwendigkeit ihrer Berücksichtigung durch den Arzt. Zeitschr. f. Balneologie usw. Jg. 2, S. 435. Über die Insolation im Hochgebirge und ihre Messungen an klimatischen Kurplätzen. Zeitschr. f. Balneologie usw. Jg. 3, Nr. 18. — Determann: Das Höhenklima im Winter und seine Verwendbarkeit für Kranke. Sammlung klin. Vorträge Nr. 308. Leipzig 1901. — Ebstein: Über Höhenklima mit besonderer Berücksichtigung der Höhenstationen der deutschen Alpen Österreichs. Vortrag vom 27. Balneologen-Kongreß. — Hann: Höhenklima. Handbuch der Klimatologie Bd. 1, S. 194ff. — A. v. Kutschera: Ein Sommer- u. Winterhöhenkurort in den Dolomiten in Tirol. Wiener med. Wochenschr., Jahrg. 63, Nr. 52. — Laumonier, J.: Principaux éléments de la cure de montagne. Bulletin, Gén. de Thér. 1904, 15. Sept. — Marten und Kähler: Aktinometrische und luftelektrische Messungen im Riesengebirge. Bericht aus der Tätigkeit des Kgl. Preuß. Inst. im Jahre 1912. — Morz: Die Wintersport-Kurorte der Schweiz. Zeitschr. f. Balneol. Jg. 2, S. 681. — Posselt, Ad.: Winterhöhenkuren in Tirol. Sammlung klin. Vorträge. Neue Folge 1914, Nr. 690—699. Innere Medizin Nr. 226—233. — Schneider-Geiger: Über Insolation im Hochgebirge. Zeitschr. f. Tuberkul. Bd. 11, H. 6. — Schröder: Die Einwirkungen des

Höhenklimas auf den Menschen. Sammlung klin. Vorträge 1902, Nr. 337—338. — Vix: Die klimatischen Verhältnisse des Zwischenseegebietes von Deutsch-Ost-Afrika. Zeitschr. f. Balneologie usw., Jg. 6, S. 481. — Zuntz, Loewy, Müller und Caspari: Höhenklima und Bergwanderungen in ihrer Wirkung auf den Menschen. 1906.

II. Physiologische Wirkungen.

Amrein: Die Vorzüge des Hochgebirges für Gesunde und Kranke. Wiesbaden 1910, Emil Abigt. — E. Perry: Über die Abhängigkeit des Stickstoffs und Clorgehalts des Schweißes von der Diät. Aus dem tierphysiol. Inst. d. Landwirtsch. Hochschule in Berln. Bioch. Zeitschr. 72, 1915, S. 295. — Brühl, Walter: Die Einatmung verdünnter Luft in ihrer Wirkung auf den Kreislauf und das Herz. Iaug.-Diss., Marburg 1911. — v. Bunge: Die Mechanik der Atmung und die Innervation der Atmungsorgane. In Physiologie des Menschen Bd. 2, S. 349. — Cohnheim: Physiologie des Alpinismus II. Wiesbaden 1912, J. F. Bergmann. Die Wirkung des Höhenklimas auf den Menschen. Med. Klinik Jg. 9, 1903, Nr. 20, S. 783. — Cohnheim, Tobler, Kreglinger und Weber: Zur Physiologie des Wassers und des Kochsalzes. Hoppe-Seylers Zeitschr. f. physiol. Chemie 1912, Bd. 78, H. 2. — Clough, F. E.: Blood pressure variations as influenced by rapid changes in altitude. A study of 100 normal men. Arch. of intern. Med. 1913, Bd. 11, Nr. 6. — v. Dalmady: Experimentelle Beiträge zur Kenntnis der reaktiven Hyperämien der Haut. Zeitschr. f. physikal. u. diätet. Therapie 1912, Bd. 16, S. 513, 614. — David, O.: Versuche über den Einfluß sauerstoffarmer Luft auf künstlich geschädigte Lungen. Zeitschr. f. experim. Pathol. u. Pharmakol. 1912, Bd. 11, S. 239. — Douglas Haldane, Henderson u. Schneider: Physiological observations made on Pike's Peak, Colorads, with special reference to adaptation to low barometric pressures. Philosoph. Transactions of the R. Soc. of London. 203, 1913, S. 185. — A. Durig, C. Neuberg und N. Zuntz: Ergebnisse der unter Führung von Prof. Pannwitz ausgeführten Teneriffaexpedition 1910. IV. Die Hautausscheidung in dem trockenen Höhenklima. Bioch. Zeitschr. 72, 1915, S. 252. — Durig: Effet physiologique du climat d'altitude. Soc. des Méd. de Vienne 17 mars 1911, in Semaine Médicale. — Ebstein: Über Höhenklima mit besonderer Berücksichtigung der Höhenstationen der deutschen Alpen Österreichs (s. I. Lit.). — Falloise: Influence de la respiration d'une atmosphère suroxygénée sur l'absorption d'oxygéne. Arch. de Biol. Bd. 17, H. 4, S. 713. — S. Federn: Blutdruck und Bergkrankheit. Wiener klinische Wochenschr. Nr. 9. 1917. — Flemming: Physiologische u. pathologische Wirkungen des Höhenklimas bei Hochfahrten im Freiballon. Deutsche med. Wochenschr. 1911, Nr. 45 u. 46. — Galeotti und Signorelli: Über die Wasserbilanz während der Ruhe und bei der Anstrengung im Hochgebirge. Biochem. Zeitschr. Bd. 41, S. 268. — Galli: Unter welchen Bedingungen können sich Herz- und Kreislaufkranke in Höhenlagen aufhalten? Zeitschr. f. Balneologie usw. Jg. 1, S. 153. — Guillemard, M. H. u. Moog, R.: Etude expérimentale sur les variations des échanges respiratoires et de la déshydratation de l'organisme sous l'action du climat de haute montagne. Journ. de physiol. et de pathol. générale 1910, Bd. 12, S. 869. — Haldane und Douglas: Die Ursache der Sauerstoffaufnahme durch die Lungen. Journ. of Physiol. 1912, Bd. 44, S. 305. — Haldane u. Priestley: The regulation of the lung ventilation. Journ. of Physiol. 1905, 32. — Hasselbalch: Über die Einwirkung der Temperatur auf die vitale Mittellage der Lungen. Deutsch. Arch. f. klin. Med. 1908, Bd. 93, S. 53. Analyse des Höhenklimas in seinen Wirkungen auf die Respiration. Skand. Archiv f. Physiol. Bd. 25, S. 361. — Neutralitätsregulation und Reizbarkeit des Atemzentrums in ihren Wirkungen auf die Kohlensäurespannung des Blutes. Biochem. Zeitschr. 1912, Bd. 46, S. 403. Chemische Atmungsregulation und Mittelkapazität der Lungen. Deutsch. Archiv f. klin. Med. 1912, Bd. 105, S. 440. — Hasselbalch, K. A., u. Lindhard, J.: Analyse des Höhenklimas in seinen Wirkungen auf die Respiration. Skand. Arch. f. Physiol. 1911, Bd. 25, S. 361. — Heller: Die Caissonkrankheit. Diss., Zürich 1912, Gebr. Lehmann. — Heger, P., und de Meyer: Höhenlage und rechtes Herz. Trav. du laborat. de physiol. inst. Solvay Bd. 12, Nr. 2, S. 1. — Jacobj, C.: Zur näheren Begründung des mechanischen Einflusses der Luftdruckerniedrigung im Höhenklima und der aus demselben sich ergebenden theoretischen und praktischen Folgerungen. Arch. f. experim. Pathol. u. Pharmakologie 1914, Bd. 76, H. 5—6, S. 423. — C. Jacobj: Physikalische Begründung des mechanischen Einflusses der Luftdruckerniedrigung als physiologischer Wirkungsfaktor des Höhenklimas. Med. naturwissenschaftl. Verein Tübingen. Sitz. vom 1. VII. 1918. Münch. med. Woch. 1918, S. 1092. — Jaquet: De l'influence du climat d'altitude sur les échanges respiratoires. Semaine Méd. 1901, Nr. 28, S. 217. — Jaquet und Stähelin: Stoffwechselversuche im Hochgebirge. Archiv f. experim. Pathol. u. Pharmakol. Bd. 46, S. 274. — v. Koranyi: Höhenklima und Herzkrankheiten. Zeitschr. f. Balneologie usw. Jg. 2, 1909, S. 10. — Kuhn, H.: Über die Funktion des Herzens im Hochgebirge. Zeitschr. f. experim. Pathol. u. Pharmakol. 1913, Bd. 14, H. 1, S. 39. —

Liljestrand, Wollin und Nilsson: Untersuchungen über die Ventilation bei künstlicher Atmung beim Menschen. Skand. Archiv f. Physiol. 1913, Bd. 29, S. 149. — Loeb: Über die Abhängigkeit der Zahl der Herzschläge vom Partiardruck des Sauerstoffs. Biochem. Zeitschr. 1912, Bd. 40, S. 277. — Loewy u. Placzek: Die Wirkung der Höhe auf das Seelenleben des Luftfahrers. Berl. klin. Wochenschr. Jahrg. 51, 1914, Nr. 22. — Lusk, Graham: Der Stoffwechsel im Hochgebirge. Ernährung und Stoffwechsel. Wiesbaden 1910, S. 233—240. — Magnus-Levy: Der Stoffwechsel im Höhenklima. In Handbuch der Pathologie des Stoffwechsels von C. v. Noorden 1906, Bd. 1, S. 274. — Manacarda: Partiardruck des Sauerstoffs und Beziehung zum Aminosäurenstoffwechsel. Osped. ital. di Buenos-Aires. Lo Sperimentale 1912, Bd. 66, S. 67. — Means, J. H. u. Balboni, G. M.: The various fectors of respiration in persons with pneumothorax. Journ. of exp. Med. 1916, 24, S. 371. — J. Niek: Ein Beitrag zur Frage der mechanischen Beeinflussung der Blutzirkulation auf die Luftdruckerniedrigung im Höhenklima. Arch. f. exp. Path. u. Pharm. 1914, Bd. 76, H. 5 u. 6. — H. Nick: C. Stäubli, Über das Verhalten des Kreislaufsystems im Hochgebirge. Zeitschr. f. Balneol. 1917, H. 5—8, — Oswald, Adolf: Wirkung der Insolation. Lehrbuch d. chemisch. Pathologie I. — Parkinson: The effect of inhalation of oxygen on the rate of the pulse in health. Journ. of Physiol. 1912, Bd. 44, S. 54—58. — Pongs, A.: Atmungsreaktion bei gesunden und kranken Herzen. Med. Klin. 1914, Jahrg. 10, Nr. 24, S. 1019. — Puetter: Der intrapulmonale Sauerstoffverbrauch des Menschen. Zeitschr. f. klin. Med. Bd. 73, H. 3, 4. — Ranke: Der Nahrungsbedarf im Hochgebirge. Münch. med. Wochenschr. 1902, Nr. 19. — Ratzlaff: Einfluß des Sauerstoffs auf die Blutzirkulation. 30. Kongreß f. inn. Med. 1913. — Reinhardt: Über die Atmung bei Herzkranken. Deutsches Archiv f. klin. Med. 1913, H. 5/6. — Rippstein, E.: Experiment. Untersuchungen über die Bergkrankheit. Biochem. Zeitschr. 1917, 80. Bd., S. 163. — Rubner: Lehrbuch der Hygiene, S. 20ff. u. S. 140. — Schneider, Edward C.: Physiol. observations foll. descent from Pikes etc. Amer. Journ. of physiol. Bd. 32, S. 295—308. — Schneider, Edw. C., and Dwight, L. Sisco: The circulation of the blood in man at high altitudes. 1. The pulse rate, arterial, capillary, and venous pressures. 2. The rate of blood flow and the influence of oxygen on the pulse rate and blood flow. Americ. journal of physiol. 1914, Bd. 34, Nr. 1, S. 1. — Schrumpf: Die Wichtigkeit der richtigen Beurteilung der sog. Akklimatisierungserscheinungen im Hochgebirge für d. Erfolg einer Hochgebirgskur. Zeitschr. f. Balneol. usw. Jg. 5, Nr. 8, S. 225. Blutdruckuntersuchungen u. Energometerstudien im Hochgebirge bei Herz- und Kreislaufstörungen. Deutsches Archiv f. klin. Med. 1914, Bd. 113, H. 5/6. — Signorelli: Über die Ausscheidung der Aminosäuren durch den Harn bei Anstrengungen im Hochgebirge. Biochem. Zeitschr. 1912, Bd. 39, S. 36. — Stäubli: Über den physiologischen Einfluß des Höhenklimas auf den Menschen. Zeitschr. f. Balneologie usw. Jg. 3, H. 19, 20, 21. — Stern: Über die Wirkung des Hochgebirgsklimas auf die Pulsfrequenz. Berliner klin. Wochenschr. 1913, Jg. 50, Nr. 16, S. 720. — Verzar: The influence of lack of oxygen on tissue respiration. Journ. of Physiol. 1912, Bd. 45, S. 39. — Widmer: Die medizinische Seite der Berggefahr. Zeitschr. f. Balneologie usw. 1911, S. 491. — Zuntz und v. Schrötter: Beobachtungen über die Wirkung des Höhenklimas auf Teneriffa. Biochem. Zeitschr. 1912, Bd. 39, S. 435. — Zuntz: Zur Kenntnis der Einwirkung des winterlichen Klimas auf den Menschen. Zeitschr. f. Balneologie usw. Jg. 6, 1913, Nr. 18, S. 509.

III. Therapie im Hochgebirge.

Bandelier: Verbesserter sterilisierbarer Liegesack mit Schulterklappen und Pelerine für die Winterliegekur. Zeitschr. f. Tuberkul. 1907, H. 5. — Bäumler: Die Behandlung des Asthma bronchiale. Zeitschr. f. ärztl. Fortb. 1913, S. 135. — Bezzola-Rohr: Zu den psycho-therapeutischen Wirkungen des Hochgebirges. Zeitschr. f. Balneol. usw. Jg. 3, 1910, S. 303. — Bruns: Die Bedeutung der „Unterdruckatmung“ in der Behandlung von Kreislaufstörungen. Veröffentl. der Balneol. Gesellsch. 1912, S. 118. — Cloetta: Zur experimentellen Pathologie und Therapie des Asthma bronchiale. Archiv f. experim. Pathol. u. Pharmakol. Bd. 73, H. 3. — Determann: Die Klimatotherapie der Herz- und Gefäßkrankheiten. 33. Balneol. Kongreß, Berlin 1912, S. 48. Physikalische Behandlung der Neurasthenie. Handbuch der physikal. Therapie von Goldscheider u. Jacob II. Teil, Bd. 2, S. 588. — Ebstein: Zur Balneo- und Klimatotherapie der Zuckerkrankheit. Zeitschr. f. Balneologie usw. Jg. 2, 1909, S. 175. — Egger, F.: Erkrankungen des Respirationstraktus. Handbuch der physikal. Therapie II. Teil, Bd. 1, S. 394 u. 382. — Erb: Winterkuren im Hochgebirge. Leipzig 1912, Otto Nemnich. — Faichnie: Chinin als Malaria-Prophylaktikum und Heilmittel. Journ. of the roy. army med. corps 1912, Bd. 16, S. 438. — Friedrich: Erkrankungen der Nase, des Rachens und des Kehlkopfes. Handbuch der physikal. Therapie von Goldscheider u. Jacob II. Teil, Bd. 1, S. 314. — Gumpert, F.: Klimatotherapie der Respirationsorgane. Lehrbuch der allgem. Therapie Bd. III, S. 255. — Guhr: Erfahrungen bei der Basedowschen Krankheit im Hochgebirge. Münch. med. Wochenschr. 1908, S. 497. — Hössli: Höhenklima und Diabetes. Zeitschr. f. Balneologie usw. Jg. 3, 1910, S. 301. —

Jessen: Über die Behandlung von Nervösen im Hochgebirge mit besonderer Berücksichtigung von Davos. Münch. med. Wochenschr. 1905, Nr. 35. — Kisch: Physikalische Therapie der Störungen der Menopause. Handbuch der physikal. Therapie von Goldscheider u. Jacob II. Teil, Bd. 2, S. 274. — Kuhn: Die Behandlung von Herzschwäche und Kreislaufstörungen mit Unterdruckatmung vermittelst der Lungensaugmaske. 33. Balneol. Kongreß, Berlin 1912. — Laquer: Über Winterkuren im Hochgebirge. Zeitschr. f. physikal. u. diätet. Therapie 1905, Bd. 8, S. 46. Physikalische Therapie der Erkrankungen des Zentralnervensystems. Handbuch der physikal. Therapie von Goldscheider u. Jacob II. Teil, Bd. 2, S. 649. — Lazarus: Erkrankungen der Zirkulationsorgane. Muskuläre Insuffizienz des Herzens. Handbuch der physikal. Therapie von Goldscheider u. Jacob II. Teil, Bd. 2, S. 72. — Litten: Gefäßerkrankungen. Arteriosklerose. Handbuch der physikal. Therapie von Goldscheider u. Jacob II. Teil, Bd. 2, S. 87 u. 88. — Marfan: Der günstige Einfluß der Höhenkur auf das Säuglingsekzem. Le Bulletin médical 1911, Nr. 34. — Mendel und Tobias: Die Basedowsche Krankheit beim Manne. Neurol. Zentralbl. Jg. 32, 1913, Nr. 23, S. 1477. — Nolda: Über die Indikationen des Hochgebirges für Nervenkranke. Oberengadiner Festschrift 1911. Über die Indikationen der Hochgebirgskuren für Nervenkranke mit Berücksichtigung der Verhältnisse in St. Moritz. Münch. med. Wochenschr. 1906, S. 1036. Einige Bemerkungen über Winterkuren, Winterklima und Wintersport. Zeitschr. f. physikal. u. diätet. Therapie 1909, Bd. 12, S. 20. — Pick: Zur Therapie der Dysbasia angiosclerotica. Med. Klinik Jg. 9, 1913, Nr. 33, S. 1333. — Richter: Über klimatische Unterstützung von Entfettungskuren. Zeitschr. f. Balneologie usw. Jg. 1, 1908, S. 26. — Romberg: Bemerkungen über Neurasthenie und ihre klimatische und balneotherapeutische Behandlung. Deutsche med. Wochenschr. 1906, Nr. 38. — Schmidt und David: Über die therapeutische Verwendung sauerstoffarmer Luft beim Menschen. Münch. med. Wochenschr. 1911, H. 18, S. 939. — Schrumpf: Die Behandlung der Herz- und Kreislaufkranken im Höhenklima. Zeitschr. f. Balneologie usw. Jg. 3, 1910, S. 478. — Stäubli: Kasuistische Beiträge zur Kenntnis der Wirkung des Hochgebirgsklimas. Zeitschr. f. Balneologie usw. 1910, Bd. 3, S. 294. Über die Indikationen und Kontraindikationen des Höhenklimas. Deutsche med. Wochenschr. 1912, Bd. 38, S. 148. Das Höhenklima als therapeutischer Faktor. Ergebnisse d. inn. Med. u. Kinderheilk. Bd. 11, S. 72. — Stiller: Höhenluft bei Morbus Basedowii. Med. Klinik 1908, Nr. 9. — Weintraud: Balneotherapie der Fettleibigkeit. Handbuch der physikal. Therapie II. Teil, Bd. 1, S. 287. Diabetes mellitus. Klimatische Kuren. Handbuch der Physikal. Therapie von Goldscheider u. Jacob III. Teil, Bd. 1, S. 241. — Widmer: Beeinflussung der Blutkrankheiten durch das Hochgebirge. Zeitschr. f. Balneologie usw. Jg. 4, Nr. 1. — Zuntz: Die Einwirkung des Höhenklimas und des Bergsteigens auf den Menschen. Sonderabdruck aus dem Jahresbericht für 1902 der Sektion Berlin des deutsch-österreich. Alpenvereins. Zur Höhenlufttherapie. Jahrb. üb. Leist. u. Fortschr. a. d. Geb. d. physikal. Med. 1912, Bd. 2, S. 192.

IV. Hochgebirge und Blut.

Abderhalden: Der Einfluß des Höhenklimas auf die Zusammensetzung des Blutes. Med. Klinik 1905, Nr. 9. Weitere Beiträge zur Frage nach der Einwirkung des Höhenklimas auf die Zusammensetzung des Blutes. Zeitschr. f. Biol. Bd. 43, H. 3/4. — Aron: Über Hämoglobinbestimmungen und die Sauerstoffkapazität des Blutes bei Änderungen des Atmosphärendruckes im pneumatischen Kabinette. Zeitschr. f. klin. Med. 1912, Bd. 75, H. 1 u. 2. — Bence: Drei Fälle von Polyglobulie mit Milztumor. Deutsche med. Wochenschrift 1906, Nr. 37. — Bürker, Ederle und Kircher: Über Änderungen der sauerstoffübertragenden Oberfläche des Blutes bei Änderungen der respiratorischen Oberfläche der Lunge. Zentralbl. f. Physiol. 1913, Bd. 27, Nr. 12/13, S. 623. — Bürker: Die physiologischen Wirkungen des Höhenklimas auf das Blut und ihre Deutung. Münch. med. Wochenschr. 1913, Nr. 44, S. 2442. Die Wirkung des Höhenklimas auf das Blut. Münch. med. Wochenschrift 1905, Nr. 6, S. 249. Methodisches zu Blutuntersuchungen. 29. Kongreß f. inn. Med. 1912, S. 277. Die Thoma-Zeßsche und verwandte Zählmethoden geben bei Erythrozytenzählungen um etwa 7% zu hohe Werte an. 30. Kongreß f. inn. Med. 1913, S. 285. — Bürker, Joos, Moll und Neumann: Die physiologische Wirkung des Höhenklimas auf das Blut. 28. Kongreß f. inn. Med. S. 566. Die physiologischen Wirkungen des Höhenklimas. Sonderabdruck der Zeitschr. f. Biol. 1913, Bd. 61, H. 9, 10 u. 11. — Cohnheim und Weber: Die Blutbildung im Hochgebirge. Deutsches Archiv f. klin. Med. 1913, H. 3 u. 4. — Cohnheim und Kreglinger: Zur Physiologie des Wassers und des Kochsalzes. Hoppe-Seylers Zeitschr. f. physiol. Chemie 1912, Bd. 78, S. 62—88. — David: Die therapeutische Verwertung sauerstoffarmer Luft bei Anämie. Deutsch. Arch. f. klin. Med. 1912, Bd. 109. H. 1/2. — Determann: Über Wesen und Bedeutung der Viskositätsprüfungen des Blutes. Zeitschr. f. Balneologie usw. Jg. 1, 1909, S. 568. Die Veränderung der Blutviskosität im Höhenklima. Veröffentl. der Balneol. Gesellsch., 29. Versamml. 1908, S. 122. — Dreyer und Walker: Der Einfluß der Höhe auf das Blutvolumen, zugleich mit weiteren Beobachtungen über das Blut bei Warm- und Kaltblütern. Lancet Bd. 2, Nr. 17, S. 1175. — Durig: Physiologische Wirkungen des Höhenklimas. Gesellschaft der Ärzte in Wien, 24. März 1911. — Fiessler: Zur Kenntnis der Wirkung des verminderten Luftdrucks auf das Blut. Deutsches Archiv f. klin. Med. 1904, Bd. 81, S. 579. — Foa, C.: Critique expérimentale des hypothèses émises pour expliquer l'hyperglobulie de la haute montagne. Arch. ital. de biol. 1904, Bd. 41, S. 105. — Fuchs: Physiologische Studien im Hochgebirge. Sitzungsbericht der phys.-med. Soc. in Erlangen 1908, Bd. 40, S. 206. — Jaquet: Höhenklima und Blutbildung. Archiv f. experim. Pathol. u. Pharmakol. Bd. 45, H. 1. — Kuhn: Die Vermehrung der roten und weißen Blutkörperchen und des Hämoglobins durch die Lungensaugmaske und ihre Beziehungen zum Höhenklima. Münch. med. Wochenschr. 1907, S. 1713. — Laquer: Höhenklima und Blutneubildung. Deutsches Archiv f. klin. Med. 1913, Bd. 110, H. 3/4. — Lazarus: Anämie, Chlorose und Skrofulose. Handbuch der physikal. Therapie II. Teil, Bd. 1, S. 301. — Massing und Morawitz: Höhenklima und Blutbildung. Deutsches Archiv f. klin. Med. Bd. 98, S. 301. — Morawitz und Römer: Klinische Untersuchungen über die Sauerstoffversorgung bei Anämie. Münch. med. Wochenschr. 1908, S. 1762. — Morawitz: Einige neuere Anschauungen über Blutregeneration. Ergebnisse d. inn. Med. u. Kinderheilk. Bd. 11, S. 277. Einfluß des Höhenklimas auf den Menschen. 22. Jahresversamml. d. allg. Deutsch. Bäderverb., 29. u. 30. Sept. 1913, Badenweiler. — Meier, K. F.: Über den Einfluß des Lichtes im Höhenklima auf die Zusammensetzung des Blutes. Inaug.-Diss., Basel 1900. — Müller, F.: Der Einfluß des Höhenklimas auf die Blutbildung. Zeitschr. f. Balneologie usw. Jg. 2, 1909, Nr. 14, S. 495. Über den derzeitigen Standpunkt der Lehre von den Eigenschaften des Hämoglobins. Sonderabdruck aus Folia Haematologica intern. Magazin f. klin. u. morpholog. Hämatologie I. Teil Arch., 1913, Bd. 14. — Müntz: De l'enrichement du sang en hémoglobine, suivant les conditions d'existence. Compt. rend. de l'Acad. des Sc., Paris 1891, Bd. 112, S. 298. — Rosenbach: Die Entstehung und hygienische Behandlung der Bleichsucht. Zeitschr. f. physikal. u. diätet. Therapie Bd. 4, S. 517. — Schaumann und Rosenquist: Zeitschr. f. klin. Med. 1898, Bd. 35, S. 162. — Swiontezky, J.: Die Wirkung des Aufenthaltes im Caisson auf das Blut des Menschen und der Tiere. Gazeta lekarsky 1899, 10. u. 17. April. — Talqvist: Über experimentelle Blutgiftanämien. Zeitschr. f. klin. Med. 1898, Bd. 35, S. 108 u. 125 ff. — Tièche: Über einen im Hochgebirge (1500 m) mit Blutinjektionen behandelten Fall von (progressiver, perniziöser) schwerster Anämie. Korrespondenzbl. f. Schweizer Ärzte 1911, H. 2. — Valdamerie: Untersuchungen über die Viskosität des Blutes. Riv. di clin. pediatr. 1912, Bd. 10, S. 799. — Veraguth: Über die Heilwirkung von St. Moritz bei Chlorose und Anämie. Zeitschr. f. Balneologie usw. 3. Jg., 1910, S. 310. — Wanner: Über das Verhalten der Leukozyten im Höhenklima. Korrespondenzbl. f. Schweizer Ärzte Jg. 43, 1913, Nr. 30, S. 941. — Wendt: Über den Einfluß des Höhenklimas auf den Stoffwechsel des Menschen. Skand. Archiv f. Physiol. 1911, Bd. 24, S. 247. — Widmer: Beeinflussung der Blutkrankheiten durch das Hochgebirge. Zeitschr. f. Balneologie usw. Jg. 4, 1911, Nr. 1.

V. Tuberkulose im Hochgebirge.

Amrein: Über Brustumfangmessungen an Lungentuberkulösen im Hochgebirge. Zeitschrift f. Balneologie usw. Jg. 2, 1910, S. 669. — G. Baer und Engelmann: Das Leukocytenbild bei Gesunden und Lungentuberkulösen im Hochgebirge. Deutch. Arch. f. klin. Medizin, 112 Bd., 1913, 5,56. — Bernstein: Untersuchungen über den Verlauf und die Dauererfolge der Lungentuberkulose im Hochgebirge (Arosa 1750—1850 m ü. d. M.) mit besonderer Berücksichtigung sozial-medizinischer Momente. Diss., Zürich 1910. — Besold: Über Klima und Lungentuberkulose. Münch. med. Wochenschr. 1904, Nr. 50. — Dietschy: Die Auswahl der Lungenkranken für die Heilstättenkur. Korrespondenzbl. f. Schweizer Ärzte 1913, Nr. 34. — Egger, E.: Hochgebirgsindikationen für Lungentuberkulose. Korrespondenzbl. f. Schweizer Ärzte 1913, Jg. 43, Nr. 39. — Grau: Ergebnisse der Heilstättenbehandlung in Volksheilstätten. Therapeut. Monatshefte 1913, S. 402. — Gumprecht: Volksheilstätten; in Lehrbuch der allgem. Therapie Bd. 3, S. 258. — Gwerder: Ansteckungsgefahr in Lungenkurorten und Tuberkulosevererbung. Aus Beiträge z. Klinik d. Tuberkul. Bd. 25, H. 1. — Köhler: Statistische Beiträge zur Frage der Heilstättenkuren. Zeitschr. f. Tub. 1914, Bd. 22, S. 119. — Ladendorf, K.: Über Höhenklima-u. Mittelgebirgseignung für Lungentuberkulöse. Zeitschr. f. physik. u. diätet. Therapie Bd. 12, S. 681. — Morin: Tuberkulosebehandlung im Höhenklima. Therapeut. Monatshefte 1906, November. — Nietner: Der Stand der Tuberkulosebekämpfung im Frühjahr 1913. Gesch. f. d. 17. Gen.-Vers. d. Zentralkom. am 8. Mai 1913 in Berlin. — Nothnagel: Tuberkulose. Handbuch der physikal. Therapie von Goldscheider u. Jacob I. Teil, Bd. 1, S. 96. — Peters, Le Roy, S. Bullock: Bloodpressure studies in tuberculosis at a high altitude. Arch. of intern. Med. 1913, Bd. 12, Nr. 4. — Philippi: Die Therapie der Lungentuberkulose im Hochgebirge. Korrespondenzbl. f. Schweizer Ärzte Jg. 43, Nr. 38, S. 1185. — Platzhoff-

Lejeune: Höhenkuren für Lungenkranke. Graubündener allgem. Fremdenbl. f. sämtl. Kurorte 1913, Nr. 6. — Renvers: Chronische Lungentuberkulose. Handbuch der physikal. Therapie von Goldscheider u. Jacob II. Teil, Bd. 1, S. 274. — Ruge: Zeitschr. f. Tuberkul. — Schmidt, O.: Die Behandlung der Lungentuberkulose. Eulenburgs Enzyklopädie S. 603. — Schnitter: Klinische Beobachtungen über das Verhalten des Blutdrucks während der Lungentuberkulose. Beiträge zur Klinik der Tuberkul. 1912, Bd. 23, S. 233. — Senator, H.: Über die klimatische Behandlung der Lungentuberkulose. Zeitschr. f. Balneologie usw. 1908, Nr. 2, S. 45. — Stadler: Einfluß der Lungentuberkulose auf Lebensdauer etc. und der Wert der Volksheilstättenbehandlung. Deutsch. Arch. f. klin. Med., 75. Bd. — Treutlein: Das Vorkommen der Lungentuberkulose in Bolivia und der Einfluß des dortigen Klimas auf zugereiste Phthisiker. Deutsches Archiv f. klin. Med. 1910, Bd. 100, S. 88. — Turban: Beiträge zur Kenntnis der Lungentuberkulose. 1899. — Velden: Die klimatischen Kurorte. Vortr. v. d. Niederrhein. Gesellsch. f. Natur- u. Heilk. in Bonn 1903. — J. Winkler: Tuberkulose und Kalkgebirge. Das österr. Sanitätswesen 1913, Nr. 47. — Geschäftsbericht des Großherzogl. Bad. Ministeriums des Innern 1897—1905. — Jahresberichte der Heilstätte Nordrach-Kolonie.

VI. Hochgebirge und Kindesalter.

Determann: Hydrotherapie, Aerotherapie und Höhenklimabehandlung im Kindesalter. Zeitschr. f. physikal. u. diätet. Therapie 1912, Bd. 16, S. 4 u. 71. — Feer: Zur geographischen Verbreitung und Ätiologie der Rachitis. Festschrift, Basel 1897. — Hamburger: Über Tuberkulose des Kindesalters. Med. Klinik 1913, Bd. 9, S. 485. — Hecker: Klimatotherapie im Kindesalter. Zeitschr. f. physikal. u. diätet. Therapie 1914, S. 1. — Liefmann: Einige Bemerkungen über den Aufenthalt chronisch kranker Kinder im Schweizer Hochgebirge. Zeitschr. f. Balneologie usw. Jg. 6, 1913, S. 524. — Marfan: Höhenkuren bei Säuglingsekzem. La Presse méd. 1911. — Neumann: Der Säugling im Hochgebirge. Deutsche med. Wochenschr. 1909, Nr. 49. — Planta: Das kranke Kind und das Klima der Hochalpen. Berlin 1913, Allg. Med. Verlagsanstalt. — Über den Einfluß des Höhenklimas auf den Ernährungszustand. Zeitschr. f. Balneologie usw. Jg. 4, 1912, S. 538. Über Kinderkuren im Oberengadin. Oberengadiner med. Festschrift 1911. Die kindliche Diathese und das alpine Hochgebirge. Deutsche med. Wochenschr. 1912, Bd. 38, S. 1096. Zur Wirkung des alpinischen Hochgebirges auf das Asthma des Kindes. Zeitschr. f. Balneologie usw. Jg. 1, 1908, S. 287. Die exsudative Diathese und das hochalpine Gebirgsklima. Korrespondenzbl. f. Schweizer Ärzte Jg. 41, 1911, S. 449. — Putzig: Das Vorkommen und die klinische Bedeutung der eosinophilen Zellen im Säuglingsalter, besonders bei der exsudativen Diathese. Zeitschr. f. Kinderheilk., Orig. 1913, Bd. 9, H. 6, S. 429. — Salge: Einführung in die moderne Kinderheilkunde. Berlin 1909.

2. Das Klima des vegetationsreichen Mittelgebirges von etwa 400—1000 m.

Umgrenzung des Begriffes. Indem wir für die allgemeine klimatologische Orientierung des Höhenklimas auf die Einleitung dieses Abschnittes (S. 130 ff.) verweisen, steht es uns hier zu, vom therapeutischen Standpunkt aus die klimatischen Gruppen eines Erhebungsklimas zu formen, in welchem die physiologischen und therapeutischen Wirkungen des Höhenklimas sich nur in gemäßigter Weise bemerkbar machen. Eine gleichmäßige Abstufung seiner klimatischen Reize wäre nur zu erwarten, wenn wir ausschließlich die Verteilung des atmosphärischen Druckes und des Partialdruckes der Luftgase im Auge haben. Sie wird völlig umgeworfen durch das Eingreifen anderer klimatischer Faktoren, die neben der Verminderung des atmosphärischen Druckes mit ihren meteorologischen Begleiterscheinungen, der Verminderung der Sauerstoffspannung und des Dampfdruckes, der Temperatur, der größeren Strahlungsintensität der Sonne sich ableiten von der Furchung der Erdoberfläche und der Beziehung der örtlichen Lage zum Wind, zu den Niederschlägen, zur Sonnenexposition, zu lokalen Luftströmungen zum Wald u. dgl. Die Nähe oder Ferne zum Meere, die Massigkeit und die geographische Richtung des Gebirgszuges in Verbindung mit den Einflüssen der geographischen Breite, in welcher wir in Mitteleuropa sowohl als in

dem bevölkertsten Teile Nordamerikas die Höhenkurorte und die Stationen des
Mittelgebirges zu suchen haben, modifiziert fernerhin das Mittelgebirgsklima.

Die physische Geographie zeigt uns, um bei Mitteleuropa zu bleiben, wie der
überwiegend größte Teil des kontinentalen Rumpfes aus einer in ihrer Höhenlage
wenig wechselnden, allerdings viel gefurchten Niederung besteht, die dann ganz
allmählich in die Abdachungen der Tafelländer sowie einiger Gebirgshorste übergeht, so daß auch die mit der Höhenerhebung zu erwartenden Unterschiede
äußerst langsam und fast unmerklich einsetzen. Ein Herausheben der Gebirge,
charakteristische Gebirgsgestaltung beginnt, wenigstens im Innern des Kontinents, erst mit einer gewissen Erhebung von etwa 300 bis 500 m über dem
Meere.

In dieser Höhe wird sich also zuerst ein größerer Teil derjenigen Faktoren
zusammenfinden, welche das Klima des Gebirges bedingen. Rechnen wir die
Tatsache dazu, daß für gewöhnlich wenigstens $^3/_4$ der Bevölkerung in der Höhe
bis etwa 250 m über dem Meere leben, daß bis etwa 450 m Höhe selbst in einem
so gebirgigen Lande, wie es die Schweiz ist, weitaus die größte Menge der größeren
menschlichen Siedelungen belegen ist und in Mitteleuropa wenigstens annähernd
mit der 400-m-Grenze abschließend 95% der Bevölkerung wohnt oder ihre tägliche Arbeit findet, so beginnt in praxi für die allermeisten das Gebirgsklima nicht unter 350 bis 450 m, im Mittel bei 400 m, wie etwa für die Bewohner der großen Ebenen; während für manche Gegenden Deutschlands, etwa
Württembergs, Bayerns, ferner der Schweiz, Österreichs, des östlichen Frankreichs, erst bei 500 bis 700 m oder noch höher eine wirksame Differenz gegenüber
dem ihrer Bevölkerung gewohnten Klima zu erwarten ist. Sehen wir von den
wenigen Ausnahmen ab, so kommt als wahres Mittelgebirgsklima mit seinen
so gut wie der gesamten Bevölkerung ein eigenartiges Klima bietenden Faktoren
die Höhe von 400 bis 800 m im nördlichen Deutschland, von 400 bis 1000 m im
südlichen Teil der deutschen Waldgebirge und in der Schweiz in Betracht. Zugleich sei aber betont, daß manche klimatische Kurorte unter der 400-m-Grenze
im Harz, in Thüringen, in der Eifel, auch noch in dem dem tiefliegenden Rheintal entragenden Wasgenwald und Schwarzwald, den Charakter des Gebirgsklimas
haben können und daß umgekehrt dieser manchen Orten der 400- bis 500-m-Lage
an den großen süddeutschen und schweizerischen Seen nur noch in sehr begrenztem
Maße zu eigen ist, da sie durch die Größe der Flächenausdehnung, die Tiefe der
Senkung zwischen den umliegenden Bergen, dann auch durch den klimatischen
Einfluß großer Wassermassen vielmehr den Charakter eines Niederungsklimas
erhalten, so am Bodensee, Vierwaldstätter See, Neuenburger und Genfer See,
das Rhonetal von Bex bis zum Genfer See, das bayerische Donautal mit einem
großen Teil der schwäbisch-bayerischen Hochebene in einer Höhe von 400 bis
500 m usw.

Kaum einfacher ist es, die obere Grenze des Mittelgebirges und seines Klimas
zu bestimmen. Die Übergänge sind hier mannigfaltig, sie sind durch die Formation und Masse der Gebirge häufig verwaschen. Die Lage in der geographischen
Breite, Gipfel- und Tallage, ihr Verhältnis zur Meeresentfernung ruft in einer
gegen die Luftbewegung exponiert gelagerten Höhe von etwa 700 bis 1000 m,
schon bei einer Erhebung um 100 bis 200 m in dem kleinen Gebiet zwischen
dem 47. und 53. Breitengrad in Mitteleuropa so große klimatische Differenzen
hervor, daß die barometrische Gleichheit uns über diese gewaltigen Klimaunter-
schiede nicht hinweghelfen kann. Man vergegenwärtige sich die unwirtliche,
häufig von Stürmen umbrauste, meist umnebelte Höhe des Snowdon in Wales
auf dem 53° Br., oder auch nur des Brockens 51° Br., oder der Hornisgrinde 49° Br., im Vergleich mit dem auf 48° Br. gleichhoch gelegenen, noch

Körnerfruchtbau treibenden, von Wäldern umsäumten Höchenschwand im Schwarzwald, oder gar mit südalpinen Hochtälern, wo wir bis über den 46. Grad hinaus noch Mais und sogar Weinbau bis zur Höhe von 800 m hinauf antreffen. Andererseits prangen wenige Kilometer vom Snowdongipfel entfernt und 700 bis 800 m unter ihm die Gärten von Nordwales in fast südlicher Üppigkeit. Vielleicht noch auffallender wird der klimatische Gegensatz von Binnenland und Meeresnähe in der Höhenlage von ca. 800 bis 1000 m, wenn der Blick auf die stürmischen, kahlen und häufig nebligen Berghöhen in der Uferkette der Seealpen fällt, zu deren Füßen unmittelbar die subtropische Riviera sich ausbreitet. Während wir den Aufenthalt in den höchsten Kurorten des Harzes fast schon als Höhenklima empfinden, haben wir diesen Eindruck keineswegs in den meisten, unter gleicher Seehöhe gelegenen Stationen des Schwarzwaldes und noch höher hinauf bis etwa 900 und 1000 m. Das Höhenklima würde, wenn nicht andere wichtige Umstände dagegen sprächen, im Harz, auch im Riesengebirge und Isergebirge und im sächsischen Erzgebirge etwa mit 800 m beginnen; so aber können wir nur sagen, daß das Mittelgebirgsklima in diesen Gebirgsgruppen etwa in der Höhe von 800 bis 850 m im Riesengebirge, in Thüringen etwas höher abschließt, daß daselbst seine spezifische Verwendbarkeit aufhört.

Die klimatischen Faktoren.

Im Mittelgebirgsklima tritt der klimatische Faktor der Luftverdünnung noch ganz außerordentlich zurück hinter die das thermische Klima bedingenden Eigenschaften. Es führt dies zu näherer Betrachtung der einzelnen Höhenstationsgruppen unter dem Gesichtspunkte ihrer Lage am Hang zu Seiten breiter Täler, in geschützten Hochtälern, auf Plateaus und in Mulden der Plateaus auf Kämmen und Gipfeln mit ihren gewaltigen Einflüssen auf die Niederschläge, die Art des Niederschlags als Regen, Schnee und Nebel, deren Häufigkeit und jahreszeitliche Verteilung, die Bedeutung und das Maß der Bewölkung im Verhältnis zur Besonnung, den Einfluß des Waldes, des Bodens auf klimatische Eigenarten des Mittelgebirges.

Nur kurz sei der Verringerung des Luftdruckes Erwähnung getan, die natürlich an allen Orten in derselben Erhebungslage, abgesehen von zyklonischen und jahreszeitlichen Schwankungen dieselbe ist. Die mit der Isotherme wandernde sommerliche Erhöhung des Luftdruckes tut der barometrischen Wirkung des Mittelgebirges in physiologischer Hinsicht kaum eine Einbuße, da sie in der Höhe von 500 m nur einer reinen Höhenverminderung von 33 m, bei 750 m Höhe von etwa 55 m, bei 1000 m Höhe etwa von 83 m entspricht.

Die von der Jahreszeit unabhängige Druckverminderung in der Lage des Mittelgebirgsklimas geht in der Weise vor sich, daß

in der Höhe von   500 m ü. d. M. bei 11,1 m Erhebung der Luftdruck um 1 mm abnimmt
„ „   „   „   1000 „ „ „ „   „ 11,8 „   „   ..   „   ., 1 .,   „
Im Mittel unseres Klimas   „ 11,5 „   „   „   „   ., 1 „   .,

$$\text{Der Luftdruck beträgt im Jahresmittel} \begin{cases} \text{in Seehöhe} \ . \ . \ . \ 762 \text{ mm} \\ \text{in 500 m Höhe} \ . \ 717 \ .. \\ \text{in 1000 m Höhe} \ \ 673 \ ,. \end{cases}$$

Von klimatisch viel größerer Bedeutung ist die Temperaturlage und der Gang der Temperaturbewegung im Mittelgebirge. Die durchschnittliche Wärmeverminderung mit der Höhenerhebung ist 0,55° C pro 100 m. Sie ist bei allmählicher Bodenerhebung von Niederungen zu Abdachungen, von Tälern oder Senkungen zu Plateaus geringer als bei steiler ansteigenden Berghängen. Damit wird zum Teil die geringere Differenzierung des Klimas langsam sich entwickelnder höherer Niederungslagen gegenüber dem eigentlichen Bergklima bedingt.

Dann haben auch frei aufsteigende Berge und Gebirgszüge auf ihren Höhen eine um so niedrigere Mittelwärme, je isolierter sie sind und je weniger Masse sie selbst besitzen. Dieser Faktor der variierenden Temperaturabgabe spielt bereits sehr in unser Mittelgebirgsklima hinein.

Im geschützten Berglande Kärntens beträgt die Temperaturabnahme bei 100 m Erhebung viel weniger als im ungeschützten nordostexponierten Erzgebirge.

Temperaturabnahme pro 100 m in Grad Celsius.

	Jan.	Febr.	März	April	Mai	Juni	Juli	Aug.	Sept.	Okt.	Nov.	Dez.
In Kärnten	0,2	0,34	0,5	0,61	0,61	0,60	0,57	0,55	0,5	0,43	0,34	0,23
Im Erzgebirge	0,43	0,52	0,57	0,58	0,61	0,62	0,61	0,58	0,56	0,52	0,50	0,44

Zeitliche Eignung des Mittelgebirgsklimas vom Standpunkt des Temperaturklimas. Immer tritt in der Richtung von der Tiefebene ins Gebirge die langsamste Wärmeabnahme im Winter, die rascheste im Frühling und Sommer ein. Um eine um 1° C kühlere Lufttemperatur zu haben, brauchen wir im Sommer nur 140 m, müssen wir im Winter 220 m steigen. Wir leiten daraus die zeitliche Eignung des Mittelgebirges, um während des Sommers der höheren Temperatur der Niederungen zu entgehen, zahlenmäßig ab. Am kühlsten ist das Mittelgebirge im Vergleich zur Niederung im warmen Sommer in den Monaten Mai bis August. Der mäßig kühle Frühling zeitigt einen stärkeren Kontrast im Gebirge, der warme Herbst zeigt eine Neigung zum Ausgleich zwischen Niederung und Mittelgebirge. Insofern wir also die Temperaturlage in Betracht ziehen, sind Sommer und Frühherbst die gegebenen Aufenthaltszeiten im Mittelgebirge; das Frühjahr ist die verhältnismäßig frischeste und kälteste Zeit im Gebirge gegenüber der Niederung.

Temperaturgang im Mittelgebirge. Wir entnehmen zugleich daraus, daß der jährliche Gang der Temperatur im Gebirge eine flachere Kurve hat als in den kontinentalen Niederungen. Er nähert sich dadurch in gewisser Beziehung dem Temperaturgang an der Seeküste. Unterschiede in diesen allgemeinen Charakter werden durch Tallage und Muldenlage einerseits, durch Hanglage oder Gipfellage einer Station andererseits gebracht, indem erstere eine größere jährliche Temperaturänderung bedingt. Es kann dies sogar so weit gehen, daß die Abnahme der jährlichen Temperaturschwankung, die mit der Höhe eintreten sollte, ausgeglichen wird. Auch im Mittelgebirge macht sich dies bereits sehr bemerkbar.

Mittlere Jahresschwankung der Temperatur.

Niederung	a) Hang und Gipfel	Mittelgebirge b) Täler	c) Mulden und Plateaus
Berlin-Stadt 18,5	Heiden (800 m) . . 17,8	Pinzgau. 20,7	Villingen (720 m) . 19,4
Königsberg 20,2	Kniebis (950 m) . 16,4	St. Blasien (780 m) 18,9	Donau-
			eschingen(660m)19,9
Leipzig . . 19,0	Höchen-	Parten-	Buchen (350 m) . 19,1
	schwand (1000 m) 16,9	kirchen (750 m) 18,8	
Nürnberg . 19,3	Freudenstadt(750 m)17,4	Berchtes-	
		gaden (590 m) . 19,5	
Frankfurt . 19,3	Schömberg (625 m) 16,5	Reichenhall(480 m)20,1	

Einen größeren Einfluß auf die klimatische Eigenart des Gebirges als die geringere Temperaturschwankung im Gebirge während längerer Zeiträume hat die geringere Tagesschwankung der Temperatur. Sie ist einmal bedingt durch die geringere Lufterwärmung am Tage, insbesondere durch geringere Mittagslufttemperaturen trotz oft kräftiger Sonnenbestrahlung und hoher Erwärmung des Schwarzkugelthermometers, zum Teil aber auch durch geringere nächtliche Abkühlung.

Die nächtliche Abkühlung. In dieser letzten Eigenschaft macht sich nun vor allem die Verschiedenheit der Lage der einzelnen Klimastationen im Mittelgebirge ganz besonders bemerkbar und erlangt für die Therapie eine gewisse Bedeutung, ist doch gerade die kräftige nächtliche Abkühlung während der heißen Sommermonate eine der schätzenswertesten Eigenschaften in der klimatischen Sommertherapie, welche immer wieder auf die Verwendung des Gebirgsklimas und gerade auch vieler Mittelgebirgskurorte hinweist.

Mittlere Tagesschwankung der Temperatur im Mittelgebirge.

Hang und Gipfel		Täler	
Höchenschwand	6,8	St. Blasien	9,7
Badenweiler	7,7	Partenkirchen	10,9
Kniebis	6,3	Berchtesgaden	9,5
Königsstuhl bei Heidelberg	6,0	Reichenhall	9,6
Freudenstadt	7,9		

Diese, durch die Intensität und Dauer der nächtlichen Wärmeabgabe des Bodens, zum Teil durch die physischen Eigenschaften des Bodens bedingte Temperaturerniedrigung der Nacht im Gebirge weist für Stationen der Tallage, Hang- und Muldenlage oft beträchtliche Unterschiede auf, die sich sogar an ein und demselben Kurorte in bedeutsamer Weise für die Erholung bemerkbar machen, indem lang besonnte Wohnstätten auf geneigten Hochebenen, Kuppen und an Hängen mit Süd-, weniger mit Südwestexposition höhere nächtliche Minimaltemperaturen aufweisen, als Orte des Tales mit gleichen Mitteltemperaturen. Im Sommer wird dadurch manchmal die nächtliche Temperaturerholung des Kurgastes ganz verhindert. Bedeutsam ist dies für die Monate Juni bis August. Die nächtliche Abkühlung von Kurorten in unter sich vergleichbaren Höhenlagen erreichte im Mittel von 15 Jahren während des Sommers folgende Mitteltemperaturen:

Hang- und Gipfellage			Übergangsstationen zum Tal		
Badenweiler	419 m	13,1	Reichenhall	477 m	11,6
Königstuhl	570 „	12,0	Berchtesgaden	590 „	10,3
Freudenstadt	740 „	10,2	Oberstdorf	811 „	8,5
Höchenschwand	1000 „	9,9			
Mittelgebirgs-Tallage			Muldenlage		
Wildbad	430 m	10,3	Buchen	350 m	10,4
Alexandersbad	590 „	8,8			
St. Blasien	780 „	8,2	Villingen	714 „	8,2

Einige Kurven über den Temperaturgang an heißen klaren Sommertagen zeigen den Unterschied zwischen Mittelgebirgstal und Niederung noch deutlicher, wenn man die Tageszeiten zwischen 7 Uhr vormittags und 9 Uhr nachmittags vergleicht (s. Abb. 30, 5 und 6). Diese natürlich auch während des Winters auftretenden Verhältnisse der Differenzierung der Minimaltemperatur spielen in klimatotherapeutischer Hinsicht dann aber wegen der an und für sich niedrigen Temperaturlage keine Rolle. Eine unendliche Anzahl von Übergängen beeinflußt nun zwar im Gebirge den Temperaturgang, der aber, vorausgesetzt, daß die Klimastation nicht eine größere, dichtgebaute Stadt ist, in den meisten Fällen die verlangte sommerliche Abkühlung gegenüber den Niederungen aufweist.

Eine weitere Folge der nächtlichen Abkühlung und der besonders in Tälern verlängerten Wärmeausstrahlung sind die frischen Morgen und mäßig kühlen Abende, eine verlängerte in behaglichen Temperaturverhältnissen verlaufende Aufenthaltsdauer im Freien während des Tages, die sogar eine längere Sonnenexposition des Körpers während der späteren Vormittags- und mittleren Nachmittagsstunden im Hochsommer gestattet.

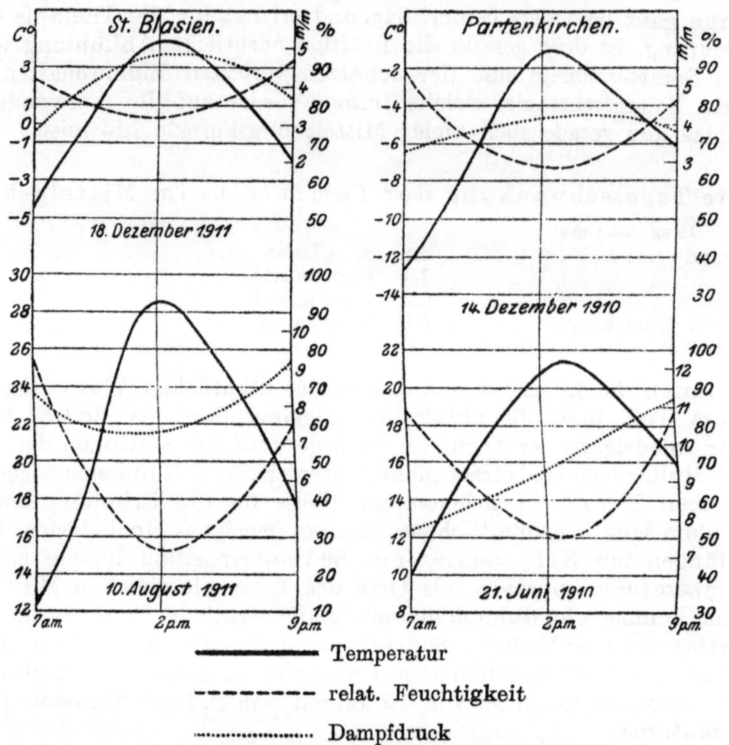

Abb. 30.　Verlauf der Temperatur und der Feuchtigkeit an klarem Sommertag und Wintertag im Mittelgebirgstal.

Vergleich an heißen Sommertagen.

	10 h a. m.	3 h p. m.	9 h p. m.
126 m, Karlsruhe, 9. August 1911 . .	26,0° C	33,0° C	23,0° C
780 m, St. Blasien, 10. August 1911 . .	19,0° C	28,5° C	17,5° C

Auf eine therapeutisch hochwichtige Seite in der Beurteilung des thermischen Charakters von Kurorten, die sich als Sommerfrischen eignen, hat besonders Dove aufmerksam gemacht. Es handelt sich dabei um die Feststellung der Häufigkeit gewisser Temperaturlagen, die uns angenehm oder unangenehm sind. Insbesondere die Angabe darüber, wie viele thermisch unerträgliche oder wenigstens unangenehme Tage ein Kurort während des Sommers aufweist, hat gerade für das Mittelgebirge ein Interesse. Die Zahlen dafür sind bis heute nicht leicht zu erhalten. Es handelt sich um die Zahl der sogen. Tropentage, an denen die Maximaltemperatur 30° C erreicht; in Fällen, in denen wir besonders Wert auf ein kühleres Mittelgebirgsklima legen, ist auch schon die Zahl der Sommertage mit einem Maximum von 25° C bedeutungsvoll. Für solche Tage ist es ferner wichtig, die Temperaturamplitude kennenzulernen, um auf den Grad der Abkühlung an diesen Tropentagen einen Rückschluß ziehen zu können. So fanden sich z. B. in der von Schultheiß berechneten 15jährigen Beobachtungsperiode der Jahre 1891—1905 folgende Verhältniszahlen von Sommertagen und Tropentagen zwischen Städten der Rheinebene und der Plateaumuldenlage Villingen 720 m einerseits, der Hangstation Freudenstadt 738 m andererseits.

	Sommertage	Tropentage
Karlsruhe im Rheintal, 126 m, gegenüber Freudenstadt, Hang 739 m	2,2 : 1	5,5 : 1
Freiburg im Rheintal, 290 m, gegenüber Villingen, Plateau, 720 m	2,6 : 1	14,0 : 1

An je 100 Sommertagen (über 25° C Maximaltemperatur) sank die nächtliche Abkühlung in Freudenstadt 60 mal um weniger als 15° C; in Villingen nur 14 mal. Die auf gleichem Breitengrad und auf gleicher Höhe ü. d. M. gelegenen Orte unterscheiden sich gewaltig durch die nächtliche Erfrischung der Plateaulage in ihren thermischen Verhältnissen. Sie ist in Villingen und in den Sommerfrischen gleicher benachbarter Lage wie etwa Kirnach, Königsfeld, Furtwangen mit fast absoluter Sicherheit Nacht für Nacht zu erwarten; in Freudenstadt nur etwa in der Hälfte der heißen Tage.

In den beiden heißen Sommermonaten des Jahres 1911 betrug die mittlere tägliche Abkühlung in 3 Kurortgebieten des badischen Schwarzwaldes bei etwa gleicher Höhenlage:

	Juli		August	
	Mittleres Tagesmaximum	Mittl. tägliche Abkühlung	Mittleres Tagesmaximum	Mittl. tägliche Abkühlung
Villingen, Plateaumulde . . .	24,4° C	15,0° C	24,8° C	15,1° C
St. Blasien, Gebirgstal	24,4° C	14,3° C	24,2° C	14,1° C
Triberg, Hanglage im Gebirgstal	24,4° C	12,2° C	25,1° C	12,1° C

Hitzetage. Schon die Vermeidung übermäßiger Hitzetage mit einer maximalen Temperaturhöhe von 25° C an ist eines der im Sommerklima der Berge besonders erstrebenswerten Ziele. Sie nehmen zwar mit der Höhe ab, aber auch hier bieten Kammstationen und hochliegende Talstationen wieder die besten Aussichten. Langjährige Mittel ergeben für den Schwarzwald folgende Zahlen:

Mittel der Hitzetage.

Gebiete	Höhe über dem Meer m	Zahl der Hitzetage
Freiburg im Rheintal	290	42,9
Badenweiler (Hang zur Rheinebene)	462	30,3
Villingen (Plateaumulde).	715	15,9
Freudenstadt (Hang)	718	16,8
Kniebis (Kamm)	904	8,9
Höchenschwand (Kamm)	1002	5,5
Todtnauberg (Hang)	1026	6,9

Ganz besonders wichtig ist dies in heißen Jahren wie etwa im Jahre 1911. Während sich da die Anzahl der Tropentage über 30° C und der Hitzetage über 25° C in der Ebene enorm mehrt, ist es möglich, solchen dem Kinde, dem Alter und dem Schonungsbedürftigen gefährlichen Temperaturlagen bereits im Mittelgebirge Deutschlands in geeigneten Plätzen mit absoluter Sicherheit zu entgehen.

Während des ganzen heißen Sommers 1911 waren bei durchaus gleicher Witterungslage in dem engen Bezirke des Schwarzwaldes und der angrenzenden Rheinebene die Hitzetage wie folgt verteilt:

Zahl der Hitze- und Tropentage im Sommer 1911.

Station	Hitzetage (25° C und mehr)					Tropentage (30° C und mehr)				
	Juni	Juli	Aug.	Sept.	Sa.	Juni	Juli	Aug.	Sept.	Sa.
Karlsruhe (Rheinebene)	6	24	26	13	69	—	12	11	4	27
Badenweiler (Hang zur Rheinebene), 420 m	7	21	24	11	63	—	9	8	5	22
Triberg (Hang im Mittelgebirgstal), 687 m	—	16	21	11	48	—	3	—	1	4
Villingen (Plateaumulde), 720 m	—	14	19	11	44	—	3	—	—	3
St. Blasien (Mittelgebirgstal), 780 m	—	13	16	11	40	—	—	—	—	—
Höchenschwand (Kammstation), 1000 m	—	10	6	7	23	—	—	—	—	—

Selbst in diesem heißen Jahre traten in den höheren Tälern und Kammstationen des Mittelgebirges keine schädigenden Tropentemperaturen auf. Die Zahl der Hitzetage ist sogar in 1000 m Höhe nur $^1/_3$ derjenigen der Rheinebene.

In den anderen deutschen Mittelgebirgen ist unter Zugrundelegung des von W. Richter für einzelne Gebirge ermittelten Höhenfaktors (s. Tab. S. 232) für extremeTemperaturlagen sogar anzunehmen, daß bereits tiefer gelegene Gebirgstäler etwa von 500 bis 600 m dieselben gesundheitsfördernden Eigenschaften aufweisen.

Mit Hilfe dieses Faktors läßt sich nun die mutmaßliche Höhenlage eines behaglichen Hochsommerklimas in den deutschen Mittelgebirgen berechnen.

Höhenfaktoren für extreme Tagestemperaturlagen.

Berechnung für die Höhenstufe	Höhen-differenz	Höhenfaktor für die Zunahme der		Abnahme der
		Wintertage	Frosttage	Hitzetage
	m	auf je 100 m Erhebung		
Breslau-Wang	750	4,3	8,2	4,1
Göttingen-Klaustal	440	5,6	12,2	5,1
Karlsruhe-Höchenschwand	880	3,2	6,5	3,8
Erfurt-Schmücke	690	7,3	7,2	3,6
Meiningen-Frankenheim a. Rh.	450	7,6	13,2	3,8
Arnsberg-Alt-Arnsberg	570	6,8	9,2	2,9
Straßburg-Kniebis	750	2,7	7,2	3,3

Berechnung der Hitzetage in deutschen Mittelgebirgen.

Basisstationen für die Berechnung der Hitzetage			Abnahme der Hitzetage um je 100 m Steigung		Das erträgliche Maß von 15 Hitzetagen liegt im Sommer	
Station	Höhe m	Zahl der Hitze-tage	Gebiet	Zahl	Gebiet	Höhe m
Breslau	120	34,6	Riesengebirge	4,1	Riesengebirge	600
Göttingen	150	31	Harz	5,1	Harz	470
Meiningen	300	23	Rhön	3,8	Rhön	525
Erfurt	200	28	Thüringer Wald	3,6	Thüringer Wald	560
Mülhausen	240	44,5	Vogesen	3,8	Vogesen	980
Stuttgart	270	37	Schwäbische Alb.	4,0	Schwäbische Alb.	820
Straßburg		40	Schwarzwald	3,3	Schwarzwald	750

In langjährigen Mittelwerten finden sich folgende tatsächliche Verhältnisse in einzelnen Kurstationen des Harzes, Thüringer Waldes und Riesengebirges, die mit dem oben berechneten Durchschnitt leidlich gut übereinstimmen.

Mittlere Anzahl der Hitze-, Frost- und Eistage.

Gebiet	Höhe über dem Meere m	Zahl der		
		Hitzetage	Frosttage	Eistage
Rhön:				
Frankenheim	754	5,5	158,5	65,9
Erz- und Riesengebirge:				
Wang	872	3,6	161,9	66,3
Schreiberhau . . . . · . . .	632	15,2	147,4	44,0
Bad Reinerz	556	15,9	135,5	51,8
Harz:				
Klaustal	587	8,5	136,2	49,5
Scharfenstein	615	9,0	136,1	45,8
Harzgerode	389	25,7	128,4	41,7
Thüringer Wald:				
Inselsberg	914	4,6	161,2	96,6
Bad Liebenstein	341	24,5	116,9	38,3

Nehmen wir die Vermeidung der extremen Temperaturen, also der Tropentage, eine nur mittlere Anzahl von Hitzetagen 25° C und eine gewisse Intensität der nächtlichen Abkühlung als die erstrebenswerten Vorteile einer sommerlichen Gebirgslage zusammen, so leitet sich zu aller Evidenz die hervorragende Eignung unserer höheren Mittelgebirgstäler etwas weniger der Hangstationen für den Hochsommeraufenthalt aus den angestellten Betrachtungen ab. Im Schwarzwald wäre dazu zu rechnen die Lage von Todtmoos, St. Blasien, Menzenschwand, Bad Boll, Rippoldsau, Allerheiligen, Griesbach, höheres Murgtal usw. von Hangstationen: Freudenstadt, Kurhäuser der Höhenstraße von Baden zur Hornisgrinde, Bühlerhöhe, Plättig, Sand, Hundseck, Unterstmatt u. a. In den Vogesen: Das obere Münstertal mit seinen Kurhäusern.

Da von den wenigsten Kurorten so verläßliche Beobachtungen wie die hier angeführten vorliegen, oder der Öffentlichkeit vorenthalten werden, müssen wir uns, abgesehen von den Angaben der Kenner solcher Orte, nur auf Wahrscheinlichkeitsberechnungen stützen und die Temperaturerholung mit der Höhe in Verbindung mit der Gebirgslage sowie mit den örtlichen Verhältnissen gemeinschaftlich zu beurteilen versuchen. Diese Berechnungen führen jedoch zu einem annähernd sicheren Schlusse. Das Verhältnis von Plateau, Hang und Höhental dürfte in den zentraleuropäischen Mittelgebirgen im wesentlichen dasselbe bleiben.

Frost- und Wintertage. Für den Winteraufenthalt im Mittelgebirge spielt die Anzahl der Frosttage (0° C und darunter) sowie der Wintertage, an welchen die Lufttemperatur 0° C nicht überschreitet, eine wesentliche Rolle nur in Verbindung mit der Schneedecke und den Faktoren der Besonnung zusammen. Die Anzahl der Frost- und Wintertage in den einzelnen Gebirgen ist nach Richter für verschiedene Höhenlagen deutscher Mittelgebirge aus den Tabellen auf S. 232 und 233 zu ersehen.

Die interdiurne Temperaturveränderung gibt uns Aufschlüsse über die Größe des Wechsels der mittleren Temperaturlage eines Tages zum folgenden. Bei der Bedeutung, die wir dem Mittelgebirge als Schonungsklima beilegen, ist es wichtig, daß die durchschnittliche, interdiurne Veränderlichkeit nicht zu groß sei. Die interdiurne Schwankung der Temperatur, welche ebenfalls von der mehr maritimen oder kontinentalen Lage, bzw. durch die Massigkeit des Gebirgsstockes beeinflußt wird, ist im allgemeinen in den Mittelgebirgshöhen recht erträglich. Sie wird aber durch die Bodengestaltung und die Lage an der Windseite oder im Windschatten des Mittelgebirges moduliert, so daß dieser Faktor weniger regelmäßig ist als etwa an der See.

In den von der Klimatik bevorzugten Mittelgebirgstälern ist die interdiurne Schwankung des Tagesmittels mehr von dem Grade der Besonnung und Bewölkung, also von der Wärmeeinstrahlung und Wärmeausstrahlung abhängig als von der Temperatur der Luftströmungen, wie dies einerseits am Meer, andererseits in den Gipfelstationen und Kammstationen der Fall ist. Dem größeren Grad der täglichen Wärmeamplitude entspricht in den Tälern auch etwa der Grad der interdiurnen Temperaturschwankung. Beträchtlicher ist er auf den Abdachungen der Leeseite und in Senkungen der Plateaus, jedenfalls größer als an den größeren Ebenen zugeneigten Hängen und auf den Kämmen und Gipfeln des Mittelgebirges. Vergleichende Zahlen für die einzelnen Monate des Jahres lassen sich leider für mehrere Mittelgebirge noch nicht für längere Perioden berechnen.

Bei der weniger kontinentalen Lage des Schwarzwaldes, der von maritimen wärmeren Luftströmungen aus WNW, aber auch noch aus SW durch die niedrige burgundische Pforte getroffen wird, hält sich diese Veränderung von Tag zu Tag im Mittel unter 2° C. Der Vergleich einiger Monatsmittel mit denen der gleichen Periode in Thüringen und des Riesengebirges zeigt, daß im Schwarzwald und im Harz die geringsten interdiurnen Schwankungen auftreten, etwas kräftiger in Thüringen, weitaus am stärksten im Riesengebirge. Nur im Mai und Juni sind die Veränderungen größer und darum für empfindliche Kranke nicht immer unbedenklich; um so empfindlicher, je höher einerseits, je kontinentaler andererseits die Lage der betreffenden Kurstationen ist, während im Sommer die Veränderlichkeit wesentlich geringer wird und auch im Hochwinter die interdiurne Veränderlichkeit der Winterkurstation wegen der an und für sich extremen Temperaturlage keine so große praktische Rolle für den klimatischen Aufenthalt an diesen Orten spielt.

Im Laufe des Wintertages ist außerdem die interdiurne Veränderlichkeit am geringsten zur Zeit der Hauptwärmeeinstrahlung, während welcher der Kranke sich im Freien ergeht, also um die Mittagszeit. Wir werden also mit Recht den alten Rat beherzigen, daß zu Zeiten veränderlicher Witterung unsere Kranken sich in den Morgen- und Abendstunden gegen raschere Temperaturveränderungen vorzusehen haben.

Erwärmungen und Erkaltungen in den einzelnen Jahreszeiten. Von den Einzelbeträgen der interdiurnen Temperaturschwankung sind für uns noch die Extreme der Schwankungen in den Tagesmitteltemperaturen, noch mehr die Sprünge der Temperatur von einer bestimmten Tagesstunde bis zur entsprechenden Stunde des folgenden Tages, also die beträchtlichsten Temperatursprünge in 24 Stunden von Wichtigkeit. Man kann dabei noch auf Erwärmungen und Erkaltungen Bedacht nehmen.

Es kommen z. B. im Schwarzwald und im Vergleich dazu in der Rheinebene während des Winters vor:

	Erwärmungen			Erkaltungen		
	Ebene	Gebirgskamm 1000 m	Abdachung n. Osten 715 m	Ebene	Gebirgskamm 1000 m	Abdachung n. Osten 715 m
Während des Winters:						
Dezember .	15,5	14,9	15,6	15,1	15,4	15,0
Januar. . .	14.3	15,6	15,6	16.2	15,1	15,1
Februar . .	13,8	14,2	14,3	14,1	13,2	13,1
Während des Sommers:						
Juni . . .	16,7	17,0	17,3	13,1	12,5	12,3
Juli	15,5	16,7	16,0	15,2	14,1	14,5
August . .	15,2	16,4	16,0	15,1	14,2	14,3

Obgleich diese Schwankungen nun fast allemal im Gebirge größer als in der Ebene sind, so ist trotzdem in allen Lagen der Sommer des Mittelgebirges durch positive und zugleich wesentlich mildere Temperaturschwankungen ausgezeichnet als der Winter. Ferner ist die Seltenheit größerer negativer Temperaturschwankungen im Sommer und in den Übergangszeiten für unsere Kranken beachtenswert.

So treten empfindliche Sprünge von 6° C und darüber im Schwarzwald nur selten ein, und zwar als

	Erwärmungen		Erkaltungen	
	Winter: Okt. bis März	Sommer: April bis Sept.	Winter: Okt. bis März	Sommer: April bis Sept.
Kammlage, 1000 m . . .	2,9 mal	0,8 mal	4,6 mal	3,8 mal
Plateaumuldenlage, 715 m	4,4 „	0,1 „	5,0 „	1,8 „
Rheinebene, 115 m. . . .	1,7 „	0,2 „	2,3 „	1,5 „

also nicht so wesentlich häufiger als in der Ebene, als daß daraus Bedenklichkeiten für den Kurgast, insbesondere im Sommer erwachsen.

Noch wichtiger ist, daß der klimatische Kurgast nicht einer größeren Wahrscheinlichkeit ganz extremer Temperaturveränderungen ausgesetzt ist. Da zeigt sich, daß auch die zentralen und hochgelegenen Kurorte in den Extremen sich nicht von der Ebene unterscheiden, während in flachen Plateaumulden gelegene Orte allerdings wesentlich höhere extreme Temperaturveränderungen aufzuweisen pflegen.

Monatsextreme

	der Erwärmungen	der Erkaltungen
Karlsruhe, Ebene, 126 m	6,5° C	6,3° C
Höchenschwand, Kamm, 1000 m .	6,2° C	6,8° C
Villingen, Plateaumulde, 715 m . .	8,6° C	8,5° C

Insgesamt dürfen wir sagen, daß im Schwarzwalde und wohl überhaupt in den Gebirgen Westdeutschlands, der kontinental-maritimen Grenzlage dieser Gebirge entsprechend sich eine mittlere Größe der Temperaturveränderlichkeit vorfindet, welche in hygienischen Beziehungen durchaus günstigen Verhältnissen entspricht.

Nur das mehr kontinentale Klima hochgelegener Orte der Leeseite des Schwarzwaldes, des Harzes und wohl auch der anderen Mittelgebirge zeigt allerdings recht erhebliche Einwirkungen plötzlicher Kälteeinbrüche im Winter, und zwar in der zweiten Winterhälfte und im ersten Frühjahr, denen schwächere Konstitutionen unter Umständen nicht gewachsen sind. Es sind dies gerade Orte, die sich wegen ihrer erfrischenden Sommertemperaturen gut für den Sommeraufenthalt eignen. Am vorteilhaftesten liegen auch in dieser Jahreszeit wieder die breiten Täler des Mittelgebirges mit günstiger Sonnenexposition.

In den anderen Mittelgebirgen dürften die Verhältnisse ähnlich liegen, und zwar stellt sich je kontinentaler ihre Lage ist, wie z. B. des Riesengebirges, desto schärfer die Veränderlichkeit heraus, je maritimer, wie in den Vogesen, im französischen Zentralplateau, desto milder. Harz und Taunus, Rhön und Thüringen halten die Mitte zwischen Schwarzwald einerseits, Erz- und Riesengebirge andererseits.

Sonnenstrahlungsintensität. Die Sonnenstrahlungsintensität ist auch schon im Mittelgebirge eine größere, meteorologisch bedingt durch die Verminderung der Dampfspannung. Die absolut größere Trockenheit der Gebirgsluft, welche bei voller Sättigung schon bei 1000 m nur etwa 75% der Sättigung im Klima der Niederungen beträgt, läßt ein erheblich höheres Strahlungsquantum bei heiterem Himmel dem sich der Sonne Exponierenden zugute kommen (s. auch die betreffenden Notizen S. 138 und S. 412 u. ff. Dasselbe gilt für die Wohnstätten, für die zu Freiluftkuren eingerichteten Veranden und Liegeplätze. Die im allgemeinen mangels industrieller Betriebe rußarme, durch die Waldfiltrierung staubarme Luft trägt weiter dazu bei, die Intensität der Sonnenstrahlung schon im Mittelgebirge gegenüber der Ebene nicht unbeträchtlich zu erhöhen.

Dauer der Sonnenstrahlung. Nicht in derselben Weise wird die Dauer der Besonnung durch die klimatischen Faktoren des Mittelgebirges beherrscht. In den meisten Gebirgen Mitteleuropas bestehen allerdings ausgeprägte Gegensätze zwischen Winter und Sommer, von Gebirge und Ebene, welche außerdem durch die Lage des Aufenthaltes im Gebirge, durch die Höhe der Gebirge und die Richtung des Tales zur Einstrahlung noch weiter beeinflußt werden.

Geringere Unterschiede bestehen zwischen den verschiedenen Mittelgebirgen Mitteleuropas, also Frankreichs, Deutschlands und der österreichischen Voralpen, soweit sie unter wesentlichem Einfluß der West- und Nordwestwinde, deren Feuchtigkeit an den Bergen kondensiert wird, stehen. Es gilt als Regel, daß das Mittelgebirge im Frühjahr und Sommer gegenüber dem berechneten Durchschnitt der betreffenden geographischen Breite einen Ausfall, im Herbst und Winter einen Überschuß an Sonnenschein hat. Höhere Talstationen der Mittelgebirge haben dabei öfters noch etwas mehr Sonnenschein als die Stationen höher gelegener Gipfel, besonders während des Winters, doch ist das bei der geringen Höhendifferenz im Mittelgebirge keine allgemein gültige Regel. Siehe Tabellen auf S. 237 und 238. Für die Dauer des Sonnenscheins geht aus der vergleichenden Übersicht hervor: 1. das deutsche Mittelgebirge hat während des Frühjahrs weniger Sonnenschein als die Niederung, sogar etwas weniger als die Küsten gleicher Breite.

2. Es hat im Herbst und Winter mehr Sonnenschein als die Niederungen gleicher Breitenlage und als die an und für sich zu weniger Sonnenschein berechtigenden Küstengebiete.

Sehr beträchtlich sind die Unterschiede zugunsten des Mittelgebirges, was die Dauer der Herbst- und Wintersonne anbelangt, in einer größeren Zeitspanne nun gerade nicht, wie aus einem Vergleich des badischen Mittelgebirges in 600—800 m Höhe mit der Rheinebene ersehen werden kann, sie treten in einzelnen Jahren aber doch recht angenehm in Erscheinung.

Den größten Vorsprung hat das Mittelgebirge im Spätherbst. Manche Lagen z. B. des Schwarzwaldes sind da zwar etwas ungünstiger gestellt als die Rheinebene, infolge örtlicher Eigenheiten, jedoch findet gerade auch an diesen Orten durch ein Einengen der Besonnung auf die mittlere Tageszeit von 10—4 Uhr, die besonders der Bewegung des Kranken im Freien gewidmet ist, ein fast völliger Ausgleich statt, wie der tageszeitliche Gang des Wintersonnenscheins lehrt. Die Unterschiede der Besonnung werden dadurch fast verwischt. So vereinigt Dürrheim mit 90 Gesamtsonnenstunden weniger als die Bühlerhöhe, in der mittleren Tageszeit 90% seiner ganzen Wintersonne mit 307,5 Sonnenstunden, die letztere nur 75% mit 325,3 Sonnenstunden.

Größere Unterschiede im Winter zeigen sich nun aber besonders in gewissen Perioden des barometischen Hochdrucks, in denen gerade das Klima der Ebene wegen Nebelbildung an Sonnenlosigkeit leidet, das höhere Mittelgebirge dagegen im Glanz winterlicher Sonne erstrahlt. Besonders begünstigt sind dann die hochgelegenen, zentralen Täler mit gutem Luftabfluß, so hatte St. Blasien im Februar 1914 40% Sonnenschein mit $109^{1}/_{2}$ Sonnenstunden, Karlsruhe trotz relativ hoher Temperaturlage nur 26,8% Sonnenschein mit 76,7 Sonnenstunden.

Tritt in solchen Zeiten noch die Erscheinung der winterlichen Temperaturumkehr hinzu, so entstehen allerdings auch im Mittelgebirgswinter durch Sonnen- und Luftwärme ausgezeichnete Witterungsperioden, wie sie im Winter der Ebene fast unbekannt sind und welche umso intensiver werden, je länger die Erscheinung dauert. So kann im Winter wochenlang die Temperatur auf den Höhen um viele Grade über den normalen Ständen liegen, während in der Tiefebene aber auch in Plateausenkungen strenger Frost und Sonnenlosigkeit herrscht.

Sonnenschein im Winter des badischen Mittelgebirges.

	Januar			Februar			März			Oktober		
	Stunden	% des Mögl.	Tage ohne Sonne	Stunden	% des Mögl.	Tage ohne Sonne	Stunden	% des Mögl.	Tage ohne Sonne	Stunden	% des Mögl.	Tage ohne Sonne
Südl. Schwarzwald: St. Blasien	51,7	18,8	14	78	26,3	8	87,5	23,6	10	97,7	29,1	7
Zentralplateau: Dürrheim	34,4	13,3	16	77,4	25,8	6,5	78,8	21,6	8	85,7	25,5	8
Nördlicher Schwarzwald: Bühlerhöhe. . . .	51,6	20	17	94,6	32,5	9	80,3	21,5	11,5	92,9	27,8	8,8
Königsstuhl: Odenwald .	50,4	18,5	16	87,1	30,2	8,25	91,8	24,7	9	84,8	25,3	7,8
Rheintal: Karlsruhe . .	46,1	14	13,7	76	26,2	8	86,9	24,3	9,2	79,8	24,1	7,1

	November			Dezember			Jahresmittel		Wintermittel	
	Stunden	% des Mögl.	Tage ohne Sonne	Stunden	% des Mögl.	Tage ohne Sonne	Tagesstunden	Gesamtstunden	Tagesstunden	Gesamtstunden
Südl. Schwarzwald: St. Blasien	70,4	28,6	9,3	41,1	15,6	16,3	3,9	1432,1	2,34	426,4
Zentralplateau: Dürrheim	36,7	13,2	14,5	30,5	11,6	15,5	3,75	1371	1,9	343,5
Nördlicher Schwarzwald: Bühlerhöhe. .	65,3	23,9	10	48,8	18,7	16	4,4	1614	2,37	433,5
Königsstuhl: Odenwald	54	20,2	12,5	37,25	14,5	15,5	4,6	1668	2,23	405,3
Rheintal: Karlsruhe .	47	17,2	10,7	38,9	14,9	14,8	4,4	1619,2	2,05	374,7

Verteilung des Wintersonnenscheins; Berechnung in Stunden.

Tageszeit	St. Blasien	Dürrheim	Bühlerhöhe	Königsstuhl	Karlsruhe
10—11	60,3	51,9	62,2	52,4	53,6
11—12	56,3	60,7	65,7	54,5	56,2
12—1	56,2	61,1	60,7	59,1	58,4
1—2	56,6	54,9	52,1	62,7	56,5
2—3	50,4	47,3	47,4	55,2	50,7
3—4	33,2	31,6	37,2	33,9	35,2
10—4	313,0	307,5	325,3	317,8	310,6
Gesamt-Wintersonne:	73,5 % von 426,4	90 % von 343,5	75 % von 433,5	78,5 % von 405,3	83 % von 374,7

Vergleichszahlen über Sonnenscheindauer.
in der Tiefebene, an der Küste und im Mittelgebirge.

	Jan.	Febr.	März	April	Mai	Juni	Juli	Aug.	Sept.	Okt.	Nov.	Dez.
				a) Dauer in Stunden.								
Karlsruhe (Niederungsstation im Rheintal)	46,0	69,1	110,0	152,9	203,7	228,0	237,8	221,1	153,4	100,5	60,9	35,6
Warnemünde (mittlere Ostseeküste)	—	—	—	—	211,5	228,0	210,8	179,0	137,7	—	—	—
St. Blasien (760 m) (Mittelgebirgstal) . .	63,5	86,8	97	146,5	170,8	174,9	203,9	218,4	122,9	110,7	79,8	54,2
Königstuhl (600 m) (Gipfelstation) . . .	63,5	71,6	110,0	159,5	211,7	229,4	232,6	216,6	160,0	116,3	67,2	45,5
				b) Dauer in Prozenten der möglichen.								
Kiel (westliche Ostseeküste)	16,8	22,6	15,9	35,0	45,1	46,8	42,6	41,4	38,8	26,8	19,8	10,9
Karlsruhe (Niederungsstation im Rheintal)	16,9	24,2	29,7	37,0	42,9	47,1	48,9	49,8	40,6	30,1	22,2	13,8
				Zahl der Tage ohne Sonnenschein.								
Kiel (Ostsee)	17,5	11,2	9,2	4,6	2,8	2,0	1,4	1,5	3,1	8,7	14,2	20,6
Karlsruhe (Rheintal) .	16	10	6	4	3	2	2	1	4	7	13	18
St. Blasien (Mittelgebirgstal)	12,3	7,9	8,5	4,5	3,1	3,2	1,9	1,7	4,7	6,5	10	14,3
Königstuhl (Gipfel) . .	12,1	10,4	6,3	3,1	2,6	2,1	2,1	1,6	4,5	6,4	12,3	16,4

Da wir während des Sommers therapeutisch keinen besonderen Wert darauf legen, daß die Wohnungen allzusehr der freien Besonnung ausgesetzt sind, kann es dem Belieben des einzelnen überlassen sein, sich eine nach seinen Bedürfnissen mehr oder weniger besonnte Lage in den Mittelgebirgskurorten auszusuchen. Während des Winters haben wir aber darauf zu achten, nicht nur die etwas sonnigeren höheren Täler und Hänge des Mittelgebirges, sondern vor allem die Süd- und Südwestexposition für Kranke aufzusuchen.

Für manche Orte gibt uns auch das Maß der Bewölkung einen Anhaltspunkt für die Heiterkeit der Witterung. Man muß darauf zurückgreifen, wo wir, wie noch fast allgemein im Gebirge exakte Sonnenscheinmessungen vermissen. Im übrigen siehe auch S. 243 die Anzahl der heiteren und trüben Tage.

Mittlere Bewölkung (0 = klar, 10 = bedeckt).

Stationen	Mittel der Periode	Jan.	Febr.	März	April	Mai	Juni	Juli	Aug.	Sept.	Okt.	Nov.	Dez.	Jahr
Schreiberhau . .	1900/09	6,1	7,3	6,3	6,1	5,7	6,0	5,6	5,5	5,4	5,7	6,4	6,7	6,1
Oberwiesental .	1864/90	6,8	7,3	7,1	6,6	6,4	6,5	6,1	6,1	5,8	7,0	7,6	7,5	6,7
Großbreitenbach	1866/92	7,3	7,0	6,8	6,3	5,7	6,1	5,9	5,6	5,7	6,9	7,8	7,9	6,6
Inselsberg . . .	1883/94	7,7	7,6	7,4	6,7	6,4	7,0	6,9	6,6	6,6	8,0	8,0	8,2	7,3
Schmücke . . .	1900/09	7,2	8,4	7,3	6,7	6,1	6,1	6,6	6,5	6,1	6,9	7,8	8,1	7,0
Klaustal	1900/09	7,3	8,4	7,6	7,0	6,7	6,8	7,1	7,2	6,5	7,1	7,7	8,0	7,3
Höchenschwand	1891/10	6,5	6,6	6,5	6,4	6,4	6,3	5,8	5,2	5,7	6,4	6,9	7,0	6,3
St. Blasien . . .	1903/12	5,9	7,1	6,3	6,5	6,2	6,3	5,3	5,1	5,6	6,3	7,1	7,3	6,2
Badenweiler . .	1893/12	7,4	6,6	6,5	6,4	5,9	5,7	5,3	5,0	5,6	6,1	7,1	7,2	6,2

Regentage im Gebirge. Für den Aufenthalt unserer Kranken werden wir außerdem die Zahl der heiteren und trüben Tage zu eruieren suchen, wo dies nicht möglich ist, aus der Anzahl der Regentage auf den Grad der Heiterkeit des Klimas im Interesse der Bewegungsmöglichkeit unserer Kranken einen vorsichtigen Schluß ziehen dürfen. Besonders letzterer Hinweis ist wichtig, da die Zahl der Regentage uns noch keine Aufklärung verschafft über die Höhe und vor allem über die Dauer des Niederschlages, da gewöhnlich selbst an Regentagen mit mehr als 2 mm Niederschlag längerer Aufenthalt im Freien möglich sein kann.

Bei der geringen Anzahl derartiger kontrollierter Feststellungen knüpfen wir unsere Vorstellungen darüber im wesentlichen wieder an die Verhältnisse in den deutschen Mittelgebirgen.

Es ist dabei aber zu berücksichtigen, daß auch hier die Lage der einzelnen Stationen zur Luv- oder Regen- bzw. Lee- oder der Regenschattenseite des Gebirges, welche die Regenwolken erst nach Ausschüttung des kondensierten Wasserdampfes beim Aufsteigen an der Wind- bzw. Westseite erreichen, von gewisser Bedeutung ist. Der Unterschied in der Anzahl der Regentage der verschiedenen Gebirgsorte ist allerdings geringer als etwa der gemeinschaftliche Unterschied gegenüber der Niederung.

Zahl der Tage mit Niederschlag (Mittelgebirge)

	Nördlicher Schwarzwald			Mittl. Schwarzwald		Südlicher Schwarzwald		
	Luvseite	Zentrum	Leeseite	Zentrum	Leeseite	Luvseite	Zentrum	
	Baden-Baden	Herrenwies	Wildbad	Kniebis-gebiet	Freuden-stadt	Baden-weiler	St. Blasien	Höchen-schwand
	Höhe 217 m	Höhe 758 m	ca. 430 m	ca. 700 m	ca. 740 m	Höhe 401 m	Höhe 780 m	Höhe 1005 m
Frühling .	45,4	49,2	50,4	52,0	51,5	47,2	42,3	48,2
Sommer .	42,3	46,3	44,6	48,7	47,9	42,1	43,4	43,6
Herbst .	38,4	42,0	40,8	44,3	42,9	38,5	44,2	39,3
Winter .	43,3	47,8	43,1	49,9	47,6	39,4	39,1	44,0

	Harz		Thüringer Wald		Rhön	Fichtel-gebirge	Erzgebirge		
	Luvseite		Luvseite	Zentrum	Zentrum	Leeseite	Luvseite		
	Klaustal	Scharfen-stein	Schmücke	Großbrei-tenbach	Franken-heim	Alexan-derbad	Georgen-grün	Reitzen-hain	Oberwie-sental
	592 m	615 m	910 m	650 m	760 m	590 m	725 m	772 m	927 m
Frühling .	46,3	47,1	50,4	45,9	54,5	44,7	45,5	45,3	50,5
Sommer .	47,1	45,3	46,9	46,8	49,3	44,3	48,6	46,2	51,4
Herbst .	45,4	44,1	47,6	45,1	49,8	39,7	42,3	41,2	49,5
Winter .	48,2	42,3	54,1	43,6	64,1	51,6	44,6	46,3	50,9

	Riesengebirge				Voralpen			
	Luvseite				Luvseite			
	Krumm-hübel	Schreiber-hau	Rehefeld	Wang	Salzburg	Reichen-hall	Berchtes-gaden	Oberst-dorf
	585 m	633 m	687 m	872 m	430 m	477 m	600 m	811 m
Frühling	50,8	50,4	45,1	51,0	50,7	48,7	54,6	49,4
Sommer	44,9	47,5	46,7	49,0	54,0	53,0	56,7	53,8
Herbst	40,3	42,2	42,6	41,7	37,1	34,4	43,0	36,9
Winter	49,8	51,3	45,6	47,3	35,5	37,0	43,9	36,4

Die Größe des Niederschlages, welche im Mittelgebirge des mitteleuropäischen Klimagebietes, wie schon ein kurzer Überblick über die Regenkarte Deutschlands von Hellmann zeigt, eine wesentlich größere ist als in den Niederungen und mit der Höhe, sowie mit der Annäherung an die westlichen Luftströmungen ansteigt, hat eine gewisse Bedeutung für die Keimarmut und die geringe Menge von Staubteilchen, die sich in diesen sehr industriearmen und mehr dem Verkehr entzogenen Teilen des Mittelgebirges findet. Sie trägt dazu bei, daß es selten zu stärkerer Austrocknung des Bodens wenigstens während des Sommers kommt, so daß also auch die Möglichkeit der Staubentwicklung, nicht nur die Stäubchensuspension eine geringere ist. Damit die Niederschläge anderseits aber nicht störend wirken, muß auch wieder die Bodenbeschaffenheit in den Kurorten des Mittelgebirges so beschaffen sein, daß sie ein Abfließen und Versickern größerer Niederschlagsmengen leicht und rasch gestattet. Es darf nicht zu längerer Stagnation des Niederschlagwassers auf Straßen, in Wäldern,

Wiesen und Parks, die dem Aufenthalt der Kurgäste dienen, kommen. Sandstein, Urgestein und Eruptivgestein mit ihren übergelagerten Verwitterungsprodukten als Humuserde und Schotter bieten dazu das beste Terrain, während Kalkgrund oder größere Lehmbeimengung an manchen Gebirgsorten die Bewegungsfreiheit teils mechanisch, teils durch Unlusterregung beim empfindlichen Kranken hemmt. Sprichwörtlich ist die infolge rascher Trocknung gute Beschaffenheit der Wege im Schwarzwald, in den Vogesen, in der Rhön, im Harz, dem Riesengebirge, in großen Teilen des höheren Odenwaldes, des thüringischen Berglandes und des Böhmer Waldes (Marienbad). Weniger günstig gestellt sind die auf den mittleren Trias- und den Juraformationen gelegenen Kurorte, wo einesteils die langsamere Wegtrocknung, in Trockenperioden anderseits die bedeutende Staubentwicklung den Kuraufenthalt beeinträchtigen kann, wenn nicht eine oft noch dürftig entwickelte Kurorthygiene eingreift.

Wir erblicken demnach in dem größeren Niederschlagsreichtum des Mittelgebirges im Sommer einen nicht unwesentlichen, für die therapeutische Bedeutung in Rechnung zu setzenden Heilfaktor. Ausgesprochene Regensommer sind natürlich im Stande, dieses Urteil gelegentlich umzukehren.

Noch höhere Bedeutung kommt den Niederschlägen während des Winters auch im Mittelgebirge zu, weil wenigstens in der Höhe von 600 bis 1000 m unserer Mittelgebirge der größte Teil der Winterniederschläge als Schnee fällt und eine mehr oder weniger dauernde Schneedecke die Stauberzeugung vom Boden aus hindert und außerdem trockene Spazierwege schafft.

Von größter hygienischer Bedeutung ist natürlich die Dauer der Schneedecke. Sie verteilt sich im deutschen Mittelgebirge wie folgt:

<h3 align="center">Tage mit Schneedecke.</h3>

	Höhe m	Jan.	Febr.	März	April	Mai	Sept.	Okt.	Nov.	Dez.	Jahr
Schwarzwald:											
Norden: Herrenwies .	759	22,1	27,0	21,9	9,1	0,5	—	2,4	4,3	22,5	109,8
Kaltenbronn	863	25,3	27,5	26,1	14,5	1,9	—	2,2	6,3	23,4	127,3
Mittel: Furtwangen .	856	22,2	24,4	22,8	6,9	—	—	2,3	3,3	20,9	102,8
Freudenstadt	714	23,9	26,2	20,5	5,2	0,4	—	1,1	9,3	19,6	106,2
Süden: Zollhaus . .	712	21,5	20,9	12,8	2,4	—	—	1,0	2,0	14,9	75,5
Bonndorf . .	844	22,6	22,0	16,2	2,8	0,3	—	1,1	3,4	17,4	85,8
Gersbach . .	890	26,0	24,4	21,0	8,5	1,1	0,1	2,4	6,2	23,2	112,9
St. Blasien .	780	25,0	26,0	18,0	3,0	0,3	—	0,4	8,0	17,0	98,0
Thüringer Wald:											
Inselsberg	906	31	28	31,0	17	3	—	4	10	30	154
Schmücke	910	31	28	31,0	15	2	—	5	11	30	153
Harz:											
Klausthal	592	30	27	24	9	1	—	4	8	28	131
Scharfenstein . . .	615	26	26	19	8	1	—	3	7	24	114
Riesengebirge:											
Warmbrunn . . .	346	23	12	8	0,5	0,2	—	2	5	19	70
Krummhübel . . .	585	31	27	24	6	1	—	3	10	29	131
Schreiberhau . . .	633	29	26	22	8	0,4	—	1	10	24	120
Wang	872	31	28	26	13	2	0,5	6	14	30	151
Erzgebirge:											
Georgengrün . . .	725	30	28	27	11	3	0,2	5	15	30	149
Reitzenhain	772	30	27	27	7	2	0,2	4	14	24	135
Oberwiesenthal . .	927	30	28	25	8	2	—	5	11	26	135
Rhön:											
Frankenheim . . .	760	26	26	25	8	1	—	2	9	21	118

Während nun die Feuchtigkeitsdecke und insbesondere die Schneedecke höhere Lagen des Mittelgebirges während des ganzen Jahres durch relative Reinhaltung der Luft und auch in den Wintermonaten einschließlich des März für die Bewegung im Freien geeignet scheinen läßt, ist dies nicht in gleichem Maße der Fall für den Wintersport, dem wir bei Winterkuren vieler für den Gebirgswinter sich eignender Kranker eine immer mehr gewürdigte Bedeutung beimessen. Wohl findet bei monatelangem Aufenthalt auch im Mittelgebirge der klimatische Kurgast meist in jedem Winter Gelegenheit zum Wintersport. Sie ist jedoch im Vorwinter, d. h. im Dezember selten, im ganzen unberechenbar und wechselnd und fehlt zuweilen gänzlich, wie im Winter 1911/1912, während die alpinen Höhenstationen und die über 1200 m gelegene Zone der mitteleuropäischen Mittelgebirge den Wintersport mit größter Wahrscheinlichkeit während mehrerer Wintermonate zu ihren Heilfaktoren zählen dürfen.

Nebelverhältnisse. Der Reinheit der Luft des Mittelgebirges schließt sich die Frage nach der Nebelhäufigkeit eng an. Bei der ungeheuer verschiedenen Beurteilung der Nebelwerte und bei der verschiedenen Provenienz der Nebel nach der Seite der Wolkenbildung hin bei aufsteigenden feuchten Luftströmen an kühler werdenden Hängen und Gipfeln oder in Rücksicht auf die Bildung von Talnebeln in größeren Niederungen, welche dann auch das Mittelgebirge bis zu einer beträchtlichen Höhe erreichen können, oder bei Nebeln in breiten Mittelgebirgstälern mit ungenügendem Luftabfluß, ist es äußerst schwierig, sich über die tatsächliche Nebelhäufigkeit und vor allem ihre hygienische Bedeutung an den einzelnen Stationen des Mittelgebirges Rechenschaft abzulegen.

Es läßt sich im allgemeinen sagen, daß die Abhänge der Mittelgebirge nach größeren Niederungen zu häufig noch von den Talnebeln der kalten Jahreszeit getroffen werden, daß die Gipfel- und Muldenstationen zu allen Jahreszeiten verhältnismäßig viel Nebel haben, teils in Form von Höhennebeln an den Gipfeln, teils als Stagnations- und Kältenebel bei hohem Barometerstand und Windstille während des Winters in Mulden und tiefen Tälern und daß ferner die mittleren Gebirgslagen und höheren Täler fast nebelfrei sind. Die Bedeutung des Nebels für den Krankenaufenthalt beruht im Mittelgebirge im wesentlichen in der Behinderung der Insolation, wenn hoher Barometerstand herrscht und in der Beeinträchtigung der Freiluftkur wegen der Durchnässung der Kleidung; er kann da unter Umständen sogar unangenehmer werden, als der nicht in die Liegehalle dringende Regen. Wir haben aber da die wichtige Tatsache zu verzeichnen, daß die meisten Kurorte des deutschen Mittelgebirges in kleineren Mittelgebirgstälern und auf Hängen liegen, die mit gutem Luftabfluß versehen sind, aber außer engem Konnex mit den nebelreichen Niederungen sind und infolgedessen äußerst nebelarm sind. Noch mehr sind die Hangstationen über solchen Mittelgebirgstälern fast nebelfrei und oft praktisch während des Krankentages sogar ganz nebelfrei.

Den Verhältnissen im Schwarzwald nach Hangstationen der Luvseite, zentralen Tälern, Kammstationen und leeseitiger Abdachung ähneln die Nebelverhältnisse in den anderen Mittelgebirgen. Die Nebelhäufigkeit dieser ist jedoch mit Ausnahme des Riesengebirges durchaus größer.

Aus der bereits (s. Hochgebirge) zitierten Abhandlung von Determann entnehme ich die Angaben über Nebeltage im Harz, und zwar in Hangluvstation, Höhenstation und Hangleestation sowie für die Wintermonate im Thüringer Wald und Riesengebirge, während die Angaben für Baden den meteorologischen Tabellen von Schultheiß entnommen sind.

Es zeigt sich, daß zwischen dem Schwarzwald und dem reichlich feuchten Luftströmungen ausgesetzten Harz die anderen Gebirge, je nach der mehr oder weniger kontinentalen Lage und je nach der Exposition zur Windrichtung, die Mitte halten.

Nebeltage:

	Jan.	Febr.	März	April	Mai	Juni	Juli	Aug.	Sept.	Okt.	Nov.	Dez.	Jahr
1. Schwarzwald.													
Hangstationen der Luvseite:													
Badenweiler, 401 m . . .	2,7	4,0	2,0	4,1	2,3	2,1	1,3	1,1	5,4	5,2	6,9	5,9	43,0
Zentrale Mittelgebirgstäler:													
Rippoldsau, 570 m . . .	1,2	1,1	1,4	0,9	0,5	0,3	0,4	0,4	1,8	1,3	1,9	1,2	12,4
St. Blasien, 780 m	—	—	0,2	—	—	—	—	—	0,4	0,9	0,3	0,4	2,2
Kammstation:													
Höchenschwand, 1005 m .	6,7	6,0	5,0	4,3	3,3	2,4	3,1	3,3	5,8	8,0	9,7	10,8	68,4
Muldenlage in leeseitiger Abdachung:													
Villingen, 715 m	5,6	3,2	2,0	1,4	0,7	0,3	0,3	0,6	4,7	7,5	6,0	6,6	38,9
Zum Vergleich:													
Niederungsstation:													
Karlsruhe, 126 m	3,6	1,1	2,0	0,5	0,6	0,8	1,2	0,9	3,6	5,6	4,1	5,6	29,6

	Winter	Frühling	Sommer	Herbst	Jahr
2. Harz.					
Hangluvstation Klausthal	43	23	11	23	100
Hangleestation Wernigerode	12	10	6	16	44
Gipfelstation Brocken	79	63	63	70	275

Wintermonate im Thüringer Wald und Riesengebirge:

	Januar	Februar	März	Okt.	Nov.	Dez.	In 6 Mon.
3. Thüringer Wald.							
Gipfelstation Inselsberg	22,9	20,2	18,7	22,7	23,5	25,0	133,0
Hangluvstation Schmücke	16,2	14,2	15,7	19,2	17,3	17,6	100,2
Talleeseite Großbreitenbach	5,2	5,1	5,3	5,4	8,4	4,4	33,8
4. Riesengebirge.							
Luvseite Schreiberhau	1,9	0,9	2,1	2,3	2,3	0,9	10,4
Leeseite Krummhübel	2,3	1,4	4,6	2,9	3,5	3,2	17,9
Höhenhang Wang	5,2	5,3	7,0	8,1	8,7	6,4	40,9

Heiterkeit des Klimas. Die Heiterkeit des Klimas, welche sich nach der Häufigkeit der Sonnentage mit weniger als $^2/_5$ Bewölkung bemißt, wird durch die Anzahl der Nebeltage wesentlich nur in den Gipfellagen und in den Luv- sowie Muldenlagen der Plateaus beeinträchtigt. Doch sei hierbei bemerkt, daß die meteorologische Berechnung der Nebeltage das tatsächliche Bild nicht immer richtig wiedergibt, da die Nebeltage ohne Berücksichtigung der Dauer des Nebels, die an den Hängen oft nur gering ist, auf den Gipfeln und Niederungen jedoch den ganzen Tag einnimmt, gezählt werden. Insbesondere im Winter ist das Gebirge zu Zeiten der Temperaturumkehr, wenn die tiefen Täler im Dunst liegen, nebelfrei und von einer geradezu wunderbaren Heiterkeit des Himmels. Soviel als möglich wird man also gut tun, auch noch die Berechnung der trüben und heiteren

Mittlere Häufigkeit (zehnjährige Mittel)

	der heiteren Tage (> 2 Bewölkung)													der trüben Tage (< 8 Bewölkung)												
	Januar	Februar	März	April	Mai	Juni	Juli	August	September	Oktober	November	Dezember	Jahr	Januar	Februar	März	April	Mai	Juni	Juli	August	September	Oktober	November	Dezember	Jahr
Schwarzwald:																										
Badenweiler (Hangstation der Luvseite)	5,3	3,5	5,0	4,7	5,4	4,6	7,2	7,8	6,5	5,4	2,7	2,6	60,7	14,0	14,6	13,4	12,8	9,9	9,5	7,9	7,0	11,0	11,4	16,7	19,7	147,9
Höchenschwand (Gipfelstation)	6,4	3,0	3,5	2,9	3,6	3,2	4,1	5,0	4,7	3,9	3,3	3,4	47,0	13,6	14,5	13,8	11,4	10,9	10,1	7,5	6,3	10,6	13,3	15,1	18,0	145,1
St. Blasien (Zentrale Mittelgebirgsstation)	7,5	3,7	4,9	4,5	4,0	3,7	6,4	6,8	7,6	5,5	3,5	4,7	62,8	13,1	14,2	12,5	13,1	10,5	11,0	8,2	8,1	10,5	12,6	15,8	17,5	147,1
Freudenstadt (Hangstation der Leeseite)	9,4	5,0	7,2	6,6	7,5	8,2	11,0	10,3	9,6	8,1	6,6	4,8	94,3	11,7	11,9	9,2	7,6	5,3	5,2	3,3	3,7	6,6	9,1	12,8	15,9	102,3
Thüringer Wald:																										
Schmücke (Luvseite)	5,1	1,3	2,6	3,4	3,4	3,2	3,2	2,2	4,7	3,1	2,7	2,7	38,0	18,8	20,4	15,8	13,0	9,1	8,9	11,1	10,4	11,8	14,4	19,3	21,6	175,6
Harz:																										
Klaustal (Luvseite)	5,0	0,9	2,5	2,8	2,1	1,5	1,2	1,0	4,0	3,6	3,0	2,1	29,7	18,8	19,9	17,5	14,5	11,7	11,7	12,8	13,6	12,3	16,3	18,1	20,3	187,5
Riesengebirge:																										
Schreiberhau (Luvseite)	6,5	2,2	3,4	3,5	4,4	2,7	3,4	3,3	7,7	5,8	4,5	4,3	51,7	12,1	13,9	11,6	9,2	7,6	8,5	7,0	6,4	8,7	9,2	12,4	13,0	119,6
Bayrischer Wald:																										
Buchenau	8,3	4,4	5,9	6,3	5,2	3,6	4,5	6,3	7,5	9,3	4,8	3,6	69,7	15,6	14,0	12,2	11,0	11,5	10,2	11,5	9,6	10,9	9,6	15,6	15,5	147,2
Fichtelgebirge:																										
Alexandersbad	4,9	3,0	3,4	6,0	5,0	5,1	5,0	5,7	5,6	4,9	1,9	1,6	52,1	11,7	12,3	9,8	7,0	7,7	6,1	6,4	6,2	8,8	10,3	15,8	17,0	119,1
Voralpen:																										
Heiden	5,9	6,7	7,2	7,1	6,7	7,1	7,6	10,8	10,1	7,4	4,8	5,7	87,1	12,4	10,1	9,6	9,3	10,1	6,9	7,6	5,4	7,9	9,4	11,3	12,4	112,4

Tage hinzuzunehmen, um sich aus einem Gegenüberstellen von Nebel und Nieder-
schlagstagen, Heiterkeit und Sonnenstundenzahl das Bild des betreffenden Klimas
zu vervollständigen. Die Unzulänglichkeit der ärztlich-klimatischen Beobachtung
nötigt uns bis jetzt, eben allen diesen meteorologischen Einzelbeobachtungen
gerade im Mittelgebirge mit seinen variablen Klimaschattierungen mehr Aufmerksamkeit zu schenken, als dies etwa an der See mit ihrem durch die vorherr-
schende Ozeanität gleichartigen Klimabild der Fall ist. Die Verteilung der
heiteren und trüben Tage in einzelnen deutschen Mittelgebirgen findet sich auf
Tabelle S. 243 wiedergegeben.

Die Werte der klimatischen Heiterkeit sind besonders gut verwendbar im
Vergleich mit denselben Feststellungen in den großen Niederungen, deren allgemeiner Witterungscharakter Arzt und Patienten durch jahrelange Erfahrung
häufig vertraut geworden ist.

Von Wichtigkeit für die Therapie der Erkrankungen des Respirationssystems ist die Luftfeuchtigkeit des Mittelgebirges. Sie ist relativ hoch;
an der Luvseite der Gebirge, welche in der mitteleuropäischen Klimazone von
der westnordwestlichen und der Westsüdwestseite der Gebirge gebildet wird,
größer als auf den anderen Gebirgsseiten. Entsprechend der Höhenlage ist der
Dampfdruck jedoch oft geringer als in der Ebene, durchschnittlich geringer als
an der Seeküste mit ihrem im Vergleich zu vielen Mittelgebirgskurorten etwas
höheren relativen Feuchtigkeitsgrad. Die Verdunstung wird also im Gebirge
gewöhnlich leicht vor sich gehen können. Die Entwärmung bereitet bei höherer,
die Wärmeretention bei tieferer Temperaturlage an den gutgelegenen Mittelgebirgskurorten geringere Schwierigkeiten als in der Niederung und ist durch
die Bekleidung sehr leicht regulierbar. Der Tagesgang der relativen Feuchtigkeit ist nicht durch die Gebirgslage als solche in wesentlichen Punkten bestimmt,
sondern von der Besonnung und der Größe der möglichen Evaporation der Umgebung abhängig. Während im Sommer des Mittelgebirges ähnlich wie in der
Niederung die Dampfsättigung in den Mittagstunden fast regelmäßig sinkt und
nach längeren durch östliche Winde bedingten Trockenperioden häufig auch die
Dampfspannung sinken kann, pflegt im Winter des schneebedeckten höheren
Mittelgebirges, etwa von 700 bis 800 m an, die winterlich geringe Dampfspannung
infolge des stärker verdunstenden Schnees, trotz Sinkens der relativen Feuchtigkeit an klaren Sonnentagen über Mittag etwas zuzunehmen. Der Grad dieser
Schwankungen ist bei der Tiefe der Lufttemperatur im Winter jedoch mäßig
und bei mittleren Witterungslagen erfahren Dampfspannung und Feuchtigkeitsgehalt keine so großen Verschiebungen wie in der Niederung. Das Verhalten
der relativen Feuchtigkeit ist also im wesentlichen extremen Schwankungen
nicht unterworfen und nähert sich in seinem Charakter dem des Seeklimas im
Gegensatz zu dem Feuchtigkeitscharakter der alpinen Hochtäler (s. die Tabellen
der Kurorte S. 266 u. ff.).

Der Einfluß des Waldes im Klima des Mittelgebirges. Bis zu
einem gewissen Grade ist die Luftfeuchtigkeit abhängig vom Walde, allerdings
nicht in der früher vielfach angenommenen Weise, wo man glaubte, den erhöhten
Grad der relativen Feuchtigkeit in den Bergen von der Bewaldung abhängig
machen zu sollen. Der Einfluß des Waldes auf die Feuchtigkeit zeigt sich
hauptsächlich in der Weise, daß er den Boden vor direkter Verdunstung schützt
und daß trotz der enormen Evaporation, die durch die zahllosen Zweige und
Blätter hervorgerufen wird, in dem unter dem Blätterdach der Baumkronen
befindlichen Raum mangels raschen Abzugs der verdunstenden Wassermenge
eine im Verhältnis zu der im Waldschatten herrschenden Temperaturerniedrigung
größere Feuchtigkeit herrscht als außerhalb des Waldes. Im wesentlichen ist

aber der Dampfdruck innerhalb und außerhalb des Waldes in einem gewissen Bezirk derselbe. Die Verdunstung von der viel wärmeren Haut aus geht also innerhalb und außerhalb des Waldes, wenn nicht die Besonnung hinzukommt, in fast gleicher Weise vor sich. Der Grad der relativen Feuchtigkeit im Walde ist im Sommer größer als im Winter. Er ist am größten im dichten Laubwald, geringer im Tannenwald, am geringsten und schon dem relativen Feuchtigkeitsgrad außerhalb des Waldes sich nähernd, im Kiefernwald, welcher sogar durch eine gewisse Wärmestauung die Verhältnisse umkehren kann, so daß die Luft des Kiefernwaldes wärmer und relativ trockener ist. Das Eingehen auf die einzelnen Komponenten zeigt, wie von einer einheitlichen Wirkung des Waldes auf die Luftfeuchtigkeit auch im Mittelgebirge, die außerdem durch die Bodenverhältnisse noch weiterhin wesentlich modifiziert wird, nicht die Rede sein kann.

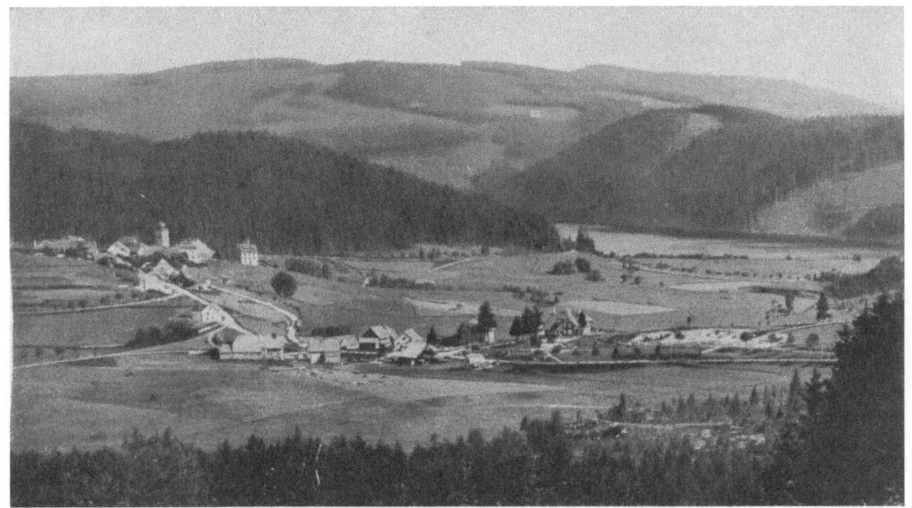

Abb. 31.   Deutsches Mittelgebirge.   Allseitig offene Lage der Klimastation 920 m, leichte Hanglage mit ausgiebigem Luftwechsel und großer Besonnungsmöglichkeit.

Von meßbarem Einfluß ist die Bewaldung auf die Größe der Niederschläge. Sie sind im Walde größer, auf dem in der Richtung des Windes direkt hinter dem Walde gelegenen Bezirk kleiner. Waldorte und insbesondere solche im Mittelgebirge allseitig vom Walde umgebene Klimastationen, welchen aber nicht die Luftdränage durch den Wald abgeschnitten wird, haben demnach etwas geringere Niederschlagsmengen als der Wald selbst, und zwar, wie Schwappach zeigt, bis zu um 25 bis 100% geringeren Mengen, der Wald sieht den Regen aus.

Während so die Einwirkung des Waldes auf die Feuchtigkeit sich aus Momenten zusammensetzt, welche diese steigern und solchen, welche einen erhöhten Wasserverbrauch zur Folge haben, und es den regierenden Umständen zuzuschreiben ist, welcher Effekt sich am stärksten durchsetzen kann, ist ein anderer Faktor des Waldes von wesentlich größerer Bedeutung für die Mittelgebirgskurorte: Der Einfluß des Waldes auf die Luftströmungen und den Temperaturausgleich. Er wirkt in allen Fällen windbeschränkend, um so stärker, je höher und dichter sein Bestand, je ausgedehnter das dem Winde sich entgegenstemmende vom Wald bedeckte Areal ist.

Klimatische Stationen des Mittelgebirges bedürfen deshalb wegen der Heftigkeit aufsteigender und absteigender Luftströmungen in gewissem Maße des Waldschutzes. Wald und Bergwand sind im Mittelgebirge Faktoren, welche in geeigneter Kombination das Klima einer Kurstation ganz wesentlich beeinflussen und ihm einen beruhigenden Charakter verleihen können. Um so stärker ist dies der Fall, je mehr der Wald vor die Richtung der Hauptwinde, die in unserem Klimagebiet die westlichen sind, gelegt ist.

Auf die Temperatur des von ihm bedeckten Geländes wirkt der Wald, indem er die Temperaturextreme abstumpft. Er temperiert im Sommer die höheren Wärmegrade in stärkerem Maße als die niedrigen; seine Wirkung im Winter ist umgekehrt, wo eine Hebung der niedersten Temperaturen besteht. Dieser Einfluß beträgt in unserer Klimazone 1 bis 3° C und auch hier äußert sich die

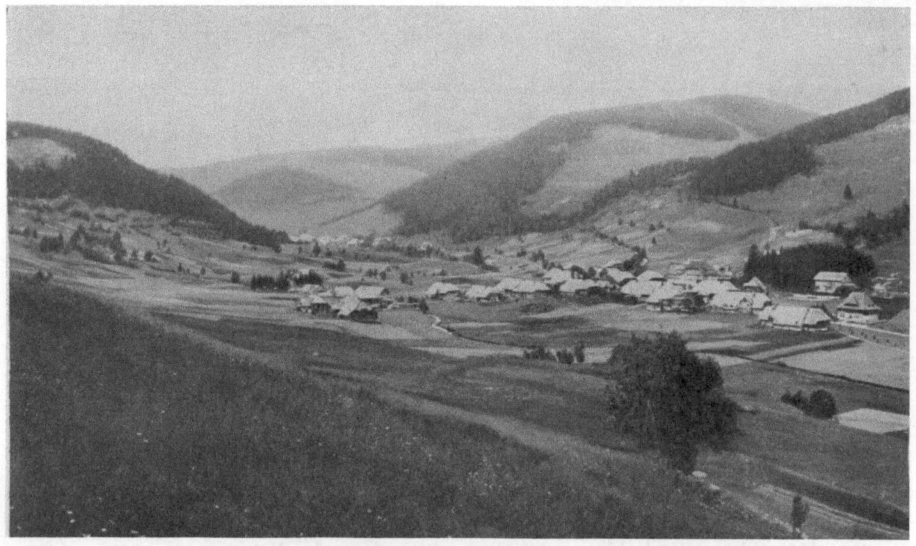

Abb. 32. Deutsches Mittelgebirge. Mittelgebirgstal 850 m, im Sommer Bergschutz nach Norden, Osten, Westen in Höhe von 1200—1300 m.
Breite Öffnung nach Süden.

Verschiedenartigkeit der Bewaldung. Während Laubwald fast nur im Sommer und da auch am stärksten wirkt, wird durch die Gleichartigkeit des im höheren Mittelgebirge Deutschlands vorherrschenden Nadelwaldes zu allen Jahreszeiten auch seine temperierende Wirkung dauernd sein. Der Tannenwald zeigt sich hierin als ein ganz wesentlicher klimatischer Faktor unserer meisten deutschen Mittelgebirge. Infolgedessen sind die täglichen Temperaturschwankungen im Walde und den eng vom Wald umschlossenen Klimastationen öfters geringer als im freien Lande. Es kann durch den Wald zuweilen ein geradezu dem des Seeklimas ähnlicher Temperaturgang geschaffen werden. Während nun dieser temperierende Einfluß sich in der Ebene nur auf die nächste Waldumgebung erstreckt, macht er sich im Mittelgebirge und besonders im Gebirgstale auch auf die in einiger Entfernung vom Wald gelegenen, aber noch völlig waldumschlossenen Kurorte sehr bemerkbar. An sommerheißen Sonnentagen wirkt der Bergwald durch seine große Wärmekapazität insofern temperaturvermindernd auf die Umgebung, als das Maß der Wärmereflexion in seine Umgebung hinein geringer ist als in sandigen oder vegetationsärmeren Ebenen, oder zwischen unbewachsenen Hängen. In der Nacht wirkt der Bergwald vermindernd auf die Ausstrahlung der von ihm umschlossenen Gelände. Durch Abgabe von Strahlungswärme und durch Leitung warmer Luftströmungen wirkt er temperierend auf die im waldumgebenen Tal oder am Hang gelegene Station. Bewaldete Berghänge verhindern außerdem gerade in den Gebirgstälern das in stillen klaren Nächten auch im Sommer sehr bemerkbare Hinabsinken der kalten schweren Luft höherer Schichten auf den besiedelten Boden der Gebirgstäler. Dieser meteorologisch weniger zutage tretende als durch die Einzelbeobachtung sich zeigende Einfluß des Waldes im Mittelgebirgsklima, läßt sich trotzdem auch aus den meteorologischen Angaben mit einiger Sicherheit ableiten. Zwei Beispiele mögen dies erläutern:

In dem heißen Augustmonat 1911 stieg an klaren heißen Tagen in dem etwa zu $^4/_5$ von Wald, gleichzeitig aber von etwa 300 m höheren, dicht bewaldeten Bergen umgebenen St. Blasien (776 m Höhe) die Temperatur nur auf 28,6° C, hingegen erreichte in dem flacheren, einer ausgleichenden Luftströmung mehr zugänglichen und einer terrestrischen Strahlung wenig ausgesetzten, aber

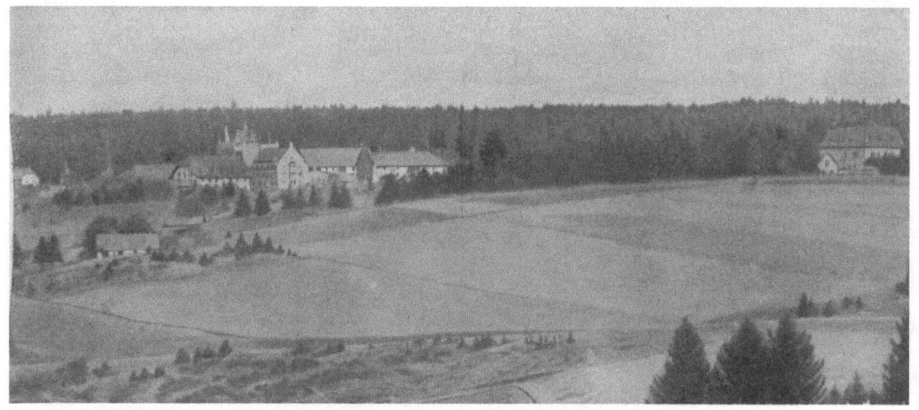

Abb. 33.   Deutsches Mittelgebirge.   Plateaulage der Station 1000 m.
Waldschutz im Norden, Osten, Westen.
Breite Südexposition.

waldlosen Donaueschingen (691 m Höhe) die höchste Temperatur 29,3° C. Trotz der in St. Blasien längeren Zeit der sommerlichen nächtlichen Wärmeausstrahlung, welche z. B. die Morgentemperatur um 7 Uhr im gleichen Monat durchschnittlich noch auf 13,1° C herabdrückt, in Donaueschingen aber schon wieder auf 14,3° C steigen läßt, fiel bei einem heftigen Temperatursturz am gleichen Tage, der beide Orte betraf, das Thermometer im waldlosen Donaueschingen auf 2,2° C, im waldumgebenen St. Blasien nur auf 4,2° C.

In den kalten Februartagen des Jahres 1912 fiel in der waldungeschützten Plateaumulde von Villingen (715 m) das Thermometer am 29. Februar auf —26,1° C, in dem waldgeschützten St. Blasien (770 m) nur auf — 18° C. In dem dunklen Wintermonat, wo die nächtliche Temperaturausstrahlung noch die Morgentemperaturen beider Orte beeinflußt, steht das Monatsmittel von St. Blasien um 7 Uhr morgens nur auf — 0,6° C, das des waldungeschützten Villingen auf — 1,4° C.

Die größte tägliche Schwankung beträgt:

	Im heißen August 1911	Im kalten Februar 1912
In der waldungeschützten Talmulde von Donaueschingen .	21,3	19,1
Im waldgeschützten Tal von St. Blasien	19,9	16,5

Wenngleich bei solchen Berechnungen noch andere Faktoren mitsprechen, wie das für die Wärmestrahlung in Betracht kommende Verhalten des Dampfdruckes, der aber in Donaueschingen größer war und also noch strahlungsvermindernd wirkte, so muß doch dem Einfluß des Waldes ein Teil des temperierenden Klimacharakters im waldgeschützten Hochtal zukommen.

Geeignete Waldumgebung vermag also besonders im Tal des Mittelgebirges den Temperaturgang der zwischen den Wäldern gelegenen klimatischen Stationen

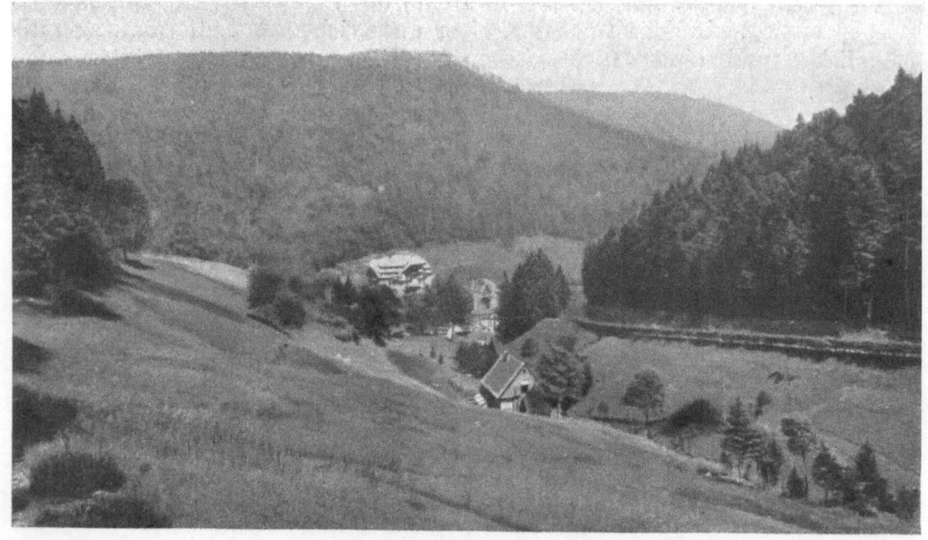

Abb. 34. Deutsches Mittelgebirge. Tallage 600 m. Bergschutz im Norden, Osten und Nordwesten.

teils durch Verkleinerung der terrestrischen Wärmeeinstrahlung teils durch Verminderung der nächtlichen Wärmeausstrahlung in seinen Extremen zu mildern und zwar im Sommer wie im Winter. Die klimatische Bedeutung des Waldes scheint im Mittelgebirge größer zu sein, als die von Schubert für den Tieflandswald und seine Umgebung ermittelten Verhältnisse annehmen lassen.

Die Betrachtung der bisherigen klimatischen Faktoren des Mittelgebirges lehrte, wie je nach ihrer Kombination im Sommer ein mehr oder weniger gemäßigt warmes, im Winter ein zwar absolut kälteres aber weniger schroffes und durch seine größere Besonnung in den höheren Lagen angenehmes Klima entsteht.

Der Faktor der Luftbewegung ist bis jetzt nicht berücksichtigt. Während die Luftbewegung an und für sich in der Höhe eine stärkere ist, kommt ein einheitlicher Einfluß derselben auf das Klima und gar auf die einzelne klimatische Station des Mittelgebirges infolge der mehr oder weniger geschützten Lagen nicht zustande.

Schon die Tatsache, daß die Siedelungen, insbesondere die klimatischen Stationen sich vorwiegend in den durch Berge oder Wälder geschützten Tälern und Talhängen oder Abdachungen des Gebirges entwickelt haben, zeigt uns, daß Orte mit stärkerer Luftströmung im Mittelgebirge unerwünscht sind. Wenn dies vor allem für den Winter der höheren Stationen verlangt werden muß, so hat es doch auch für den Sommer eine Berechtigung. Nicht nur werden aus den Niederungen kommende aufsteigende Winde mit ihrer Einwirkung auf die Temperaturlage in den geschützten Tälern abgehalten, sondern auch in kühleren Regenperioden mit nordwestlichen Winden macht sich die Abkühlung und die Kondensation des Wasserdampfes für den klimatischen Kurgast an solchen Orten weniger bemerkbar. Auch hier sind also Hang- und Talstationen mit Schutz gegen die Hauptwindrichtungen im Vorteil. Eine Luftdränage entsteht trotzdem regelmäßig durch die an sonnigen Tagen des Sommers morgens und abends infolge der ungleichmäßigen Erwärmung entstehenden sanften Talwinde und Bergwinde.

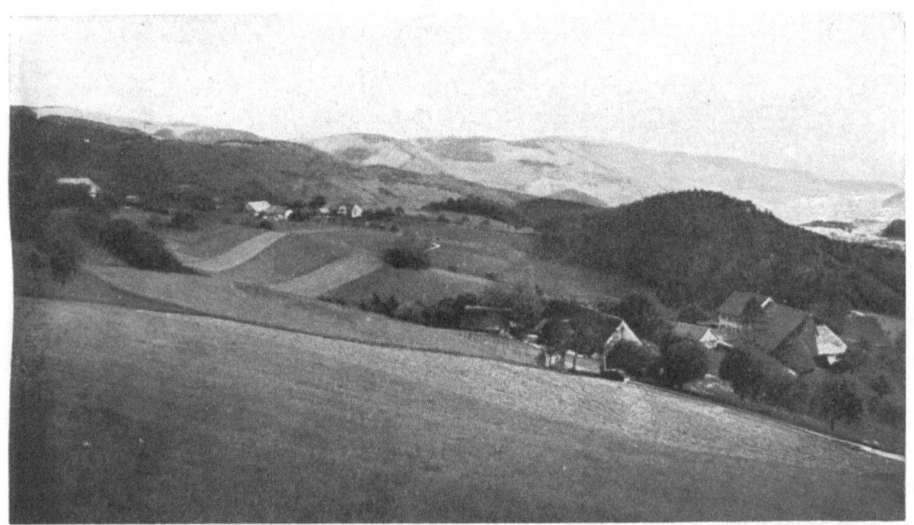

Abb. 35. Deutsches Mittelgebirge. Hanglage 800 m. Bergschutz im Norden und Osten.

Sie machen sich gerade während der heißen Jahreszeit in allen ausgesprochenen Tälern des Mittelgebirges noch in angenehmster Weise fühlbar, um während des Winters bei der gleichmäßig aufgehobenen Wärmeempfänglichkeit des schneebedeckten Bodens in den höheren der Winterkur dienenden Mittelgebirgslagen erfreulicherweise auszubleiben.

Fassen wir die klimatischen Eigenschaften des Mittelgebirges zusammen, so finden wir als allgemeine Charakteristika des Sommerklimas der Mittelgebirge unserer mitteleuropäischen Klimazone folgende Eigenschaften:

1. Eine wohltuende Temperaturerniedrigung gegenüber den Niederungen.

2. Einen gewissen Ausgleich in den Extremen der thermischen Faktoren, vor allem einen weniger schwankenden Feuchtigkeitsgehalt der Luft als in kontinentalen Niederungen mit einem im Durchschnitt etwa $^3/_4$ der Sättigung entsprechenden relativen Feuchtigkeitsgrad.

3. Mäßig warme Tage wechseln mit verhältnismäßig kühlen Nächten.

4. Eine der Dauer nach mittlere Besonnung, die im allgemeinen im Sommer geringer ist als die der größeren Niederungen, insbesondere unserer mehr kon-

tinentalen Ebenen und die in ihrer hochaktinischen Strahlung etwa der direkten
Strahlungsmenge an den westeuropäischen Küsten entspricht, ohne den Einfluß der dort auftretenden ausgiebigen diffusen und terrestrischen Strahlung.

5. Eine in mäßigen Grenzen gehaltene, naturgemäß der jeweiligen Höhenlage entsprechende Verminderung des Luftdruckes und des Sauerstoffpartialdruckes.

6. Größere Reinheit der Luft, wobei die Eigentümlichkeiten der Lage:
Bodenbeschaffenheit, Windschutz, Waldfilter, Feuchtigkeitsgrad des Bodens und
Niederschläge und die lokalen hygienischen Verhältnisse allerdings das entschei-
dende Wort mitsprechen.

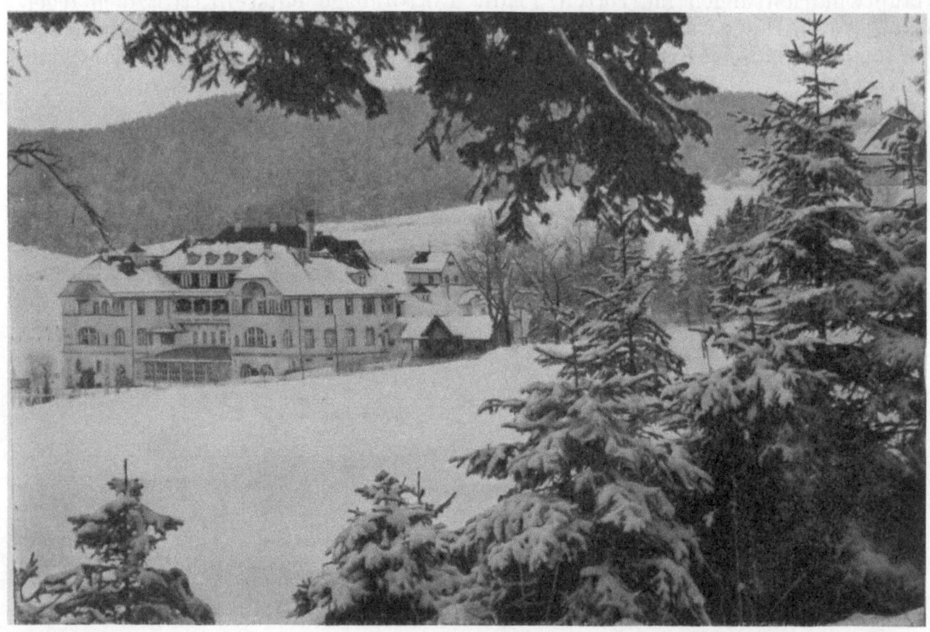

Abb. 36.   Leichte Plateausenkung im deutschen Mittelgebirge.   Hügelschutz im Norden,
Waldschutz im Osten.

Die reichhaltige Nuancierung dieses Klimas, welche durch seine Entfernung
vom Meer, durch die Richtung, die Masse und die Furchung des Gebirges, durch
seine Wind- und Windschattenseite, die Lage der Stationen auf Talgrund, Hang
oder Gipfel entsteht, gestatten uns, Klimate mehr maritimen und mehr kontinentalen Charakters zu unterscheiden.

Zu den ersteren mit geringeren klimatischen Extremen gehören in erster
Linie die Kamm- und Gipfelstationen, die aber wegen der Häufung der Niederschläge, der Windbewegung und wegen der gelegentlich durch Höhennebel beeinträchtigten Sonnenwirkung eine therapeutisch beschränktere Bedeutung
erlangen.

Zu den kontinentalen Stationen mit größeren klimatischen Extremen
rechnen diejenigen auf ausgesprochener Leeseite größerer Gebirgsmassen, auf
Plateaus und in flachen Senkungen, sowie in breiten Tälern inmitten größerer
Gebirgsmassen.

Eine Mittelstellung nehmen die Hang- und Talstationen mittlerer Höhe von etwa 350 bis 900 m ein, unter sich verschieden nach der eigenen Höhenlage und der Höhe der flankierenden Bergzüge, sowie nach deren geographischen Lagebedingungen. Sie haben die gemeinschaftliche Eigentümlichkeit, die therapeutischen Vorzüge des Mittelgebirges am ausgesprochensten zu zeigen.

Ausgedehnte Bewaldung, insbesondere die immergrünen Koniferenwälder ändern das Klima nach der Richtung des maritimen Charakters und sind für die ärztliche Verwendung gerade der letztgenannten Mittelgebirgsstationen ein Haupterfordernis.

Je mehr der Hochgebirgscharakter, sei es durch die absolute Erhebung über dem Meer, sei es durch thermische Faktoren in das mittlere Klima dieser Gruppe eingreift, desto mehr sind wir berechtigt, von subalpinem Charakter solcher

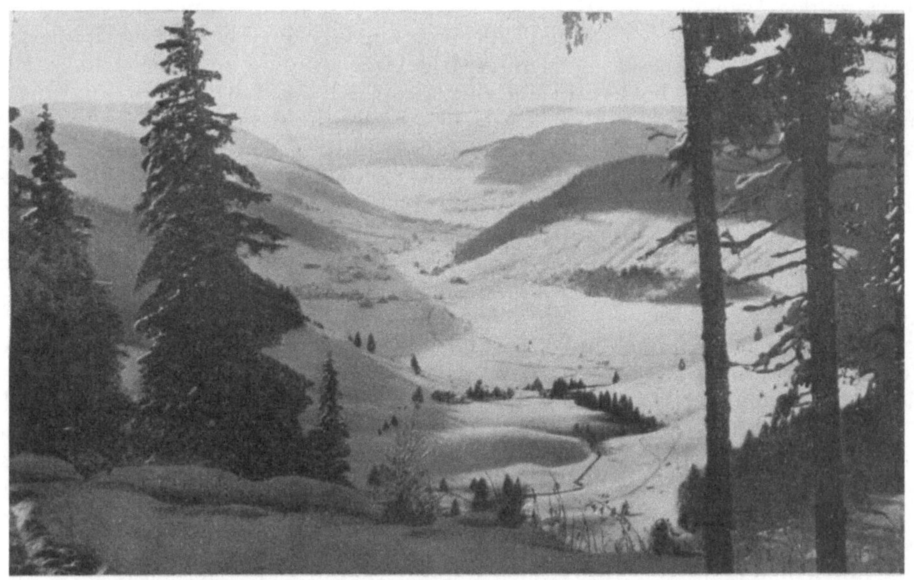

Abb. 37.   Mittelgebirgstal im Winter, 800 m hoch, volle Südexposition.

Mittelgebirgskurorte zu sprechen. Er ist, da wir auch für das eigentliche Höhenklima besonders den Hochtalstationen unser klimatotherapeutisches Interesse zuwenden, den höher gelegenen Tälern des Mittelgebirges eigen, während die reine Meteorologie im Gegensatz dazu den Kuppen und Kämmen auch des Mittelgebirges Höhencharakter zuerkennen muß.

Die Anforderungen, welche bereits Determann (l. c.) an ein Winterhöhenklima, welches nicht nur für Gesunde, sondern auch für Leidende brauchbar sein soll, macht und die wir auch an das Winterklima des Mittelgebirges stellen müssen, sind folgende: Reine und staubfreie durchsichtige Luft, günstige Exposition zur Sonne (Süd- oder Südwesthang), windgeschützte Lage in einem nicht zu engen Tal, günstige Formation der Berge (Windschutz und lange Besonnungsdauer), nicht zu hoher Feuchtigkeitsgehalt der Luft, geringe Bewölkung, nicht zu häufige und besonders nicht zu langdauernde Niederschläge, seltenes Vorkommen von Nebelbildung, seltenes Vorkommen von Regen im eigentlichen Winter und lange Dauer einer Schneedecke.

Dieser Anforderung entsprechen vorwiegend die zentraler gelegenen Täler in den Mittelgebirgen unserer mitteleuropäischen Klimazone, wobei besonders die Stationen der Hochtäler und der höheren Süd-, sowie Südwestabhänge in Betracht zu ziehen sind. Eine Einschränkung erfährt die Eignung des Mittelgebirgswinters für die Therapie vom Standpunkt der wintersportlichen Betätigung, auf welche entfernt nicht mit der Sicherheit wie im Hochgebirge oder in den Höhen der Mittelgebirge über 1200 m, die aber sonst therapeutisch sich weniger eignen, gerechnet werden kann. Die sicherste Aussicht für Wintersport im Mittelgebirgsklima bildet die Zeit von Mitte Januar bis Ende Februar oder Anfang März.

Physiologische Einwirkung des Mittelgebirgsklimas.

Bei der einer programmatischen Umschriebenheit auch heute noch zum Teil entbehrenden Definition des Mittelgebirgsklimas erscheint es nur zu begreiflich, daß sich die eine möglichst strenge Formulierung heischende ärztliche Klimatik unserer Tage in ihrer Forschung dem Mittelgebirge weniger zugewendet hat. Die ärztliche und hygienische Erfahrung sind es deshalb, auf welche wir uns unter Zugrundelegung der klimatischen Daten fast ausschließlich berufen müssen, da das Mittelgebirge dem physiologischen Experiment, das sich mit Vorteil im Höhen- und Seeklima betätigt hat, keine genügende Gleichförmigkeit des Arbeitsgebietes lieferte.

Die physiologischen Wirkungen zeigen sich ganz allgemein betrachtet schon am Gesamtorganismus, an den das Sommerklima des Mittelgebirges im Vergleich zu dem der Ebene geringere Anforderungen stellt, was die Entwärmung des Körpers und die praktische Leichtigkeit seiner Temperaturregulierung nach beiden Richtungen hin anbelangt. Die kühlere Temperaturlage, die erleichterte Verdunstung infolge des größeren physiologischen Sättigungsdefizits sind dabei die wesentlichen Faktoren. Das Gefühl der Schwüle und ihre physiologischen Folgen treten seltener, nach Umständen gar nicht auf. So wird der Mensch in die Lage versetzt, sowohl bezüglich der Speisenaufnahme keine Einschränkung, bezüglich der Flüssigkeitsaufnahme keine Erhöhung eintreten lassen zu müssen. Die mit dem Gefühl der Schwüle eintretenden Ermüdungserscheinungen des Körpers, die Verminderung seiner Widerstandskraft, die sich besonders bei ganz jugendlichen und älteren Individuen durch Erhöhung der Mortalitätsziffer der betreffenden Altersstufen in den heißen Monaten der Ebene kundgibt, bleiben weg. Die physiologische Erholungszeit des Körpers wird durch kühle Nächte, die meistens eine beliebige Temperaturregulierung der Schlafräume zulassen und durch kühle Morgen verlängert.

Das Mittelgebirgsklima ist für den Organismus in der heißen Jahreszeit ein ausgesprochenes Schonungsklima. Extremere Reize durch Besonnung und Wind wie sie an der See, durch Temperaturlage und Besonnung wie sie in den Steinmassen der Großstädte auf Haut und Augen und alle somatischen und psychischen Funktionen eindringen, werden im Mittelgebirge seltener das physiologisch erträgliche Maß überschreiten. Vor allem aber sind die klimatopsychischen Eindrücke, die nicht nur durch die Gegensätzlichkeit eines milden Schonungsklimas etwa zum gewohnten Stadt- oder Niederungsklima, sondern auch durch positive Eigenarten wirken, von gewaltiger Bedeutung für eine die normale Lebensenergie erhaltende, unter pathologisch gesunkenen Verhältnissen erholende Beeinflussung des Organismus. Es sei dabei neben den eben genannten Faktoren auf die ländliche Ruhe verwiesen, die erholsame Temperaturlage am frischen Morgen, an kühlen Abenden, die Reinheit und den Feuchtigkeitsgrad der Luft, die würzige Waldluft, Waldeinsamkeit, das dunkle den Augen wohltuende

Waldesgrün und andere landschaftliche Reize und koloristische Eindrücke mit ihrer Bewertung für die affektive Seelenlage und eine weitverzweigte Reflexwirkung auf einzelne Organe und funktionelle Gruppen. Dazu tritt wohl auch beim Kurgebrauchenden die Anregung durch die im Lauf des Tages infolge von Überwinden von Höhendifferenzen bis zu etwa 400 bis 500 m täglich für einige Stunden gesetzte Veränderung des Sauerstoffpartialdruckes mit seinen Folgen. Wenn darüber auch exakte Messungen nicht gemacht und wegen der schwierigen Ausschaltung konkurrierender Faktoren schwer zu machen sind, so ist es immerhin möglich, daß vorübergehender, häufiger und gelinder Reiz durch solche Veränderungen des Luftdruckes bzw. des Sauerstoffpartialdruckes nicht ohne Folgen auf die blutbereitenden Organe und diejenigen mit innerer Sekretion sein werden. Bei den üblichen Steigekuren der klimatischen Kurgäste des Mittelgebirges kommt es zu täglichen Druckschwankungen von 30 bis 50 mm Hg, entsprechend einer Erhebung des Körpers um 300 bis 550 m ohne Hinzurechnung des mit Witterungslagen verbundenen Barometergefälles. Die Resultate mit der Kuhnschen Lungensaugmaske und mit der pneumatischen Kammer, wie sie auch bei vorübergehender Anwendung im Gebiete der Zirkulation und der Blutbeschaffenheit erzielt werden, können uns hier einen Anhaltspunkt geben.

Auch die planvolle Steigarbeit, die wir als begleitenden physiologischen und therapeutischen Faktor des Mittelgebirgsaufenthalts soviel als möglich heranziehen sollen, macht ihren täglichen, abstufbaren und deshalb übermäßige Leistungen und Reaktionen vermeidenden Einfluß auf Psyche und Organismus (Muskulatur, Nervensystem, Zirkulation, Atmung) geltend.

Einfluß auf die Atmungsorgane.

Der Einfluß auf die Atmungsorgane, der sich zunächst in einer Vertiefung der Atmung kundgibt, könnte sowohl durch die tiefere Temperaturlage, als durch die verminderte Sauerstoffspannung zustande kommen. Doch dürfte der erstere Faktor nur im Beginn eines besonders ausgesprochene Temperaturdifferenzen aufweisenden Klimawechsels, der zweite nur bei sehr empfindlichen Personen im Sinne einer Vergrößerung der Atmungsfrequenz und der Atmungstiefe wie im Hochgebirge wirken. Er ist im ganzen gering. Zuntz hat nun aber beobachtet, daß die von Suspensionen und Verunreinigungen befreite Luft allein schon zur Vertiefung und zu einer größeren Regelmäßigkeit der Atmung leitet, eine Wirkung, die auf sensorisch-psychische Reflexe und auf eine bewußte Energieentfaltung bei der Atemtätigkeit zurückzuführen ist. Auf diese Weise kann auch die reine oft würzige Luft des waldigen Mittelgebirges die nächstliegende Folge haben, eine kräftigere Ventilation der Lungen zu bewirken. Wenn auch diese Eigenschaften der Land- und Waldluft in jedem gegen Verunreinigungen geschützten Niederungsklima ihre Wirksamkeit entfalten, so wissen wir doch, daß mit der Höhenlage gerade die derberen spezifisch schweren Suspensionen in der Luft in besonderem Maße abnehmen; gegen die Advektion aus der Niederung stammender Staubteile schützt häufig eine hohe Bergwand und das Waldfilter.

Wirkung auf die Herztätigkeit.

Dieselben Bedenken wegen spezifischer Höhenwirkung im Mittelgebirge drängen sich auf, wenn wir glauben eine Wirkung der verminderten Sauerstoffspannung auf die Herztätigkeit, insbesondere die Schlagfrequenz im Mittelgebirge konstatieren zu müssen. Sie ist ja nach den früher erwähnten Versuchen um so niedriger, je höher die Sauerstoffspannung ist, während der Verlangsamungsreiz der Kohlensäurespannung, welche ja nicht vergrößert ist, schon

wegen seiner Geringfügigkeit bedeutungslos sein dürfte. Der verminderte Sauerstoffpartialdruck kann aber noch auch im Mittelgebirge zweifellos von geringer Einwirkung beim Gesunden sein. Eigene Beobachtungen zeigten mir in einzelnen Fällen,
daß die Pulsfrequenz bei derselben Lebensweise regelmäßig beim Höhenwechsel
von 120 m auf 600 m um etwa 4 bis 6, von 70 auf 74 bis 76, im Durchschnitt
um 5 Pulsschläge zunahm, um nach 1 bis 2, längstens nach 3 bis 4 Tagen
wieder die normale Frequenz von 70 zu erreichen. Der Unterschied ist also
gering. Es ist auch leicht möglich, daß eine verschiedene Ansprechbarkeit
der Herztätigkeit etwa auf nervöser Basis vorliegt, denn in anderen Fällen
wurden bei ähnlicher Höhendifferenz gar keine Änderungen der Frequenz beobachtet. Bei einer langen Reihe erholungsbedürftiger, aber sonst gesunder
Personen aus der norddeutschen Tiefebene fand ich bei ruhiger Gemütsverfassung
in der Höhe von 600 m am ersten Aufenthaltstag selten eine höhere Frequenzzahl
als 76. Ein rascher Höhenwechsel während einer Automobilfahrt in völliger
Körperruhe von einer Höhe von 200 auf 996 m, von da auf 550 m mit einstündigem
Aufenthalt in den genannten Höhenlagen hatte bei einer gesunden Persönlichkeit
sowohl wie bei einer Persönlichkeit mit kompensiertem Vitium cordis, aber geringer
funktioneller Leistungsbreite, deren Pulszahlmittel in der Niederung genau bekannt war, gar keine Änderung der Pulszahl und der Atemfrequenz zur Folge.
Wir brauchen auf die im Hochgebirge eruierten Werte hier nicht einzugehen,
um für das weniger studierte Mittelgebirge sagen zu können, daß eine Beeinflussung der Schlagfrequenz in mäßigen Höhen vorhanden sein kann, aber keine
notwendige physiologische Konsequenz ist. Immerhin ist die Möglichkeit von
einer gewissen Bedeutung bei Beurteilung über die Eignung pathologischer Zustände des Herzens für den Mittelgebirgsaufenthalt. Die Verringerung des
Sauerstoffpartialdruckes im pneumatischen Kabinett allein ist allerdings nach
den Untersuchungen Adolf Schmidts und O. Davids nicht imstande, weder
eine Polypnöe noch eine Beschleunigung der Pulsfrequenz selbst bei schwerer
Erkrankten hervorzurufen, wenn die Anforderungen an Körperleistungen gar nicht
steigen, sodaß Befürchtungen nach dieser Richtung.hin also grundlos erscheinen
können, während doch wieder therapeutische Erfolge beim Mittelgebirgsaufenthalt Herzkranker zwar schwer analytisch zu fassen sind, aber tatsächlich
eintreten können, wie Siebelt zeigte. Der Zwiespalt wird wohl dadurch beseitigt, daß man bei Mittelgebirgsaufenthalten für solche Kranke niemals auf
die Mitwirkung von Bewegung und vor allem von Steigübungen verzichtet,
welche dann häufig, insbesondere etwa nach einer rein balneologischen Herzbehandlung, ganz erhebliche Mehrforderungen zugleich mit dem Klimawechsel
an die Übungsfähigkeit des Herzens, die Herzkraft, zuweilen auch nur an die
Regulierungsvorrichtungen in der Zirkulation stellen.

Einfluß auf die Blutbeschaffenheit.

Eine Veränderung der Blutbeschaffenheit durch den verminderten
Sauerstoffpartialdruck am jeweiligen Aufenthaltsort des Mittelgebirgs, dann noch
durch die im Laufe des Tages infolge von Höhenspaziergängen auf 800 bis 1200 m
bei dauerndem Aufenthalt in der Mittelgebirgslage von 500 bis 800 m auftretende
Spannungsveränderung des Sauerstoffes wird sowohl nach den Kuhnschen Resultaten mit der Lungensaugmaske als nach den Schmidt-Davidschen Versuchen mit der im pneumatischen Kabinett erzielten Senkung des Sauerstoffpartialdruckes bei gleichbleibendem Luftdruck theoretisch möglich erscheinen.
Sie hat auch bei Kranken häufig genug evidente Veränderungen im Gefolge gehabt.

Der Einfluß der Sauerstoffverdünnung in der alpinen Höhenluft auf die Zahl
der roten Blutkörperchen und auf das Hämoglobin ist unbestritten. Recht wenig

Untersuchungen darüber liegen aber für das Mittelgebirge vor. Beim Gesunden kann er entsprechend der mittleren Höhe mäßig sein, und ist von Schröder allerdings mit der alten Zählkammer bereits festgestellt für die Höhe von 300 bis 600 m. Ich selbst fand, auch noch mit der alten Zählkammer, deren Zuverlässigkeit allerdings wir bestreiten, in einer Reihe genau beobachteter Fälle bei länger akklimatisierten gesunden Männern in 800 m Höhe als Durchschnitt aus einer Reihe von Untersuchungen die Zahlen von 5 712 500, 6 287 500, 5 604 000, 5 366 400, 6 336 000 Erythrozyten; im Durchschnitt von 5 Personen die Zahl von 5 683 000 Erythrozyten, was etwa 10% Vermehrung der roten Blutkörperchen gegenüber dem Tiefendurchschnitt bedeutet. Die Untersuchungen bedürfen dringend einer Nachprüfung nach der Bürkerschen Methode an größerem Material, wenngleich angenommen werden kann, daß etwa bei einer Höhendifferenz von 500 bis 800 m bereits Adaptionsvorgänge an die verringerte Sauerstoffspannung sich abspielen mögen.

Einfluß auf die Schleimhäute.

Wir haben schließlich noch der Einwirkung der Luft auf die Schleimhäute zu gedenken, da sie wegen der Reinheit in bakterieller, chemischer und korpuskulärer Hinsicht jede Reizung der Schleimhäute ausschließt, auch wegen ihrer mittleren oder kühlen Temperatur und ihres entsprechend günstigen meist relativ hohen Feuchtigkeitsgehaltes eine Austrocknung oder Hyperämie derselben nicht aufkommen läßt. Während des Winters werden diese Eigenschaften sich besonders gegenüber dem Hochgebirge mit seiner manchmal extrem trockenen Luft geltend machen.

Allgemeine therapeutische Wirkung.

Übertragen wir das Resultat dieser Betrachtungen auf die Aussichten einer klimatischen Therapie im Mittelgebirge, so haben wir im Mittelgebirgsklima an Orten, die den hygienischen Anforderungen entsprechen:

1. Ein sommerliches Schonungsklima allerersten Ranges, besonders in thermischer Hinsicht, im Vergleich zu klimatisch wenig günstigen Zeitperioden in der kontinentalen Niederung unserer Breiten.

2. Ein Schonungsklima im Vergleich zur See in den größeren Wärmeextremen während der nächtlichen Ruhezeit, dann aber auch in bezug auf die Lichteinstrahlung und vor allem durch Wegfall des störenden, erregenden Unterlichtes von bestrahlten Sand- und Wasserflächen, ferner in bezug auf die irritierende Wirkung von Winden.

3. Ein Schonungsklima gegenüber dem Hochgebirge in bezug auf das gelinde Maß der Anregung durch die mittlere Höhenwirkung, die geringere Intensität der Helligkeitsstrahlung, das Maß der ultravioletten Strahlung, und zwar hier in jeder Beziehung, sowohl was die direkte als die diffuse oder die terrestrische Reflexstrahlung anbelangt.

Diese Schonung wird sich bei körperlich Gesunden, aber durch ihre Arbeitsleistungen an die Grenzen des Möglichen gegangenen Individuen als Erholungsmöglichkeit infolge der klimatischen Eigenheiten kundgeben. Die Mittelgebirgskurorte wirken hier als Sommerfrischen der Wahl. — Geschwächte und Kranke, besonders solche, welche durch extremere Klimareize des Hochgebirges und des kühleren und windbewegteren Seeklimas voraussichtlich zu sehr getroffen werden, entgehen im Sommer des Mittelgebirges nicht nur den erschlaffenden Temperaturverhältnissen der Niederungen, insbesondere der Städte, sondern unterstellen sich daselbst in gewissem, geringem Grade den anregenden Wirkungen des Höhenaufenthaltes; sei es, daß die Einwirkung dieser gemilderten Höhen-

faktoren bereits für genügend erachtet werden muß, sei es, daß mit der Adaption
an dieselben im Laufe einiger Wochen die Grundlage für eine Einwirkung des
alpinen Höhenklimas ohne Besorgnis vor Schädigung durch dasselbe gelegt
wird.

Die therapeutischen Indikationen.

Geschwächte und Widerstandsunfähige, soweit sie sich für das Mittelgebirge eignen, gehören hauptsächlich der Gruppe von Kranken mit verringerter
Leistungsfähigkeit der Zirkulationsorgane, des Nervensystems und der blutbereitenden Organe an.

Herzkrankheiten. Aus den Versuchen von Zuntz und seinen Begleitern
im Hochgebirge und auf den in verschiedenen Höhen gelegenen Versuchsstrecken
auf der Trasse der Brienzer Rothornbahn wissen wir, daß Schwierigkeiten des Geländes einerseits, vor allem aber zunehmende Übung anderseits sehr viel größere
Unterschiede im Verbrauch von Körpersubstanz bzw. Nährstoffen und damit auch
an Sauerstoff bedingen, als die Höhendifferenz an sich bei gleicher Steigerung bzw.
Hubleistung. Danach können wir schon ganz allgemein die Eignung und das
Verhalten von Angehörigen dieser Gruppe beurteilen. Wenn wir da die mittlere
Höhendifferenz zwischen dem gewöhnlichen Aufenthalt des Kranken der Niederung und dem für ihn gewählten Mittelgebirgsaufenthalt mit etwa 500 bis 800 m
bemessen, so stellt er demnach keine beträchtlichen Mehranforderungen an seine
Leistungen und damit an die Herzkraft. Die Erfahrungen zeigen auch demgemäß,
daß sich selbst Herzkranke in dem Mittelgebirgsklima recht wohl fühlen,
daß Beschwerden oder manifeste Kompensationsstörungen erst auftreten, wenn
im Lauf des Aufenthalts eine im Einzelfalle ärztlich nicht zu befürwortende
Steigarbeit hinzutritt. Die klimatische Wirkung allein ist durch die Erleichterung des Druckes auf die Körperoberfläche, durch den Einzug in günstige und
schonende Temperaturverhältnisse gerade im Sommer für das Wohlbefinden
des Herzleidenden nur fördernd. Er hat dabei in denjenigen Kurorten, welche mit
passenden Weganlagen, z. B. nach dem Oertelschen System versehen sind,
auch die Gelegenheit, seine Kräfte unter angenehmeren Bedingungen zu üben,
als dies im mediko-mechanischen Institut der Fall ist. Das Winterklima mit
schrofferen Temperatursprüngen, mit der sofort bei Schneefall einsetzenden
größeren Anstrengung bei der Bewegung im Freien und insbesondere auch der
Wintersport in leichtester Form bieten leider nicht so viel Abstufbarkeit der
Bewegungstherapie, als daß es eine vorwiegende Indikation bieten würde. Wie
die Erfahrungen im Hochgebirge zeigen, ist allerdings die ärztliche Leitung auch
hier imstande, den Kranken um die drohenden Klippen der Überanstrengung des
Herzens zu führen. Jedoch sprechen meine persönlichen Erfahrungen für die Bevorzugung gerade des Sommerklimas im Mittelgebirge. Der Herzkranke steht im
Höhenklima manchmal unbewußt an der Grenze von Übungsfähigkeit und Überanstrengung, wie Fälle zeigen, welche dieselbe Körperarbeit, die ihnen z. B. in
600 m Höhe gut gelang, nach einem plötzlichen Übergang in 1000 m Höhe ver-
richten wollten, und dies mit einem brüsken Zusammenbruch der vermeintlich
absolut sicheren Kompensation büßten. Man wird dabei erinnert an das oft momentan, beim Überwinden einer nur geringen, etwa 400 m betragenden Höhenstufe,
erfolgende Hereinbrechen der Bergkrankheit in höheren Lagen beim Gesunden.
Wenn wir demnach im Mittelgebirgsklima von 400 bis 1000 m für den ambulanten Herzleidenden ein hervorragendes Temperaturschonungsklima und gleichzeitig ein Übungsklima erblicken, so gilt die Einschränkung, daß in den höheren
Lagen von 700 bis 1000 m wenigstens der Übergang von Schonung zur Übung einer
ärztlichen Überwachung bedarf.

Krankheiten des Gefäßsystems. Dieselben Vorzüge des Sommers gelten für Gefäßkranke, insbesondere für solche mit reizbarem Gefäßsystem, mit Neigung zu raschem Wechsel in der Blutverteilung, für zahlreiche Präsklerotiker mit erhöhter Gefäßspannung und für die Arteriosklerose selbst.

Siebelt sah bei seinen arteriosklerotischen Patienten in Bad Flinsberg in einem großen Prozentsatz Abfall des Blutdrucks; nur bei ganz wenigen Patienten stieg er an. Es selbst bezieht diese Beobachtung in erster Linie auf die veränderte Lebenslage der Untersuchungspersonen, in zweiter Linie dann aber auch auf klimatische Einflüsse, und es schien ihm, als ob doch dem Klima allein ein immerhin erheblicher Anteil am Erfolg bei Arteriosklerotikern beizumessen sei. Auch ich selbst habe bei vielen Hunderten von fortlaufenden Blutdruckmessungen an Herzkranken und vorwiegend an Arteriosklerotikern mich der Einsicht nicht verschließen können, daß neben der Besserung des Allgemeinbefindens solcher Kranken im Mittelgebirge ohne jede wesentliche Therapie auch der Blutdruck im Sinne der normalisierenden Regulierung, und zwar wesentlich durch Herabsetzung desselben, beeinflußt würde.

Auch für sie alle, die mit einer geringeren Elastizität des vasomotorischen Systems zu kämpfen haben, steht zunächst die Schonung und Erholung im Vordergrund, später tritt die Möglichkeit der Übung in günstiger klimatischer Umgebung hinzu, mit welcher naturgemäß die jeder vernünftigen Klimakur notwendige absolute Befreiung von Sorgen und Arbeit verbunden wird.

Nervöse Erkrankungen. Die zweite große Gruppe von Leidenden, die sich für das Mittelgebirge eignet, umfaßt die zahlreichen Formen der Neurasthenie, sowie gewisser hysterischer Anomalien bei jüngeren Individuen. Wiederum sind es die reizbaren Konstitutionen, besonders auch solche, welche auf widrige klimatische und Witterungseinflüsse ungünstig reagieren, demnach die weniger Widerstandsfähigen in somatischer Beziehung, solche, welchen das kühlere Seeklima nach der Seite des Windes und der Belichtung, das Hochgebirge nach der Seite der Belichtung und des Luftdruckes zu große Anreize bietet. Bei ihnen kommt allerdings oft der mehr direkt auf die Psyche einwirkende klimatische Charakter der Landschaft mit grünen Wäldern, ruhigen Landschaftsformen, mit nicht zu intensiven und kontrastreichen koloristischen Reizen schon wesentlich in Betracht. Vor allem aber wird die Agrypnie solcher Reizbaren durch die günstige nächtliche Temperaturlage, die Stille ländlicher Kurorte, der bequem abstufbare Ermüdungsgrad durch Spaziergänge in einer für diese Verhältnisse besonders ausnutzbaren Geländeformation günstig beeinflußt. Zu solchen reizbaren Formen der Nervenkrankheiten zählen ferner manche Neurosen, wie die Thyreotoxikosen, Chorea der Kinder und andere mit motorischer und sensorischer Übererregbarkeit, mit parakinetischen Äußerungen einhergehende Formen der Erkrankungen des Nervensystems.

Für solche Kranke kommt ferner die wahrscheinlich auf dem Gebiete der inneren Sekretion und vor allem der Blutbildung mäßig anregende Höhenwirkung geringeren Grades hinzu, die Möglichkeit des vermehrten Freiluftgenusses, der im Sommer nicht durch die Wärme leidet, im Winter nicht durch starke Luftbewegung beeinträchtigt, durch die größere Besonnung des Winters, die Schneedecke und evtl. Sportsmöglichkeit sogar besonders gefördert wird. Es wird mit vollem Recht auf die Bedeutung der Winterkuren für die Neurotiker, die häufig auch im Mittelgebirge eklatant gelingen, hingewiesen. Die angenehmen klimatischen Bedingungen fördern auch die vielfach im Beginn der Behandlung solcher Kranken wichtigen Freiluftliegekuren. Es sind demnach auch in vielen Kurorten gerade des Mittelgebirges solche Anstalten entstanden, welche für Ruhekuren im Freien besondere Einrichtungen getroffen haben.

Blutkrankheiten. In die Behandlung Anämischer teilt sich das Mittelgebirge mit dem Hochgebirge und den Stahlkurorten, sowie mit der See.

Während an der See besonders die anämischen Zustände der Kinder, die Kachexien und Atrophien der Tuberkulösen günstig beeinflußt werden, scheint das Hochgebirge für die essentiellen Anämien, auch für viele Fälle von Chlorose, den kräftigsten Anstoß zur Neubildung der Blutelemente und des Blutfarbstoffes zu geben und besonders da günstig zu wirken, wo noch wie etwa in St. Moritz und an anderen alpinen Orten der Gebrauch von Stahlquellen damit verbunden werden kann. Die Erfahrung hat aber gezeigt, daß häufig das Hochgebirgsklima für solche Kranke zu massenhafte Reize vereinigt, und daß das Mittelgebirge mit geringeren sensorischen Anregungen und vielleicht auch allein wegen seines milderen regenerativen Anreizes durch einen wenig herabgesetzten Sauerstoffpartialdruck schonender und doch nachhaltiger wirkt. Es gilt dies sowohl für die rein klimatischen Mittelgebirgsorte als insbesondere für diejenigen, welche infolge ihrer Stahlquellen die Möglichkeit zur Behandlung mit natürlichen Eisenwässern bieten, so die Orte: Kohlgrub, Flinsberg, Steben, Rippoldsau, Griesbach, Peterstal, Alexandersbad und mehrere subalpine Orte Tirols wie: Levico, Roncegno, Burgstall, Oberperfuß, Schgums, Lotterbad, Mitterbad, Rothenbrunn, Bresimo, und die Schweiz mit den Stahlbädern: Rothenbrunnen, Gimel, Farnbühl, Passug, Gonten.

Krankheiten des Respirationssystems. Die Eignung des Mittelgebirges für die Therapie mancher Erkrankungen des Respirationssystems beruht nach derzeitiger Auffassung wohl auf dem ziemlich gleichmäßigen, jedenfalls nicht zu extremem Wechsel neigenden Feuchtigkeitsgehalt der Luft, der, wie wir sehen, im allgemeinen über dem Durchschnitt der großen Ebenen steht. Der absolute Dampfgehalt der Mittelgebirgsluft ist jedoch keineswegs größer als in der Ebene, sondern meistens wohl kleiner, so daß also das physiologische Sättigungsdefizit, d. h. die Differenz zwischen der Dampfspannung in den Atmungsorganen und in der Atmosphäre, keine wesentliche Verschiebung erfährt. Es wird also keineswegs eine stärkere Feuchterhaltung der Atmungswege als im Niederungsklima ermöglicht. In den Wintermonaten wirkt die Mittelgebirgsluft an klaren Tagen sogar ähnlich feuchtigkeitsentziehend auf die Schleimhäute der Atemwege wie im Hochgebirge, und doch sehen wir die prachtvolle Eignung dieses Klimas auch auf diejenigen Erkrankungsformen, welche man wegen des angeblich feuchteren Mittelgebirgsklimas nicht ins Hochgebirge, sondern in tiefere Gebirgslagen glaubt senden zu müssen. Unendlich wichtiger scheint nämlich die durch Lage und Bodenverhältnisse, Berg- und Waldfilter bedingte wesentlich erhöhte Reizlosigkeit der Luft zu sein infolge ihrer Staub- und Keimarmut, Vorzüge, welche sich gerade bei Erkrankungen der oberen Luftwege bemerkbar machen. Zu diesen Faktoren tritt die Erleichterung der Atmung infolge der sensorischen Anregung durch feine kühlere Luft und vielleicht auch infolge des geringeren auf dem Brustkorbe lastenden Luftdrucks, wovon anscheinend Bronchitiker manchmal Vorteile ziehen.

Auch bei Emphysematikern finden wir oft wesentliche Besserungen, obgleich sie zuweilen nicht nur im Hochgebirge, sondern auch schon im Mittelgebirge sich weniger wohl fühlen als am Meer oder in den Niederungsklimaten, sei es, daß die Exspiration nicht die nötige Förderung findet, oder die an und für sich größere Lungenventilation im Mittelgebirge zu große Anforderungen an das erschöpfbare Respirationssystem dieser Kranken stellt.

Die Fälle sind so verschieden gelagert, daß eine einseitige Stellungnahme nicht möglich ist. Immer wieder scheint es, als ob die durch den Mangel an Wind, mit der Reinheit und der mäßigen Luftfeuchtigkeit verbundene Reizmilderung für die chronisch entzündeten und gereizten Schleimhäute aller dieser Kranken die größte Wohltat bedeutet, am meisten maßgebend sei für eine Besserung der lokalen Störungen. Es sind allerdings Eigenschaften, die einem weiten klimatischen Bereich eigen sein können und vor allem der Landschaft bewaldeter, vegetationsreicher, windgeschützt gelegener, industriearmer Landstriche in den Niederungen auch zukommt.

Asthmatiker verhalten sich recht verschieden. See und Hochgebirge scheinen den Vorzug zu verdienen; wo die Reizerscheinungen der Bronchen im Vordergrund stehen, leistet aber auch das Mittelgebirge zuweilen gute Dienste, wenn nicht der psychische Eindruck des „Gedrücktseins" im Tale oder ähnliche Vorstellungen die Oberhand gewinnen auf die „asthmogenen Zentren". Erwähnen möchte ich noch, daß ich bei solchen Asthmatikern, die im Mittelgebirge nicht gediehen, wohl aber in tieferen Lagen und von denen einer durch operative Behandlung der Nase gebessert wurde, keine Eosinophilie fand. Nicht zu unterschätzen auch bei der Mittelgebirgsbehandlung der Respirationserkrankungen ist der bereits erwähnte sedative Einfluß dieses Klimas auf das Nervensystem des Atmungskranken, der häufig schlafbringend und beruhigend wirkt und auf diesem Umwege zunächst das Allgemeinbefinden des hustengequälten Bronchitikers, allmählich auch seine vitale Energie hebt und ihm die Kräfte und den Mut suggeriert zu einer kühneren Ausnutzung der klimatischen Faktoren, denen er sich im Heimatsklima geflissentlich entzog. Die Beobachtung solcher Kranker drängt dazu, diesen bereits von Thomas vor 45 Jahren berufenen Einfluß nicht zu gering zu taxieren.

Unter den Erkrankungen der Atmungsorgane nehmen die tuberkulösen Affektionen derselben eine gesonderte Stellung zur klimatischen Therapie ein, so auch zum Mittelgebirge.

Die Therapie der Lungentuberkulose. Die moderne Behandlung der Lungentuberkulose hat im Mittelgebirge in Görbersdorf ihren Siegeslauf begonnen, und wenn wir uns auch mehr und mehr von der Auffassung entfernt haben, als ob in der klimatischen Behandlung der Tuberkulose der Höhenlage das Hauptgewicht in der Tuberkulosetherapie beizulegen sei, so haben doch die neuen Erfolge gerade mit der in höheren Lagen besonders wirksamen Heliotherapie gezeigt, daß wir für die Tuberkulosebehandlung mehr oder weniger günstige klimatische Gebiete besitzen. Der Behandlung der Lungentuberkulose werden wir noch heute Nothnagels Worte voranstellen: „Obenan steht eine möglichst staub- und keimfreie Atmosphäre und schwache Luftbewegung; danach ist möglichst viel heiterer Sonnenschein wünschenswert; und dann erst kommen die anderen Faktoren des Klimas in Betracht." Die von ihm geforderten Bedingungen sind zum Teil gerade in hygienisch einwandfreien und klimatisch bevorzugten Lagen des Mittelgebirges gegeben, das eigentlich in bezug auf die Intensität der Insolation dem Hochgebirge und der Seeküste nachsteht, während die Dauer der den Kranken bekömmlichen Insolation im Gebirge beider Arten während des Sommers praktisch nur geringe Unterschiede aufweist. Im Winter verschiebt sich die Grenze allerdings erheblich zugunsten des Hochgebirges, während das Mittelgebirge noch wesentliche Vorteile gegenüber der Ebene gleicher Breiten aufzuweisen hat, wie die Betrachtung der Insolationsdauer auf den Tabellen S. 237 u. 238 zeigt, und zwar deshalb, weil die aktinische Intensität zweifellos schon im Mittelgebirge gerade während des Winters zuzeiten der stark reflektierenden Schneedecke Werte zeitigt, welche zwischen denen der südlichen Seeküste und des Hochgebirges stehen, sich aber dem letzteren nähern.

Marten und Kähler haben die hohe kalorische Intensität der direkten Sonnenstrahlung auch bei tiefstehender Sonne im Gebirge, also wie die Ver-

hältnisse im Winter liegen, nachgewiesen. Ihr gesellt sich noch der Effekt der
reflektierten Strahlung zu. Obgleich nun vielleicht hier therapeutisch weniger
der Energiezuwachs in Betracht kommt, welcher zuweilen durch die starke Erwärmung der Haut erzielt wird, so trägt die angenehme Erwärmung durch die
Wintersonne wesentlich zur Durchführung der Freiluftkur bei. Das Maß der hochaktinischen Strahlung im Mittelgebirgswinter ist noch nicht bekannt. Ohne also
gerade ihr bei der üblichen Freiluftliegekur des bekleideten Lungenkranken
allzu hohe Bedeutung zuzuerkennen, nehmen wir die erhöhte Besonnung auch
im Mittelgebirge, speziell in den kälteren und lichtärmeren Jahreszeiten, als er-
freuliches und angenehmes Beförderungsmittel der Freiluftliegekur hin, durch
welches eine Anregung der peripheren Zirkulation, eine Entlastung der inneren
Organe, konstant eine Verminderung des Blutdrucks und eine Vertiefung der
Respiration erreicht wird.

Dem Mittelgebirge kommt also in der Tuberkulosebehandlung die Rolle
eines an Intensität verminderten Höhenklimas zu. Es wird schon deshalb da
indiziert sein, wo etwa aus konstitutioneller oder psychischer Abneigung Höhenstationen nicht ertragen werden, oder wie dies in der sozialen Volksfürsorge, aber
auch häufig im privaten Leben der Fall ist, das Hochgebirge dem Betreffenden
nicht erreichbar ist, oder wenn, so selten es auch sein mag, der Zirkulationsapparat und die Respiration im Höhenklima auf die klimatischen Reize zu intensiv
reagieren, oder durch Erzeugung von Schlaflosigkeit und Appetitmangel die Rekonvaleszenz beeinträchtigt wird usw. So wenig wir heute mehr mit fortschreitender
Erkenntnis von der therapeutischen Wirkung der Einzelfaktoren bei der Therapie
der Lungentuberkulose einen Unterschied machen zwischen erethischen und
torpiden Konstitutionen, von denen die erethischen vom Hochgebirge auszuschließen seien, so gilt es doch Schröder als ausgemacht, daß fieberhafte Komplikationen der Lungentuberkulose, ferner auch die Nachtschweiße, die Konsumption
der Kranken, mit zunehmender Höhe der Erhebung keineswegs rascher schwinden
oder günstiger beeinflußt werden, daß ferner reduzierte und schwächliche Lungenleidende namentlich bei schmerzhaften und reizbaren Affektionen der oberen
Luftwege, sowie solche, welche durch ihre Erkrankung auch in nervöser Hinsicht zu leiden haben oder überhaupt über geringere psychische Widerstandskraft verfügen, in den Heilstätten mittlerer Höhe sich häufig wohler fühlen.
Zugegeben sei, wie einige meinen, daß der rein psychische Faktor der Landschaft
der Heimat, mit ihren ruhigen Formen, ihren Wäldern, der weniger internationalen
Umgebung, wie sie andererseits in den bekanntesten Höhenkurorten der Schweiz
angetroffen wird, eine mehr individuelle Eignung des Mittelgebirges in den Ländern mittlerer Breiten sowohl Deutschlands, als Frankreichs, Rußlands und
Schwedens, welche selbst geeignete Mittelgebirge besitzen, gelegentlich hervortreten läßt. Groß scheint dieser letztgenannte psychische Faktor nicht zu sein,
wie die psychologische Beobachtung in den internationalen Heilstätten täglich
lehrt.

Eine statistische Verwendbarkeit der Heilerfolge in differenten Höhenlagen
zugunsten oder zuungunsten eines bestimmten Klimas stößt wegen der Verschiedenheit des Materials, der Disziplin in den verschiedenen Heilstätten und
vor allem wegen des sozialen Vorlebens und wegen der dem Austritt aus der Heilstätte folgenden recht verschiedenartigen hygiensichen Umgebung auf kaum
überwindliche Schwierigkeiten.

Über Statistiken in bezug auf die topographischen Unterschiede in der
Tuberkulosemortalität und -morbidität finden sich Hinweise bei der Höhenklimato-
therapie. Gegenüber der dort näher untersuchten Statistik von Gwerder,
welcher in der Schweiz unterhalb der 400-m-Zone 21,2 $^0/_{000}$ Mortalität an Lungen-

tuberkulose fand, in der Zone von 400 bis 900 m rund $17^0/_{000}$, seien hier nur folgende Anmerkungen gemacht: Es ist mit der Tatsache zu rechnen, daß ein überwältigender Teil gerade der in der Zeit der Statistiken noch in sozial ungünstigen Verhältnissen lebenden Arbeiterbevölkerung sich unter der 400-m-Grenze dauernd aufhält, während die Agrarbevölkerung noch in den höheren Lagen einheimisch ist. Es existiert andererseits aber kein Land in Europa, in welchem die industrielle Bevölkerung verhältnismäßig so gleichmäßig auf die Tiefenzone unter 400 m und die Mittelgebirgszone von 400 bis 900 m verteilt ist, als wie gerade die Schweiz, liegt doch die Höhengrenze im Norden, dem höchstindustrialisierten Gebiete, nicht unter 300 m, das Züricher Industriegebiet in Höhe von 400 bis 500 m, das Genfer über 400 m, das der Westkantone von 400 bis 900 m. Der Sprung der Mortalitätsabnahme von der Schweizer Niederung zum Mittelgebirge ist größer als der vom Mittelgebirge zur Höhenregion. Philippi glaubt auch bezüglich der Morbidität den verkleinernden Einfluß der steigenden Höhen-

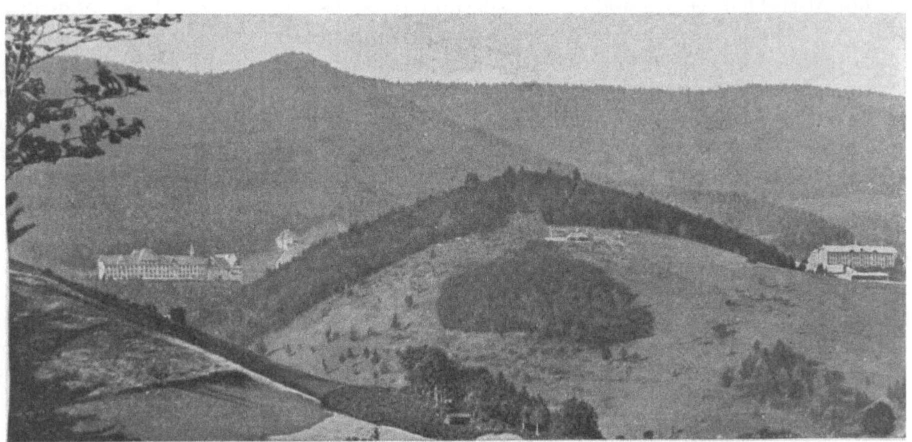

Abb. 38.   Ideale Lage einer Lungenheilstätte im Mittelgebirge, 850 m hoch, völliger Schutz gegen Nord, Nordost und Nordwest, freie Öffnung des Tales nach Süd.

lage auf die Anzahl der Fälle nachgewiesen zu haben. Wir trauen heute der vervollkommneten Hygiene, der Pflege und zielbewußten Ausnützung aller klimatischen Faktoren auch in der Niederung und in tieferen Höhenlagen im großen und ganzen fast dieselbe therapeutische Bedeutung zu wie den Höhenlagen. Für die See werden wir dies bereits an der Hand der Erfolge an der Nordsee oder der französischen Küste verfolgen können.

Wegen einer ausführlichen Aufzählung der staatlichen, kommunalen und anderen gemeinnützigen Sanatorien und Heilanstalten verweisen wir auf die im deutschen Reichs-Medizinalkalender jährlich erscheinende Zusammenstellung mit wertvollen Winken für die Praxis.

Die bekanntesten privaten Mittelgebirgsstationen der Phthisikertherapie sind nach orographischer Lage und Höhenlage geordnet heute folgende:

Deutschland: Görbersdorf, Neudorf, Reinerz in Schlesien, Reiboldsgrün und Neu-Coswig in Sachsen, Blankenhain in Thüringen, Andreasberg und Sülzhayn im Harz, Schömberg in Württemberg, Nordrach, Badenweiler, St. Blasien, Todtmoos im badischen Schwarzwald.

Österreich: Alland, Wienerwald bei Pernitz.

Hinsichtlich der Dauer der wesentlich klimatischen Phthisebehandlung durch das Mittelgebirge ist man immer auf Monate, manchmal auf Jahre angewiesen und bedient sich zweckmäßigerweise häufiger Wiederholungen. Sie unterscheidet sich dadurch nicht von der Klimatotherapie dieser Erkrankungen in anderen Klimazonen. Die Monate Juni bis Oktober für Sommerkuren, Dezember bis März für Winterkuren sind in bezug auf die Witterungslage der westeuropäischen Mittelgebirge nicht nur, sondern auch mit Bezug auf die Gunst in der mittleren Konstellation der klimatischen Faktoren die geeignetsten und werden im allgemeinen wenigstens für den Beginn einer Kur berücksichtigt. Auf die Frage, ob und wann es angezeigt erscheint, eine Unterbrechung der Kur mit Einschiebung von Hochgebirgs- oder Seeaufenthalt eintreten zu lassen, kann hier von seiten der allgemeinen Therapie nicht eingegangen werden.

Krankheiten des Stoffwechsels. Die Verbindung der Mittelgebirgskur mit der Steigarbeit hat es mit sich gebracht, daß auch Stoffwechselkranke, ohne gerade der klimatischen Eigenschaften dieser Zone zu bedürfen, mit Vorteil das Mittelgebirge aufsuchen. Insbesondere ist es die Fettsucht, welche unter gewisser Erleichterung der Wasserabgabe, mehr infolge der erleichterten Bewegung in der Höhe, hauptsächlich aber wegen der unter angenehmen äußeren und physiologischen Bedingungen vorgenommenen Terrainkur und Steigarbeit Vorteil aus dem Mittelgebirgsaufenthalt ziehen wird. In manchen Fällen sind die Mittelgebirgsstationen deshalb empfehlenswerter als Höhenstationen, weil häufig die Herzfunktion solcher Kranker in Mitleidenschaft gezogen ist und in größerer Höhe Gefahr laufen kann, durch Überanstrengung geschädigt zu werden. Wie aber bereits gezeigt, ist die Dosierung der Steigarbeit wichtiger. Orte, in welchen eventl. eine Quellenkur mit salinischen Wässern, wie in Marienbad (628 m), Karlsbad (400 m), in Rippoldsau (600 m), Griesbach (500 m), Petersthal (405 m), die Arbeitsentfettung in geeigneter Weise unterstützt, bieten zuweilen besondere Vorteile.

Die Eignung für die Rekonvaleszenz und das höhere Alter. Die Eigenart des Mittelgebirges, seine ausgesprochenen klimatischen Faktoren in milder Form zur Wirkung zu bringen, befähigt es ganz allgemein als Rekonvaleszenten- und Altersklima, als hervorragendes Schonungsklima in Zeiten thermischer Extreme während des Sommers, als temperiertes Höhenklima im Winter, und zwar da besonders in den Lagen von 700 bis 1000 m. Es hat dies Veranlassung gegeben zur Errichtung zahlreicher Sanatorien, welche über alle Höhenlagen von 400 bis 1000 m verbreitet sind und welche es ermöglichen, die individualisierende Behandlung auch auf andere physikalische Heilfaktoren auszudehnen und vor allem die gerade in den Gebirgen vorhandenen balneologischen Faktoren zur Mitwirkung zu bringen. Umgekehrt haben sich im Laufe der Zeit in den Stätten der Balneologie im Mittelgebirge derartige Einrichtungen entwickelt, welche in der Klimatik, der Diätetik und in der Hinzuziehung anderer physikalischer Heilmittel neben der reinen Balneologie ihr Arbeitsfeld suchen.

Die Eignung für das Kindesalter. Auch der günstige regulierende Einfluß auf die somatische Entwicklung des vor der Reife stehenden Kindes blieb nicht verborgen, und so finden wir neben den Kurhäusern und Sanatorien für Erwachsene eine lange Reihe von Ferienkoloniestationen, eine Anzahl von Heilanstalten für Kinder, insbesondere auch an denjenigen Orten, wo Eisen- oder Kochsalzquellen die Therapie bereichern. Eine strenge Trennung des Tätigkeitsfeldes findet wohl nicht statt, man kann aber doch in praktischer Hinsicht Kuranstalten und Sanatorien für Erwachsene und Heilanstalten und Kurheime für Kinder unterscheiden. Ferienkolonien wechseln häufig den Ort. Ihre Zahl im deutschen Mittelgebirge beläuft sich schon auf Hunderte.

Während die meisten deutschen Mittelgebirgskurorte, auch diejenigen der westlichen Vogesentäler und des französischen Zentralplateaus eine gewisse Einheitlichkeit der klimatischen Komponenten zeigen, können die schweizerischen Kurorte mittlerer Höhe oft nicht eigentlich mehr als Mittelgebirgskurorte bezeichnet werden, da sie wegen ihrer den Hochalpen benachbarten Lage häufig klimatische Eigenschaften zeigen, welche den Höhenkurorten nahestehen. Das gemeinschaftliche Band mit den französischen, deutschen und österreichischen Mittelgebirgskurorten besteht häufig nur in dem Grad des Luftdrucks. Die höheren neigen zum Höhenklima und verdienen deshalb in erster Linie die Beilegung des Charakters eines subalpinen Klimas. Die tieferen, insbesondere an den größeren Seen, inklinieren sogar zum mittelwarmfeuchten Niederungsklima.

Klimatische Stationen und Kurorte in mittleren Höhen von 450—1000 m.

Deutschland.

Schwarzwald: Antogast 500 m, Griesbach 506 m, Lauterbach 580 m, Rippoldsau 600 m, Bad Boll 620 m, Allerheiligen 620 m, Schömberg 628 m, Dobel 687 m, Triberg 684 m, Wiedenfelsen 693 m, Dürrheim 705 m, Donaueschingen 701 m, Kirnach bei Villingen 710 m, Bühlerhöhe 725 m, Kurhaus Waldhaus 730 m, Schweigmatt 733 m, Freudenstadt 740 m, Herrenwies 758 m, Königsfeld 761 m, St. Blasien 770 m, Plättig 760 bis 790 m, Hundseck 800 m, Todtmoos 807 m, Sand 828 m, Zwieselberg 850 m, Titisee 857 m, Menzenschwand 875 m, Ruhstein, Unterstmatt 900 m, Friedenweiler 920 m, Hinterparten 920 m, Schluchsee 952 m, Schönwald 983 m, Kniebis Gasthäuser 900 bis 1000 m, Rothaus bei Bonndorf 1000 m, Höchenschwand 1000 m.

Odenwald: Kohlhof bei Heidelberg 455 m.

Vogesen: Hohwald 600 m, Drei Ähren 659 m, Odilienberg 753 m, Altweier 800 m, Münstertalschlucht 800 m.

Bayerisches Hochgebirge: Bad Reichenhall 470 m, Bad Aibling 481 m, Chiemsee 512 m, Prien 532 m, Ammersee 540 m, Tutzing 570 m, Berchtesgaden 572 bis 900 m, Starnberg 588 m, Traunstein 598 m, Seeon 600 m, Kochelsee 610 m, Adelholzen 640 m, Tölz 670 m, Murnau 690 m, Garmisch 700 m, Tegernsee 722 m, Immenstadt 731 m, Kainzenbad 742 m, Partenkirchen 750 m, Schliersee 778 m, Tiefenbach 785 m, Oberstaufen 792 m, Faulenbach 792 m, Heilbrunn 800 m, Füssen 800 m, Walchensee 803 m, Oberstdorf 843 m, Wildbad Kreuth 850 m, Hindelang 851 m, Seeg 854 m, Bayerisch-Zell 860 m, Salzbrunn 875 m, Hohenschwangau 897 m, Kohlgrub 900 m, Mittenwald a. d. Isar 920 m, Badersee 950 m.

Rauhe Alb: Ditzenbach 581 m.

Thüringer Wald und Rhön: Tabarz 416 m, Friedrichroda 450 m, Ilmenau 500 m, Gersfeld 500 m, Elgersburg 560 m, Brotterode 578 m, Oberhof 825 m.

Riesen-, Erz-, Lausitzer- und Glatzergebirge: Wiesenbad 435 m, Landeck 450 m, Johnsdorf 400 bis 450 m, Warmbad 458 m, Charlottenbrunn 469 m, Grünthal 477 m, Bad Elster 480 m, Linda 500 m, Augustusburg 505 m, Lauenstein 526 m, Krummhübel 520 m, Flinsberg 530 m, Schwarzbach 540 m, Görbersdorf 540 m, Kipsdorf 548 m, Reinerz 568 m, Johannisbad 610 m, Wölfelsgrund 600 bis 700 m, Schreiberhau 615 m, Reiboldsgrün 700 m, Sangerberg 720 m, Karlsbrunn 783 m.

Harz: Altenau 450 m, Sülzhayn 450 m, Elend 510 m, Klaustal 560 m, Hahnenklee 560 m, Braunlage 565 bis 625 m, Zellerfeld 600 m, Schierke 620 m, St. Andreasberg 627 m, Hohegeiß 642 m.

Fichtelgebirge: König-Otto-Bad 520 m, Alexandersbad 590 m.

Frankenwald: Lobenstein 500 m, Steben 509 m.

Fränkische Schweiz: Streitberg 584 m, Muggendorf 550 m.

Böhmer- und Bayerischer Wald: Falkenstein 521 m, Eisenstein 721 m.

Schwäbisch-Bayerische Hochebene: Jordansbad 450 m, Heiligenberg 780 m.

Österreich.

Tirol: Meran 319 bis 520 m, Kienbergklamm 480 m, Kufstein 487 m, Levico-Vetriolo 500 m, Fügen 544 m, Brixlegg 552 m, Hall 559 m, Brixen-Vahrn 561 m, Zell a. Ziller 575 m, Innsbruck 579 m, Kaltern 580 m, Hopfgarten 619 m, Absam 627 m, Aldrans 700 m, Kitzbühel 800 m, Mittenwald 800 m, Mutters 813 m, Landeck 816 m, Oetz 820 m, Imst

826 m, Bruneck 830 m, Kramsach 850 m, Natters 850 m, Reutte 852 m, Igls 900 m, Arzl 900 m, Sistrans 910 m, Fulpmes 927 m, Aachensee 930 m, Mitterbad 950 m, Sterzing 949 m, Windisch-Matrei 975 m, Seefeld 1000 m.

Hohe Tatra und Karpathen: Felka 695 m, Barlangliget 763 m, Marillatal 820 m, Zakopane 900 m, Unterschmecks 930 m, Korytnica 947 m.

Niederösterreich: Reichenau 500 m.

Kärnten: Velden 440 m, Pörtschach 470 m, Veldes 474 m, Ossiach 488 m, Villach 500 m, Millstadt 580 m, Tarvis 735 m, Vellach 850 m, Weißensee 926 m.

Salzburg und die Seen des Salzkammergutes: 420 bis 550 m, Zell am See 758 m, Hofgastein 869 m.

Steiermark: Steinerhof 480 m, Admont 641 m, Mürzzuschlag 688 m, Radegund 735 m, Aflenz 765 m, Mariazell 862 m.

Rußland.

Kaukasus: Piatigorsk, Essentuki, Kisslovodsk, Borshom, Shelesnowodsk 520 bis 825 m.

Schweiz.

Schweizer Alpen: Beckenried 450 m, Locarno-Orselina 456 m, Seewen 461 m, Nidelbad 512 m, Ragaz 521 m, Gütsch bei Luzern 550 m, Gonten 561 m, Interlaken 567 m, Brienz 571 m, Zürich-Dolder 590 m, Chexbres 592 m, Meiringen 600 m, Spiez 603 m, Rothenbrunnen 614 m, Visp 637 m, Axenfels 640 m, Kappel 642 m, Ebnat 642 m, Albisbrunn 645 m, Unterwaid 650 m, Morschach 657 m, Oberwaid 660 m, Gießbach 660 m, Bad Stachelberg 664 m, Interlaken-Unspunnen 680 m, Ragaz-Pfäfers 685 m, Kerns 687 m, Faulenseebad 690 m, Glion 700 m, Schöneck 700 m, Schönbrunn 700 m, Signal-Bougy 700 m, Bad Heustrich 700 m, Lungern 715 m, Ilanz 718 m, Thusis 730 m, Unter-Ägeri 730 m, Gimel 736 m, Flühli-Ranft 748 m, Axenstein 750 m, Appenzell 778 m, Mont-Barry 793 m, Lauterbrunnen 800 m, Seelisberg 801 m, Frutigen 806 m, Heiden 811 m, Weißbad 819 m, Waldstatt 823 m, Passugg 829 m, Teufen 836 m, Ridbad 854 m, Gurten bei Bern 861 m, Bürgenstock 870 m, Jakobsbad 870 m, Twannberg 870 m, Tiefencastel 884 m, Weißenburg 890 m, Flühli 894 m, Magglingen 900 m, Zürich-Ütliberg 900 m, Trogen 905 m, Gonten 906 m, Zugerberg-Schönfels 927 m, Gais 935 m, Felsenegg 950 m, Seewis 950 m, Chateaux d'Oex 961 m, Le Prese 971 m, Andeer 979 m, Les Avants 979 m, Zweisimmen 980 m, Elm 982 m.

Schweizer Jura: Brestenberg 462 m, Fridau 670 m, Langenbruck 720 m.

Frankreich.

Französischer Jura und französische Vogesen: Plombières 450 m, Divonne 519 m, Bussang 650 m, Géradmer 671 m, Hauteville 850 m.

Französisches Zentralmassiv der Auvergne: Royat 450 m, Durtol 520 m, Vie-sur-Cère 672 m, La Bourboule 850 m, St. Nectaire 850 m, Mont Dore 1000—1100 m, Le Lioran 1100 m.

Savoyer Alpen: Uriage 414 m, Allevard 465 m, Salins-Moutiers 500 m, Brides 600 m, Corbières 700 m, St. Gervais 800 m.

Französische Pyrenäen: Argelès 460 m, Ax 550 m, Bagnières de Bigorre 556 m, Le Vernet 620 m, Bagnères de Luchon 629 m, Ussat 715 m, Prats de Mollo 745 m, Saint-Sauveur 750 m, Eaux-Bonnes 750 m, Aulus 776 m, Cauterets 930 m.

Portugal.

Sierra de Caramullo: Bussaco 547 m.

Italien.

Italienische Alpen: Varallo 450 m, Andorno 550 m.

Apenninen: Calmaldoli 830 m, Vallombrosa bei Florenz 960 m, Abetone bei Pistoja 1000 m.

Stationen im deutschen Mittelgebirge mit Sanatorien und Kurhäusern.

Marbach am Bodensee	440 m	Reichenhall in Bayern	470 m
Badenweiler in Baden	450 „	Charlottenbrunn in Schlesien	476 „
Friedrichroda in Thüringen	450 „	Bad Elster in Sachsen	480 „
Landeck in Schlesien	450 „	Degerloch in Württemberg	485 „
Rosenheim in Bayern	450 „	Hohenwaldau in Württemberg	485 „
Schreiberhau im Riesengebirge	450—900 „	Hohenelbe im Riesengebirge	485 „
Germanenbad in Schlesien	460 „	Elgersburg in Thüringen	486 „
Urach in Württemberg	463 „	Finkenmühle in Thüringen	500 „

Lobenstein in Thüringen . . . . . 515 m
Neuwittelsbach in Bayern . . . 518 „
Wiesau, König-Otto-Bad in Bayern 520 „
Ilmenau in Thüringen . . . . . . 530 „
Prien am Chiemsee . . . . 532 „
Jordansbad in Württemberg . . . 540 „
Friedrichsbrunn im Harz . . . . 560 „
Hahnenklee im Harz . . . . . . 560 „
Thalkirchen bei München . . . . 560 „
Reinerz in Schlesien . . . . . . 568 „
Steben in Bayern. . . . . 581 „
Bad Starnberg in Bayern . . . . 588 „
Alexandersbad in Bayern . . . . 590 „
Krummhübel im Riesengebirge. . . 600 „
Rippoldsau im Schwarzwald . . . . 600 „
Wölfelsgrund in Schlesien . . . . . 600 „

Braunlage im Harz . . . . . .565—620 m
Schierke im Harz. . . . . 620 „
Tölz in Bayern . . . . 670 „
Ebenhausen bei München . . . . . 700 „
Triberg im Schwarzwald. . . . . . 700 „
Dürrheim im Schwarzwald. . . . . 705 „
Freudenstadt im Schwarzwald . . . 740 „
Kainzenbad in Bayern . . . . . . 742 „
Laichingen in Württemberg . . . . 750 „
Partenkirchen in Bayern . . . . . 750 „
Bühlerhöhe im Schwarzwald . . . . 768 „
Königsfeld im Schwarzwald . . . . 763 „
St. Blasien im Schwarzwald . . . . 770 „
Todtmoos im Schwarzwald . . . . 821 „
Oberhof in Thüringen . . . . . . 825 „
Bayerisch Zell . . . . 860 „

Kohlgrub in Bayern . . . . 900 m.

Stationen mit Sanatorien und Kurhäusern in mittleren Höhenlagen der Schweiz.

400 bis 1000 m.

Montreux und Umgebung. . .400—800 m
Champey les Bains. . . . . 430 „
Küßnacht . . . . 440 „
Hitzkirch . . . . 473 „
Brestenberg . . . . 480 „
Mont bei Lausanne . . . . . . 483 „
Buchenthal . . . . 500 „
Nidelbad . . . . 512 „
Ragaz-Pfäfers . . . . 521 „
Aigle . . . . 544 „
Bern . . . . 545 „
Turbenthal . . . . 550 „

Interlaken . . . . 567 m
Chur . . . . 598 „
Waid . . . . 640 „
Albisbrunn . . . . 645 „
Schönbrunn . . . . 698 „
Leubringen. . . . . 705 „
Gießbach . . . . 720 „
Schöneck . . . . 760 „
Herisau . . . . 778 „
Urnäsch . . . . 837 „
Seelisberg . . . . 845 „
Schönfels . . . . 937 „

Chateau d'Oex. . . . . 961 m.

Stationen mit Sanatorien und Kurhäusern in mittleren Lagen Österreichs.

450 bis 1000 m.

Franzensbad . . . . 450 m
Frohnleiten . . . . 460 „
Ischl . . . . 468 „
Reichenau . . . . 500 „
Türnitz . . . . 500 „
Zuckmantel in Österr.-Schlesien . . 500 „
Levico . . . . 520 „
Roncegno . . . . 535 „
Laßnitzhöhe bei Graz . . . . . . 555 „
Millstadt . . . . 580 „
Edlach am Semmering . . . . . . 600 „

Niederlindewiese . . . . 600 m
Spiez . . . . 603 „
Gräfenberg-Freiwaldau . . . . . . 632 „
Aussee. . . . . 650 „
Mittewald . . . . 700 „
Mürzzuschlag . . . . 700 „
Marilla in Ungarn . . . . 714 „
St. Radegund. . . . . 735 „
Preblau . . . . 828 „
Igls . . . . 900 „
Purkersdorf im Wienerwald . . . . 000 „

Rekawinkel im Wienerwald . . . . . 000 m.

Kindersanatorien in mittleren Gebirgslagen.

400 bis 1000 m.

Gmunden in Österreich . . . . . 420 m
Alpirsbach in Württemberg . . . . 435 „
Ischl in Österreich . . . . 468 „
Friedrichsbrunn im Harz . . . . . 580 „
Rothenbrunnen in der Schweiz . . 624 „
Glion in der Schweiz . . . . . . 692 „
Meura in Thüringen . . . . 700 „

Dürrheim in Baden . . . . 705 m
Unter- u. Ober-Ägeri i. d. Schweiz. 725 „
Langenbruck, Kanton Baselland . . 755 „
Königsfeld im Schwarzwald . . . . 760 „
Teufen, Kanton Appenzell . . . . 840 „
Trogen, Kanton Appenzell . . . . 907 „
Gais, Kanton Appenzell . . . . . . 934 „

Mittelgebirgsklimate.

Schwarzwald.

Mittelgebirgstal (St. Blasien 780 m).

	Temperatur (C°)				Mittlere relative Feuchtigkeit	Mittlere tägliche Bewölkung (0 = klar, 10 = trüb)	Mittlere Dauer des Sonnenscheins in Stunden	Zahl der Tage ohne Sonnenschein	Zahl der Tage mit				Zahl der	
	Tagesmittel 1886—1910	Mittleres Tagesmaximum	Mittleres Tagesminimum	Mittlere tägliche Schwankung					Niederschlag	Schneefall	Schneedecke (1903—1912)	Nebel	heißen Tage	trüben Tage
		1891—1910			%		Summe							
Januar . .	—2,9	1,0	—6,6	7,6	84	5,9	63,5	12,3	13	8,6	24,8	—	7,5	13,1
Februar . .	—2,7	2,2	—6,4	8,6	82	7,1	86,6	7,9	14	11,1	25,5	—	3,7	14,2
März . . .	0,5	6,0	—3,3	9,3	79	6,3	97,0	8,5	14	9,5	18,3	0,2	4,9	12,5
April . . .	5,0	10,6	0,5	10,1	76	6,5	146,5	4,5	15	5,7	3,2	—	4,5	13,1
Mai	9,3	14,7	3,9	10,8	75	6,2	170,8	3,1	14	1,8	0,3	—	4,0	10,5
Juni . . .	13,1	18,6	7,5	11,1	77	6,3	174,9	3,2	15	—	—	—	3,7	11,0
Juli	14,5	20,5	8,8	11,7	78	5,3	203,9	1,9	15	—	—	—	6,4	8,2
August . .	13,7	19,9	8,4	11,5	76	5,1	218,4	1,7	13	—	—	—	6,8	8,1
September .	10,9	16,6	6,4	10,2	81	5,6	122,9	4,7	13	—	—	0,4	7,6	10,5
Oktober . .	6,4	11,7	2,9	8,8	83	6,3	110,7	6,5	12	1,1	0,4	0,9	5,5	12,6
November .	1,8	5,6	—1,2	6,8	85	7,1	79,8	10,0	14	6,6	8,0	0,3	3,5	15,8
Dezember .	—1,9	1,7	—4,7	6,4	87	7,3	54,2	14,3	13	8,1	17,3	0,4	4,7	17,5
Jahr . . .	5,6	10,7	1,3	9,4	80	75,0	1529,3	78,1	165	52,5	97,8	2,2	62,8	147,1

Monatsmittel der interdiurnen Wärmeänderung 1910.

	Dezember	Januar	Februar	Juni	Juli	August
7 Uhr vormittags	1,91	4,01	3,85	1,67	1,97	2,88
2 Uhr nachmittags . . .	1,11	2,24	1,92	3,63	3,25	3,06
9 Uhr abends	1,61	2,90	3,14	1,55	1,65	2,38
Tagesmittel	1,21	2,56	1,90	1,61	1,64	1,83

Schwarzwaldplateau (Villingen 720 m).

	Temperatur (C°)				Mittel der interdiurnen Wärmeänderung	Niederschlagssumme in mm	Zahl der Tage mit Nebel
	Tagesmittel	Mittleres Tages-Maximum	Mittleres Tages-Minimum	Mittlere tägliche Schwankung			
	1886—1910	1891—1910			1891—1900	1888—1907	
Januar	—4,1	0,1	—8,1	8,2	2,8	55,6	5,6
Februar	—3,1	2,0	—7,2	9,2	2,5	49,1	3,2
März	0,6	6,2	—3,5	9,7	2,0	59,9	2,0
April	5,2	11,0	0,3	10,7	1,7	54,5	1,4
Mai	9,7	15,4	3,7	11,7	1,9	72,0	0,7
Juni	13,5	19,4	7,3	12,1	1,9	84,5	0,3
Juli	15,1	21,0	9,1	11,9	1,7	81,7	0,3
August	14,1	20,6	8,2	12,4	1,6	75,4	0,6
September	10,7	17,0	5,7	11,3	1,8	57,9	4,7
Oktober	5,9	11,7	1,9	9,8	2,1	67,6	7,5
November	1,3	5,4	—2,2	7,6	1,8	44,4	6,0
Dezember	—2,5	1,4	—5,3	6,7	2,2	54,3	6,6
Jahr	5,5	10,9	0,8	10,1	2,00	756,7	38,9

Östliche Abdachung.

(Freudenstadt 738 m).

1891—1910	Temperatur (C°)				Mittlere relative Feuchtigkeit °/₀	Zahl der Tage mit Niederschlag	Zahl der Tage mit Schneefall 1901	Zahl der Tage mit Schneedecke 1910
	Tagesmittel	Mittleres Tagesmaximum	Mittleres Tagesminimum	Mittlere tägliche Schwankung				
Januar	1,9	0,7	—4,5	5,2	85	15,4	7,9	23,9
Februar.	-0,9	2,2	-4,0	6,2	84	15,4	11,7	26,2
März	1,9	5,7	—1,6	7,3	79	17,5	10,2	20,5
April	5,9	10,4	1,7	8,7	76	17,1	4,5	5,2
Mai	10,1	15,0	5,4	9,6	74	16,9	1,1	0,4
Juni	14,0	18,9	9,1	9,8	74	16,5	—	—
Juli	15,6	20,6	10,9	9,7	75	16,6	—	
August	15,1	20,1	10,5	9,6	76	14,8	—	
September	11,9	16,5	8,1	8,4	80	13,1	—	
Oktober	7,5	11,2	4,3	6,9	85	15,7	0,4	1,1
November.	2,5	5,4	—0,1	5,5	87	14,1	5,7	9,3
Dezember	-0,4	1,9	—2,7	4,6	87	16,8	7,1	19,6
Jahr	6,8	10,7	3,1	7,6	80	189,1	48,6	106,2

(Schömberg 635 m).

1900—1910	Temperatur-Tagesmittel C°	Mittlere relative Feuchtigkeit	Mittlere tägliche Bewölkung (0=klar, 10=trüb)	Niederschlagssumme	Zahl der Tage mit Niederschlag	Zahl der Tage mit Nebel	Zahl der heiteren Tage	Zahl der trüben Tage
Januar	0,9	83	6,5	72,1	14,5	2,5	5,4	14,2
Februar.	0,2	84	7,2	62,4	15,1	2,3	2,4	13,7
März	2,7	80	6,3	74,8	16,1	3,2	4,3	10,5
April	6,6	76	6,1	85,1	14,5	2,5	3,5	9,1
Mai	10,7	75	5,7	91,3	15,4	1,6	4,5	8,4
Juni	14,2	77	5,5	98,9	15,1	2,2	4,8	7,8
Juli	15,6	78	5,3	107,4	14,5	1,4	5,4	6,5
August	15,0	79	5,1	92,6	13,4	1,2	5,4	5,5
September	12,1	85	5,2	65,0	11,7	4,5	6,5	7,4
Oktober	7,7	85	5,7	60,3	12,4	5,5	5,0	8,9
November.	3,6	86	6,6	67,6	12,5	4,0	3,7	12,9
Dezember	0,3	87	7,1	64,3	15,5	4,4	3,5	16,3
Jahr	7,2	81	6,0	941,8	170,7	35,3	54,4	121,2

(Wildbad 431 m).

1895—1910	Temperatur (C°)				Mittl. relative Feuchtigkeit °/₀	Zahl der Tage mit Niederschlag
	Tagesmittel	Mittl. Tagesmaximum	Mittl. Tagesminimum	Mittl. tägl. Schwankg.		
Januar	—0,1	2,9	—2,8	5,7	84	13,1
Februar.	0,7	4,3	—2,4	6,7	81	14,5
März	3,1	7,7	—0,1	7,8	79	15,9
April	6,5	11,5	2,7	8,8	77	17,3
Mai	10,7	16,3	6,0	10,3	75	17,2
Juni	14,6	20,5	9,8	10,7	76	15,7
Juli	16,2	22,1	11,4	10,7	76	14,6
August	15,5	20,6	10,9	9,7	78	14,3
September	12,5	17,7	8,8	8,9	81	12,9
Oktober	8,2	13,0	4,7	8,3	83	14,3
November.	3,4	7,6	1,0	6,6	84	13,6
Dezember	0,8	3,4	—1,5	4,9	86	15,5
Jahr	7,7	12,3	4,0	8,3	80	178,3

Voralpengebiet.

Bad Reichenhall (477 m).

	Temperatur (C°)				Mittl. relat. Feuchtig-keit %	Zahl der Tage mit Nieder-schlag	Zahl der Tage mit Schneefall 1901—1910
	Tages-mittel	Mittleres Tages-maximum	Mittleres Tages-minimum	Mittlere tägliche Schwkg.			
Januar	—1,9	2,4	—5,3	7,7	81	12,1	9,0
Februar	—0,1	4,8	—3,7	8,5	77	12,8	10,5
März	3,2	9,0	—0,8	9,8	73	14,3	8,5
April	7,3	13,4	2,8	10,6	72	16,3	1,7
Mai	11,9	18,0	7,0	11,0	72	18,1	1,2
Juni	15,5	21,9	10,4	11,5	72	18,2	—
Juli	17,0	23,2	12,3	10,9	73	18,4	—
August	16,6	22,8	12,0	10,8	75	16,4	—
September	12,9	18,6	8,9	9,7	81	13,3	—
Oktober	8,3	14,1	4,5	9,6	83	11,5	0,6
November	2,5	7,0	—0,5	7,5	84	9,6	2,0
Dezember	—0,9	3,1	—3,3	6,4	84	12,1	5,6
Jahr	7,7	13,2	3,7	9,5	77	172,9	39,1

Zahl der Nebeltage: Frühling = 1,2,
Sommer = 0,2,
Herbst = 13,8,
Winter = 13,8.

	Temperatur (C°)				Mittlere relative Feuchtig-keit °/₀	Zahl der Tage mit Nieder-schlag	Sonnenscheindauer in den Voralpen nach der Beobach-tung in Partenkirchen Summe der Std.
	Tages-mittel	Mittleres Tages-Maximum	Mittleres Tages-Minimum	Mittlere tägliche Schwan-kung			
1904—1910			**Berchtesgaden (600 m).**				
Januar	—3,0	0,6	—7,2	7,8	87	15,4	—
Februar	—1,5	2,6	—5,6	8,2	83	14,1	—
März	1,8	6,9	—2,5	9,4	80	15,6	—
April	6,1	11,5	—1,3	12,8	77	18,4	—
Mai	11,7	17,3	6,3	11,0	76	20,6	—
Juni	15,0	20,5	10,0	10,5	77	19,8	—
Juli	15,8	21,0	11,0	10,0	80	20,3	—
August	15,4	20,8	11,0	9,8	82	16,6	—
September	12,0	16,8	7,6	9,2	85	16,1	—
Oktober	7,9	13,2	3,6	9,6	84	14,0	—
November	1,9	5,7	—1,3	7,0	87	12,9	—
Dezember	—0,9	2,2	—3,8	6,0	90	14,4	—
Jahr	7,0	11,6	2,6	9,0	82	197,9	—
1891—1910		**Oberstdorf (Bayerische Voralpen 811 m).**					
Januar	—4,4	0,8	—8,9	9,7	83	12,0	77
Februar	—2,8	2,8	—7,5	10,3	80	12,7	88
März	0,8	6,6	—3,8	10,4	77	14,2	126
April	5,3	11,4	0,3	11,1	74	16,5	130
Mai	9,6	15,7	3,8	11,9	73	18,7	151
Juni	13,3	19,5	7,5	12,0	74	19,0	144
Juli	15,0	21,5	9,3	12,2	75	18,5	166
August	14,5	21,0	8,8	12,2	77	16,3	176
September	11,5	17,4	6,3	11,1	82	14,6	147
Oktober	6,9	12,8	2,1	10,7	83	11,7	123
November	1,4	6,3	—2,8	9,1	84	10,6	83
Dezember	—2,6	2,0	—6,9	8,9	84	11,7	57
Jahr	5,7	11,5	0,7	10,8	79	177,7	1513

Heiden (Schweizer Voralpen 797 m).

1887—1900	Temperatur (C°)			Mittlere relative Feuchtigkeit %	Mittlere tägliche Bewölkung (0 = klar 10 = trüb)	Nieder-schlags-summe mm	Zahl der Tage mit			Zahl der	
	Tages-mittel	Mittleres absolutes Monats- Maxi-mum	Mini-mum				Nieder-schlag $\geq$ 0,3 mm	Schnee	Nebel	heiteren Tage	trüben Tage
Januar . .	—2,1	9,0	—14,2	76	6,1	72	11,5	9,0	5,8	5,9	12,4
Februar . .	—0,6	10,0	—13,4	75	5,6	85	12,8	10,0	2,9	6,7	10,1
März . . .	1,7	14,4	—10,6	71	5,5	103	14,8	10,6	1,3	7,2	9,6
April . . .	6,3	18,4	—3,7	69	5,3	142	15,0	6,5	2,0	7,1	9,3
Mai	10,2	22,7	1,1	70	5,6	148	16,9	2,1	2,4	6,7	10,1
Juni . . .	13,6	25,0	5,6	68	5,0	183	17,1	—	0,5	7,1	6,9
Juli. . . .	15,7	26,6	7,3	68	5,0	203	17,3	—	0,3	7,6	7,6
August . .	14,9	25,9	6,9	70	4,4	185	15,1	—	0,8	10,8	5,4
September .	12,1	23,7	3,1	76	4,7	172	12,6	0,1	1,8	10,1	7,9
Oktober . .	6,8	20,0	—3,5	76	5,4	136	14,1	3,0	4,9	7,4	9,4
November .	2,4	15,0	—7,0	79	6,1	75	11,1	4,0	9,2	4,8	11,3
Dezember .	—1,6	9,6	—13,5	76	6,1	81	12,0	7,6	6,5	5,7	12,4
Jahr . . .	6,6	27,9	—17,5	73	5,4	1585	170,3	52,9	38,4	87,1	112,4

Fichtelgebirge. Alexandersbad (590 m).

1905—1915	Temperatur (C°)				Mittlere relative Feuchtigkeit %	Zahl der Tage mit Niederschlag	Niederschlagshöhe	Schneetage	Tage mit Nebel	Frosttage	Heitere Tage	Trübe Tage
	Tagesmittel	Mittleres Tagesmaximum	Mittleres Tagesminimum	Mittl. tägliche Schwankung								
Januar	—3,4	—0,7	—6,9	6,2	87	15,7	63,3	11,2	2,8	29,6	4,9	11,7
Februar	—1,9	0,5	—5,1	5,6	88	15,3	69,7	11,9	5,6	24,1	3,0	12,3
März	0,6	4,9	—3,4	8,3	84	16,6	78,3	9,2	4,6	23,0	3,4	9,8
April	4,9	10,1	—0,1	10,2	78	13,5	54,4	5,7	2,0	14,4	6,0	7,0
Mai	10,6	16,2	4,6	11,6	75	13,9	68,0	0,8	0,9	2,9	5,0	7,7
Juni	13,6	18,7	8,1	10,6	77	14,8	87,1	—	0,8	—	5,1	6,1
Juli	14,9	19,8	9,4	10,4	77	14,2	80,9	—	1,7	—	5,0	6,4
August	14,0	19,0	9,0	10,0	80	14,4	81,8	—	3,0	—	5,7	6,2
September . . .	10,5	15,2	6,0	9,2	86	13,4	66,8	—	5,5	0,8	5,6	8,8
Oktober	6,6	11,0	2,4	8,6	88	9,0	37,2	1,3	7,3	7,5	4,9	10,3
November . . .	0,7	3,3	—2,3	5,6	91	16,0	87,3	8,0	6,1	19,9	1,9	15,8
Dezember . . .	—1,7	0,5	—4,5	5,0	92	18,4	78,3	11,4	4,5	25,1	1,6	17,0
Jahr	5,8	9,9	1,4	8,5	84	175,2	853,1	59,5	45,9	147,3	52,1	119,1

Egergebirge. Marienbad (628 m).

1881—1892	Tempe-ratur-mittel C°	Feuchtigkeit		Mittlere tägliche Bewölkung (0 = klar 10 = trüb)	Nieder-schlags-summe mm	Zahl der Tage mit	
		absolute mm	relative %			Nieder-schlag	Schnee-fall
Januar	—4,8	3,4	94	7,0	45,0	12,2	10,7
Februar	—3,1	3,5	92	7,0	48,4	12,3	10,6
März	—0,4	4,0	87	6,6	46,0	14,3	10,8
April	5,4	5,1	75	5,5	38,6	11,8	4,3
Mai	10,9	8,2	83	6,2	69,3	14,4	1,0
Juni	13,6	9,2	78	6,1	76,5	14,8	—
Juli	15,2	10,3	79	6,0	80,8	15,8	—
August	14,4	10,1	82	5,2	64,8	13,5	—
September	11,2	8,7	85	5,4	65,3	11,8	—
Oktober	5,7	6,5	91	7,2	53,6	14,0	2,9
November	0,4	4,5	93	7,9	38,3	12,1	5,7
Dezember	—2,9	3,6	94	7,7	39,8	14,0	11,0
Jahr	5,5	6,4	86	6,5	666,4	161,0	57,0

Bayrischer bzw. Böhmer Wald (Buchenau 700 m).

	Mittleres Maximum	Mittleres Minimum	Temperaturmittel	Mittlere Schwankung	Relative Feuchtigkeit %	Mittlere tägliche Bewölkung (0 = klar, 10 = trüb)	Niederschlagssumme mm	Zahl der Tage mit				Zahl der	
								Niederschlag	Schneefall	Nebel	Frost	heiteren Tage	trüben Tage
Januar . .	0,4	—7,0	—3,7	7,4	83,7	5,9	129,8	17,4	15,2	3,0	30,5	8,3	15,6
Februar . .	2,3	—5,9	—2,2	8,2	82,0	6,8	128,8	16,7	13,4	2,5	25,6	4,4	14,0
März . . .	5,6	—3,5	0,5	9,1	79,5	4,9	117,2	18,3	12,1	1,1	23,6	5,9	12,2
April . . .	10,5	—0,2	4,4	10,7	76,8	6,1	84,8	16,7	7,2	0,7	13,3	6,3	11,0
Mai	16,0	4,9	9,9	11,1	80,0	6,1	98,2	17,6	1,2	1,3	2,0	5,2	11,5
Juni . . .	19,6	8,4	13,3	11,2	83,0	6,2	132,2	18,5	—	1,1	—	3,6	10,2
Juli	20,3	9,6	15,3	10,7	84,0	6,2	163,5	17,9	—	1,6	—	4,5	11,5
August . .	19,9	9,1	13,4	10,8	85,5	6,2	127,5	17,2	—	0,8	—	6,3	9,6
September .	16,4	6,4	10,7	10,0	86,6	5,4	125,8	16,3	0,3	2,7	—	7,5	10,9
Oktober . .	11,4	2,7	6,3	8,7	81,8	4,3	68,7	9,9	1,8	2,9	6,1	9,3	9,6
November .	5,0	—2,0	1,3	7,0	88,8	7,3	118,6	16,8	10,0	5,4	19,9	4,8	15,6
Dezember .	0,8	—5,4	—2,5	6,2	88,0	6,4	128,9	18,7	12,5	4,0	26,5	3,6	15,5
Jahr . . .	10,6	1,5	5,4	9,1	82,8	6,1	1424,0	202,0	73,7	27,1	147,5	69,7	147,2

Riesengebirge (Schreiberhau 632 m).

	Temperatur C°						Rel. Feuchtigkeit		Mittlere tägl. Bewölkung (0 = klar, 10 = trüb)	Zahl der Tage mit		Zahl der	
	Tagesmittel	Mittleres Tages- Maximum	Mittleres Tages- Minimum	Mittlere tägliche Schwankung	Mittleres absolutes Monats- Maximum	Mittleres absolutes Monats- Minimum	8 Uhr vorm. %	2 Uhr nachm. %		Niederschlag	Schneedecke	heiteren Tage	trüben Tage
Januar . . .	—3,4	0,5	—7,3	7,8	8,1	—20,1	88	83	6,1	17,1	28,8	6,5	12,1
Februar. . .	—2,4	1,6	—6,5	8,1	9,1	—18,8	88	78	7,3	17,6	26,0	2,2	13,9
März	0,4	4,7	—4,0	8,7	14,0	—19,8	89	74	6,3	17,0	21,7	3,4	11,6
April	4,3	9,5	—0,8	10,3	19,6	—8,2	82	68	6,1	17,9	7,6	3,5	9,2
Mai	9,3	14,4	4,1	10,3	25,1	—2,2	77	65	5,7	15,5	0,4	4,4	7,6
Juni	12,8	18,6	7,0	11,6	26,4	1,1	76	65	6,0	16,3	—	2,7	8,5
Juli	14,8	20,4	9,2	11,2	29,0	3,3	77	65	5,6	15,7	—	3,4	7,0
August . . .	13,9	19,4	8,4	11,0	27,3	2,5	81	64	5,5	15,5	—	3,3	6,4
September .	11,2	16,3	6,0	10,3	20,9	—1,2	84	67	5,4	13,4	—	7,7	8,7
Oktober . .	6,3	10,3	2,3	8,0	19,4	—5,6	87	74	5,7	12,9	1,3	5,8	9,2
November. .	1,4	5,0	—2,1	7,1	13,2	—11,8	88	79	6,4	15,9	9,8	4,5	12,4
Dezember. .	—1,8	1,4	—5,0	6,4	8,8	—18,9	88	83	6,7	16,6	23,9	4,3	13,0
Jahr	5,1	10,2	0,9	9,3	30,2	—23,0	84	72	6,1	191,6	119,5	51,7	119,6

Harz (Klaustal 587 m).

	Tagesmittel	Maximum	Minimum	Mittlere tägliche Schwankung	Maximum	Minimum	8 Uhr vorm. %	2 Uhr nachm. %	Mittlere tägl. Bewölkung	Niederschlag	Schneedecke	heiteren Tage	trüben Tage
Januar . . .	—1,8	—0,4	—5,1	4,7	5,6	—12,9	96	89	7,3	16,1	30	5,0	18,8
Februar. . .	—1,5	0,9	—4,7	5,6	7,7	—12,4	93	86	8,4	14,3	27	0,9	19,9
März	0,2	3,7	—2,6	6,3	11,9	—10,0	91	80	7,6	17,4	24	2,5	17,5
April	4,8	8,5	0,8	7,7	17,8	—5,3	86	71	7,0	14,3	9	2,8	14,5
Mai	9,3	14,1	5,1	9,0	24,2	—1,2	81	67	6,7	14,6	1	2,1	11,7
Juni	13,2	17,7	8,5	9,2	25,6	3,0	81	69	6,8	15,0	—	1,5	11,7
Juli	14,8	19,0	10,2	8,8	27,4	5,7	85	72	7,1	16,4	—	1,2	12,8
August . . .	14,1	17,8	9,7	8,1	25,7	5,3	88	73	7,2	15,7	—	1,0	13,6
September .	11,2	14,7	7,5	7,2	22,0	2,2	91	76	6,5	13,1	—	4,0	12,3
Oktober . .	6,6	8,9	3,2	5,7	17,3	—3,1	93	84	7,1	15,6	4	3,6	16,3
November. .	1,3	4,3	—0,8	5,1	11,2	—8,0	92	87	7,7	16,7	8	3,0	18,1
Dezember .	1,6	0,6	—3,9	4,5	6,4	—12,0	95	93	8,0	17,8	28	2,1	20,3
Jahr	5,9	9,2	2,3	6,9	28,4	—15,8	89	79	7,3	187,9	131	29,7	187,5

Klimatische Verhältnisse im Mittelgebirge des Kaukasus.

Pjatigorsk (519 m).

	Januar	Februar	März	April	Mai	Juni	Juli	August	September	Oktober	November	Dezember	Jahr
Mitteltemper. C°	—4,5	—3,8	1,6	8,7	15,2	18,8	21,8	21,4	15,9	10,2	3,8	—1,1	9,0
Bewölkung in %	71,0	75,0	69,0	66,0	58,0	54,0	48,0	43,0	53,0	59,0	70,0	72,0	62,0
Heitere Tage . .	4,0	2,0	3,0	4,0	4,0	5,0	7,0	10,0	7,0	6,0	4,0	3,0	59,0
Trübe Tage . .	16,0	17,0	15,0	13,0	8,0	7,0	6,0	5,0	8,0	11,0	15,0	17,0	138,0
Niederschlagshöhe . . mm	16,3	18,0	23,1	54,4	74,5	82,7	72,1	47,2	51,7	32,9	22,1	18,7	513,7
Tage mit Niederschlag	8,9	8,1	7,8	10,2	11,4	10,9	9,5	6,8	7,6	8,1	7,4	7,4	104,1

Essentuki (621 m).

	Januar	Februar	März	April	Mai	Juni	Juli	August	September	Oktober	November	Dezember	Jahr
Mitteltemper. C°	—5,8	—3,9	1,6	8,0	14,3	17,3	20,3	20,9	15,7	10,3	2,2	—2,1	8,2
Bewölkung in %	74,0	81,0	74,0	68,0	67,0	57,0	50,0	38,0	53,0	57,0	69,0	73,0	63,0
Heitere Tage . .	3,0	1,0	3,0	4,0	3,0	4,0	7,0	11,0	7,0	7,0	3,0	3,0	56,0
Trübe Tage . .	17,0	17,0	17,0	14,0	12,0	7,0	7,0	4,0	8,0	11,0	14,0	17,0	145,0
Niederschlagshöhe . . mm	7,8	11,4	21,0	57,2	62,2	83,5	40,0	33,4	38,5	33,5	20,7	7,6	416,8
Tage mit Niederschlag	7,3	7,5	9,7	11,0	10,5	12,8	10,3	6,7	7,5	8,2	8,3	5,8	105,6
Sonnensch. in St.: im Monat . .	111,0	98,0	98,0	147,0	188,0	216,0	251,0	247,0	178,0	158,0	97,0	70,0	1834,0
im Tag . . .	3,6	3,5	3,2	4,9	6,1	7,2	8,1	8,0	5,9	5,1	3,2	2,3	5,0

Shelesnowodsk (640 m).

	Januar	Februar	März	April	Mai	Juni	Juli	August	September	Oktober	November	Dezember	Jahr
Mitteltemper. C°	—4,9	—3,7	2,0	8,1	14,5	17,5	20,6	21,2	16,3	11,2	3,6	—0,6	8,8
Bewölkung in %	74,0	84,0	76,0	68,0	67,0	57,0	49,0	41,0	52,0	60,0	72,0	76,0	65,0
Heitere Tage . .	4,0	1,0	2,0	4,0	3,0	4,0	9,0	10,0	7,0	6,0	4,0	2,0	56,0
Trübe Tage . .	17,0	20,0	19,0	15,0	15,0	8,0	8,0	4,0	7,0	11,0	16,0	16,0	156,0
Niederschlagshöhe . . mm	9,0	15,8	28,8	76,1	67,4	72,8	49,1	37,3	48,7	49,7	21,8	7,8	484,3
Tage mit Niederschlag	8,2	7,8	8,7	12,0	13,0	12,8	12,0	6,3	8,2	8,2	8,2	5,2	112,4
Sonnensch. in St.: im Monat . .	94,0	82,0	86,0	142,0	184,0	221,0	257,0	247,0	168,0	123,0	80,0	60,0	1744,0
im Tag . . .	3,0	2,9	2,8	4,7	5,9	7,4	8,3	8,0	5,6	4,0	2,7	1,9	4,8

Borshom (794 m).

	Januar	Februar	März	April	Mai	Juni	Juli	August	September	Oktober	November	Dezember	Jahr
Mitteltemper. C°	—3,0	0,3	4,7	10,1	14,2	17,5	20,9	20,5	16,5	11,1	4,6	0,0	9,8
Niederschlagshöhe . . mm	21,5	34,2	42,9	46,4	97,1	70,5	36,9	40,7	47,6	48,4	54,9	36,5	577,6
Tage mit Niederschlag	9,0	9,6	10,4	11,9	17,0	14,6	12,0	9,0	11,4	7,0	8,7	10,6	131,2

Kißlowodsk (827 m).

	Januar	Februar	März	April	Mai	Juni	Juli	August	September	Oktober	November	Dezember	Jahr
Mitteltemper. C°	—5,8	—3,5	2,6	8,0	17,5	22,2	24,8	24,8	21,0	14,8	7,7	2,8	12,4
Bewölkung in %	45,0	43,0	52,0	57,0	60,0	56,0	49,0	36,0	44,0	44,0	46,0	42,0	48,0
Heitere Tage . .	9,0	9,0	8,0	7,0	6,0	5,0	9,0	12,0	10,0	14,0	11,0	13,0	113,0
Trübe Tage . .	7,0	5,0	10,0	11,0	12,0	8,0	7,0	4,0	6,0	9,0	9,0	8,0	96,0
Niederschlagshöhe . . mm	10,2	11,4	23,4	51,1	95,5	93,5	86,0	46,0	38,0	25,1	26,3	13,0	519,5
Tage mit Niederschlag	5,5	3,7	6,6	9,3	13,2	14,2	11,5	7,6	6,6	6,2	6,9	4,6	95,9

Literatur.

Mittelgebirge.

A. Klimatologisches und Physiologisches.

Determann: Das Höhenklima und seine Verwendbarkeit für Kranke (l. c.). — Dove: Einige wichtige Werte zur Beurteilung des örtlichen Klimas. Zeitschr. f. Balneologie usw. Jg. 6, 1913, S. 511. — Erk, F.: Einfluß der Alpen auf die klimatischen Verhältnisse der bayerischen Hochebene. München 1892 u. 1898. — Hasselbalch: s. Lit. Hochgebirge. — Hellmann: Regenkarte aus „Deutsches Bäderbuch". Verl. J. J. Weber, Leipzig 1907. — Knörzer, Albrecht: Die Temperaturverhältnisse der schwäbisch-bayerischen Hochebene und des Alpenvorlandes. Aus Hettner, Geograph. Zeitschr. Jg. 17, H. 5, Leipzig 1911. — Marten und Kähler: s. Lit. Hochgebirge. — Nothnagel: Tuberkulose; aus Klimatologie im Handbuch der physikal. Therapie von Goldscheider u. Jacob Bd. 1, I. Teil, S. 91, Leipzig 1901. — Reichsmedizinalkalender 1914: Herausgeg. von Geh. Rat Dr. J. Schwalbe. — Richter: Die geographische Verteilung der Eis-, Frost- und Hitzetage im Deutschen Reich. Diss., Leipzig 1912. — Schmidt, Ad., und O. David: s. Lit. Hochgebirge. — Schröder: s. Lit. Hochgebirge. — Schultheiss: Die Temperaturverhältnisse im Großherzogtum Baden. 21. Bd. der Verhandl. d. Naturwissenschaftl. Vereins 1908, Karlsruhe. Die klimatischen Verhältnisse des Großherzogtums Baden. Karlsruhe 1912. — Siebelt: Beobachtungen über das Verhalten des Blutdrucks im Mittelgebirge. Med. Klinik Jg. 9, 1913, Nr. 20. Derselbe: Beobachtungen über das Verhalten des Blutdruckes im Mittelgebirge. Baln. Ges., 34. Jg. 1913, S. 72. — Stephan, G.: Über den Einfluß der orographischen Lage auf die interdiurne Temperaturveränderlichkeit im Thüringer Wald. Diss., Jena 1908. — Stöckigt, W.: Über den Einfluß der Lage auf die Temperaturentwicklung der Sommermonate im Schwarzwaldgebiet. Diss., Jena 1907. — Thomas: Die Kurorte und Heilquellen des Großherzogtums Baden für Ärzte und Heilbedürftige. Baden-Baden 1905. — Treitschke, Friedrich: Beiträge zur Klimatologie Thüringens. Berlin 1907. — Warthmann, Franz: Das Klima der Rheinebene, der Baar und des hohen Schwarzwaldes. Diss., Emmendingen 1900.

B. Klimabeschreibungen.

Altheide: Burwald, Zeitschr. f. Balneologie usw. Jg. 3, S. 58. — Brückenau: Schneider, Zeitschr. f. Balneologie usw. Jg. 3, S. 254. — Dorno-Watra: Curupi, Zeitschr. f. Balneologie usw. Jg. 3, S. 370. — Bad Elster: Bial, Zeitschr. f. Balneologie usw. Jg. 2, S. 30. — Flinsberg: Siebelt, Zeitschr. f. Balneol. usw. Jg. 4, S. 23. — Friedrichroda in Thüringen und seine Bedeutung als klimatischer und Terrainkurort. Bieling, Zeitschrift f. Balneol. 1914. VII, S. 98. — Gastein: Brecher, Zeitschr. f. Balneologie usw. Jg. 5, S. 421. — Görbersdorf: Joel, Zeitschr. f. Balneologie usw. Jg. 1, S. 445. — Gorjatschewodski (Kaukasus): Stange und Manewski, Zeitschr. f. Balneologie usw. Jg. 4, S. 271. — Ischl: Rischawy, Zeitschr. f. Balneologie usw. Jg. 4, S. 598. — Kreuzen a. d. Donau: Fleischanderl, Zeitschr. f. Balneologie usw. Jg. 4, S. 458. — Landeck: Lachmann, Zeitschr. f. Balneologie usw. Jg. 3, S. 113. — Levico-Vetriolo: Ebstein, Zeitschr. f. Balneologie usw. Jg. 1, S. 136. — Marienbad: P. Polis, Das Klima von M. Aachen 1895. — Oban (Schottland): Rossen, Zeitschr. f. Balneologie usw. Jg. 4, S. 546. — Oberstdorf: Cohn, Zeitschr. f. Balneologie usw. Jg. 3, S. 287. — Reiboldsgrün: Wolff, Zeitschr. f. Balneologie usw. Jg. 5, S. 50. — Reichenhall: Sigel, Zeitschr. f. Balneologie usw. Jg. 1, S. 293. — Reinerz: Stern, Zeitschr. f. Balneologie usw. Jg. 1, S. 185. — Rippoldsau: van Oordt, Zeitschr. f. Balneologie usw. Jg. 3, S. 81. — Schömberg: Koch, Zeitschr. f. Balneologie usw. Jg. 2, S. 325. — Schierke: Haug, Zeitschr. f. Balneologie usw. Jg. 1, S. 543. — St. Blasien, als Winterkurort: Determann, Zeitschr. f. Balneologie usw. Jg. 5, S. 576. — Steben, Scheibe, Zeitschr. f. Balneologie usw. Jg. 2, S. 236. — Stubica-Töplitz: Glax, Zeitschr. f. Balneologie usw. Jg. 2, S. 829. — Sülzhayn (Harz): Kremser, Zeitschr. f. Balneologie usw. Jg. 6, S. 174. — Telese: Curupi, Zeitschr. f. Balneologie usw. Jg. 2, S. 547. — Thusis: Schreiber, Zeitschr. f. Balneologie usw. Jg. 5, S. 114. — Villach: Tripold, Zeitschr. f. Balneologie usw. Jg. 2, S. 127. — Zugspitze: A. Huber, Das Klima der Z. München 1914.

C. Die Seeklimate.

Allgemeine klimatische Eigenschaften.

Mit deutlicher Unterscheidung von dem Begriff der binnenländischen Klimate, die je nach der Höhenlage, dem Breitegrad und der Entfernung von der Küste ungeheuer große Varietäten der Sonderklimate umfassen, sagt uns das Wort „Seeklima" bereits, daß allen klimatischen Zuständen, die sich um die See gruppieren, das Meer selbst als gleichmäßige oder verhältnismäßig gering wandelbare Ursache mit tiefgreifenden Wirkungen auf den ganzen Charakter, die primären wie sekundären Attribute des Seeklimas zugrunde liegt. Der Einfluß der großen Wassermasse ist so überwiegend, daß selbst der örtliche Grad der Besonnung oder die Windbewegung nur im engsten Zusammenhang mit demselben sich dem Verständnis erschließen. Weit über die Küsten hinaus macht sich die Einwirkung des Meeres geltend, dadurch das kontinentale Klima beeinflussend, während umgekehrt die kontinentalklimatischen Wirkungen nur in beschränktem Maße und nicht in so deutlicher Weise in die ausgleichende Ozeanität des Seeklimas eingreifen. Die kontinentale Klimasphäre hört — von wissenschaftlich-meteorologischen Einschränkungen natürlich abgesehen — auf der See selbst in der Küstennähe auf, allerdings mit der bedeutsamen Erscheinung, die auch zur Differenzierung des Seeklimas führt, daß nämlich die Küste, die Küstennähe oder kleinere Meeresarme durch die ablandigen Einflüsse zeitweise ganz in kontinentalen Klimabereich kommen und ihren maritimen Charakter einbüßen können.

Die Haupteigenschaften sind in kurzen Worten: Hoher, gleichmäßiger Luftdruck, gleichmäßige Temperatur, hoher, meist relativ gleichmäßiger Feuchtigkeitsgehalt und starke, relativ gleichmäßige Windbewegung.

Der Luftdruck.

Am Ozean und auf dem Ozean leben wir, von vorübergehenden und kleineren durch das Wandern der Zyklone bedingten Veränderungen des Luftdruckes abgesehen, welche im Vergleich zu den durch die Erhebungen des Festlandes bedingten Druckdifferenzen geradezu bedeutungslos sind, überall unter demselben maximalen Luftdruck von rund 760 mm Hg. Dieser mittlere Luftdruck schwankt an den deutschen Küsten jahreszeitlich nur um 2—3 mm. Es ist dies in allen ozeanischen Klimaten von therapeutischem Interesse für diejenigen, welche aus Schichten wesentlich verringerten Luftdrucks kommen, wenngleich seine Wirkungen weniger klar zutage liegen und wahrscheinlich auch geringfügiger sind als die umgekehrte Wirkung des Höhenklimas auf den Tiefenbewohner. Damit hängt auch zusammen, daß, mit Ausnahme idiosynkrasischer Naturen oder gewisser pathologischer Zustände, der Besucher der See es mit keinen Akklimatisationserscheinungen im strengen Sinne des Wortes zu tun oder gar wie im Gebirge zu kämpfen hat. Im Gegensatz zum Festlande, wo wir im Laufe einer Reise, eines Tages, eines Spazierganges den Luftdruck in dauernd wechselnder Größe auf uns wirken lassen können und dies unbewußterweise ertragen, ohne daß wir glauben, uns damit besonderen klimatischen Einwirkungen auszusetzen, ist dieser Faktor am Meeresstrand und noch mehr auf dem Meer selbst auch im Lauf eines Tages von einer unverrückbaren Gleichmäßigkeit. Unser Organismus steht fast dauernd unter denselben Druckverhältnissen von außen her, und dies muß auch die osmotischen Bedingungen im Organismus in bestimmter nivellierender Weise beeinflussen.

Die zyklonischen Schwankungen des Luftdrucks machen sich natürlich auch an der See und gerade an einigen Teilen der deutschen Küste recht bemerkbar, sie stellen aber einen ganz unregelmäßigen und natürlich meist unerwünschten Anteil an den Wirkungen des Seeklimas dar.

Die Luftfeuchtigkeit.

Ein zweiter Faktor von ebenfalls geringer mittlerer Veränderlichkeit, aber wesentlich tiefer eingreifender Bedeutung für das Befinden ist die Luftfeuchtigkeit auf dem Meere, wenigstens in derjenigen Luftschicht über dem Wasserspiegel, in welcher wir uns aufhalten, und in den Breiten, in welchen unsere seeklimatischen Kurplätze liegen, Erholungsschiffe ihren Kurs nehmen und wohl auch die ersehnten Ozeansanatorien einst kreuzen werden. Die gefundenen Mittel auf allen drei Weltmeeren sind 78% relative Feuchtigkeit. Die Extreme bewegen sich zwischen 97 und 51%, in unseren Breiten zwischen 95 und 68% relativer Feuchtigkeit.

Im allgemeinen kommen die geringsten Feuchtigkeitsgrade in den Passatgebieten vor, wo kühlere und absolut trockenere Luft unter höherer Wärme einströmt und dadurch auch relativ trockener wird; die höchsten Grade finden sich im äquatorialen Windstillengürtel, dann im Gebiete der West- und Südwestwinde unserer Breiten über der Hochsee. Im heißeren Windstillengebiet der Äquatorialzone ist die Luft oft lange Zeit in aufsteigender Bewegung, die relative Feuchtigkeit muß also bei gleichbleibendem Dunstdruck schnell steigen. Lütgens hat in dieser Beziehung auch ärztlich wichtige Mitteilungen gemacht, denen wir folgende Daten entnehmen:

Relative Feuchtigkeit auf dem Atlantischen Ozean.

Gebiet	Mittlere relative Feuchtigkeit %	Höchster Wert %	Niedrigster Wert %
Bis 40° nördl. Breite	83,2	95	68
40° bis Passatgrenze	78,8	94	65
Nordostpassat	76,0	93	64
Stillengebiet am Äquator	81,3	90	73
Südostpassat	78,8	91	70
Passatgrenze bis 40° südl. Breite	78,7	94	51
40 bis 50° südl. Breite.	82,7	97	60
55 bis 50° südl. Breite (um Kap Horn) . .	78,9	91	60
50 bis 40° südl. Breite ⎫ im Stillen Ozean ⎰	87,1	95	62
40 bis 32° südl. Breite ⎭	74,1	90	61

Es zeigte sich andererseits, daß selbst niedrige Werte von 60—70% Sättigung auch auf hoher See eine gewisse Konstanz haben können, daß ferner auch plötzliche, kurze, starke Schwankungen von 10% im Passatgürtel vorkommen, und daß auch auf dem Meere tiefere Sättigungsgrade von 50—60% bei vertikal herabsinkender Luft unter hohem Luftdruck vorkommen und von der Haut als trocken empfunden werden. Dadurch entsteht auf dem hohen Meere eine Art „Feuchtigkeitsumkehr" in derselben Weise, wie die Temperaturumkehr im winterlichen Hochgebirge (s. Hochgebirge S. 140). Es ist notwendig, von diesen gewöhnlich außerhalb der therapeutischen Überlegungen stehenden Möglichkeiten Kenntnis zu nehmen, da sie für solche therapeutische Seereisen, die sich aus irgendeinem Grund auf dem Feuchtigkeitsgrade der Luft aufbauen, von Bedeutung sind. Sie zeigen vor allem auch, warum manche im Passat liegenden gebirgigen Inseln infolge der größeren Erwärmung des Landes recht niedrige relative Feuchtigkeitswerte aufweisen, die nach der ozeanischen Lage keineswegs zu erwarten sind. So hat Madeira 68% relative Feuchtigkeit, die Kanarien 75%. Wo aber kontinentale und äquatoriale

Einflüsse sich nicht direkt, hohe Luftdruckverhältnisse sich nicht dauernd bemerkbar machen können, also in einer gewissen Küstenferne, wo die unendliche Größe der verdampfenden Oberfläche alle anderen Einflüsse überbietet, da ist die Regel ein relativ hoher, gleichmäßiger Feuchtigkeitsgehalt der Ozeanatmosphäre.

An der Küste selbst kann der Feuchtigkeitsgehalt der Luft bei starker Advektion vom Meere her und bei geeigneten Temperaturverhältnissen der nämliche und auch ebenso gleichmäßig sein. Er weicht aber ganz von dem ozeanischen Charakter der Luftfeuchtigkeit ab, wenn die Zufuhr dunstgesättigter Luft vom Meere zum Land aufhört, wie es bei Windstille oder durch eine sich dem Seewind entgegenstemmende Windbarre geschieht, wenn ferner zwar feuchte Luft dem Lande zugeführt wird, aber durch die starke Erwärmung der unteren Luftschichten über Land se tens direkter und terrestrischer Strahlung der Sättigungsgrad der Luft sinken muß und vor allem, wenn kontinentale, „ablandige", insbesondere als Fallwinde auftretende Luftströmungen überhaupt jede atmosphärische Beziehung vom Meer zum Lande, selbst zum äußersten Küstenstreifen unterbrechen. Diese Tatsache wird von Fernerstehenden noch nicht genug gewürdigt, ebenso wie der Umstand, daß mit Einsetzen des Landwindes sofort auch jede thermische Einwirkung der „Ozeanität" im Küstenklima mit Ausnahme eines Teils der durch unsere Psyche vermittelten Nervenreize und der streng genommen nicht hierher gehörenden Möglichkeit zum Seebaden beseitigt wird (s. Abb. 39 u. 40).

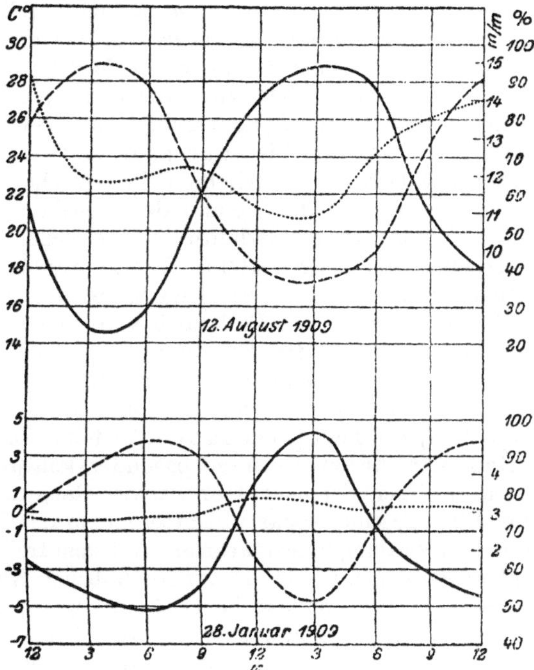

Abb. 39. Gang der meteorologischen Elemente in Nantes an einem ausgesprochenen Sommertag und Wintertag.

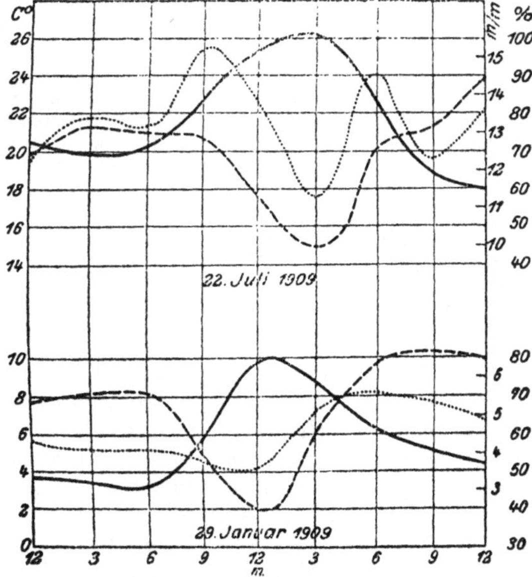

Abb. 40. Gang der meteorologischen Elemente in Nizza an einem normalen Sommertag und Wintertag.

Auch besondere Verhältnisse der Küstenbildung beeinflussen den Feuchtigkeitsgehalt am Meeresufer bezw. in dessen Nähe. Berliner und Müller fanden in Zinnowitz am Strand unter Seewind bei 20,8° C 88% relative Feuchtigkeit, 500 m landeinwärts zur selben Zeit, da wo das Kinderseehospiz steht, bei 26° C 43% relative Feuchtigkeit. Die Ursache dieser beträchtlichen Feuchtigkeitsabnahme konnte hier nur zum kleinen Teil in der Erhöhung der Lufttemperatur liegen, wesentlich mehr verschuldet die Dünen- und Waldbarre, die dazwischen lag und welche dem feuchten Seewind den Zutritt zu dem in ihrem Windschatten landeinwärts gelegenen Landstreifen verwehrte. Ein Dünenwald von einigen 100 m Breite war hier also imstande, das Seeklima schon in beträchtlichem Grade im Sinne des Binnenlandklimas zu modifizieren.

Während in diesem Fall noch von einem nur vorübergehend und örtlich beeinflußten, gemäßigten Seeklima gesprochen werden kann, so kann bei einem länger dauernden Rückgang der relativen Feuchtigkeit auf 50 und 40%, wie dies in manchen Jahren auch an der deutschen Küste der Fall ist, und gar auf 20 und 10%, wie dies zuweilen an der Mittelmeerküste vorkommt, davon nicht mehr die Rede sein. An zwei gar nicht besonders kontinentalen Tagen in Nizza bei Windstille und klarem Sonnenwetter war der Gang der Feuchtigkeit wie Tabelle zeigt (Abb. 40). Es sinkt sogar unmittelbar an der Küste auch der Dampfdruck aus Mangel an Verdampfungsmaterial. Auf dem freien Meere hingegen, auf kleineren, im Meer gelegenen Inseln, an vorgeschobenen Küstenpunkten, an Küsten, welche von Seewinden besonders bestrichen werden, sinkt der Feuchtigkeitsgrad der Luft im Tagesdurchschnitt selten, im Monatsdurchschnitt nie unter einen gewissen und immer noch verhältnismäßig hohen Grad herunter; er entfernt sich im allgemeinen nur um 20—25% von seinem Sättigungszustand, kann allerdings auf mittleren Inseln bereits bei durchschnittlich hoher Lufttemperatur einen zwar gleichmäßigen, aber relativ niederen Stand erreichen, so auf Horta (Azoren).

Mittel der relativen Feuchtigkeit auf ozeanisch beeinflußten Inseln und Küsten in Prozenten.

	Jan.	Febr.	März	April	Mai	Juni	Juli	Aug.	Sept.	Okt.	Nov.	Dez.	Jahr
Helgoland	91	90	88	85	83	84	83	82	85	89	87	89	86
Borkum (Nordseeinsel).	93	91	88	83	82	81	80	81	82	87	90	92	86
Kirchdorf auf Poel (Ostsee)	91	88	85	81	80	83	85	86	88	90	91	92	87
Englische Südwestküste	84	82	84	80	83	82	82	85	85	86	85	85	83
Kanalinseln.						80—85%		in allen Monaten					
Azoren						73—77%							74,5
St. Helena	88	89	91	90	88	90	89	90	90	89	89	89	89

Es gilt dies insbesondere auch für den Sommer, wo über den Kontinenten infolge der höheren Temperatur trotz gleichen Dampfdrucks die Sättigung viel weniger leicht erreicht werden kann als in den kalten Wintern, in denen der niedrige Temperaturgrad der Luft eine an Sättigung grenzende relative Feuchtigkeit der Luft leichter aufkommen läßt. Auf dem hohen Meer unserer Breiten, nahezu 75 km von der Küste entfernt, wo auch ablandige, relativ trockene Winde sich bereits ausreichend mit Feuchtigkeit anreichern konnten, wird der gleichmäßige Dampfdruck der Luft im Verlauf gleicher Temperaturperioden überhaupt nur wenig beeinflußt, er steigt und fällt mit der durchschnittlichen Lufttemperatur der Jahreszeit und mit der Höhe der Wassertemperatur.

Temperaturverhältnisse.

Die Temperatur der Seeluft wird ebenfalls wesentlich durch das Wasser bestimmt. Infolge der enormen Wärmeaufspeicherung der Wassermassen ist die Luft über dem Meer selbst und über den seiner Einwirkung unterworfenen Landteilen, also am meisten direkt an der Küste, im Sommer an Tagen mit starker Besonnung kühler, im Winter, wenn die Wassertemperatur höher ist als die Lufttemperatur, im allgemeinen wärmer. Die Wärmeausstrahlung des Wassers ist tagsüber im Sommer gering, nachts eine langsamere, gleichmäßige, weniger intensiv als unter den gleichen Bedingungen an Land. Um so geringer ist sie, je mehr Feuchtigkeit die Luft enthält, je bedeckter der Himmel ist, wie dies über den Meeren mehr als im Binnenlande der Fall zu sein pflegt. Auch in diesem Punkte zeigen sich aber oft erhebliche Unterschiede zwischen Meer und Strand einerseits und einem nur um einige 100 m etwa hinter Dünen, Wald, Häuserblocks u. dgl. befindlichen Landstrich. Die Nachttemperaturen können also in den Strandkurorten selbst bereits durchaus kontinentalen Charakter tragen.

Wo die Verhältnisse ihren maritimen Charakter bewahren, da ist die Tagesamplitude des Wärmegangs sowohl als die Jahresamplitude je nach der Ozeanität des Klimas zwar verschieden groß, in allen Fällen aber bedeutend geringer als über den Festländern. Über weiten Ozeanen beträgt die mittlere tägliche Temperaturschwankung häufig nur 1 bis $1^1/_2$° C. Auch mittlere Feststellungen an Orten gleicher Breite, aber mit wachsender Kontinentalität zeigen noch den Einfluß des Meeres, wie an folgendem, dem Lehrbuch Hanns entnommenen Beispiel gezeigt sei.

Mittlere tägliche Temperaturschwankung in Celsiusgraden.

	Breite	Länge	Winter	Sommer	Jahr
Lesina (Adria). . . .	43° 10′ N	16° 26′ E	Dez. 1,5	Mai 4,8	3,9
Tiflis (Kaukasus) . .	41° 43′ N	44° 47′ E	Dez. 5,1	Juli 10,1	7,8
Nukuss (Turkestan) .	42° 27′ N	59° 37′ E	Jan. 6,0	Juni 16,1	11,8

Mittlere Tagesextreme, mittlere Monatsextreme und vor allem die mittleren Jahresextreme liegen erheblich weniger weit auseinander, und zwar wegen höherer Minimal- und niedrigerer Maximaltemperaturen. Frosttemperaturen treten in den von Meerluft ganz umspülten oder ihr ganz ausgesetzten Gebieten erst in erheblich höheren Breiten und vor allem seltener und in kürzeren Perioden ein, als über dem Binnenlande.

Dasselbe gilt in äquatorialer Richtung von dem Übermaß der Hitze. Soweit die deutschen Meere in Betracht kommen, seien aus Richters Arbeit die Frosttage (Erreichung von 0° C), die Eistage (Wintertage) mit Temperaturen nicht über 0° C und die Hitzetage (25° C und darüber) hier angegeben (s. Tab. S. 278).

Die Anzahl der Wintertage an der Nordseeküste ist dauernd nicht höher als in dem gesegneten Weingau des Rheins in Geisenheim (18,4), die Zahl der Hitzetage nicht größer als im Schwarzwald bei 1000 m Höhe in Höchenschwand. Das sommerliche Temperaturklima der Nordsee ist das einer 1000 m hoch gelegenen Sommerfrische Deutschlands, das winterliche Temperaturklima dasjenige einer der wärmsten süddeutschen Niederungsstationen.

Doppelt so extrem sind bereits die durchschnittlichen Temperaturverhältnisse an der Ostsee. In ihr kommt der kontinentale Einfluß des umliegenden Festlandes bereits sehr stark zur Geltung. Auch solche nicht an der eigentlichen vollen Nordsee gelegenen Küstenpunkte wie Husum und Meldorf zeigen bereits diesen kontinentalen Einschlag aufs deutlichste.

Mittelzahlen der Eis-, Frost- und Hitzetage.

	Meereshöhe m	Eistage	Frosttage	Hitzetage
Freie Nordseeküste:				
Westerland (auf Sylt)	5	21,3	73,6	3,9
Helgoland.	39	15,8	53,6	1,8
Borkum	10	16,3	52,7	5,9
Keitum	13	20,8	66,4	7,8
Mittel		18,8	61,6	4,5
Ostsee:				
Memel	8	43,8	109,7	15,1
Hela	5	31,6	89,5	10,6
Wustrow	7	34,0	79,0	7,1
Swinemünde.	10	30,0	83,0	11,5
Kirchdorf (auf Poel)	4	22,8	83,4	8,7
Mittel		32,4	88,9	10,6
Strandnähe der Nordsee				
Husum	7	23,0	85,4	14,1
Meldorf	11	21,4	89,0	17,1
Mittel		22,2	87,2	15,6

Der Gang der Tageswärme ist im ozeanischen Klimabereich ein gleichmäßiger,
nicht mit der Sonnenhöhe emporschnellend und mit Sonnenuntergang rasch
sinkend siehe auch Abb. 51.   Auch hier ergeben sich schon bemerkenswerte
Unterschiede zwischen Strand und dem oft nur durch Dünenzüge geschiedenen
Land, wie die Beobachtungen von Helwig, Berliner, Müller und J. Schubert
an der Ostsee, von Hellmann auf Sylt an der Nordsee zeigten.

Die geringe Veränderlichkeit der Wärmeamplituden bringt auf diese Weise
in mancher Beziehung die ozeanischen Klimate ganz verschiedener Breiten ein-
ander näher und macht es begreiflich, wie auch therapeutische Indikationen unter
ganz verschiedenen Breiten an der Küste sich gleichen können, während sie im
Binnenlande in schärfster Form divergieren.   Man halte sich das ozeanische
Winterklima der deutschen Nordseeküste gegenüber der südfranzösischen Westküste einerseits, das kontinentale Klima von Ostpreußen gegenüber Südtirol
andererseits vor Augen.

Ein langsamer Übergang der jahreszeitlichen Wärmeperioden ineinander ist
das dritte Charakteristikum des Wärmeganges im Seeklima und von größter Bedeutung für längere Kuren sowie für Gleichmäßigkeit des therapeutischen Einflusses.   Dieses ausgleichende Verhalten der Luftwärme wird insbesondere in den
kühleren Monaten noch durch die Richtung und Temperatur der Meeresströmungen bestimmt.   Sie sind imstande, an den Küsten desselben Meeres, z. B.
der Nordsee, die Lufttemperaturen der holländischen, norwegischen und englischen Küste einerseits, in wärmendem Sinne zu beeinflussen gegenüber der
kühleren deutschen Nordseebucht andererseits, indem kräftige Abzweigungen
des Golfstromes, durch den Kanal und von Nordwesten über die schottische
Küste kommend, mehr der norwegischen Küste zustreben, den zwischen Nord-
holland und Jütland liegenden Meeresteil dagegen weniger direkt beeinflussen.

Der langsamen jahreszeitlichen Temperaturveränderung steht auch die geringe interdiurne Veränderlichkeit von einem Tag zum andern zur Seite.   Sie
beträgt an den Mittelmeerküsten im Jahresdurchschnitt nur 1,35° C, in dem ganz
unter Meereseinfluß stehenden Helgoland nur 1,1° C.   Änderungen von 2° C sind
Ausnahmen, sie können aber bereits die therapeutische Verwendbarkeit des betreffenden Seeklimas modifizieren, wenn sie häufiger auftreten.

Kontinentale Einflüsse machen sich in solchen Fällen an den Küsten sofort
sehr bemerkbar, so ist die mittlere Häufigkeit von Temperaturveränderungen
bestimmter Größe an den hierin verschiedenen deutschen Küsten folgende:

**Mittlere Häufigkeit der interdiurnen Temperaturveränderungen
über 2° C an der Nordsee und Ostsee.**

	Meme						Hela					Emden			
	2—3,9	4—5,9	6—7,9	8—9,9	10—11,9	12—14	2—3,9	4—5,9	6—7,9	8—9,9	10—11,9	2—3,9	4—5,9	6—7,9	8—9,9
Januar . .	8,2	3,5	1,3	0,5	0,2	—	8,2	1,8	0,5	—	0,1	7,7	1,9	0,2	—
Februar .	6,4	2,4	0,8	0,5	0,3	—	6,5	1,7	0,5	0,2	0,1	6,9	1,5	0,6	0,1
März. . .	6,3	1,5	0,2	—	—	—	5,9	0,3	—	—	—	7,3	1,5	—	—
April . .	7,1	1,9	0,2	—	—	—	6,3	1,1	0,2	—	—	7,4	1,6	0,1	—
Mai . . .	7,8	2,5	0,9	—	—	—	6,4	1,9	0,1	—	—	8,0	1,2	0,4	—
Juni . . .	8,9	2,4	0,4	0,1	—	—	6,3	1,4	0,1	—	—	9,5	2,1	0,2	—
Juli . . .	6,2	1,1	0,3	—	—	—	5,8	1,0	—	—	—	8,4	1,6	—	—
August. .	5,5	1,0	0,1	—	—	—	5,6	0,2	—	—	—	7,0	0,7	—	—
September	5,9	1,1	0,1	—	—	—	4,7	0,4	—	—	—	4,5	0,4	—	—
Oktober .	8,2	1,2	0,1	—	—	—	5,1	0,6	—	—	—	6,9	0,6	—	—
November	9,4	2,1	0,1	0,3	—	—	6,2	0,7	0,1	—	—	7,5	1,7	0,3	—
Dezember	9,0	3,3	1,0	0,5	0,4	0,2	6,8	1,9	0,3	0,1	—	8,2	2,4	0,4	0,3
Jahr. . .	88,9	24,0	5,5	1,8	0,9	0,2	73,8	13,0	1,8	0,3	0,2	89,3	17,2	2,2	0,4

Der interdiurnen Temperaturveränderlichkeit im Seeklima von wenig mehr
als 1° C gegenüber steht das diesbezügliche Jahresmittel von Mitteleuropa mit
über 2° C, ausgenommen wenige klimatisch bevorzugte kontinentale Plätze, wie
Bozen mit 1,6° C, das Gardaseeufer mit 1,15° C.

Nicht zu unterschätzen ist auch die verhältnismäßig große Wahrscheinlichkeit, mit der man auf See oder selbst an der Küste von Jahr zu Jahr auf dieselbe Temperaturlage rechnen kann. Es drückt sich dies in der geringen Veränderlichkeit der Monatsmittel auf der See und an der Küste aus. Während die
Abweichungen vom Mittel des betreffenden Monats in der Mitte unseres Konti-
nents 1,5° C bis 3,5° C in den einzelnen Jahrgängen betragen, liegt die Variation
über unseren Meeren etwa um 1° C herum. Die Temperaturverhältnisse der
Seeküste, insbesondere der Hochsee, haben also den Charakter der größeren
Beständigkeit, der geringeren Schwankung um den Mittelwert herum dem
Kontinentalklima voraus. Dabei sind die Temperaturschwankungen auf
See immer noch geringer als an der Küste und den der Küste naheliegenden
Meeresteilen, da der Wechsel zwischen Land- und Seewind den einheitlichen
Temperaturgang unterbricht. Solche Störungen der Gleichmäßigkeit machen
sich bis in eine Entfernung von 10—12 km von der Küste in die See hinaus
bemerkbar, soweit eben überhaupt die periodischen Luftströmungen reichen.

Die Bewölkung und der Sonnenschein.

Auch die Bewölkung und die von ihr zum großen Teil abhängige Dauer und
zum Teil die Intensität des Sonnenscheins über der See und an der Küste
unterscheidet sich von den Verhältnissen in der Mitte des Kontinents. Die kontinentale Bewölkung steht besonders im Sommer in wichtigen Punkten im Zusammenhang mit der größeren Erwärmung des Kontinents im Sommer und nimmt deshalb
von der Seeküste nach dem Innern des Kontinents hin (in Europa nach dem Osten
zu) progressiv ab, allerdings unter erheblicher Variation infolge lokaler Ursachen,
wie großer erwärmter Tiefebenen, kondensierender Gebirge, von Luftströmungen
usw. Sie ist demgemäß über dem nordeuropäischen Meer und den es umsäumenden

Küsten größer als im Innern, insbesondere im Osten Deutschlands, jedoch nur
in geringem Maße, was gegenüber einer noch häufig herrschenden Anschauung von
dem Sonnenmangel an See hervorgehoben zu werden verdient, denn das breite
Isonephenband, welches zwischen 60 und 70% Bewölkung über West-, Nord-
west- und Nordeuropa sich hinzieht, schließt nicht nur alle Meeresküsten,
sondern einen großen Teil der kontinentalen klimatischen Kurstationen ein,
so daß von einer wesentlichen Bevorzugung der kontinentalen Orte nicht gesprochen werden kann.

Der Sonnenscheindauer und der Intensität des Sonnenscheins kommt wie
überall, so besonders im Seeklima, eine hohe Bedeutung schon deshalb zu, weil
ein direkter Einfluß der Sonnenwirkung auf die Periodizität der Land- und Seewinde besteht, dann aber auch, weil wir auch im Seeklima dem Faktor der Besonnung eine wachsende therapeutische Bedeutung beimessen. Ein einheitliches
Verhalten trifft aber selbst in unseren Breiten keineswegs zu, so daß die Bedeutung
der Besonnung mehr bei der Wirkung der einzelnen Seeklimate zum Ausdruck
kommt. Die See und ihre Küsten haben häufig einen freien Horizont, so daß
die mögliche Größe des Sonnenscheins im Verhältnis zur geographischen Breite
zu manchen Zeiten erreicht wird. Die Bewölkung über den deutschen Meeren ist
ca. 68 %, an der Riviera 40 bis 45 %, im Norden der Adria 55 bis 60 %, über dem
größten Teil des Mittelmeers 40 %, im Westen desselben 40 bis 55 %, im Osten
30 bis 45 %. Berechnen wir die prozentuale Sonnenscheindauer nach der Formel
100 Bewölkungsprozent = 0 Sonnenscheinprozent, so würden

$$
\begin{array}{lrrr}
\text{die nordeuropäischen Küsten} \ldots \ldots & 100\,\% & -68\,\% & = 32\,\% \\
\text{die Riviera} \ldots \ldots \ldots \ldots & 100\,\% & -45\,\% & = 55\,\% \\
\text{die Adria} \ldots \ldots \ldots \ldots & 100\,\% & -60\,\% & = 40\,\% \\
\text{das westliche Mittelmeer} \ldots \ldots & 100\,\% & -40\,\% & = 60\,\% \\
\text{das östliche Mittelmeer} \ldots \ldots & 100\,\% & -35\,\% & = 65\,\%
\end{array}
$$

Sonnenschein haben.

Eine starke Beeinflussung größerer Meeresflächen auf die Bewölkung ist
demnach unverkennbar, sie wird aber andererseits auch durch die geographische
Breite beeinflußt. Die ozeanische Küste Nordafrikas, der Süden Spaniens, selbst
die noch beträchtlich unter hochmaritimem Einfluß stehende Küste von Tripolis
haben fast nur die Hälfte der Bewölkung, zum Teil mehr als das Doppelte des
Sonnenscheins als die Küsten Nordwesteuropas.

Mit Rücksicht auf die bis jetzt noch lange nicht in genügender, zweifelsfreier
und vor allem vergleichsfähiger Weise erhobenen Resultate der photometrischen
Sonnenscheinmessung kann man nur mit einiger Wahrscheinlichkeit die berechneten Zahlen als die den Küsten zukommenden Sonnenscheinmengen bezeichnen.
Wo eine genauere Berechnung vorliegt, wird sie in der speziellen Topographie
zum Ausdruck gebracht werden.

Unter gleicher Sonnenscheindauer ist aber die Sonnenhöhe und die Menge
der vom Wasser und vom glänzenden Sand reflektierten oder das Maß der von
Vegetationsflächen oder von Wald und vom Wassergehalt der Luft absorbierten
und chemisch umgewandelten Strahlung und damit die Intensität der Besonnung
ganz außerordentlich verschieden. Wenn auch unter allen Umständen die direkte
Lichtwirkung an der See etwas geringer ist, als über den Kontinenten gleicher
geographischer Breite wegen der größeren Absorption der Strahlen durch die Dicke
der Atmosphärenhülle und den Wasserdampfgehalt derselben, so kommt doch
auch an der See eine erhebliche Strahlungswirkung zustande infolge der verhältnismäßig geringen Einbuße des Spektrums an kurzwelligen, physiologisch wirkungsvollen Strahlen. Diese sind auf dem Meere und an den Küsten unserer Breiten
imstande, zusammen mit der diffusen Lichtwirkung eines weiten Horizontes, der all

gemeinen Leuchtkraft der durchsonnten Atmosphäre und infolge der allseitig wirkenden Reflexion und Zerstreuung in Zeiten hohen Sonnenstandes anscheinend größere physiologische Effekte zu erzielen, als in kontinentalen, vegetationsdichten Ebenen. Die Strahlenwirkung im Seeklima nähert sich dadurch zuweilen im Sommer derjenigen im Höhenklima.

Die überaus große jahreszeitliche Schwankung in Anbetracht einzelner Strahlungsqualitäten führt also im Sommerhalbjahr auch für das Seeklima — auf dem Ozean mehr als an der Küste — zu einer solchen Intensität der ultravioletten Strahlung, daß sie sogar im Verhältnis zu der direkten Wärmestrahlung, welche durch die Luftfeuchtigkeit der See zum großen Teil absorbiert wird, prägnanter in den Vordergrund tritt, als in trockeneren Klimaten.

Auch der Herbst im Seeklima hat noch diese verhältnismäßig große ultraviolette Strahlungsintensität. An die Werte der ultravioletten Intensität im Hochgebirge reicht zwar auch in der klimatisch günstigsten Jahreszeit der Strahlenwert der Seeklimate nicht ganz heran. Nach Dorno ist die Gesamthelligkeit im Hochgebirgsklima von 1500 m im Jahresmittel mittags 2,5 mal, im höchsten Sommer mittags 1,8 mal, im tiefen Winter mittags 6 mal so groß als an der See. Die kurzwellige ultraviolette Gesamtstrahlung, auf welche wir einen großen Teil der Strahlungstherapie zurückführen wollen, verhält sich vom Hochgebirge zur See im Jahresmittel wie 1,6 : 1, im Winter wie 3 : 1, im Sommer wie 1,1 : 1.

Dem ultravioletten Strahlungsklima an der See kommt also während des Sommers, in zweiter Linie im Herbst eine kaum geringere therapeutische Bedeutung zu als dem Hochgebirge und zwar besonders auch wegen der wesentlich besseren Möglichkeit der Ausnutzung des sommerlichen ultravioletten Strahlungsklimas an der See als Folge der hier bedeutend verminderten direkten Wärmestrahlung, deren hoher Grad im Sommer des Hochgebirges während längerer Zeit die prolongierte Verwertung der ultravioletten Strahlenwirkung aufheben kann. Wir erleben es daher ganz regelmäßig, daß die sommerliche Bräunung der Haut an der See ebenso groß oder eine intensivere ist als im Gebirge.

Die Niederschläge im Seeklima.

Eine geringere Anzahl der Niederschläge an den Küsten finden wir da, wo entweder kühlere Meere dieselben bespülen, wie z. B. an der Ostseeküste, oder da, wo vorwiegend trockene Landwinde die Küsten bestreichen, wie z. B. an der französisch-italienischen Riviera.

Nach Hann darf im allgemeinen gesagt werden, daß die Westküsten der mittleren und höheren Breiten Europas ein relativ trockenes Frühjahr bis Ende Juni hin, dagegen Sommer-, Herbst- und auch Winterregen haben. Außerdem besteht über und in der Nähe von Meeresflächen die Tendenz zu Nachtregen. Gerade für die deutschen Meere, insbesondere für die Ostsee, scheint dies in erhöhtem Maße zuzutreffen.

Für die Therapie ist diese Eigenschaft, daß die kühlere Tages- (Nacht-) und Jahreszeit (Winter) über Meeren und Küsten die Niederschläge bestimmt, nicht unwichtig, indem dadurch der Freiluftaufenthalt an der Küste oder auf Deck sehr gefördert wird.

Eine Veränderung in diese grundsätzlichen Verhältnisse wird durch die Landwinde hineingebracht. Von ihrer Häufigkeit und Provenienz, ob aus höheren Luftschichten oder Gebirgen kommend, hängt im wesentlichen die den einzelnen Küstenstationen eigentümliche Gestaltung der Niederschläge ab, welche der Klimabetrachtung spezieller Meeresgebiete vorbehalten bleibt.

Die Luftbewegung.

Die Luftbewegung über Meeren und Küsten ist durchschnittlich stärker als über dem Festlande. Sie ist aber über den Meeren auch gleichmäßiger, und es wird über der Hochsee keine größere Änderung der durchschnittlichen täglichen Windstärke beobachtet, während das Festland, insbesondere das erwärmte besonnte Land auf die Windgeschwindigkeit in der Weise Einfluß nimmt, daß bei Tag die Windgeschwindigkeit verstärkt, während der Nacht mangels Auftriebes stark erwärmter Luftmassen der Wind abgeschwächt wird und sogar einschläft, wohl auch in die umgekehrte Richtung überschlägt. Die Richtung des Windes in bezug auf die Küste, die durch die Temperaturgegensätze von Festland und Meer bedingten periodischen Winde nehmen großen Einfluß auf die Gestaltung und Brauchbarkeit der Küstenstationen. Klimatisch erwünscht ist eine möglichst große Zahl von nicht zu intensiven Seewinden und Seebrisen zumal während der Jahreszeit, die den betreffenden Ort zur Kurstation macht. Da die Seebrise eine direkte Folge der raschen Erwärmung der Meeresküste durch die Sonne ist, so hat ein ausgesprochener Sommer insbesondere der nördlichen Küsten die meisten Tage mit Seebrisen. Ihre Stärke hängt mit der Größe der Temperaturdifferenz zwischen Land und Meer zusammen. Die Seebrisen pflegen zwischen 8 und 12 Uhr einzusetzen, im Lauf des Nachmittags einzuschlafen und mit dem Abend oder in der Nacht in den Landwind umzuschlagen. Zwischen beide Perioden legt sich dann gewöhnlich eine verschieden lange Windstille. Gerade an den deutschen Meeresküsten, insbesondere an der Ostsee, ist die Seebrise nur während des Sommers von April bis September deutlicher entwickelt; am kräftigsten und demnach am kühlendsten in den Hauptsommermonaten der großen Badezeit. Es ist dies ein unschätzbarer Vorteil für die beiden langen, mit zahlreichen Badeplätzen besetzten Küsten. Seewind und Seebrise beeinflussen die Temperatur in reduzierendem Maße, den Feuchtigkeitsgehalt in positiver Weise.

Daß auch die Seewinde an anderen Küsten Europas während des Sommers im allgemeinen vorherrschen, ist die klimatisch glückliche Folge der jahreszeitlich allgemein erhöhten Kontinentaltemperatur, die mit kurzen Unterbrechungen immer wieder zu einem barometrischen Minimum führen muß, weches von den mehr oder weniger unter Hochdruck liegenden Meeren die Luft heransaugt.

Wenn trotzdem an manchen Küsten, insbesondere an den tiefer ins Land einschneidenden Buchten, die Luftfeuchtigkeit nicht sehr groß wird, so liegt dies an der „auftrocknenden Wirkung" des erwärmten Landes, oder richtiger ausgedrückt, an dem mit der Erhöhung der Lufttemperatur im Tageslauf parallel gehenden Sinken der relativen Feuchtigkeit. Zuweilen ist auch schon eine Herabsetzung des Dunstdruckes damit verbunden, vorwiegend hinter Dünen und Stellen mit Baumwuchs, insbesondere an der deutschen Ostseeküste, jedoch auch hinter den Wäldern an der Küste der Gascogne. Auch in den Küstenwäldern selbst kann es zur Verlangsamung, zum Stagnieren feuchter Seeluft und zur Abgabe von kondensierter Luftfeuchtigkeit an den kühleren Wald kommen, so daß daselbst eine größere relative Feuchtigkeit herrscht als im landwärts davon liegenden „Feuchtigkeitsschatten" waldbewachsener Dünenzüge, die also ähnlich wirken wie die Luvseiten der Gebirge.

Solche für die Seebadeorte wichtigen Einzelergebnisse sind häufig wohl dem alten Stamm der Badegäste eines bestimmten Kurortes oder Klimastriches bekannt. Sie gelangen aber im klimatischen Bild der Küstenkurorte fast nie zum Ausdruck, da die Aufstellung der maßgebenden meteorologischen Stationen nicht mit Rücksicht auf die lokalklimatischen Interessen erfolgt ist. Seit dem Hinweis von F. Müller, Berliner, Hellmann, Dove u. a. findet an vielen deutschen Stationen eine Nachprüfung dieser Bedingungen statt.

Eine Zusammenstellung der Hauptwindrichtungen an den ärztlich interessierenden Meeresküsten von West- und Mitteleuropa, Südrußland und von der Ostküste von Nordamerika entnehme ich dem Lehrbuch von Hann.

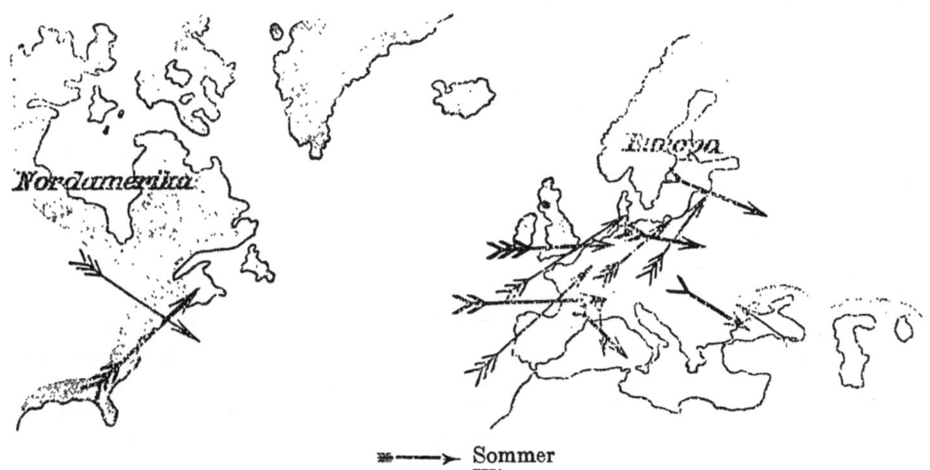

Abb. 41. Häufigkeit und Stärke der Windrichtungen an den Küsten von Nordamerika und Europa.

Windrichtungen an den Küsten in prozentualer Verteilung.

	N	NE	E	SE	S	SW	W	NW	Resultierende Richtung	Stärke
Südrußland.										
Winter	8	12	17	13	13	14	13	10	S 24° E	10 %
Sommer	11	10	15	9	9	12	19	15	W 31° N	12 %
Ostküste von Nordamerika (mittlere Breiten).										
Winter	11	15	6	6	7	18	14	23	N 58° W	26 %
Sommer	8	12	6	11	13	28	9	13	S 45° W	23 %
West- und Mitteleuropa.										
Winter	5	8	9	12	14	24	18	10	S 45° W	30 %
Sommer	10	8	7	8	10	20	21	16	W 6° S	27 %

Resultante der Windrichtungen.

	England und Nordseeküste	Deutschland und Ostseeküste	Ostseeküste von Rußland
Winter	S 48° W	S 40° W	S 29° W
Sommer	S 76° W	W 5° N	W 23° N

Aus ihrer kartographischen Registrierung, neben der wir auch auf die Windkarten Angots, welche die jahreszeitliche Windstärke und Richtung an der mittelatlantischen Küste Europas zum Ausdruck bringen, verweisen, ersehen wir, mit welcher Wahrscheinlichkeit Seewinde zu erwarten sind (Abb. 42 u. 43). Für besondere Fälle orientiere man sich nach den auf den Tabellen wiedergegebenen örtlichen Windverhältnissen.

Die Rückwirkung der Winde auf die Seeküsten des atlantischen Beckens macht sich auch in der Temperatur sehr fühlbar. Im Winter sind die Ostküsten Nord-

amerikas, aber auch die Ostküste der Balkanhalbinsel kalt, die Nord- und Westküste des Ägäischen Meeres und selbst der Adria kühler infolge der dann häufig
herrschenden Landwinde aus dem erkalteten Hinterlande, während die Westküsten Europas und seiner Halbinseln durch verhältnismäßig warme Seewinde
temperiert werden. Im Sommer wird die Ostküste Nordamerikas durch feuchtkühle Seewinde und Küstenwinde mäßig gekühlt, die Westküsten Europas

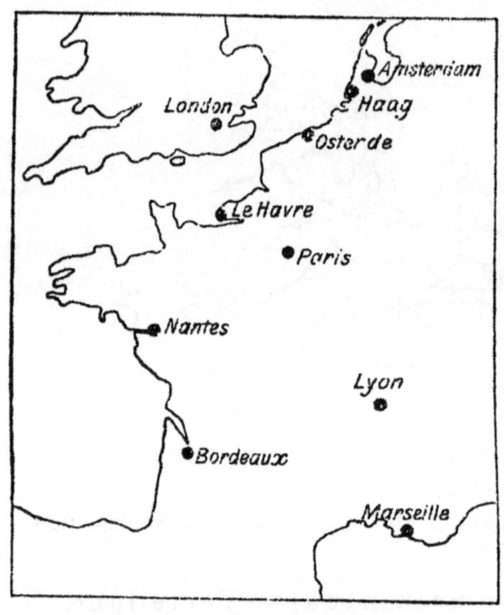

Abb. 42.   Orientierungskarte.

bleiben auch dann dem lauwarmen Seewind ausgesetzt, so daß ihre Sommertemperatur dadurch etwas erniedrigt
wird, die gesamte Jahrestemperatur
der westeuropäischen Küste aber temperiert bleibt.

Das Streichen der Küste und ihre
Formation gegenüber den großen einheitlichen Meeresbecken bringt weitere oft
sehr wesentliche Modifikationen in die
Luftbeschaffenheit an den Küsten, so
daß der Begriff Seewind z. B. an der Ostsee für viele Badeorte recht verschieden
ist. Danach kann z. B. der Nordost-
wind, welcher die Feuchtigkeit großer
Teile der Ostsee aufnimmt, für eine
Gruppe von Seebadeorten Seewind, für
andere Küstenwind, für noch weitere
zum trockenen Landwind werden. Wir
begegnen dieser Einwirkung bei der
Schilderung der örtlichen Seeklimate.

Nebelhäufigkeit im Seeklima.

Eine Beeinträchtigung der erwünschten Seeklimawirkung soll sprichwörtlich
durch die häufigen Nebel stattfinden. Wenn auch in Verbindung mit der allgemeinen und großen Luftfeuchtigkeit die Möglichkeit der Nebelbildung eine größere
ist als auf dem Lande, so sind doch andere Faktoren für die Nebelbildung zu
den Zeiten der größten Verwendbarkeit der Seeklimate weniger günstig. Ohne
auf die einzelnen Faktoren näher einzugehen, ist über die allgemeine Nebelverteilung an den Küsten folgendes zu sagen:

Die atlantische Küste Nordamerikas ist vom 32. Breitegrad bis zur Südspitze von Florida nebelfrei, vom 35. Breitegrad bis etwa zum 45. nördlicher
Breite fallen die meisten Nebeltage in die Monate Fabruar bis April, so daß die
Zeit der klimatischen Seekur unter diesem Faktor dort nicht zu leiden hat. Auch
an der europäischen Küste sinkt die Nebelhäufigkeit im Sommer mit der zunehmenden Erwärmung des Kontinents. Über den Seebadeorten der Kanalküste und den Inseln des Kanals sind trotz der vorherrschenden Seewinde Wolken
und Nebel, das Resultat der Berührung warmfeuchter Seewinde mit dem kälteren
Land, zu allen Jahreszeiten selten. Für den Sommer trifft auch für die schottische
Küste die Nebelarmut zu. Infolgedessen bringt es z. B. die Südküste und Ostküste Englands auf 1600—1800 Sonnenscheinstunden im Jahr, fast so viel wie Wien,
gegen 1240 von Hamburg. An den deutschen Küsten sind während der Hauptzeit der klimatischen Verwendung von Mai bis Ende September die Verhältnisse ebenfalls nicht ungünstiger als in den bedeutenden kontinentalen Kurorten,
wie der Blick auf folgende Tabelle S. 285 nach Hellmann lehrt.

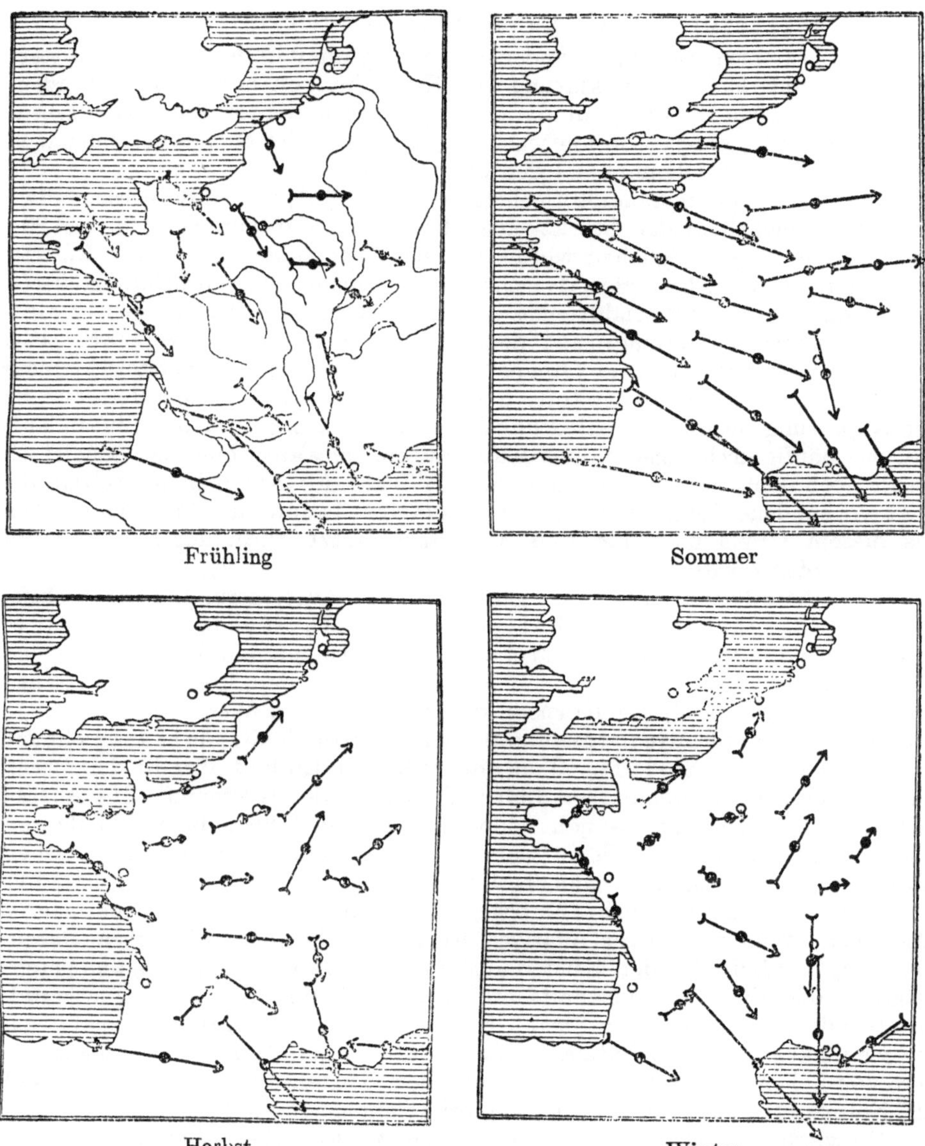

Abb. 43. Mittlere Windläufigkeit und mittlere Windrichtung an der atlantischen Küste
Mittel-Europas.

Mittlere Zahl der Nebeltage in den Kurzeiten.

	Mai	Juni	Juli	August	Sept.		
Nordsee	1,5	1,1	0,8	0,5	1,4		
Ostsee	2,2	1,3	0,8	1,1	2,1		
Zum Vergleich:							
Badenweiler (Hangstation d. Mittelgeb.)	1,5	2,3	1,2	0,6	5,0		
St. Moritz (Hochgebirgsstation) . . .	1,2	1,1	0,8	1,4	1,9		
	Okt.	Nov.	Dez.	Januar	Febr.	März	April
Bozen-Gries (Trockenwarme Niederung)	1,2	0,4	1,3	1,7	0,3	0,3	0,1

Die Zusammensetzung der Seeluft.

Die Zusammensetzung und anderweitigen Eigenheiten der Seeluft sind stets in besonderem Maß zur Erklärung von Heilwirkungen herangezogen worden. Die experimentelle Prüfung auf die einzelnen Komponenten hat aber ergeben, daß den physikalisch-meteorologischen Eigenschaften der Seeluft eine unendlich wichtigere Stellung zukommt als den chemischen.

Der etwas größere Sauerstoffgehalt von 0,13 % der Seeluft, welcher allerdings bei gleichbleibender Stärke eine Mehrventilation von etwa 15 bis 20 l Sauerstoff im Tag ermöglichen würde, ist nach Untersuchungen von A. Loewy und anderen gänzlich belanglos, da sich unser Organismus ganz erheblich größeren Schwankungen des O-Partialdruckes noch ohne merkbare Änderungen im Gaswechsel anzupassen vermag. Bei dem gewöhnlichen ruhigen Verhalten eines Gesunden „schwimmen seine Organe" sowieso schon „im Sauerstoff". Diese kleine Vermehrung des Sauerstoffs übt auch keinen spezifischen Reiz auf die der Anpassung dienenden Reflexfunktionen der Atmung und des Blutumlaufs aus, wie häufig noch angenommen wird. Zudem schwankt auch der Sauerstoffgehalt noch nach der Windrichtung und der Wahl des Aufenthaltes, so daß die etwa vorhandene Vermehrung der Sauerstoffventilation im Durchschnitt, wie aus diesem Grund noch hie und da vorausgesetzt wird, auf ein Minimum einschrumpfen dürfte.

Dasselbe gilt von einer noch geringeren Ozonanreicherung in der Seeluft. Daß es in der Luftreinigung selbst eine Rolle spielt, ist unbestritten. Daß es jedoch mit der Atmung in die Lungenalveolen eindringen und dort desinfizierend bzw. Oxydasen aktivierend wirken könnte, ist bei den überaus energischen Oxydationsbestreben dieses Körpers, der dazu auf dem Wege von den Respirationsöffnungen zur Alveolarmembran genügend Stoff findet, nicht anzunehmen.

Reinheit der Seeluft. Von unermeßlichen Einfluß aber ist der Ozean auf die Reinheit der ozeanischen Luft und oft auch der Küstenluft. Die Anzahl der Luftkeime im Kubikmeter geht von variabel großen Zahlen über Land auf zwei- und einstellige Zahlen in der Seeluft, auf der Hochsee sogar auf völlige Keimfreiheit über. Hiller macht darüber nach den Untersuchungen von Flemming, Fischer und anderen nähere Angaben. Es begegnet deshalb wohl auch keinem ernsteren Bedenken, wenn man dieser relativen Keimarmut bei der gründlichen Durchmischung der Luft über den Küsten auch für das Strandklima selbst, wenigstens während des direkten Aufenthalts am Strande sanitäre Bedeutung zuerkennt. Landwinde können zwar den Strand und die Seeluft bis mehrere Kilometer auf die See hinaus mit Keimen infizieren, doch wirkt der Schutz von Dünen, insbesondere von hohen waldbestandenen, bei schmalem Küstensaume abschwächend auf die Keimzufuhr auch am Strand und bei ablandigen Winden.

Seewinde, vor allem die unperiodischen, zyklonischen sind imstande bei längerem Wehen auch die Strandluft für kürzere oder längere Zeit praktisch keimfrei zu machen. Hiller, welcher die einschlägigen Beobachtungen ausführlicher notiert, mißt der Keimfreiheit eine besonders hohe Bedeutung bei.

Auch über den Staubgehalt der Seeluft sind viele und leider infolge der Unsicherheit der Resultate mit dem Aitkenschen Apparate wenig vergleichbare Versuche angestellt worden. Sie lehren uns, daß der Gehalt auch der Seeluft, insbesondere aber der Küstenluft an Suspensionen oft nicht so gering ist, als man vermuten möchte, insbesondere nicht in der Nähe von Häfen und in größeren Seebadeorten. Im Mittel allerdings ist mit einem entschiedenen Rückgang der Suspensionen in der Küstenluft, noch mehr natürlich in der Ozeanluft etwa beim Aufenthalt auf dem Vorderschiff zu rechnen. Es ist also auch hier eine verhältnismäßige Reinheit der Luft garantiert. Es fehlen insbesondere bei herrschendem

Küsten- oder Seewind die schleimhautreizenden Mineralsplitter, Detritus der Landstraßen und aus dem städtischen Verkehr. Es wird also zweckmäßig sein, möglichst seewärts vorgeschobene Posten dann zu berücksichtigen, wenn man den Fremdkörperreiz auf die Atmungsorgane beschränken will.

Nicht vergessen sei die Möglichkeit der Luftverunreinigung an der Küste wie sie aus faulenden Seepflanzen, manchmal aus verwesenden Seetieren, insbesondere am Seestrande mit Fischereibetrieb, der auch noch durch die Fischräucherei lästig fallen kann, sich ergibt. Der Keimgehalt und die Verunreinigung der Luft kann dadurch sofort erhöht werden, während eine Beeinträchtigung des Luftgenusses allein schon durch die Geruchsbelästigung stattfinden kann. Dasselbe gilt von den manchmal nicht genügend weit in die See hineingeführten Abwässerkanalisationen, die bei starker Ebbe zuweilen zur Verpestung der Strandluft beitragen, ungeachtet der Schädigung des Badestrandes.

Sind diese Faktoren auch mehr von lokaler unerfreulicher Bedeutung und können durch eine sorgsame Auswahl des Kurortes zum Teil ganz, zum Teil in einzelnen Punkten gemieden werden, so tragen sie doch in ihrer variablen Vereinigung dazu bei, dem Strandklima gegenüber dem Ozeanklima eine besondere Stellung zuzuweisen und zwar um so mehr, je weniger der betreffende Strand unter Seewind liegt.

Das elektrische Verhalten der Seeluft. Über das elektrische Verhalten der Seeluft stehen uns wenige klimatische Angaben, noch weniger begründete physiologische Anschauungen zu Gebote. Wir wissen, daß im allgemeinen die elektrische Spannung in der Tiefenluft erhöht ist und bei Nebel und tiefziehenden Wolken eine weitere Erhöhung erfährt. Auf der See und an den Küsten scheint aber durch die Niederschläge und die Armut der Luft in bezug auf Staubpartikelchen eine Erhöhung der Leitfähigkeit, demnach eine Verringerung der an den Körperoberflächen bestehenden elektrischen Spannung zu herrschen. Man möchte damit und zugleich auch mit der Wahrscheinlichkeit, daß den Seebrisen durch die aus großen Höhen im vertikalen Luftstrom heruntersinkende Luft ebenso wie beim Föhn reichlich radioaktive Zerstreuungsprodukte zugeführt werden, die erfrischende Wirkung der täglichen Seebrise erklären. Die Kühle, die sonstige Reinheit, die Feuchtigkeit auch der zeitweilige Salzgehalt dürfen aber dabei nicht außer Betracht bleiben. Während natürlich andere Föhnwirkungen als die genannten ausgeschlossen sind, da es sich um ein langsames Absinken der Höhenluft zum Meere handelt, infolgedessen gerade die irritierenden, brüsken Schwankungen des Luftdrucks beim Föhnwind in der Seebrise nicht auftreten, so hat die reine Seeluft nun allerdings in dieser Eigenschaft der größeren elektrischen Leitfähigkeit ein Gemeinsames mit der Höhenluft. Bei dem zutage tretenden Bestreben, die gemeinsamen physiologischen Wirkungen beider Klimate auf die Identität verschiedener Faktoren zurückzuführen, wird auch das nicht zu vergessen sein.

Der Salzgehalt der Seeluft. Über den Salzgehalt der Seeluft an den Küsten und auf dem Ozean ist aus den vielen darüber geführten Diskussionen jetzt wohl als sicher anzunehmen, daß derselbe in seinem Grade ausschließlich von der Windstärke und von der Art der Brandung abhängt, wodurch die in den zerstäubenden Wogenkämmen enthaltenen Salzteilchen in der Luft suspendiert mitgeführt werden. Es kann dabei allerdings zu Salzablagerungen auf der entblößten Haut kommen, die dann imstande sind, durch ihr Wasseranziehungsvermögen die Haut mehr oder weniger feucht zu erhalten und einen gelinden chronischen Reiz auf die äußere Zellage, eventuell sogar auf die Nervenendigungen in der Haut in unmittelbarer Weise herbeizuführen oder die Atmungsorgane der dauernden Inhalation einer sehr verdünnten Salzsuspension zu unterwerfen, ähnlich aber weit intensiver als dies bei den unter Wind stehenden Gradier-

werken der Solbadestätten angestrebt wird. Wo keine Schaum- oder Spritz-
wellen sind, da scheint nach vielen Untersuchungen der Küstenluft und auch
nach persönlichen Eindrücken zahlreicher Beobachter die Luft rasch salzfrei zu
werden. Der Salzreichtum der Luft ist demnach auch am stärksten in den dem
Wasser direkt aufliegenden Luftschichten in Höhe von einigen Metern. Es kann
da bei leichtem Winde bereits zum Beschlagen der Brillengläser mit Salzstaub,
zum Feuchtwerden der Haut kommen, während der Aufenthalt auf einer benachbarten Düne oder in deren Windschatten, auf einem Leuchtturm, auf der Kom-
mandobrücke eines Ozeandampfers unter denselben Verhältnissen stundenlangen
Aufenthalt in der Seeluft ohne merkbaren Niederschlag von Salztröpfchen gestattet. Der direkte Strandaufenthalt oder die Liegekuren auf kleinen Booten
bei Seebrise sind also da, wo eine Salzwirkung der Seeluft erwünscht ist, notwendig.
Kurz nach dem Eintreten von Windstillen, sofort aber mit dem Auftreten ab-
landiger Winde wird die Strandluft salzfrei, während die Hochseeluft selbstverständlich bei jeder Windbewegung von suspendierten Salzteilchen erfüllt ist und
auch nach Aufhören der Windbewegung eine Zeitlang salzhaltig bleibt, wovon
man sich auf fahrenden Dampfern mit dem Gesicht in der Fahrtrichtung unschwer überzeugen kann.

An eine wenn auch subjektiv unempfundene Jodwirkung im Sinne unserer
medikamentösen Jodeinverleibung, auf welche die Thalassotherapie schon
hinweisen wollte, ist in keinem Falle zu denken.

Zusammenfassung der klimatischen Eigenschaften.

Wir können die Eigenschaften des Seeklimas etwa folgendermaßen von allgemeinen Gesichtspunkten aus umgrenzen: Im Seeklima befinden wir uns unter
maximalem Luftdruck, der fast nur durch die zyklonischen Schwankungen und
auch da gewöhnlich in verhältnismäßig langsamem Tempo geändert wird.

Die Luftbewegung ist selten ganz aufgehoben, meist mittelstark, wechselt
in der Richtung, ist aber an geeigneten seeklimatischen Kurstätten in der
sommerlichen Kurzeit größtenteils von der über See kommenden Luftströmung
beherrscht und durch tagesperiodische Strömungen mehr oder weniger
modifiziert.

Die Luftwärme ist gemäßigt, Tageszeiten und Jahreszeiten neigen zu langsamem Übergang und Ausgleich der Extreme.

Die Feuchtigkeit des Seeklimas steht über dem Mittelwert der bewohnten
kontinentalen Landstriche und neigt öfters besonders auf dem Ozean selbst zur
Sättigung der Luft.

Regendichte, Regenhäufigkeit und Nebel sind vielfach keine störenden
Charakteristika des Seeklimas. Sie variieren in ihrem klimatischen Werte ganz
ungeheuer nach Jahreszeit und Lage der Gegend.

Das Strahlungsklima ist im Sommer nach der kurzwelligen Seite des Spektrums verschoben, es gewinnt an therapeutischer Bedeutung im Sommer und
Herbst unserer Breiten. Seine Ausnutzungsmöglichkeit ist an den Küsten des
Atlantischen Ozeans und an den mit ihm verbundenen Meeresteilen Europas
infolge der reichlichen Besonnung im Sommer verhältnismäßig groß, im Winter
geringer, aber doch, wenigstens in den südlicheren Meeresteilen, noch sehr
bedeutungsvoll.

Einer der bedeutendsten Vorzüge liegt in der Reinheit und Frische der Luft.

Wesentliche Differenzierungen je nach der Lage der Meeresteile oder der
Küste werden in das Seeklima gebracht vor allem durch die Einwirkung entschieden kontinentaler Faktoren, in etwas geringerem Grad durch die geographische Breite.

Das gibt uns zugleich Veranlassung, das ozeanische Klima als Ganzes vor allen Küstenklimaten, welche diese Differenzierungen in stärkerem Maße aufweisen, zu trennen und es als Vorbild des Seeklimas nach Eigenheiten und Wirkungen zu betrachten.

Die allgemeinen physiologischen Wirkungen im Seeklima.

Die physiologischen Wirkungen des Seeklimas leiten sich ab aus seinen thermischen, mechanischen und lufthygienischen, zum Teil aus seinen ästhetischen Eigenschaften. Sie sind nicht ganz einheitlich und besonders an denjenigen Küstenstationen auch nicht ganz gleichmäßig, an welchen neben dem Wechsel der Jahreszeit auch noch bald der kontinentale Einfluß, bald der maritime für längere Zeit überwiegt. Diese Verschiedenheit der physiologischen Wirkung dehnt sich, wie aus Berliners Beobachtungen entnommen werden kann, auch auf die klimatopsychische und auf die Beeinflussung des zentralen Nervensystems aus. Dabei kann es dann nicht ausbleiben, daß die Einwirkungen auf pathologische Zustände noch wesentlich folgenschwerer sein müssen.

Die Eignung des Seeklimas an sich für Kranke kann auf Grund der allgemeinen physiologischen Einwirkungen auch nur in recht weiten Grenzen als gesichert gelten; die Formierung der einzelnen Indikationen ergibt sich aus den Betrachtungen der verschiedenen Seeklimafaktoren und so hat man bei der Verwendung des Klimas also immer streng mit Hiller die Frage aufzuwerfen: an welche See? Ihr schließt sich die zweite Frage an: wann?

Die thermischen Wirkungen des Seeklimas stehen im Vordergrund. Die positiv thermischen Faktoren: Luftwärme, Luftfeuchtigkeit und Besonnung wirken hier je nach der Intensität und der Art ihres Zusammenwirkens im Verhältnis zu den thermischen Bedingungen, welchen der Körper des Kurgastes sonst unterworfen ist, indifferent oder schonend und ausgleichend. Eine Übung der thermischen Regulation des Individuums tritt nur da ein, wo entweder öftere Schwankungen im Zusammenwirken dieser Faktoren stattfinden, wie bei vielen Küstenstationen, oder wo die thermische Resultante dieser Faktoren wesentlich unter dem thermischen Indifferenzpunkt in der augenblicklichen Verfassung der betreffenden Individuen liegt, wie an kühleren Meeren und Küstenstationen. Eine maßgebende Stellung kommt also für die Übung den negativ thermischen Faktoren zu. Dies sind: 1. eine Temperaturlage unterhalb derjenigen, welche für den durch Kleidung, Ernährung, Reaktionsfähigkeit auf eine bestimmte Reizgröße eingestellten Menschen im betreffenden Zeitabschnitt als indifferent zu gelten hat, vor allem aber 2. die Windbewegung. Sie ist es, welche ganz auffällig die physiologischen Äußerungen im Seeklima beherrscht und die therapeutischen Einwirkungen nach der schonenden oder nach der übenden Seite abstuft. Die Art und Weise, wie der Mensch es lernt, sich mit dem Seewind abzufinden, seine negativ thermischen Wirkungen durch Reaktionen auf dem Gebiet des Kreislaufs, des Stoffwechsels, der Blutbildung und des Nervensystems in übende umzugestalten, so daß er immer leichter und rascher in die Lage kommt, sich ihnen zu adaptieren, beeinflußt in hohem Grade das physiologische Verhalten und die therapeutischen Erfolge.

Wir legen der Windwirkung auch an der See die besonders von Rubner und seinen Schülern studierten physiologischen Effekte und die Feststellungen von Frankenhäuser, die im allgemeinen Teil der Klimatik, S. 15 bis 17, Erwähnung fanden, zugrunde.

Der Seewind wirkt durchlüftend, wärmeentziehend, die Wärmeproduktion steigernd, die Verdunstung je nach der Bekleidung vermehrend und eventuell die Hautatmung steigernd, bzw. die Kohlensäureabgabe von der Haut aus vermehrend. Es würde die Wärmeeinbuße im feuchten Seeklima durch Einschränkung der Verdunstung geringer sein als etwa beim trockneren Landwind, wenn nicht die Dauer und Kraft des Seewindes die verminderte Verdunstung durch Abkühlung ausgliche und sogar überkompensierte. Der Seewind führt um so mehr Wärme weg, je mehr es zur Reaktion, zur Behaglichkeitsstimmung in der Haut, d. h. zu einer Wärmeempfindung in derselben infolge von kräftiger und vermehrter Durchblutung gekommen ist. Diese gesteigerte Entwärmung wird oft schon beim Übersetzen vom Land an unsere Inselkurorte beobachtet, indem ein Passagier nach dem anderen verschwindet, um trotz leuchtender Sonne und relativ warmer Luft mit dem schützenden Mantel wieder zu erscheinen.

Wärmeregulation. Sehen wir von der Einwirkung stärkerer Windbewegungen, etwa von 6 bis 10 m pro Sekunde, die jedenfalls zunächst nicht im therapeutischen Plan der Seeklimawirkung liegt, ab, so ist die abkühlende Windwirkung infolge der Bekleidung und der Wärmeregulation durch die Hautfunktion subjektiv mäßig, aber immerhin, wie Rubner zeigte, beim Wind von 4 m, einer häufig beobachteten Windstärke an See, mindestens doppelt so groß als bei Windstille. Es kommt mehr oder weniger rasch infolge der reizenden, leicht massierenden Wirkung des Windes zur Erwärmung und Rötung der Haut, als Folge einer gesteigerten kapillären Durchblutung derselben. Zunächst tritt das an den exponierten Körperstellen auf, später, insbesondere wenn eine Gewöhnung des Kurgastes an die Irritation durch die Luftbewegung und eine Reduzierung der Kleidung stattfindet, auch an den übrigen Hautpartien, und damit steigt die Wärmeabgabe von der Haut trotz der Erhöhung des Wärmegefühls in der Haut immer mehr.

Nach kurzer Zeit des Aufenthaltes werden Seewinde von mittlerer Temperatur schon eher als kühl denn als kältend, zuweilen sogar als wärmend empfunden von demjenigen, dessen Wärmeregulation durch die Windwirkung angeregt und beschleunigt wurde, der sich vom Standpunkt der Hautempfindung aus abhärtet. Die Wärmeempfindung bei dieser thermischen Akklimatisation wird nun aber nicht durch eine sparende Regulation, sondern immer durch die auch bei der Hydrotherapie bezweckte „Reaktion" auf Kältereize, eine gesteigerte Durchblutung der Haut, und schließlich auch durch eine notwendige Mehrleistung der Wärmeproduktion erzeugt und muß sich auf dem Gebiet des Gasaustausches und der Verbrennung zeigen.

So fanden A. Loewy und Fr. Müller 1903 bei stürmischem Wetter und Seewind 7 bis 12% Steigerung der Sauerstoffaufnahme, die zur bleibenden Erscheinung während des Aufenthalts wurde.

Ruhewert in Berlin, O-Aufnahme pro Minute . . . . 227 ccm
Nach dreistündigem Aufenthalt am Strand, O-Aufnahme pro Minute . . . . 254 „
In den nächsten Tagen regelmäßig O-Aufnahme pro Minute . . . . . . 247—238 „

Im August 1910 fanden sie bei schwachen Landwinden und höherer Lufttemperatur wohl noch $1^1/_2$ bis 2 Stunden nach möglichst intensiver Einwirkung der Seeluft im Luftbad eine geringe Klimawirkung auf den Gaswechsel, aber nicht mehr am anderen Morgen. Ebenso verhielt sich in diesem im Jahre 1910 thermisch positiv beeinflußten Seeklima der Gaswechsel, wenn wir die Größe des respiratorischen Quotienten $\frac{CO_2}{O}$ dafür als maßgebend erachten und nicht mit Hiller für die kleineren Werte der CO_2 eine Mehrausscheidung von CO_2 durch die Haut verantwortlich machen wollen. Die Kohlensäureausscheidung sank im warmen

Seeklima, und es war auch während des ganzen Aufenthaltes an der Küste eine Tendenz zum Sinken des Erhaltungsumsatzes vorhanden.

Vor dem Küstenaufenthalt: Mittelwert der $\frac{CO_2}{O}$ 0,84

Während des Küstenaufenthaltes „ „ „ . . . 0,73

Nach der Heimkehr „ „ „ . . . 0,82

Bei frischem Seewind hätte sich nach R u b n e r s und W o l p e r t s Experimenten eine Erhöhung des Gaswechsels wie im Versuch von 1903 finden müssen. Danach kann in ganz selbsttätiger Regulierung die Sauerstoffaufnahme bis um 20%, die Kohlensäureausscheidung um nahezu ebensoviel gesteigert werden. Die Bedeutung des R u b n e r schen Oberflächengesetzes für die Größe der Kohlensäureproduktion bei Erniedrigung der Außentemperaturen wurde vor kurzem wieder durch M u r s c h hauser nachgewiesen. Ähnlich muß natürlich auch die Abküh'ung durch Seewind wirken. Damit im Einklang steht dann auch die verschiedene Steigerung des Gaswechsels, des Erhaltungsumsatzes und in weiterer Folge der unwillkürlichen Vergrößerung des Gesamtumsatzes und der Nahrungsaufnahme im Seeklima.

Wir dürfen also wohl als regelmäßige praktische Folge des klimatischen Seeaufenthaltes unter Seewind beim Reaktionstüchtigen eine Vergrößerung der Lungenventilation u n d eine Steigerung des Gasaustausches, d. h. der Verbrennungen annehmen.

Die Vergrößerung des Atemvolumens wird zum Teil durch Beschleunigung der Atmung, viel häufiger durch Vertiefung der Atmung bei Gleichbleiben oder Sinken der Atemfrequenz erzielt, wie H i l l e r und N. Z u n t z an sich selbst fanden.

Mit der Wärmeentziehung und der Anregung des Stoffwechsels durch den Wind bei mittlerer Lufttemperatur hängt auch die bekannte Tatsache größeren Appetits und im allgemeinen vermehrter Nahrungsaufnahme im Seeklima zusammen, ferner die häufig beim Gesunden und Rekonvaleszenten beobachtete Gewichtsvermehrung. Aber auch das Gleichbleiben des Körpergewichtes in vielen Fällen trotz vermehrter Nahrungsaufnahme schließt einen tatsächlich erhöhten Stoffwechsel aus den oben erwähnten Gründen nicht aus. Die Gewichtskurve selbst ist übrigens im Seeaufenhalt trotz der gleichen elementaren physiologischen Vorgänge, wie sie eben geschildert wurden, individuell so verschieden, daß sich allgemeine Regeln davon kaum ableiten lassen. Manchmal scheint das Verhalten des einzelnen während des Seeaufenthaltes darüber zu bestimmen, in anderen Fällen muß man fast annehmen, daß der vitale Reiz direkter und indirekter klimatopsychischer Einwirkungen umsatz- und gewichtsvermehrend wirke. Auch die Höhe der Lufttemperatur ist dafür nicht maßgebend. Sowohl in den südlichen, sonnenwarmen Adriastationen werden ganz beträchtliche Gewichtszunahmen erzielt, wie M o n t i berichtet, als in den mehr windbewegten, nördlichen Klimaten der deutschen Meere und der englischen Küsten. M o n t i fand, daß bei Kindern auch in dieser Richtung die physiologische Wachstumsenergie der betreffenden Altersperioden die wichtigste Rolle spiele. Jedenfalls gewinnt man den Eindruck, daß in nördlichen bzw. atlantischen windbewegten Klimaten beim Erwachsenen die Gewichtszunahme etwas weniger häufig beobachtet wird, als dies sowohl in kühlen als in den feuchtwarmen und trockenwarmen Klimaten der sommerlichen oder südlichen Strandklimate bei Kindern der Fall zu sein pflegt.

Eine Beschränkung der therapeutischen Indikation gibt sich dadurch selbstverständlich nicht kund. Es wäre daraus nur zu ersehen, daß die Anforderungen an den Erhaltungsumsatz aus Gründen der Wärmeregulation im Norden größer zu sein scheinen als im Süden.

H ä b e r l i n und F. M ü l l e r zeigten in einem 14tägigen Herbstaufenthalt an im Durchschnitt pro Tag 105 Kindern, welche beträchtlichen Verbrennungen im vollen Nordseeklima vom Körper geleistet werden, indem ein Nettoumsatz von etwa 2700 Kal. pro qm erreicht wurde gegenüber 1445 Kal. pro qm, welche im Hause der arbeitenden Bevölkerung der Großstadt und 1500 Kal. pro qm, welche im ländlichen Walderholungsheim nötig wurden. Es kam während der an der See durchgeführten gehobenen Ernährungsweise noch zu Gewichtszunahmen und stärkerem Ansatz von Muskulatur; durchschnittlich zu 68 g pro Tag gegenüber von 45 g in der Walderholungsstätte. Natürlich besteht keine absolute Gewähr dafür, daß in der Walderholungsstätte sowie im elterlichen Haus bei den Versuchen regelmäßig die optimale Form der Ernährung eingehalten wurde, so daß nicht bei beliebiger Nahrungsaufnahme es daselbst ebenfalls zu höherem Gesamtumsatz und Gewichtszunahme gekommen wäre.

Bezüglich der Frage, ob der gesamte Stoffwechsel im Seeklima quantitativ erhöht und qualitativ verändert sei, die früher immer bejaht und besonders betont wurde, wissen wir nun aus den obenerwähnten Versuchen, daß eine Veränderung keineswegs eintreten muß, aber unter voller Seeklimawirkung im Wind und bei einer ausgesprochen unter dem Indifferenzpunkt liegenden thermischen Resultante beim Akklimatisationsfähigen eintritt.

Stickstoffbilanz. Schon Benekes Versuche zeigten im Jahre 1854, daß die Harnstoffmengen im Seeklima vermehrt waren, jedenfalls infolge gesteigerter Verbrennung und vor allem wohl auch infolge gesteigerter stickstoff-haltiger Nahrungsaufnahme wie dies an der See gewöhnlich ist. Die noch öfters aus früherer Zeit zitierten Veränderungen der Harnsäureausscheidung müssen wir jedoch bis auf weiteres ausschalten, da sie uns keinen Anhaltspunkt mehr geben für tatsächlich vorhandene Modifikationen im Eiweiß- bez. Purinkörperabbau. So stehen wir heute insbesondere seit den erwähnten Stoffwechselversuchen von A. Loewy und seinen Mitarbeitern auf dem Standpunkt, daß auch im Seeklima Stickstoffumsatz und Gesamtkalorienverbrauch abhängig sind von den äußeren thermischen und anderen energiefordernden Bedingungen wie überall. Insbesondere ist eine klimatisch bedingte regelmäßig Änderung der Stickstoffbilanz nicht vorhanden. Auch die Assimilation der einzelnen Nahrungsmittel zeigte bei den sorgfältig durchgeführten Versuchen der genannten Verfasser keine Veränderung. Wo eine Umsatzsteigerung eintritt, da ist sie fast immer bedingt durch Mehrleistungen auf dem Gebiet der reflektorisch angeregten oder der willkürlichen Wärmeregulation oder durch willkürlichen Energieverbrauch auf dem Umweg über eine Anregung des Nervensystems durch die stimulierenden Einflüsse des windbewegten oder sonstwie exzitierenden Seeklimas.

Wirkung auf die Schleimhäute. Die Wirkung des Seewindes auf die Schleimhäute der Atmungsorgane macht sich im Beginn des Aufenthaltes wohl durch Vermehrung der Sekretion bemerkbar, teils infolge der verstärkten Respiration, teils auch infolge des Kältereizes, der natürlich vom jeweiligem Temperaturgrad und Feuchtigkeitsgehalt der Luft abhängig ist. Subjektiv ist im Seeklima bei nicht zu starkem Wind das Gefühl erleichterten Atmens vorhanden. Es liegt das wohl weniger in der relativ größeren Sauerstoffzufuhr, als vielmehr an der Behaglichkeit, mit der eine kühle Luft eingeatmet wird, an der erwähnten Vertiefung der Atmung, die größere Luftmengen mit der atmenden Oberfläche in Berührung bringt und an den Empfindungen und Reflexen, welche das Einatmen ganz reiner Luft von seiten der Atmungsorgane auslöst. Monti fand an der Adria Vergrößerung des Brustumfanges, auch an der Ostsee ist dies festgestellt worden.

Wirkung auf die Zirkulation. Über die Wirkung des Seeklimas auf die Zirkulation liegen nur wenige verwertbare Versuche, und zwar die von Loewy, Müller und ihren Begleitern vor, da sie anscheinend selten bei vollem Seeklima und See-Einwirkung angestellt werden konnten.

Sie fanden die Pulsfrequenz in der Ruhe am Morgen gegenüber dem Binnenlande unverändert. Auch die Blutdruckverhältnisse zeigten keine Veränderungen, welche als allgemein vorhanden zu erachten wären. Immerhin wird häufig doch eine Senkung des systolischen Druckes beobachtet. So war bei 4 von 11 Personen, die größtenteils entkleidet am Strande untersucht wurden, der systolische Druck unverändert, bei 5 war er bis um 32 mm herabgesetzt. Der diastolische Druck war 6 mal in 10 Fällen erniedrigt, in den übrigen gleichgeblieben. Auch Bockhorn fand unter behaglichen Verhältnissen, wo es also zur Reaktion in der Zirkulation gekommen war, oder infolge der vorhandenen Luftwärme nicht mehr zu kommen brauchte, eine regelmäßige Blutdrucksenkung an der See bei Erwachsenen und Kindern. Ebenso stellte v. Kügelgen meist eine Blutdrucksenkung fest und meint: Das Seeklima (gemeint ist das sommerlich feuchtwarme Wyk a. Föhr) erniedrigt den Blutdruck durch die erweiternde Wirkung des feuchtlauen Seewindes auf die peripheren Gefäße im Gegensatz zur Einwirkung des hier trockenkalten Landwindes. Man wird wohl auch hier analog den im Luftbad am Lande gewonnenen Resultaten die Verschiedenheit des Druckes auf den Einfluß der Empfindung von Kühle oder Behaglichkeit an der Körperfläche zurückzuführen haben. Da wo die Kälteempfindung ohne periphere Gefäßerweiterung vorwiegt, scheint auch im Seeklima die blutdrucksteigernde Wirkung der Seewinde aufzutreten. Bei behaglichen äußeren Verhältnissen wird es zur Senkung des Blutdruckes oder zu keinen Veränderungen der Blutdruckverhältnisse kommen. Mit Loewy und Müller nehmen wir deshalb an, daß sämtliche Änderungen auf dem Gebiet der Zirkulation mit thermisch reflektorischen Vorgängen von der Haut aus zusammenhängen.

Ist die Durchblutung der Haut bei Wind und Kühle eine mangelhafte, wie sie bei Schwächlichen, wohl auch bei Arteriosklerotikern vorkommt, so führt sie zu Unbehagen, Hautblässe, Zirkulationsstörungen und schließlich zur Unerträglichkeit des betreffenden Seeklimas, während beim Gesunden und allmählich Trainierten nicht nur das Seeluftbad, sondern auch beim Bekleideten der klimatische Strandaufenthalt ein Wohlgefühl und kräftige Hautdurchblutung mit weiteren günstigen Folgen auf Zirkulation und Nervensystem hervorruft.

Harnabsonderung. Mit der häufigen Umsatzsteigerung im Zusammenhang steht auch wohl die vielbeobachtete Vermehrung der Harnabsonderung, die zum Teil durch die größeren Stickstoffmengen, welche der mit größerem Fleischappetit ausgerüstete Mensch auszuscheiden hat, bedingt werden, oder auch — und das sicher am wenigsten — durch Verminderung der Verdunstung von seiten der Haut und der Atmungsorgane in warmfeuchter Luft, denn in solchen Fällen gehen Hunger und Nahrungsaufnahme rasch zurück. Harnvermehrung wurde von Monti und auch von Tripold beobachtet. Eigens angestellte Versuche zeigten aber auch hier, daß weder der Wasserwechsel noch der Kochsalzwechsel im Seeklima spezifischen Veränderungen unterliegt. Manchmal mag auch erhöhtes Durstgefühl der primäre Anlaß einer Polyurie sein. In anderen Fällen wieder kann eine vorübergehend vermehrte Absonderung oder Entleerung durch Temperaturreflexe von der Haut, insbesondere von den Füßen aus, bedingt werden.

Das Verhalten der Körpertemperatur bietet nichts Charakteristisches.

Einfluß auf das Blut. Der Einfluß des Seeklimas auf den hämatopoietischen Apparat ist an den Küsten und auf Inseln mit ziemlich ausgesprochener Seeklimawirkung in Nord- und Ostsee, jedoch auch von anderen Forschern an der französischen Küste mehrmals untersucht worden. Es seien zunächst die Hundeversuche Loewys erwähnt, in denen ebensowenig wie an gesunden, d. h. blutnormalen Menschen (Loewy. v. Kügelgen und Holwig) Steigerung der

Blutkörperchenzahl und der Hämoglobinmenge über die normalen Werte hinaus, wie dies im Höhenklima der Fall ist, nachgewiesen werden konnten. Anders steht es allerdings bei Personen mit herabgesetzten Werten der Blutelemente, wovon wir bei der Therapie Gebrauch machen können. Doch sei auch hier schon auf den interessanten Befund von Helwig Bezug genommen, daß im Anfang einer Seeklimakur unter dem Einfluß sehr kräftig wirkender Klimafaktoren und etwa gleichzeitig mitsprechender geistiger sowie seelischer Überforderungen eine Verminderung der Blutbestandteile und der Hämoglobinmenge zustande kommen kann. Niemals gefunden wurden kernhaltige rote Blutkörperchen, Myelozyten, Myeloblasten, ebensowenig eine Polychromasie. Von seiten der Leukozyten tritt im Anfang eines Seeklimaaufenthaltes bei Blutarmen öfters die Erscheinung einer mäßigen Lymphozytose auf, die unter Besserung des Erythrozytenbildes sich wieder zurückbildet. Sicher stehen morphologische Veränderungen des Blutbildes nicht gerade im Vordergrunde, denn E. Conradi fand in fortlaufenden Blutuntersuchungen bei 16 Kindern keine einheitliche, einschneidende Wirkung des Seeklimas auf die Zusammensetzung des Blutes. Eine befriedigende Erklärung für Helwigs Befunde hat sich noch nicht gezeigt und wir sind genötigt, uns mit dem allgemeinen Hinweis auf die Stärke oder auf die Übererregung durch den klimatischen Reiz, auf eine Übermüdung die auch im Hochgebirge zur Blutverarmung führt, s. S. 174 u. 204, zufrieden zu geben. Um so mehr, als diese Übererregung vom Autor selbst in eine Parallele mit somatischen, thermischen (Seebad) und seelischen Überanstrengungen gebracht wurde, und wir ein Seitenstück im Zustandekommen chlorotischer Blutanomalien besitzen, die wir heute nicht mehr als eine primäre Bluterkrankung zu deuten geneigt sind. Verschiedenen Einwänden bezüglich der Blutuntersuchung im Seeklima ist noch zu begegnen, worunter als schwerwiegendster der, daß es sich bei den Blutbestimmungen aus Hautkapillaren um fluxionäre Verschiebungen der Blutelemente handeln könne. Darüber ist kein Zweifel erlaubt, daß gerade im hautanregenden Seeklima fluxionäre Verschiebungen der Blutmischung mit aller Bestimmtheit und ganz regelmäßig sich besonders vor Eintritt der Akklimatisation zeigen müssen. Man hätte also auf gelegentliche Blutuntersuchungen, die, wie eigene Luftbadeversuche zeigen, immer mit einer Hyperglobulie in den Hautgefäßen einhergehen, keinen Wert zu legen. Die meisten Untersuchungen jedoch, welche eine Vermehrung der roten Blutkörperchen bei der Blutarmut erkennen ließen, sind indeß wiederholt und mit so übereinstimmenden Resultaten ausgeführt worden, daß an dem Vorkommen tatsächlicher Veränderungen der Erythrozytenzahl nicht zu zweifeln ist. Der Einwand des Zählkammerfehlers besteht im feuchten Seeklima weniger zu Recht, als im Höhenklima. Allerdings müssen auch hier mit der Bürkerschen Zählmethode und unter den Bürkerschen Kautelen der Untersuchung erst Untersuchungsserien ausgeführt werden, die zugleich die meteorologischen, insbesondere die thermischen Bedingungen, unter welchen die Blutuntersuchung stattfand, mehr berücksichtigen als bisher. Mit der Tatsache, daß beim Gesunden im Seeklima eine Hyperglobulie und Hyperchromasie nicht erzeugt werden kann, und daß andererseits, so von Häberlin, auch ohne jede Pigmentierung eklatante Besserungen des Blutbildes zur Beobachtung kommen, fällt auch der oft zitierte Hinweis auf die Identität der Faktoren im Höhenklima und Seeklima und zugleich auch die Annahme, daß die Sonnenwirkung im Seeklima das eigentliche hämatopoietische Stimulans sei oder ein solches auf dem Wege des Stoffwechsels erzeuge. An der allgemein stimulierenden und an der immunisierenden Sonnenwirkung ist natürlich auch im Seeklima nicht zu zweifeln. Die Gleichheit der therapeutischen Erfolge bei den tuberkulösen Kindern unter See- und Höhensonne drängt dazu.

Die Sonnenwirkung an der See. Die physiologische Sonnenwirkung im sommerlichen, sonnigen Seeklima deckt sich naturgemäß mit derjenigen an allen Orten mit günstiger Besonnung. Es wurde aber bereits darauf hingewiesen, daß ihre Ausnutzungsfähigkeit im Seeklima eine größere ist, als in den meisten anderen Klimaten. Sie wirkt verstärkend im Sinne einer Anregung der Blutzirkulation in den Hautgefäßen, pigmentbildend und insbesondere beim Luft- und Sonnenbad an der See auch wärmezuführend, so daß also bei gleichzeitigem Seewind teils gleichsinnige, teils kräftige antagonistische Reize zusammenwirken zur Übung des Vasomotorensystems und zur Abhärtung des Individuums. Besonders die lange Sonnendauer der südeuropäischen Küsten fordert zur Heliotherapie im Meeresklima heraus. Wir sind aber nicht imstande, außer der bekannten Pigmentbildung der Haut und der im Sonnenbad nachgewiesenen Verlangsamung der Respiration, der Herabsetzung des Blutdrucks und der Beeinflussung der Zirkulation, die im Kapitel Heliotherapie eingehend behandelt werden, der Seesonne spezifische, anderen Sonnenklimaten nicht zukommende physiologische Wirkungen nachzusagen wie von französischer Seite gelegentlich betont wird. Wahrscheinlich addieren sich die genannten Wirkungen zu denen des Seeklimas und können also zu beträchtlichen Veränderungen in der beschriebenen Richtung führen. Im Zusammenhang damit sei der durch nichts bewiesenen Auffassung von Th. Brinch Erwähnung getan, welche die günstige Wirkung des Seeklimas auf die Ionisation der Luft durch Ultraviolettstrahlung zurückführt, wobei die ionisierten Teilchen von den Flimmerhaaren des Epithels im Respirationstrakt und von den feinsten Härchen der Körperoberfläche aufgenommen und im Körper nutzbar gemacht werden sollen. Auffällig ist besonders bei Kindern, welche einige Wochen Sonnentherapie im Seeklima getrieben haben, daß das Gewicht trotz reichlichster Nahrungsaufnahme abgenommen hat. In anderen Fällen wird ein gegenüber der Vorperiode auffallendes Längenwachstum beobachtet, sei es mit, sei es ohne Gewichtsabnahme. Auch aus Montis Berichten, wie andererseits aus den Hochgebirgsberichten von Plantas geht hervor, daß das Längenwachstum der Kinder oft beträchtliche Zunahmen aufweist. Diese Beobachtungen führen weiter zur Auffassung von der Sonnenbeeinflussung endokriner Systeme.

Die klimatische Beeinflussung der Psyche. Die interessantesten und trotz der geringen Ausbeute an Kenntnissen über die psychologischen Einwirkungen des Seeklimas am tiefsten dringenden Versuche sind diejenigen Berliners über die Psychologie der Klimawirkungen bei Ferienkolonisten am Ostseestrand, welche sich mit einer Prüfung der muskulären Arbeitsleistung, der fortlaufenden produktiven geistigen Arbeit, der Aufmerksamkeit und der geistigen Präzisionsarbeit beschäftigten. Er fand eine Steigerung der körperlichen Arbeitsleistung und auch der Arbeitsgeschwindigkeit bei fortlaufend geistiger Arbeit, jedoch ein Sinken der Aufmerksamkeit und damit auch der Präzisionsleistungen. Die Zunahme der muskulären Leistungen geht mit der Zunahme des Körpergewichts ziemlich parallel, und zwar sowohl hinsichtlich der Maximalleistungen als der Gesamtleistungen. Vielleicht darf man daraus auf eine Zunahme der Muskulatur selbst schließen, obgleich der Nachweis der Stickstoffretention im Seeklima bei solchen Kindern bis jetzt noch nicht erbracht ist.

Wir ersehen aus den Versuchen Berliners weiter den stimulierenden und tonisierenden Einfluß gerade des Seeklimas, der die Erfolge des ebenfalls stimulierenden gewöhnlichen Ferienaufenthaltes auf dem Lande erheblich übertrifft; dann aber auch wird es ganz deutlich, daß die auf Grund der Tonisierung hervorgebrachten Mehrleistungen körperlicher und geistiger Arbeit mit einem beträchtlichen Kräfteaufwand und mit vasomotorischen und Stoffwechselvorgängen verbunden sind, welche hauptsächlich der somatischen Förderung dienen und der intellektuellen Tätigkeit Abbruch tun. Bei der Erholung im Seeaufenthalt — es gilt dies vielleicht auch für alle eingreifenden klimatischen Kuren — ist also eine geistige Abstinenz angebracht. Das Seeklima wirkt auf Nervengesunde psychisch sedativ, somatisch ausgleichend oder tonisierend. Man begreift so auch die häufig erwähnte, oft geradezu als spezifisch gepriesene schlafbefördernde Wirkung des Seeklimas. „Es ist die Wirkung des Seeklimas die einer Hemmung höchster Gehirnzentren zugunsten untergeordneter, motorischer, eine Ruhigstellung des Gehirns, eine Verschiebung der Lebensvorgänge vom geistigen auf das körperliche Gebiet. Es entwickelt sich eine behagliche Lethargie, eine Denkfaulheit. Andererseits kann sie auch infolge der Ausschaltung oberster kritischer und hemmender Zentren die Form von Erregungs- ja rauschähnlichen Zuständen annehmen." Man kann in diesen letzten Fällen von einer Art Seekoller reden, wie er ähnlich auch bei Brunnenkuren, in den Tropen, bei der Höhenwirkung zustande kommt. Das Wort „Seerausch" ist bekannt.

Zusammenfassung. Fassen wir die physiologischen Wirkungen zusammen, so läßt sich sagen, je ausgesprochener das Seeklima ist, wo also trotz einer gewissen Gleichmäßigkeit der thermischen Faktoren die negativ thermischen Eigenschaften desselben, Wind, Kühle einwirken, desto tonisierender wirkt es. Je mäßiger diese Eigenschaften vorhanden sind oder bei Vorherrschen einer derselben eine andere zurücktritt, wie z. B. im atlantischen Sommerklima der Wind gegenüber einer linden Abkühlung durch die Lufttemperatur, wo die Veränderung des Wärmeganges der Luft eine überaus schleichende ist, desto kalmierender, sedativer, im ganzen schonender wirkt das Seeklima ein. Besonders unter den letztgenannten Bedingungen scheint es möglich, die heliotherapeutische Seite des Seeklimas und die gesamte Thalassotherapie in den Vordergrund zu bringen bzw. ihrer je nach der Indikationsstellung sich zu bedienen.

Aus dieser Abstufung und Gruppierung der thermischen Faktoren ergibt sich auch in erster Linie die Differenzierung der Küstenklimate als warmfeuchte, kühlfeuchte und warmtrockene, wobei immer noch dem Seewind als herrschendem thermischen Faktor die Hauptbedeutung beizulegen ist.

Die rein von der Gefühlsseite wirkende, dann aber gerade aufs Nervensystem reflektierende landschaftliche Klimawirkung sei nur erwähnt, ohne wegen ihrer individuellen Einflußnahme ins einzelne verfolgt zu werden.

Die Therapie im Seeklima.

Die Therapie, welche sich dem teils tonisierenden, teils sedativen Seeklima zuwenden will, hat ebenso wie in jedem anderen Klima den lokalen Komplex der thermischen Faktoren und insbesondere die Klimakomponente des Windes zu berücksichtigen. Man ist deshalb gezwungen, die Indikationsstellung für die einzelnen Gruppen der Seeklimate getrennt vorzunehmen.

Nur für die sedative Seite sind gewisse Kontraindikationen allen verwendeten Seeklimaten gleich. Sie beruhen in der enormen Lichtwirkung, welche von Bunge selbst für die Sommermonate der Polarzone bestätigt und in den akustischen und psychischen Eindrücken, welche durch die Tätigkeit des Meeres und durch gewaltige Wassermassen hervorgerufen werden. Sie liegt also speziell im Bereich der seelischen Reflexe von den höheren Sinnesorganen aus. Leute, welche das Empfinden haben, das Seeklima nicht ertragen zu können, berufen sich weit mehr auf diese, als auf andere unmittelbare klimatische Einflüsse, die selbstverständlich im Einzelfalle kontraindiziert sein können, teils aus klimatopsychischen, teils aus organfunktionellen Gründen heraus. Die funktionellen Erkrankungen des Nervensystems, zu denen man im weitesten Sinne auch eine intensive Erholungsbedürftigkeit der Nerven rechnen kann, Erkrankungen des Respirationssystems und konstitutionell schwächende Erkrankungen durch Infektionen, aber ohne akut fieberhafte Vorgänge, und ferner die chronischen, mit Ernährungs- und Wachstumsstörungen verbundenen Erkrankungen des Kindesalters: Tuberkulose, Skrofulose, Rachitis, sowie der Symptomenkomplex der exsudativen Diathese, alle sie bilden vorwiegend die Domäne der Seetherapie im allgemeinen. Ihnen begegnen wir an allen Küsten und auf der Hochsee von jeher. Gewisse Einschränkungen verlangt bereits die Seetherapie der funktionellen Kreislaufstörungen und der mit Blutanomalien einhergehenden Krankheiten oder Schwächezustände, ferner auch gewisser Infektionskrankheiten, wie vielleicht manche rheumatischen Leiden und die Rekonvaleszenz nach erschöpfenden Infektionskrankheiten, die Gicht, Erkrankungen der Verdauungsorgane, des weiblichen Beckens, noch mehr derjenigen der Harnorgane, organische Erkrankungen des Nervensystems, Psychosen, ernste Erkrankungen des Zirkulationssystems.

Nichtsdestoweniger sind auf allen genannten Gebieten und sogar fast in allen See- und Küstenklimaten oft hervorragende Erfolge erzielt worden, wie die überaus reichhaltige therapeutische Literatur meldet und auch aus den Monographien H. Webers, Lalesques, Hillers, Häberlins und anderer zu ersehen ist. Es mag teils die individuelle Eigenart, häufiger wohl noch verständige ärztliche Leitung und vorsichtige Akklimatisation, insbesondere eine recht vorsichtige oder gar unterdrückte Handhabung anderer thalassotherapeutischer Faktoren mit Ausnahme des Klimas allein zu den erzielten Erfolgen verholfen haben.

Die Therapie der funktionellen Erkrankungen des Nervensystems im Seeklima hat auf die Ermüdbarkeit des Zentralnervensystems in diesem Klima Rücksicht zu nehmen und sich ihrer zur Schlaferzeugung in Fällen von Schlaflosigkeit, von leichten Erregungszuständen zu bedienen. Eulenburg hält sehr erregbare und wiederum sehr schlaffe Neurastheniker nicht für geeignet, andererseits wieder die Migränebehandlung für besonders aussichtsvoll. Zustimmend äußert sich auch Nicolas, welcher bei 2—3 monatigem Aufenthalt im Nordseeklima in 90% seiner Fälle von Migräne eine Heilung fand. Während in den warmfeuchten Seeklimaten solche Fälle oft rasch den klimatischen Faktoren mit Ausnahme einer zu reichlichen Besonnung ausgesetzt werden können, verlangen die nordischen und ozeanischen Klimate meistens eine gewisse Vorbereitung durch Liegekuren, wie sie insbesondere in den Seesanatorien der Nordsee geübt werden. Die Erfolge scheinen dann auch bei längeren Zeitopfern in diesen Klimaten recht günstig zu sein. Behandlung und Erfolge bei der Basedowschen Krankheit im Nordseeklima werden verschieden beurteilt.

Respirationsorgane. Die Erkrankungen der Respirationsorgane werden wiederum den höchstmöglichen Grad der Luftreinheit, häufiger der Luftfeuchtigkeit, seltener der Lufttrockenheit und eine gewisse Luftwärme zu berücksichtigen haben. Wenigstens hat der Beginn der hierher gehörenden Therapie mit den schonenden Faktoren des Seeklimas mehr zu rechnen, als mit den vasomotorisch und sekretorisch reizenden. Verschleppte Bronchitiden, chronische Bronchitis, Emphysembronchitis, bronchiales Asthma, chronische Pleuritiden und deren Residuen, vor allem aber die Tuberkulose der Lungen in allen drei Stadien, vorwiegend natürlich Gefährdete, Verdächtige und zu wiederkehrenden Infektionen der Atmungsorgane Neigende werden in hervorragender Weise beeinflußt. Die Nordsee, die europäische Ozeanküste, der Ozean selbst, das Mittelmeer und die Floridaküste erfreuen sich dabei besonderer Wertschätzung, und zwar vorwiegend aus klimatischen Gründen und wegen der heliotherapeutischen Anwendungen, während das Seebad nur selten verwendet wird, am meisten noch in warmen

südlichen Meeren mit geringerem Wellenschlag. Senator möchte dem kühleren
Seeklima dieselben Indikationen zuerkennen wie dem Hochgebirge, dem feuchtwarmen die Eigenschaften des feuchtwarmen Niederungsklimas, vor dem es aber
häufig die Eigenschaft der größeren Luftreinheit und thermischen Beständigkeit
voraus hat. Manche französischen Autoren (Laubry, Liotard) neigen dazu, das
trockenwarme Küstenklima für schwerkranke Tuberkulöse und insbesondere Fiebernde zu verbieten oder sie wenigstens von der direkten Seezone fernzuhalten, Lalesque möchte nur etwas mehr individualisieren. Insgesamt stehen die Erfolge bei
der Seeklimatherapie der Tuberkulose gegenüber den im Mittel- und Hochgebirge
behandelten nicht nach. Aus den französischen Klimastationen liegen darüber
bereits mehrere Statistiken vor. Insbesondere werden in den feuchten Stationen
Husten und Expektoration gemildert, Hämoptysen kommen im Seeklima nicht
häufiger vor als anderswo. Es ist selbstverständlich, daß auch im Seeklima an
den bewährten Fundamenten der Heilanstaltstherapie nicht gerüttelt wird. An
Stelle der Liegehallen kommen im sommerlichen Süden häufig Liegekuren auf Barken, Terrassen an der See und in Wäldern oder in Dünensenkungen in Anwendung.
Aus vielen Berichten gewinnt man auch den Eindruck, daß für ernstere Lungenkranke eben immer ein anderes Klima besser passe, als gerade dasjenige der vom Autor vertretenen Küste, so daß man für die offene Tuberkulose des Erwachsenen um
so lieber auf Sanatorien auch an der Küste zurückkommen wird, um eine einwandfreie Klärung mancher noch strittiger Punkte in der Indikationsstellung zu erhalten. Wie sehr es möglich ist, auch den Tuberkulösen dem Seeklima anzupassen
und dasselbe für ihn vorteilhaft zu verwenden, geht mehr als aus allen Indivi-
dualisierungsvorschlägen hervor aus der Winterkur Tuberkulöser an der Nordsee,
der nun bereits mehrere Sanatorien in Dänemark, Deutschland und Holland dienen.

   Die Behandlung der einfachen und chronischen Katarrhe der Luftwege wird
an allen Küsten mit Erfolg aufgenommen. Auf das möglichst weitgehende Fernbleiben von Schleimhautreizen durch die Luft selbst und durch in der Luft sus-
pendierte Reizkörper ist dabei wohl in erster Linie Bedacht zu nehmen. Fernbleiben von Temperaturschwankungen, Feuchtigkeit der Luft und allmähliche
Abhärtung kommen nicht weniger in Betracht. Die Berichte aus nördlichen
und südlichen Seeklimaten lauten fast durchweg äußerst günstig und die Statistiken kennen Heilungen von 68 bis fast 100% aus einer wahllosen Anein-
anderreihung von leichten und schweren, meist subchronischen Katarrhen der
Schleimhäute der oberen und mittleren Atmungsorgane. Bei trockenem, atro-
phierendem Rachenkatarrh wird das feuchte Seeklima sogar als das Klima der
Wahl bezeichnet.

   Die Behandlung des Asthma bronchiale beruht auf denselben Prinzipien.
Nicolas hatte über 50%, Hartog 80% Heilungen im Seeklima. Häberlin rechnet an den deutschen Küsten fast 70% Heilungen aus den verschiedenen Statistiken zusammen. Die schonenden thermischen Eigenschaften
spielen wiederum eine Rolle bei der Rekonvaleszenz von fieberhaften Erkrankungen der Atmungswege, wonach ein allmählich dosierter Übergang zur Abhärtung
erfolgt. Die Aufenthaltsdauer muß eine mehrmonatige und sogar jahrelange sein.

   Kreislauforgane. Von den Erkrankungen der Kreislauforgane sind es
besonders die anscheinend oder bestimmt nervösen Formen, ferner die mit Hypertension einhergehenden Gefäßerkrankungen, Präsklerose und beginnende Gefäßsklerose, welche ein dankbares Objekt der Seeklimatherapie formen. Doch ist
dabei nicht zu vergessen, daß die scheinbare Entlastung, welche in der mit über-
wiegender Häufigkeit konstatierten Blutdrucksenkung zutage tritt, ihrerseits
wieder als eine Anregung für eine Mehrleistung des Herzens in Betracht
kommen kann.

Das tonisierende Seeklima schafft für das Herz Mehrarbeit; es muß deshalb über Reservekräfte verfügen oder allmählich erst zu den Mehrleistungen erzogen werden. Gerade hier ist wieder der fraktionierte Seeaufenthalt gepaart mit Liegekuren, langen Luftkuren, erst später mit vorsichtigen lauwarmen Meerbädern oder künstlich warmen Meerwasserbädern am Platz. Vor der Wohnung an der Küste warnen wieder insbesondere die französischen Thalassotherapeuten, und es ist kein Zweifel, daß der dauernde Zutritt freien Seewindes zu den Wohnungen und insbesondere den Promenaden die Anforderungen an die Herzarbeit in übermäßiger Weise steigern kann.

Herzklappenfehlern, Herzen, deren funktionelle Leistungsbreite kaum den gewohnten schonenden Ansprüchen genügt, ist im Seeklima, wenn schon ein solches gewagt wird, dieselbe Sorge zu widmen, wie in den Solbadeorten oder den Hochgebirgsstationen, es sind insbesondere die windärmeren und mäßigwarmen Orte aufzusuchen.

Erkrankungen des Blutes. Die Behandlung der Anämie, insbesondere der Blutarmut, hat durch sehr eingehende Untersuchungen von Nicolas, v. Kügelgen, Häberlin, Helwig, Loewy eine wesentliche Stütze erfahren. Lalesque berichtet über eine große Reihe allergünstigster Berichte französischer Autoren (so sieht Calot alle Fälle unkomplizierter und mit geschlossener Tuberkulose komplizierter Anämien heilen), so daß die tonisierende Therapie der Chlorose, welche ja auch in den anderen Heilklimaten und Heilstätten dieser Erkrankung eine Hauptrolle einnimmt, im Seeklima eine besondere Stätte findet. Eine gesicherte Erklärung für die oft so eklatanten Heilungen, welche bei Nicolas in einer großen Statistik fast 100% betragen, nach Häberlins Schäfzung etwa 75% in allen Zusammenstellungen ausmachen, steht noch aus, ist aber möglicherweise ebenso mit dem Reiz der Anämisierung auf das blutbildende Mark zu erklären, wie auch die künstliche Blutentziehung oder die Sauerstoffverarmung im Hochgebirge, der im Seeklima die Hauthyperämie, d.h. eine relative Anämie innerer Organe entspricht. Auch hier (Helwig) wie im Hochgebirge wird manchmal zunächst eine Zunahme des Hämoglobins bei Rückgang der Erythrocytenzahl beobachtet. Erythrocytenzahl und Hämoglobingehalt gehen überhaupt meistens nicht parallel. Ich möchte nur einige Beispiele Helwigs anführen.

<h3 style="text-align:center">Verlauf der Blutveränderung im Seeklima.</h3>
Blutbefunde ohne Seebad nach Helwig.

	Bei Aufnahme	Nach 1 Woche	Nach 2 Wochen	Nach 3 Wochen	Weiterhin
Zahl der Erythrocyten	3 890 000	4 659 000	4 900 000	—	—
Hämoglobin	60%	70%	75%	—	—
Gewicht in kg	62,0	62,0	62,0	62,0	—
Zahl der Erythrocyten	4 943 000	5 109 000	5 260 000	—	5 475 000
Hämoglobin	70%	70%	70—75%	—	80%
Gewicht in kg	31,7	31,65	31,2	—	33,7
Zahl der Erythrocyten	4 128 500	4 125 500	5 133 000	5 516 000	—
Hämoglobin	65—70%	70%	75%	75%	—
Gewicht in kg	46,4	47,0	47,7	47,9	—

Darin liegt allerdings auch die nicht so seltene Unverträglichkeit des Seeklimas für Blutarme begründet, sei es, daß der Reiz zu intensiv angreift, sei es, daß eine allgemeine Erschlaffung die vasomotorischen Reaktionen verhindert. So beobachtete Helwig in der ersten Zeit auch bei anscheinend sachgemäßem Verhalten manchmal Unbehagen und große Müdigkeit. Möglicherweise ist zwar auch hier durch eine sorgsame Dosierung des Seeklimas eine ganz universelle Eignung des Klimas zu erweisen, es ist aber doch auf die häufig große Empfindlichkeit mancher jugendlicher Bleichsüchtigen gegen unterthermische Reize, gegen Wind und gegen sensorische Anregungen hinzuweisen. Kühle Seebäder werden meist perhorresziert. Besonders günstig reagieren die anämischen Zustände der Kinder, von welchen auch eine große Zahl der publizierten Erfolge stammt. Häberlin fand bei einer ganzen Reihe von Kindern eine Besserung des Blutbildes ausschließlich durch den Klimareiz der See. Für jüngere Kinder unter 6 bis 8 Jahren soll mehr das wärmere Seeklima des südlichen Frankreich und die Adria in Betracht kommen (Levassort, Fischl). Seebäder, Paddeltouren, größere Spaziergänge, geistige Tätigkeit erweisen sich in fast allen Fällen im Beginn einer Kur als verfehlt (s. Tabelle) und selbst mit längeren Luft- und Sonnenbädern muß man vorsichtig sein.

Blutbefunde im Seeklima mit Gebrauch von kalten Seebädern nach Helwig.

	Vor Einwirkung	Nach Einwirkung	Nach 8 Tagen	Nach 4 Wochen	Bemerkungen
Zahl der Erythrocyten	5 750 000	3 821 400	4 266 600	4 475 000	—
Hämoglobin	80—85%	70%	75%	75%	
Gewicht in kg	41,750	41,600	41,500	40,080	{ wurde entfettet.

Malariaanämien scheinen besonders an nordischen, gänzlich seuchenfreien Küsten zuweilen günstig beeinflußt zu werden, im Gegensatz zu den südlichen Küsten.

Rheumatische und gichtische Erkrankungen. Die Therapie der rheumatischen und gichtischen Erkrankungen im Seeklima begegnet heute noch fast allgemein erheblichen Zweifeln. Deshalb sei auf die guten Erfolge bei solchen Krankheiten in trockenwarmen Küstenklimaten insbesondere am Mittelmeer bzw. an der Riviera unter gleichzeitiger Benützung warmer Seebäder (Fodor, Luisada) hingewiesen. Weniger günstig scheint bereits die Ozeanwirkung, noch weniger die Kanalküste. Es ist also mit steigender Feuchtigkeit und Windbewegung bzw. Erniedrigung der Lufttemperatur zusammenzubringen, daß solche Kranke auf die Seewirkung im allgemeinen wenig günstig reagieren, und man wird wohl sagen dürfen, daß viel Sonne und Vermeidung von Infektion der oberen Luftwege, wie sie an der Rivieraküste und der Adria allerdings mit Auswahl der Orte zu erhalten sind, hierfür die günstigsten Faktoren im Seeklima sind. Wir legen also hier weniger Wert auf das eigentliche Seeklima. Winter und Sommer dieser Küsten eignen sich in gleich trefflicher Weise und bieten außerdem Gelegenheit für eine umfassende Thermo- und Thalassotherapie.

Verdauungsorgane. Einer ganz verschiedenen Beurteilung unterliegen die Erkrankungen der Verdauungsorgane. Während Albu und Ide die nervösen Formen der Magen- und Darmerkrankungen Nutzen aus dem Seeklima ziehen und auch Zuntz, Lindemann, Häberlin u. a. die Konstipation schwinden sahen, gewinnt man aus den Berichten anderer Autoren (H. Weber) und aus den Erfahrungen, welche man gemeinhin an unseren Küsten zu sammeln pflegt, sehr oft den entgegengesetzten Eindruck. Es geht eben bei dieser Gruppe von Erkrankungen nicht an, die Erfolge und Mißerfolge im wesentlichen nach klimatischen Bedingungen zu beurteilen. Die Ernährung — und das muß heute leider noch betont werden — steht in vielen unserer Seekurorte — Sanatorien und Gasthäuser ersten Ranges ausgenommen — oft noch auf einer ganz erbärmlich tiefen Stufe.

Es hängt dies häufig mit dem Mangel an Kochkünstlern wegen der kurzen „Badesaison", dann mit dem Fehlen frischer Gemüse und der besonders im Süden so vortrefflichen Mehlspeisen, mit der insbesondere gerade für solche Kranke nicht immer dienlichen Fleisch- und Fettnahrung zusammen, zum Teil vielleicht auch mit der robusten Konstitution des Küstenbewohners im allgemeinen, dem für diätetische Fragen des verweichlichten Großstädters trotz Geldes und guter Worte das Verständnis fehlt. Darüber ist wohl kein Zweifel möglich, „daß eine geeignete Ozeantherapie in Verbindung mit den verschiedenen thalassotherapeutischen Methoden und unter Berücksichtigung der Errungenschaften der modernen Diätetik Vorzügliches zu leisten imstande wäre" (v. Leyden). Die Kurerfolge mancher Sanatorien im Norden, vor allem aber an der trockenwarmen Mittelmeerküste, auch auf besten Ozeanschiffen, beweisen dies.

Erkrankungen der Beckenorgane. Die konservative physikalische Therapie der Erkrankungen der Beckenorgane macht ebenfalls vom Seeklima und Seebädern Gebrauch, gerade in Fällen, wo das Allgemeinbefinden mitleidet. Im Vordergrunde stehen die trophoneurotischen und vasomotorischen Beschwerden der Wechseljahre (Gottschalk) und Anomalien der Menstruation (Gottschalk, Kurz), wobei nach Kurz der Seeaufenthalt menstruationsverzögernd wirkt, dann die anämischen Zustände bei Myomen (Lavergne, Gottschalk) sowie Sterilität infolge von mangelhafter Entwicklung der Beckenorgane, Subinvolution des Uterus post partum und atonische, sowie vermeintliche Retroflexionsbeschwerden. Der Gebrauch der Seebäder ist dabei nur in Fällen von gutem Herz- und Blutbefund zu empfehlen, bei Blutungen und akuten Erscheinungen völlig kontraindiziert, bei den atonischen Zuständen ein kühleres, in den erstgenannten Fällen eher ein wärmeres Klima am Platze.

Die tuberkulöse Peritonitis findet folgende Beurteilung durch Kaminer: unter 79 wenigstens 6 Monate lang behandelten Fällen wurden 75% so wesentlich gebessert, daß sie die Arbeit wieder aufnehmen konnten, 5% sind gestorben; nicht so günstig sind die von Häberlin ermittelten Heilerfolge aus verschiedenen Statistiken, die aber keine einheitliche Beurteilung gestatten.

Erkrankungen der Niere. Erkrankungen der Nieren und Blase gelten im allgemeinen als Kontraindikation für das Seeklima und die Thalassotherapie wegen der abkühlenden Einflüsse dieser Faktoren, während allerdings das trockenwarme Seeklima eventuell unter Gebrauch der Heliotherapie bei Nierenkranken während der wärmeren Jahreszeit, wie Tripold und Glax zeigten, nicht nur gut ertragen wird, sondern sogar Besserungen zeitigt. Die gleichmäßige Wärme des südlichen Klimas spielt dabei, wie auch der Aufenthalt solcher Kranker an der westlichen Riviera zeigt, die Hauptrolle.

Organische Nervenkrankheiten. Für organische Nervenkrankheiten wird häufig das trockenere Küstenklima empfohlen, so von Francke für die Tabes.

Die Therapie des Kindes im Seeklima. Zu allen diesen Indikationen mit ihren Einwänden und Einschränkungen verhält sich das kindliche Alter an der See wie auch im Hochgebirge oft anders als das der Erwachsenen. Die vitalen Reaktionen sind lebhafter und in günstigem Sinne positiver, die Empfindlichkeit insbesondere gegenüber der Einwirkung thermischer Faktoren größer. Man kann fast als festgestellt erachten, daß abgesehen von akut erkrankten und von sehr nervösen, reizbaren Kindern oder solchen mit einer Idiosynkrasie, die auf psychischem Gebiet beruht, wohl kein kindlicher Krankheitszustand sich von der See ausschließt oder bald mehr, bald weniger wenigstens von einzelnen Faktoren des Seeklimas günstig beeinflußt wird. Darüber sind sich alle Autoren einig (s. die Literaturangaben S. 405).

Im Vordergrund steht die reine Klimatotherapie der See, welche bei zarten und besonders recht jugendlichen Kindern im Sommer die wärmere Ostsee und das Mittelmeer, im Winter nur das Mittelmeer oder eine andere südliche Station, in Amerika Südostflorida zu wählen hat; während älteren Kindern das gesamte atlantische Gebiet und die Nordsee offensteht. Der Erfolg hängt — und das sei vorweg betont —, wie die Statistiken der Heilungen und Besserungen aus den Seehospizen nur zu deutlich lehren, von einer sachgemäßen Dosierung im Gebrauch des Seeklimas und von der Dauer des Aufenthalts ab, die selten nach Wochen, meist nach Monaten, unter Umständen nach Jahren zu berechnen ist. Es reihen sich darunter ein einfache Schwächezustände, Nachkrankheiten nach akuten Infektionen, die „Vorstadien" der Lungentuberkulose wie chronische Bronchitiden und Drüsenschwellungen, die zahlreichen Formen der katarrhalischen und infektiösen Erkrankungen der kindlichen Atmungsorgane subakuter und chronischer Art, subakute und chronische Art des Asthma, die zahlreichen Manifestationen der Tuberkulose, wobei besonders das erste Stadium der Lungentuberkulose heranzuziehen ist, dann die Spitzenkatarrhe, die Pleuritiden, auch die offenen rekurrierenden Tuberkulosen, Haut-, Gelenk-, Knochen-, Drüsen- und Bauchfelltuberkulose, anämische Zustände, die Skrofulose, die Rachitis, die exsudative Diathese. Soweit die Diagnose der Bronchialdrüsentuberkulose mit Sicherheit gestellt werden kann, scheinen die Erfolge besonders günstig zu sein. Auch hier sind nur lange Kurzeiten vorzusehen.

Mit der Skrofulose, zu welcher bis heute noch eine Menge jener Fälle gerechnet werden, welche von anderen der exsudativen Diathese zugezählt werden, ist die Geschichte der Seeklimatherapie der Kinder aufs engste verknüpft. Baginsky betont, daß es keine Heilfaktoren gibt, die auch nur annähernd an das gesamte Seeklima und das Seebad heranreichen. Die See hat hier in ihrer Gesamtwirkung etwas „spezifisch Unvergleichliches". Man kann hier der Unzahl der Einzelerfahrungen kaum etwas hinzufügen, denn die verschiedenen Begriffe und Krankheitsbilder der Lymphadenitis, der adenoiden, der granulösen Rachenkatarrhe sind bereits hier mit einbegriffen. Die skrofulösen Hauterkrankungen werden in fast 90% der Fälle geheilt. Baginsky hat unter dem Eindruck der Erfahrungen seine ursprünglichen Bedenken von der reizenden Einwirkung der Seeluft und des Seewassers auf die entzündete Haut verloren und entsendet Kinder mit Ekzemen aller Art nach den Seebädern; die ausgezeichnete Wirkung der Seeklima- und Badekuren auf die Ekzeme des Gesichts betont Häberlin.

Treplin weist nach, daß von den in der Nordheimstiftung behandelten kindlichen Spondylitikern 72%, von den Koxitiden 75% zur Heilung gelangten.

Die Behandlung selbst komplizierter anämischer Zustände der Kinder wird durch bereits erwähnte Untersuchungen von Häberlin, Gmelin, v. Kügelgen und Helwig auch klinisch gerechtfertigt, und auch die praktischen Erfahrungen an lediglich anämischen Kindern mit Milzschwellungen sind reich an Erfolgen; feuchtwarmes Seeklima ist bei letzteren allerdings auszuschalten. Gmelin empfiehlt an der Nordsee die milderen Stationen; nur in Verbindung mit starker Nervosität wird diese Indikation eingeschränkt, und zwar dann auch von den meisten Kennern der Verhältnisse. Dasselbe gilt für die Herzerkrankungen der Kinder auf rheumatischer Basis. Immerhin werden aus südlichen Küstenstationen hier noch recht günstige Berichte gemeldet.

Während Baginsky, auch Gmelin, gegen die Behandlung offener und fiebernder Kindertuberkulosen an der See sich aussprechen, wird aus den ozeanischen Kurstätten insbesondere Frankreichs das gerade Gegenteil berichtet. Nach Lalesque sind sogar die „Suppurationsfieber" der Tuberkulösen dem Seeklima noch zugänglicher als die „Tuberkulisationsfieber". Die Widersprüche sind nicht ganz geklärt, scheinen aber mit der Errichtung von Sanatorien für manifest tuberkulöse Kinder an der See zu verstummen, wie jetzt auch die Erfolge von Refnäes auf Seeland zu zeigen scheinen.

Erfolge bei Rachitis sind besonders an der französischen und italienischen Küste, in Viareggio und in Palermo konstatiert worden, auch bei Übererregbarkeit des Nervensystems, vielleicht aus dem Grunde, weil die Rachitis in Italien die Veranlassung für die Gründung von Seehospizen war. Bei der nicht immer einwandfrei geklärten Ursache der Rachitis wird man verschiedenen Resultaten entgegenzusehen haben. Im allgemeinen dürften hier die unter wärmerem Klima gelegenen Seekurorte, welche sehr lange Heliotherapie ermöglichen, vorzuziehen sein, doch wird auch die sommerliche Ostsee empfohlen.

Während sich bekannte Autoren gegen die Versendung von Chorea- und Pertussiskranken an die See aussprechen und die Keuchhustenfrage auch bereits Veranlassung zur Stellungnahme eines Seebäderverbandes dagegen gegeben hat, wird von anderer Seite der milde Verlauf des katarrhalischen Stadiums dieser Krankheit an der See hervorgehoben und die frühere Praxis der Versendung solcher Kinder an die See hat zweifellos günstige Erfolge gehabt. Wir dürfen dabei heute mit Recht verlangen, daß solche Kinder nicht in Kurorte und Sanatorien geschickt werden, sondern in isolierten Privathäusern bis zur definitiven Abheilung mit Erwachsenen oder wenigstens mit körperlich und seelisch immunisierten Kindern zusammenleben.

Die Sanatoriums- und Hospizbehandlung. Die Sanatoriums- und Hospizbehandlung der Kinder, zuerst in England, dann in Italien, dann in Frankreich, zuletzt in Deutschland begründet, hat es hier in der verhältnismäßig kurzen Zeit zu höchster Blüte gebracht. Ewald stellte fest, daß im Jahre 1911 an deutschen Küsten in 45 Hospizen wohltätigen Charakters 15 000 Kinder verpflegt wurden, daß $33^1/_3\%$ aller Kinder geheilt, 46% gebessert wurden. Nur wenige dieser Anstalten, 6 an deutschen Küsten, sind auch während des Winters geöffnet. Und hierin liegt der unbestreitbare Grund für den verhältnismäßig geringen Prozentsatz der Dauerheilungen. Solche betragen in Frankreich in Seesanatorien mit unbeschränktem Aufenthalt weit über 50% aller zur Behandlung gekommenen Fälle, die zum Teil schwerster Natur sind und die auch die früher als chirurgisch bezeichneten Fälle von Gelenks-, Bauchfell- und Drüsentuberkulosen mitberücksichtigen, welche auf diese Weise der internen, diätetischen, physikalischen, insbesondere der klimatotherapeutischen Behandlung wiedergewonnen wurden. Auch der Einwand, daß nur die milden französisch-ozeanischen Küsten die zeitliche Ausdehnung der Behandlung und die Dauererfolge verbürgen, ist nicht stichhaltig. Auch von den aus dem dänischen Küstenhospiz entlassenen 588 Kindern waren nach 5 bis 15 Jahren noch 360 = 61% gesund geblieben. Das war vor 20 Jahren, heute sind die Erfolge noch besser, so daß die physikalisch-konservative Behandlung der lokalisierten Tuberkulosen der Kinder in den Hospizen an der See trotz zum Teil beschränkter Aufenthaltsdauer mit ca. 70% Heilungen rechnen kann; besonders in Häberlins schöner Monographie tun wir einen tiefen Einblick in das in Seehospizen Geleistete und noch zu Erwartende.

Die Hospizbehandlung ist besonders wegen der dauernden Aufsicht des ärztlichen und pflegenden Personals erwünscht, außer da wo ausgiebige private Pflege und Beaufsichtigung eingreifen kann in allen Fällen, in denen nicht ausschließlich die Erholung im Vordergrund steht und auch da spielt die Dosierung in dem Gebrauch der Thalassotherapie eine schwerwiegende Rolle. Sehr schwache Kinder werden zunächst in Zimmern mit Sonne und Luftzufuhr dem Seeklima exponiert, daran reiht sich der Aufenthalt in Liege- und Wandelhallen in gewisser Entfernung vom Meere, dann erst Wald- und Dünenaufenthalt, schließlich der Strandaufenthalt mit Luft- und Sonnenbädern, Wettlaufen und Rasen- oder Strandspielen an warmen Tagen und gegebenenfalls mit Seebädern. Die Verabfolgung warmer Seebäder in der Anstalt richtet sich nach allgemein balneotherapeutischen Gesichtspunkten. Die Ernährung ist reichlich 5—6mal am Tag bei mittlerem oder höherem Eiweißangebot. Wichtig ist der Hinweis der an der See praktizierenden Ärzte auf die Verlängerung der Kur wenigstens weit bis in den Herbst hinein, so daß selbst da, wo noch Abneigung vor der Überwinterung an der See besteht, ein bis 7 Monate dauernder Seeaufenthalt auch an unseren nordischen Küsten erreichbar ist. Kinder mit den für ihr Alter besonders infektiösen Erkrankungen — auch die Tussis convulsiva und die Chorea minor sind hierher zu rechnen — sind von der Hospizbehandlung fernzuhalten und werden in deutschen Hospizen auch nicht aufgenommen. Mit Rücksicht auf die immer noch beschränkte Zahl der Hospize und die dadurch leider verkürzte Erholungszeit des einzelnen sind die nur erholungsbedürftigen Kinder nach Ansicht Ewalds mehr den Ferienkolonien zuzuweisen, eventuell solchen am Strande oder im Küstenwalde. Die darüber vorliegenden Erfahrungen, ich nenne nur die von Lennhoff und E. Effler, sind durchaus befriedigend.

I. Das ozeanische Hochseeklima.

Das ozeanische Klima oder Hochseeklima scheidet sich von den Küstenklimaten nicht nur, weil die geographische Breite und die Umgebung oder Nähe großer Kontinente weit mehr den thermischen Charakter der Küstenklimate beeinflußt, sondern auch, weil beim ozeanischen Klima eine große Anzahl terrestrischer Faktoren, die mit der Bebauung, der Bewohnung und der geographischen und ororgraphischen Beschaffenheit der Küste zusammenhängen, auf der Hochsee ausgeschaltet sind. Das Küstenklima und auch das Inselklima, von dem nur kleine Inseln, flache, völlig exponierte Nehrungen und weit vorgeschobene Landzungen eine gewisse Ausnahme machen, um so mehr im Einzelfalle, als sie etwa im Golfstrom, in der Passatrichtung usw. gelegen sind, bilden eine Gruppe für sich.

Seine klimatischen Faktoren.

Die Faktoren des rein ozeanischen gemäßigten und subtropischen Klimas, wie wir es auf Hochseeschiffen finden, sind:

1. Die relative Konstanz und die absolute Höhe der relativen Feuchtigkeit.

2. Ihre fast oder ganz sichere Staub- und Keimfreiheit.

3. Der häufige und viel regelmäßigere Gehalt an Salzteilchen der Luft.

4. Die infolge der Schiffsbewegung auch bei ruhendem Winde niemals aufhörende Luftbewegung auf dem Hochseeschiff, die auch an ozeanischen Gestaden vorherrscht.

5. Die überaus gleichmäßige Beschaffenheit der Lufttemperatur mit geringen Tagesschwankungen und äußerst geringer interdiurner Veränderlichkeit.

6. Die maximale, wenig wechselnde Dichtigkeit der Meerluft.

7. Die Helligkeitswirkung des diffusen Lichtes, zu der in jeder Jahreszeit auch die entsprechend erträgliche und zweckdienliche Sonnenstrahlung aufgesucht werden kann.

8. Die praktisch sehr wichtige Abgeschiedenheit des Aufenthalts und die daraus resultierende psychische Beeinflussung.

9. Die klimatische Möglichkeit eines nahezu unbegrenzten Aufenthaltes in der freien Luft bei Tag und Nacht.

Von sekundären Hilfsfaktoren tritt die Benutzung von Seebädern hinzu und die auf großen Schiffen vorhandenen Einrichtungen für physikalische Therapie, wie sie in den besteingerichteten Seebadeorten nicht besser zu haben sind. Vermißt wird vom thalassotherapeutischen Standpunkt unter Umständen der anregende Wellenschlag und die bei Wahl eines Strandbades vorhandene Abstufungsmöglichkeit im Salzgehalt des Seebades, Faktoren übrigens, denen ohne Schwierigkeit abzuhelfen ist.

Besonders eine Beeinflussung durch den Schiffsaufenthalt auf der Hochsee, die dem Küstenaufenthalt völlig fehlt, wird von Zuntz in die vorderste Reihe gestellt, nämlich die Schiffsbewegung um seine verschiedenen Achsen, sofern dieselben mäßig sind und nicht zur Seekrankheit führen. Unter dem Einfluß dieser Schaukelbewegungen erweitern sich die Gefäße der Verdauungsorgane. Es liegt darin ein bedeutungsvoller Umstand, um der mächtigen Anregung, welche eine geeignete Seefahrt auf die Anregung zur Muskeltätigkeit und den gesamten Stoffwechsel ausübt, durch reichliche Nahrungsaufnahme zu entsprechen.

Das ohne scharfe Kontraste, aber mit häufigen kleinen Wechseln einhergehende Verhalten der meteorologischen Faktoren beim Schiffsaufenthalt führt zu einer dauernden Anregung im Verhalten der Gefäßmuskulatur, im reaktiven Verhalten der Blutverteilung bald in dieser, bald in jener Gefäßprovinz.

Nur kurz gestreift sei die in ihrem Maß je nach den Verhältnissen und der Persönlichkeit schwankende, aber immer bedeutsame Beeinflussung der Psyche, welche von allen ärztlichen Schilderern der Hochseefahrt, wie Paull, Friedrich, Holdheim, insbesondere auch von solchen, welchen gerade die physiologische Klarstellung der Seeklimawirkung am Herzen lag, wie Zuntz und Durig, besonders betont wird, indem langgewohnte Ideenverbindungen gelockert und durch neue, überwiegend erhebende Eindrücke in den Hintergrund gedrängt werden, welche den durch Vorherrschen quälender, die Gedankentätigkeit aufwühlender, überwertiger Ideen gestörten Schlaf erleichtern helfen usw.

Zu den erwähnten allgemeinen seeklimatischen Wirkungen tritt dann noch beim Hochseeaufenthalt die Sicherheit und fast berechenbare Gleichmäßigkeit im Eintritt der seeklimatischen Faktoren, die potenzierte Wirkung einzelner, mit dem Ozean untrennbar verbundener Eigenschaften ohne das Dazwischentreten kontinentalklimatischer und anderer vom Landaufenthalt her drohender Einflüsse.

Physiologische Wirkungen.

Als physiologische Wirkungen des rein ozeanischen Klimas werden folgende im Vordergrund stehen:

Die Übung der Gefäßmuskulatur zu physiologischen Reaktionen. Obgleich kein deutlicher Einfluß auf die Größe und den qualitativen Umfang der Verbrennungsvorgänge im Organismus nachgewiesen ist, findet trotzdem gewöhnlich eine Steigerung des Umsatzes statt infolge des im weitesten Sinne ästhetisch anregenden Lebens auf oder am Ozean, durch die Schiffsbewegung, den ständigen leisen Hautreiz durch Temperatur, Luftbewegung und den Bewegungsdrang infolge dieser Temperaturreize. Es kommt eine kräftige Beeinflussung nervöser und seelischer Hemmungen oder gewohnheitsgemäßer Bahnungen, die erzwungene Ausschaltung und Veränderung hergebrachter unhygienischer Lebensbedingungen hinzu.

Aber auch der Klimareiz an sich hat eine wohltätige Ermüdbarkeit und Beruhigung der geistigen Tätigkeit im Gefolge, wie besonders Berliner im schon erwähnten Ferienkolonistenversuch am Strande zeigte gegenüber dem Expansionsbestreben des Organismus auf vegetativem und motorischem Gebiet.

Eine Erleichterung der Atmungsmechanik wird eingeleitet durch Erschlaffung der Ringmuskulatur der Luftröhre und der Bronchen beim absoluten Wegfall störender Reizungen der Schleimhäute der Atmungsorgane. Die Frische und

Feuchtigkeit der Luft, ihre leichte Salzbeimengung regen außerdem mehr oder weniger zu besserer Durchblutung der Schleimhäute an.

Ferner wird die Luftbewegung in Verbindung mit der Lufttemperatur, die in der gemäßigten Zone selten über 18 bis 20° C steigt, zur Vertiefung der Atmung und Erhöhung der Atemgröße, wie Wolpert im Laboratoriumsversuch zeigte, beitragen.

Die bereits erörterte Erhöhung der Blutkörperchenzahl und des Blutfarbstoffes wurde im Seeklima sowohl am Strande als auf der Hochsee festgestellt.

Die Sinnesorgane, Auge und Ohr insbesondere, ruhen durch Wegfall der Reize des täglichen hastigen und geräuschvollen Lebens. Eine Schonung des Auges wird durch Fehlen allzuhäufiger Akkommodationsanstrengungen, des Ohres durch Ausschaltung einer Unzahl von Geräuschen des modernen Lebens herbeigeführt. Die dauernd bessere Hautdurchblutung, die selbstverständlich größere Hautpflege und physiologische Hauttätigkeit, all dies zusammen läßt im ozeanischen Klima ein schonendes und mäßig übendes Klima erblicken, wenn die äußeren Bedingungen richtig gewählt, die Jahreszeiten berücksichtigt werden und individuelle Auslese der Geeigneten durch den Arzt stattfindet.

Die therapeutischen Indikationen.

Die therapeutischen Indikationen drängen sich förmlich auf: 1. Krankheiten der Atmungsorgane, 2. Krankheiten der blutbereitenden Organe, 3. atonisches Verhalten und Unterfunktion der Verdauungsorgane, 4. neurotische und psychasthenische Zustände infolge von einseitiger Abnutzung, Überreizung oder Erschlaffung nervöser und psychischer Funktionen irgendwelcher Art.

Die Therapie im ozeanischen Klima.

Die Erkrankungen der Atmungsorgane scheinen infolge der gerade im Hochseeklima vertretenen Lufteigenschaften: Feuchte Wärme, eventuell Salzgehalt, Reinheit,· besonders günstig beeinflußt zu werden. Wir müssen da vor allem trennen zwischen den isoliert die Atmungsorgane betreffenden Erkrankungen und solchen, bei denen die respiratorischen Störungen nur das hervorstechendste Merkmal sind, wo eine Allgemeininfektion, Disposition oder die Kombination mit anderen, den ganzen Körper unter pathologische Bedingungen setzenden Veränderungen vorhanden sind. Auf dieser Seite steht besonders die Tuberkulose der Atmungsorgane und das Asthma; auf der andern Seite die Bronchitiden, das Emphysem und Katarrhe der oberen Luftwege.

Für die Behandlung der Tuberkulose der Atmungsorgane sind allgemein günstige Grundbedingungen in der Erholungsmöglichkeit, in der Ernährung des in seiner Digestion gesunden Körpers, sowie in der seelischen Ruhe gegeben. Schon Sir H. Weber und viele englische Ärzte haben infolge ihrer größeren Vertrautheit mit der See große Dinge von der Ozeantherapie der Tuberkulose erwartet. Es hat sich aber im Lauf der fortschreitenden Erfahrung gezeigt, daß insbesondere die auf die Hochseetherapie der Tuberkulose von vornherein gesetzten Erwartungen bis jetzt nur in beschränktem Maße erfüllt worden sind. Es hängt dies in enger Weise zusammen mit der Entwicklung unserer Anschauung über die Therapie der Tuberkulose im allgemeinen, die sich in den Worten zusammenfassen läßt: Kein hygienisches Klima der Welt hat einen spezifischen Vorrang im Einfluß auf die Entwicklungshemmung der ausgebrochenen Erkrankung; an allen hygienisch bevorzugten Orten kann die Tuberkulose zur Besserung und Heilung kommen, wenn neben dem Klima die Bedingungen der zweckmäßigen Ernährung und des entsprechend disziplinierten Verhaltens des Patienten gegeben sind. Die klimatischen Bedingungen allerdings erfüllt die Hochsee wie kaum ein zweites Klima der Welt und es stellt sich mit seinen im idealen Sinne jederzeit wirkungsbereiten Eigenschaften: Staub- und keimfreie Atmosphäre, gleichmäßige und gemäßigte Luftbewegung, möglichst viel heiterer Sonnenschein und reichliche Belichtung in mindestens gleiche Reihe mit der Höhenluft und Wüstenluft. Nothnagel, dem wir eine sorgfältige Abschätzung der klimatischen Faktoren in der Tuberkulosetherapie verdanken, erklärt demnach einen ununterbrochenen Aufenthalt auf offener See für den besten Kurplatz — vorausgesetzt, daß ein mit allem Komfort eingerichtetes Schiff benützt wird, das die nach Jahreszeiten und Winden entsprechenden Meeresgegenden aufsuchen kann. Diese Forderung läuft hinaus auf das „Ozeansanatorium", dessen Bedingungen und Gestaltung später zu berücksichtigen sind. Solange aber die nicht rein klimatischen Bedingungen der Tuberkulosentherapie auf der Hochsee und den hochozeanischen Inseln noch der Erfüllung harren, lohnt es wenig, auf die zahlreichen das Thema behandelnden Publikationen einzugehen, und es muß unter ausdrücklichem Hinweis auf die hervorragende klimatische Eignung die Indikationsstellung für die Seereisentherapie bei Tuberkulose zu einer völlig persönlichen gemacht werden, in Abhängigkeit von der individuellen Möglichkeit, die hygienischen und nutritiven Anforderungen auch auf dem Hochseeschiff erfüllen zu können und diejenigen der körperlichen und seelischen Disziplinierung in der langwierigen Therapie auch auf See durchzusetzen. Wichtiger ist es schon, die Kontraindikationen der Ozeantherapie der Tuberkulose auszusprechen, welche in ausgesprochener Neigung zur Seekrankheit, in Idiosynkrasie körperlicher oder seelischer Art, in großer allgemeiner Schwäche, besonders der Zirkulation, durch starkes Fortgeschrittensein des Prozesses zu suchen sind. Neigung zu Hämoptoë, Fieber und Lokalisation des Prozesses spielen unter günstigen Allgemeinbedingungen eine geringere Rolle. Es eignen sich demnach die Prophylaktiker, initiale Phthisiker und solche Fälle, in welchen Reizerscheinungen der Schleimhäute, zähe Expektoration, Husten und Beeinträchtigung der Atemmechanik im Vordergrund stehen. Wenn begeisterte Schilderer schon vom Küstenaufenthalt allein ein Verschwinden des trockenen Hustens und der Hämoptoë berichten, so ist ein solches Verhalten noch weit mehr vom Meeresaufenthalt selbst zu erwarten. Insbesondere von englischen und französischen Autoren ist längerer Hochseeaufenthalt für die Gruppe der Prophylaktiker und Leichterkrankten aufs wärmste empfohlen worden. Ruhe-, Luft-, Sonnen- und klimatische Kur lassen sich dabei aufs beste vereinen. Einen gewissen, allerdings häufig nur beschränkten Ersatz für die Hochsee bieten die Barken- und Hospitalschiffskuren, wie sie von Lalesque, Guiter, Chuquet an den französischen Küsten besonders für Lungenkranke, für Kinder besonders von Boston und New York aus in geeigneten Hospitalschiffen für 6 bis 8 Stunden, von Reinhard Natvig in Norwegen auf kleineren Dampfern für 4 Stunden täglich, von den Zoppoter und Kolberger Ärzten für die Ostseeküste, als Vergnügungsfahrten von Glax für Abbazia und wohl auch an anderen Küsten in Anwendung gebracht werden. So gelingt es, z. B. an den begünstigteren französischen Küsten an 85 aufeinanderfolgenden Tagen 560 Stunden Barkenkur auf dem Meere zu machen, im Durchschnitt $6^1/_4$ Stunden täglich.

Dementsprechend können Erfolge auch bei Bronchitikern, Emphysematikern, Katarrhen der oberen Luftwege rascher auf der Hochsee erzielt werden. Hiller äußert sich in dieser Beziehung günstig über die Bootsfahrten auf See.

Das Asthma verschwindet in manchen Fällen, wo der Küstenaufenthalt nicht genügte, rasch unter den erheblich reineren Klimafaktoren der vollen See. Zuntz mißt dem absoluten Fehlen von Schleimhautreizen auf der Hochsee bei der Asthmabehandlung die Hauptbedeutung bei.

Eine alte, bereits durch M a l a s s e z begründete Indikation, die durch die Untersuchungen von H e l w i g, v. K ü g e l g e n u. a. eine willkommene Stütze und Bereicherung erfahren hat, bilden a n ä m i s c h e und c h l o r o t i s c h e Z u s t ä n d e.
Ich selbst konnte mich bereits an der Hand von vergleichenden Blutuntersuchungen vor und nach ozeanischen Seereisen auf besten Schiffen, die nicht
einmal lange, nur $1\frac{1}{2}$ bis 3 Wochen dauerten, von der günstigen Wirkung der
Seereise auf den Hämoglobingehalt überzeugen, wenn auch keine Fälle darunter
sind, die voraussichtlich anderen bewährten Heilverfahren der Chlorose größere
Schwierigkeiten geboten hätten.

Andererseits liegen von schweren deformierenden Bluterkrankungen, Leukämie, perniziöser Anämie günstige Berichte nicht vor. Die noch nicht vollkommen
auf der Höhe stehenden Einrichtungen der Krankenwartung auf Schiffen bzw
den in Betracht kommenden ozeanischen Landteilen mögen daran wohl die
Hauptschuld tragen.

Von den K r a n k h e i t e n d e s D i g e s t i o n s t r a k t u s sind es vorwiegend
die atonischen und hypertonischen, meist wohl Störungen neurogener Art, die
einer Ozeantherapie zugänglich sind. Englische Forscher, dann C a s t i g l i o n i
und M o s e r, auch Z u n t z sprechen sich in diesem Sinne aus, erwähnen aber
auch die günstige Beeinflussung von Dysenterierekonvaleszenten auf größeren
Ozeanfahrten, während wir in französischen Nachrichten diese Indikation vermissen. Andererseits ist aber auch gerade die Konstipation eine gefürchtete
Erscheinung bei Seefahrten und auch im Seeküstenaufenthalt. Sie wird zum
Teil durch die im Seeklima manchmal auftretende Trägheit und den Bewegungsmangel, zum Teil durch Einseitigkeit der Kost unter Bevorzugung der Fleischgerichte verursacht. Es kann auch nicht verschwiegen werden, daß in weiten
Bereichen sowohl der Küstenstationen, als gerade auf den in Betracht kommenden Inseln, ferner auf allen Dampferlinien des Mittelmeeres, vielleicht mit
Ausnahme von zwei deutschen Überseelinien und einer italienischen, die individuelle, selbst nur die einfach rationelle Ernährung auch heute noch erheblichem
Mangel an Verständnis oder gutem Willen begegnet. Der Entwicklungsgang, den
neuzeitliche Landsanatorien, Kuranstalten und Gasthäuser seit Jahren in der Verpflegungsfrage durchgemacht haben oder durchmachen, hat vor den Pforten der
Schiffsküchen mit Ausnahme weniger vorbildlicher haltgemacht. Zu den wenigen
gehören leider die das Mittelmeer, den begangensten Weg des Ozeanpatienten,
befahrenden Schiffe nicht. Die Leichtigkeit, gerade auf diesem Meeresbecken die
Ernährung rationell zu gestalten, wird vielleicht in Verbindung mit besserer Einsicht Vorzügliches zu leisten imstande sein, um so mehr, als die Vorbedingungen
dazu in den ärztlichen Studienreisen auf See, die sich dieser Gegend mit Vorliebe
zuwenden, gegeben sind. Dieselben, wenn auch abgeschwächten, diätetischen
Bedenken sind bezüglich hoch maritimer Inseln, wie St. Helena, der englischen
Kanalinseln und bezüglich der deutschen, besonders der maritimen Seeplätze,
wie Helgoland und einiger Nordseeinseln zu erheben, so daß man bis jetzt die
Indikation der Verdauungsstörungen nur mit weitgehender Auswahl der maritimen
Klimastationen aufstellen kann. Umstände nicht eigentlich klimatischer Art
geben dabei leider den Ausschlag.

Die N e u r a s t h e n i e, insbesondere die erregten Formen, die durch Überarbeitung hervorgerufen sind, mit A g r y p n i e einhergehen und durch diese wachgehalten werden, neurasthenische Zustände nach mangelhafter Rekonvaleszenz, infolge
geistiger Anstrengung bei gleichzeitigem Abusus von Nikotin und anderen Luxusgiften, findet nach übereinstimmender Aussage auf der Hochsee ein unvergleichliches Heilmittel. Vorwiegend günstig beeinflußt wird die Insomnie erschöpfter,
überarbeiteter Individuen (H. W e b e r, C a s t i g l i o n i und M o s e r, P a u l l, B a s -

senge, Mayer u. a.). Neben der sedativen, entspannenden, ermüdenden, von geistiger Arbeit ablenkenden Wirkung des mildfeuchten Klimas treten die psychisch wirkenden Faktoren, die Unmöglichkeit, bei verständiger Disziplin in die alten Fehler zurückgerissen zu werden, mehr in den Vordergrund. Hier ist das „Milieu", in welchem sich der Ozeanaufenthalt abspielt, von größter Bedeutung.

Kardiopathen ist von den meisten Autoren nicht nur der Küstenaufenthalt, sondern auch der Ozeanaufenthalt abgesprochen worden. Es ist vorauszuschicken, daß es eine eigentliche klimatische Therapie der Erkrankungen des Herzens, wie wir sie bei der Tuberkulose mit Recht aufstellen, nicht gibt. Als Hauptgrundsatz ist festzuhalten, daß der Herzkranke sich am wohlsten fühlt in einem von extremen äußeren Reizen freien Klima, ohne die Notwendigkeit, das Herz zu Leistungen anzuspornen, die außerhalb seiner Funktionsbreite liegen, aber mit der vollendeten Möglichkeit, eine Übungstherapie neben der Schonung gegebenenfalls durchführen zu können.

Man ist also wohl in der Lage, Herzleidenden unter günstigen Bedingungen den Ozeanaufenthalt zu empfehlen, der ja sonst klimatisch günstige Faktoren auch für den Herzkranken zu verschenken hat. Bei schwereren Kranken muß jedoch mit dem unter widrigen Seeverhältnissen kritisch werdenden Einfluß der Seekrankheit gerechnet werden, welcher Kardiopathen leichter zum Opfer fallen, und für leichtere Kranke, insbesondere Herzfehler mit einer gewissen Aktionsbreite, die unter angenehmen äußeren Bedingungen einer stufenmäßigen Übungstherapie sich unterziehen sollen, vermissen wir ein klares therapeutisches Ziel für die Ozeantherapie, doch sei auf die günstigen Erfahrungen von Castiglioni und Moser bei Affektionen des Herzmuskels und bei subjektiven Empfindungen unter kompensierten Klappenfehlern, ausdrücklich hingewiesen. Ist es doch möglich, daß eben wie eine reichliche Durchblutung der Eingeweide so auch eine solche der Koronargefäße statthat.

Während also je nach den Erfahrungen die Ozeantherapie der Herzkrankheiten recht verschieden beurteilt wird im Gegensatz zur Küstentherapie an milden Meeresküsten (Glax, Nothnagel und zahlreiche französische Autoren), häufen sich die Stimmen derer, welche bei der Präsklerose mit erhöhter Gefäßspannung und bei beginnender Arteriosklerose dem Seeaufenthalt eine den Prozeß verlangsamende Wirkung zuschreiben. Gerade auch das ozeanische Klima der milden Meeresbecken wie des Mittelmeeres im Winterhalbjahr ist durch seine Abschwächung der Temperatur- und anderer Reizschwankungen für die Haut noch milder und förderlicher als an den Küsten, die aus diesem Grund aufgesucht werden. Man muß sich aber wie bei den Tuberkuloseprophylaktikern, auch bei der klimatischen Kur der Herzkranken etwas von ihrem Temperament und den begleitenden Nebenumständen des beabsichtigten Ozeanaufenthaltes leiten lassen, ohne in demselben das ausschlaggebende oder absolut notwendige Klima zu erblicken.

Daß der Ozean, sobald er sich von der vorteilhaften Seite des Aufenthaltes auf einem Hochseeschiff zeigen kann, die ideale Erholungsstätte für alle Arten von Erholungsbedürftigen ist, in dessen erhabener Großartigkeit, Ruhe, Licht und Luft eine Gewähr für rasche Rekonvaleszenz gelegen ist, bedarf nach dem Gesagten nur kurzer Erwähnung.

Das Seefahren als Berufswahl aus prophylaktischen Gründen begegnet nach Friedrich und nach Curschmann Bedenken wegen der Feststellungen über die große Mortalität von Matrosen und Marinemannschaften an Lungentuberkulose. Die Strapazen, die Erkältungsschädlichkeiten, manchmal wohl auch die schlechte Ernährung und auf Kriegsschiffen die unvermeidbare Aufenthaltsbeschränkung der Bedienungsmannschaften und des gesamten Ma-

schinenpersonals rechtfertigen dieses Bedenken wohl auch heute noch in großem
Maße. Schon vor mehreren Jahrzehnten hat dasselbe Thema auf Grund der
Angaben Rochards über die enorme statistische Häufigkeit der Tuberkulose
bei der Schiffsmannschaft der französischen Marine zu lebhaften ärztlichen
Auseinandersetzungen Anlaß gegeben und schon damals wurden zuletzt ausschließlich die hygienischen Verhältnisse unter der Besatzung im Gegensatz
zum Leben des begünstigten Offiziers und Passagiers dafür verantwortlich gemacht. In dieser Hinsicht ist es nun zweifellos, wenn wir nur die deutschen
Verhältnisse zugrunde legen, viel besser geworden. Es ist nach Sonnemann
im Deutschen Reich die Tuberkulosesterblichkeit von Seeleuten die gleiche wie
diejenige aller anderen Berufszweige, nämlich 31,2 %. Neuere Statistiken aus
der deutschen und besonders der englischen Handelsmarine zeigen aber, daß
auch jetzt noch die Häufigkeit der Erkrankung zu der Höhe des Gehaltes,
bzw. der sozialen Dienststellung genau in umgekehrtem Verhältnis steht.
Söhne aus belasteten Familien sind also vor dem niederen Seemannsberuf
wenigstens zu warnen. Meine eigenen Erfahrungen sind da, wo schwerst be-
lastete junge Leute die Steuermannslaufbahn in der deutschen Handelsmarine
ergriffen, durchaus günstig. In einem dieser Fälle ist der Betreffende im Alter
von 40 Jahren heute der einzig Überlebende aus einer hereditär belasteten,
durch die Tuberkulose dahingerafften Familie von 9 Köpfen. Etwas anders
darf es also um die Berufswahl der Seeoffiziere jeder Art sein, die bezüglich der
Verpflegung und des Aufenthalts bis jetzt wesentlich besser gestellt waren.

Auswahl der Meeresteile für die Hochseetherapie. Die Auswahl
der Meeresteile und Inseln mit gleichmäßigem ozeanischem Klima haben wir nach
Jahreszeit und geographischer Breite zu treffen; die Eignung der Seefahrt und
bestimmter Fahrtwege ohne allzu große Rücksicht auf das Schwanken einzelner
klimatischer Faktoren, wie insbesondere Wärme und Wind, muß sich nach den
Individuen richten.

Sir Hermann Weber, Paull, E. Friedrich, Castiglioni und Moser,
Diem, N. Zuntz, Bassenge, A. Guthmann und anderen verdanken wir
zahlreiche Aufschlüsse über die therapeutische Eignung ozeanischer Klimate.
E. Friedrich orientiert uns dabei ausführlich über die Geschichte dieser
Therapie, welche auch für die Zukunft noch beherzigenswerte Winke enthält.
Im Winter eignet sich Westindien, die Gegend der Bermuda- und Bahama-
Inseln, Barbados; im Frühjahr Mittelmeer, Kanarische Inseln, Madeira; im Som-
mer die Gegend der Azoren und der ganze nordatlantische Ozean mit seinen
Meeresteilen bis nach Island und Norwegen. Eine besonders ausgedehnte Verwendbarkeit wohnt dem Mittelmeer inne. Zunächst, weil es fast immer möglich
ist, auf Schiffen mittlerer Größe von 6000 bis 8000 Tonnen absolute Ruhe der
Schiffsbewegung zu erzielen und dann, weil die Möglichkeit, Stürmen zu entgehen,
eine verhältnismäßig große ist, während andererseits bei der bisherigen Form der
direkten Reisen mit festen Zielen die Reisen selbst nur kurz sind oder mit Unterbrechungen an Land verbunden werden können.

Sturmtage und windstille Tage verteilen sich im Mittelmeer nach H. Paull
folgendermaßen:

	Sturmtage:				Windstille Tage:			
	Frühlg.	Sommer	Herbst	Winter	Frühlg.	Sommer	Herbst	Winter
Westlicher Teil	1,41	0,24	0,53	2,88	35,0	50,8	32,8	24,6
Tyrrhenisches Meer . . .	0,12	0,00	0,06	0,71	13,5	22,3	15,9	7,8
Ionisches Meer	0,71	0,06	0,24	1,94	19,2	19,0	19,4	8,1
Ägyptisches Meer	0,12	0,00	0,12	0,29	11,4	7,0	10,6	7,4

Dazwischen liegen die Reihen leicht und mäßig windbewegter Perioden. Die Sturmperioden haben dabei auf dem Mittelmeer den Vorteil, daß sie nur kurze Zeit dauern, und Paull sah auf diesen großen Schiffen im Mittelmeer selbst bei Windstärke 9 der Beaufortskala unter 280 Passagieren keine Seekranken.

Der Feuchtigkeitsgehalt der Luft ist hoch und von ziemlicher Konstanz; die Temperaturen werden selbst im Sommer während der Fahrt nicht unerträglich. Im Frühjahr sind sie am kühlsten und nach H. Paull folgende:

	Januar	Februar	März	April
Zwischen Almeria und Oran	14,0	14,2	15,0	16,5
„ Valencia und Malorca	12,5	13,2	13,9	15,1
„ Korsika und Livorno	11,5	11,5	12,5	14,3
„ Neapel und Messina	12,6	13,0	13,9	15,5
„ Tunis und Malta	13,8	13,7	14,0	15,6
„ Malta und Kreta	14,8	14,9	15,6	16,6
„ Kreta und Alexandria	16,0	16,2	16,6	18,0
„ Messina und der Südspitze des Peloponnes	13,6	13,6	14,7	15,8
„ Kreta und Barka	15,5	15,1	15,5	16,9
„ Algier und Malorca	13,5	13,9	14,8	16,5
„ Cagliari und Palermo	12,5	13,0	13,7	14,9

Hingegen muß nach Paull mit den Regentagen gerechnet werden, so daß das Promenadedeck als freie Wandelhalle benützbar sein muß, denn die Mittelmeerregen sind zwar kurz, aber intensiv.

Zahl der Regentage im Mittelmeer.

Es finden sich Regentage:	Im Winter	Im Frühling
An der spanischen Küste	16	18
An der Riviera di Ligure und der französischen Küste	15	15
Zwischen Korsika und der Riviera di Levante	28	26
Im Tyrrhenischen Meer	30	24
Im Ionischen Meer	24	16
Im südlichen Adriatischen Meer	23	24
Im nördlichen Adriatischen Meer	27	27
Im Ägäischen Meer	20	19
An der kleinasiatischen Küste	28	21
Im südöstlichen Mittelmeer	23	8
Im südwestlichen Mittelmeer	22	12

Die ganze südliche Hälfte des Mittelmeers ist demnach fast während des ganzen Jahres zum Aufenthalt geeignet. Über die ozeanischen Meeresgebiete sind nähere Angaben von Holdheim und Friedrich gemacht worden.

Inseln und Küsten mit ozeanischem Einschlag. Wenden wir uns zu denjenigen Inseln, welchen mit geringer Schwankung infolge der Besonnung des Landes, ein hoher Grad ozeanischen Klimas eigen ist, so müssen St. Helena und Asuncion als erste genannt werden, wo sich der Einfluß des Landes wohl am geringsten bemerkbar macht. Genauere ärztliche Daten besitzen wir über St. Helena, von welchem Heim Näheres berichtet, der zugleich aber auch auf einen gewissen Mangel der Verpflegung hinweist. Hochozeanischen Charakter haben ferner die Azoren, mit sehr geringer Temperaturschwankung, wenig wechselndem Feuchtigkeitsgehalt, aber häufig starker Windbewegung; weniger ozeanisch ist Madeira und Tenerife. Ihnen am nächsten stehen die Kanalinseln mit gleichmäßigem subtropischem, mäßig feuchtem, sonnenreichem und nebelarmem Klima, dann die Scilly-Inseln an der Südwestspitze Englands mit meist starker Windbewegung, aber gleichmäßig feuchtwarmem, fast subtropischem Klima, denen eine Anzahl englischer

Küstenstationen in Cornwall fast gleichkommt. Ihnen schließen sich die der französischen Westküste vorgelagerten Inseln Belle-Ile, Oléron, Ré an. Durch die Höhe ihrer Gebirge, die Nähe des heißen Kontinentes Afrika in gewisser Weise bereits modifiziert, aber zu allen Jahreszeiten, vorwiegend allerdings im Winter und Frühjahr geeignet sind die Kanarischen und Kap Verdischen Inseln. Am Mittelmeer tritt das hochozeanische Klima bedeutend weniger in Erscheinung; es sind da manche Küsten feuchter als manche klimatisch bevorzugten Inseln in der Nähe des Festlandes, wie z. B. Capri und Ischia. Einigermaßen ozeanischen Charakter haben die kleinen Inseln unter den Balearen, Malta, die Insel Djerba im Golf von Gabes, die Südwestküste der Ionischen Inseln, die aber wie auch die Südwestküste von Korfu kaum passende Aufenthaltsmöglichkeiten bieten.

Hauptsächlich verwendbar im Sommer und Herbst ist Helgoland und in der Ostsee die Landzunge Hela, sowie die Südwestküste Irlands.

Weit außerhalb des europäischen Bereichs liegend, von vielen aber warm empfohlen werden die Seychellen, die Amiranteninseln, sowie ein großer Teil der polynesischen Eilande.

Sehen wir von den Kanalinseln, Helgoland, den Inseln der französischen Küste, den Azoren, Madeira, den Kanarien ab, so wird die Verwendbarkeit der anderen Inselstationen mehr oder weniger durch die Verpflegungsfrage eingeengt. Es ist dies um so bedauerlicher für die Ozean- und Seereisentherapie, als heutzutage, wie die schätzenswerten Mitteilungen Friedrichs erkennen lassen, in der so wichtigen Kostenfrage wenigstens vor dem Kriege keine unerschwinglichen Hinderungsgründe auch für die nicht überreich mit materiellen Gütern Versehenen lagen.

Von allergrößter Bedeutung ist die Frage nach der Zugänglichkeit der Seereisentherapie. Die ältesten therapeutischen Erfahrungen und gerade die besten bezogen sich auf die langsamen ruhigen Fahrten mit großen Segelschiffen. Die Unruhe, der Ruß und Schmutz der Dampfboote hat dann eine bedenkliche Bresche in die Verwendbarkeit der Seereisentherapie gelegt, und erst die mehr und mehr den äußersten Ansprüchen an Komfort und Hygiene gerecht werdenden Riesenbauten der letzten Zeit versetzten uns in die Lage, auch auf dem Ozeandampfer die Bedingungen, welche die Segelfahrt früherer Zeiten und auch von heutzutage in gewissem Sinne als unübertroffen erscheinen lassen, nicht nur wieder zu finden, sondern die Möglichkeiten der Reisen und ihrer Annehmlichkeiten sogar in vieler Beziehung zu erweitern. Mit der Tonnenzahl des Dampfers wächst im Durchschnitt Sicherheit, ruhiger Gang, Zweckmäßigkeit der Ausstattung und Vortrefflichkeit der Verpflegung.

Am wünschenswertesten erscheinen in mancher Beziehung die Reisen mit wohlausgerüsteten großen Segelschiffen mit Hilfsschrauben. Zeit und Ziel der Seereisen auf festen Linien bestimmen heute noch in wichtigem Grade die Auswahl der Kranken, die wir ihnen anvertrauen können. Während die Reisen zwischen den europäischen und nordamerikanischen Seestädten bei hohen Kosten mit größtem Komfort und größter Hygiene auszuführen sind, leiden sie unter dem in der besten Reisezeit besonders lebhaften Andrang an Passagieren und unter den dadurch bedingten Unzuträglichkeiten für Kranke. Die Reisen sind zu kurz, wenn sie nicht so eingerichtet werden, daß die Rückfahrt sofort wieder angetreten wird. Sie sind trotzdem Erholungsbedürftigen durchaus zu empfehlen, besonders bei Verwendung der großen, langsam fahrenden Dampfer, welche eine Gesamtreisezeit von 3 Wochen ermöglichen, die mit kurzen Unterbrechungen auf dem Meer zugebracht wird. Dasselbe gilt von den Reisen nach den Azoren, Madeira, den Kap Verdischen und Kanarischen Inseln. Eine wesentlich größere Bedeutung kommt der Westindienreise zu, welche in direkter Fahrt hin und zurück eine vierwöchentliche Seereise durch die klimatisch bevorzugtesten Teile des Atlantischen Ozeans bedeutet, sie ist im Herbst, Winter und Frühjahr auszuführen und wird schon von H. Weber für Bronchitiden, Emphysem, Katarrhe der oberen Luftwege und Asthma empfohlen.

Von diesen Reisen sind nun folgende zu trennen, die den Äquator schneiden, also Südamerika, Südafrika, Ostindien, China und Japan, sowie Australien oder eine Rundreise um Afrika zum Ziele haben. Sie alle haben die für eine klimatische Kur völlig ausreichende Mindestdauer von 2 bis 3 Monaten und empfehlen sich für solche Kranke, bei denen nicht die Erholungsbedürftigkeit allein in Frage kommt, sondern wo eine der genannten kürzeren Seereisen akute oder wenig inveterierte Krankheitszustände wohl vorübergehend beseitigen, vielleicht aber nicht heilen können. Diese Reisen stellen allerdings infolge des Durchschneidens heißer und kühler, manchmal sogar kalter Meereszonen größere Anforderungen an die Widerstandsfähigkeit des Kranken. Nur die größten und besten Schiffe sind deshalb zu wählen und auf ihnen die bestgelegenen Kabinen. Herzleidende sind gänzlich auszuschließen, während Prophylaktiker der Tuberkulose, Nervöse, Verweichlichte, aber sonst Gesunde sich ihrer mit Vorteil bedienen.

Hermann Weber erklärt für die beste Reisezeit den Sommer der südlichen Halbkugel. Die Abreise in Europa oder Nordamerika erfolgt im Dezember, und die Route geht über die Azoren und westafrikanischen Inseln, über St. Helena, Kapstadt nach Tasmanien, Neuseeland, Kap Horn, Montevideo, Rio de Janeiro, Tenerife, Azoren zum Heimatshafen zurück oder in das Mittelländische Meer hinein. Das Ende der Reise findet im April oder Mai statt.

Der Gang der durchschnittlichen Tagestemperaturen auf dieser 5 Monate dauernden Reise mit etwa achtwöchentlichem Aufenthalt an der Küste Neuseelands und Tasmaniens ist etwa folgender:

(Aus H. Weber, „Thalassotherapie" im Handbuch der physikalischen Therapie von Goldscheider und Jacob. Bd. I, Teil I.)

Reise-tag	Von England — Australien Im Dezember		Reise-tag	Reise-tag	Von Australien — England Im April		Reise-tag
	C°	C°			C°	C°	
1	9,1	14,8	23	1	10,6	18,6 Rio de	20
2	11,6	13,8	24	2	11,6	Janeiro	
3	15,0	10,0	25	3	10,8	18,9	21
4	18,6	8,4	26	4	12,6	26,2	22
5	19,4 Teneriffa	8,4	27	5	10,8	25,2	23
6	21,1	7,8	28	6	8,8	26,8	24
7	21,1	6,1	29	7	8,2	25,2	25
8	24,2	5,6	30	8	8,8	26,8	26
9	26,8	6,0	31	9	7,8	27,8	27
10	27,8	6,1	32	10	7,1	27,4	28
11	26,6	6,0	33	11	7,1 Kap Horn	26,6	29
12	25,8	6,4	34	12	7,8	26,2	30
13	24,4	7,8	35	13	6,6	24,5	31
14	24,2	9,2	36	14	7,8	24,5	32
15	22,9	12,7	37	15	7,1	23,7 Teneriffa	33
16	22,2	11,6	38	16	11,6	22,4	34
17	20,6	16,6 Hobarts Town	39	17	13,8 Montevideo	21,7	35
18	20,6	Tasmanien		18	16,1	18,9	36
19	18,9	15,0	40	19	16,6	20,0 Plymouth	37
20	18,5	16,1	41				
21	17,4	14,4	42				
22	17,4 Kapstadt	16,6 Wellington	43				
		Neuseeland					
		Neuseelandküste					
		8 Wochen Aufenthalt 16—11° C					

Der Übergang der Temperaturen ist also trotz der Durchquerung aller Zonen ein langsamer und erträglicher. Der Aufenthalt in Neuseeland bei einer achtwöchentlichen, langsamen Abnahme der mittleren Temperatur von 16 auf 11°C entspricht etwa dem Aufenthalt an der Nordsee im September.

Erholungsreisen auf See. Eine besondere Form der Seereisen entwickelt sich in den immer häufiger werdenden Vergnügungsrundreisen mit einer 1 bis 2 monatlichen Dauer. Paull hat Rekonvaleszenten, sowie leichtere Kranke auf solchen Reisen immer angetroffen und gefunden, daß solche Leute eine gute Kur zu machen pflegen, insbesondere, da schon mit Rücksicht auf den Zweck der Vergnügungsfahrt passende Meeresgebiete und Jahreszeiten ausgesucht werden. Die Mittelmeerreisen und auch die nach Madeira, den Kanarien, ferner die Nordlandreisen im Sommer bieten abgerundete Kuren von 3 bis 5 bis 6 Wochen Dauer. Als eine der bestüberdachten sei die im Jahre 1905 geplante Kurfahrt der Hamburg-Amerika-Linie nach Paull skizziert. Die Reise sollte im Juli und Anfang August veranstaltet werden und von Hamburg über Ryde, Guernsey (Kanalinsel), Bantry Bay (Irland), Oban (Schottland), Stornaway (Hebriden), Leith, Edinburg nach Lerwik (Shetlandinseln) gehen, dann die norwegische Küste bei Molde, Naes, Drontheim, Gudvangen, Odde und Bergen anlaufen, um nach 26 tägiger Dauer in Hamburg zu endigen.

Ein gewisser Nachteil aller dieser Rundreisen liegt in dem Vergnügungsprogramm, das in das ganze Leben des Klimapatienten eine Licht-, aber auch eine Schattenseite bringt. Die häufigen Landungen werden von einem Teil der Sachverständigen als im Kurinteresse gelegen erachtet, um der auf die Dauer sich bemerkbar machenden Monotonie zu entgehen. Dem ist entgegenzuhalten, daß allerdings dann der Phthisiker oder Prophylaktiker keineswegs, auch der Asthmatiker und Bronchitiker meist nicht auf diesen Schiffen am Platze ist. Dies wird von Kennern dieser Seefahrten zugegeben und für die Tuberkulösen, weil auch im wesentlichen Interesse der Mitpassagiere, geradezu als wünschenswert erachtet. Der Tuberkulöse gedeiht am besten im Sanatorium, auch auf dem Ozean. Die dahin zielenden Bestrebungen finden später eine Erwähnung. Alle genannten Seereisen sind heutzutage mit geringen Ausnahmen nur als Dampferfahrten ausführbar. Ein Segelschiff mit Hilfsschraube und kurgemäßen Aufenthaltsbedingungen, Fahrtdauer und Fahrtzeiten ist zur Zeit eine seltene Erscheinung.

Die Seekrankheit. Die Seekrankheit, nur hervorgerufen durch die dem Seefahrenden ungewohnten Bewegungen, für welche eine psychische und statische Anpassung nicht rasch genug oder nicht auf die längere Dauer solcher Bewegungen erfolgen kann, ist eine funktionelle Kinetose, deren Ausgangspunkt wohl im Kleinhirn liegen dürfte (Rosin u. a.). Es schützt davor mit ziemlicher Sicherheit die absolute Größe des Schiffs, unter Umständen auch der Aufenthalt im Metazentrum des Schiffes, so daß die Bewegungen möglichst minimal ausfallen. Auch das Nachgeben gegenüber der Bewegung des Schiffes, wie es etwa der Reiter dem Pferde gegenüber macht und wie es geübte Seeleute unbewußtermaßen tun, wirkt vorbeugend. Therapeutisch kommen Ruhelage, Bandagierung des Abdomens, warme Kopfkompressen, manchmal auch der Eisbeutel in Betracht. Von Medikamenten fanden und finden noch alle diejenigen Verwendung, welche sedativ wirken. Man wird es zunächst mit Bromural oder Adalin versuchen. Zeitig genug genommen, wird es zum mindesten den Ausbruch des Anfalles hinausschieben. Auch zusammengestellte Pulver aus Brom, Morphium, Atropin, zuletzt Morphium oder Opium allein sind wohl die sichersten Mittel. In England bedient man sich auch der dort beliebten Aqua chloroformata mit Opium. Zu vermeiden ist Speisenüberfüllung und in den meisten Fällen

Alkohol, da der Alkoholnarkose bekanntlich ein Exzitationsstadium vorausgeht. Über weitere Mittel unterrichten nur zu zahlreiche Abhandlungen, deren Kenntnisnahme jedoch höchstens einmal ganz individuellen Nutzen bringt, ohne daß eines der vielen gepriesenen Mittel mehr Beziehungen zur Krankheit hätte, als die bereits genannten. Von neuen Arbeiten seien erwähnt die von Rosin, von Peters sowie von J. Fischer.

Das Ozeansanatorium und seine Indikationen. Die großen Erfolge, welche die Seeküste seit langen Jahren auf dem Gebiet der Tuberkulosebehandlung gezeitigt hat, sind Veranlassung für die schrittweise Ausgestaltung von Sanatorien an der Küste, vorwiegend für jugendliche Kranke gewesen mit einer Ausdehnung fast auf das gesamte Gebiet der Tuberkulose und der Skrofulose. Die gewaltige Ausdehnung des Seeverkehrs auf dem Gebiete der Erholungs- und Vergnügungsreisen hat daraufhin den Gedanken des Ozeansanatoriums wenn auch nicht zur Konzeption gebracht, so doch die Möglichkeit seiner Ausführung in greifbare Nähe gerückt. Sir Hermann Weber, später Hermann Paull, Castiglioni und Moser, Diem und andere haben in eingehenden Arbeiten von praktischen und theoretischen Gesichtspunkten aus die Frage vertieft und zu einer vielseitigen Meinungsäußerung bereits Anlaß gegeben. Weitere Vorschläge sind von Holdheim, Friedrich, Glax, Zuntz, Simons u. a. hinzugetreten. Auch warnende Stimmen haben sich erhoben. Doch scheinen mir die meisten Bedenken, die Moeller äußert, durch die richtige Wahl der Schiffsgröße, der Meeresteile und der ihnen angepaßten Zeit für die Fahrten tatsächlich behoben zu sein. Die Abwägung der Indikationen, die technische Ausführbarkeit des Gedankens, die Kostenfrage ist in Vereinen, Ausschüssen, Besprechungen mit Schiffahrtsgesellschaften, auf Kongressen bereits vielfach erörtert worden. Während Glax die Kosten des Diemschen Projekts auf ca. 65 M. pro Tag und Person berechnete, kam H. v. Leyden vor dem Kriege nur auf die Höhe von 25 bis 30 M.

Je mehr man den Einzelheiten nachgeht, um so imponierender wirkt die Großartigkeit des Gedankens, um so verheißungsvoller winkt das Ziel trotz mannigfacher der Verwirklichung entgegenstehender Schwierigkeiten, die im wesentlichen ihren Grund in der ungenügenden Gemeinsamkeit der Arbeit, in dem noch nicht voll erwachten Interesse größerer Ärztekreise haben, Schwierigkeiten, denen gegenüber technische Bedenken, Fragen der inneren Organisation kaum mehr in Betracht kommen.

Während noch vor wenigen Jahren die gemeinschaftliche Benutzung des Sanatoriumschiffes für sämtliche in Betracht kommenden Indikationen, Skrofulose, Tuberkulose, Erkrankungen der Atmungsorgane, Erkrankungen des Nervensystems, Schlaflosigkeit, Erholungsbedürftigkeit, Erkrankungen des Verdauungskanals u. a. m. ernsthaft zur Diskussion stand, hat sich eine Klärung in der Hinsicht vollzogen, daß eine strenge Trennung von Tuberkulösen und Nichttuberkulösen stattzufinden habe. Es hat sich dann auch gezeigt, daß die Erkrankungen des Kindesalters den Aufwand eines Sanatoriumschiffes mit seiner weitgehenden Einflußnahme auf dem Gebiete der Psyche nicht nötig machen, indem der Aufenthalt an klimatisch bevorzugten Küsten, eventuell auf Inseln oder auf kleinen, die See während der Tageskurzeit befahrenden Hospiz- oder Hospitalschiffen für Kinder genügend ist, wie Versuche in der Ostsee, an der englischen Küste und vor allem das Hospitalschiff von Boston in praxi erwiesen haben.

Die klare Scheidung zwischen dem Kurschiff für Tuberkulöse und andere Erkrankungen etwa in der Gruppierung, wie sie unseren nicht spezialistischen Sanatorien eigen ist, mit besonderer Berücksichtigung der thalassotherapeutischen Indikationen hat nun weiter das Gute gehabt, daß es möglich war, die

Forderungen betreffend die Art und Größe des Sanatorienschiffes, seinen Aktionsradius, seine sanitäre Ausrüstung schärfer zu formulieren und zwei Typen aus
der Menge der berechtigten Forderungen theoretisch entstehen zu lassen.

1. **Das Kurschiff für Lungenleidende**, welches an den Ortswechsel
nur geringe Ansprüche stellt, auf ausgedehnte Liegegelegenheit, spezialistische
ärztliche Überwachung, milde Witterung, hohe Besonnung und geeignete Verpflegung, sowie auf einen ausgebildeten Krankendienst Anspruch zu erheben hat.

2. **Das Kurschiff für Thalassotherapie** und Sanatoriumsbehandlung der
Nervösen, Dyspeptiker, Bronchitiker, Anämischen und Rekonvaleszenten mit den
vielgestaltigen Einrichtungen des modernen Sanatoriums, seiner individuellen
Ernährung, weitgehender Möglichkeit zur physikalischen Therapie mit umfassender Organisation für eine vielseitige Psychotherapie, seelische Beruhigung
und geistige Anregung auf den verschiedenen Gebieten der Ästhetik, Kunst,
Wissenschaft, bezüglich landschaftlicher und ethnographischer Anregung usw.
Es bedarf demnach auch der Befähigung, dauernd einen Ortswechsel je nach
der Jahreszeit und den genannten Gesichtspunkten der Psychotherapie vornehmen
zu können. Die Notwendigkeit seiner Reisefähigkeit gerade auch in therapeutischem Sinne, also mit Ausschaltung aller Gefahren und Unannehmlichkeiten,
unter absoluter Vermeidung der Seekrankheit, bedingt eine beträchtliche Größe
und Manövrierfähigkeit des Schiffes.

Das mehr stabile **Schiff der Lungenleidenden**, das an geschützten Stellen,
an denen es nicht von ablandigen, staubbringenden Winden bedroht ist, auch
längere Zeit vor Anker liegen dürfte, darf unter allen Umständen ein Segelschiff
sein mit den nötigen Hilfsmaschinen zur Erzeugung der Elektrizität, zur Steuerung
und zum eventuellen Eingreifen in Momenten der Gefahr. Sein Vorteil beruht
in der mäßigen Größe, weil es ohne die Notwendigkeit, raschere Reisen auszuführen, des navigatorischen Apparates in vielen Beziehungen entbehren kann
und nicht über die 4000 Tonnengröße bei einer Belegung von 120 bis 150 Betten
hinauszugehen braucht. Die Kabinenverteilung kann sich ebenfalls mangels
großer maschineller Anlagen über das ganze Schiff erstrecken. Die sanitären
Einrichtungen sind nicht anders als in unseren modernen Sanatorien. Auf Sonnen-
und Promenadendecks wird ein verhältnismäßig großer Platz verwendet; Heliotherapie und Thalassotherapie finden in dem Heilplan weiteste Verwendung. Wie
sein Aktionsradius begrenzt ist, so auch das Aufenthaltsgebiet. Während im Herbst,
Winter und Frühjahr das Mittelländische Meer, und zwar die wenig von Stürmen
bevorzugten Teile zu wählen sind, wofür in dem Kapitel über Hochseetherapie S. 236
u. ff. bereits Anhaltspunkte nach Paull gegeben sind, kann während des Sommers
und Frühherbstes das Schwarze Meer oder die Ostsee zu langsamen Kreuzfahrten
dienen. Nordsee und Ozean sind wegen der begrenzten Manövrierfähigkeit solcher
Schiffe trotz klimatisch naturgemäß vorzüglicher Eignung auszuschließen. Der
Wechsel zwischen dem Mittelmeer und der Ostsee ist nicht als Patientenfahrt
gedacht, während der Übergang aus dem Mittelmeer ins Schwarze Meer und umgekehrt im Mai und Oktober ohne Ausschiffung der Patienten vor sich gehen
kann. Bei einem Aufenthalt im Mittelmeer und Schwarzen Meer kann also das
Schiff als Jahressanatorium ununterbrochen wirken, bei einem Wechsel vom
Mittelmeer zur Ostsee zerfällt der Aufenthalt in eine viermonatliche Sommerkurzeit und eine siebenmonatliche ununterbrochene Winterkurzeit.

Es ist einerseits der Einwand erhoben worden, daß bei einer derartigen
Begrenzung der Kurfahrt nicht die volle Ozeanität zur Ausnützung komme,
andererseits haben diejenigen, welche keinen Unterschied zwischen Küsten- und
Seeklima anerkennen möchten, darauf hingewiesen, daß auf beiden Meeren die
Küstennähe so groß wäre, daß doch von einer absoluten Reinheit der Luft im Sinne

der Hochseetherapie keine Rede sein könne, also das Tuberkulosekurschiff in dieser Form vor den Küstensanatorien nichts voraushabe. Beides ist nur in sehr beschränktem Maße richtig. Die dadurch entstehenden Inkonvenienzen können nämlich zum allergrößten Teil durch die Aufenthaltswahl des Schiffes beseitigt werden, indem vor Küsten mit häufigen ablandigen, keim- und staubführenden Winden nur zur Zeit der Seewinde gekreuzt wird, indem im allgemeinen die Fahrt in einer Entfernung von 10 bis 20 km von der Küste stattfindet, in welcher die periodischen Küstenwinde ihren Einfluß verloren haben, wohin vor allem die im Straßenstaub der Hafenstädte befindlichen pathogenen Mikroorganismen nur in außerordentlich verdünnter Konzentration, wenn überhaupt gelangen. Auch das Sanatorienschiff für Lungenkranke hat zur Unterbrechung der Eintönigkeit der Fahrt, die übrigens bestimmt nirgends größer sein würde als in der Liegehalle jedes Sanatoriums, die Küsten anzulaufen, wobei gerade auf die Zeiten unbeschränkten Seewindes oder der Seebrise Rücksicht genommen werden kann und größere, unruhige und ungesunde Hafenstädte vermieden werden. Die ungeheuere Ausdehnung der Mittelmeerküsten, die zum Teil auf Strecken von Hunderten von Kilometern kaum bewohnt und geradezu steril sind, bieten reiche Abwechslung für Küstenfahrten und für begrenzten Landaufenthalt zur Einnahme frischen Fleisches, frischer Gemüse u. dgl. Die Rücksichtnahme auf die Ernährung steht im Vordergrunde wie in den Sanatorien für Lungenkranke. Die Leitung des Schiffes liegt in Händen des ärztlichen Direktors, der sich nur in navigatorischen Fragen der Verantwortlichkeit des Kapitäns zu unterstellen hat.

Was den Indikationsbereich für Kurfahrten von Lungenkranken anbelangt, so wird bereits zugegeben, daß er gegenüber den Sanatorien am Lande erweitert ist, da die Frage der Jahreszeit und die Erhebung über dem Meere ausgeschaltet ist, hingegen die klimatischen und heliotherapeutischen Heilfaktoren eine gewaltige Vergrößerung erfahren. Eine Einschränkung der Indikationen erfolgt nur in bezug auf die Bewegungsnotwendigkeit und die Bewegungsfreiheit leicht Erkrankter, welchen Steigebewegung und überhaupt reichliche Bewegung aus psychisch oder somatisch therapeutischen Gründen förderlich ist, obgleich auch hier durch Gymnastikapparate, durch Anlage des Schiffes und mit Bootsfahrten weitgehender Ersatz möglich ist.

Das Hochseeschiff für Kranke und Erholungsbedürftige mit Ausschluß der Tuberkulösen hat nun infolge der Vielseitigkeit der Indikationen, denen es zu dienen hat, erheblich weitgehenderen Ansprüchen zu genügen.

Die Psychotherapie, welche sich der Einflüsse des Ozeans, der Küstenlandschaft möglichst bedienen will, drängt auf öfteren Wechsel der Szenerie. Das Ziel der Abhärtung, der Widerstandserhöhung des Organismus gegen spätere Infektionsgefahren, das in vielen Fällen zu erstreben ist, will mit einem gewissen Wechsel in den klimatischen Faktoren, insbesondere nach der Richtung der Wärmeentziehung rechnen. Das Schiff hat demnach größere Meeresgebiete zu befahren und unter Umständen den Ozean aufzusuchen. Während Diem, dessen wohldurchdachter Plan für die Konstruktion, Einrichtung und Organisation durch spätere Überlegungen nur wenig prinzipielle Änderungen erfahren hat, noch 5000 Tonnengröße fordert, hat Paull gezeigt, daß der Ozean größere Anforderungen stellt und das Ausmaß bis auf 12000 Tonnen und darüber zu gehen hat, wenn tatsächlich die ganze Fülle der Thalassotherapie in den Bereich der Verwendung gezogen wird. Diese Größe bemißt sich einerseits nach dem therapeutischen Bedürfnis, nicht nur etwa das Mittelmeer zu befahren, sondern die Fahrten auf die atlantischen Inseln, die portugiesische Küste, die britischen Inseln, Nordsee und Norwegen unter absoluter Fahrtsicherung auszudehnen, und andererseits nach der Notwendigkeit, ein solches Schiff gleichzeitig mit Rücksichtnahme auf den Raum und die Ruhe der Kabinen, sowie eine große Anzahl von Heilfaktoren wie Gymnastikraum, Schwimmbad, Promenaden- und Liegedecks, Heliotherapie, mit manövrierfähigen Maschinen und allen Sicherheitsmaßregeln auszustatten, welche für das Hochseeschiff notwendig sind.

So hat vor kurzem noch Zuntz für das Schiffssanatorium ein Segelschiff mit Hilfsmaschinen gefordert. Mit Rücksicht auf die möglichst weit zu ziehende Indikationsgrenze müssen wir, soweit sich dies bis jetzt durchschauen läßt, an den Grundlagen Diems und Paulls festhalten, welche den großen Doppelschraubendampfer fordern.

Die Verpflegungsfrage ist im Sinne unserer besten Sanatorien für Ernährungstherapie zu regeln. Indem wir auf die Einzelheiten bei der Durchführung und in der Verwendbarkeit des Schiffes auf die betreffenden Arbeiten von Diem, Paull, Castiglioni und Moser, Eulenburg, Holdheim verweisen, sei nur kurz der Indikationen gedacht, die unter Berücksichtigung der verschiedenen Diskussionen heute schon festgestellt sind und deren kritische Kenntnisnahme hoffentlich dazu führen wird, den schon lange vor der Tat stehenden Gedanken in diese selbst umzuwandeln.

Spezielle Indikationen des Ozeansanatoriums bezw. Indikationen für das allgemeine Kurschiff:

Disposition zur Phthise.

Katarrhalische Affektionen des gesamten Respirationstraktus, Emphysem, Asthma.

Nervosität, Neurasthenie, Psychasthenie, Psychoneurosen unter Ausschluß sehr reizbarer und sehr erschöpfter, zu Depressionen neigender Personen und von echten Psychosen, manche Fälle von Migräne.

Auch für Tabes (Hermann Weber), apoplektische Lähmungen, Paralysis agitans leichteren Grades kann der Aufenthalt zweckdienlich sein.

Hysterische Zustände werden zum mindesten sehr verschieden beeinflußt, so daß man sich im allgemeinen hüten wird, die Ozeantherapie, wenn nicht auf Grund genauester Kenntnis der seelischen Vorgänge des Patienten, zu empfehlen.

Anämie und Chlorose.

Rekonvaleszenz nach völligem Ablauf der Infektionskrankheit, Rekonvaleszenz nach chirurgischen Operationen.

Entwicklungs- und Wachstumsstörungen auf der Grundlage früherer Skrofulose, Rachitis, bzw. Störungen der inneren Sekretionen.

Nervöse und atonische Störungen des Digestionstraktus ohne allzu ängstliche Berücksichtigung der Sekretionsverhältnisse.

Nervöse Störungen des Zirkulationsapparates, vor allem auch des Herzens, selbst bei vorhandener organischer Gesundheit oder wenigstens bei einer leidlichen Kompensationsbreite. Präsklerose und mäßiger Grad von Arteriosklerose.

Bestimmte Gegenindikationen der Seefahrtkuren sind:

1. Hochgradige Schwächezustände, die eine unmittelbare Gefahr bedeuten.

2. Starke Herzerweiterung und Herzschwächezustände mit oder ohne Klappenfehler.

3. Atherom höheren Grades.

4. Besondere Neigung zu Hämoptoë bei Lungentuberkulosen oder vorgeschrittene Formen des Leidens.

5. Glaukom.

6. Epilepsie, Melancholie, sonstige Geistesstörungen, die den Umgang mit anderen Passagieren unmöglich machen, und Neigung zu Suicidium.

7. Alle jene Leiden, die eine Gefahr der Übertragung in sich bergen, und jene, die dem Patienten ein so auffälliges Äußere verleihen, daß dadurch das Gemüt der Mitpassagiere irgendwie unangenehm erregt werden kann, wie z. B. durch manche Hautkrankheiten.

8. Übermäßige Neigung zur Seekrankheit.

Für die Auswahl der zu befahrenden Meeresgebiete müssen folgende Grundsätze maßgebend sein:

1. Auswahl heiterer, nicht übermäßig windbewegter Klimate.

2. Vermeidung schnell aufeinanderfolgender Klimawechsel.

3. Möglichst ausgiebige Ausnutzung der Ozeanität, der Sonne, der Thalassotherapie.

4. Möglichkeit zu öfterem Anlandgehen in seuchenfreien Hafenstädten, an landschaftlich und historisch anziehenden Küsten.

Die schwierige Aufgabe für den ärztlichen Leiter des Schiffes besteht darin, den Betrieb des Ozeansanatoriums so zu gestalten, daß: 1. die Luft- und Sonnenkur bei allen Patienten eine möglichst ausgiebige sein kann; 2. die bewegungsbedürftigen Patienten das genügende Maß von Bewegung und Abwechslung, 3. die ruhebedürftigen Patienten das genügende Maß von Ruhe erhalten; 4. die Kranken sich nicht gegenseitig in der Anwendung ihrer Kuren belästigen; 5. die Stimmung der Reisenden immer eine freudig angeregte sei, keine Langeweile einerseits, andererseits keine Exzesse aufkommen.

Damit sind die wesentlichen Gesichtspunkte über den gegenwärtigen Stand der Ozeansanatorien wiedergegeben.

II. Küstenklimate.

1. Das warmfeuchte Küstenklima.

Die von H. Weber schon im Jahre 1880 getroffene und auch heute noch bedeutungsvolle Einteilung der See- bzw. Küstenklimate verweist uns unter den warmfeuchten Meeresstationen in erster Linie auf die im Ozean gelegenen Inseln, die bereits in der Besprechung des Hochseeklimas eine beschränkte Würdigung erfahren haben.

Er charakterisiert dieses Klima mit einer ziemlich hohen relativen Feuchtigkeit, ziemlich hoher winterlicher Mitteltemperatur und sehr geringer täglicher Temperaturschwankung. Wir können heute hinzufügen, daß auch diese Küsten zeitweise kontinentalen Einflüssen, trockenen Landwinden, Fallwinden u. dgl. unterworfen sind, die sie, wenn auch nur vorübergehend, des rein maritimen Charakters entkleiden. Sehr eigenartig ist die Mischung dieses Einflusses an den mitten im Meer gelegenen Kanarischen Inseln. Puerto Orotava auf Teneriffa hat fast täglich den Wechsel zwischen feuchtwarmem Seewind und trockenwarmem Landwind, im Herbst kommen häufig längere, wenig feuchte Perioden vor. Der ozeanische Charakter wiederum kommt auf seiner ständig unter dem Sprühregen der Brandung stehenden Strandpromenade täglich zur Geltung.

Die wichtigste Eigenschaft des warmfeuchten Küstenklimas beruht in der relativen Konstanz einer gewissen Temperaturhöhe. Als solche kann etwa die Mitteltemperatur von 17° C angenommen werden, wenn man die Mitteltemperatur dauernd warmfeuchter Klimate wie etwa dasjenige Madeiras zugrunde legt. Eine mittlere oder stärkere Feuchtigkeit von etwa 70 bis 80%, die geringe tägliche Wärmeamplitude sind die notwendigen Korrelate des Seeklimas als solches. Es ist nun selbstverständlich, daß dauernd gleichmäßige Klimate dieser Art nur spärlich angetroffen werden, und sie gehören zum Teil der rein ozeanischen

Gruppe an. Immerhin kennen wir solche auch in Europa und in Nordamerika, welche wenigstens für lange Zeit des Jahres, 4 bis 6 bis 8 Monate, nur wenig um die erforderliche Mitteltemperatur herumpendeln. Man wird ein solches Klima mit Recht als ein „gemildertes Treibhausklima" bezeichnen, und in der Tat sind seine Effekte im wesentlichen sedative, reizmildernde für Haut und Schleimhäute, die Hautgefäße in mäßigem Grade erweiternd, den Blutdruck auf die Dauer leicht senkend. Die speziellen physiologischen Wirkungen dieses Klimas sind im einzelnen spärlich untersucht. Auf der anderen Seite aber liegen größere Reihen therapeutischer Mitteilungen vor, insbesondere aus Zeiten, wo die ärztliche Beratschlagung in klimatologischen Fragen der warmen Zone von Wenigen ausging, die infolgedessen sich noch einen Überblick verschaffen konnten. Erfahrungen sind hauptsächlich auf den ozeanischen Inseln Madeira und Teneriffa, den Kap Verdischen Inseln, an der Gaskogner Küste, auf den Kanalinseln und in Korfu gewonnen worden, Stätten, die bis vor wenigen Dezennien vorwiegend von englischen Ärzten erforscht und von englischen Patienten besucht wurden.

Diesen Inseln mit „ewigem Frühling" schließt sich an: Tanger, dessen gleichmäßiges subtropisches Klima viel gerühmt und von ärztlicher Seite (M. Steiner) besonders für empfindliche Tuberkulöse als geeignet, schonend und lebensverlängernd genannt wird.

Meteorologische Mittelwerte in der Kurzeit von Tanger.

	Sept.	Okt.	Nov.	Dez.	Januar	Febr.	März	April	Mai
Mittlere Temperatur . .	22.7	19.2	15.7	12.8	12.7	13.6	14.3	16.1	20.8
Niederschlag mm . . .	15	91	92	109	120	125	122	91	55
Bewölkung im Mittel: 5									
Regentage im Mittel: 85									

Ausgedehnte Verwendbarkeit haben die Küste von Algier mit Oran und Algier, ferner Tunis, Alexandrien, Beirut, Korfu, Patras, die Südwest- und Nordwestküste Siziliens, die Süd- und Südwestküste Spaniens mit Gibraltar, Algeciras, Cadiz, die portugiesische Küste mit Nossa Senhora da Luz bei Lagos, Lagos selbst, Lissabon, Ericeira bei Lissabon; in West- und Nordspanien: Mondariz bei Vigo, La Toja, San Sebastian, ferner die Westküste Frankreichs von Biarritz bis zur Kanalseite der Bretagne und die ihr vorgelagerten Inseln. In Nordamerika kommen die Küsten Floridas, insbesondere ein Teil der weit in den Ozean hinausragenden Felsenketten der Keys an der Südspitze Floridas in Betracht. An der atlantischen Küste Floridas steht an der Spitze Miami mit seinen glänzenden Kureinrichtungen, dann St. Augustine, Ormond, Dayton, Palm Beach, obgleich fast die ganze Küste Floridas eine ununterbrochene Kette klimatisch und landschaftlich herrlich gelegener, meist gut eingerichteter Seestationen bildet.

An den Küsten Nordamerikas ist besonders der hohe Besonnungsgrad in Betracht zu ziehen, der auch die gesamte Küstenlänge bis zu den Neu-England-staaten hinauf zu den warmen Seeklimaten des Sommers zählen läßt, während die Floridaküste im ganzen Jahr sich des herrlichsten Seeklimas erfreut. Der Sonnenschein ist an diesen Küsten ganz vorwiegend an dem therapeutisch wichtigen Vormittag anzutreffen.

Es scheint die Sonne im Jahr an der Küste von:

Massachusetts . . . . 2768 Stunden
Neuyork 2510   „
Pennsylvania 2640   „
Nord-Karolina 2758   „
Florida 3062   „

d. h. 70% des gesamten möglichen Sonnenscheins kommt zur Geltung.

Die mittlere tägliche Sonnenscheindauer ist in Stunden:

	Jan.	Febr.	März	April	Mai	Juni	Juli	Aug.	Sept.	Okt.	Nov.	Dez.	Jahr
An d. nordatlant. Küste d. Vereinigten Staaten	5.2	6.5	6.7	7,8	8,4	9,2	9,0	8,6	7,9	6.1	4,8	5,1	6,4
An der mittelatl. Küste d. Vereinigten Staaten	5.8	5,9	6.2	7,6	8.3	9,2	9,4	8,9	8,4	6,6	5,1	5,0	6,4
An der Florida-Küste .	7.3	7,9	8,6	10.2	9,7	8,5	9,1	9,4	7,6	7.2	7,8	7,3	8,4

Die Besonnung ist also im Sommer von Mai bis September an der ganzen Ostküste Nordamerikas eine hervorragende, für Strandaufenthalt, Helio- und Thalassotherapie denkbar günstig und etwa mit derjenigen der nördlichen Adria auf eine Stufe zu stellen.

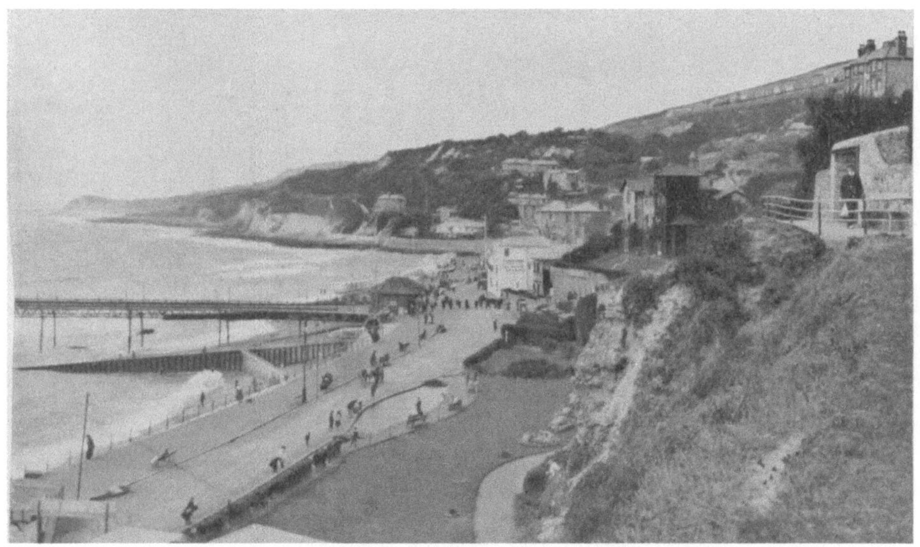

Abb. 44.   Küste der Insel Wight im Kanal.

Diesseits des Ozeans repräsentieren die nördlich von Lissabon gelegenen Plätze den Charakter des warmfeuchten Klimas im späteren Frühjahr. im Sommer und im Frühherbst. Eine Modifikation wird in die oben gekennzeichnete Charakteristik des warmfeuchten Klimas besonders durch die die französische Küste treffende kräftige Luftbewegung gebracht, wenngleich diese besonders in den kühleren Jahreszeiten im Winter und Frühjahr aufzutreten pflegt und dadurch das Klima zu einem anregenden macht, während im Sommer unter kräftiger Sonnenwirkung und der Einwirkung von Land- und Seebrise auch Hitze und mittägliche Trockenheit nicht ausbleiben. Dasselbe gilt von den Scillyinseln und den Kanalinseln Jersey und Guernsey, von der äußersten Südküste von Irland mit Queenstown und der Südküste und Südwestküste Englands mit Penzance, Falmouth, Newquay, Devenport, Torquay und anderen zahlreichen Orten, welche im Sommer und Frühherbst überaus gleichmäßige, verhältnismäßig hohe Mitteltemperaturen aufweisen.

Ein wichtiger klimatischer Faktor der englischen Küstenplätze ist die verhältnismäßig hohe Besonnung aller dieser Distrikte trotz ihrer ozeanischen Eigenart und nördlichen Lage, welche an der Südküste Englands sogar über das Mittel der geographischen Breite hinausgeht. Bei Bewertung der Sonnenscheindauer der englischen Küste ist allerdings in Rechnung zu setzen, daß Konstruktionseigenheiten der englischen Meßapparate höhere Werte geben, als die bis jetzt z. B. in Deutschland benutzten, so daß in praxi wohl 10% abzuziehen sind, um die mit anderen klimatischen Plätzen vergleichbare Sonnenscheindauer zu erhalten. Sie ist aber im Sommer immer noch groß genug.

Die starke ozeanische Einwirkung, welche auch der belgischen, holländischen und der deutschen Nordseeküste eigen ist, verleihen nun während kürzerer Zeitintervalle auch diesen Küsten im Hochsommer den Charakter des feuchtwarmen Seeklimas; ihre wesentlichen Eigenschaften beruhen jedoch auf anderen Gebieten, weshalb sie nicht hier abzuhandeln sind.

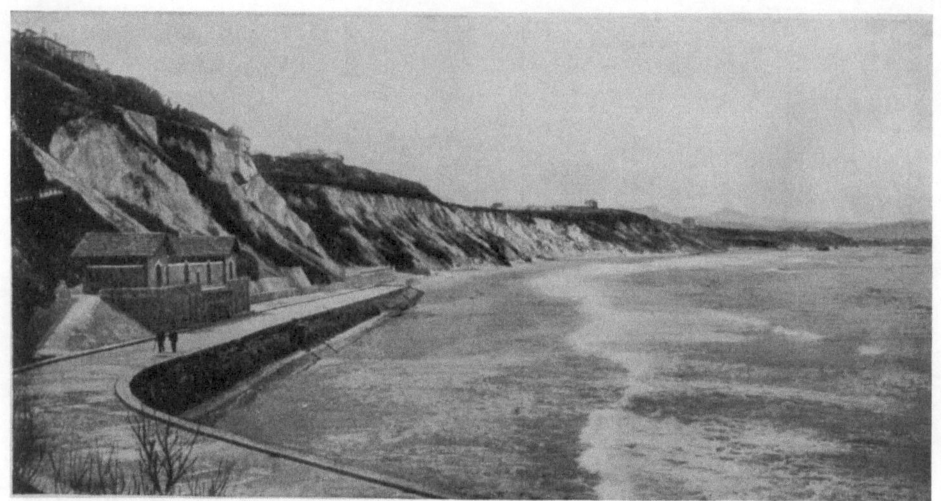

Abb. 45.   Baskische Küste.

Aber auch die zur Erläuterung der klimatischen Verhältnisse wiedergegebenen klimatischen Übersichtstabellen s. S. 327 u. ff. berücksichtigen nur die Hauptvertreter der einzelnen Küstenregionen und Übergänge wie Unterschiede von klimatisch oft recht eingreifender Bedeutung. sind hier wie überall vorhanden. Man möge nie vergessen, daß selbst die gleichmäßigen ozeanischen Stationen eine individuelle Eigenart besitzen, die wiederum individuellen Krankheitsäußerungen besonders gut entsprechen kann.

Die zeitliche Eignung der warmfeuchten Küstenklimate. Die zeitliche Eignung der genannten Stationen als warmfeuchte Klimate entfällt für die südliche Gruppe und die Südwestküste Spaniens und Portugals auf Herbst, Winter und Frühjahr, für die rein ozeanischen wie Teneriffa, Madeira, Azoren aufs ganze Jahr.

Die oben genannten Mittelmeerstationen kommen im Herbst von September bis Dezember und im Frühjahr von März bis Mai in Betracht. Während — immer vom Standpunkt des rein sedativen warmfeuchten Klimas ausgehend — die französischen, nordspanischen und englischen Stationen von Sommeranfang bis Ende September den gestellten Anforderungen entsprechen.

Die Indikationen. Lange, ehe in Deutschland die therapeutischen Bestrebungen in der Richtung einer Thalassotherapie der Tuberkulose einsetzten, fing man an, sich der warmfeuchten Küsten im Kampf gegen die Tuberkulose und Skrofulose zu bedienen. Schon im Jahre 1791 (!) wurde an der englischen Südküste das 1. Royal Sea Bathing Infirmary für kranke Kinder gegründet, es folgten für die begüterten Erwachsenen die Südstationen der Atlantis; seit Dezennien hat sich die Westküste Frankreichs im engeren Kreis des eigenen Landes den Ruf eines fast spezifischen Mittels gegen manche Formen der Tuberkulose erworben.

Und so sind alle diese Orte heute noch die Domäne für die Tuberkulose der Erwachsenen, vor allem aber berücksichtigen sie die Skrofulose und alle

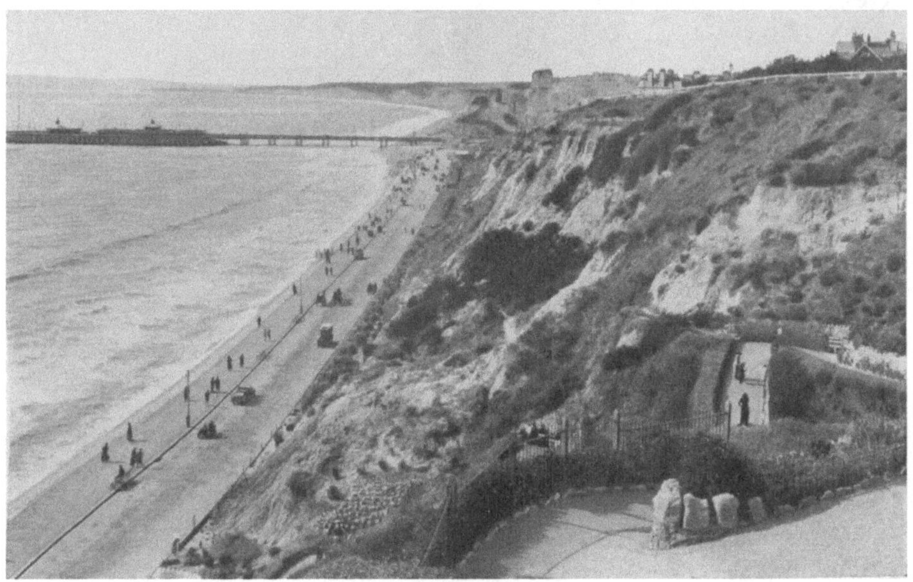

Abb. 46. Englische Südküste.

tuberkulösen Manifestationen am heranwachsenden Körper, so auch die Tuberkulose der serösen Höhlen. An dieser ganzen Küste finden wir Seehospize für Kinder und Unbemittelte und Kindersanatorien mit jetzt wohl mehreren Tausenden von Betten. Die Heilerfolge, besonders bei Abgrenzung gewisser Indikationen, welche einen breiten Raum in der betreffenden französischen Literatur einnehmen, scheinen hervorragende zu sein. Vor allem läßt die Einheitlichkeit der therapeutischen Auffassung, die Zuversichtlichkeit der Krankenberichte und die immer wieder zum Ausdruck kommende frappierende Gleichförmigkeit im Verlauf der Rekonvaleszenz die atlantische Küste Frankreichs als besonders geeignet erscheinen in der aus klimatischen Gründen noch einen gewissen Erfolg versprechenden Behandlung fast aller, auch schon ulzerierender Tuberkuloseformen und für die völlige Ausheilung initialer Formen, insbesondere der juvenilen und infantilen.

Die wichtigsten Faktoren: Sonnenstrahlen, mittlere Wärme, hervorragende Reinheit und milde Feuchtigkeit der Luft vereinigen sich hier für mehrere Monate des Jahres hintereinander mit dem verhältnismäßig hohen Stand der Hygiene und günstigsten Ernährungsbedingungen zu einer kaum sonst wieder anzutreffenden Konstellation therapeutischer Agentien.

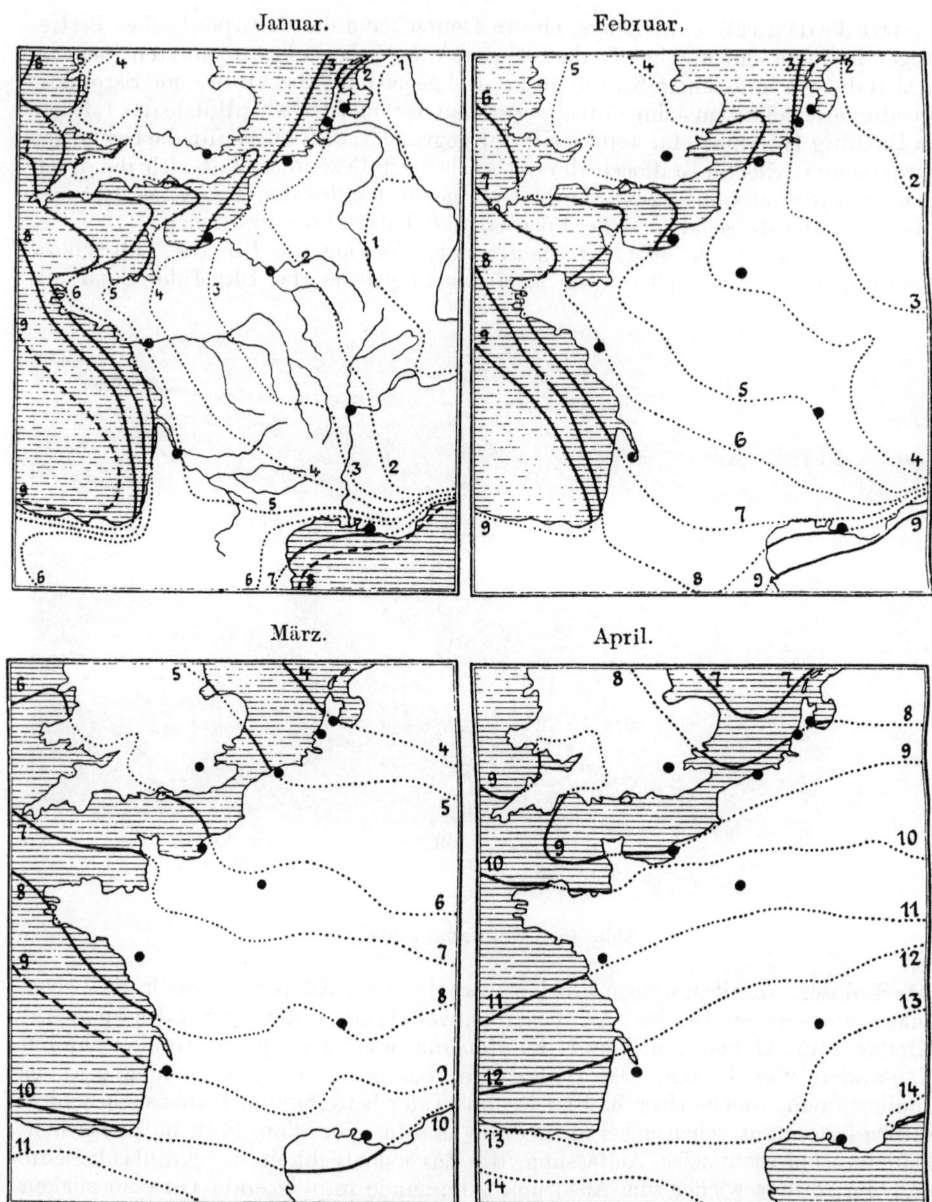

Abb. 47. Isothermen an der atlantischen Küste nach Angot.
Orientierungskarte siehe Abb. 42.

Der Wind und ein gewisser Prozentsatz von Kontinentalität, welcher der spanischen und französischen Küste eigen ist, stellen allerdings gewisse Anforderungen an die Widerstandsfähigkeit des Erkrankten, so auf den Azoren, in San Sebastian, Biarritz, in den Kurorten der Bretagne und Südenglands, worauf besonders H. Weber hinweist, während neben den südlichen Inseln in der Atlantis nördlicher Breite die anderen Stationen der Gaskogne, insbesondere Arcachon wiederum sich durch ein hervorragend sedatives Klima auszeichnen.

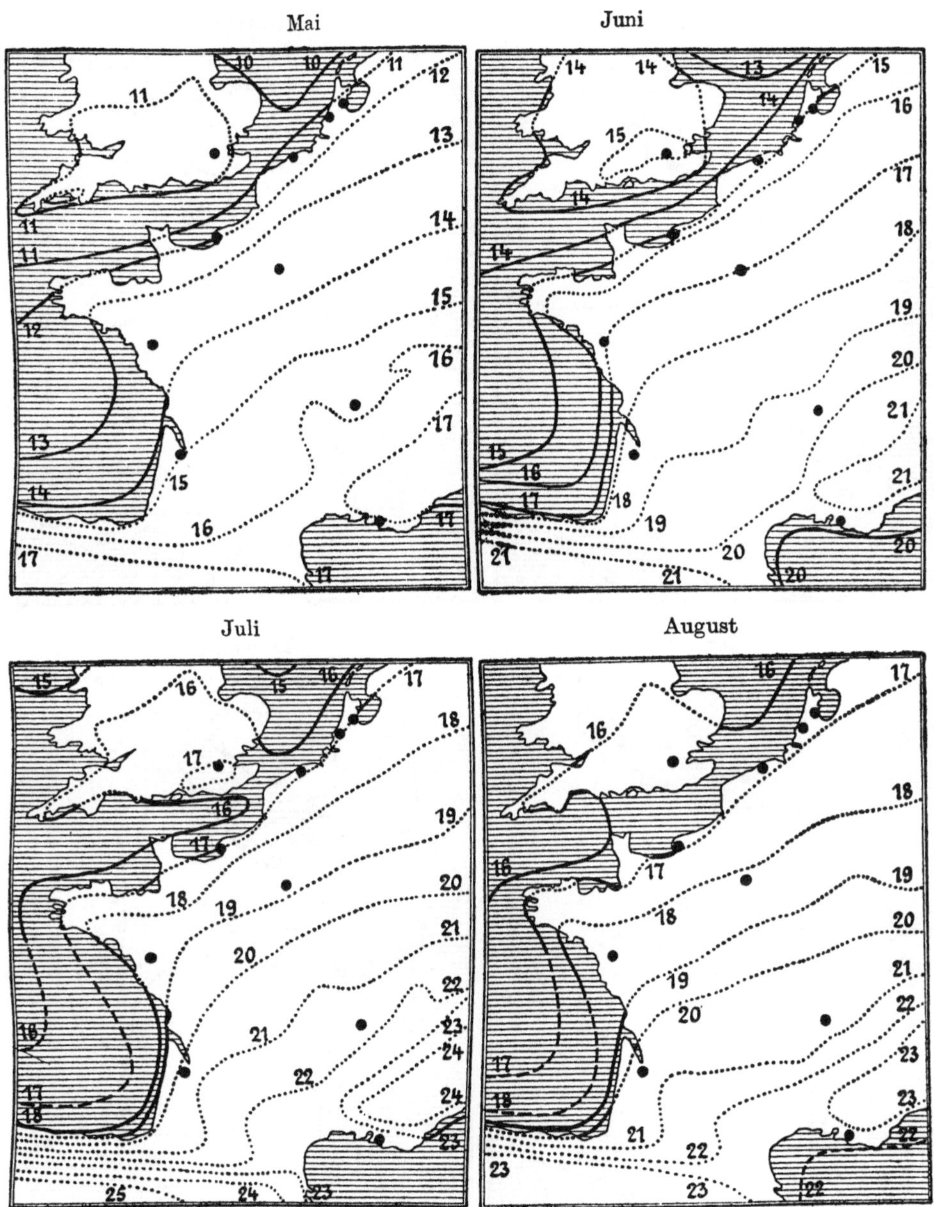

Abb. 48. Isothermen an der atlantischen Küste nach Angot.

Die Tuberkulose mit Reizerscheinungen seitens der Atmungsorgane, weniger die Formen mit Beeinträchtigung der Ernährung und der Verdauungsorgane, bilden die Hauptindikation des Südens. Aus demselben Grunde der Reizbeschwichtigung, der körperlichen und seelischen Anregung unter Vermeidung aller schroffen Übergänge suchen Individuen des mittleren und späteren Lebensalters mit chronischen Katarrhen der Atmungsorgane, mit Präsklerose, leichter Gefäßsklerose, ferner Erschöpfte und Rekonvaleszenten jeder

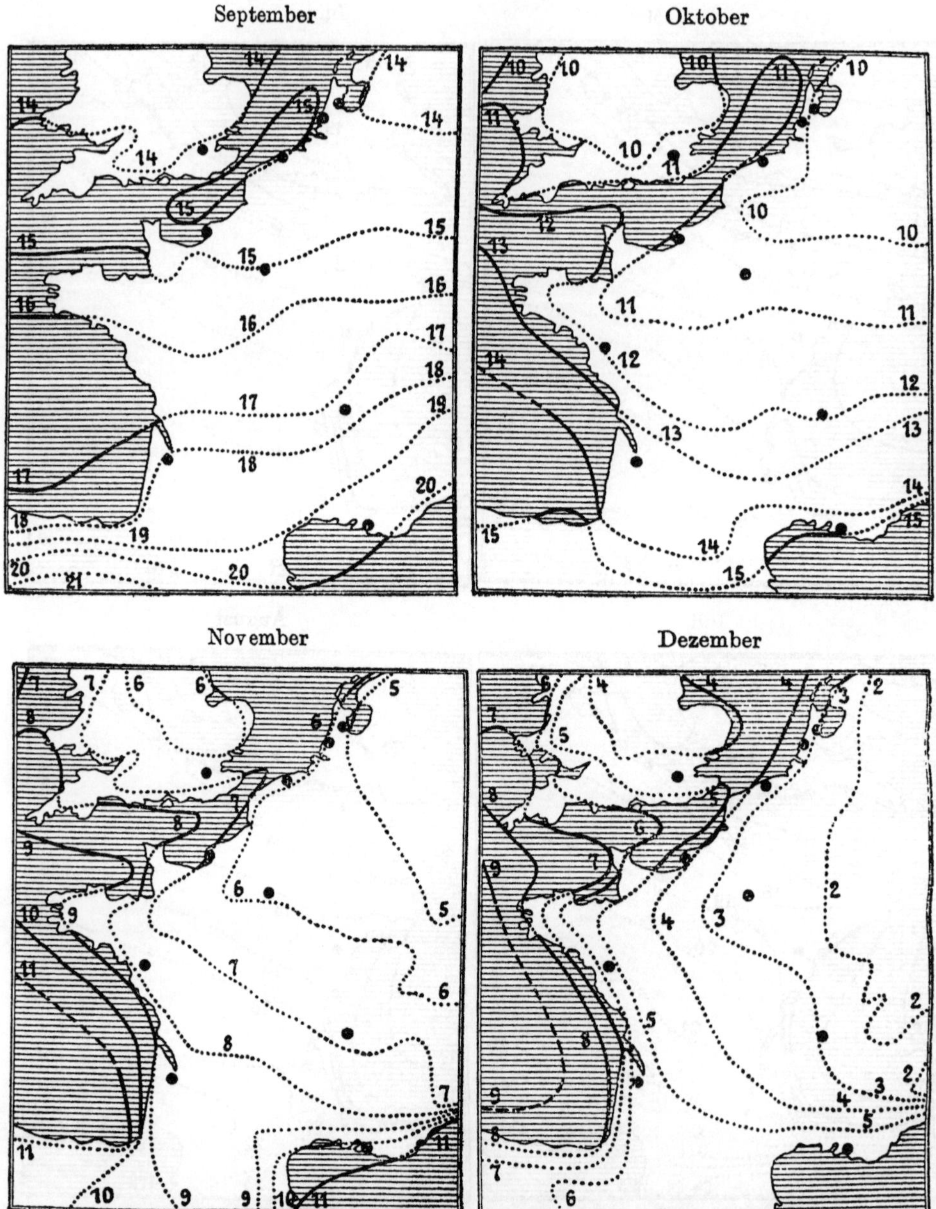

Abb. 49. Isothermen an der atlantischen Küste nach Angot.

Art diese besonnten, einem immer wiederkehrenden Frühling gleichenden Gebiete des Atlantischen Ozeans auf.

Von anderen Erkrankungen der Atmungsorgane werden für die wärmeren südlichen Stationen der französischen Küste, für die Südküste Englands, Irlands und die Kanalinseln öfters noch schwere Bronchitis, seltener das Emphysem genannt.

Eine beträchtliche Einschränkung mancher Indikationen findet an den Stationen der südlichen Mittelmeerküste statt, indem daselbst infolge des relativen Tiefstand der allgemeinen Hygiene die klimatischen Vorteile durch Staub und Wind zeitweise und oft unberechenbar einschränkt, die Luftreinheit, wenn auch nur vorübergehend, aber häufig beeinträchtigt werden und dadurch wohl die Veranlassung zu interkurrenten akuten Erkrankungen der Atmungsorgane gegeben ist, die wir an vielen Stationen des Mittelmeeres finden. Immerhin gilt auch dies nur für die städtischen Zentren der klimatischen Striche, während oft einige Kilometer von diesen entfernt, die volle uneingeschränkte Klimawirkung sich geltend machen kann, so z. B. in kleinen Küstenbädern Algiers, in der ländlichen Umgebung von Tanger, in der Umgebung von Beirut, an den ländlichen Ufern der korfirotischen Küste, in der Sommerresidenz Ramleh bei Alexandrien und mehreren anderen.

Seeklima.

Inselklimate.

Azoren (Horta).

	Temperatur C°						Zahl der Tage mit Niederschlag	Mittlere tägliche Bewölkung (0 = klar 10 = trüb)	Zahl der Tage mit Windstille
	Tagesmittel	Mittleres Tages-Maximum	Mittleres Tages-Minimum	Mittlere tägliche Schwankung	Mittleres absolutes Monats-Maximum	Mittleres absolutes Monats-Minimum			
Oktober . . .	19,2	21,5	17,1	4,4	24,3	13,5	8,7	6,7	3,2
November. . .	16,9	18,9	14,8	4,1	21,0	11,3	12,0	7,1	2,5
Dezember . .	15,9	17,6	14,1	3,5	19,7	10,3	15,2	7,6	1,6
Januar	14,8	16,6	13,1	3,5	19,3	8,5	11,5	7,1	2,7
Februar. . . .	14,5	16,4	12,6	3,8	18,7	8,0	10,2	6,5	0,8
März	14,8	16,9	12,7	4,2	19,2	9,0	11,2	8,0	2,3
April	15,9	18,0	13,9	4,1	21,5	10,6	7,0	7,6	3,1

Klimatische Verhältnisse an der Küste der Insel Teneriffa (Kanaren).

Orotava.

	Jan.	Febr.	März	April	Mai	Juni	Juli	Aug.	Sept.	Okt.	Nov.	Dez.	Jahr
Temperatur C°	16,6	16,7	17,0	17,8	18,8	21,1	22,6	23,1	22,8	21,8	19,4	17,6	19,6
Sonnenscheindauer in Stdn.	90,0	42,0	71,0	34,0	12,0	1,0	0,0	2,0	7,0	67,0	61,0	64,0	451,0
Regenmenge mm	164,0	163,0	176,0	149,0	203,0	196,0	183,0	182,0	158,0	162,0	142,0	152,0	2030,0

Mittlere tägliche Schwankung der Temperatur: Im Jahresmittel 5 bis 6 C°.

Klima von Madeira.

Monate	Temperatur C°			Relative Feuchtigkeit %	Bewölkung (0 = klar, 10 = trüb)	
	Tagesmittel	Mittlere tägliche Schwankung	Mittlere monatliche Schwankung		Mittel der größten	Mittel der kleinsten
Januar	15,6	5,8	10,1	70	7,4	3,9
Februar.	15,4	6,0	10,8	67	5,9	2,0
März	15,8	5,7	10,4	65	6,1	3,0
April	16,8	5,6	10,8	67	6,1	3,1
Mai	18,1	5,4	10,1	66	6,1	3,5
Juni	19,9	5,2	9,2	70	6,5	3,7
Juli	21,7	5,3	9,7	70	6,2	2,7
August	22,6	5,3	9,7	69	4,7	2,3
September	22,2	5,8	10,1	67	5,8	3,0
Oktober	20,5	5,9	10,6	67	5,9	3,2
November	18,4	5,9	10,8	69	6,6	3,2
Dezember	16,4	5,7	11,0	69	6,8	3,6
Jahr	18,6	5,7	20,0	68	—	—

Klimatische Verhältnisse auf St. Helena.

Monate	Mittel 9 Uhr morgens	Tagesmittel $\left(\frac{M+m}{2}\right)$	Mittleres Maximum	Mittleres Minimum	Mittel der täglichen Schwankung	Mittel der absoluten Monatsextreme Maximum	Mittel der absoluten Monatsextreme Minimum	Absolute Feuchtigkeit 9 Uhr morgens mm	Relative Feuchtigkeit 9 Uhr morgens %	Mittlere Bewölkung 9 Uhr morgens (0=klar, 10=trübe)	Niederschlagssumme mm	Tage mit Niederschlag	Häufigkeit der Winde SO	Häufigkeit der Winde S
Januar	17,4	17,7	20,6	14,8	5,8	23,1	13,2	13,0	88	8,4	71	21,2	75	20
Februar....	18,5	18,8	21,8	15,9	5,9	24,1	14,6	14,1	89	8,3	85	20,1	70	22
März	18,8	18,9	21,7	16,2	5,5	24,4	14,5	14,6	91	8,1	134	24,4	67	26
April	18,2	18,3	20,9	15,7	5,2	23,7	14,4	13,9	90	8,2	110	21,7	68	21
Mai	17,1	17,3	20,1	14,6	5,5	23,2	12,2	12,8	88	8,1	97	21,4	63	18
Juni	15,7	15,9	18,4	13,4	5,0	21,0	11,5	11,9	90	8,3	92	20,3	66	17
Juli	14,6	14,8	17,5	12,2	5,3	19,9	10,7	10,9	89	8,3	88	20,1	62	20
August	13,8	14,1	16,6	11,7	4,9	19,2	10,4	10,7	90	8,9	99	22,3	73	19
September ..	13,8	14,0	16,4	11,7	4,7	18,8	10,6	10,7	90	9,1	73	21,1	73	23
Oktober ...	14,4	14,6	17,2	12,0	5,2	20,1	10,9	10,9	89	8,9	51	18,9	70	27
November...	15,1	15,3	17,8	12,7	5,1	20,3	11,8	11,3	89	8,7	41	17,8	74	24
Dezember ..	15,9	16,2	18,9	13,5	5,4	21,4	12,4	11,8	89	8,7	57	19,9	77	17
Jahr	16,1	16,3	19,0	13,7	5,3	25,0	10,0	12,2	89	8,7	998	250,6	838	254

Kanal und Atlantische Küste.

Klimatische Verhältnisse der englischen Westküste.

Temperatur C°.

Stationen	Jan.	Febr.	März	April	Mai	Juni	Juli	Aug.	Sept.	Okt.	Nov.	Dez.	Jahr
Clifton	4,2	4,7	5,8	8,6	11,9	15,2	17,0	16,4	14,3	9,8	6,9	4,8	9,9
Weston super mare	5,1	5,2	6,3	9,1	11,4	14,9	16,5	16,5	14,6	11,0	7,6	5,6	10,3

Wales (Llandudno).

Monate	Tagesmittel	Mittleres Tagesmaximum	Mittleres Tagesminimum	Mittel der täglichen Schwankung	Relative Feuchtigkeit %	Bewölkung (0=klar 10=trüb)	Dauer des Sonnenscheins in Stunden	Dauer des Sonnenscheins in % der möglichen	Wind (% der Häufigkeit) Landwind	Wind (% der Häufigkeit) Seewind	Wind (% der Häufigkeit) Windstille	Tage mit Regen
Januar.....	5,2	7,5	2,7	4,8	82	6,1	44,0	18	2,6	96,4	1,0	18
Februar	5,5	8,0	2,9	5,1	82	5,7	65,6	24	2,2	96,8	1,0	17,
März	6,1	9,1	3,2	5,9	79	5,4	91,2	25	0,4	97,8	1,8	16,
April	8,3	11,8	5,1	6,7	76	5,5	138,1	33	1,6	97,8	0,6	14,
Mai	10,7	14,5	7,3	7,2	78	5,6	192,4	40	2,4	96,0	1,6	14,8
Juni	14,0	17,9	10,6	7,3	75	5,1	178,5	36	2,8	95,4	1,8	12,
Juli	15,5	19,2	12,3	6,9	77	5,9	164,5	33	2,2	97,2	0,6	15,2
August.....	15,6	19,1	12,4	6,7	78	6,5	156,2	35	2,0	96,0	2,0	17,2
September ...	13,7	16,9	10,8	6,1	77	5,3	108,7	29	3,8	94,8	1,4	11,0
Oktober	10,2	13,0	7,5	5,5	81	6,7	74,5	23	2,2	97,4	0,4	22,0
November ...	7,7	10,1	5,2	4,9	82	6,7	44,7	18	2,6	96,4	1,0	18,2
Dezember ...	5,8	8,1	3,3	4,8	83	6,7	25,5	11	3,4	95,6	1,0	18,0
Jahr[1)	9,8	12,9	6,9	6,0	80	6,0	1456,0	33	2,4	96,4	1,2	184,0

[1]) Die Jahresmittel sind aus längeren Beobachtungsreihen berechnet.

Klimatische Verhältnisse der englischen Südwestküste.

Temperatur C°.

Stationen	Jan.	Febr.	März	April	Mai	Juni	Juli	Aug.	Sept.	Okt.	Nov.	Dez.	Jahr
Truro	6,3	6,4	6,8	8,9	11,1	14,0	15,9	14,2	12,0	11,3	8,3	7,1	10,5

Falmouth.

	Temperatur C°				Relative Feuchtigkeit %	Bewölkung (0 = klar 10 = trüb)	Dauer des Sonnenscheins		Wind (% der Häufigkeit)			Tage mit Regen
	Tagesmittel	Mittleres Tagesmaximum	Mittleres Tagesminimum	Mittel der täglichen Schwankung			in Stunden	in % der möglichen	Landwind	Seewind	Windstille	
Januar	6,4	8,2	4,4	3,8	84	6,7	46,8	18	55,5	38,4	6,1	20
Februar	6,6	8,5	4,7	3,8	82	6,7	76,1	27	58,2	36,1	5,7	20
März	6,8	9,1	4,6	4,0	84	5,6	129,8	36	50,0	43,5	6,5	21
April	8,7	11,3	6,3	5,0	80	5,3	173,0	42	42,6	51,1	6,3	17
Mai	11,1	14,0	8,2	5,8	83	6,0	216,3	46	34,8	55,8	9,4	16
Juni	14,2	17,2	11,3	5,9	82	6,0	225,4	47	36,3	49,7	14,0	14
Juli	15,7	18,7	12,9	5,8	82	5,3	210,9	43	53,9	37,1	9,0	16
August	15,7	18,6	13,1	5,5	85	5,7	206,2	47	66,2	24,8	9,0	18
September	14,0	16,6	11,6	5,0	85	5,1	145,7	39	28,3	59,4	12,3	12
Oktober	11,0	13,2	8,7	4,5	86	6,2	115,3	35	49,7	38,4	11,9	24
November	8,8	10,7	6,7	4,0	85	6,1	69,4	26	41,0	44,3	14,7	20
Dezember	7,2	8,9	5,1	3,8	85	7,4	54,0	22	40,3	51,0	8,7	22
Jahr	10,5	12,9	8,1	4,8	83	5,9	176,6	40	46,4	44,1	9,5	202

Stationen	Jan.	Febr.	März	April	Mai	Juni	Juli	Aug.	Sept.	Okt.	Nov.	Dez.	Jahr

Temperatur C°.

	Jan.	Febr.	März	April	Mai	Juni	Juli	Aug.	Sept.	Okt.	Nov.	Dez.	Jahr
Plymouth	5,9	6,1	6,8	9,4	12,0	15,0	16,5	16,4	19,5	11,2	8,2	6,5	10,7
Penzance	7,4	6,8	7,9	9,3	—	—	—	—	—	—	9,4	8,2	—
Scilly	7,7	7,6	7,8	9,3	11,4	14,2	16,0	16,2	14,8	12,0	9,9	8,4	11,3

Sonnenscheindauer in Stunden.

	Jan.	Febr.	März	April	Mai	Juni	Juli	Aug.	Sept.	Okt.	Nov.	Dez.	Jahr
Scilly	65,0	76,0	149,2	187,2	—	—	—	—	—	—	84,6	49,4	—

Klimatische Verhältnisse der englischen Südküste (östlicher Teil).

Southampton.

	Temperatur (C°)				Relative Feuchtigkeit %	Bewölkung (0 = klar 10 = trüb)	Dauer des Sonnenscheins		Wind (% der Häufigkeit)			Tage mit Regen
	Tagesmittel	Mittleres Tagesmaximum	Mittleres Tagesminimum	Mittel der täglichen Schwankung			in Stunden	in % der möglichen	Landwind	Seewind	Windstille	
Januar	4,3	6,8	1,6	5,2	90	7,0	45,5	18	50,0	50,0	—	16
Februar	5,1	8,1	2,2	5,9	86	7,1	67,0	24	52,8	47,2	—	17
März	6,2	10,2	2,4	7,8	84	6,4	126,2	35	47,8	51,6	0,6	17
April	8,9	13,5	4,7	8,8	78	6,3	162,6	40	64,3	35,0	0,7	14
Mai	11,7	16,8	7,1	9,7	78	7,1	210,6	44	47,2	52,8	—	15
Juni	15,1	20,2	10,7	9,5	77	6,7	204,2	42	55,0	44,3	0,7	11
Juli	16,8	21,8	12,4	9,4	75	6,2	206,5	42	45,7	52,0	2,3	11
August	16,7	21,5	12,3	9,2	78	6,1	202,9	46	46,2	51,9	1,9	15
September	14,4	19,0	10,2	8,8	82	5,1	149,8	40	60,4	38,6	1,0	12
Oktober	10,3	14,2	6,6	7,6	88	6,8	112,3	34	44,5	54,2	1,3	20
November	7,3	10,3	4,2	6,1	90	7,1	56,8	22	59,0	41,0	—	16
Dezember	4,9	7,5	2,1	5,4	90	7,5	46,3	19	50,4	49,6	—	16
Jahr	10,1	14,2	6,4	7,8	85	6,5	1590,7	38	51,9	47,4	0,7	173

Temperatur C°.

Stationen	Jan.	Febr.	März	April	Mai	Juni	Juli	Aug.	Sept.	Okt.	Nov.	Dez.	Jahr
Dungeness . .	4,2	4,5	5,1	7,9	10,7	13,8	16,1	16,5	14,6	11,1	9,5	5,3	9,7
Hastings . . .	4,6	4,8	5,8	8,7	11,3	14,6	16,4	16,9	14,9	11,2	7,4	5,3	10,1
Eastburne . .	4,6	5,0	6,1	8,7	11,4	14,7	16,6	16,8	14,8	10,2	7,2	4,8	10,1
Brighton . . .	4,3	4,8	5,9	8,7	11,7	15,1	16,9	16,8	14,8	10,9	7,7	5,1	10,2
Worthing . .	4,3	4,7	5,6	8,5	11,2	14,3	16,1	16,4	14,6	10,9	9,3	5,6	9,9
Ventnor . . .	5,7	5,8	6,7	9,4	11,8	14,9	16,7	17,1	15,5	12,1	8,6	6,5	10,9
Osborne . . .	4,5	5,0	6,0	8,7	11,7	14,9	17,0	16,7	14,8	11,0	7,2	5,3	10,2
Bornemouth .	4,7	4,8	6,3	8,8	11,4	14,0	16,4	16,3	14,0	10,7	8,7	5,8	10,2
Parkstone . .	4,5	5,1	6,1	9,0	11,7	15,0	16,7	16,5	14,4	10,8	7,0	5,2	10,2

Sonnenschein in Stunden.

	Jan.	Febr.	März	April	Mai	Juni	Juli	Aug.	Sept.	Okt.	Nov.	Dez.	Jahr
Bornemouth .	62,5	83,0	127,6	165,6	219,8	208,7	223,0	205,9	164,4	113,4	78,1	50,1	1932,1
Ventnor (1886/90) . .	56,0	79,6	120,4	176,8	201,8	180,6	188,8	209,0	178,2	130,6	53,4	50,0	1625,2

Sonnenlose Tage: Bornemouth = 46; Ventnor = 56.

Häufigkeit der Winde (nach Hiller).

Brighton	Sommer	Seewind 33%,	Küstenwind 44%,	Landwind 21%,	Windstille 2%
	Winter	„ 39%,	„ 38%,	„ 21%,	„ 2%
Ventnor	Sommer	„ 40%,	„ 16%,	„ 39%,	„ 5%
	Winter	„ 60%,	„ 12%,	„ 23%,	„ 5%

Klimatische Verhältnisse der Kanalinseln.

	Temperatur				Feuchtigkeit		Mittlere tägliche Bewölkung (0 = klar, 10 = klar)	Dauer des Sonnenscheins		Niederschlagssumme	Zahl der Tage mit Niederschlag
	Tagesmittel	Mittleres tägl. Maximum C°	Mittleres tägl. Minimum C°	Mittlere tägl. Schwankung C°	Absolute mm	Relative %		Summe der Stunden	% der möglichen	mm	
1894—1903			Jersey (nach Hann).								
Januar	5,9	7,5	4,3	3,2	5,6	81	7,3	68,2	25	68	18,1
Februar	5,4	7,4	3,6	3,8	6,0	79	6,4	97,3	34	45	13,6
März	7,0	9,5	4,9	4,6	5,9	79	6,5	144,2	39	51	17,6
April	9,2	12,2	6,9	5,3	6,7	77	5,9	205,5	50	57	14,2
Mai	11,6	14,7	8,6	6,1	7,5	77	5,0	246,7	52	48	11,5
Juni	14,6	18,5	11,8	6,7	9,6	78	5,5	250,3	52	50	11,3
Juli	16,8	20,6	13,9	6,7	11,0	77	5,0	295,2	61	45	10,5
August	16,8	20,2	14,2	6,0	11,1	78	5,2	253,4	57	68	15,1
September	15,6	18,9	13,2	5,7	10,2	77	5,2	207,7	55	65	13,4
Oktober	12,3	14,5	10,2	4,3	8,2	77	6,5	127,7	38	87	18,3
November	9,3	11,2	7,4	3,8	7,0	80	6,6	86,8	32	77	15,6
Dezember	7,2	8,8	5,4	3,4	6,2	81	7,3	66,6	26	93	20,9
Jahr	10,9	13,7	8,7	5,0	7,9	78	6,1	2049,6	46	754	180,1

Temperatur in Guernsey.

	Jan.	Febr.	März	April	Mai	Juni	Juli	Aug.	Sept.	Okt.	Nov.	Dez.	Jahr
Temperatur C°	6,2	6,2	6,7	8,8	11,1	13,6	15,6	15,9	14,8	12,0	9,0	7,3	—

Jahressumme des Sonnenscheins = 1906 Stunden.

Klimatische Verhältnisse der französischen Küstengebiete.

a) Kanal und nordatlantische Küste.

Stationen	Jan.	Febr.	März	April	Mai	Juni	Juli	Aug.	Sept.	Okt.	Nov.	Dez.

Temperatur C°.

Stationen	Jan.	Febr.	März	April	Mai	Juni	Juli	Aug.	Sept.	Okt.	Nov.	Dez.
Dunkerque . .	3,7	4,3	8,5	8,5	11,3	14,7	17,0	17,3	15,5	11,3	6,9	4,3
St. Malo . . .	5,1	5,8	7,1	9,9	12,2	15,2	17,0	17,0	15,2	11,8	8,1	5,7
Brest	6,7	7,2	8,3	10,9	13,3	16,2	17,9	18,1	16,3	12,8	9,3	7,2
Lorient	6,0	6,6	8,0	11,0	13,6	16,7	18,4	18,3	16,2	12,5	8,8	6,7
Roscoff	6,0	6,2	7,9	10,0	12,0	14,4	16,4	16,7	15,2	12,9	9,7	7,7
Belle Ile . . .	6,4	6,5	7,6	10,4	13,1	15,8	17,6	18,0	16,5	13,1	9,4	7,4

Mittlere Tagesschwankung C°.

Stationen	Jan.	Febr.	März	April	Mai	Juni	Juli	Aug.	Sept.	Okt.	Nov.	Dez.
Nantes	5,4	7,3	9,2	10,6	11,5	11,6	11,7	12,0	11,6	9,4	7,6	5,6
Dunkerque . .	5,3	6,9	7,5	8,1	7,7	8,8	9,1	8,7	8,5	7,7	6,2	5,2
St. Malo . . .	4,7	5,3	6,6	6,7	7,3	7,0	6,8	6,7	6,6	5,9	5,2	4,9
Brest	5,1	5,9	7,3	7,7	8,3	8,2	7,7	8,1	8,4	7,2	5,5	5,1

Frosttage (tiefste Tagestemperatur 0 C° oder darunter).

Häufigkeit innerhalb 10 Jahren:

Bretonische Küste

Stationen	Jan.	Febr.	März	April	Mai	Juni	Juli	Aug.	Sept.	Okt.	Nov.	Dez.
Roscoff	37	33	9	—	—	—	—	—	—	—	4	36

im Jahr = 11,9.

Wintertage (höchste Tagestemperatur 0 C° oder darunter).

Häufigkeit innerhalb 10 Jahren:

Stationen	Jan.	Febr.	März	April	Mai	Juni	Juli	Aug.	Sept.	Okt.	Nov.	Dez.
Roscoff	2	6	—	—	—	—	—	—	—	—	1	—

im Jahr = 0,9.

Häufigkeit der Winde (nach Hiller).

Kanal (Dunkerque)	Sommer	Seewind 65%,	Küstenwind 7%,	Landwind 27%,	Windstille 1%.
	Winter	„ 20%,	„ 28%,	„ 50%,	„ 2%.
Bretonische Küste (St. Malo)	Sommer	„ 31%,	„ 32%,	„ 33%.	„ 4%.
	Winter	„ 7%,	„ 23%,	„ 66%,	„ 4%.

b) Klimatische Verhältnisse
der südatlantischen Küste Frankreichs und Nordspaniens.

Monate	Mittlere Monatstemperaturen				Mittlere tägliche Temperaturschwankung			Relative Feuchtigkeit			Bewölkung
	San Sebastian C°	Hendaye C°	Biarritz C°	Arcachon C°	San Sebastian C°	Hendaye C°	Biarritz C°	San Sebastian %	Hendaye %	Biarritz %	San Sebastian %
Januar	7,5	8,7	8,3	6,8	5,3	5,5	6,3	78	78	79	69
Februar	9,5	8,6	9,5	7,7	7,0	6,3	7,4	76	73	73	68
März	10,3	10,7	10,1	8,9	7,3	5,8	8,0	71	73	73	66
April	13,0	12,9	12,8	12,2	7,4	5,4	7,5	73	75	76	72
Mai	14,3	15,5	15,0	15,3	6,8	5,7	7,5	74	77	77	66
Juni	18,0	17,8	18,2	18,8	7,1	6,0	7,3	75	79	79	68
Juli	18,5	21,4	20,4	21,2	6,9	5,8	8,1	76	81	81	61
August	20,2	20,9	20,6	21,6	7,5	5,4	7,8	76	79	80	59
September	19,3	19,4	19,3	19,1	7,9	5,6	8,0	73	80	79	60
Oktober	15,1	14,9	15,5	14,7	7,9	6,8	7,5	71	78	77	64
November	12,5	11,5	11,1	9,6	6,8	5,7	6,5	77	76	77	68
Dezember	9,5	10,1	9,5	7,4	6,6	5,0	6,7	79	76	76	70

Häufigkeit der Winde.

Biarritz { Sommer: Seewind 35%, Küstenwind 22%, Landwind 39%, Windstille 4%.
{ Winter: „ 12%, „ 14%, „ 69%, „ 5%.

Arcachon { Sommer: „ 59%, „ 14%, „ 24%, „ 3%
{ Winter: „ 34%, „ 18%, „ 44%, „ 4%

Luftbewegung an der Baskischen Küste im Mittel:

Windstille 198,8 Tage, Brise 117,4 Tage, Wind 36,2 Tage, starker Wind 17,9 Tage.

Regentage im Jahr:

San Sebastian 162; Hendaye 140; Biarritz 154.

Frosttage (tiefste Tagestemperatur 0 C° oder darunter).

Häufigkeit innerhalb 15 Jahren:

Arcachon.

Januar = 135; Februar = 110; März = 56; April = 1; Oktober = 5; November = 25; Dezember = 131. — Jahresmittel = 30,9.

Wintertage (höchste Tagestemperatur 0 C. oder darunter).

Häufigkeit innerhalb 15 Jahren:

Arcachon.

Januar = 8; Februar = 1; November = 1; Dezember = 3; Jahresmittel = 0,9.

Klimatische Verhältnisse der Küstenstationen von Spanien und Portugal.

		Jan.	Febr.	März	April	Mai	Juni	Juli	Aug.	Sept.	Okt.	Nov.	Dez.	Jahr
Nördliche atlantische Küste von Portugal (Porto).														
Temperatur	C°	8,6	9,9	11,2	12,8	15,2	18,2	19,6	19,5	18,4	14,9	12,0	9,2	14,1
Mittlere Bewölkung (0 = klar, 10 = trüb)		5,5	5,6	5,5	5,5	5,2	4,7	3,5	3,4	4,6	5,2	5,6	5,6	5,0
Zahl der Tage mit Regen		13,6	11,0	12,7	13,0	10,4	6,9	4,2	4,5	8,2	13,2	13,1	12,0	122
Regenwahrscheinlichkeit	%	44	39	41	43	34	23	14	15	27	43	44	39	—
Mittlere atlantische Küste von Portugal (Lissabon).														
Tagesmittel der Temperatur	C°	10,1	11,4	12,5	14,1	16,3	19,4	21,3	21,6	20,1	16,7	13,6	10,9	15,7
Mittleres absolutes Monatsmaximum	C°	16,2	18,7	21,0	23,4	27,7	32,0	33,8	34,7	32,1	25,4	19,9	16,9	35,7
Mittleres absolutes Monatsminimum	C°	1,8	4,3	5,6	7,6	10,3	12,5	14,8	14,9	13,4	10,1	7,5	3,3	1,3
Mittlere tägliche Schwankung der Temperatur		6,0	6,5	6,1	6,4	7,2	8,0	8,7	9,5	7,8	6,7	5,9	5,7	7,1
Mittlere Abweichung vom Monats-Jahresmittel	C°	1,56	0,93	1,12	1,00	1,00	0,83	0,95	0,82	0,69	1,14	0,70	0,86	0,9
Mittlere Bewölkung		5,2	5,1	5,0	5,1	4,4	3,4	2,2	2,0	3,6	4,8	5,2	5,3	4,3
Dauer des Sonnenscheins . . . . . Sa. der Stunden		149	150	198	239	278	302	345	344	257	197	144	132	2741
Dauer des Sonnenscheins . . . . in Stunden pro Tag		4,8	5,4	6,4	8,0	9,0	10,1	11,1	11,1	8,6	6,4	4,8	4,3	7,5
Dauer des Sonnenscheins . . . . . % der möglichen		47	49	55	61	63	69	77	82	70	56	47	44	62
Atlantische Küste von Spanien (Cadiz).														
Tagesmittel der Temperatur	C°	12,2	13,4	14,5	16,1	18,5	21,6	24,0	24,3	22,6	19,1	15,8	12,8	17,9
Mittleres absolutes Monatsmaximum	C°	19,4	20,2	22,1	24,5	28,3	32,4	32,9	34,1	31,3	27,7	23,3	19,7	35,1
Mittleres absolutes Monatsminimum	C°	4,5	6,0	7,0	8,4	11,9	15,1	17,8	18,2	15,6	11,1	7,6	5,1	2,6
Mittlere Bewölkung (0 = klar, 10 = trüb)		4,0	4,2	4,8	4,1	3,1	1,9	1,1	1,3	2,9	3,9	3,7	4,1	3,3
Südliche Mittelmeerküste von Spanien (Malaga).														
Tagesmittel der Temperatur	C°	12,0	13,0	14,2	16,4	18,7	21,9	24,9	25,1	22,5	18,9	15,7	13,0	18,0
Mittlere tägliche Schwankung	C°	8,6	9,1	9,5	10,0	11,0	11,7	11,2	11,3	10,4	9,4	8,9	8,4	10
Mittleres absolutes Monatsmaximum	C°	19,8	22,2	24,0	27,0	29,1	33,5	36,6	37,1	31,5	28,1	23,7	20,8	37,7
Mittleres absolutes Monatsminimum	C°	3,8	6,1	6,7	9,2	12,0	15,3	19,0	19,3	16,1	10,9	7,3	5,2	3,0
Relative Feuchtigkeit	%	70	69	68	61	61	60	62	62	62	65	68	70	65
Mittlere Bewölkung (0 = klar, 10 = trüb)		3,9	3,8	4,7	4,2	3,2	1,6	0,8	1,3	2,8	3,5	3,9	3,9	3,1
Zahl der heiteren Tage		12,8	11,0	11,0	10,0	16,3	22,0	25,5	24,0	20,0	13,8	14,0	14,0	195
Zahl der Tage mit Regen		4,9	4,5	7,1	7,1	4,3	1,9	0,8	0,8	1,8	4,6	4,6	5,8	55
Südöstliche Mittelmeerküste von Spanien (Valencia).														
Tagesmittel der Temperatur	C°	9,2	10,6	11,9	14,1	17,1	20,8	23,8	23,9	21,0	17,3	13,8	10,6	16,1
Mittleres absolutes Monatsmaximum	C°	20,6	22,8	24,9	27,0	29,1	32,3	35,1	34,7	32,3	29,7	24,6	21,3	36,7
Mittleres absolutes Monatsminimum	C°	−1,3	1,4	2,2	4,9	7,6	11,8	14,9	15,3	12,3	6,6	3,6	1,3	−2,3
Mittlere Abweichung vom Monats- und Jahresmittel	C°	1,18	1,53	1,19	1,02	0,77	1,04	0,97	0,97	1,17	1,11	1,01	0,99	1,1
Mittlere Bewölkung (0 = klar, 10 = trüb)		3,7	3,7	3,6	3,8	3,6	2,6	2,3	2,7	3,4	3,6	3,9	3,6	3,4

Seeklima der nordamerikanischen Union.

a) Kalifornische Stationen.

(1877—1900 bzw. 03) — **Los Angeles.**

	Tagesmittel	Mittleres Tages-Maximum	Mittleres Tages-Minimum	Mittlere tägl. Schwankung	Absolute mm	Relative % (5jähr.Mittel)	Sonnenscheindauer Summe der Stdn. (7jähriges Mittel)	Niederschlags-summe in mm	Zahl der Tage mit Niederschlag	heiteren Tage	trüben Tage	Vorherrschender Wind
Januar	11,7	17,8	6,7	11,1	6,6	65	214	76	6	16	6	NE
Februar	12,3	18,9	7,2	11,7	7,2	67	223	76	6	13	6	„
März	13,1	19,4	8,3	11,1	7,9	69	255	76	7	12	7	„
April	14,2	21,1	9,4	11,7	8,5	73	275	25	4	12	6	W
Mai	15,8	22,8	11,1	11,7	9,7	77	259	13	3	10	6	„
Juni	18,1	25,6	13,3	12,3	11,0	76	289	3	1	10	3	„
Juli	19,7	28,3	15,0	13,3	12,2	75	341	3	1	12	1	„
August	20,3	28,9	15,6	13,3	12,9	75	328	—	0	14	1	„
September	19,2	27,8	13,9	13,9	11,7	70	282	2	1	16	1	„
Oktober	16,8	24,4	11,1	13,3	9,8	73	263	20	3	16	3	„
November	14,7	22,2	8,9	13,3	7,7	62	245	33	3	18	3	„
Dezember	12,9	19,4	7,8	11,6	6,7	56	245	73	6	17	5	NE
Jahr	—	23,3	10,6	12,7	9,3	69,8	3219	404	41	166	48	W

Mittlere Bewölkung: Frühling 4,4, Sommer 3,1, Herbst 3,3, Winter 3,4, Jahr 3,3.

(1850 bzw. 77—1903) — **San Diego.**

	Tagesmittel	Mittleres Tages-Maximum	Mittleres Tages-Minimum	Mittlere tägl. Schwankung	Absolute mm	Relative % (5jähr.Mittel)	Sonnenscheindauer Summe der Stdn. (7jähriges Mittel)	Niederschlags-summe in mm	Zahl der Tage mit Niederschlag	heiteren Tage	trüben Tage	Vorherrschender Wind
Januar	12,2	16,7	7,8	8,9	7,4	69	217	46	6	17	6	NW
Februar	12,6	16,7	8,3	8,4	8,0	69	224	51	8	13	6	„
März	13,4	17,8	9,4	8,4	8,4	69	248	38	7	11	10	„
April	14,6	18,3	11,1	7,2	9,1	74	270	15	4	13	7	„
Mai	16,0	19,4	13,3	6,1	10,2	77	248	8	3	9	11	W
Juni	17,7	21,1	15,0	6,1	11,6	80	240	3	1	10	6	SW
Juli	19,4	22,8	16,7	6,1	13,1	80	310	3	1	15	4	NW
August	20,4	23,9	17,8	6,1	13,9	80	310	3	1	12	4	„
September	19,4	23,3	16,1	7,2	12,9	79	270	3	1	16	3	„
Oktober	17,2	21,1	13,3	7,8	10,8	75	248	7	2	17	4	„
November	15,0	20,0	10,6	9,4	8,6	65	240	25	3	18	4	„
Dezember	13,2	18,3	8,9	9,4	7,5	60	217	45	5	15	6	„
Jahr	—	20,0	12,2	7,8	10,1	73	3042	247	42	165	71	NW

Mittlere Bewölkung: Frühling 4,9, Sommer 4,6, Herbst 3,7 Winter 3,9, Jahr 4,3.

Santa Barbara.

	Tages-mittel	Mittieres Tages-Maximum	Mittieres Tages-Minimum	Mittlere tägliche Schwankung	Relative Feuchtigkeit %	Niederschlagssumme	Zahl der Tage mit Niederschlag	heiteren Tage	trüben Tage
Januar	11,8	17,8	6,7	11,1	67	103,1	10	19,8	8,2
Februar	12,7	17,8	6,7	11,1	69	87,9	8	17,6	7,7
März	13,0	18,3	7,8	10,5	70	70,9	8	17,8	8,6
April	14,7	19,4	8,9	10,5	71	30,0	4	20,7	6,1
Mai	15,7	20,6	10,0	10,6	73	10,9	2	15,5	9,6
Juni	17,3	20,6	12,8	7,8	75	2,3	1	20,3	4,5
Juli	18,4	23,3	13,3	10,0	76	0,5	1	23,6	1,9
August	19,4	23,9	14,4	9,5	75	0,3	1	22,5	2,3
September	18,7	23,3	13,3	10,0	75	9,4	2	21,2	3,4
Oktober	17,0	22,2	12,2	10,0	72	21,8	2	19,6	5,3
November	15,1	21,1	1,00	11,1	66	39,1	3	22,0	5,1
Dezember	13,2	20,0	7,2	12,8	65	84,6	7	20,0	7,1
Jahr	15,6	20,6	10,0	10,6	71	460,8	48	241,0	67,7

Santa Cruz.

	Temperatur C°				Relative Feuchtigkeit %	Nieder-schlags-summe	Zahl der Tage mit Nieder-schlag	Zahl der	
	Tages-mittel	Mittleres Tages-Maximum	Tages-Minimum	Mittlere tägliche Schwkg.				heiteren Tage	trüben Tage
Januar	10,6	16,7	3,3	13,4	—	140,7	13	—	—
Februar.	11,5	16,7	3,3	13,4	—	120,7	9	—	—
März	12,4	17,8	3,9	13,9	—	117,1	11	—	—
April	14,3	20,0	5,0	15,0	—	51,3	3	—	—
Mai	15,4	21,1	6,7	14,4	—	26,2	3	—	—
Juni	17,3	24,4	7,2	17,2	—	5,6	2	—	—
Juli	17,7	23,9	8,3	15,6	—	0,3	1	—	—
August	18,1	24,4	8,9	15,5	—	1,0	1	—	—
September	17,3	24,4	7,8	16,6	—	15,0	2	—	—
Oktober	15,4	23,3	6,7	16,6	—	42,9	2	—	—
November.	13,1	19,4	5,0	14,4	—	70,6	4	—	—
Dezember	11,3	17,2	2,2	15,0	—	121,4	8	—	—
Jahr	14,6	20,6	5,6	15,0	—	712,8	59	—	—

b) Klimatische Verhältnisse der Ostküste Nordamerikas.

Portland (Maine).

	Temperatur C°				Abso-lute Feuch-tigkeit mm	Relative Feuch-tigkeit (14 jähriges Mittel) %	Sonnen-schein-dauer Summe der Std.	Nieder-schlags-summe mm	Zahl der Tage mit Nieder-schlag
	Tages-mittel	Mittleres Tages-Maximum	Tages-Minimum	Mittlere tägliche Schwan-kung					
Januar	—6,1	—1,1	—7,7	6,6	2,2	75	167	91,4	12
Februar.	—4,4	0,0	—8,6	8,6	2,3	74	176	96,5	11
März	0,0	3,9	—3,9	7,8	3,3	72	211	101,6	13
April	6,1	10,6	2,2	8,4	4,8	69	249	78,7	11
Mai	11,9	16,7	7,8	8,9	7,4	76	267	88,9	12
Juni	17,0	21,7	12,8	8,9	10,3	76	282	83,8	11
Juli	20,0	25,0	15,6	9,4	12,8	76	304	86,4	12
August	19,0	23,3	15,0	8,3	12,4	80	285	88,9	11
September	15,3	20,0	11,1	8,9	10,0	81	240	83,8	10
Oktober	9,5	13,3	5,6	7,7	6,6	79	183	96,5	10
November.	3,1	7,2	0,0	7,2	4,3	77	132	99,1	11
Dezember	—2,7	0,6	—0,6	6,6	2,7	75	146	91,4	11
Jahr	7,4	11,7	3,3	8,4	6,6	75	2642	1087,1	135

Mittlere Ostküste.

	Jan.	Febr.	März	April	Mai	Juni	Juli	Aug.	Sept.	Okt.	Nov.	Dez.	Jahr
a) Temperaturmittel.													
Atlantic-City	—	—	—	—	14,2	16,6	21,9	22,6	19,8	14,1	—	—	—
Asbury Parc	—	—	—	—	15,0	20,1	22,3	25,1	13,1	6,9	—	—	—
Oceanic	—	—	—	10,3	16,0	20,8	23,6	22,8	19,7	12,9	—	—	—
Hattaras	—	—	—	14,4	19,5	23,6	25,9	25,7	23,7	18,9	13,7	—	—
Southport	—	—	—	18,7	21,7	23,4	26,9	26,5	24,9	18,8	13,7	—	—
b) Absolute Feuchtigkeit.													
Atlantic City	3,8	3,6	4,7	6,4	9,7	13,6	16,6	16,5	13,4	9,4	6,0	4,3	9,0
Hattaras	6,5	6,6	7,7	9,6	13,7	17,7	20,1	19,9	17,2	12,6	9,2	7,1	12,3
c) Zahl der Tage mit Regen.													
Atlantic City	—	—	—	—	11	10	10	10	10	9	9	—	—
Oceanic	9	8	11	9	10	8	11	10	8	7	8	10	109
Hattaras	—	—	—	10	10	11	11	13	9	9	10	—	—

d) Mittlere tägliche Dauer des Sonnenscheins.

	Jan.	Febr.	März	April	Mai	Juni	Juli	Aug.	Sept.	Okt.	Nov.	Dez.	Summe im Jahr
New-Englandküste .	4,8	5,1	5,2	6,5	6,7	7,8	8,4	9,2	9,0	8,6	7,9	6,1	2589
Ost-Pennsilvania und mittl. atlant. Küste	4,8	5,9	6,2	7,6	8,3	9,2	9,4	8,9	8,4	6,6	5,1	5,0	2594
Carolina-Küste . . .	5,6	6,0	6,7	8,1	9,1	9,4	8,8	8,4	9,0	7,0	6,6	5,8	2758

c) Klimatische Verhältnisse der Küstenstationen Floridas.

| | Temperatur C° | | | | Absolute Feuchtigkeit | Relative Feuchtigkeit | | Sonnensch. Summe d. Stunden | Niederschlagssumme | Zahl d. Tage mit Niederschlag | Vorherrschender Wind |
	Tages-mittel	Mittl. Tages-maxim.	Mittl. Tages-minim.	Mittl. tägliche Schwkg.		8a	8p		mm		
Jacksonville (Nord-Florida).											
Januar	12,2	17,8	7,8	10,0	8,3	85	76	161	76,2	9	NE
Februar	13,8	19,4	9,4	10,0	9,0	83	74	165	86,4	9	NE
März	16,6	22,2	12,2	10,0	10,1	82	72	241	88,9	8	SW
April	19,7	25,6	15,0	10,6	12,0	77	69	294	73,7	7	NE
Mai	23,4	28,9	18,9	10,0	15,5	79	73	308	101,6	10	NE
Juni	26,1	31,7	22,2	9,5	19,1	80	77	276	139,7	13	SW
Juli	27,2	32,8	23,3	9,5	20,5	82	77	264	157,5	15	SW
August	26,7	32,2	23,3	8,9	20,4	84	80	262	157,5	15	SW
September	25,2	30,0	21,7	8,3	19,1	85	82	198	205,7	14	NE
Oktober	20,9	25,6	17,2	8,4	14,4	84	79	183	129,5	10	NE
November	16,3	21,7	12,2	9,5	10,8	85	78	167	63,5	8	NE
Dezember	12,9	18,3	8,3	10,0	8,7	86	78	162	76,2	8	N
Jahr	20,1	25,6	16,1	9,5	14,0	83	76	2621	1356,4	126	NE
Jupiter (Mittel-Florida).											
Januar	17,9	22,2	14,4	7,8	12,0	84	79	217	99,1	10	NW
Februar	19,1	22,8	15,0	7,8	12,8	78	83	196	73,7	9	NW
März	20,8	24,4	16,7	7,7	13,7	79	79	248	81,3	7	SE
April	22,3	25,6	18,3	7,3	14,6	76	75	300	66,0	7	SE
Mai	24,7	28,3	20,6	7,7	17,8	78	80	279	129,5	10	SE
Juni	26,4	29,4	22,2	7,2	20,7	82	83	240	162,6	13	SE
Juli	27,2	30,6	23,9	6,7	21,6	80	83	279	129,5	13	SE
August	27,5	31,1	23,9	7,2	21,9	82	83	279	129,5	14	SE
September	26,9	30,0	23,3	6,7	21,4	83	84	210	246,4	18	NE
Oktober	24,9	27,8	21,7	6,1	18,2	81	79	217	238,8	15	NE
November	22,0	25,6	18,9	6,7	15,0	81	78	240	71,1	10	E
Dezember	19,1	22,8	15,6	7,2	12,8	84	79	217	63,5	10	NW
Jahr	23,2	26,7	19,4	7,3	16,9	81	80	2922	1491,0	136	SE
Miami (Südostflorida)											
Januar	18,7	23,3	13,9	9,4	—	—		7,3	101,6	4	—
Februar	19,9	24,4	15,0	9,4	—	—		7,9	63,5	3	—
März	22,4	26,7	17,8	8,9	—	—		8,6	78,7	4	—
April	23,3	27,8	17,8	10,0	—	—		10,2	88,9	4	—
Mai	25,8	30,0	20,6	9,4	—	—		9,7	114,3	5	—
Juni	27,2	31,7	23,3	8,4	—	—		8,5	208,3	8	—
Juli	27,9	31,7	24,4	7,3	—	—		9,1	177,8	7	—
August	28,0	32,2	23,9	8,3	—	—		9,4	137,2	7	—
September	27,4	31,1	23,3	7,8	—	—		7,6	231,1	12	—
Oktober	25,2	28,9	21,7	7,2	—	—		7,2	180,3	7	—
November	22,9	26,7	19,4	7,3	—	—		7,8	58,4	2	—
Dezember	20,4	24,4	16,1	8,3	—	—		7,3	40,6	2	—
Jahr	24,1	28,3	20,0	8,3	—	—		3062	1480,8	65	—
Key-West.								(Gesamtstunden.)			
Januar	20,4	23,3	18,3	5,0	14,5	82	80	—	51,3	4	—
Februar	21,6	24,4	19,4	5,0	15,0	81	78	—	40,1	7	—
März	22,7	25,0	20,0	5,0	15,1	78	76	—	41,4	5	—
April	24,2	26,7	21,7	5,0	16,1	73	74	—	30,5	4	—
Mai	26,1	28,9	23,9	5,0	18,5	74	75	—	77,7	8	—
Juni	27,9	30,6	25,6	5,0	20,9	76	77	—	118,1	12	—
Juli	28,7	31,7	26,1	5,6	21,3	73	75	—	90,4	13	—
August	28,8	31,7	26,1	5,6	21,6	74	75	—	124,2	13	—
September	28,1	30,6	25,6	5,0	21,5	77	78	—	164,9	16	—
Oktober	25,9	28,3	23,9	4,4	19,3	79	78	—	129,8	13	—
November	23,5	25,6	21,7	3,9	16,9	80	79	—	54,1	8	—
Dezember	21,2	23,3	18,9	4,4	14,9	82	80	—	49,3	7	—
Jahr	24,4	27,8	22,8	5,0	18,0	77	77	—	971,8	110	—

Bei Jupiter ist für die Monate März bis November als vorherrschender Wind „Seewind" angegeben.

2. Das kühlfeuchte Küstenklima.

Das kühlfeuchte Küstenklima ist weniger leicht in Temperaturgrenzen zu fassen als das warme. Seine Sommertemperatur liegt meist noch etwas über der Grenztemperatur derjenigen Klimate, die wir in den kühleren Jahreszeiten noch zu den warmfeuchten rechnen. Die Berechtigung leitet diese Klimabezeichnung im wesentlichen aus der Temperaturdifferenz ab, welche im Sommer dieses Klima von der in denselben oder südlicheren Breiten herrschenden kontinentalen Temperatur scheidet, von welcher es bis um 10° C im Mittel zur Zeit der Hauptsommerwärme differieren kann, insbesondere, wenn wir gegenüber der während der Haupttagesstunden von 11 bis 4 Uhr über den Kontinenten herrschenden Temperatur und Trockenheit eine erhebliche Kontrastwirkung erzielen wollen, während die klimatischen Bedingungen in der Nacht selbst des kühlfeuchten Seeklimas nach Temperatur- und Feuchtigkeitsgrenze sich oft nur wenig vom Niederungs-

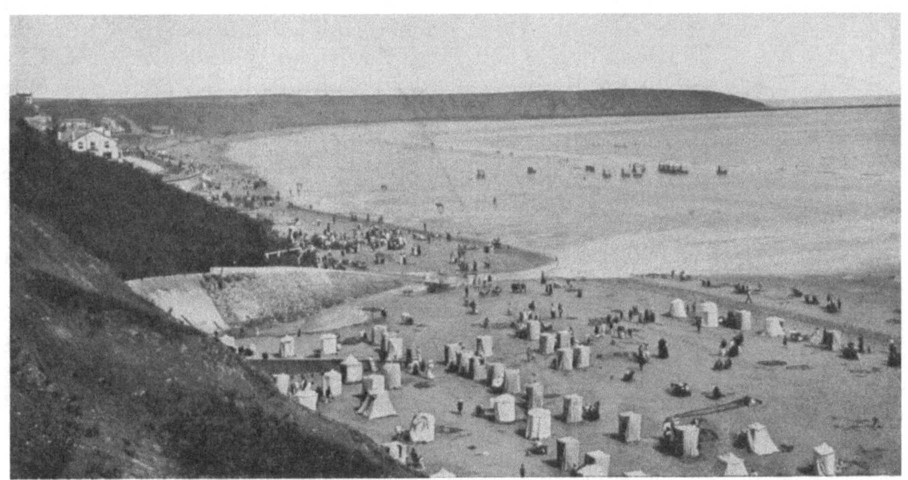

Abb. 50.   Englische Nordseeküste.

oder Mittelgebirgsklima im Sommer unterscheiden. Obgleich wir also schon kühlfeuchte Sommerklimate der See in mittleren Temperaturlagen von etwa 12 bis 18° C kennen, benützen wir doch dieselben Klimate in den letzten Jahren auch mit großem Vorteil für Winterkuren trotz beträchtlich tiefer liegender Temperaturmittel. Die Mitteltemperaturen dieser Küsten variieren von 10 bis 8° C im Herbst bis zu 0° C im Januar und wieder von 6 bis 8° C gegen Ende April bei einer täglichen Wärmeamplitude von etwa 3 bis 5° C in der kalten Jahreszeit. Ihre Eignung zur Rekonvaleszenz und vor allem zur Abhärtung einigermaßen widerstandsfähiger Naturen ist in vielen Beziehungen größer als die mancher südlicher Küstenstriche, die zwar höhere Durchschnittstemperaturen aufweisen, deren Gleichmäßigkeit aber durch plötzliche von Norden kommende Kälteeinbrüche leidet, durch Trockenperioden wesentlich modifiziert wird und deren Temperaturschwankungen von den Schonungsbedürftigen manchmal empfindlicher bemerkt werden.

Von diesen Gesichtspunkten aus haben unsere nordischen, speziell atlantischen Klimate und Nordseeküsten als „kühlfeucht" sich im klimatischen Heilschatz eine Anerkennung erworben.

Von therapeutischem Interesse ist es, daß die Luftwärme im Herbst nur langsam zurückgeht. Unbemerkt bricht der Winter herein, aber auch zögernder als über dem Kontinent zieht der Frühling an der kühlfeuchten Küste ins Land und dann oft mit einem Schlage, wie an der Ostsee, dem Sommer weichend. Das Herbst- und Winterklima der kühlfeuchten Seekurorte zehrt monatelang an der im Sommer im Meerwasser aufgespeicherten bzw. der durch Meeresströmungen herbeigeführten Wärme. Wären nicht Verarmung an Sonnenschein, Tageskürze, größere Bewölkung und Häufung der Nebeltage eine unerfreuliche Zugabe des winterlichen kühlfeuchten Küstenklimas, wir würden es mit Recht, wenigstens am Atlantischen Ozean Westeuropas, auch im Winter als mittelwarmfeucht bezeichnen können.

Auch im kühlfeuchten Küstenklima begegnen uns einerseits sedative Wirkungen, bedingt durch die große mittlere Feuchtigkeit und die maßvolle Temperatur, andererseits stimulierende, wärmeentziehende Einflüsse, welche insbesondere das Klima der Nordseebäder zu einem anregenden stempeln. Diese stimulierenden Einflüsse gehen aus von der mittleren oder sogar kräftigen Windbewegung, welche in Verbindung mit der Feuchtigkeit des Seewindes eine kräftige Wärmeentziehung durch Konvektion verursacht und ferner als mechanischer Reiz auf die Haut wirkt. Daß auch die Thalassotherapie gerade in der Nordsee diese klimatische Wirkung durch kräftigeren Wellenschlag und höheren Salzgehalt als in der Ostsee unterstützt, ist ein weiterer schätzenswerter Vorteil, der allerdings bei der reinen Klimatotherapie und ihren Indikationen außer Berechnung zu lassen ist.

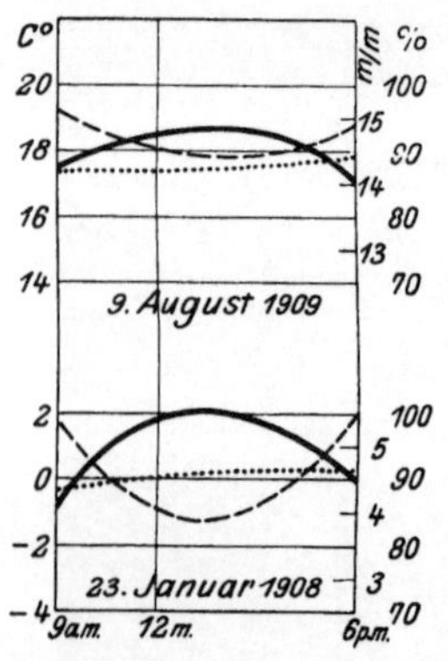

Abb. 51. Gang der meteorologischen Elemente in Dünkirchen (französische Kanalküste) im Sommer und Winter.

Geographische Differenzierung. Wir unterscheiden in Europa unter den kühlfeuchten Sommerklimaten der See mit Recht: 1. Das Klima der Küsten des mittleren Englands, Schottlands, Irlands und der zugehörigen Inseln mit großer Feuchtigkeit, mäßigwarmer und gleichmäßger Temperatur, kräftiger Windbewegung und mittlerer Besonnung. 2. Das Küstenklima Norwegens mit häufig bewölktem Himmel und bei der hohen Breitenlage mit oft plötzlichem Witterungswechsel, mit geringerem Wind, geringerer Besonnung und etwas niedrigerer Temperatur. 3. Das Klima der Nordseeküste Jütlands, Deutschlands, Hollands, Belgiens und der Kanalküste Nordfrankreichs mit sehr gleichmäßiger mittlerer Temperatur, mäßiger Besonnung, mittelkräftiger Windbewegung und hohem Feuchtigkeitsgehalt. 4. Das Klima der Ostsee mit höherer Besonnung, etwas höheren Sommertemperaturen, mittlerer bis mäßiger Feuchtigkeit und mittlerer Windbewegung. Diese zeigt an der Ostsee zu allen Jahreszeiten und auch im Lauf des Einzeltages stärkere kontinentale Beimischungen, die durch die Lage der Ostsee inmitten hocherwärmter bzw. durchkälteter trockener Landteile bedingt sind. Der Ostseeküste ist trotz thalassotherapeutischer Verschiedenheit auch das Sommerklima der mittleren ostenglischen Nordseeküste klimatologisch anzureihen.

Während des Winters und speziell im Frühjahr bringt die Einwirkung warmer atlantischer Meeresströmungen in diese klimatischen Gruppierungen ganz wesentliche Unterschiede. Während dann gerade an der entlegenen Ostsee ein relativ trockenes, kaltes Küstenklima anzutreffen ist, die Nordsee mit allen angrenzenden Küsten einen erträglichen kühlfeuchten Charakter trägt, ist die Temperaturlage der westlichen englischen Küste und Inseln und der schottischen Westküste erheblich wärmer als die der anderen Meeresgebiete, aber durch große Feuchtigkeit und sehr starke Winde beeinflußt, während mittlere Besonnung und seltenere Nebelbildung ihr weitere Vorzüge vor den Küsten der Nordsee verleiht.

Den gleichmäßigsten Klima- und Witterungscharakter während des ganzen Jahres haben in der kühlfeuchten Gruppe also gerade diese letzten Gebiete, wobei die südlichsten englischen Stationen schon zum feuchtwarmen Seeklima neigen. Der südliche Pflanzenwuchs, mit dem Gartenkunst und Landbau diese südenglischen Inseln und Gestade bedeckt haben, ist dafür ein sinnfälliges Zeugnis.

Auch unter dieser Klimagruppe finden sich solche Stationen, die keineswegs nur schonende Faktoren besitzen. So läßt sich von den englischen und französischen Kurorten der Atlantis mit Weber sagen, daß das Winterklima einen gewissen Grad von Resistenzfähigkeit erfordert, da der abhärtende Charakter des Windes in die Gleichmäßigkeit der Temperaturen mit erhöhter Inanspruchnahme der Wärmeregulation und der Übung der Hautgefäße zuweilen ganz energisch eingreift. Nur verhältnismäßig wenig Orte dieses atlantischen Klimagebietes

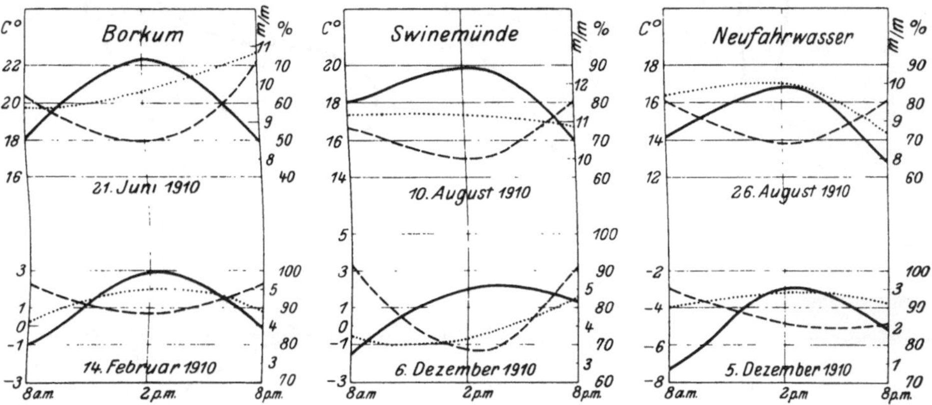

Abb. 52. Gang der meteorologischen Elemente an klaren Sommer- und Wintertagen im deutschen Küstenklima.

haben so hinreichenden Schutz vor Winden, daß sie sich nach H. Weber als geschützte Winterplätze empfehlen. Größer ist die Zahl derer, welche sich für einen Sommer- und Herbstaufenthalt eignen. Unter den sog. Winterkurorten lassen sich als sedativ bezeichnen: Queenstown, die Kanalinseln, Penzance, Scilly, Torquay, Teignmouth, Salcombe, Dawlish, Budleigh, Salterton, Emouth, Sidmouth und Grange; als mehr stimulierend: Hastings und St. Leonards-on-Sea; als in der Mitte stehend: Bournemouth, das Undercliff, Llandudno, jedoch mit größerer Verwandtschaft zu der stimulierenden Gruppe.

Dann kommen die deutschen, jütischen und norwegischen Nordseeküsten, hierauf die englische Ostküste; am extremsten verhält sich die Ostsee und, um sie ebenfalls zu erwähnen, die Nordostküste Amerikas, etwa von Portland bis Atlantic City mit ihrem überaus erfrischenden und relativ warmen Sommer- und Herbstklima, insofern dieselbe im Winter und Frühjahr wegen der kalten nordsüdlichen Meeresströmungen mit ihren Konsequenzen von Nebelbildung, häufigen Schnee- und Kälteeinbrüchen überhaupt noch in Betracht zu ziehen ist.

Das Klima der Nordsee.

Es ist durch die Lage der meisten deutschen und auch noch holländischen Nordseebäder gerechtfertigt, sie als die markantesten Vertreter des kühlfeuchten

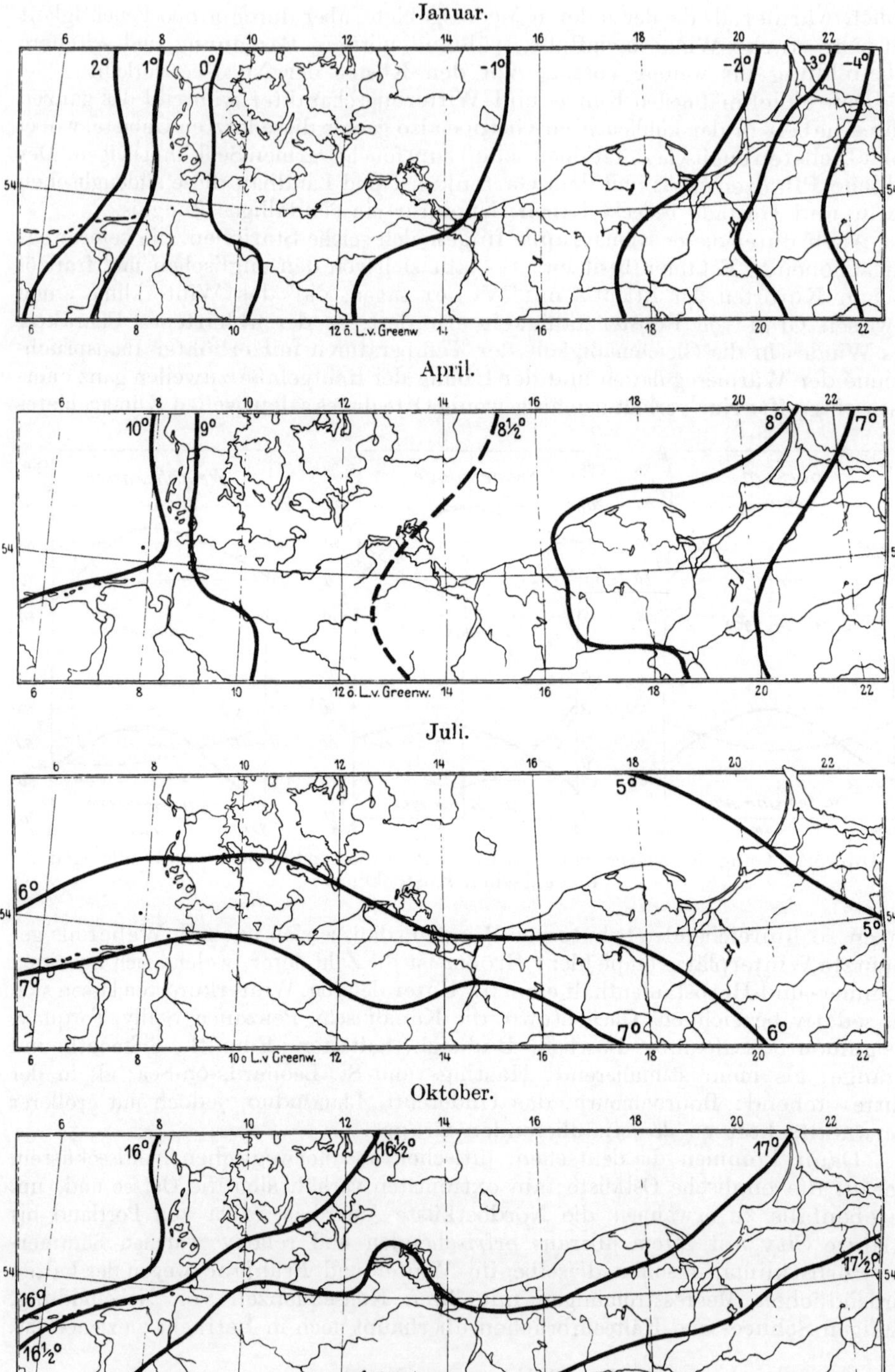

Abb. 53. Isothermen an der deutschen Küste.

nordischen Küstenklimas hinzustellen. Die klimatischen Faktoren sind denen des rein ozeanischen Klimas am allernächsten stehend. Die Häufigkeit und mittlere Stärke des Seewindes, der kräftige, häufig salzzerstäubende Wogenschlag, die Entfernung von Bodenerhebungen, welche durch ablandige Fallwinde das Klima zu verändern vermöchten, der meistens vegetationslose, an pathogenen Keimen arme Sandgürtel, welchem häufig Watte oder Meeresarme hinterlagert sind, hinter welchen wiederum Sand, Wasser, zum Teil auch feuchtsaftige Wiesen kommen, läßt auch die Landwinde, welche den Osten der Nordsee bestreichen, weniger trocken werden, als das an den Küsten der Ostsee, manchmal auch an der französischen und der belgischen Küste und der englischen Ostküste der Fall ist. Das ausgesprochenste Nordseeklima ist wohl den nordfriesischen Inseln eigen, mit der dänischen Insel Fanö beginnend, Röm, Sylt, Amrum, Föhr, Nordstrand und hierauf die ostfriesischen Inseln Wangeroog,

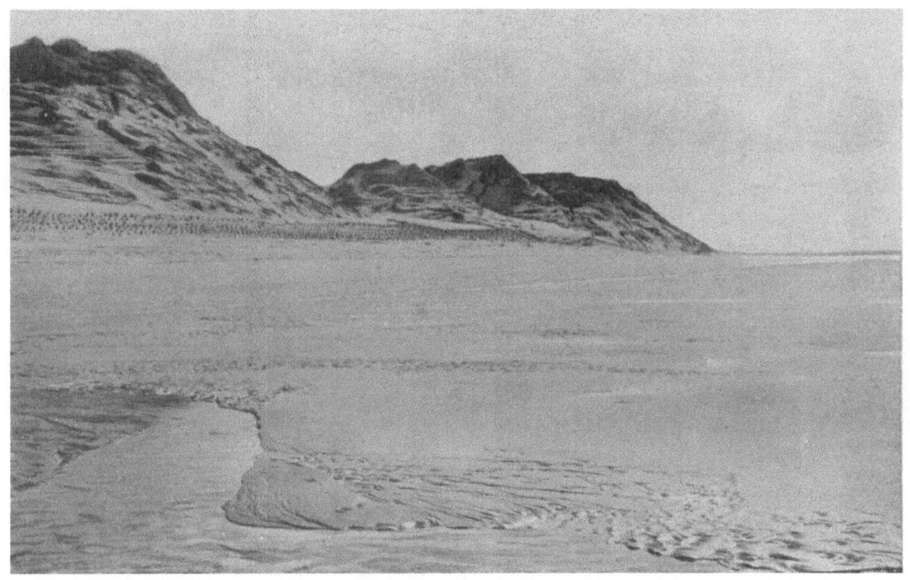

Abb. 54. Deutsche Nordseeküste.

Spiekeroog, Langeoog, Baltum, Norderney, Juist, Borkum, denen sich die weniger besuchten holländischen westfriesischen Inseln und dann die holländischen Seebäder anschließen.

Physiologische Gesamtwirkung. Die physiologische Gesamtwirkung dieses kühlfeuchten Klimas beherrscht die Windstärke. Ein Blick auf die Tabellen S. 346 u. ff. zeigt, daß während des ganzen Jahres mit frischem oder sogar starkem Wind zu rechnen ist. In Norderney sind ganztägige Kalmen überhaupt nie und an anderen Orten nur wenig beobachtet worden. Die Verteilung der Windstärke über den Lauf des Tages ist ebenfalls recht unregelmäßig, so daß auch über Windschutz am Strande zu gewissen Tageszeiten eigentlich nicht gesprochen werden kann; immerhin liegt die Windstärke im Sommerhalbjahr (Mai bis September) unter der mittleren Windstärke, am ruhigsten sind die drei Sommermonate selbst. Die Verminderung der Wärmeabgabe, welche wir bei herrschender großer Feuchtigkeit demnach zu erwarten hätten, ist durch diese, mechanisch eine Hauthyperämie bedingende, Windbewegung mehr wie kompensiert. Ide redet von einer duscheartigen

Wirkung des Windes, und durch sie werden die Anforderungen an die Leistungen des
Zirkulationsapparates, vor allem des Herzens, ganz wesentlich gesteigert. Das
Klima wird ein exquisit tonisierendes, unterstützt durch mehr sekundäre Faktoren,
die auf dem Weg der Sinnesorgane Einfluß gewinnen, die Helligkeit und die
Lichtreflexe der See, zuweilen durch kühle Temperaturen, insbesondere, wenn
Nordwinde bei einem hohen barometrischen Maximum im Norden der Nordsee
die Inseln kräftig bestreichen. Wir können daraus keine andere Konsequenz
ziehen, als daß das Nordseeklima widerstandsfähige Individuen verlangt mit
einem besonders übungsfähigen Vasomotorensystem.

    Indikationen. Eine Hauptindikation der Nordsee sind demnach Ab-
härtungskuren für Individuen mit atonischer, auch reizbarer Hautschwäche,
aber mit einem relativ kräftigen Herzen. Ide, dem wir eine aus zahlreichen Beobachtungen erwachsene Anschauung über die Verwendung des Nordseeklimas ver-

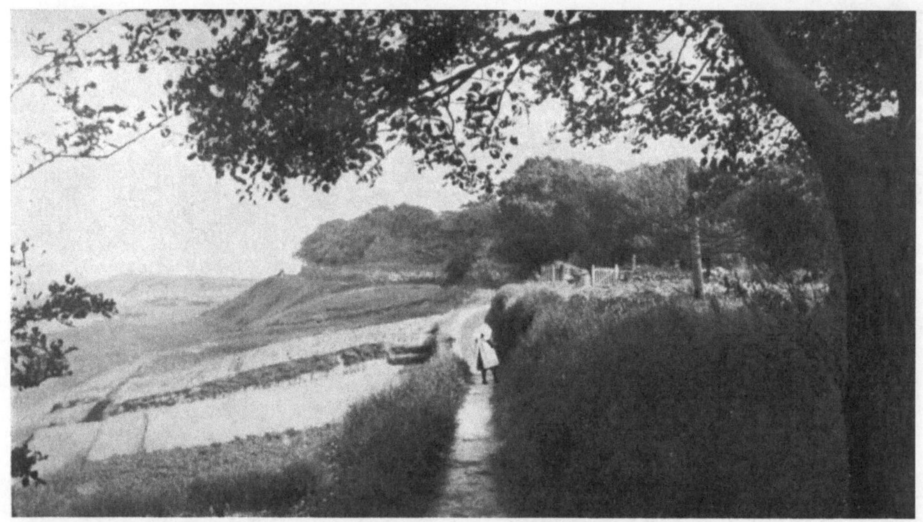

Abb. 55. Nordsee: Wattstrand.

danken, rät zur dosierten Verabfolgung dieses klimatischen Reizes durch stufen-
weises oder intermittierendes Einrücken des Patienten in das besonders am
Strand zur Vollwirkung gelangende Klima. Er hat ebenso wie Gmelin u. a. damit auch bei Arteriosklerotikern noch gute Erfolge erzielt unter Herabsetzung des
Blutdruckes und regelmäßig wesentlicher Besserung des Allgemeinbefindens. Schon
die nicht gleichmäßig im Nordseeklima gefundene Herabsetzung des erhöhten Blutdrucks läßt aber schließen, daß es zum mindesten nicht in allen Fällen gelingt,
einen Ausgleich des desequilibrierten Kreislaufs herbeizuführen und daß jedenfalls
bei Kardiopathen — in einem gewissen Gegensatz zu angiopathischen Persönlichkeiten — äußerste Vorsicht und ärztliche Leitung geboten ist. Kann demnach
bei beginnender Arteriosklerose und im Versuch als leistungsfähig festgestellten
Herzen das Nordseeklima Gutes stiften, so betrachten wir bei den Kardiopathen
und ebenso bei den vorgeschrittenen Arteriosklerotikern das Nordseeklima als
eine Kontraindikation. Direkte Warnungen gehen uns zu vor einer Verwendung
der Nordsee bei chronischen oder nicht abgelaufenen Endokarditiden.

Dieselben Überlegungen leiten uns bei Erregungs- und Erschöpfungszuständen des Nervensystems, die dann vom Nordseeklima ausgezeichnete Erfolge haben, wenn der Grad der Übungsfähigkeit des Nervensystems denjenigen der anormalen Bahnungen und der Schwäche auf körperlichem und geistigem Gebiet überwiegt.

Die Erkrankungen der Atmungsorgane werden mehr durch die Reinheit, den Salz- und Feuchtigkeitsgehalt der Luft günstig beeinflußt, als durch den Wind. Immerhin sind die mit stärkeren Reizerscheinungen der Atmungsorgane behafteten, von kongestiven Störungen der Schleimhäute, mit Neigung zu Blutungen verbundenen Erkrankungen der Respirationsorgane von der Nordsee fernzuhalten oder nur sehr allmählich in das Vollklima der Nordseeküste einzuführen, bzw. wenigstens in den wärmeren Monaten Juli und August dahin zu senden. Die Ansichten über die allgemeine Eignung solcher Kranker, insbesondere Tuberkulöser, sind geteilt. Nach Ansicht mancher, ich möchte hier Edel zitieren, gehören Fiebernde nicht an die Nordsee. Doch sprechen die reichen Erfahrungen, welche man an der nicht viel windstilleren, wohl aber wärmeren, von nördlichen Winden weniger heimgesuchten französischen und belgischen Kanalküste macht, dafür, daß der Kräftezustand des Kranken mehr den Ausschlag gibt, als die überhaupt schwer auf einen bestimmten Grad abzuschätzende Neigung des Kranken zu Fieber, zu Kongestionen und Hämoptysen. Daß gerade an der Nordsee der Tuberkulöse sich mit erhöhter Berechtigung dem Arzt oder der Sanatoriumsordnung zu unterstellen hat, ist bei der eingreifenden Wirkung dieses Klimas eine Selbstverständlichkeit. Die Indikation, welche die lokale Ausbreitung und das Stadium der Lungentuberkulose darstellt, wird von verschiedenen Nordseestationen aus verschieden beurteilt. Während die nordfranzösischen Küstenstationen eine nur wenig beschränkte allgemeine Indikation für die Tuberkulosetherapie kennen, haben Ärzte der deutschen und dänischen Küstenstationen sich veranlaßt gesehen, fieberhafte, kavernöse Fälle von der See auszuschließen und wieder dem Hochgebirge zuzuweisen. Kohler meint, daß nur praktische Schwierigkeiten, wie die auf eine kurzdauernde Kurzeit zugeschnittenen Verkehrs- und Unterkunftsverhältnisse einer zeitlich unbegrenzten Verwendbarkeit des nordischen Küstenklimas im Wege stehen, und Hennig findet in der Tuberkulose der oberen Luftwege eine uneingeschränkte Indikation: „Der Auswurf wird leichter, flüssiger und hört allmählich auf, Eßlust und Körpergewicht steigen an, Nachtschweiße und Durchfälle schwinden, Heiserkeit und Husten lassen nach, katarrhalische Erscheinungen, Infiltration und Geschwüre der oberen Luftwege heilen aus."

Bei der Behandlung des Asthma bronchiale haben besonders Kok und Nicolas gute Erfolge gesehen, wenn die Kranken lange genug, d. h. 3 bis 4 Monate an der See blieben. Rezidive scheinen nicht selten vorzukommen. Andere fanden trotz Winteraufenthalts nur in vereinzelten Fällen Heilung ohne anderweitige Mithilfe (Mc Clanchan). Bronchitiker, Emphysematiker mit katarrhalischen Erscheinungen erholen sich auch in dem windreichen Nordseeklima häufig ausgezeichnet, insbesondere wenn sie zur wärmeren Jahreszeit ankommend, Gelegenheit finden, vor Eintritt kühlerer Witterung auf die Reize, welche die Wärmeentziehung mit sich bringt, durch entsprechende Reaktionen in der Zirkulation zu antworten.

Immerhin zeigen sich infolge der nicht mehr jugendlichen Elastizität in der Anbahnung von Reaktionen bei Personen, welche häufig das 4. und 5. Lebensdezennium überschritten haben, persönliche Verschiedenheiten, die zum Teil auf bereits eingetretene Gefäßveränderungen und auf eine durch langentwöhnte Reaktionstätigkeit großgezogene Reaktionsschwäche zurückzuführen sind.

Ein ganz besonderes Indikationsgebiet, durchaus verschieden von den bereits genannten trotz oft gleichartiger Erkrankung, liegt im jugendlichen Organismus. Ewald, Heubner, Gmelin, Häberlin, Ide u. a. für die Nordsee, Margulin und besonders Helwig für die Ostsee haben therapeutisch die Indikationen des kindlichen Organismus und seine Behandlungsmethoden an den deutschen Meeren studiert, und wir können wohl heute sagen, daß das Seeklima, vorwiegend die Nordsee in der Behandlung der Skrofulotuberkulose, der Drüsentuberkulose, der Tuberkulose des Bauchfells, auch der Gelenke Resultate zeitigt, die mit denen des Hochgebirges zu wetteifern beginnen. Zunahme des Hämoglobins, des Körpergewichtes, Kräftigung der Atmungstätigkeit und der Muskelfunktionen sind häufig erhobene Befunde bei monatelangem Aufenthalt solcher Kinder an der Küste. Eine so beschaffene Nordseekur bedingt allerdings die volle Ausnutzung des Winteraufenthalts, welcher zur Zeit jährlich schon von mehreren hundert Kindern regelmäßig mit unwidersprochenem Erfolg durchgeführt wird. Die Ostsee eignet sich angeblich für schwächlichere, die Nordsee für kräftigere Naturen. Doch ist dieser Grundsatz bestimmt nicht streng durchführbar, eher noch für den Sommer passend und im Winter um so weniger, als dann gerade die Ostseeküste mit ihren wesentlich tieferen Temperaturen, ihren häufigen Landwinden entschieden größere Ansprüche an die Elastizität in der Reaktionsfähigkeit der Haut und mancher Funktionen stellt. Für die Kindertherapie sind insbesondere die individualisierenden Einrichtungen der Küstensanatorien am Platz mit ihren Liegegelegenheiten, der zweckmäßigen Ernährung, der allmählichen methodischen Steigerung des Aufenthaltes im Freien, im Wind und am Strand und der seelischen Anregung des passenden Umganges und der Ausfüllung trüber Winterstunden durch passende Beschäftigung und Anregung der Kinder. Die Seebäder spielen dabei nur eine ganz sekundäre Rolle; Luft- und Sonnenbäder in der wärmeren Jahreszeit eine um so größere, wenn sie zeitlich vorsichtig begrenzt werden.

Den skrofulotuberkulösen Kindern schließen sich viele asthmatische, solche mit exsudativer Diathese, mit chronischer, stets rezidivierender Bronchitis an. Auszuschließen oder wenigstens mit äußerster Sorgfalt zu umgeben wären die kindliche Nierentuberkulose, Kinder mit sehr floriden, konsumptiven Lungenherden. Edel meint: „Wenn auch einer allgemeinen Einführung der Winterkuren an der Nordsee die Einförmigkeit des Lebens, die Unmöglichkeit des Wintersportes, die Länge der Abende entgegenstehen, so werden Kinder durch diese Umstände in keiner Weise berührt, weshalb für die Winterkuren hauptsächlich Kinder in Frage kommen, Erwachsene nur mit großer Auswahl. Winterkuren sind Dauerkuren, alle Krankheiten, die eine Dauerkur an der Nordsee verlangen, geben Indikationen für Winterkuren ab; so Asthma bronchiale, allgemeine Nervosität, chronischer Bronchialkatarrh, Knochentuberkulose usw. Ein Hauptgebiet für die Winterkuren an der Nordsee ist die Bronchialdrüsentuberkulose der Kinder." Der beste Monat zum Beginn einer solchen ist der Oktober.

Während so die stimulierenden Eigenschaften des kühlfeuchten Seeklimas mit seinem mechanischen Hautreiz, seinem zu gewissen Zeiten nicht zu unterschätzenden Reichtum an aktinischen Kräften ein logisch zu begrenzendes Indikationsgebiet für sich haben, fehlt es nicht an Stimmen, welche auch für die Gicht, den vielgestaltigen „Rheumatismus", die Fettsucht und Stoffwechselstörungen überhaupt eine Indikation des nordischen Küstenklimas aufstellen möchten. Vissering hat darauf hingewiesen, auch Fodor und Gardon für die mittelfeuchtwarmen Klimate diese Indikationen angegeben. Demgegenüber ist aber schon darauf hingewiesen worden, daß gerade die Nordseeküsten und überhaupt die nordischen Küstenländer eine große Anzahl Gichtiker und Rheumatiker in die südlichen Stationen senden und demjenigen, welcher nur die Ernährungsgewohnheiten des Nordländers dafür verantwortlich macht, muß ebenso entschieden entgegengehalten werden, daß auch die Diätetik dieser Erkrankungen zum Teil aus äußeren Gründen an der nordischen Küste noch nahezu undurchführbar, immer wohl schwieriger sein wird; während möglicherweise die Therapie der Fettsucht in dem zur Steigerung der Verbrennungen anregenden Klima eine günstige Beeinflussung erfahren kann.

Nordsee.

Temperaturverhältnisse der englischen Ostküste nördlich von London.

Stationen	Jan.	Febr.	März	April	Mai	Juni	Juli	Aug.	Sept.	Okt.	Nov.	Dez.	Jahr
Yarmouth .	3,2	3,4	4,4	7,0	9,8	13,3	15,7	15,6	13,8	10,0	6,1	3,8	8,9
Hillington .	3,2	3,7	5,0	7,8	10,6	14,2	16,0	15,8	13,4	9,7	5,6	3,4	9,0
Scarborough	3,6	4,0	5,2	7,1	9,6	13,1	15,2	14,8	12,9	9,2	6,4	4,0	8,8

Temperaturverhältnisse der englischen Ostküste östlich von London.

Stationen	Jan.	Febr.	März	April	Mai	Juni	Juli	Aug.	Sept.	Okt.	Nov.	Dez.	Jahr
Margate . .	4,1	4,4	5,5	8,2	11,8	14,2	16,5	16,7	14,8	10,9	7,0	4,8	9,8
Chatham . .	4,1	4,4	5,9	8,8	11,7	15,3	17,5	17,1	15,0	10,9	6,7	4,6	10,2

Klimatische Verhältnisse der Küstengebiete Jütlands.

	Jan.	Febr.	März	April	Mai	Juni	Juli	Aug.	Sept.	Okt.	Nov.	Dez.	Jahr

a) Südwestküste (Fanö).

	Jan.	Febr.	März	April	Mai	Juni	Juli	Aug.	Sept.	Okt.	Nov.	Dez.	Jahr
Temperatur C° . .	1,0	0,7	1,6	4,9	10,3	13,8	15,1	14,8	12,5	9,3	4,4	1,7	—
Zahl der Tage mit Niederschlag . .	13,8	11,6	12,4	13,0	11,4	12,2	12,6	17,2	12,2	17,6	13,8	13,2	161,0

Nebeltage im Jahr = 65. Jährliche Regenmenge = 678 mm.

b) Westküste.

Temperaturmittel: Frühling = 5,6 C°, Sommer = 14,9 C°, Herbst = 8,5 C°, Winter = 0,8 C°

c) Ostküste (Vejle).

	Jan.	Febr.	März	April	Mai	Juni	Juli	Aug.	Sept.	Okt.	Nov.	Dez.	Jahr
Temperatur C° . .	0,9	0,8	1,9	5,4	11,2	15,2	16,4	15,2	12,5	9,2	4,2	1,4	—
Zahl der Tage mit Niederschlag . .	16,5	10,7	13,5	10,5	10,2	12,2	11,5	15,5	10,7	15,2	13,5	12,0	152,0

Nebeltage im Jahr = 77. Jährliche Regenmenge = 686 mm.

Jahreszeitliche Temperaturmittel der Ostküste:

Frühling = 5,0 C°, Sommer = 15,0 C°, Herbst = 8,1 C°, Winter = 0,4 C°.

Klimatische Verhältnisse der Südwestküste Norwegens.

	Temperatur C°			Feuchtigkeit		Bewöl-kung (0 = klar, 10 = trüb)	Zahl der		Zahl der Tage mit Nieder-schlag
	Tages-mittel	Mittel der absoluten Monats-		Abso-lute mm	Re-lative %		heiteren Tage	trüben Tage	
		Maxima	Minima						
Larvik.									
Januar	—2,4	6,4	—12,3	—	—	6,8	2	14	10
Februar	—2,9	5,0	—14,5	—	—	6,0	5	10	10
März	—0,9	9,3	—13,3	—	—	5,0	6	6	8
April	4,3	13,8	— 4,6	—	—	5,0	6	6	7
Mai	9,7	20,4	0,2	—	—	4,4	5	3	8
Juni	14,2	25,3	6,7	—	—	5,7	7	3	5
Juli	16,2	25,8	8,5	—	—	4,6	4	3	9
August	15,2	21,8	6,9	—	—	4,8	5	5	9
September . . .	11,8	18,4	3,3	—	—	5,1	6	6	9
Oktober	6,3	14,9	— 2,7	—	—	5,4	5	8	10
November . . .	1,6	9,4	— 8,1	—	—	5,5	5	8	8
Dezember	—1,7	7,0	—12,5	—	—	5,9	3	10	9
Jahr	5,9	—	—	—	—	5,4	59	82	102
Sandösund.									
Januar	—1,6	5,1	—11,3	3,5	80	7,1	3	16	6
Februar	—2,2	6,1	—11,8	3,4	78	6,7	4	33	9
März	—0,3	7,6	— 9,8	3,6	77	5,9	7	12	7
April	4,2	13,0	— 4,7	4,7	74	5,4	7	9	5
Mai	9,6	18,6	0,8	6,3	71	5,2	7	8	6
Juni	14,5	23,4	6,9	8,4	71	5,1	7	7	7
Juli	16,5	23,6	10,1	10,4	73	5,2	7	8	9
August	15,9	23,0	8,8	10,2	75	5,3	6	8	10
September . . .	12,5	18,6	5,0	8,5	79	5,9	5	10	10
Oktober	7,4	14,4	— 0,8	6,2	79	6,2	5	13	8
November . . .	2,7	9,2	— 6,4	4,7	80	6,6	5	14	9
Dezember	—0,4	6,8	—11,4	3,8	80	6,9	4	15	8
Jahr	6,6	—	—	6,1	76	6,0	67	133	94
Bergen.									
Januar	1,2	7,4	— 7,9	4,1	79	7,0	5	16	18
Februar	0,9	7,6	— 8,5	4,0	78	6,5	5	13	15
März	1,9	9,7	— 7,0	4,0	74	6,0	7	11	17
April	5,6	14,4	— 2,5	4,7	70	5,5	7	9	12
Mai	9,4	19,2	1,5	6,0	71	5,7	7	9	15
Juni	12,8	23,3	4,8	7,9	73	5,4	8	9	12
Juli	14,4	23,3	7,7	9,3	78	6,4	5	11	17
August	14,2	21,9	6,8	9,4	81	6,5	5	12	18
September . . .	11,5	18,9	3,7	8,1	80	6,7	4	13	19
Oktober	7,3	15,0	— 1,7	6,1	78	6,5	5	13	18
November . . .	3,6	10,5	— 4,7	4,9	78	6,7	5	13	18
Dezember	1,5	8,4	— 8,1	4,3	80	6,8	5	14	19
Jahr	7,0	—	—	6,1	77	6,3	68	143	198

Niederländische Nordseeküste.
Scheveningen.

	Jan.	Febr.	März	April	Mai	Juni	Juli	Aug.	Sept.	Okt.	Nov.	Dez.	Jahr
Temperatur . . . C°	3,1	3,4	5,1	8,0	11,3	15,0	17,0	17,6	15,8	12,0	10,0	7,0	10,4
Bewölkung (0 = klar, 10 = trüb)	6,8	6,5	5,8	5,4	5,4	5,6	5,5	5,6	5,4	6,3	6,8	7,0	6,0
Tage mit Niederschlag ≧ 1,0 mm	9,0	9,0	9,0	8,0	8,0	8,0	9,0	10,0	11,0	13,0	11,0	11,0	11,6
Windgeschwindigkeit m/sec	—	—	—	5,2	5,0	4,9	5,0	5,8	5,5	6,3	6,4	—	—

Belgische Küste.

	Jan.	Febr.	März	April	Mai	Juni	Juli	Aug.	Sept.	Okt.	Nov.	Dez.	Jahr
Tage mit Niederschlag .	9	8	9	8	9	8	9	10	11	13	11	11	116

Deutsche Nordseeküste.

Borkum.

	Temperatur C°			Mittlere tägliche Schwankung	Relative Feuchtigkeit %	Mittlere tägliche Bewölkung (0 = klar 10 = trüb)	Zahl der		Zahl der Tage mit Nebel
	Tages-mittel	Maxi-mum	Mini-mum				heiteren Tage	trüben Tage	
Januar	1,0	2,6	—0,5	3,1	93	7,1	2,5	14,7	7,2
Februar . . .	1,4	3,2	--0,1	3,3	91	6,7	2,8	11,6	4,3
März	3,4	5,6	1,6	4,0	88	6,4	3,9	11,4	3,8
April	6,9	9,4	4,5	4,9	83	5,8	4,9	8,7	2,4
Mai	11,1	14,0	8,6	5,4	82	5,8	4,5	8,1	1,7
Juni	14,7	17,6	12,1	5,5	81	5,8	4,1	8,5	0,9
Juli	16,3	18,9	14,0	4,9	80	6,2	3,2	9,8	0,5
August	16,3	18,9	14,2	4,7	81	6,1	2,8	9,3	0,5
September . . .	14,4	17,0	12,2	4,8	82	5,7	5,1	8,0	1,7
Oktober . . .	10,1	12,5	8,2	4,3	87	6,6	2,9	11,2	3,2
November . . .	5,6	7,5	3,9	3,6	90	7,1	2,6	14,6	5,6
Dezember	2,5	4,3	1,1	3,2	92	7,3	1,6	14,4	6,5
Jahr	8,6	11,0	6,6	4,4	86	6,4	40,9	130,3	38,3

	Frühling	Sommer	Herbst	Winter	Jahr
Absolute Feuchtigkeit . . . . . . mm	6,6	11,2	8,2	4,9	7,7
Häufigkeit der Tage mit Niederschlag	40,6	45,2	51,5	47,5	184,8
.. „ Seewinde . . . . . %	—	80,0	—	62,0	(nach Hiller)
.. .. Küstenwinde . . . %	—	17,0	..	34,0	
., .. Windstillen . . . . %	—	3,0	—	4,0	

Norderney.

	Temperatur C°			Mittlere tägliche Schwankung	Re-lative Feuch-tigkeit %	Mittlere tägliche Bewölkung (0 = klar 10 - trüb)	Zahl der		Zahl der Tage	
	Tages-mittel	Maxi-mum	Mini-mum				heiteren Tage	trüben Tage	mit Nebel	mit Regen
Januar	0,7	2,5	--0,9	3,4	91	7,1	2,2	13,9	4,1	5,6
Februar . . .	1,2	3,2	--0,5	3,7	91	6,9	1,8	11,4	2,2	4,0
März	3,1	5,9	1,2	4,7	88	6,4	2,5	10,4	2,1	5,8
April	6,0	9,7	4,1	5,6	85	6,2	3,0	8,3	0,8	7,1
Mai	10,8	14,4	8,1	6,3	84	6,2	2,8	7,5	0,9	9,9
Juni	14,2	17,7	11,5	6,2	84	6,3	2,1	7,1	0,5	6,9
Juli	15,8	19,0	13,5	5,5	85	6,5	2,0	7,8	0,6	13,5
August	16,0	19,0	13,7	5,3	85	6,1	2,2	6,4	0,2	13,1
September . . .	14,0	17,1	11,6	5,5	86	5,7	3,8	5,4	1,3	12,9
Oktober . . .	9,7	12,4	7,6	4,8	89	6,6	2,6	10,4	2,2	15,6
November . . .	5,2	7,4	3,4	4,0	90	6,8	1,4	11,1	3,7	9,9
Dezember	2,3	4,1	0,6	3,5	91	7,5	0,8	15,2	3,1	8,8
Jahr	8,2	11,0	6,2	4,8	87	6,5	27,2	114,9	21,7	114,9

Häufigkeit der Seewinde	im Sommer 86 %;	im Winter 76 %	
„ „ Küstenwinde . . . „ „	11 %;	„ „ 21 %	(nach Hiller).
„ „ Windstillen . . . . „ „	3 %;	„ „ 3 %	

Helgoland.

	Temperatur C° Tagesmittel	Mittleres Tages-Maximum	Mittleres Tages-Minimum	Mittlere tägliche Schwankung	Mittlere interdiurne Veränderlichkeit des Tagesmittels 1874—1883 d. Temp.	Relative Feuchtigkeit %	Mittlere tägliche Bewölkung (0 = klar, 10 = trüb)	Dauer des Sonnenscheins in % der möglichen	Zahl der heiteren Tage	trüben Tage	Zahl der Tage mit Nebel
Januar	1,5	3,0	—0,2	3,2	1,4	91	7,9	19,2	0,9	17,5	8,1
Februar	1,2	2,7	—0,4	3,1	1,2	90	7,4	27.1	1,6	14,3	6,3
März	2,5	4,4	0,8	3,6	1,0	88	7,1	29,8	2,6	13,2	6,6
April	5,5	8,0	3,6	4,4	1,0	85	6,3	42,4	3,3	9,6	5,7
Mai	9,8	12,8	7,4	5,4	1,1	83	6,4	48,7	3,1	10,8	3,8
Juni	13,4	16,2	11,2	5,0	1,3	83	6,5	45,2	2,5	10,5	2,9
Juli	15,2	17,9	13,2	4,7	1,2	84	6,9	42,7	1,8	11,9	1,8
August	15,6	18,1	13,7	4,4	1,0	83	7,0	44,8	1,7	11,8	0,7
September	14,1	16,4	12,2	4,2	0,9	82	6,6	38,7	2,2	10,4	1,1
Oktober	10,4	12,2	8,7	3,5	1,1	85	7,6	28,3	1,6	16,4	2,6
November	6,4	8,0	4,7	3,3	1,2	87	7,8	23,2	1,2	17,0	2,9
Dezember	3,2	4,8	1,6	3,2	1,4	89	8,3	14,2	0,4	19,1	5,0
Jahr	8,2	10,4	6,4	4,0	1,1	86	7,2	36,4	22,9	162,5	47,4

Westerland (auf Sylt).

	Tagesmittel	Mittleres Tages-Maximum	Mittleres Tages-Minimum	Mittlere tägliche Schwankung	Mittlere interdiurne Veränderlichkeit	Relative Feuchtigkeit	Mittlere tägliche Bewölkung	Dauer des Sonnenscheins	heiteren Tage	trüben Tage	Tage mit Nebel
Januar	0,6	2,2	—1,6	3,8	1,2	—	7,3	—	2,3	16,0	6,6
Februar	0,5	2,3	—1,6	3,9	1,3	—	6,8	—	2,5	12,2	4,5
März	2,1	4,4	—0,2	4,6	1,2	—	6,5	—	3,6	12,6	4,6
April	5,6	8,7	2,9	5,8	1,1	—	6,0	—	4,4	9,6	3,1
Mai	10,5	14,0	7,0	7,0	1,2	—	5,7	—	4,4	8,1	1,0
Juni	14,0	17,3	10,7	6,6	1,4	—	5,9	—	4,0	9,2	0,8
Juli	15,6	18,6	12,7	5,9	1,4	—	6,5	—	2,4	10,5	0,6
August	15,6	18,3	12,8	5,5	1,2	—	6,5	—	2,4	10,0	0,6
September	13,4	16,2	10,4	5,8	1,0	—	6,1	—	3,6	9,6	1,0
Oktober	9,4	11,8	6,9	4,9	1,2	—	7,0	—	2,0	13,0	3,0
November	5,2	7,2	2,8	4,4	1,5	—	7,2	—	2,3	14,2	3,9
Dezember	2,2	4,0	0,2	3,8	1,5	—	7,6	—	1,6	16,3	4,6
Jahr	7,9	10,4	5,3	5,1	1,3	—	6,6	—	35,5	141,3	34,3

Häufigkeit der Seewinde . . . im Sommer 79 %; im Winter 53 %
„ „ Küstenwinde . . „ „ 16 %; „ „ 40 % } (nach Hiller).
„ „ Windstillen . . . „ „ 5 %; „ „ 7 %

Wyk (auf Föhr).

	Tagesmittel	Mittleres Tages-Maximum	Mittleres Tages-Minimum	Mittlere tägliche Schwankung	Mittlere interdiurne Veränderlichkeit	Relative Feuchtigkeit	Mittlere tägliche Bewölkung	Dauer des Sonnenscheins	heiteren Tage	trüben Tage	Tage mit Nebel
Januar	0,3	2,2	—1,7	3,9	—	—	7,2	—	2,7	15,0	8,7
Februar	0,4	2,6	—1,5	4,1	—	—	6,8	—	2,1	11,0	6,5
März	2,3	5,1	0,1	5,0	—	—	6,5	—	2,6	11,7	5,3
April	5,9	9,7	3,2	6,5	—	—	6,1	—	3,2	8,9	2,7
Mai	10,8	15,1	7,3	7,8	—	—	5,9	—	4,1	8,8	0,8
Juni	14,6	19,0	11,0	8,0	—	—	6,0	—	3,2	8,6	0,7
Juli	16,0	20,2	12,5	7,7	—	—	6,5	—	1,8	9,5	0,6
August	15,7	19,7	12,6	7,1	—	—	6,4	—	1,9	8,8	0,6
September	13,4	17,4	10,5	6,9	—	—	6,0	—	2,8	8,0	2,2
Oktober	9,4	12,3	7,1	5,2	—	—	7,0	—	1,9	11,7	3,7
November	5,0	7,2	3,0	4,2	—	—	7,1	—	1,8	12,8	5,6
Dezember	1,9	3,8	0,2	3,6	—	—	7,5	—	1,6	15,9	6,8
Jahr	8,0	11,2	5,4	5,8	—	—	6,6	—	29,7	130,7	44,2

Häufigkeit der Seewinde . . . . im Sommer 51 %; im Winter 50 %
„ „ Küstenwinde . . . . „ „ 44 %; „ „ 45 %
„ „ Windstillen . . . . „ „ 5 %; „ „ 5 %

Keitum (auf Sylt).

| | Temperatur C° | | | | Re-lative Feuch-tigkeit | Mittlere tägliche Bewöl-kung | Zahl der | | Zahl der Tage mit Nebel |
| | Tages-mittel | Mittleres Tages- | | Mittlere tägliche Schwan-kung | | | heiteren Tage | trüben Tage | |
		Maxi-mum	Mini-mum						
Januar	0,5	2,4	--1,1	3,5	92	7,1	2,9	15,0	5,8
Februar	0,3	2,4	—1,2	3,6	91	6,5	3,4	11,8	4,2
März	2,1	4,7	0,3	4,4	90	6,3	4,2	11,8	3,4
April	5,9	9,2	3,5	5,7	85	6,3	4,0	10,4	2,6
Mai	10,9	14,7	7,9	6,8	81	5,9	4,6	9,5	0,8
Juni	14,7	18,4	11,6	6,8	80	6,0	4,1	9,6	0,5
Juli	16,1	19,6	13,3	6,3	81	6,7	2,7	11,9	0,4
August	15,8	19,2	13,4	5,8	83	7,0	2,0	12,0	0,5
September . . .	13,5	16,7	11,2	5,5	85	6,3	3,6	10,0	1,3
Oktober	9,3	12,1	7,7	4,4	89	6,9	2,4	13,3	3,0
November . . .	5,0	7,3	3,4	3,9	90	7,1	2,4	13,9	4,4
Dezember	2,0	4,0	0,6	3,4	91	7,5	2,1	13,1	3,7
Jahr	8,0	10,9	5,9	5,0	86	6,6	38,4	142,3	30,6

	Frühling	Sommer	Herbst	Winter	Jahr
Absolute Feuchtigkeit . . . . . mm	6,6	11,2	8,2	4,9	7,7
Häufigkeit der Tage mit Niederschlag	40,6	45,2	51,5	47,5	184,8
Küstenwinde . . . . °/₀	58,0	74,0	53,0	53,0	61,0
Seewinde . . . . °/₀	37,0	21,0	39,0	41,0	33,0
Windstillen . . . . °/₀	5,0	5,0	8,0	6,0	6,0

Das Klima der Ostsee.

Klimatische Eigenschaften. Das Klima der Ostsee (s. Tab. S. 354 u. ff.) und der von Landwinden häufiger bestrichenen deutschen Ostseeküsten, der Küste Schwedens, der jütischen Ostküste und der anderen an die Ostsee grenzenden Länder, aber auch der englischen Ostküste zeigt bereits einen stark kontinentalen Einschlag. Von der Nordseeküste ostwärts zur russischen Grenze nimmt die mittlere Jahrestemperatur von 8,2° C an der Nordsee auf 6° C kontinuierlich ab. Während die mittleren Jahresextreme der Temperatur an der Nordsee 35° C auseinanderliegen, erreichen sie an der mittleren Ostsee 42° C, und gehen an der Küste Esthlands und Finlands bis 60° C (!). Die absoluten Extreme an der Nordsee betragen in 35 Jahren nur 49° C, an der mittleren Ostsee bereits 64° C. Von größter Bedeutung ist vor allem aber das Maß der mittleren extremen Schwankungen der Tagestemperatur und ihrer interdiurnen Veränderlichkeit, sowie die Häufigkeit extremer Temperaturtage.

| | Mittlere extreme Tages-schwankung in ° Cels. | | | Tage mit | | Mittlere interdiurne Veränderlichkeit |
	im Jahr	Jan.	Juli	Hitze über 25° Cels.	Frost 0,0° C. u. tiefer	
Nordsee . .	5	3½	6	10	60	1,5
Ostsee . . .	6½	4½	8½	20	90	1,75

Nicht minder kommt dieses kontinentalere Verhalten im Grad der Feuchtigkeit der Luft, der Häufigkeit und Menge der Niederschläge, sowie in der Windbewegung an der Ostseeküste zum Ausdruck.

Die relative Feuchtigkeit sinkt von

85 % an der Nordsee auf 81,5 % an der Ostsee,

im Juli sogar von

80 % an der Nordsee auf 75 % an der Ostsee.

Die mittlere Zahl der heiteren Tage ist an der Ostsee besonders während
des Sommers größer, die Bewölkung etwas geringer und demgemäß auch die
Besonnung etwas größer, und zwar 39% an der Ostsee gegenüber 36% an der
Nordsee.

Ist die durchschnittliche Windstärke auch an der Nordsee größer, etwa
6 Sekm an der Nordsee gegenüber $5^1/_2$ an der Ostsee, so haben wir es an der Ostsee mit größeren Schwankungen der Windgeschwindigkeit zu tun, die sich auf
die ganze Jahreszeit gleichmäßig verteilen, während die Nordsee hauptsächlich
von winterlichen Stürmen heimgesucht wird.

Die Verteilung der Stürme nach der Stärke an beiden Meeresküsten ist
folgende:

	schwache	mäßige	starke
Nordsee.	51	45	4
Mittlere Ostsee	18	70	12

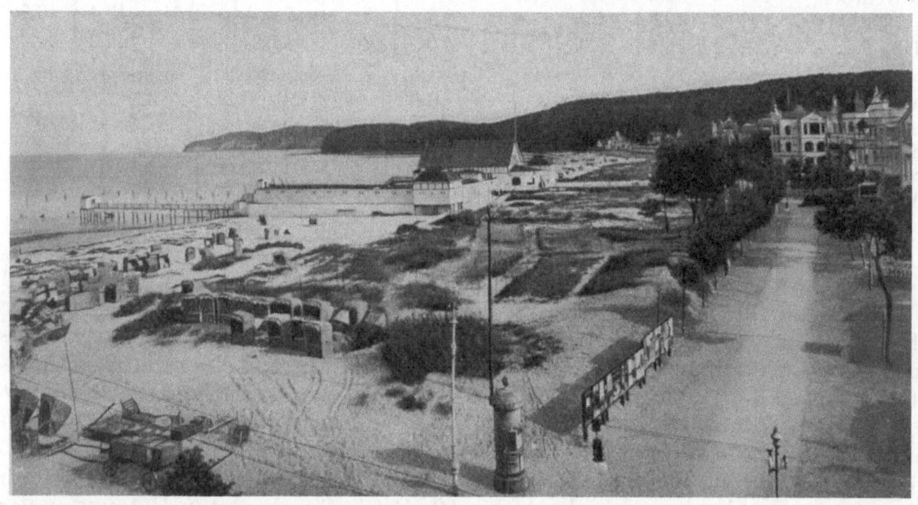

Abb. 56. Küste der mittleren deutschen Ostsee.

Der westliche Teil der Ostseeküste nähert sich dabei mehr dem Nordsee-
typus. Während die Nordsee ca. 60% reine Seewinde hat, schwankt das mittlere
Maß der Seewinde an der Ostsee zwischen 25 und 55%, je nach dem Küsten-
verlauf.

Wir haben es hier demnach mit einer Reihe von Faktoren zu tun, welche
sich vom Mittelbegriff nicht nur des feuchtkühlen Seeklimas, sondern des Seeklimas überhaupt mehr oder weniger entfernen und die demnach auch die Bewertung des Klimas in einem etwas anderen Lichte erscheinen lassen.

Sommer- und Winterklima. Während das Klima der Ostsee im Sommer entschieden wärmer, sonniger und trockener ist als das der Nordsee, ist es
während des Winters unter Beobachtung seiner allgemeinen größeren Kontinentalität rauher und trüber als das Nordseeklima. Die Sonnenscheindauer an der
Ostsee ist derjenigen der Nordsee etwas überlegen und in ihrem mittleren und
östlichen Teil größer als im westlichen, das nur 1500—1600 Jahresstunden
aufweist gegenüber 1700 Stunden an der pommerschen und westpreußischen
Küste.

Die Sonnenscheindauer für Kolberg ist nach G. Schwalbe folgende:

| | Sonnenscheindauer | | in Prozenten des Mögl. | Sonnenlose Tage |
	im Monat	am Tage		
Januar	53.8	1.7	21	15,8
Februar	59,7	2.1	22	11,4
März	101,1	3,6	27,6	9,8
April	162,0	5.4	38,6	4.7
Mai	249.4	8.0	50,3	2,0
Juni.	249,8	8.3	48,9	1,9
Juli	265,9	8,6	51,9	0,9
August	222,5	7.2	48,7	1,6
September.	160,6	5,3	42,5	2,6
Oktober	101,5	3,3	31,3	6,1
November	59,8	2,0	23,6	11,7
Dezember	33,4	1,1	14,7	18,2
Jahr	1719,5	4.7	38.5	86,7

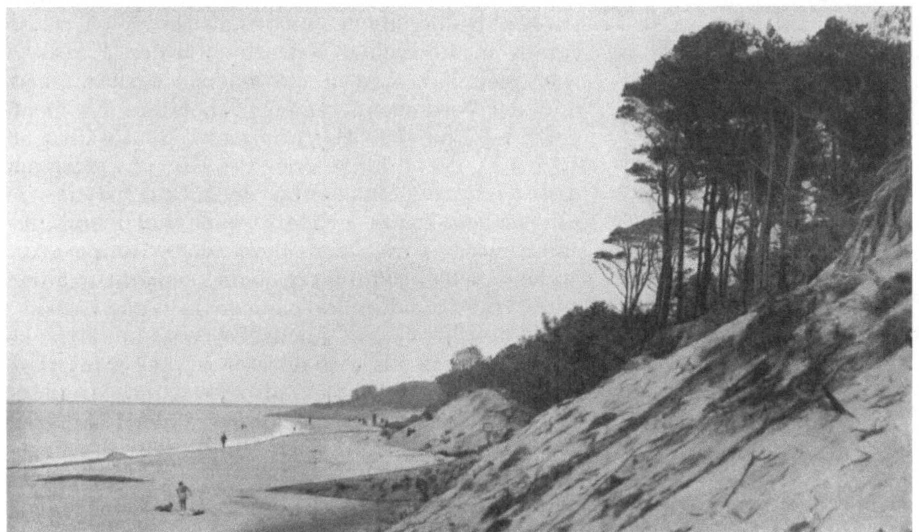

Abb. 57. Östliche deutsche Ostseeküste.

Im Verein mit der Besonnung ist die häufige Waldumsäumung der Ostseeküste ein anderer günstiger Faktor, welcher das Klima der Ostsee im Sommer milder und demnach für zarte Konstitutionen vielleicht mehr geeignet macht, als das thermisch gleichmäßige, aber durch Luftbewegung mehr anregende Nordseeklima. Bei der großen Ausdehnung der Ostsee in nördlicher Richtung macht sich außerdem die Länge des Sommertages in den höheren Breiten sehr bemerkbar und es fällt demgemäß der rasche Übergang des Winters und kühlen Frühjahrs in den Sommer mit der Zunahme der Tageserwärmung des Landes auf, so daß auch in den klimatischen Stationen der russischen Ostseeküste, der finischen und schwedischen Küste verhältnismäßig große Besonnungszahlen und höhere Temperaturen zu erwarten sind. Andererseits geht mit dem Rückgang der Sonne und dem raschen Erkalten der nördlichen und östlichen Ostseegebiete im Herbst ein erheblich rascher Rückgang der Temperatur Hand in Hand, welcher im Winter und in den ersten Frühjahrsmonaten bis zum Mai das Klima der nördlichen Ostseeküsten zu einem fast rein kontinentalen kalten Niederungsklima umgestalten.

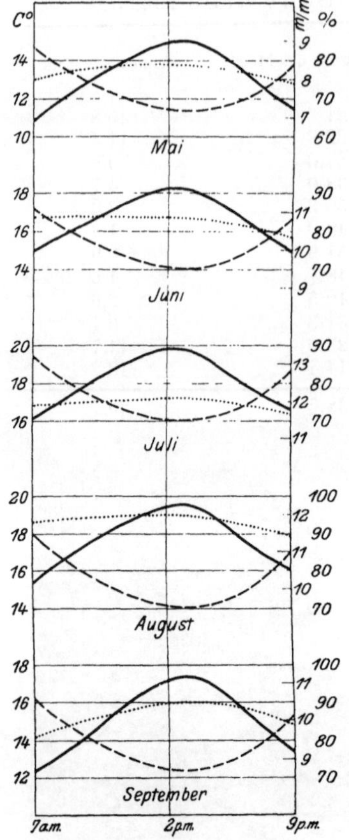

Abb. 58. Mittlerer Gang der meteorologischen Elemente an der Ostsee im Sommer.

Die deutsche Ostseeküste, besonders der mittlere und westliche Teil haben sich noch die Berechtigung zum Winteraufenthalt erstritten. Der Aufenthalt im Januar und Februar scheint am wenigsten durch seine klimatischen Eigenschaften geeignet, während bereits der März wieder mit dem Beginn kräftigerer und längerer Besonnung größere therapeutische Bedeutung besitzt. In den schwedischen, ostpreußischen und russischen Küstenstationen ist ein Winteraufenthalt nur vom Standpunkt des kühlfeuchten Küstenklimas aus nach bisherigen Erfahrungen zu verneinen.

Wir haben es somit in den Monaten Juni bis Mitte September mit ähnlichen Klimabedingungen an der ganzen Ostsee, die äußersten südlichen Teile abgerechnet, zu tun und diese Gleichheit der klimatischen Bedingungen erstreckt sich auch auf die gerade in nördlichen Kurorten für den Kranken wichtigen Faktoren der Niederschlagshäufigkeit und der Niederschlagsmenge. Letztere ist nicht groß, im Lauf der $3\,^1/_2$ Sommermonate fällt nur $^1/_4$ bis $^1/_3$ der Jahresmenge des Regens und auch dieser häufig nachts. Von Bedeutung ist die im allgemeinen etwas größere und ungleichmäßige interdiurne Veränderlichkeit der Temperatur, welche auch im Sommer größere Temperaturstürze nicht gar so selten erscheinen läßt und um so empfindlicher macht, je nördlicher das klimatische Gebiet gelegen ist. Am meisten verrät der mittlere südliche Teil der Ostsee, also die Küste Mecklenburgs und das westliche Pommern, den Charakter des Seeklimas. Sehr gute kurklimatische Feststellungen besitzen wir für diese Teile aus der Sommerkurzeit von Warnemünde, wie sie sich aus 14jährigen Beobachtungen von Jörss ableiten lassen und die wohl als wesentliche allgemeine Grundlage des Klimas dieses Abschnittes gelten dürfen.

Sommer-Klima der mittleren Ostsee (Warnemünde).

| | Temperatur | | | Sommertage über 25° C | Heitere Tage unter 2 Bew. | Trübe Tage | Relative Feuchtigkeit | | Bewölkung | Sturmtage | Seewind % | Sonnenschein | Regentage überhaupt | Regentage > 1,0 mm | Nebeltage |
	Mittlere	Mittlere Schwankung	Mittlere extr. Schwankung				Tagesmittel	Tagesschwankung							
Mai. . . .	11,9	4,2	7,7	1,7	6	6	76	17	5	0,4	60	215 (7,2 pro Tag)	11,1	8,3	2
Juni . . .	15,4	3,5	7,4	2,8	4,5	5,5	79,5	14,1	5,2	0,2	65	229 (7,6 pro Tag)	10,5	6,5	1,6
Juli . . .	17,3	3,9	7,2	3	4	6	80,4	18,8	5,4	1,0	65	212 (7,1 pro Tag)	12,6	8,7	1,5
August . .	16,5	4,2	6,8	3	2,5	8	82,6	19,5	6,0	0,6	65	169 (5,4 pro Tag)	14,9	10,4	1,6
September	13,8	5,1	6,6	1	5,5	5	82,1	20,1	5,0	0,5	50	139 (4,6 pro Tag)	10	6,5	3,6

Immerhin steht die therapeutische Verwendbarkeit auch der nördlichen Ostseeplätze mit den südlichen während des Sommers auf fast gleicher Stufe. Die zahlreichen Seebäder an der finnischen, schwedischen und baltischen Küste, die sich in den letzten Jahren vor dem Kriege sogar zusehends mit Sanatorien bedeckt hat, führen uns dies in praxi vor Augen. Wichtig ist es, sich bei Verwendung des nördlichen Teiles die allgemeine Witterungslage des betreffenden Sommers vor Augen zu führen.

Indikationen. In der Indikationsgruppe steht obenan wieder der kindliche Organismus, insbesondere mit seinen tuberkulösen Erkrankungsarten, während die verschiedenen Formen der Bronchialerkrankungen des Erwachsenen wegen des stärkeren Wechsels der Luftfeuchtigkeit, des größeren Temperaturwechsels, der zuzeiten trockenen Winde nicht dieselbe Anwartschaft auf Besserung haben. Andererseits bieten nervöse Zustände, besonders solche, welche mit verminderter Erregbarkeit verbunden sind, für die ganze Ostsee während des Sommers nicht ungünstige therapeutische Aussichten. In den höheren Breiten der russischen, schwedischen und finnischen Badeorte wird von Nervösen die größere Tageslänge aber oft als enervierend empfunden. Zweifellos kann sie imstande sein, die gerade dem Nervösen nötige Tageseinteilung zu erschweren, die ohnehin in Rußland eine dem West- und Südeuropäer unverständliche Verschiebung in die Nacht hinein zeigt.

Einwirkungen auf den kindlichen Organismus. Die überaus günstige Einwirkung gerade auf den kindlichen Organismus auch an der Ostsee sehen wir aus den von Helwig in Zinnowitz erhobenen Befunden der Veränderungen des Allgemeinzustandes, des Körpergewichtes und der Blutbeschaffenheit. Sie geben den durch Häberlin und Gmelin an der Nordsee gesammelten Erfahrungen kaum etwas nach, und die Berichte, welche von Kolberg vorliegen, bezeugen dasselbe.

Wenn eine Trennung der Indikationen für Kinder stattfinden soll, so wird man etwa sagen dürfen, daß empfindliche, verweichlichte Kinder im Sommer mehr an die Ostsee, solche, welche sich für eine Winterkur eignen, bei größerer Empfindlichkeit an die Nordsee zu senden sind. Eine Überführung der kleinen Patienten von einer Küste an die andere wird in den meisten Fällen zwar kaum durchzuführen, aber auch überflüssig sein, da die im wesentlichen Sanatoriumscharakter tragende Behandlung der Kinder an den deutschen Meeren einer Anpassung des Einzelorganismus durch die gediegenen sanitären Einrichtungen der Heimstätten genügend Rechnung trägt. Außerdem wird für die bei der klimatischen Behandlung der kindlichen Tuberkulose im monatelangen Aufenthalt ganz schonend und allmählich vor sich gehende Akklimatisation genügend Zeit zur Verfügung gestellt. Die Akklimatisation für die Winterkur soll auch an der Ostsee noch im Spätsommer erfolgen. In die Sommerkur kann jederzeit eingetreten werden. Zunächst steht die Ruhekur im Vordergrund. Die allmähliche verschieden rasche Gewöhnung an die klimatischen Faktoren hat je nach Witterung und meistens mit Ausschluß der Seebäder einzutreten. Luftbäder, Freiluftliegekuren, Sonnenexposition einzelner Körperteile und des ganzen Körpers wechseln je nach der Jahreszeit mit Gängen am Strand, mit Paddeltouren, Sandlaufen und Sandspielen am Strande ab. In warmen Sommernächten kann man sogar nächtliche Freiluftliegekuren bei Temperaturen von 14 bis 16°C eintreten lassen.

Die Wirkung des Klimas zeigt sich in der im Sommer und Winter angeblich oft gleich intensiven Bräunung der Haut, die somit nicht allein durch Lichtreiz, sondern auch durch die mechanischen Reize der Kälte, des Windes, der etwaigen Salzniederschläge auf die Haut mitbedingt werden kann. Nach übereinstimmenden Berichten sollen die Erfolge der Pädiatrie an der Nordsee im Sommer und Winter gleich sein, während darüber vergleichende Befunde an der Ostsee in demselben Maße noch nicht vorliegen.

Ostsee.

Klimatische Verhältnisse der deutschen Ostseeküste.

Kiel.

| | Temperatur C° | | | | Mittlere interdiurne Veränderlichkeit des Tagesmittels d.T. | Relative Feuchtigkeit % | Mittlere tägliche Bewölkung (0 = klar, 10 = trüb) | Zahl der heiteren Tage | Zahl der trüben Tage | Zahl der Tage mit Nebel | Dauer des Sonnenscheins in % der möglichen |
	Tagesmittel	Mittleres Tages-maximum	Mittleres Tages-minimum	Mittlere tägliche Schwankung							
Januar	—0,5	1,5	—2,3	3,8	1,3	92	7,4	2,7	16,9	5,8	16,8
Februar	—0,2	2,1	—1,9	4,0	1,7	90	7,4	2,5	15,1	3,5	22,6
März	2,0	4,8	—0,3	5,1	1,3	87	7,0	2,8	14,5	3,7	25,9
April	5,9	9,4	2,7	6,7	1,3	81	6,2	3,8	10,7	2,3	35,0
Mai	10,7	14,7	7,1	7,6	1,2	78	5,6	5,9	8,7	0,9	45,1
Juni	14,6	18,6	10,7	7,9	1,5	79	5,5	5,3	7,6	0,5	46,8
Juli	16,0	20,0	12,4	7,6	1,3	82	6,2	2,7	9,4	0,2	42,6
August	15,3	19,2	12,2	7,0	1,3	85	6,2	2,8	9,4	1,0	41,4
September	12,6	16,3	9,8	6,5	1,2	87	5,6	4,9	8,3	1,8	38,8
Oktober	8,3	11,4	6,4	5,0	1,3	90	6,8	2,8	13,3	3,8	26,8
November	3,9	6,2	2,2	4,0	1,4	91	7,3	2,5	15,8	5,2	19,8
Dezember	1,0	2,9	0,5	3,4	1,7	92	7,9	1,9	18,5	6,0	10,9
Jahr	7,5	10,6	4,9	5,7	1,4	86	6,6	40,6	148,2	34,7	34,0

	Frühling	Sommer	Herbst	Winter	Jahr
Absolute Feuchtigkeit . . . . . . mm	6,2	11,2	7,8	4,5	7,4
Häufigkeit der Tage mit Niederschlag	50,1	52,8	56,3	55,2	214,5
„　„　Seewinde . . . . %	14,1	8,3	6,5	7,1	9,0
„　„　Landwinde . . . . %	81,2	85,8	86,9	86,9	85,3
„　„　Windstillen . . . %	4,7	6,0	6,6	6,0	5,8

Kirchdorf auf Poel (Mecklenburg).

| | Temperatur (C°) | | | | Mittlere interdiurne Veränderlichkeit des Tagesmittels d.T. | Relative Feuchtigkeit % | Mittlere tägliche Bewölkung (0 = klar, 10 = trüb) | Zahl der heiteren Tage | Zahl der trüben Tage | Zahl der Tage mit Nebel |
	Tagesmittel	Mittleres Tages-maximum	Mittleres Tages-minimum	Mittlere tägliche Schwankung						
Januar	—0,7	1,6	—2,9	4,5	1,6	91	7,5	2,4	17,8	5,2
Februar	—0,1	2,5	—2,4	4,9	1,9	88	7,5	2,5	15,4	3,7
März	2,4	5,7	—0,1	5,8	1,4	85	7,1	2,7	14,6	3,1
April	6,3	10,3	2,8	7,5	1,6	81	6,0	4,9	10,0	2,1
Mai	11,3	15,7	7,1	8,6	1,6	80	5,7	5,3	8,6	0,8
Juni	14,9	19,4	10,7	8,7	1,7	83	5,6	5,0	8,2	0,3
Juli	16,4	20,5	12,2	8,3	1,4	85	6,5	2,6	10,5	0,2
August	15,8	19,9	12,3	7,6	1,4	86	6,0	3,8	8,8	0,8
September	13,0	16,8	9,7	7,1	1,3	88	5,5	5,3	7,9	1,5
Oktober	8,6	11,8	5,9	5,9	1,4	90	6,8	2,6	12,9	4,7
November	4,0	6,4	1,8	4,6	1,5	91	7,5	2,0	15,9	5,6
Dezember	1,0	3,0	—0,6	3,6	1,6	92	8,1	1,3	19,8	5,7
Jahr	7,7	11,1	4,7	6,4	1,5	87	6,6	40,4	150,4	33,7

Wustrow (Mecklenburg).

	Temperatur (C°)				Mittlere interdiurne Veränderlichkeit des Tagesmittels d.T.	Relative Feuchtigkeit	Mittlere tägliche Bewölkung (0 = klar, 10 = trüb)	Zahl der heiteren Tage	Zahl der trüben Tage	Zahl der Tage mit Nebel
	Tagesmittel	Mittleres Tages- maximum	Mittleres Tages- minimum	Mittlere tägliche Schwankung		%				
Januar	—0,8	1,1	—2,7	3,8	1,3	93	7,7	2,7	17,9	5,4
Februar	—0,4	1,7	—2,4	4,1	1,6	92	7,7	1,2	15,6	5,5
März	1,7	4,3	—0,4	4,7	1,1	89	7,3	1,7	15,0	4,6
April	5,8	8,9	3,1	5,8	1,4	83	6,4	3,0	10,9	3,7
Mai	10,8	14,4	7,5	6,9	1,4	79	5,8	4,2	8,7	2,4
Juni	14,9	18,3	11,8	6,5	1,7	78	5,6	4,5	7,7	1,1
Juli	16,7	19,7	14,0	5,7	1,3	81	6,3	2,7	10,0	0,3
August	16,0	19,1	13,5	5,6	1,2	82	6,5	2,4	9,8	0,6
September . . .	13,3	16,3	10,8	5,5	1,1	84	5,9	3,8	9,1	1,8
Oktober	8,8	11,6	6,8	4,8	1,3	87	7,1	1,6	13,8	4,5
November . . .	4,2	6,6	2,3	4,3	1,5	89	7,7	1,3	17,1	6,3
Dezember	1,1	3,1	—0,6	3,7	1,7	91	8,2	1,2	20,2	4,8
Jahr	7,7	10,4	5,3	5,1	1,4	86	6,9	30,3	155,8	41,0

	Frühling	Sommer	Herbst	Winter	Jahr
Absolute Feuchtigkeit . . . . . mm	6,2	11,3	7,7	4,4	7,4
Häufigkeit der Tage mit Niederschlag	35,4	39,3	40,3	37,8	152,8
„ „ Seewinde . . . . . %	—	49,0	—	28,0	—
„ „ Küstenwinde . . . %	—	25,0	—	28,0	—
„ „ Landwinde . . . . %	—	20,0	—	38,0	—
„ „ Windstillen . . . . %	—	6,0	—	6,0	—

Swinemünde (mittlere pommersche Küste).

	Temperatur (C°)				Relative Feuchtigkeit	Mittlere tägliche Bewölkung (0 = klar, 10 = trüb)	Zahl der heiteren Tage	Zahl der trüben Tage	Zahl der Tage mit Nebel
	Tagesmittel	Mittleres Tages- maximum	Mittleres Tages- minimum	Mittlere tägliche Schwankung	%				
Januar	—1,2	1,0	—3,2	4,2	89	7,5	2,8	17,0	5,0
Februar	—0,4	2,0	—2,3	4,3	86	7,3	1,8	14,0	3,5
März	2,2	5,1	—0,3	5,4	82	6,9	2,9	13,3	3,8
April	6,4	9,6	3,3	6,3	77	6,4	3,5	10,8	2,8
Mai	11,2	14,9	7,8	7,1	74	5,7	5,0	8,2	1,6
Juni	15,4	19,0	11,7	7,3	73	5,5	4,4	7,3	0,7
Juli	17,4	21,0	13,8	7,2	74	6,1	2,4	8,0	0,5
August	16,7	20,6	13,3	7,3	76	6,1	2,8	7,9	0,7
September	13,6	17,2	10,6	6,6	80	5,6	4,5	7,4	2,6
Oktober	8,8	11,9	6,7	5,2	85	6,9	1,8	12,6	4,7
November	3,9	6,3	2,2	4,1	87	7,5	1,6	15,8	5,5
Dezember	0,5	2,5	—1,0	3,5	89	8,0	1,2	18,9	4,9
Jahr	7,9	10,9	5,2	5,7	81	6,6	34,7	141,2	36,3

	Frühling	Sommer	Herbst	Winter	Jahr
Absolute Feuchtigkeit . . . . . mm	6,0	11,1	7,5	4,2	7,2
Häufigkeit der Tage mit Niederschlag	48,0	49,1	49,9	54,5	202,2
„ „ Seewinde . . . . . %	—	23,0	—	11,0	—
„ „ Küstenwinde . . . %	—	14,0	—	9,0	—
„ „ Landwinde . . . . %	—	57,0	—	75,0	—
„ „ Windstillen . . . . %	—	6,0	—	5,0	—

Rügenwaldermünde (östliche pommersche Küste).

	Temperatur (C)				Relative Feuchtigkeit %	Mittlere tägliche Bewölkung (0 = klar, 10 = trüb)	Zahl der heiteren Tage	Zahl der trüben Tage	Zahl der Tage mit Nebel
	Tagesmittel	Mittleres Tages-maximum	Mittleres Tages-minimum	Mittlere tägliche Schwankung					
Januar	—1,5	0,6	—3,5	4,1	91	7,4	3,1	17,4	4,6
Februar	—1,1	1,1	—3,1	4,2	89	7,4	2,2	15,2	4,3
März	1,2	3,8	—1,0	4,8	86	6,6	3,6	13,6	4,9
April	5,4	8,5	2,4	6,1	82	6,0	4,9	10,9	5,0
Mai	10,3	14,2	6,5	7,7	78	5,1	6,8	7,5	4,9
Juni	14,1	17,8	10,3	7,5	79	4,9	7,4	5,9	4,1
Juli	16,6	19,9	13,2	6,7	79	5,4	5,0	6,9	2,2
August	16,2	19,8	13,0	6,8	79	5,7	4,3	7,4	1,1
September	13,1	16,7	10,0	6,7	81	5,4	5,2	7,4	2,2
Oktober	8,5	11,8	6,3	5,5	85	6,6	3,0	12,0	3,1
November	3,7	6,2	1,9	4,3	87	7,4	2,1	15,9	3,7
Dezember	0,3	2,4	—1,3	3,7	90	7,9	2,0	19,1	3,6
Jahr	7,2	10,2	4,6	5,6	84	6,3	49,6	139,2	43,7

		im Sommer		im Winter	
Häufigkeit der Seewinde		46%;		27%	
,, ,, Küstenwinde	,, ,,	30%;	,, ,,	28%	(nach Hiller).
,, ,, Landwinde	,, ,,	18%;	,, ,,	40%	
,, ,, Windstillen	,, ,,	6%;	,, ,,	5%	

Hela (westpreußische Küste).

	Temperatur (C)				Mittlere interdiurne Veränderlichkeit des Tagesmittels d. T	Relative Feuchtigkeit %	Mittlere tägliche Bewölkung (0 = klar, 10 = trüb)	Zahl der heiteren Tage	Zahl der trüben Tage	Zahl der Tage mit Nebel
	Tagesmittel	Mittleres Tages-maximum	Mittleres Tages-minimum	Mittlere tägliche Schwankung						
Januar	—0,9	0,8	—3,0	4,1	1,7	—	7,7	2,1	18,2	1,6
Februar	—0,8	1,2	—2,8	4,2	1,6	—	7,5	1,8	14,8	1,2
März	1,1	3,7	—1,2	4,8	1,2	—	7,0	2,8	14,9	3,1
April	4,9	8,7	1,8	6,1	1,4	—	6,3	4,3	10,8	2,5
Mai	9,9	14,6	6,0	7,7	1,5	—	5,5	6,2	8,2	2,7
Juni	14,3	18,8	10,2	7,5	1,5	—	5,4	5,8	7,2	1,4
Juli	16,9	21,2	13,2	6,7	1,4	—	5,8	4,4	8,0	0,7
August	16,7	21,0	13,3	6,8	1,2	—	5,8	4,0	7,8	0,3
September	13,7	17,4	10,7	6,7	1,1	—	5,7	4,5	7,7	0,7
Oktober	9,4	11,9	6,8	5,5	1,2	—	6,9	2,6	13,1	1,6
November	4,3	6,2	2,3	4,3	1,4	—	6,7	1,3	17,5	1,5
Dezember	0,8	2,4	—1,1	3,7	1,6	—	8,3	0,9	20,5	1,8
Jahr	7,5	10,7	4,7	5,6	1,4	—	6,6	40,7	148,7	19,1

		Frühling	Sommer	Herbst	Winter	Jahr
Häufigkeit der Seewinde	%	97	97	98	99	98
,, ,, Windstillen	%	3	3	2	1	2

Memel (ostpreußische Küste).

	Temperatur (C°)				Mittlere interdiurne Veränderlichkeit des Tagesmittels d.T.	Relative Feuchtigkeit %	Mittlere tägliche Bewölkung (0 = klar, 10 = trüb)	Zahl der heiteren Tage	Zahl der trüben Tage	Zahl der Tage mit Nebel
	Tagesmittel	Mittleres Tages-maximum	Mittleres Tages-minimum	Mittlere tägliche Schwankung						
Januar	—2,9	—0,8	—4,9	4,1	2,3	91	7,9	2,5	19,9	5,0
Februar	—2,7	—0,3	—4,8	4,5	2,1	90	7,5	2,7	15,7	4,6
März	—0,3	2,1	—2,5	4,6	1,4	86	7,0	3,5	15,2	4,8
April	5,3	8,3	1,9	6,4	1,6	78	6,4	4,1	11,6	3,9
Mai	11,2	15,3	7,1	8,2	1,9	72	5,4	6,2	7,6	2,9
Juni	14,9	18,8	11,0	7,8	1,7	74	5,3	5,8	6,8	1,8
Juli	17,1	20,6	13,6	7,0	1,4	76	5,7	4,4	8,0	1,4
August	16,4	19,8	13,3	6,5	1,3	78	6,2	3,4	9,0	1,4
September	13,0	16,2	9,8	6,4	1,4	80	6,0	3,8	8,8	1,7
Oktober	7,9	10,9	5,6	5,3	1,5	84	7,1	2,6	14,4	3,0
November	2,9	5,3	1,0	4,3	1,8	87	8,1	1,2	18,8	5,5
Dezember	—1,2	1,2	—3,0	4,2	2,4	90	8,4	1,3	21,7	5,0
Jahr	6,8	9,8	4,0	5,8	1,7	82	6,8	41,5	157,5	41,0

	Frühling	Sommer	Herbst	Winter	Jahr
Absolute Feuchtigkeit . . . . . . mm	5,5	11,0	7,2	3,7	6,9
Häufigkeit der Tage mit Niederschlag	39,4	40,9	52,0	48,6	181,0
„ „ Seewinde . . . . . %	51,1	35,8	45,2	50,0	45,7
„ „ Landwinde . . . . . %	46,6	61,9	52,2	48,1	52,0
„ „ Windstillen . . . . %	2,3	2,4	2,5	1,8	2,3

Vergleich des Sommerklimas zwischen Ostsee und Berlin (mittelwarmtrockenes Niederungsklima).

	Warnemünde (1902—1911)					Berlin (Stadt) 1902—1911 (zum Vergleich)				
	Mai	Juni	Juli	Aug.	Sept.	Mai	Juni	Juli	Aug.	Sept.
Tagesmittel der Temperatur	12,0	15,6	17,3	16,7	14,1	14,2	17,7	18,7	17,8	14,2
Mittl. Maximum „	16,0	19,5	20,9	20,5	17,8	19,1	23,0	23,5	22,2	18,1
„ Minimum „	8,3	12,0	13,8	13,6	11,2	9,3	13,0	14,2	13,6	10,4
„ Schwankung „	7,7	7,5	7,1	6,9	6,6	9,8	10,0	9,3	8,6	7,7
Relative Feuchtigkeit . . %	76	80	80	82	83	65	64	67	69	76
Mittl. Bewölkung (0 = klar, 10 = trüb) . .	5,0	5,2	5,7	5,8	5,2	5,6	5,4	6,2	6,1	5,4
Sonnenscheindauer (Sa. der Stunden)	211,6	228,2	210,8	179,3	137,8	—	—	—	—	—
Zahl der heiteren Tage . .	6,3	4,4	3,5	2,8	5,4	5,0	5,0	3,1	3,8	6,3
„ „ trüben „ . .	5,3	5,2	7,0	7,0	5,6	7,7	6,5	9,3	8,8	8,0
„ „ Tage mit Nebel .	2,2	2,1	1,2	1,3	4,7	—	—	0,2	0,2	0,7
„ „ „ „ Gewitter	2,5	2,4	2,0	2,0	0,2	4,1	3,8	4,2	4,9	0,8
Häufigkeit der Seewinde . .	49,5	57,7	62,0	59,2	366	—	—	—	—	—
„ „ Windstillen .	1,5	1,0	1,9	0,8	1,0	—	—	—	—	—

Klimatische Verhältnisse der dänischen Ostseeküsten.

a) Seeland (Kopenhagen).

	Temperatur C°				Feuchtigkeit		Bewölkung (0=klar, 10=trüb)	Niederschlags-menge	Zahl der Tage mit Niederschlag	Zahl der Tage mit Nebel	Zahl der	
	Tagesmittel	Mittleres Tagesmaximum	Mittleres Tagesminimum	Mittel der tägl. Schwankung	Absolute	Relative					heiteren Tage	trüben Tage
					mm	%		mm				
Januar	—0,6	1,2	—2,9	4,1	4,1	92	7,6	39,5	15	7	3	19
Februar	—0,4	1,7	—2,8	4,5	4,2	91	7,7	33,6	13	6	2	18
März	1,0	4,0	—1,9	5,9	4,4	86	6,7	35,0	12	4	4	14
April	5,6	10,0	1,4	8,6	5,5	78	6,0	33,8	11	2	6	11
Mai	10,5	15,5	5,0	10,5	7,1	72	5,6	39,2	12	1	6	10
Juni	15,0	20,4	9,4	11,0	9,5	72	5,7	51,4	12	0,3	6	9
Juli	16,6	21,9	11,3	10,6	10,9	75	6,5	61,1	14	0,4	3	13
August	15,9	20,9	11,1	9,8	10,9	79	6,1	65,2	16	1	4	10
September	12,8	17,1	8,6	8,5	9,6	84	5,9	54,9	15	1	4	9
Oktober	8,1	11,2	4,9	6,3	7,3	88	7,1	59,0	17	2	2	15
November	3,5	5,6	1,0	4,6	5,6	91	7,9	48,2	15	4	1	19
Dezember	0,5	2,3	—1,8	4,1	4,6	93	8,2	41,3	15	6	1	21
Jahr	7,4	11,0	3,6	7,4	7,0	83	6,8	562,2	167	35	42	168

b) Fünen (Odense).

	Jan.	Febr.	März	April	Mai	Juni	Juli	Aug.	Sept.	Okt.	Nov.	Dez.
Temperatur C°	0,8	0,8	2,3	5,7	11,3	14,7	16,0	15,1	12,5	9,2	4,2	1,4

c) Laaland (Südwestküste).

Temperatur: Frühling 6,2 C°, Sommer 16,2 C°, Herbst 8,7 C°, Winter 0,6 C°.

d) Bornholm (Küstengebiete).

Temperatur: Frühling 4,8 C°, Sommer 15,4 C°, Herbst 9,4 C°, Winter 1,0 C°.

Klimatische Verhältnisse der mittleren Ostsee (Wisby).

	Temperatur C°					Relative Feuchtigkeit		Bewölkung		Niederschlag	
		Mittleres Tages-		Mittel der tägl. Schwankung	Mittleres absol. Monats-							
	Tagesmittel	Maximum	Minimum		Maximum	Minimum	8 Uhr vormittags	2 Uhr nachmittags	8 Uhr vormittags	2 Uhr nachmittags	Wahrschein-lichkeit	Monatssumme
							%	%	%	%	%	mm
Januar	—	1,5	—3,3	4,8	5,7	— 9,1	86	87	76	74	49	39,0
Februar	—	1,1	—4,1	5,2	5,6	—10,0	87	85	69	66	46	36,9
März	—	3,0	—3,4	6,4	8,9	—10,1	85	81	64	59	41	37,0
April	—	7,7	—0,1	8,1	15,6	— 4,5	80	70	52	46	31	26,1
Mai	7,9	13,8	4,3	9,5	22,3	— 0,6	74	65	46	39	31	28,1
Juni	13,1	18,2	9,0	9,2	25,3	4,7	75	65	42	36	29	33,4
Juli	16,2	20,8	12,5	8,3	26,5	9,0	78	68	47	41	37	51,6
August	15,6	19,2	12,0	7,2	25,2	8,5	80	70	52	43	38	58,4
September . . .	12,6	15,4	9,0	6,4	21,1	4,0	82	73	56	52	42	45,2
Oktober	—	10,0	4,6	5,4	15,6	— 0,9	84	79	69	65	53	65,4
November . . .	—	6,1	1,4	4,7	10,2	— 4,5	86	84	73	71	51	48,4
Dezember	—	2,9	—1,6	4,5	7,5	— 7,6	86	86	79	76	53	49,3
Jahr	—	10,0	3,4	6,6	27,6	—12,0	82	76	61	56	42	518,8

Klimatische Verhältnisse der Westküste Südschwedens (Gothenburg).

	Temperatur C°						Relative Feuchtigkeit		Bewölkung		Niederschlag	
	Tagesmittel	Mittleres Tages-		Mittel der tägl. Schwankung	Mittleres absol. Monats-		8 Uhr vormittags	2 Uhr nachmittags	8 Uhr vormittags	2 Uhr nachmittags	Wahrscheinlichkeit	Monatssumme
		Maximum	Minimum		Maximum	Minimum	%	%	%	%	%	mm
Januar	—	1,3	—2,8	4,1	5,8	— 10,8	88	85	75	72	51	59,9
Februar	—	1,5	—3,4	4,9	5,8	—11,9	87	81	73	68	42	40,3
März	—	3,4	—1,8	5,2	9,3	— 9,8	85	74	67	65	45	48,9
April	—	8,9	2,3	6,6	16,1	— 2,9	77	62	61	61	38	39,6
Mai	10,4	15,1	7,1	8,0	23,2	1,9	70	56	56	57	40	51,2
Juni	15,0	19,5	11,4	8,1	26,5	6,5	68	55	54	54	34	50,5
Juli	16,8	20,6	13,5	7,1	27,1	10,1	73	61	62	59	45	79,0
August	15,9	19,2	12,4	6,8	25,2	8,2	78	64	62	62	49	91,8
September . . .	12,7	15,8	9,5	6,3	21,0	3,7	82	67	63	63	50	75,2
Oktober	7,8	10,3	5,2	5,1	16,0	— 1,6	85	73	72	70	57	91,5
November . . .	—	6,0	1,8	4,2	10,3	— 5,9	86	81	74	74	50	56,3
Dezember	—	2,9	—0,9	3,8	7,3	— 8,9	88	84	79	78	54	76,4
Jahr	—	10,4	4,5	5,9	28,2	—14,6	81	70	66	65	169,3	760,6

Klimatische Verhältnisse der Ostküste Schwedens.

Temperatur.

	Jan.	Febr.	März	April	Mai	Juni	Juli	Aug.	Sept.	Okt.	Nov.	Dez.	Jahr
Stockholm . .	—3,9	— 3,8	— 1,9	3,3	8,9	14,6	17,2	16,0	11,8	6,4	1,4	—2,1	5,7
Upsala . . .	—4,1	—4,9	—2,7	2,8	8,6	14,3	16,5	14,8	10,6	5,1	0,0	—3,3	4,8

Sonnenschein.

Stockholm 1523 Stunden, Upsala 1450 Stunden im Jahr.

Klimatische Verhältnisse der kurländischen Küste.

	Südlicher Teil (Libau)						Nördlicher Teil (Windau)						Goldingen
	Tagesmittel der Temperatur C°	Mittel d. Bewölkung (0 = klar, 10 = trüb)	Niederschlagsmenge mm	Zahl der Tage mit Niederschlag	Zahl der heiteren Tage	Zahl der trüben Tage	Tagesmittel der Temperatur C°	Mittel d. Bewölkung (0 = klar, 10 = trüb)	Niederschlagsmenge mm	Zahl der Tage mit Niederschlag	Zahl der heiteren Tage	Zahl der trüben Tage	Dauer des Sonnenscheins in Stunden
Januar	—2,3	7,7	38,3	14,1	2	18	—2,6	8,0	39,8	11,8	2	19	23
Februar . . .	—2,7	7,2	26,5	12,1	3	15	—3,5	7,2	26,9	8,5	3	15	61
März	—0,5	6,2	31,8	12,0	5	12	—1,5	6,3	30,1	10,2	4	12	134
April	4,2	5,5	27,4	9,6	7	9	3,4	5,6	25,0	8,0	7	10	172
Mai	9,1	4,7	40,5	10,8	8	6	8,2	5,4	45,2	9,9	6	9	233
Juni	14,1	4,5	39,6	9,4	8	5	13,5	4,9	39,4	8,8	7	7	255
Juli	16,7	5,1	55,1	10,8	6	6	16,2	5,2	46,1	9,6	5	6	310
August . . .	16,2	5,2	79,8	12,4	6	7	15,5	5,4	60,3	12,7	4	6	240
September . .	13,0	5,6	72,5	13,8	5	8	12,3	5,9	59,3	12,5	3	8	181
Oktober . . .	7,6	7,0	75,7	15,3	3	15	6,8	7,2	66,4	15,3	2	15	83
November . .	2,4	7,8	61,3	15,6	2	18	1,9	8,4	56,3	15,0	1	19	34
Dezember . . .	—1,7	8,0	46,1	14,7	1	20	—1,9	7,9	47,0	14,5	2	18	20
Jahr	6,3	6,2	594,6	150,6	56	139	5,7	6,5	541,8	136,8	46	144	1738

Klimatische Verhältnisse der livländischen Küste (Riga).

	Jan.	Febr.	März	April	Mai	Juni	Juli	Aug.	Sept.	Okt.	Nov.	Dez.	Jahr
Tagesmittel der Temperatur . . . . . C°	−5,1	−4,7	−1,6	4,7	10,7	15,7	17,9	17,2	12,8	6,6	1,0	−3,2	6,0
Bewölkung . . . . . °/₀	79	72	67	58	58	49	56	58	60	73	84	80	66
Niederschlagsmenge mm	32,3	22,2	26,0	27,2	45,5	57,1	73,8	68,2	53,6	52,4	47,8	32,4	538,5
Zahl der Tage mit Niederschlag	12,2	10,0	10,5	9,6	12,1	10,8	13,4	13,4	13,0	13,8	14,6	13,0	146,4
Zahl der heiteren Tage	2	3	4	6	5	6	4	4	3	2	1	2	42
Zahl der trüben Tage	19	15	14	11	8	6	8	8	8	15	21	20	153

Klimatische Verhältnisse an der estländischen Küste und im Finnischen Meerbusen.

	Estländische Küste (Reval)						Finnischer Meerbusen (Kronstadt)					
	Tagesmittel C° der Temperatur	Mittel d. Bewölkung (0 = klar, 10 = trüb)	Niederschlagsmenge mm	Zahl der Tage mit Niederschlag	Zahl der heiteren Tage	Zahl der trüben Tage	Tagesmittel C° der Temperatur	Mittel d. Bewölkung (0 = klar, 10 = trüb)	Niederschlagsmenge mm	Zahl der Tage mit Niederschlag	Zahl der heiteren Tage	Zahl der trüben Tage
Januar	−6,0	8,1	25,6	11,5	2	20	−8,7	7,9	26,6	10,3	1	19
Februar . . .	−6,1	6,7	20,7	8,2	4	14	−9,0	7,0	25,4	9,3	3	14
März	−3,6	6,0	24,0	8,7	7	12	−5,1	6,4	27.2	8,9	4	13
April	1,8	5,3	24,2	7,8	8	10	1.2	6,0	21.6	8,5	5	11
Mai	8,1	5,2	41,6	9,3	7	9	7,9	6,3	48.8	10,2	3	10
Juni	14,0	4,1	40,5	8,7	11	5	14,6	5,4	44,3	9,5	4	6
Juli	17,0	4,8	50,7	10,1	9	7	17,8	5,9	67,2	10,9	3	8
August . . .	15,8	5,0	69,7	11,2	8	7	16,3	6,2	79,1	12,7	2	9
September . .	11,6	5,9	55,4	11,8	5	10	11,5	6,6	48,4	10,6	2	10
Oktober . . .	5,9	7,2	54,4	13,8	3	16	5,0	7,8	50,9	11,5	1	18
November . .	0,3	8,3	46,9	13,6	1	20	−1,3	8,5	33,4	12,2	1	21
Dezember . . .	−3,3	8,0	35,4	11,0	2	19	−6,0	8,1	32,4	11,3	1	19
Jahr	4,6	6,2	489,1	125,7	67	149	3,7	6,8	505,3	125,9	30	158

Helsingfors.

	Jan.	Febr.	März	April	Mai	Juni	Juli	Aug.	Sept.	Okt.	Nov.	Dez.	Jahr
Temperatur . . . . C°	−5,4	−6,9	−4,0	2,0	8,8	14,2	16,6	15,1	10,5	5,4	0,6	−3,5	4,4
Sonnenscheindauer in Stunden	24	32	98	134	235	273	292	218	145	70	37	18	1574

Mäßig kühlfeuchte Seeklimate.

Zu den mäßig feuchtkühlen Klimaten des Sommers mit Übergang zu trockener Wärme zählen auch die nördlichen Stationen der nordatlantischen Küste Amerikas, als deren nördliche Vertreter Portland und die Küste der Neu-England-Staaten, als deren südlicher etwa Atlantic-City gelten kann.

Die südlicher gelegenen Küsten von Virginia und Nord-Carolina haben die Temperaturen des mittelfeuchtwarmen Sommerklimas, ohne sich bereits wesentlich als Winterstation zu eignen wegen der winterlichen Kälte der nordamerikanischen Küsten.

Die feuchtwarmen Stationen Süd-Carolinas und Floridas hingegen sind klimatische Jahresstationen in unserem Sinne und haben einen fast durchweg feuchtwarmen Charakter (s. feuchtwarmes Seeklima).

Übergangsklimate.

Als Übergangsklimate zwischen den warmfeuchten und kühlfeuchten lassen sich solche Meeresstationen bezeichnen, welchen besonders der anregende Faktor der Kältewirkung auf die Haut in geringerem Grade zukommt, während doch die allgemeine Temperaturlage unter Wahrung der geringen ozeanischen Wärmeschwankung eine mäßige ist. Mitteltemperaturen dürfen wir mit 16 bis 18° C im Sommer, mit 5 bis 10° C im Winter ansetzen, immer unter der Voraussetzung einer möglichst geringen Schwankung der Tagestemperatur, da sonst im Sommer wenigstens extrem hohe Temperaturen nicht ausgeschlossen wären.

Es ist zweckmäßig, sie in Winterkurorte, Herbst-, Frühjahrs- und Sommerstationen zu trennen, da mannigfache Eignungen des einen Ortes als Winterstation ihn als Sommerstation weniger zweckmäßig erscheinen lassen, sei es, daß die Windrichtung und der Feuchtigkeitsgrad der Luft solchen Modifikationen

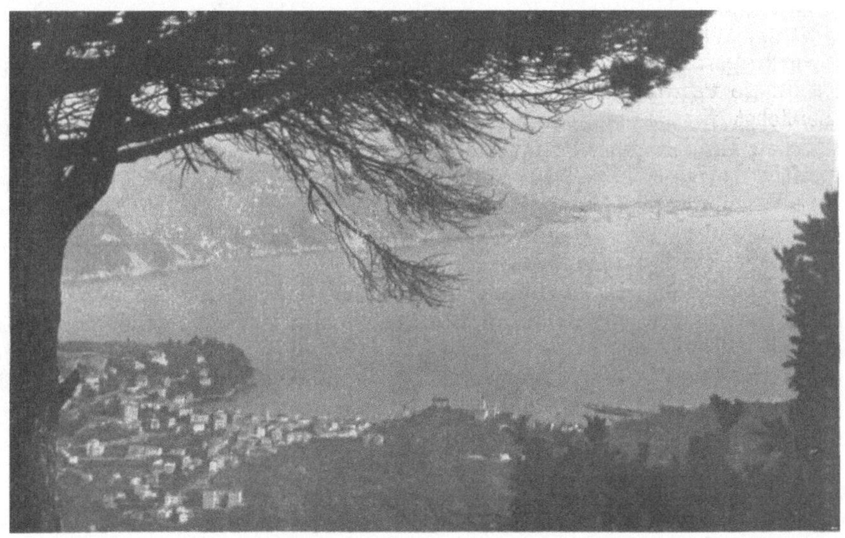

Abb. 59.　Riviera di Levante.

unterworfen sind, die sie aus dem Rahmen der „feuchten" Seestationen herausheben, oder daß die allgemeine Temperaturlage zu großen, von der Jahreszeit abhängigen Variationen unterworfen ist.

Mittelfeuchte, warme bzw. kühle Winterklimate der See. Mittelwarmfeuchte Winterkurorte der See sind: Die Stationen der englischen Küste von den Scilly-Inseln vom äußersten Südwesten bis zur Insel Wight, an der Gascogner Küste Arcachon, Biarritz, Hendaye und die französischen Inseln Ré, Belle-Ile, Oléron, die im Winter weniger besuchten Seestationen um Lissabon, ferner Ajaccio auf Corsica, einige nordwestliche Stationen Siziliens, wie Palermo, Trapani, ferner Ischia, Capri, die Inseln der östlichen Adria, Curzola, Lesina und Lissa, evtl. noch Venedig und besonders Abbazia in den Monaten Oktober bis Dezember.

Von solchen, die während des Sommers in Betracht kommen, sind wiederum die Seebäder an der ganzen englischen Seeküste, der nordatlantischen Küste Frankreichs etwa von Roscoff bis zur normännischen Halbinsel, der Lido bei Venedig und die Adriastation Grado zu nennen, außerdem gehören in der Zeit von Juni bis Anfang September die Seebäder der Nordsee in dieses Gebiet.

In den Übergangsmonaten März bis Mai, September bis November wiederum kommen die Stationen der Riviera di Levante von Nervi bis Viareggio, dann Capri, Ischia, die Stationen der nördlichen und mittleren Adria: Lussin, Brioni, Lissa, Lesina, Curzola in Betracht, ferner evtl. die Südküste der Balearen, obgleich die Berichte von dieser Küste ebenso wie von Ajaccio recht große Differenzen der Witterung und des Feuchtigkeitsgehaltes der Luft mitteilen. In den Monaten Oktober bis Dezember hat dann auch Abbazia bei verhältnismäßig großer Luftfeuchtigkeit 85— bis 78"/₀ und allerdings verhältnismäßig großen Niederschlagsmengen von 263, 165, 150 mm in diesen 3 Monaten, aber bei sehr günstigen Lufttemperaturen ein mittelfeuchtwarmes Übergangsklima.

Indikationen. Schon Weber hat aus therapeutischen Gründen die Charakterisierung eines mittelfeuchtwarmen Seeklimas für zweckmäßig befunden. Es ist dabei auch die geringere Entfernung der mittelfeuchtwarmen Küsten von den großen Bevölkerungszentren des Nordens in Betracht zu ziehen, die insbesondere den englischen und französischen Küsten mit ihrem hohen Komfort einen Vorzug während der Winterszeit einräumen wird. Dann ist es auch heute trotz des allgemein kräftigeren klimatischen Anfassens, dessen wir uns bedienen, zweckmäßig, diese Klimate von den nach ihrer Reizwirkung extremen abzusondern.

Zunächst finden sich immer empfindliche Personen, welche die negativ thermischen Effekte unserer nordischen Küsten, andere, welche die zu milden und positiv thermischen Effekte südlicher Küsten nicht ertragen, oder denen die trockene Wärme der Riviera zu irritierend ist. Diese Empfindlichkeit kann sich auf dem kardiovaskulären Gebiet, dem nervösen Gebiet und dem der Respirationsorgane geltend machen.

Für chronische Erkrankungen der Respirationsorgane, insbesondere die leichten tuberkulösen Affektionen mit Reizerscheinungen, eignen sich vom Standpunkt dieses Klimas aus in erster Linie zweifellos diejenigen Orte, in denen eine längere, mindestens 5- bis 6 monatige Klimaeignung vorhanden ist, also Sizilien, Ajaccio und die südlichen Adriainseln im Winter; Grado, Venedig im Spätsommer und Herbst; die Orte der Riviera levante von Nervi bis Viareggio von Anfang Oktober oder November bis Mai; während die Rekonvaleszenten von akuten Erkrankungen der Respirationsorgane, von Pleuritiden, Bronchialkatarrhen, Pneumonien, die an akuten oder subchronischen Rachen- und Kehlkopfkatarrhen Leidenden neben diesen Orten auch schon in den Stationen mit 2- bis 3 monatiger Eignung des Herbstes, wie z. B. in den Adriastationen Lussin, Abbazia, Rovigno, Portorose, das für sie geeignete Klima vorfinden.

Auch gewisse nervöse Affektionen, so z. B. die Basedowsche Krankheit, werden als Indikationen dieses Klimas, besonders von französischer Seite hervorgehoben. Wenngleich hier die Hochgebirgsorte, kühle und mäßig trockene Plätze wohl die gesichertsten Erfolge zeitigen, so findet sich doch unter dieser Krankheitsgruppe eine ganze Reihe von weniger widerstandsfähigen Individuen, die den Ansprüchen dieser Klimate nicht mehr gewachsen sind und in dem mittelfeuchtwarmen, nicht zu besonnten Seeklima der hier genannten Küsten sich zunächst ausgezeichnet erholen.

Dieselben Überlegungen zeitigen die Indikation verschiedener Erkrankungen der Gefäße und des Herzens. Der relative Mangel an exzitierenden Klimafaktoren, wie er sich in örtlich und zeitlich begrenzten Aufenthalten an solchen Orten geltend macht, wo das Vorherrschen ausgesprochen sedativer Faktoren hinzutritt, wie der mäßig warmfeuchten Luft, geringere Windbewegung, ferner aber auch die Möglichkeit zu bequemen Spaziergängen mit Gelegenheit zur Herzübung, wie in Abbazia, den Inseln der Adria, in Palermo, an der östlichen Adria in Ragusa und Spalato, für andere wieder die Verbindung von Ruhe und geistiger Anregung, wie in Venedig, alle diese Eigenschaften werden für solche klimatisch oft nicht leicht zu befriedigende Kranke dem Arzt in diesen überaus erwünschten Stationen in die Hand gegeben. Von ihnen aus kann dann evtl. der Versuch mit energischer und einseitiger wirkenden Klimastationen nach dieser und jener Richtung hin unternommen werden.

Daß auch unter den geschilderten Verhältnissen die kindliche Skrofulose und Tuberkulose denkbar günstige Behandlungsmöglichkeiten bietet, hat insbesondere Monti an der Hand einer ausführlichen Statistik dargetan.

3. Das warmtrockene Küstenklima

verdankt seine Entstehung ausschließlich der wesentlichen Mitbeteiligung kontinentaler Faktoren, und es würde demnach mit demselben Recht als kontinentale Klimavarietät bezeichnet werden können, wenn nicht die dauernde Möglichkeit der Thalassotherapie und ferner das zeitweise Vorwalten rein ozeanischer Faktoren, der periodische tägliche Windwechsel von Seebrise zum Landwind, die große Strahlenwirkung, welche durch das Meer allein im Gegensatz zum Niederungsklima bedingt wird, uns zwänge, es speziell von der seeklimatischen Seite zu beurteilen.

Geographische Verbreitung. Eine gewisse Höhe der Temperatur, die wesentlich mehr von der Jahreszeit als vom Meere abhängig ist, verweist die genannte Gruppe an die südlichen Küsten Europas mit größeren Land- und Gebirgsmassen im Hintergrund, von welchen aus das Klima durch trockene Winde beeinflußt wird. Die betreffenden Küsten befinden sich bei der in Europa vorherrschenden westlichen oder nordwestlichen Komponente der Winde an den nach Süd, Ost und Südost exponierten Küsten der Mittelmeerländer, Spaniens, Frankreichs, Italiens, der Halbinsel Istrien, evtl. des Balkans und der Krim. Dazu tritt die bergige, häufig sogar Hochgebirgscharakter tragende Beschaffenheit des Hinterlandes, wie besonders in Südspanien und an der Riviera, welche die trocknende und oft sogar erwärmende Eigenschaft von Fallwinden auf die genannten Küstenstriche einwirken lassen. Die Jahreszeiten, in welchen diese Winde vorherrschend auftreten, sind es auch, welche ganz besonders den Charakter des trockenwarmen Seeklimas an sich tragen. Wenn wir nach der Seite der Luftwärme eine Mitteltemperatur etwa von 18 bis 25°C im Sommer, im Winterhalbjahr von 10 bis 18°C annehmen, so muß die Wasserdampfsättigung nach der maximalen Seite hin bereits begrenzt werden, um Zustände unerträglicher Schwüle zu vermeiden, deren seltenes Auftreten gerade diese Klimate trotz der monatelangen hohen Temperatur so wertvoll für die Therapie macht. Die durchschnittliche Wasserdampfsättigung der Riviera hält sich unter 65%. An allen diesen Küsten kommen zwar höhere Sättigungsgrade vor, jedoch vorwiegend zur Nachtzeit, wenn die ebenfalls kontinentalen Charakter zeigende relativ starke nächtliche Abkühlung einsetzt, selten bei Tag und zu gewissen Jahreszeiten überhaupt nicht. Die absolute Größe der Dampfspannung wächst dabei nicht oder nur ganz vorübergehend infolge der vom Meerwind zu Zeiten des Sonnenaufganges und -unterganges herbeigeführten, vorübergehend stagnierenden Feuchtigkeit. Es läßt sich das sehr schön aus dem Feuchtigkeitsgang eines wolkenlosen Winter- und Sommertages in Nizza entnehmen (s. Abb. 40, S. 275). Die wärmste Tageszeit ist dabei im Sommer und Winter immer die trockenste. Gerade in der kürzeren Tageszeit des Winters ist das von eminenter Bedeutung für den Freiluftgenuß, das Gehen und Sitzen im Freien und die Intensität der Besonnung. Dieser selbst fällt im trockenwarmen Klima der südeuropäischen Küsten wieder eine besondere Bedeutung zu. Die direkte Strahlungsintensität wird an den südexponierten Küsten durch die Spiegelung vom Meer und vom Gebirge her ganz wesentlich verstärkt. Die gesamte Mächtigkeit der Strahlung zeigt sich von immensem Einfluß auf die Pflanzenwelt und den Menschen. Die Helligkeit selbst hat wohl daran den größten Anteil, aber auch das kurzwellige Strahlungsgebiet erfährt infolge der Lufttrockenheit und Luftreinheit einen erheblichen Zuwachs gegenüber der die dunkle Strahlung absorbierenden luftfeuchten Atmosphären der Landniederung oder der nördlichen Küsten. Auch im trockenwarmen Seeklima können wir zweckmäßigerweise in Jahresklimate, Sommer-, Winter- und Übergangsklimate einteilen.

Das wichtigste, kulturell und sanitär in jeder Weise auch heute noch trotz vieler Bedenken alle ähnlichen Klimate überragende Klima ist dasjenige der italienisch-französischen ligurischen Riviera zwischen Hyères und Genua. Das Klima von Hyères und ebenso das von Cannet und Grasse im Hinterland von Cannes steht noch an der Grenze der trockenwarmen Niederungsklimate, während dies bei den Stationen östlich davon nicht mehr der Fall ist.

Die Betrachtung der Temperaturlage (s. Tabellen des Mittelmeers S. 374 und 375) zeigt, daß die Schwankung der Jahrestemperatur an dieser Riviera vom Mittel des kältesten zum Mittel des wärmsten Monats etwa 15,6° C beträgt, sie liegt an der ganzen Riviera zwischen 15 bis 16° C gegenüber 10 bis 12° C an der atlantischen Küste Frankreichs. Die größere Differenz wird durch hohe Sommertemperaturen bedingt, denen aber auch etwas höhere Wintertemperaturen zur Seite stehen. Auch die Temperaturschwankung des einzelnen Tages ist erheblich größer als am Atlantischen Ozean und überhaupt an den Küsten, welche rein maritimes Klima haben. Während sie an der Küste der Atlantis nur wenig Grade (3 bis 4° C) ausmacht, ist dieselbe an der Riviera ca. 7,5° C im Winter, ca. 9° C im Sommer. Die größten Extreme beobachten wir in der bekanntesten dieser Klimastationen, in Nizza, geringer sind sie in Cannes, am geringsten an der italienischen Riviera in San Remo. Die Minimaltemperatur des Winters sinkt am tiefsten in Nizza, am wenigsten in San Remo, so daß man in San Remo nur selten mit Frost zu rechnen hat.

Bei der hohen Bedeutung dieses Klimas und seiner wenn auch kleinen, aber für das empfindliche und verwöhnte Krankenmaterial bedeutungsvollen und häufig kritisierten Unterschiede sei hier etwas genauer auf die klimatischen örtlichen Eigenheiten eingegangen.

Nach Angot ist die mittlere Minimaltemperatur des Jahres im Durchschnitt von 50 Jahren gesunken:

	Jan.	Febr.	März	April	Mai	Juni	Juli	Aug.	Sept.	Okt.	Nov.	Dez.
In Nizza am Meeresufer . . . . . . auf	—2,1	—1,7	—0,8	3,4	6,0	10,3	12,5	12,6	9,4	4,6	0,9	—1,6
In Nizza a. Berghang ,,	—1,6	—1,5	—0,7	3,6	6,5	11,0	13,2	13,4	10,5	6,2	2,5	—0,7
In Cannes . . . . ,,	—0,7	0,5	0,8	4,7	8 2	12 2	14,9	15,2	11,7	6,5	2,4	—0,5
In Genua u. Umgeb. ,,	—0,1	1,6	3,2	7,1	10,6	14,5	17,3	17,9	14,4	9,1	3,9	1,0
In San Remo . . ,,	0,1	1,0	1,9	5,5	8,7	12,9	16,3	15,9	12,8	7,8	4,4	0,6
Im Vergleich dazu:												
In Karlsruhe i. Bad. auf	—11,5	—9,2	—6,7	—1,7	1,6	6,7	8,9	8,0	3,8	—1,0	—4,6	—10,5

Die Temperatur sank in Nizza, dem winterkältesten Kurort dieses Klimas, unter 0° C in 16 Jahren insgesamt:

	Januar	Februar	März	April	Mai	Juni	Sept.	Okt.	Nov.	Dez.	Jahr
an Tagen	85	48	30	0	0	0	0	0	1	42	12,9

d. h. im Jahr 12,9 mal, sie bleibt unter 0° C im Verlauf von 10 Jahren nur 1 mal. Die Wahrscheinlichkeit, daß man es an diesen Küsten also mit einem echten Wintertag zu tun hat, ist nur $1/_{10}$, nur im Januar und nur in Nizza.

Noch günstiger in bezug auf den Frostschutz stehen da Mentone, Condamine in Monaco und Beaulieu. Die Unterschiede sind klein, dürften aber doch deshalb von Bedeutung sein, da sie in engster Beziehung stehen mit den verschiedenartigen, das Lokalklima des einzelnen Ortes bedingenden Formationen der Berge und des durch sie gebildeten Windschutzes. So hat Beaulieu unfern Nizza statt 12,9 Frosttagen im Jahre, wie Nizza sie hat in 5 Jahren, nur 3 Frosttage gehabt und keinen einzigen Wintertag, während die östlicher und geschützter gelegenen Stationen der französischen und italienischen Küste mit Wintertagen überhaupt nicht zu rechnen haben.

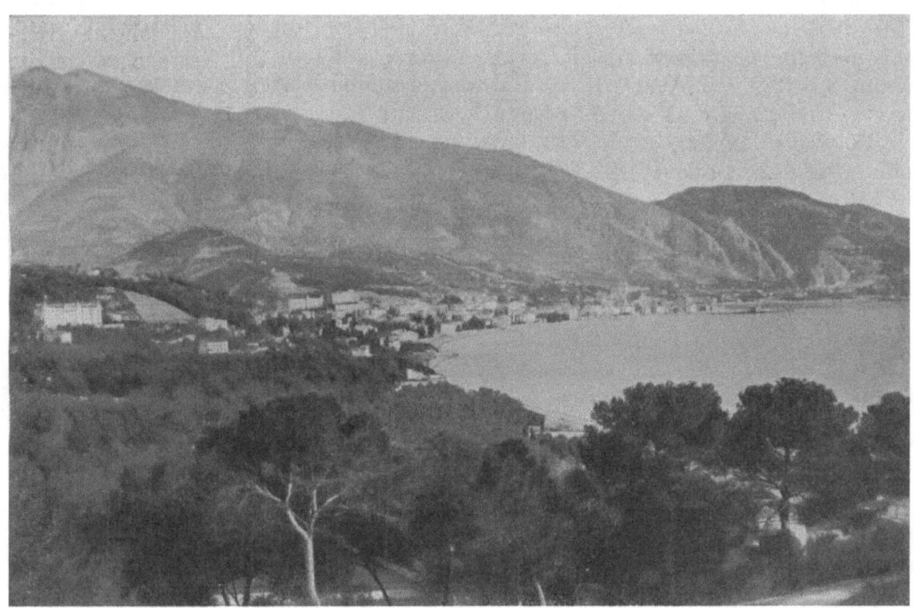

Abb. 60. Ligurische Riviera.

Der Eindruck des warmen Klimas wird erhöht durch die verhältnismäßig geringe Windbewegung. Insofern der Wind vom Meer kommt, wird er eine gleichmäßig warme Feuchtigkeit dem Kurort zutragen. Es wäre jedoch Nebelbildung dann an den Abhängen der Berge erheblich häufiger infolge des mit dem Aufstieg an den Bergen und mit der Abkühlung zur Kondensation kommenden Wasserdampfes. Und in der Tat sind bei Meerwind die oberhalb der herrlichen Cornichestraße liegenden Berghänge häufig im Nebel, während die Küste und das Meer im warmen Sonnenglanz liegt. Der Küste selbst bringen die Meerwinde im Winter nur etwas erhöhte Feuchtigkeit, im Sommer mit der Feuchtigkeit Kühlung. Nun sind aber die vom Meer nach der Küste stehenden Winde abgesehen von den periodischen Brisen sehr in der Minderzahl. Seewinde, welche freien Zutritt haben, wehen nur in 38% der dreimal täglichen Beobachtungen. Unter den Winden der Riviera wehen Landwinde, gegen deren unmittelbare Einwirkung die Küstenstationen mehr oder weniger gut geschützt sind, als Nord-, Nordost-, Ost- und Westwinde. Letzterer ist deshalb als Landwind zu bezeichnen, weil er meistens als Ausläufer des von Nordwest als Kältewind hereinbrechenden Mistrals zu betrachten ist, d. h. in 62% aller regulären Beobachtungen. Die Hauptrichtung der Luftströmung kommt von Norden und Nordwesten und wird durch die hohe Bergkette von der Küste ferngehalten, bzw. die Luftströmungen gelangen als Fallwinde im Winter immer noch beträchtlich erwärmt in die Küstenquartiere. Es sind demnach bei dem ausgesprochen gesuchten Wärmefaktor des Rivieraklimas diejenigen Stationen günstiger gelegen, welche gegen nördliche und auch nordwestliche Winde am besten geschützt sind, während der Schutz vor dem Seewind nicht verlangt zu werden braucht, so das im Windschatten des Cap Ferrat und der Seealpen gelegene Beaulieu, das in ähnlicher Weise durch den Felsen von Monaco geschützte Condamine und auch Monte Carlo, das Cap St. Martin und der in diesem Schutz gelegene Teil von Mentone. Etwas geringeren Windschutz, aber um so mehr maritimen Charakter hat das liebliche Cap d'Antibes, dessen südöstlicher Teil sich ebenfalls einer herrlichen klimatischen Sonderstellung erfreut, während das äußerst geschützt gelegene Villefranche infolge der es von 3 Seiten von West, Nord und Ost einschließenden Bergkette zu wenig Sonne erhält, als daß der Windschutz diesen Mangel ausgleichen könnte.

Folgende Zahlen, die größtenteils dem Hannschen Buche, zum kleinsten Teile, wo Lücken auszufüllen waren, zuverlässig erscheinenden ärztlichen Lokalberichten entnommen sind, orientieren über die wichtigsten, annähernd gleichweit voneinander entfernten Stationen über Regenfall, Regentage, Bewölkung und relative Feuchtigkeit.

| | Regenfall | Rel. Feuchtigkeit | | Bewölkung der 10teiligen Himmelsfläche | Regentage |
		im Jahr	im Winter		
Hyères	650 mm	60,0%	55—58%	4,0	?
Cannes	796 „	68,0%	60—65%	3,0	66
Nizza	857 „	61,0%	59%	3,7	67
Mentone	816 „	63,0%	61%	4,0	?
Ospedaletti	782 „	63,5%	—	?	67
San Remo	778 „	67,0%	63%	3,8	67
Alassio	?	61,0%	58%	4,2	66
Pegli	1200 „	62,0%	59%	4,5	115

Wirkliche Regentage und die Regenmenge verteilen sich auf die Jahreszeiten an der Riviera ungefähr folgendermaßen:

	Winter	Frühling	Sommer	Herbst
Regentage	16,1	19,6	9,7	20,4
Regenmenge	101	106	92	303

Die Anzahl der windstillen Tage an der Riviera ist, verglichen mit anderen, insbesondere mit ozeanischen Meeresstationen, außerordentlich groß. Die Windstärke der Windtage ist mäßig. So fand Jays in Beaulieu während der Periode Dezember bis April, also in 5 Monaten der Hauptbesuchszeit, von den Windtagen 32% mit schwachem Wind, 47% mit mittelstarkem, 21% mit starkem Winde. In Cannes und San Remo wiederum ist Windstille seltener.

Die Besonnung der ganzen Riviera ist eine große, sie scheint an den italienischen Rivierastädten zum Teil wegen ihrer freien Lage, zum Teil aber auch infolge noch geringerer Bewölkung noch größer zu sein als an der französischen, obgleich es schwer ist, aus den Bewölkungsschätzungen und bei den verschiedenen

Systemen der Sonnenscheinmessung ganz sichere Vergleichswerte zwischen den einzelnen Stationen zu erhalten. (Werte für Nizza Tabelle S. 374.)

Die Zahl der Sonnenstunden im Jahre sind deshalb etwas verschieden angegeben, d. h. zwischen 2700 und 2400, je nach dem Stande der Beobachtung. Enderlin hat für das Mittel der Besonnung in Ospedaletti im Dezember und im Januar je 175 Stunden angegeben. Die ganz klaren und die heiteren Tage in diesen beiden Monaten waren 45; ganz bedeckt nur 6.

Oktober und April sind die bewölktesten und regenreichsten Monate der ganzen Riviera. Dabei ist aber der Regenfall überhaupt nicht beträchtlich, nur etwa 800 mm jährlich im Durchschnitt zwischen Cannes und Pegli bei Genua, mit einer kleinen Steigerung bei Nizza, einem Abfall nach Westen (Hyères) und nach Osten (Alassio). Die Zahl der Niederschlagstage ist nicht einmal $1/_3$ der Jahrestage und hält in den Wintermonaten das Durchschnittsmaß ein. Die Zahl der eigentlichen Regentage ist nur etwa $1/_5$ bis $1/_6$ aller Tage.

Aus der tabellarischen Zusammenstellung ist leicht ersichtlich, wie überaus gleichmäßig die Trockenheit und die Regenverteilung, Bewölkung und Besonnung an dem nördlichen Littorale des Mittelmeeres sich verhalten. Cannes hat eine etwas größere Feuchtigkeit, dasselbe dürfte auch für Antibes, Cap Martin, vielleicht auch Cap Ampeglio bei Bordighera zutreffen, aber die Zahl der Regentage, die Bewölkung und Besonnung zeigen kaum eine Differenz zu Ungunsten einer Station. Erst in den Orten in der Nähe von Genua ist zwar die Trockenheit der Luft gleich, jedoch die Bewölkung, die Regenhäufigkeit und die Regenmenge bereits unterschiedlich größer. Der das Klima differenzierende Faktor ist auch an der Riviera in der Luftbewegung gelegen. Ihr haben sich auch die Fremdenquartiere angepaßt, und die französischen Ärzte beurteilen die Eignung einzelner der Rivierastationen fast nur nach dem Windschutz und nach der Entfernung vom Meeresstrand, da mit dieser Entfernung des Wohnplatzes vom Ufer die Windstärke abnimmt und die Minimaltemperaturen besonders in den Wintermonaten an den geschützter gelegenen, weniger den Ausstrahlungsbedingungen unterworfenen Berghängen weniger tief fallen. Temperatur- und windempfindliche Kranke, insbesondere solche, welche Freiluftliegekuren unternehmen, werden auf solche örtlichen Vorzüge Rücksicht nehmen. Was da für einzelne Lagen in den Kurstationen gilt, hat auch für die besonders geschützt gelegenen Orte Condamine, Beaulieu und Mentone Berechtigung, die am langen Sommertag vom Bergschatten, nachts anscheinend auch vom Windschutz und von der Wärmeausstrahlung der Bergwände, Nutzen ziehen. Die Sommertemperatur dieser Orte ist etwas geringer, die Wintertemperatur etwas höher, und beide sind gleichmäßiger.

Mittlere absolute winterliche Minimaltemperaturen.

Zum Vergleich von Meeresküste und Bergschutz an der Riviera.

	Jan.	Febr.	März	April	Okt.	Nov.	Dez.
Nizza, Bergschutz	—1,6	—1,5	—0,7	3,6	6,2	2,5	—0,7
Nizza, Ufer	—2,1	—1,7	—0,8	3,4	4,6	0,9	—1,6

Wir finden demnach in der winterlichen Jahreszeit an der Riviera Schutz gegen Kälte und die Unbilden der Witterung, insbesondere gegen den Wind, die Nässe und Feuchtigkeit dieser Jahreszeit in den nördlichen Gegenden. Damit verbunden ist eine fast unbeschränkte Gelegenheit für Bewegung und Sitzen im Freien in nicht zu schwerer Kleidung, für Freiluftliegekuren, für Strandaufenthalt,

Fahrten auf der See, je nachdem sogar für Seebäder, insbesondere aber für die Heliotherapie. Der Sommer hingegen ist von anderen Gesichtspunkten aus zu betrachten. Seine klimatischen Vorzüge, auf welche auch Nothnagel empfehlend hinweist, sind Wärme, Trockenheit, verhältnismäßig kühle Nächte, die eine Erholung und Schlaf ermöglichen und die Möglichkeit der ausgedehntesten Thalassotherapie mit Seebädern, Luftbädern und Sonnenbädern sowie einem nahezu unbegrenzten Aufenthalt im Freien, der höchstens zur Zeit des höchsten Sonnenstandes einige Stunden Unterbrechung erleidet, wie es aber auch in den trockenheißen Niederungsklimaten, ja in sämtlichen südlichen Klimaten während des Hochsommers, gerade auch an der See bei voller Besonnung der Fall ist.

Die therapeutischen Indikationen des trockenwarmen Seeklimas, insbesondere der ligurischen Riviera.

Es ist kaum zuviel behauptet, wenn man unter der Voraussetzung einer guten Unterkunft und einer klimatisch geeigneten Lage der Wohnstätte das warmtrockene Küstenklima am Mittelmeer und insbesondere an der ligurischen Riviera und in Südostspanien als das herrlichste Erholungsklima bezeichnet, das uns für Genesende nach ärztlichem Urteil zu Gebote steht. Man könnte wohl sagen: zu allen Jahreszeiten, da auch der Sommer an einzelnen Stationen selbst für die Begriffe des Nordländers noch nicht zu heiß wird wegen der ausgiebigen nächtlichen Temperaturerholung. Im Vordergrunde steht für den Kranken die Besonnung, die während des ganzes Jahres therapeutisch ausgenutzt werden kann und im Winter breiten Kreisen ein ausgedehnteres Freiluftleben als in irgendeinem anderen Klima, auch das Hochgebirge und selbst die Wüste nicht ausgeschlossen, ermöglicht.

An der Spitze der Indikationen steht demnach die Erholungsbedürftigkeit für Alternde, Schwächliche und Genesende von akuten Krankheiten insbesondere der Respirationsorgane, von akuten Infektionskrankheiten, nach septischen Erkrankungen und Erkrankungen der Sexualorgane, wenn sie zu körperlichem und seelischem Zusammenbruch geführt haben. Diese erste und allgemeine Anzeige ist um so bedeutungsvoller, wenn die Rekonvaleszenz mit einer jahreszeitlich dafür ungeeigneten Witterung der nördlichen Breiten zusammenfällt. Die Winterkur an der Riviera, welche nun wegen der die Reserven und Schutzvorrichtungen der thermischen Regulation im allgemeinen wenig beanspruchenden Temperaturlage, doch der anregenden und fördernden Eigenschaften genug im Klima und in der Landschaft, durch Berge, Meer und eine überreiche, besonders im Winterhalbjahr bis zum Anfang Mai sich stetig erneuernde Vegetation in eindrucksvoller Wechselwirkung bietet, kann und muß deshalb auch lang genug ausgedehnt werden, um gerade den Widerstandsunfähigen über die kritische Zeit der Frühjahrsmonate nördlicher Breiten, welche gewöhnlich erst im Mai zu weichen pflegt, hinwegzuhelfen. Der Aufenthalt für solche Schonungs- und Erholungsbedürftige kann ein ausschließlich und extensiv klimatischer sein, fast ohne Begrenzung des Freiluftaufenthaltes am Krankentage von 9—4 Uhr, ausgefüllt durch Besonnung, Ruhe- und Liegezeiten und eine dem Grade der Leistungsfähigkeit angepaßte Steigtätigkeit ohne irgendwelche anderen Maßnahmen der physikalischen und medikamentösen Therapie. Von einer regelrechten Sonnenbestrahlung in steigendem Maße nach den auf Seite 447 dargelegten Grundsätzen ist allerdings gerade auch in der Winterkurzeit, welche im Süden vom 1. November bis 30. April zu rechnen pflegt, da sie schon seit langem her mit den Hotelöffnungen und dem Kursieren der Rivierazüge am 1. November begann und ihr Schluß mit dem Einstellen dieser bequemen Verkehrsmöglichkeit zusammenfiel, mehr als im allgemeinen bisher üblich, auch von den Rekonvaleszenten Gebrauch zu machen. Die 1000 Sonnenstunden dieses Zeitabschnittes gegenüber 700 in Davos und gegenüber nur 400 in Norddeutschland z. B. erheben die Heliotherapie fast zur täglichen Behandlungsform, welcher jetzt auch schon in manchen Kurorten durch Erstellung von eigentlichen Luft- und Sonnenbädern Rechnung getragen ist.

Zu achten ist schon durch diese Klasse von Rivierabesuchern auf den oft brüsken Wechsel von Sonne und Schatten in den verschiedenen Teilen der Kurorte, welcher durch die Bergwände hervorgebracht wird, den meistens raschen Temperatursturz nach Sonnenuntergang und das den Freiluftaufenthalt an einzelnen Tagen beschneidende Auftreten der erwähnten, das Klima differenzierenden kalten Landwinde. Solche Tage scheiden verständigerweise als Kurtage völlig aus.

Nächst dem großen Kreis der Schonungsbedürftigen stehen auch heute noch die Lungentuberkulose, die Skrofulose und die Drüsentuberkulose im Vordergrund der klimatischen Kur an der Riviera. Während sie sogar bis zum Beginn der Heilstättenbehandlung und der ausgebildeten Höhentherapie die Hauptzufluchtsstätte der begüterten Lungenkranken aller Stadien und Formen war, sehen französische Spezialisten, vor allem Landouzy, in der kachektischen Form der Tuberkulose, der eigentlichen Schwindsucht, in allen akuten und rasch fortschreitenden Formen, in den Fällen mit ausgeprägtem Bronchialkatarrh und in der geschwürigen Form der Larynxtuberkulose oder in den durch sie komplizierten Fällen allgemeiner Tuberkulose eine mehr oder weniger strenge Gegenanzeige. Anderseits sollen die tuberkulösen Erkrankungen des reiferen Alters, und dann wiederum die Tuberkulose des Kindesalters mit ihren häufigen Komplikationen und Manifestationen von seiten der Drüsen, der Serosen, der Knochen und Gelenke vom zweckmäßig verbrachten Rivieraaufenthalt sich viel versprechen dürfen. Im übrigen sind Fieber und Lungenblutungen ebensowenig wie in den anderen bevorzugten Behandlungsklimaten der Tuberkulose einem klimatischen Rivieraaufenthalt hinderlich. Die Scheidung in die eben vorgebrachten Anzeigen und Gegenanzeigen scheint jedoch, wie die von anderer Seite publizierten Erfolge der Sonnenbehandlung aus diesem Klimagebiet erkennen lassen, viel weniger klimatisch als durch die seit den Tagen von James Bennett, dem Wiederentdecker der Heilkraft des Rivieraklimas in der Mitte des vorigen Jahrhunderts, übliche Behandlungsweise der meisten Lungenkranken im ganzen Süden bedingt zu sein. Sie war und ist im großen ganzen dort keine Sanatoriums-, sondern eine Hotel- und Heimbehandlung, in vielen Fällen fast nur eine Ruhekur und auch mehr eine Selbstbehandlung geblieben, wo der Kranke nach seinem Gutdünken lebt, den Verführungen des milden Klimas, der Geselligkeit und der zahlreich sich anbietenden Vergnügungsmöglichkeiten leichter erliegt, als in den im Winter fast ausschließlich ernsten Heilbestrebungen vorbehaltenen Klimastationen der nördlichen Küsten und im Gebirge. Auch die viel besseren Aussichten des „reiferen und verständigen Alters" und des noch unter Führung stehenden Kindesalters an der Riviera lassen sich teilweise damit erklären, teilweise finden sie ihre Begründung in der hervorragenden Stellung, welche der Sonnenbehandlung von den dort ansässigen Ärzten gerade dem Kind gegenüber eingeräumt wird. Anderseits leiten sich die besseren Heilaussichten der erwachsenen Kranken häufig wohl von der Eigenart ihrer Erkrankung ab als Gelegenheitstuberkulose infolge temporär gesteigerter Disposition nach akuten Erkrankungen, bei allgemeiner körperlicher oder seelischer Erschöpfung, Fälle, die unter der hervorragenden Gunst dieses milden, sonnigen, belebenden Klimas verhältnismäßig leicht die Abwehrkräfte des Organismus gegen den eingedrungenen

Krankheitserreger zur Entfaltung bringen. Was nun diesen Formen der Lungentuberkulose an der Riviera zur Heilung verhilft, das sollte bei anderen versagen oder hinderlich sein, in einem Klimastrich, der an schonenden und an übenden Faktoren, an Sonne, an äußerer Bequemlichkeit, an landschaftlicher Schönheit und reicher Vegetation, hervorragender Ernährungsmöglichkeit, leichter Erreichbarkeit und vielfacher Auswahl nach individuellen Bedürfnissen und an allen für eine Kur nur irgendwie in Betracht kommenden Heilbehelfen geradezu überreich ist?! Zum mindesten im Winterhalbjahr ist dort, wenigstens an den vor allzu regem Fremdesnbeuch, vor dem lästigen, staubentwickelnden Automobilverkehr, vor dem allseitigen Straßenstaub und dem Städtelärm geschützten Punkten, die geradezu ideale Heilstätte gegeben, welche auf der Grundlage der Organisation und des Sanatoriums alle diese im nordischen Winterklima so entbehrten Heilfaktoren zur segensreichen Wirkung bringen kann. Damit wird zugleich auch der übertriebenen Benutzung z. B. der Besonnung, die bei sehr akut verlaufenden Fällen schädlich wirken könnte, vorgebeugt.

Dieselben klimatischen und örtlichen Vorteile begünstigen den Kuraufenthalt zahlreicher chronischer organischer Nervenkrankheiten, der Tabes, der chronischen Myelitiden und anderer Rückenmarkserkrankungen, ferner der Schüttellähmung, wenigstens in der Zeit der rauhen Witterung des Nordens. Weniger einheitlich günstig reagieren die angeborene Nervenschwäche, die „funktionellen“ Neurosen, hysterische Zustände, obgleich auch bei der Indikationsstellung für sie die auslösende Veranlassung, die temporäre Disposition und die Art der seelischen individuellen Veranlagung neben der psychischen Behandlung ein entscheidendes Wort zugunsten dieses Klimas mitsprechen können.

Bei Neurasthenikern soll Schlaflosigkeit nach fast übereinstimmendem Urteile eine Gegenanzeige sein. Auch hier sind aber wohl häufig äußere Umstände, wie die große Möglichkeit zu Zerstreuungen, das noch vielfach gebräuchliche, auch nachts nicht verstummende, übertriebene Läuten der Kirchenglocken, wie die Mißerfolge an einigen Orten, glückliche Kuren an anderen Orten dartun, von vorwiegender Bedeutung. Nothnagel empfahl gerade den Rivieraaufenthalt fast unumschränkt für die nervöse Erschöpfung einschließlich der Schlaflosigkeit.

Nicht minder werden Chlorose und Anämien nach alter Erfahrung durch den reichen Luft- und Sonnengenuß, ferner durch zahlreiche sekundäre, seelisch günstige Eigenheiten dieses Klimastriches häufig der Heilung entgegengeführt.

Rheumatische Leiden, gerade die chronisch bei Gelegenheit von Erkältungsinfektionen und gastrischen Störungen rezidivierenden, finden im Klima und in den zahlreich sich bietenden Heilbehelfen weitgehende Besserungsmöglichkeiten oder wenigstens Aussicht auf längere Unterbrechung der Rezidive.

Nierenkranke, insofern sie sich zu einer klimatischen Kur eignen (s. Wüstenklima S. 97 u. ff.), finden an den trocken warmen, südlich exponierten Gestaden des Mittelmeeres in vielen Fällen bereits ein genügendes Schonungs- und Heilklima und in Erwartung oder nach Beendigung einer Ägyptenkur ein zweckmäßiges Übergangsklima im Herbst, besonders aber im Mai. Das noch ausgesprochener trockenwarme Klima von Malaga scheint sich nach den aus älterer Zeit vorliegenden Berichten, die Hermann Weber und Reimer erwähnen, unter sachverständiger ärztlicher Leitung besonders zu bewähren und dürfte wohl in der nächsten Zukunft eine größere Rolle zu spielen berufen sein.

Unter den Krankheiten des kardiovaskulären Apparates kann man ganz allgemein die Erkrankungen des Gefäßsystems, sowohl die Arteriosklerose, als die Präsklerose, die senilen Veränderungen der Blutgefäße, die Hypertonien und die „funktionellen" Reiz- und Schwächezustände des vasomotorischen Gebietes erfahrungsgemäß als für den Winteraufenthalt an der Mittelmeerküste und auch im mehr trockenwarmen Gebiet sehr geeignet bezeichnen. In der Natur der Sache liegt es, hier oft von Heilungen und objektiven Besserungen nicht reden zu können, um so mehr subjektive Anerkennung zollen Kranke und ärztliche Berater der beschwerdelindernden und vielleicht auch lebensverlängernden Wirkung dieses wohl hauptsächlich durch die Höhe der Wintertemperatur den Kranken wohltuenden Klimas.

Bei den Erkrankungen des Herzens selbst, wenn sie zu einem nachweisbaren Schwanken der Kompensationsvorrichtungen oder nur erst zu subjektiven Beschwerden geführt haben, spricht die Frage der Suffizienzbreite, der Grad der nervösen Erregbarkeit, wie die in diesem Küstenklima praktizierenden Ärzte, aber auch Hermann Weber, Litten, Lalesque, Landouzy betonten, ein entscheidendes Wort mit. Ganz abgesehen von der dem Herzkranken zu verschaffenden Gelegenheit zu schonenden oder zielbewußt übenden täglichen Spaziergängen, die an allen bedeutenderen Orten gerade der ligurischen Riviera gegeben ist, wird das Wohnen direkt an der Küste wegen Sonnenblendung, Meeresrauschen, Windbewegung und anderen anregenden Eigenheiten des Strandes häufig widerraten, während die milderen, in der Temperaturlage etwas ausgeglicheneren, ruhigeren Berglehnen mit ihren zurückgezogenen Villenquartieren und Gärten solchen Kranken alle Annehmlichkeiten eines wenig fordernden Schonungsklimas zugute kommen lassen.

Für die häufigeren Stoffwechselkrankheiten, Gicht, Diabetes, Fettsucht liegt wenigstens die breite Möglichkeit vor, in diesem, einer reichlichen Bewegung in freier Luft während des Winters günstigen Klima der Bewegungsbeschränkung durch den nordischen Winter zu entgehen und zugleich die gerade dann zur Überernährung und zur unzweckmäßigen Aufnahme von Luxusspeisen und Luxusgiften neigende Lebensweise zu meiden, ohne daß sonst bestimmte klimatische Eigenheiten einen direkten Einfluß auf diese Erkrankungen zu gewinnen vermögen. Einer den individuellen Anforderungen entsprechenden Diät wurde in manchen Gasthäusern, Pensionen und Sanatorien außerdem schon seit mehreren Jahren Rechnung getragen, so daß auch Magen- und Darmkrankheiten, besonders die auf nervöser Grundlage beruhenden, sich das trockenwarme Winterklima dienstbar machen konnten.

Andere Seeklimate ähnlicher Natur sind während des Winters: 1. Die Ost- und Südostküste Siziliens (s. Tabellen S. 377). Wenn auch die Trockenheit des Sommers diejenige des Winters erheblich überragt, so steht sie doch der Riviera ponente noch am nächsten. Die geringe Anzahl der Regentage und der Niederschläge überhaupt, Faktoren, welche eine noch größere Konstanz aufweisen als an den Rivierastationen, lassen sie zum Winteraufenthalt noch geeigneter erscheinen. Die Sommermonate Juni bis September sind warm oder heiß, immerhin ist die relative Trockenheit dieser Monate, welche im Durchschnitt nur 55% Feuchtigkeit aufweisen, doch geeignet, sehr wärmebedürftigen Personen wenigstens bis in den Juni hinein einen Aufenthalt zu erlauben. Es sei jedoch nicht vergessen, daß die nächtliche Kühlung, welche den ägyptischen Winteraufenthalt und auch das sommerliche Rivieraklima noch erfrischend macht, an der sizilischen Ostküste weit weniger ausgebildet ist und daß im Sommer bis zum Herbst Malaria nicht selten ist. Die hervorragendsten Stationen dieser Küste sind: Neben dem vorläufig kaum zu rechnenden Messina, Taormina Giardini, Acireale, Riperto, Catania, Syracus und evtl. Girgenti. Die Tabellen geben für die einzelnen Monate so weit es möglich ist Besonnung, Niederschlag und Feuchtigkeit wieder. An der Ostküste Siziliens fällt die Temperatur kaum mehr unter den Gefrierpunkt. Das Extrem für Catania ist 0,5° C, Schnee fällt in 10 Jahren daselbst nur einmal. Die trockensten, wärmsten und doch ganz dicht am Meer gelegenen klimatisch besten Kurorte sind Acireale und Riperto, sie dienen bis jetzt nur vereinzelt als Kurstationen, vorwiegend für Lungenleidende.

Die iberische Halbinsel hat an der Küste Granadas in Malaga, Almeria, Cartagena und Alicante eine Reihe von klimatischen Kurorten, welche an Milde des Klimas und verhältnismäßig großer Trockenheit die ligurische Riviera noch übertreffen. Die geographischen Bedingungen liegen für Malaga noch günstiger als an der Riviera. Fast vollkommener Schutz vor nördlichen und allen starken Winden, ein noch wärmeres Meer und die Nähe von Afrika lassen es in Europa als denjenigen Winteraufenthalt erscheinen, dem sich tatsächlich kein anderer südlicher Kurort der alten Welt an die Seite stellen kann.

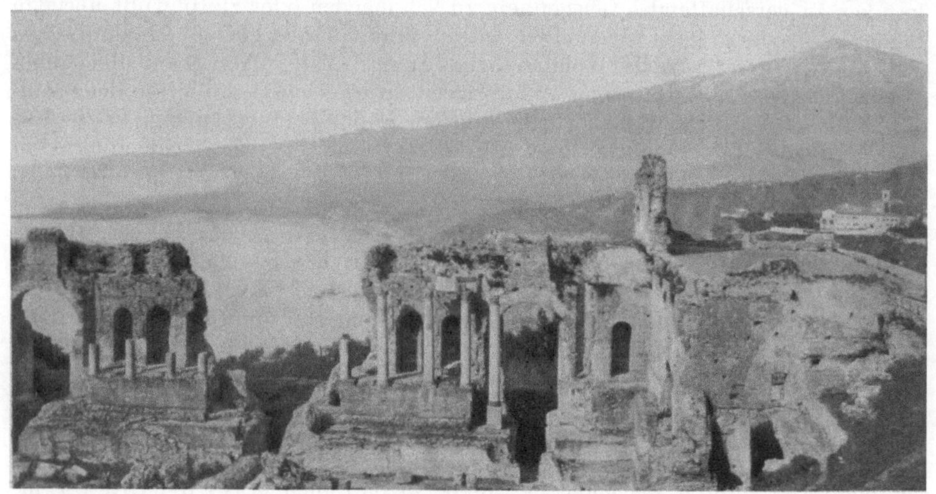

Abb. 61.   Ostküste von Sizilien.

Die klimatischen Verhältnisse Malagas und Valencias sind aus Tabelle S. 333 zu ersehen.

Trockenheit und Temperaturextreme sind in Almeria, Alicante und Cartagena noch etwas größer, aber zugleich beeinträchtigen auch die besonders im März herrschenden trockenen Südostwinde in dieser Jahreszeit wieder das Klima in oft unangenehmer Weise. Auch diese Küste ist so gut wie schneefrei und völlig frostfrei. Die beste Kurzeit dauert vom November bis Ende März.

Von großer Bedeutung für den Osten Europas, insbesondere Rußlands ist eine kleine trockenwarme Zone im Norden des Schwarzen Meeres: Die Krim. Was für die Riviera die Seealpen, ist für die Krim der 1000 bis 1500 m hohe Jailarücken. Zwar kann während des Winters der schmale geschützte Küstenstreif um Jalta von Aluschka bis Cap Aja nicht mit der Riviera, eher mit Abbazia in Parallele gesetzt werden, wohl aber im Frühjahr, Sommer und Herbst, doch ist nach Hann die Trockenheit nur im Verhältnis zur Temperaturhöhe vorhanden, der Sommer Jaltas hat einen italienischen Himmel. Verhältnismäßig trockene Monate in bezug auf Dampfspannung und relative Feuchtigkeit sind April und September, evtl. noch Oktober. Die beste Kurzeit läuft von September

bis Anfang Dezember und von Ende März bis Ende Mai (s. Tabelle S. 386). In der
Zeit von November bis März zählt das Krimklima zu den mäßig kühlfeuchten
Winterklimaten der See, das im Durchschnitt zwischen dem von Lugano und
Venedig liegt, jedoch mit noch wesentlich größeren Schwankungen der Temperatur
als an beiden Orten. Die Jahresamplitude der mittleren Temperatur ist 20° C.
fast so groß wie an der Ostsee. Vorübergehende Temperaturstürze bis auf
— 20° C, die am Mittelmeer überhaupt unmöglich sind, sind beobachtet worden.

Die geographische Eigenart Rumäniens, als eines in weiter Ausdehnung
um seine Küsten ziemlich flachen Landes mit stark kontinentalem Einschlag
des Klimas schafft so starke Gegensätze zwischen Sommer und Winter, daß
zunächst nur die Zeit vom Mai bis in den Frühherbst hinein für Seeklimabe-
handlung in Betracht kommt. Während dieser Zeit hat es ein relativ trockenes
und recht warmes Küstenklima mit heißen Tagen und ziemlich kühlen Nächten,

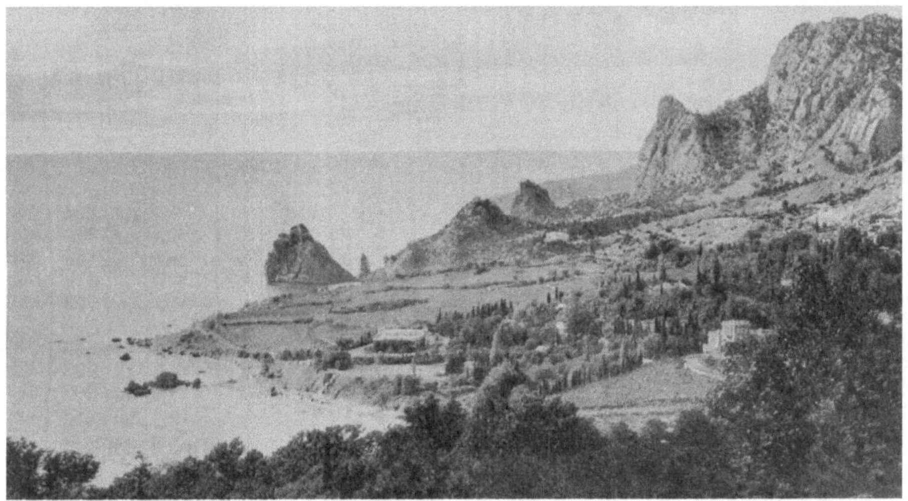

Abb. 62. Riviera der Krim.

dessen Eigenschaften sich vielleicht am vorteilhaftesten bei Konstanza und in
dem südlich davon gelegenen Tekirghiol zeigen (s. Tabelle S. 388), wobei
wohl die klimatischen Verhältnisse von Konstanza im wesentlichen auch auf
jenen Badeort übertragen werden können. Ganz hervorragend ist die Besonnung
mit 2350 Jahresstunden und bei geringem Regenfall infolge der im Sommer
häufigen Südwinde. Die Thalassotherapie wird hier wie auch bei Odessa durch
die bei Tekirghiol vorhandenen Limanschlammbäder bereichert und durch
Küstensanatorien gefördert.

Zu den trockenwarmen Seeklimaten des Sommers zählt noch der Strand
von Phaleron bei Athen von Ende April bis Ende Oktober, wobei allerdings
Juli und August meistens recht heiße Temperaturen bringen. Andere Küstenorte der griechischen Inseln, vielleicht noch mit Ausnahme einiger auf Euböa
gelegener Badeplätze der vornehmen Welt Athens, schließen sich infolge Mangels
an Komfort aus (s. Tabelle S. 379).

In Amerika erfreut sich die Vereinigte-Staaten-Küste Südcalifor-
niens mit Santa Barbara, Los Angeles und San Diego eines überaus gleichmäßigen
trockenwarmen Küstenklimas, das besonders während des Winterhalbjahres von

Oktober bis April geeignet erscheint zum klimatischen Aufenthalt, aber auch im Sommer wegen der Trockenheit überaus verwendbar ist (s. Tabellen S. 334). Fast mehr noch als im Rivieraklima und südspanischen Klima ist die Temperaturamplitude hier groß und bringt starke nächtliche Abkühlung und Erfrischung. Blodget sagt, daß kein Klima der physischen und geistigen Entwicklung des Menschen so günstig sei wie das californische.

Klimatische Verhältnisse der Küstenstationen des Mittelmeergebietes.

Riviera di ponente.

Nizza (Ufer).

Monate	Temperatur C°							Relative Feuchtigkeit %	Bewölkung (0 = klar, 10 = trüb)	Dauer des Sonnenscheins in Stunden (Mittel 1908–1911)	Tage mit Regen	Häufigkeit der Winde (unter 1000 Beobachtungen)	
	Tagesmittel	Mittleres Tagesmaximum (1900–1910)	Mittleres Tagesminimum (1900–1910)	Mittel der täglichen Schwankung (1900–1910)	Mittleres absolutes Monatsmaximum (1891–1900)	Mittleres absolutes Monatsminimum (1891–1900)	Mittel der monatl. Schwankung (1891–1900)					Landwinde	Seewinde
Januar	7,8	12,9	2,2	10,7	14,3	—1,6	15,9	70	3,4	178,6	2,9	552	448
Februar. . . .	8,7	13,3	2,7	10,6	17,1	—0,9	18,0	69	4,6	175,5	5,7	525	475
März	10,8	15,0	4,7	10,3	18,7	0,1	18,6	72	5,5	191,0	7,4	501	499
April	14,2	17,8	7,9	9,9	21,8	4,0	17,8	73	5,0	235,1	6,7	441	559
Mai	17,4	21,5	10,7	10,8	25,5	6,5	19,0	73	4,7	271,5	5,2	428	572
Juni	21,2	25,2	14,6	10,6	28,7	11,1	17,6	75	4,6	293,8	4,5	419	581
Juli	24,0	27,9	17,1	10,8	32,1	13,3	18,8	73	3,2	346,0	2,5	388	612
August	23,8	27,7	17,0	10,7	31,8	13,8	18,0	75	3,3	323,0	3,4	302	698
September . .	20,9	24,9	14,2	10,7	29,3	10,7	18,6	76	4,2	246,2	5,4	358	642
Oktober . . .	16,2	21,3	11,0	10,3	24,3	6,7	17,6	79	4,7	182,8	8,2	503	497
November. . .	11,2	16,4	5,9	10,5	19,6	2,7	16,9	77	4,7	146,3	7,3	607	393
Dezember . .	8,3	14,0	4,0	10,0	16,0	—0,4	16,4	76	5,5	116,1	8,1	589	411
Jahr	15,4	19,8	9,4	10,4	33,0	—3,0	36,0	74	4,5	2705,9	5,6	467	533

Klimatische Verhältnisse der Riviera di ponente.

Stationen	Jan.	Febr.	März	April	Mai	Juni	Juli	Aug.	Sept.	Okt.	Nov.	Dez.	Jahr
Temperatur (C°).													
Cannes.	8,1	8,7	10,3	13,5	16,8	20,3	23,0	22,7	20,0	15,8	11,4	8,6	—
Nizza (Ufer) . .	7,8	8,7	10,8	14,2	17,4	21,2	24,0	23,8	20,9	16,2	11,2	8,3	—
Mentone	7,3	7,7	9,4	12,9	16,0	20,0	22,9	22,6	20,3	15,9	11,1	8,5	—
San Remo . . .	8,4	9,1	10,6	13,7	16,8	21,0	23,5	23,6	20,7	16,7	11,9	9,4	—
Savona	6,8	8,2	10,7	14,1	17,6	21,6	24,3	24,2	21,1	16,2	11,1	7,8	—
Alassio	9,1	9,9	11,8	14,7	18,0	22,1	25,0	25,4	22,8	18,0	13,1	10,2	—
Pegli	8,4	10,1	12,3	14,9	—	—	—	—	—	—	12,7	9,7	—
Mittleres tägliches Temperaturmaximum (C°).													
Pegli	12,1	14,4	16,2	18,9	—	—	—	—	—	—	16,1	13,6	—
Mittleres tägliches Temperaturminimum (C°).													
Pegli	4,4	5,9	8,4	10,9	—	—	—	—	—	—	9,2	5,7	—
Mittlere tägliche Temperaturschwankung (C°).													
Pegli	7,7	8,5	7,8	8,0	—	—	—	—	—	—	6,9	7,9	—
Mittleres absolutes Temperaturmaximum (C°).													
Cannes.	16,8	19,1	20,1	23,0	26,0	29,1	31,3	31,6	29,2	24,6	20,3	17,9	—
Mentone	16,0	17,0	18,0	—	—	—	—	—	—	—	20,0	17,0	—
San Remo . . .	16,0	16,7	19,0	21,3	26,0	29,1	30,7	30,7	28,3	24,1	20,2	16,4	—

Stationen	Jan.	Febr.	März	April	Mai	Juni	Juli	Aug.	Sept.	Okt.	Nov.	Dez.	Jahr

Mittleres absolutes Temperaturminimum (C°).

Stationen	Jan.	Febr.	März	April	Mai	Juni	Juli	Aug.	Sept.	Okt.	Nov.	Dez.	Jahr
Cannes	—0,7	0,5	0,8	4,7	8,2	12,2	14,9	15,2	11,7	6,5	2,4	—0,5	—
Mentone	2,0	4,0	4,8	—	—	—	—	—	—	—	7,0	4,5	—
San Remo	0,1	1,0	1,9	5,5	8,7	12,9	16,3	15,9	12,8	7,8	4,4	0,6	—

Mittlere monatliche Temperaturschwankung (C°).

Stationen	Jan.	Febr.	März	April	Mai	Juni	Juli	Aug.	Sept.	Okt.	Nov.	Dez.	Jahr
Cannes	17,5	18,6	19,3	18,3	17,8	16,9	16,4	16,4	17,5	18,1	17,9	18,4	—
Mentone	14,0	13,0	13,2	—	—	—	—	—	—	—	13,0	12,5	—
San Remo	15,9	15,7	17,1	15,8	17,3	16,2	14,4	14,8	15,5	16,3	15,8	15,8	—

Bewölkung (Prozent).

Stationen	Jan.	Febr.	März	April	Mai	Juni	Juli	Aug.	Sept.	Okt.	Nov.	Dez.	Jahr
San Remo	39	44	44	47	46	38	28	26	34	49	50	41	41
Savona	45	46	48	53	51	44	36	34	40	51	50	45	45
Alassio	42	44	44	46	46	40	29	27	30	44	51	42	41

Häufigkeit der Frosttage (tiefste Tagestemperatur 0 C° oder darunter) in 16 Jahren.

Stationen	Jan.	Febr.	März	April	Mai	Juni	Juli	Aug.	Sept.	Okt.	Nov.	Dez.	Jahr
Nizza	85	48	30	—	—	—	—	—	—	—	1	42	—

Jahresmittel = 12,9.

Häufigkeit der Wintertage (höchste Tagestemperatur 0 C° oder darunter) in 16 Jahren.

Stationen	Jan.	Febr.	März	April	Mai	Juni	Juli	Aug.	Sept.	Okt.	Nov.	Dez.	Jahr
Nizza	1	—	—	—	—	—	—	—	—	—	—	—	—

Jahresmittel = 0,1.

Sonnenscheindauer in Stunden an der Mittelmeerküste Frankreichs.

Stationen	Jan.	Febr.	März	April	Mai	Juni	Juli	Aug.	Sept.	Okt.	Nov.	Dez.	Jahr
Perpignan	127	144	185	193	236	240	274	260	190	159	118	113	2238
Montpellier	133	148	183	181	217	247	290	275	203	146	108	113	2244

Klimatische Verhältnisse der Riviera di levante.

Genua.

	Temperatur (C°)						Mittlere relative Feuchtigkeit		Mittlere Bewölkung	Niederschlagswahrscheinlichkeit	Häufigkeit der windstillen Tage
	Monatsmittel	Mittleres Tages-Maximum	Mittleres Tages-Minimum	Mittlere tägliche Schwankung	Mittleres absolutes Monats-Maximum	Mittleres absolutes Monats-Minimum	8 Uhr vorm. %	2 Uhr nachm. %	%	%	
Januar	7,5	9,5	4,4	5,1	14,6	—1,2	61	57	50	31	14,4
Februar	8,7	11,4	6,2	5,2	16,0	1,2	60	57	49	30	11,7
März	11,0	13,5	8,0	5,5	18,3	2,8	62	57	53	33	20,4
April	14,0	16,8	11,0	5,8	21,5	6,5	63	59	56	42	20,7
Mai	17,3	20,2	14,2	6,0	26,2	9,7	65	59	54	41	—
Juni	21,1	23,9	17,7	6,2	29,1	14,1	64	59	44	29	—
Juli	24,1	26,5	20,4	6,1	31,0	16,8	63	60	33	17	—
August	24,1	26,8	20,6	6,2	31,2	17,0	63	59	31	18	—
September	21,3	23,8	18,2	5,6	28,2	13,2	64	60	41	30	—
Oktober	16,7	18,9	13,9	5,0	23,1	8,2	63	59	53	41	12,3
November	11,8	14,2	9,5	4,7	18,8	3,5	63	59	55	41	10,7
Dezember	8,6	10,8	5,9	4,9	15,6	0,6	62	57	53	32	13,7
Jahr	15,5	18,0	12,5	5,5	31,9	—2,4	63	59	48	32	—

	Jan.	Febr.	März	April	Mai	Juni	Juli	Aug.	Sept.	Okt.	Nov.	Dez.	Jahr

Temperatur (° C).

	Jan.	Febr.	März	April	Mai	Juni	Juli	Aug.	Sept.	Okt.	Nov.	Dez.	Jahr
Nervi	8,7	9,6	11,3	13,6	—	—	—	—	—	—	12,0	9,2	—
Chiavari	7,9	9,0	10,8	14,1	17,2	21,1	23,0	23,8	20,9	16,4	12,0	9,0	—
Spezia	7,5	8,4	10,5	14,0	17,6	21,3	23,7	23,5	20,8	16,3	11,7	8,2	—
Livorno	7,1	8,4	10,6	13,9	17,5	21,6	24,4	24,1	21,2	16,4	11,6	8,2	—

Bewölkung.

	Jan.	Febr.	März	April	Mai	Juni	Juli	Aug.	Sept.	Okt.	Nov.	Dez.	Jahr
Chiavari	49	42	49	46	49	40	29	27	33	52	54	49	43
Spezia	50	40	47	45	51	38	28	29	36	57	47	47	43
Livorno	54	53	55	57	54	45	30	32	43	55	58	61	50

Klimatische Verhältnisse in der Kurzeit an der levantinischen Riviera.

(Nervi, Portofino, Santa Margherita, Rapallo, Chiavari, Sestri Levante, Spezia.)

	Okt.	Nov.	Dez.	Jan.	Febr.	März	April	Mai
Temperatur (° C)	17	12	10	8	9	11	14	18
Tägliche Temperaturschwankung (° C) .	5,2	4,8	4,1	4,6	5,1	5,5	5,4	—
Relative Feuchtigkeit (%)	68	68	70	70	—	—	66	—
Bewölkung (0 = klar, 10 = trüb) . . .	5,6	8,0	6,6	5,1	5,9	5,8	6,0	—
Windstille Tage (Häufigkeit)	12	10	13	14	12	20	20	—

Klimatische Mittelwerte in der Kurzeit des Golfes von Neapel und von Salerno.

(Neapel, Castellamare, Sorrent, Amalfi, Salerno, Torre del Greco.)

	Okt.	Nov.	Dez.	Jan.	Febr.	März	April	Mai
Temperatur (° C)	17,3	13,0	10,3	8,2	9,2	10,8	14,0	17,6
Relative Feuchtigkeit (%)	71	68	70	70	69	70	70	68
Häufigkeit der Tage mit Regen . . .	10	10	13	10	10	11	9	6
Häufigkeit der klaren Tage	12	11	10	10	8	11	8	16

Temperatur der Inseln im Golf von Neapel.

(Ischia und Capri.)

	Jan.	Febr.	März	April	Mai	Juni	Juli	Aug.	Sept.	Okt.	Nov.	Dez.
Ischia	9,9	10,5	11,8	14,6	17,9	21,7	24,6	24,6	23,0	18,2	14,2	11,5

Klimatische Verhältnisse der Küstenstationen in Sizilien.

Palermo.

Monate	Temperatur (C°)						Mittl. relative Feuchtigkeit		Bewölkung	Mittlere tägliche Sonnenscheindauer	Niederschlags-wahrscheinlichkeit	Häufigkeit der windstillen Tage
	Monatsmittel	Mittleres Tagesmaximum	Mittleres Tagesminimum	Mittel der Schwankung	Mittl. absolutes Monatsmaximum	Mittl. absolutes Monatsminimum	8 Uhr Vorm. %	2 Uhr Nachm. %			%	
Januar	10,3	15,6	5,5	10,1	20,8	1,5	71	67	63	3,2	54	7,3
Februar.	11,0	16,4	5,8	10,6	21,7	1,6	66	65	57	3,9	47	5,6
März	12,6	18,4	6,8	11,6	26,6	1,9	60	60	58	4,8	39	11,1
April	14,9	20,7	8,8	11,9	28,7	4,6	59	59	54	5,4	40	10,4
Mai	18,1	24,2	11,4	12,8	31,9	6,8	56	58	42	7,1	23	—
Juni	21,7	27,9	14,9	13,0	32,9	11,5	55	57	31	9,4	11	—
Juli	24,6	31,2	17,7	13,5	38,7	14,6	52	53	14	10,7	5	—
August	24,9	31,6	18,3	13,3	37,6	15,6	52	53	18	10,2	6	—
September . . .	22,9	29,4	17,0	12,4	35,7	13,2	58	60	33	7,6	24	—
Oktober	19,5	25,4	13,8	11,6	32,7	8,9	62	63	52	5,4	39	10,2
November. . .	15,1	20,9	9,9	11,0	26,8	5,4	66	66	57	4,1	40	6,7
Dezember . . .	11,9	17,3	7,0	10,3	22,9	2,4	70	68	63	2,4	51	5,2
Jahr	—	23,3	11,4	11,9	40,2	0,5	61	61	45	6,2	32	—

Syrakus.

| Monate | Temperatur C° | | | | | | Mittl. relative Feuchtigkeit | | Bewölkung | Mittlere tägliche Sonnenscheindauer | Niederschlags-wahrscheinlichkeit | Häufigkeit der windstillen Tage |
	Monatsmittel	Mittleres Tages-maximum	Mittleres Tages-minimum	Mittel der Schwankung	Mittl. absol. Monats-maximum	Mittl. absol. Monats-minimum	8 Uhr vorm. %	2 Uhr nachm. %			%	
Januar	10,7	13,9	7,7	6,2	17,2	3,6	73	66	59	4,7	41	—
Februar.	11,0	14,4	8,0	6,4	17,4	4,3	73	66	59	4,8	35	—
März	12,5	16,3	9,2	7,1	20,8	5,1	70	64	56	5,5	26	—
April	14,6	18,7	11,4	7,3	23,1	7,9	70	64	58	6,2	25	—
Mai	18,0	22,2	14,2	8,0	27,3	10,5	68	62	46	8,2	13	—
Juni	22,3	26,6	18,3	8,3	31,2	15,1	66	60	33	9,6	5	—
Juli	25,5	30,1	21,7	8,4	35,3	18,6	63	54	16	10,9	2	—
August	25,9	30,1	22,2	7,9	34,9	19,0	65	59	23	9,0	5	—
September . . .	23,5	27,6	20,2	7,4	32,8	16,5	70	63	42	7,3	17	—
Oktober	19,7	23,4	16,7	6,7	27,6	11,8	71	66	57	5,3	29	—
November. . . .	15,3	18,7	12,5	6,2	23,1	8,0	72	67	58	4,3	27	—
Dezember . . .	12,2	15,5	9,5	6,0	19,0	4,8	72	65	63	3,2	38	—
Jahr	—	21,5	14,5	7,0	36,6	2,9	70	63	48	6,6	22	—

Stationen	Jan.	Febr.	März	April	Mai	Juni	Juli	Aug.	Sept.	Okt.	Nov.	Dez.	Jahr

Temperatur C°.

Stationen	Jan.	Febr.	März	April	Mai	Juni	Juli	Aug.	Sept.	Okt.	Nov.	Dez.	Jahr
Palermo . . .	10,3	11,0	12,6	14,9	18,1	21,7	24,6	24,9	22,9	19,5	15,1	11,9	—
Trapani. . . .	12,4	12,8	14,1	16,4	19,1	22,5	25,1	25,9	24,6	21,1	16,8	13,9	—
Messina . . .	11,6	11,9	13,3	15,5	18,9	22,7	25,8	26,3	24,1	20,3	16,1	13,1	—
Catania . . .	9,5	10,0	11,8	14,3	17,9	22,3	25,6	25,7	23,2	19,0	14,3	11,0	—
Siracusa . . .	10,7	11,0	12,5	14,6	18,0	22,3	25,5	25,9	23,5	19,7	15,3	12,2	—
Girgenti . . .	9,4	10,2	11,9	14,5	18,4	22,6	26,0	25,8	23,0	18,7	14,1	10,9	—

Relative Feuchtigkeit %.

Stationen	Jan.	Febr.	März	April	Mai	Juni	Juli	Aug.	Sept.	Okt.	Nov.	Dez.	Jahr
Catania . . .	—	—	—	—	—	—	50	—	—	—	—	70	61

Häufigkeit der Tage mit Regen.

Stationen	Jan.	Febr.	März	April	Mai	Juni	Juli	Aug.	Sept.	Okt.	Nov.	Dez.	Jahr
Catania	8,3	5,7	5,1	3,4	1,7	0,7	0,2	0,9	3,1	6,6	9,0	8,6	53,3

Mittlere tägliche Bewölkung %.

Stationen	Jan.	Febr.	März	April	Mai	Juni	Juli	Aug.	Sept.	Okt.	Nov.	Dez.	Jahr
Trapani. . . .	70	65	62	60	48	43	15	19	39	59	64	70	55
Messina . . .	60	61	53	53	42	29	18	21	35	51	57	64	45
Catania . . .	45	50	47	46	38	25	11	18	29	49	53	50	38
Siracusa . . .	59	59	56	58	46	33	16	23	42	57	58	63	48
Girgenti . . .	54	48	49	47	37	30	19	25	35	49	53	58	42

Mittlere tägliche Dauer des Sonnenscheins in Stunden.

Stationen	Jan.	Febr.	März	April	Mai	Juni	Juli	Aug.	Sept.	Okt.	Nov.	Dez.	Jahr
Messina . . .	3,7	4,3	5,8	6,4	7,9	9,9	10,8	9,3	7,0	4,9	4,1	3,3	6,5
Catania . . .	4,6	5,1	5,6	6,0	7,4	9,0	10,0	9,1	6,9	5,3	4,4	3,7	6,4
Siracusa . . .	4,7	4,8	5,5	6,2	8,2	9,6	10,9	9,0	7,3	5,3	4,3	3,2	6,6

Catania.

Täglicher Gang der absoluten Sonnenscheindauer in Stunden, von 8 Uhr vormittag — 6 Uhr nachmittag.

| | Vormittag | | | | Nachmittag | | | | | |
	8—9	9—10	10—11	11—12	1—12	1—2	2—3	3—4	4—5	5—6
Oktober . . .	18,3	21,8	22,8	22,1	21,1	19,0	17,6	14,8	2,9	0,0
November. . .	13,5	16,8	17,5	18,0	18,2	16,8	15,2	11,8	2,2	0,0
Dezember . .	11,7	16,0	16,4	17,0	16,5	15,3	13,2	8,6	0,0	0,0
Januar	15.0	18,1	18,8	19,3	19,8	18,2	16,8	13,5	1,6	0,0
Februar. . . .	15,4	17,4	18,0	18,3	18,2	17,5	16,1	14,0	3,6	0,0
März	19,4	21,3	22,2	22,1	20,9	20,5	18,8	16,2	6,8	0,2
April	18,3	20,2	20,0	20,7	20,3	19,7	18,9	17,0	9,5	0,8
Mai	23,1	23,6	23,8	23,1	21,9	21,0	21,2	20,2	17,6	6,1

Klimatische Verhältnisse der westlischen Adriaküste.

	Jan.	Febr.	März	April	Mai	Juni	Juli	Aug.	Sept.	Okt.	Nov.	Dez.	Jahr
Ancona.													
Temperatur . C°	5,5	7,1	9,9	13,9	18,3	22,6	25,7	25,0	21,7	16,7	11,0	7,2	—
Venedig.													
Temperatur . C°	2,5	4,8	8,1	13,2	17,5	21,9	24,6	23,7	20,0	14,7	8,4	4,2	—
Mittlere tägliche Temperaturschwankung C°	5,0	5,2	5,6	5,9	6,2	6,8	7,4	6,9	6,6	5,4	4,6	3,8	—
Bewölkung . %	55,0	50,0	53,0	55,0	52,0	47,0	33,0	32,0	40,0	54,0	58,0	60,0	—
Regenmenge mm	42,0	39,0	49	61,0	78,0	76,0	69,0	70,0	82,0	98,0	78,0	49,0	—
Regentage . . .	6,7	5,9	8,1	9,5	11,1	8,8	6,6	7,1	8,2	9,7	9,2	7,3	—
Sonnenscheinstd. bis 1911 . .	156,0	134,0	140,0	203,0	210,0	310,0	333,0	305,0	241,0	142,0	81,0	95,0	2350

Klimatische Verhältnisse der östlichen Adriastationen.

	Jan.	Febr.	März	April	Mai	Juni	Juli	Aug.	Sept.	Okt.	Nov.	Dez.	Jahr
Lesina.													
Mittleres Maximum	10,5	10,3	13,4	16,4	—	—	—	—	—	20,3	15,9	13,2	—
Mittleres Minimum.	5,1	4,8	7,0	10,1	—	—	—	—	—	15,0	10,9	9,0	—
Schwankung. . . .	5,4	5,5	6,4	6,3	—	—	—	—	—	5,3	5,0	4,2	—
Mittl. abs. Maximum	14,5	14,3	17,8	21,4	—	—	—	—	—	25,2	21,0	16,7	—
Mittl. abs. Minimum	—0,2	—0,1	1,8	4,4	—	—	—	—	—	7,7	3,0	3,7	—
Tage mit Regen .	5,8	9,0	8,2	9,5	5,8	—	—	—	—	3,8	6,3	13,5	88,2
Windstille Tage . .	1,3	1,3	2,7	5,2	—	—	—	—	—	4,3	1,8	2,0	—
Regenmenge in mm	71	68	64	51	35	39	17	52	75	111	109	91	784

Temperatur C°.

	Jan.	Febr.	März	April	Mai	Juni	Juli	Aug.	Sept.	Okt.	Nov.	Dez.	Jahr
Nördlichster Teil der Adria (Valdoltra)	4,5	5,5	8,3	13,0	17,4	21,6	24,2	23,5	19,9	15,1	9,4	5,7	14,0
San Pelagio	5,9	6,8	8,8	12,9	16,7	20,9	21,5	22,9	19,8	15,1	10,4	6,9	14,1
Pola	5,4	5,9	8,1	12,7	16,8	21,2	24,0	23,3	19,6	15,0	9,8	6,2	14,0
Abbazia	5,2	5,9	8,1	12,7	16,7	20,3	22,5	22,3	18,7	14,3	9,3	6,0	13,5
Lussinpiccolo . . .	7,4	7,7	9,4	13,5	17,8	21,9	24,6	24,2	21,0	16,7	11,7	8,5	15,4
Lesina	8,6	9,0	11,1	14,3	18,3	22,3	25,1	24,6	21,7	18,1	13,2	9,7	16,3
Lissa	9,8	9,9	11,1	14,3	17,9	22,4	24,8	24,4	21,8	18,6	14,0	10,7	16,7
Ragusa	9,2	9,9	11,6	15,1	19,0	23,3	25,9	25,5	22,4	18,8	13,6	10,4	17,1
Korfu	10,3	10,7	12,3	15,6	19,7	24,0	26,5	26,4	23,8	20,3	15,1	11,7	18,0
Castelnuovo . . .	8,7	9,0	11,3	14,2	18,7	22,3	26,2	25,2	22,2	18,1	12,6	9,3	16,5

Mittlere tägliche Temperaturschwankung C°.

	Jan.	Febr.	März	April	Mai	Juni	Juli	Aug.	Sept.	Okt.	Nov.	Dez.	Jahr
Pola	6,0	6,7	6,9	7,0	7,2	8,3	8,8	8,6	7,8	6,6	6,0	6,6	7,2
Abbazia	4,4	5,5	5,5	5,4	5,4	5,6	6,8	6,8	6,7	4,7	4,6	4,4	—

Relative Feuchtigkeit (%).

	Jan.	Febr.	März	April	Mai	Juni	Juli	Aug.	Sept.	Okt.	Nov.	Dez.	Jahr
Valdoltra	68	73	70	68	66	65	65	61	62	68	73	73	72
Pola	71	71	71	71	70	68	67	67	70	77	73	77	71
Abbazia	79	76	79	77	77	76	72	73	77	85	82	78	79
Lussinpiccolo . . .	71	74	72	74	71	69	68	64	66	72	76	75	74
Lesina	68	60	64	66	66	65	60	63	66	69	70	68	66

Bewölkung (0 = klar, 10 = trüb).

	Jan.	Febr.	März	April	Mai	Juni	Juli	Aug.	Sept.	Okt.	Nov.	Dez.	Jahr
Pola	5,6	4,7	4,8	4,7	4,9	4,0	3,0	2,7	3,5	5,0	5,3	5,2	4,5
Abbazia	4,3	5,2	4,4	5,1	4,6	4,9	3,8	2,8	2,5	3,4	5,3	4,6	4,6
Lussinpiccolo . . .	5,4	4,4	4,7	4,4	4,4	3,3	2,4	2,2	3.1	4,5	4,8	4,9	4,5
Lesina	4,9	4,5	4,5	4,2	3,4	2,8	1,4	1,7	2,6	4,4	4,9	5,3	3,7
Lissa	2,4	2,1	2,4	2,1	2,0	2,0	1,1	0,7	2,1	2,9	2,9	3,6	2,2
Ragusa	5,0	4,4	5,1	5,0	3,8	2,9	1,6	1,6	2,7	5,0	5,3	5,5	4,0
Korfu	5,6	5,7	5,3	5,2	4,8	2,6	0,9	1,3	2,4	4,6	5,2	5,9	4,1

	Jan.	Febr.	März	April	Mai	Juni	Juli	Aug.	Sept.	Okt.	Nov.	Dez.	Jahr

Sonnenschein an der östlichen Adria.
Prozente der möglichen Besonnung.

	Jan.	Febr.	März	April	Mai	Juni	Juli	Aug.	Sept.	Okt.	Nov.	Dez.	Jahr
Nördlichster Teil der Adria (Triest) . .	32	46	44	44	45	54	65	68	55	41	38	36	47
Pola	37	48	48	53	54	61	73	74	60	49	41	42	53
Lussinpiccolo . . .	37	49	49	51	55	63	74	74	63	50	42	39	55

Mittlere Zahl der Sonnenstunden am Tage.

	Jan.	Febr.	März	April	Mai	Juni	Juli	Aug.	Sept.	Okt.	Nov.	Dez.	Jahr
Triest	3,3	5,1	5,2	5,8	7,6	8,7	10,3	9,6	7,2	4,4	3,6	3,0	
Pola	4,0	5,3	5,8	7,2	8,9	9,7	11,5	10,7	7,7	5,2	4,0	3,2	
Lussinpiccolo . . .	3,7	5,0	5,5	6,6	8,5	9,8	11,2	10,3	7,2	5,2	4,1	3,2	

Jahressummen des Sonnenscheins in Stunden.
Nördlicher Teil der Adria (Triest) = 2250; Pola = 2545; Lussinpiccolo = 2464.

Lussinpiccolo.
Täglicher Gang der Sonnenscheindauer in Stunden.

Monate	Vormittag								Nachmittag							
	4 5	5 6	6 7	7—8	8—9	9—10	10 11	11—12	12 1	1 2	2 3	3 4	4—5	5 6	6 7	7 8
Jan.	—	—	—	0,8	7,5	13,3	14,7	15,4	16,0	15,8	14,8	11,5	2,8	0,1	—	—
Febr.	—	—	0,2	5,4	11,9	13,6	14,2	14,9	15,8	15,4	14,8	14,0	9,9	1,1	—	—
März	—	—	2,4	12,1	16,6	17,8	18,1	18,4	18,8	18,8	18,4	17,3	13,7	3,3	—	—
April	—	0,7	6,5	14,8	17,0	18,1	19,2	19,4	19,8	20,1	19,3	19,1	17,3	10,2	1,1	—
Mai	—	6,1	17,3	19,3	20,4	21,2	22,5	22,7	23,0	23,3	22,9	22,2	21,2	19,0	8,9	—
Juni	0,1	9,4	19,2	20,9	21,4	22,1	22,9	22,7	23,3	23,7	23,6	23,2	22,5	21,2	12,0	0,4
Juli	0,1	10,4	23,3	26,0	26,5	27,0	27,1	27,2	27,2	27,5	27,4	27,0	26,5	25,0	13,8	0,1
Aug.	—	4,0	20,0	25,9	26,9	27,2	27,5	27,4	27,3	27,4	26,8	26,7	25,8	22,5	8,0	—
Sept.	—	0,1	3,3	18,4	22,0	23,4	23,3	23,5	23,5	23,4	23,3	22,5	20,5	7,2	0,2	—
Okt.	—	—	0,5	9,8	15,3	17,0	17,5	18,2	18,3	18,4	17,4	16,0	10,9	0,8	—	—
Nov.	—	—	—	3,2	10,9	14,4	15,4	16,1	16,2	16,1	14,8	12,6	4,3	—	—	—
Dez.	—	—	—	0,1	5,6	11,9	14,3	15,1	14,5	13,9	13,7	8,5	1,0	—	—	—
Jahr	0,2	30,7	92,7	156,7	202,0	227,0	236,7	241,0	243,7	243,8	237,2	220,6	176,4	110,4	44,0	0,5

2463,6

Klimatische Verhältnisse an der griechischen Küste.

Monate	Athen						Kalamata		
	Temperatur		Mittlere Be-wölkung	Dauer des Sonnenscheins		Nieder-schlags-menge	Tages-mittel der Tem-peratur	Mittlere Be-wölkung	Nieder-schlags-menge
	Tages-mittel	Mittlere tägl. Schwankung		Stunden pro Tag	in % der möglichen Dauer				
	C°	C°	%			mm	C°	%	mm
Januar	9,3	6,5	55	4,8	49	41,9	10,9	56	99,2
Februar	10,3	7,5	57	5,6	50	33,0	11,9	56	108,8
März	11,9	8,0	53	6,1	52	22,2	13,1	53	63,1
April	15,0	9,3	48	7,2	55	18,6	16,3	54	58,1
Mai	19,3	10,0	40	7,5	53	12,4	20,0	42	61,2
Juni	23,6	9,8	26	9,7	66	29,0	24,1	22	12,1
Juli	27,0	10,0	11	11,7	81	4,5	27,1	8	1,7
August	26,9	9,8	12	11,0	81	3,7	27,1	9	14,2
September	23,7	9,5	22	9,1	73	13,5	25,0	20	25,6
Oktober	20,1	8,0	41	6,8	61	37,9	21,2	37	80,5
November	14,2	6,7	57	4,3	43	67,5	16,1	55	127,3
Dezember	11,0	6,2	59	3,5	37	59,4	12,6	60	176,2
Jahr	17,7	8,4	40	7,3	60	343,1	18,8	39	828,0

Klimatische Verhältnisse am südöstlichen und südlichen Mittelmeergestade.

Monate	Temperatur						Feuchtigkeit		Häufigkeit der Tage mit Regen	Mittel der Bewölkung (0=klar, 10=trüb)	Wind-	
	Tagesmittel	Mittleres Tages-maximum	Mittleres Tages-minimum	Mittel der täglichen Schwankung	Mittel der absoluten Monatsextreme		Absolute Tages-mittel	Relative Tages-mittel			Richtung	Stille
					Maxi-mum	Mini-mum					See-wind	
	C	C°	C	C°	C	C	mm	%				

Beirut.

Monate												
Oktober	23,3	26,8	19,7	7,1	29,6	16,0	14,2	66,0	4,3	2,8	—	8,1
November	18,9	22,2	15,6	6,6	26,5	10,0	10,6	66,8	8,2	4,2	—	11,8
Dezember	15,6	18,9	12,3	6,6	23,9	8,0	8,8	67,7	10,3	5,6	—	3,7
Januar	11,6	16,3	9,8	6,5	21,9	4,3	7,4	70,6	14,9	6,2	—	4,0
Februar	14,0	17,3	10,6	6,7	23,0	6,9	8,0	71,9	12,1	6,0	—	6,0
März	14,9	18,3	11,5	6,8	24,9	7,0	9,1	71,6	10,9	5,2	—	6,3
April	18,2	22,0	14,3	7,7	30,8	9,8	11,1	70,8	5,7	3,9	—	3,4

1906—1912   Algier.

Monate												
Oktober	21,3	25,3	17,3	8,0	32,0	12,1	—	—	6,5	4,7	—	1,3
November	17,7	21,1	14,3	6,8	28,0	9,8	—	—	8,0	5,4	—	1,0
Dezember	14,9	18,2	11,6	6,6	24,5	7,5	—	—	11,2	5,5	—	0,8
Januar	12,6	16,0	9,3	6,7	21,0	4,4	—	—	13,0	5,0	—	2,1
Februar	12,7	16,4	9,2	7,2	23,3	3,5	—	—	11,9	5,0	—	1,7
März	14,5	18,2	10,9	7,3	23,9	6,1	—	—	9,9	5,2	—	0,4
April	15,9	19,6	12,2	7,4	28,1	7,3	—	—	8,2	5,2	11	1,5

4. Die mittelwarmtrockenen und mittelwarmfeuchten Übergangsklimate der See.

Während die bisher erörterten Klimagruppen der Küste die Forderungen nach gleichmäßiger Feuchtigkeit oder Trockenheit, nach der Temperaturgröße, der Windbewegung je nach ihrer Eigenheit gewissermaßen paradigmatisch erfüllen, nehmen die klimatischen Küstenstationen der Adria einerseits, der Riviera di levante und des Golfs von Neapel andererseits eine gewisse Sonderstellung ein. Der geringere Feuchtigkeitsgrad der Luft macht sie während der wärmeren Jahreszeit zu mitteltrockenwarmen Seeklimaten, die erheblich höhere relative Feuchtigkeit des kühleren Winters gliedert ihre Gruppe den feuchten und mittelfeuchten Stationen an und weist z. B. den Kurorten der nördlichen Adria in dieser Jahreszeit eine Mittelstelle zwischen den mittelfeuchtwarmen und mittelfeuchtkühlen Seeklimaten an. Die Eigentümlichkeit dieser Stellung leitet sich ab von ihrer Lage am Westhang größerer Gebirgsstöcke, der Apenninen, des Karst und der dalmatinischen Alpen. Das kalte hochkontinentale Hinterland dieser letztgenannten Gebirgszüge, insbesondere im nördlichen Teile mit ihren ziemlich intensiven Kälteeinbrüchen und Winden ist außerdem die Ursache der erheblich tieferen Wintermittel in der Temperatur der nordadriatischen Stationen und des Vorkommens von gelegentlich unerwartet tiefen Temperatursenkungen infolge von nördlichen und nordöstlichen Windströmungen, die nur durch ihre Eigenschaft als Fallwinde einen Teil ihres thermisch depressiven und die klimatische Zuverlässigkeit dieser Orte irritierenden Charakters verlieren und manche Orte infolge ihres Schutzes durch steilere Bergwände, höhere Bergrücken und eine dichtere Bewaldung des Küstenstreifens weniger beeinflussen, wie z. B. das schon mehrfach genannte Abbazia.

Wir besitzen aber in diesen Orten wiederum Winterstationen, welche durch ihre leichte Erreichbarkeit, ihren Komfort und vor allem ihren Reichtum an Heilbehelfen den klimatisch günstiger gestellten Orten der Riviera di ponente nicht nachstehen, in mancher Beziehung sogar, was z. B. die Staubfreiheit anbelangt, ihr sogar überlegen und schon dadurch imstande sind, in manche vorläufig nicht zu füllende Lücken im Indikationskreise der ligurischen Riviera in gewissen Zeiten in zweckmäßiger Weise einzutreten. Das mittelwarmtrockene Klima dieser Orte ist besonders angezeigt im späteren Frühjahr und Sommerbeginn, demnach mit mittlerer bzw. hoher Wärme, die aber erträglich gemacht wird durch die verhältnismäßige Lufttrockenheit und durch die dann bereits ausgiebig zu benützende Thalassotherapie.

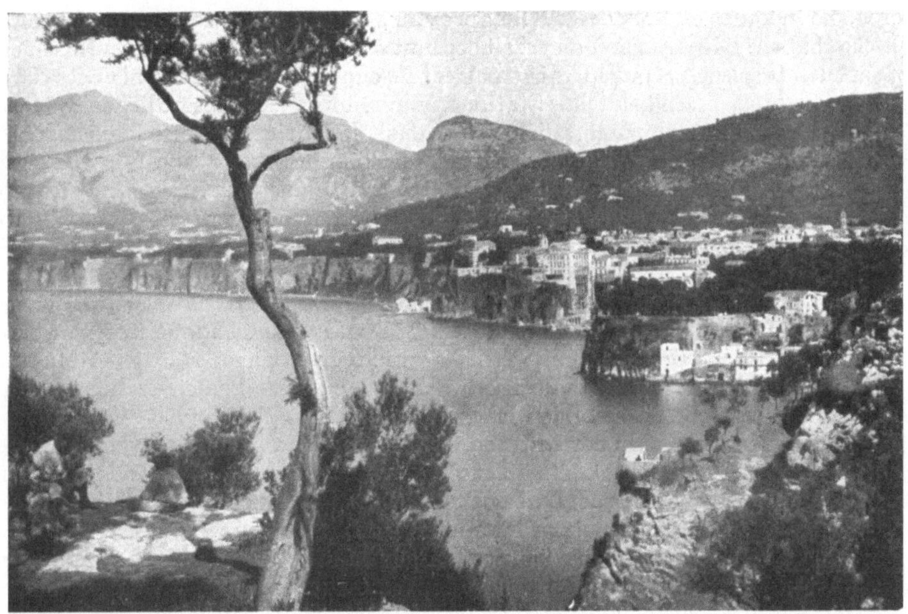

Abb. 63. Küste von Sorrent.

Herbst und Frühling haben größere Feuchtigkeit und eine Wärmeabstufung, die mehr von Westen nach Osten, minder von Norden nach Süden abnimmt.

Das wärmste, verhältnismäßig gleichmäßigste und schonendste dieser Gebiete ist der Golf von Neapel und von Salerno an der Grenze der mittelitalienischen und süditalienischen Klimaprovinz. Er trägt ziemlich ausgesprochen mediterranen Charakter. Die reichlichen Frühjahrs-, besonders aber Herbstniederschläge in Verbindung mit den hohen Mitteltemperaturen 14 bis 16° C in der Herbst- und späteren Frühjahrszeit lassen das Klima während des Monats März und April, September bis November bei größerer Feuchtigkeit mit oft starkem Salzgehalt der Strandluft als hervorragend geeignet erscheinen bei chronischen Bronchialerkrankungen jedoch mit Ausschluß der Tuberkulose, da insbesondere am Golf von Neapel der Nordwind und Nordwestwind freien Zutritt hat und auch am Golf von Salerno der Windschutz kein so idealer ist, als wie an der Riviera. Das Klima hat für solche den Süden benötigende Phthisiker einen zu stimulierenden Charakter. Selbst Amalfi und Sorrent, früher bekannte Phthisikerstationen, haben deshalb diesen Ruf im Lauf der Zeit mit Erschließung geeigneterer Klimate eingebüßt.

Der auch an diesen Küsten nicht in Regelmäßigkeit auftretende, aber darum Schwerkranke, welche das sonnigwarme Gestade aufsuchen, um so mehr störende Nord- und Nordwestwind dürfte die wesentlichste Ursache dieser Abwanderung sein. Die gleichen Gründe liegen vor gegen den Aufenthalt der Nervösen. Das sonst weiche und etwas erschlaffende Klima, das sich zur Rekonvaleszenz und als Schonungsklima vorzüglich eignet, verlangt beim Auftreten starker Reize, wie sie durch die mächtige Brandung, die starken Lichteffekte, den raschen Wechsel von Heiterkeit des Wetters zu Stürmen und zu Niederschlägen erzeugt werden, eine gewisse Widerstandsfähigkeit besonders für die Reaktionen des Nervensystems. Es fehlt diesem Klima das gleichmäßig Sedative und auch das Stimulierende anderer Heilklimate. Die Reinheit und Klarheit der Luft, die Besonnung sind an dieser Küste selbst zu den Zeiten größter Niederschläge andererseits Faktoren, die in kaum einer anderen Klimaprovinz, Sizilien etwa ausgenommen, ihresgleichen haben. Die wärmere Jahreszeit beginnt schon von Anfang Mai an und ist hier wie auf den Inseln Capri und Ischia trocken. Es eignet sich das Klima als Übergang von den trockenen afrikanischen Stationen zum Sommerklima nördlicher Breiten.

Zwischen der an landschaftlicher Schönheit kaum zu übertreffenden neapolitanischen Klimaprovinz und der Riviera di ponente steht die Riviera di levante von Genua bis Viareggio, wärmer und trockener als die istrische oder fiumaner Riviera, feuchter, kühler und etwas windreicher als das Littorale von Nizza und San Remo.

Meist vortrefflich ist hier der direkte Windschutz gegen ablandige kalte Winde aus dem Apennin, ungehinderten Zutritt hat der viel häufiger als an der westlichen Riviera di ponente auftretende mildfeuchte oder kühlfeuchte Seewind. Dieser Küstenstrich bietet deshalb ein bis jetzt immer noch anerkanntes Refugium weniger widerstandsfähiger Phthisiker und der im nördlichen feuchten, aber rauheren Klima nicht ausheilenden Erkrankungen der Schleimhäute der Respirationsorgane, vorwiegend in der Zeit von Oktober bis Mai, in welcher der Wärmegang der Temperatur ein gleichmäßig abnehmender und zunehmender ist. Im Sommer ist bei etwas steigender Lufttrockenheit und reicher Besonnung die mittlere Temperaturlage kaum höher als an der nordwestlichen Riviera. Die größere Jahresschwankung von 17° C an der ligurischen gegenüber 15,5° C an dieser levantinischen Küste ist auf die tiefere Mittellage der Wintertemperaturen zurückzuführen.

Die Kurorte reihen sich mit kleinen klimatischen Unterschieden, die besonders auf dem Windschutz beruhen, von Norden nach Süden in kaum unterbrochener Folge aneinander (s. die Tabellen S. 375 u. 376).

In der Gruppe der östlichen Adriastationen herrschen zu $^2/_3$ Landwinde und zu $^1/_3$ Seewinde. Die Landwinde geben demnach den Grundton des Klimas an und bedingen auch das ziemlich wechselvolle Verhalten des Klimas. Der Schutz gegen Landwinde ist recht verschieden und infolge der Windrichtung nicht so ausgiebig als an der Riviera di ponente, jedoch an der Strandpromenade Abbazias noch recht groß. Zu leugnen sind Fallwinde und Föhnwirkungen im nordadriatischen Gebiete aber nun einmal nicht. Je nach der Temperatur der Seewinde, die im Süden infolge des im Winter ganz bedeutend wärmeren südlichen Teiles des Adriatischen Meeres wärmer sind, wird das Klima differenziert. Die südlicheren Stationen, Lesina, Curzola, Ragusa und Lissa, besonders die beiden ersteren, empfehlen sich der Temperaturhöhe wegen in erster Linie als Winterkurorte. Der Unterschied gegenüber den nur 2 Breitengrade nördlicher gelegenen Küstenstationen Istriens ist im Jahresdurchschnitt fast 3° C, in den eigentlichen Wintermonaten sogar fast 4° C. Mit den nördlicheren Stationen teilen die südlichen die größere Feuchtigkeit und die größere Niederschlagsmenge in den Herbstmonaten und in der ersten Winterhälfte. In der zweiten Winterhälfte tritt bei allen mehr oder weniger eine etwas

größere Trockenheit ein, die im März wieder einer etwas größeren Luftfeuchtigkeit
weicht, während erst der Hochsommer wieder größere Trockenheit bringt, die
sich im Norden mehr in einer gewissen Verminderung der Regenfälle äußert,
während der Süden, besonders aber die Inseln an der dalmatischen Küste, einen
wesentlich trockenen Sommer haben.

Infolge einer eingehenden Untersuchung hält A. Grund Curzola auf der
gleichnamigen Insel infolge seines Windschutzes, seiner Insellage, der gleichmäßigeren Feuchtigkeitsverteilung und der hohen Wintertemperatur bei gemäßigter
maritimer Sommertemperatur für den unter den besten Bedingungen stehenden Winterkurort der adriatischen Riviera, der mit Korfu wetteifern könnte.
Alle andern, auch Ragusa, werden durch die bald kühlen, bald wärmeren, trockenen
und feuchten Winde so beeinflußt, daß nur die südlich höhere Temperaturlage
für manche klimatischen Unbilden entschädigen kann.

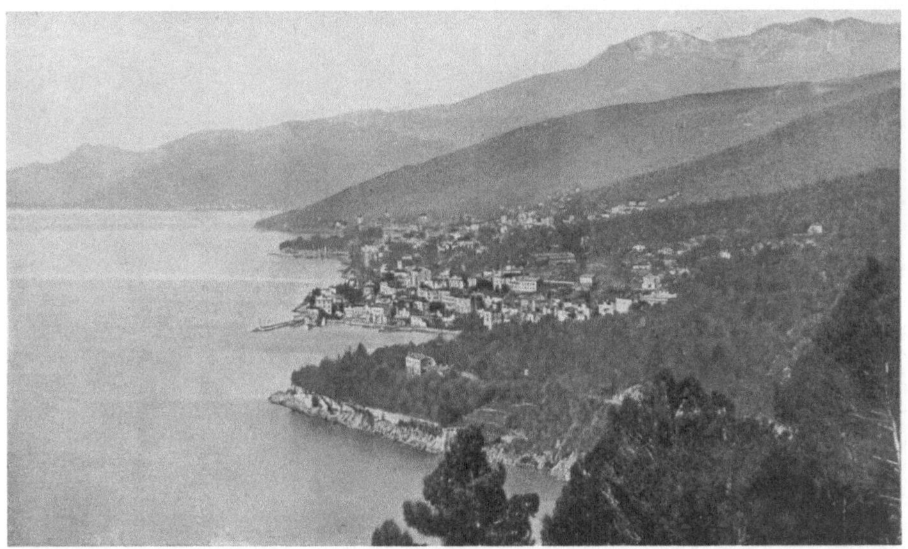

Abb. 64. Istrische Küste am Quarnero.

Das Indikationsgebiet der genannten Kurorte hat auf diese
wechselnden klimatischen Bedingungen entschieden Rücksicht zu nehmen. Die Zeit
verhältnismäßig großer Konstanz der mittleren Wärme und größeren Feuchtigkeit
im Herbst wird von allen Autoren, von denen ich H. Weber, Glax und Kurz
zitiere, für die chronischen, trockenen Katarrhe der Respirationsorgane, bei
tuberkulösen, leichten Katarrhen für empfehlenswert gehalten, im Winter und
im ersten Frühjahr könnte dann von den südlichen Inseln Gebrauch gemacht
werden, wenn eine Fortsetzung der klimatischen Kur notwendig wird. Da auch
der März und April gute, verhältnismäßig gleichförmige Zeiten aufzuweisen haben,
so dienen Frühjahr und Herbst in Brioni, Abbazia, Lesina, Curzola, Kattaro, Korfu
vorwiegend zu Übergangsstationen nach und von dem wärmeren Süden desselben
Charakters, während die istrischen und norddalmatischen Orte wegen der noch sehr
wechselvollen Witterung im März und April nicht gut als Übergangsstationen nach
und von Ägypten dienen können, als welche sie schon empfohlen wurden. Der
Weg dahin und von dort führt klimatisch zweckmäßiger über die Stationen
Siziliens und der ligurischen Riviera. Als trockene Sommerstationen wiederum
fallen sie für eine Fortsetzung der Ägyptenkur nach Glax sehr in Betracht.

Auch die entwickelte Tuberkulose der Erwachsenen eignet sich nicht für
die Winterkurorte der nördlichen Adria, während die Skrofulo-Tuberkulose des
Kindes in allen ihren Formen ein überaus günstig ansprechendes Material darstellt.
Die mannigfachen, oft rasch wechselnden klimatischen Faktoren in der Wärmezufuhr durch Wind- und Feuchtigkeitsgehalt, die Trockenheit und starke Besonnung während des Sommers sind imstande, in ihrer eigenartigen Gruppierung
dieselben Äußerungen auf den Gebieten der Assimilation, der Reaktion gegen
Antigene beim Kinde hervorzurufen, als der energischere, aber gleichmäßigere
Faktor des atlantischen Klimas zu tun vermag. Heimstätten- und Sanatoriumsbehandlung der Kinder dürften, wie Monti gezeigt hat, nicht nur das meiste erreichen, sondern insbesondere während der kälteren Jahreszeit durchaus not-

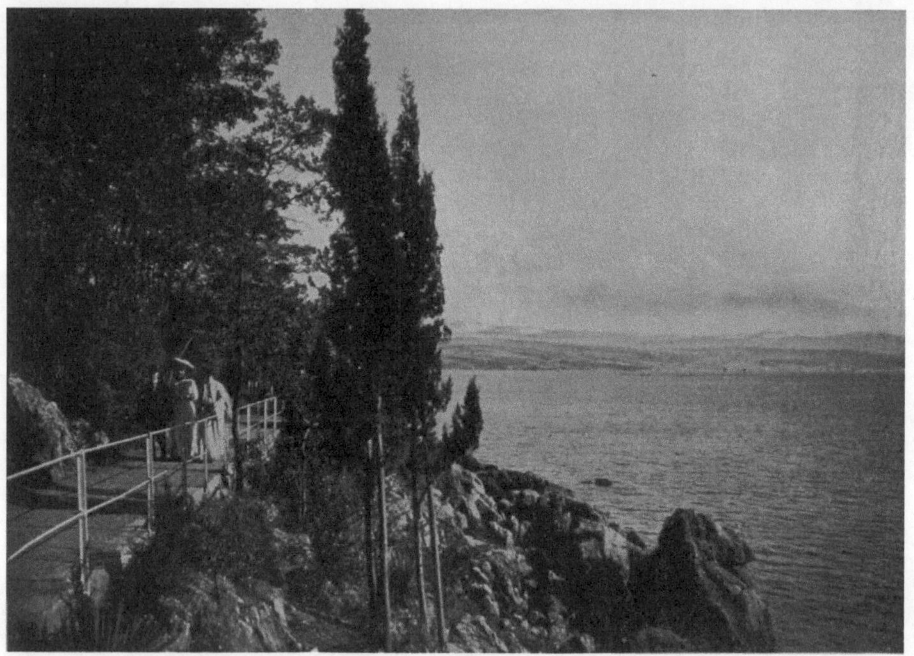

Abb. 65. Strandweg an der istrischen Küste.

wendig sein, da die Wechselwirkung der klimatischen Faktoren eine gewisse
Widerstandsfähigkeit des Organismus verlangt und da die Dosierung der klimatischen Heilpotenzen keine leichte ist.

Ein hervorragender Grad von Übungsfähigkeit für die Zirkulationsverhältnisse in der Haut, in den Schleimhäuten und auch für die verschiedenartigen
nervösen Funktionen ist dem Adriaklima eigen.

Glax sah glänzende Erfolge bei den verschiedensten Erkrankungen des
Herzens und der großen Gefäße insbesondere bei „Insuffizienz des Herzmuskels“
ohne Rücksicht darauf, ob Herzfehler vorliegen oder nicht, und es besteht wohl
kein Zweifel, daß der sanitäre Komfort, die Hygiene und die geeigneten Weganlagen
gerade in Abbazia dazu wesentlich beitragen. Gerade seine Beobachtungen zeigten
auch die günstige Beeinflußbarkeit der Blutdrucksteigerung bei Hypertonikern und
Arteriosklerotikern durch das feuchtwarme Spätjahrsklima der adriatischen Riviera
in Verbindung mit dem hohen Luftdruck der Lage in Meereshöhe. Während nun

das zu dieser Jahreszeit mehr „sciroccale" Klima günstig wirkte, hatten kalte Winde
leicht eine Blutdrucksteigerung zur Folge. Nicht ganz so günstig scheinen die Resultate bei Herzneurose zu sein. Eine Einschränkung muß wohl auch bei der vorgeschrittenen Arteriosklerose und bei größerer Schwäche des Zirkulationsapparates
gemacht werden. Die Rekonvaleszenz nach akuten Erkrankungen wird mächtig
gefördert. Auch auf die ganze Gruppe neurasthenischer Zustände und hysterischer Manifestationen, soweit sie durch zeitweilige kräftige Kontrastreize unter
allgemein günstigen Klimaverhältnissen vorteilhaft zu reagieren vermögen, hat
das Adriaklima im Frühjahr und im Sommer nach den mitgeteilten Kranken-
geschichten günstigen Einfluß. Noch mehr gilt dies für anämische Zustände und
für Stoffwechselanomalien, während bei der Basedowschen Erkrankung, wo
der Aufenthalt auch gerühmt wird, wohl mehr die verhältnismäßig große Ruhe,

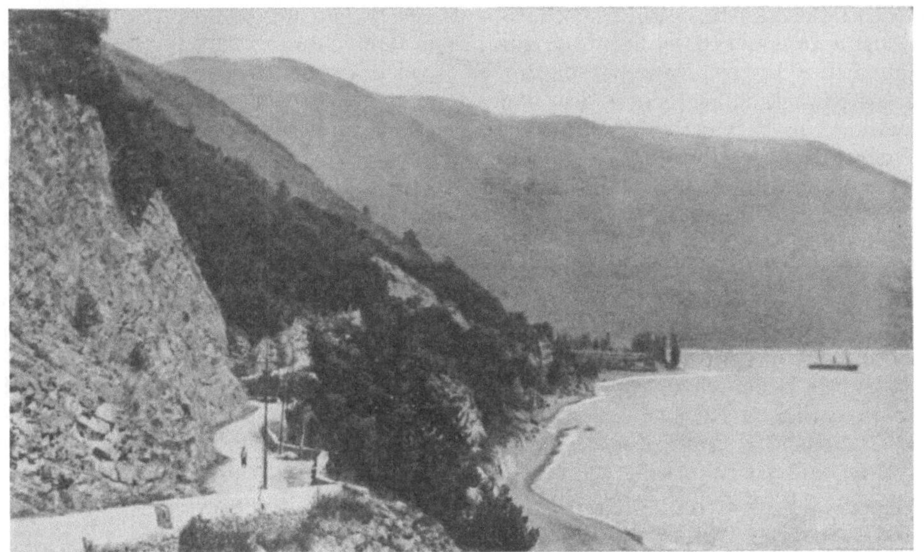

Abb. 66. Riviera des Kaukasus.

der herrliche Landaufenthalt, das Fehlen psychischer Irritationen sowie der in
ganz wesentlich ruhigeren Formen sich abspielende Verkehr an der Adria beitragen mag als die spezifisch klimatische Wirkung. Im späteren Frühjahr,
Sommer und Frühherbst ist das adriatische Gebiet von hervorragender Eignung
für die Heliotherapie in der Küstensonne, wie besonders v. Schrötter hervorhebt. Sie hat aus diesen Gründen in den Seebadestationen sich einen Jahresplatz
erobert. Die Eignung dieses Klimas für Malariarekonvaleszenten wird, gegenüber
seltenen Empfehlungen, von kompetenten Beurteilern insbesondere auch auf
Grund der im Weltkrieg gemachten Erfahrungen bestritten.

Die ganze dalmatische Riviera ist außerdem bei dem nahezu vollständigen
Fehlen von Graswuchs und Getreidebau eine Heufieberstation, wie wir sie in
unseren Gegenden erst auf den Nordseeinseln und selbst da nicht in so ausgesprochenem Maße wiederfinden, und zwar zu allen Jahreszeiten.

Die Klimastationen der Kaukasusküste. Ein besonderes Gebiet für
sich stellt die Riviera des Kaukasus am Nordostrande des Schwarzen Meeres
dar, die in ihrer Temperaturlage sich ungefähr mit derjenigen des Nordrandes
der Adria in den Wintermonaten deckt, jedoch im Sommer kühler ist, deren

Feuchtigkeitsgrad aber zu allen Zeiten ein mittelhoher bis hoher ist. Die höheren Temperaturlagen gehen mit hoher Feuchtigkeit einher und sind gleichzeitig mit reichlichen Niederschlägen verbunden. Die Kaukasusküste verfügt über eine große Häufigkeit von Seewinden, über einen ganz hervorragenden Schutz gegen Nord- und Nordostwinde, doch sind hie und da im Januar und Februar Kälteeinbrüche bis — 6, ja bis — 10° C von nördlichen Winden, die an der Küste von Westen her auf Meer und Küste hereinstürzen, zu erwarten. So kommt auch eine beträchtliche Anzahl von Schneetagen vor, bis 20 im Winter, doch bleibt der Schnee an der Küste nur vorübergehend liegen. Im wesentlichen ist das Klima also als ein mittelwarmes und stark feuchtes zu bezeichnen, eine reichliche, mäßigwarme oder kühle Windbewegung von mäßiger Stärke kommt weiterhin dazu, während eine immergrüne üppige Bewaldung und hervorragende landschaftliche Schönheit geeignet sind, auf psychischem Gebiet ihre Wirkung nicht zu verfehlen. Die Kaukasusküste, soweit sie therapeutische Bedeutung bereits erlangt hat und mit zunehmender Erschließung durch die Bahn sowie mit endgültiger Beseitigung der Malaria ganz bestimmt noch mehr erreichen wird, dehnt sich von Anapa, zweckmäßiger noch von Tuapse an gerechnet über Ssotschi, Gagry, Suchumkale bis Poti aus, unter ähnlichen Bedingungen liegt etwa noch Batum, schon weniger die Gegend von Trapezunt am Ost- und Südostufer des Schwarzen Meeres. Das Sommerklima dieser Küste ist ein recht subtropisches, warmfeuchtes. Mit Rücksicht auf die noch nicht erloschene Malaria sind etwa Oktober, November, dann März bis Juni als die geeignetsten Aufenthaltszeiten zu bezeichnen, während bei längerem Aufenthalt auch eine Winterkur von September bis April möglich wird (s. Tabellen S. 387). Die Bedeutung der Kaukasusküste liegt zunächst noch in ihrer Eignung als feuchtwarmes Schonungsklima im Gegensatz zu dem angrenzenden winterlich rauhen Steppenklima des ganzen kontinentalen Rußland. Der bedeutende Schutz vor kalten Landwinden im Winterhalbjahr durch die im östlichen Rücken der Kurorte aufragende Wand des Kaukasus und die verhältnismäßig große Luftfeuchtigkeit, die Reinheit und Staublosigkeit der Luft an einigen Stationen wie Poti, Gagry, Suchum macht diesen Küstenstrich heute zu einem Zufluchtsort für Lungentuberkulöse, besonders solche mit quälenden Reizerscheinungen, für Erkrankungen der Atmungsorgane überhaupt und außerdem zum Erholungs- und Rekonvaleszentenklima für einen allerdings durch die Auswahl der Unterkunftsstätten noch recht beschränkten Kreis russischer Kranker.

Russische Schwarze-Meerküste.

a) Klimatische Verhältnisse der Krim-Riviera (Jalta).

	Tagesmittel der Temperatur C°	Feuchtigkeit		Mittlere Bewölkung %	Niederschlags-		Zahl der	
		Absolute mm	Relative %		Menge mm	Tage	heiteren Tage	trüben Tage
Januar	3,5	5	75	61	46,0	6,7	3	8
Februar	3,5	4,5	70	66	42,3	6,6	2	9
März	6,5	6,5	70	56	41,0	6,1	4	7
April	10,7	6,5	65	50	32,3	6,1	5	5
Mai	16,3	10	70	46	27,7	6,2	7	4
Juni	20,7	12	65	35	38,3	6,9	8	1
Juli	24,2	14	55	26	34,1	5,3	12	—
August	24,2	13	55	22	24,0	4,0	15	—
September	19,5	10	55	32	35,1	4,7	11	2
Oktober	14,6	9	65	44	43,2	5,2	7	4
November	10,0	6,5	65	56	66,3	6,9	4	7
Dezember	6,7	6	65	60	77,3	8,9	3	7
Jahr	13,4	8,6	64,6	46	507,6	73,6	81	54

b) Klimatische Verhältnisse der Kaukasusküste.

	Jan.	Febr.	März	April	Mai	Juni	Juli	Aug.	Sept.	Okt.	Nov.	Dez.	Jahr

Temperatur C°.

	Jan.	Febr.	März	April	Mai	Juni	Juli	Aug.	Sept.	Okt.	Nov.	Dez.	Jahr
Trapezunt .	5,8	8,0	8,9	12,4	17,0	20,4	24,2	24,8	21,2	21,2	12,5	7,9	15,1
Batum . . .	5,9	6,1	8,6	11,7	16,4	20,5	23,4	23,7	20,7	20,7	12,3	9,7	14,7
Poti	5,1	6,0	9,0	12,2	16,7	20,3	22,9	23,7	20,5	20,5	12,4	8,4	14,5
Ssotschi . .	5,0	5,4	7,8	11,6	**16,0**	19,7	22,5	22,8	19,4	19,4	11,7	8,1	13,8
Suchumkale	6,7	6,2	7,6	13,1	17,7	20,4	22,2	24,2	19,9	17,1	13,8	9,9	14,9

Absolute Feuchtigkeit mm.

	Jan.	Febr.	März	April	Mai	Juni	Juli	Aug.	Sept.	Okt.	Nov.	Dez.	Jahr
Kaukasusküste . .	5	6	6,5	8	11 bis 11,5	14-15	16-17	16-18	12-14	11-12	7—8	6	—

Relative Feuchtigkeit %.

	Jan.	Febr.	März	April	Mai	Juni	Juli	Aug.	Sept.	Okt.	Nov.	Dez.	Jahr
Kaukasusküste . .	70	70	70	80	75 bis 80	75-80	75-80	75-80	75-80	78-80	80	80	—

Bewölkung %.

	Jan.	Febr.	März	April	Mai	Juni	Juli	Aug.	Sept.	Okt.	Nov.	Dez.	Jahr
Trapezunt .	64	72	81	68	70	65	60	65	62	38	65	70	64
Batum . . .	52	55	60	56	56	44	48	48	43	38	50	48	50
Poti	65	64	66	64	59	52	55	54	53	48	54	63	58
Suchumkale	59	55	66	62	58	49	44	38	43	44	57	58	53

Dauer des Sonnenscheins in Stunden.

	Jan.	Febr.	März	April	Mai	Juni	Juli	Aug.	Sept.	Okt.	Nov.	Dez.	Jahr
Poti	58	82	112	210	261	273	306	283	222	146	77	32	2062

Niederschlagsmengen.

	Jan.	Febr.	März	April	Mai	Juni	Juli	Aug.	Sept.	Okt.	Nov.	Dez.	Jahr
Trapezunt .	22,4	16,2	20,4	23,3	71,8	66,6	74,1	96,4	54,0	50,7	28,4	29,9	554,2 (?)
Batum . . .	249,9	146,3	156,8	122,4	73,6	158,0	137,8	215,8	314,0	238,1	309,8	247,8	2370,3
Poti	127,9	91,9	83,9	76,7	71,7	155,6	104,9	99,6	102,1	109,6	112,8	156,7	1336,0
Suchumkale	86,6	67,6	111,7	112,0	67,9	107,8	109,8	79,0	116,2	98,5	125,4	88,8	1171,3

Häufigkeit der Tage mit Niederschlag.

	Jan.	Febr.	März	April	Mai	Juni	Juli	Aug.	Sept.	Okt.	Nov.	Dez.	Jahr
Trapezunt .	15,9	11,9	13,6	10,2	15,4	15,9	14,4	15,1	14,3	18,1	17,0	17,6	179,4 (?)
Batum . . .	14,1	12,1	12,4	12,2	9,7	10,8	11,4	12,2	13,6	10,0	13,3	12,9	144,7
Suchumkale	11,0	9,4	12,9	12,9	10,9	9,0	9,7	7,8	9,9	9,0	13,2	10,2	125,9

Zahl der heiteren Tage.

	Jan.	Febr.	März	April	Mai	Juni	Juli	Aug.	Sept.	Okt.	Nov.	Dez.	Jahr
Trapezunt .	4	2	2	4	2	6	3	2	4	12	4	3	48
Batum . . .	10	7	6	7	6	10	8	9	10	14	10	11	108
Poti	5	4	4	4	4	6	5	5	5	9	7	5	63
Suchumkale	6	8	4	4	5	7	8	10	10	10	7	6	85

Zahl der trüben Tage.

	Jan.	Febr.	März	April	Mai	Juni	Juli	Aug.	Sept.	Okt.	Nov.	Dez.	Jahr
Trapezunt .	12	14	20	14	13	8	8	10	10	5	12	16	142
Batum . . .	12	10	13	9	9	7	7	8	8	6	10	10	109
Poti	14	12	14	12	9	7	8	7	8	8	9	14	122
Suchumkale	11	10	13	11	10	6	5	3	5	6	11	11	102

Rumänische Schwarzmeerküste.
Konstanza.

	Temperatur		Relative Feuchtigkeit	Niederschlag		Tage mit Wind	Mittlere Bewölkung 10j. Mittel	Sonnenstunden	Nebeltage
	Tagesmittel	Tagesschwankung		Menge	Tage $>1,0$ mm				
Januar . . .	— 0,9	6,6	87,5	28	4	6[1])	—	72	3
Februar. . .	+ 0,8	6,4	85,4	21	5,5	1	—	85	3,5
März	5,0	6,2	83,1	30	5,6	5	—	119	1
April	10,7	7,3	79,2	33	4,3	5	4,9[1])	201	1,5
Mai	15,9	7,5	76,7	34	5,2	3	4,4	286	2
Juni	20,1	8,1	75,5	56	5,4	2	3,9	319	0
Ju'i	22,4	8,8	74,3	34	4,7	1	3,1	363	0
August . . .	23,3	7,4	70.5	26	4.3	0	2,3	342	0
September .	18,3	7,7	78,5	43	3,6	3	3,0	245	0
Oktober . .	14,2	6,3	82,9	41	4,7	3	5,0	165	0
November .	7,0	6,3	85,2	40	5,1	5	—	99	5,5
Dezember . .	2,4	5,1	85,9	28	5,7	6	—	66	4,5
Jahr	11,0	7,4	83,3	414	58,1	4,0	4,5	2352	18

Die Stellung der Thalassotherapie im Seeklima.

Je mehr die rein klimatische Behandlung unter hygienisch-diätetischer Beihilfe an der See sich wieder früher beherrschte Gebiete, wie z. B. das der Tuberkulose, zurückerobert, um so größer wird auch der Anteil, welcher dem rein klimatischen Faktor in der Thalassotherapie zukommt, wenn wir mit dem Wort Thalassotherapie das möglichst vielseitige Zusammenwirken aller an der See vorhandenen klimatischen, balneologischen, hydrotherapeutischen und heliotherapeutischen Faktoren erfassen wollen. Notgedrungen deshalb, weil bei längerer Dauer des Aufenthaltes an den nordischen Küsten aus thermischen Gründen nur eine relativ kurze Spanne der Kurzeit dem Meerbad gewidmet werden kann und weil wir in den wärmeren Seestationen mit der Abneigung des Südländers vorm Baden in der See während der für ihn kühleren Monate zu rechnen haben, hat man auf die Klimawirkung in Verbindung mit allgemein physikalisch-diätetischen Faktoren das Hauptaugenmerk gerichtet. So wird im Mittelmeer selbst bei Temperaturen des Meerwassers von 16 bis 18°C, wie sie an unseren Küsten durchschnittlich nicht erreicht werden, fast nicht mehr gebadet. Diese Abneigung wird häufig auch von den im Süden praktizierenden Ärzten geteilt. Es mag dies teilweise mit den während des Spätsommers, Herbstes und Winteranfanges auch an den Seeküsten Italiens noch häufigen Malariaerkrankungen zusammenhängen, indem angenommen wird, daß irgendein, nicht nur durch die Stechmücken bedingter, Zusammenhang zwischen der Infektion und den herbstlichen Seebädern besteht, wenigstens eine Disposition durch dieselben geschaffen werde. Andererseits haben aber auch vielfältige Erfahrungen gezeigt, daß die dem Seebad innewohnende überaus starke mechanische und nervöse Reizung imstande ist, den Erfolg einer Seeklimakur abzuschwächen oder völlig aufzuheben. Aus den Untersuchungen von Helwig an der Ostsee geht deutlich hervor, daß vor subjektiver Wahrnehmung von Seebadschädigungen bereits objektive Veränderungen des Blutbildes und des Körpergewichtes vorhand n s in kö n n, die davor warnen, das Seebad als dominierenden oder auch nur als untrennbaren Faktor der Thalassotherapie anzusehen.

Davon abges h n besitzen wir im Seebad ein ganz ausgezeichnetes Anregungsmittel, dessen Größe nach dem Wellenschlag, der Temperatur und dem

---

[1]) Kurze Beobachtungszeiten nach Tischy in Teki ghiol.

Salzgehalt verschieden ist, das aber zu allen Zeiten schon an den Gesunden, um so viel mehr an den Erkrankten große Anforderungen in bezug auf sein Regulationsvermögen im weitesten Sinn, sogar an die Reserven physischer Kraft stellt.

Es ist deshalb begreiflich, warum Kranke mit konsumierenden Prozessen vom Seebad auszuschließen sind, warum die wärmeren und weniger kräftigen Ostseebäder sich für den balneologischen Anteil der sommerlichen Thalassotherapie des Kindesalters besser zu eignen scheinen als das Nordseebad, warum dem Seebad bei den Erkrankungen des kindlichen Organismus in der Adria mit ihren 20 bis 26° C warmen Seebädern des windstillen Sommers von Monti, auch von Glax u. a. eine größere Bedeutung eingeräumt werden darf, als dies von den Thalassotherapeuten der Nordsee und der französischen Küste mit ihrem kräftigen Wind, dem besonders kräftigen Wellenschlag und der tieferen Wassertemperatur geschehen kann.

Die physikalischen Eigenschaften des Seebades, also die Temperatur des Wassers, die Dichtigkeit, der Salzgehalt und die Wasserbewegung sind in den großen Gruppen der klimatischen Kurstationen außerordentlich verschieden. Jahreszeit, Größe des Meeresbeckens, seine Verbindung mit dem Ozean, der Zufluß von Süßwasser, der Ausgleich durch Ozeanwasserzufluß, Ebbe und Flut, Windbewegung und Sonne haben auf die physikalischen Eigenschaften des Seebades größten Einfluß. Im Vordergrund steht die Temperatur des Seebades.

Wasserwärme des Meeres.

Wasserwärme einzelner Meeresteile und Meeresküsten in ° C.

	Januar	Juli
1. Mittelmeer nach Philippson:		
Nördliches Mittelmeer	13,1	23,0
Mittleres Mittelmeer	14,7	23,2
Ionisches Meer	16,1	24,6
Südliches Mittelmeer	16,7	24,7

An den Küsten steigt die Sommertemperatur bis 28° C.

	Januar	Juli
2. Schwarzes Meer	5–8	22–24

Im Sommer durchschnittlich 18° C.

	Winter	Frühling	Sommer	Herbst
3. Floridaküste	24,1	24,3	28,5	27,8

		Juli
4. Französische Küste des Atlantischen Ozeans:		
Kanalküste		18
Golf von Biscaya		22–24

	Juni	Juli	August	September	Oktober
5. Englische Südküste (Meteorogical Observatory in Falmouth)	13,1	14,4	15,9	15,0	13,6

	Winter	Frühling	Sommer	Herbst
6. Englische Westküste	10,0	9,3	15,4	14,1
7. Schottische Küste	7,2	7,5	11,3	11,8
8. Englische Ostküste	6,1	6,3	12,8	10,9
9. Irische Küste	6,4	7,4	13,5	12,6

	Juni	Juli	August	September
10. Nordseeküste nach Hiller:				
Nördliche Hälfte:				
Sylt	15,9	17,1	17,5	15,2
Wyk-Föhr	15,7	18,1	17,6	15,2
Südwestliche Hälfte:				
Helgoland	12,5	15,5	17,3	16,3
Wangeroog	13,3	16,4	17,5	16,7
Borkum	14,0	16,7	17,7	16,4

11. Ostseeküste nach Hiller.	Juni	Juli	August	September
Westliche Hälfte:				
Friedrichsort	15,8	18,0	18,1	16,3
Travemünde	15,9	17,3	17,2	15,5
Warnemünde	14,8	17,4	17,4	15,5
Östliche Hälfte:				
Darsser Ort	14,7	17,0	16,5	14,4
Lohme, Rügen	14,0	16,1	16,1	15,0
Hela	14,6	18,1	17,7	15,7
Mittlerer Teil:				
Gegend von Bornholm		16,0	17,0	

Die nördliche, d. h. schwedische Küste
hat immer ein um 1 bis 2° C kühleres und
salzärmeres Wasser als das der deutschen
Buchten, so z. B. nach Merz im August
14,9° C gegen 16,5° C an den deutschen
Küsten.

12. Chinesisches Meer:		im Sommer
Badestrand von Tsingtau		18 — 23,7

Für die englischen Meeresküsten sind die Temperaturen des freien Meeres vor der
Küste eingesetzt. Die Temperaturen am Badestrand während des Sommers und
ersten Herbstmonates sind durchschnittlich 3 bis 4° C höher. Wir ersehen schon aus
den Angaben Hillers, daß an jedem einzelnen Strand die Temperatur in derselben
Jahreszeit um mehrere Grad (bis zu 5° C) schwanken kann und daß außerdem eine
tägliche Amplitude der Küstenwasserwärme von etwa 2° C vorkommt, die durch
die tägliche Einstrahlung der Sonnenwärme und die nächtliche Ausstrahlung bedingt ist. Genauere Angaben über den Gang der Wassertemperatur an den
deutschen Küsten und an den Ostküsten der Adria entnehme ich der Merz-
schen Abhandlung „Das Meerwasser", sie differieren im Sommer oft nach unten,
im Winter nach oben von den mittleren Graden der seichten Küstengewässer.

Jahresgang der Wassertemperatur an der deutschen Nordseeküste.

Ort	Jan.	Febr.	März	April	Mai	Juni	Juli	Aug.	Sept.	Okt.	Nov.	Dez.	Jahr
Sylt	1,52	1,39	2,32	6,28	11,04	15,43	17,46	17,38	14,97	10,84	5,87	3,11	8,97
Helgoland . .	3,73	2,71	3,10	5,25	8,56	12,54	15,66	16,85	16,07	13,16	9,36	6,22	9,43
Borkum . . .	3,57	3,44	3,71	6,11	9,44	13,87	16,51	18,60	16,37	12,61	8,63	5,56	9,87
Weser-Außen-leuchtsch. .	3,44	2,68	3,13	5,14	8,81	13,02	16,10	17,27	16,46	13,12	9,07	5,68	9,49

Jahresgang der Wassertemperatur an der deutschen Ostseeküste.

Ort	Jan.	Febr.	März	April	Mai	Juni	Juli	Aug.	Sept.	Okt.	Nov.	Dez.	Jahr
Sonderburg	1,61	1,17	1,75	4,97	9,65	14,29	16,47	16,76	15,11	11,39	7,04	3,68	8,68
Kappeln [1]	0,86	1,14	2,87	7,53	12,96	17,68	19,39	18,55	15,54	10,49	5,37	1,99	9,50
Schleswig [1]	0,81	1,17	2,79	7,26	12,29	17,13	18,77	18,24	15,15	9,52	3,99	1,50	9,05
Friedrichort [2] . . .	1,79	1,56	2,50	6,11	10,75	15,79	18,05	17,96	15,81	11,89	7,36	3,73	9,43
Fehmarnsund . . .	1,55	1,16	2,28	5,21	9,79	14,56	16,56	16,28	14,09	9,90	5,44	2,60	8,28
Travemünde	1,64	1,19	1,91	5,12	10,00	15,09	17,24	17,00	15,15	11,38	7,37	3,91	8,92
Warnemünde . . .	1,53	1,12	1,90	4,84	9,01	14,12	16,75	16,93	14,94	11,17	6,79	3,57	8,56
Darsser Ort	1,81	1,31	2,33	5,13	9,61	14,25	16,76	16,37	14,05	9,97	5,81	2,75	8,35
Lohme a. Rügen . .	1,60	1,65	2,49	5,31	9,23	14,03	16,17	16,13	14,36	10,09	5,98	2,91	8,34
Hela	0,96	0,65	1,77	5,21	9,59	14,48	17,89	17,76	15,47	10,49	5,73	2,46	8,54

[1]) An der Schleswiger Bucht. [2]) An freier Küste.

Jahresgang der Wassertemperaturen an der Ostküste der Adria.

Ort	Jan.	Febr.	März	April	Mai	Juni	Juli	Aug.	Sept.	Okt.	Nov.	Dez.	Jahr
Pola	8,5	7,9	8,6	11,0	15,2	19,5	22,4	22,5	20,6	17,5	14,3	11,1	14,9
Fiume . . .	10,3	10,0	10,6	12,6	16,2	19,6	22,8	22,1	19,8	16,3	13,0	11,4	15,4
Lesina . . .	13,5	12,6	13,1	14,6	17,5	20,7	22,9	22,7	21,4	19,6	17,5	15,2	17,6
Castel nuovo	12,2	12,1	12,3	14,1	17,9	21,0	22,7	22,1	21,9	18,9	16,8	13,5	17,1
Korfu . . .	13,6	12,9	14,1	15,7	19,4	21,8	24,5	24,4	23,2	21,4	19,1	15,7	18,8

So weit die Wasserwärme in Betracht kommt, wird man die Seebäder in der Badezeit Juni bis September an der Nordsee, Ostsee, Kanalküste und der ganzen irischen und englischen Küste fast gleichartig hinstellen können und als kühle Seebäder bezeichnen.

An den flachen Sandküsten der französischen, belgischen und holländischen Kanalseite sind allerdings auch an der Nordseeküste in sonnenwarmen Sommern die Strandwassertemperaturen noch etwas höher als an den etwas tieferen Küstenwässern Englands, Schottlands und Irlands. Bezeichnen wir die untere Temperaturgrenze von etwa 15° C als diejenige des kühlen Seebades, so kann in der Nord- und Ostsee bis Ende September, an der Kanalküste oft bis Mitte Oktober, an der atlantischen Küste Frankreichs bis Ende Oktober oder ganz im Süden bis Anfang November gebadet werden.

Die kühlen Seebäder des Sommers von 15 bis 20° C liegen ausschließlich im Bereich des nördlichen Meeres und der Kanalküste; die mittelwarmen Seebäder 18 bis 24° C am biskayischen Meerbusen und an der atlantischen Küste Spaniens und Portugals sowie im Bereich des ganzen Mittelmeers.

Warme Seebäder 20 bis 28° C können an der Riviera, auch an der Adria sowie an der südlichen Küste des Mittelmeers (Süditalien, Algier, Ramleh bei Alexandrien) ziemlich regelmäßig etwa von Mitte Juni bis Ende August genommen werden.

Die Messungen der Wasserwärme in Abbazia nach Glax, in Portorose nach Pupini zeigen übrigens, wie selbst in den nördlichsten Teilen des Mittelmeeres gelegentlich hohe Durchschnittstemperaturen des Meerwassers erreicht werden können. So am seichten Strand

von Portorose Temperaturen bis . . . . 32° C
„ Viareggio Temperaturen bis . . . . 30° C
des Lido nach J. Werner Temperaturen bis . . . . 31° C

	Mai	Juni	Juli	August	Sept.	Okt.
Mittel in Abbazzia . . .	17,8	23,1	26,5	25,2	20,1	16,1

Wenn steiler abfallende Küsten und tiefere Meeresbecken des Nordens tiefere Temperaturen im Wasser des Badestrandes zeigen, die der nordozeanischen Wassertemperatur näherstehen, so haben umgekehrt in den flacheren Meeren, wie in der Nord- und Ostsee, die seichten Buchten und Wattenmeere besonders in warmen Sommern höhere Temperaturen als an voller See gelegene Teile. Es ist aber auch die Temperaturschwankung mit Eintritt kühler Witterung und am Tage selbst infolge der vollendeteren nächtlichen Wärmeausstrahlung größer. Auch die Temperatur des Meerwassers hat ozeanischen bzw. kontinentalen Charakter. Dabei zeigt sich nach Grund See- und Landwind oft als Ursache der gegen die Küste zunehmenden Temperaturschwankung und des da herrschenden Temperaturganges und periodischer Salzgehaltschwankungen. An Meeren mit starken Unterströmungen können an den Küsten bei ablandigen Winden häufig brüske Wechsel der Wassertemperaturen auftreten, wie z. B. an der Ostsee-

küste, indem der Auftrieb des kühlen Tiefenwassers in wenigen Stunden die
Gesamttemperatur des sommerlich erwärmten Oberflächenwassers um mehrere
Grade herabsetzt (Merz).

Dichtigkeit und Salzgehalt des Meerwassers. Der Dichtigkeits-
grad des Meerwassers ist abhängig vom Wärmegrad, dem Chlorgehalt und dem
gesamten Salzgehalt und demnach eine im Lauf des Jahres stark wechselnde
Größe, die auch auf den osmotischen Druck Einfluß nimmt, indem dieser mit
der Höhe der Temperatur und des Salzgehaltes ansteigt. Im Laufe einer Badekur allerdings schwankt er in wesentlich engeren Grenzen, und auch in den
einzelnen Meeresbecken sind die Jahresmittel und Jahresunterschiede relativ gering.
Doch wird der Unterschied im Salzgehalt, z. B. der Ostsee gegenüber der nördlichen Adria, dem Badenden durch Erleichterung des Schwimmens im dichteren
Wasser der letzteren, andererseits auch durch die Erregung des Nervensystems
und den Hautreiz recht deutlich fühlbar. Schon zwischen Ostsee und Nordsee
besteht ein großer Unterschied in der Anregung durch den Salzgehalt des Meerwassers.

⁰/₀₀ Salzgehalt in der Oberflächenschicht des Meerwassers
an den deutschen Küsten.

	Februar	Mai	August	November	Jahr
Ostsee					
Schu'tz-Grund im südl. Kattegat . .	22,0	16,1	17,9	19,3	18,2
Arkona auf Rügen	8,5	7,7	7,8	7,8	7,95
Danziger Bucht	7,3	7,1	7,2	7,2	7,2
Nordsee					
Helgoland	32,64	31,26	31,87	32,80	32,10

Der Salzgehalt des Meerwassers in der zum Baden benutzten Oberflächenschicht, welche allein in Betracht kommt, ist in den verschiedenen Meeren
etwa folgender:

Salzgehalt in %

Atlantischer Ozean. 3,6
Chinesisches Meer (Tsingtau) 3,34
Westliches Mittelmeer . . . . 3,6—3,9
Adriatisches Meer . . . . 3,5—4,5
Nordrand der Adria 3,78
Südliches und südöstliches Mittelmeer . . . . 4,0—4,8
Griechisches Meer . . . . 3,5—3,8
Marmarameer 2,4
Nördliches Schwarzes Meer 1,2
Südliches Schwarzes Meer 1,85
Östliche und nördliche Ostsee. . . 0,6% und weniger bis 0
Mittlere Ostsee . . . . 1,2—1,5
Westliche Ostsee. . . . . 1,5—1,7
Nordsee. . . . . 3,1—3,4.

Hennig nennt für einzelne Meere folgende Verhältnisse: Die Ostsee enthält im Mittel
NaCl 0,96, Fixa 1,12; die Nordsee NaCl 2,22, Fixa 3,11; der Atlantische Ozean NaCl 2,60,
Fixa 3,35; das Mittelländische Meer NaCl 3,49, Fixa 4,64; Schwarzes Meer NaCl 1,13, Fixa
1,40; Asowsches Meer NaCl 0,92, Fixa 1,18; Kaspisches Meer NaCl 0,61, Fixa 1,01.

Die eingeschlossenen kühlen Meeresbecken mit reichlichem Zufluß süßen Flußwassers,
wie die Ostsee und das Schwarze Meer, haben demnach die geringste Dichtigkeit der
Salzlösung. Die Salzverhältnisse in der Badezeit an der Ostsee sind nach Hiller dem
Bericht der Kommission zur Untersuchung der deutschen Meere entnommen:

Salzgehalt im Liter während der Sommermonate
Juni, Juli, August, September

Bei Friedrichsort	12,6 bis 17,0 g
„ Travemünde.	10,5 „ 13,6 g
„ Warnemünde	9,5 „ 13,0 g
„ Darsser Ort	8,7 „ 11,3 g
„ Lohme (Rügen)	8,2 „ 8,7 g
„ Hela (Danziger Bucht)	6,2 „ 7,6 g

In der Zusammensetzung der festen Bestandteile wiegen von den Anionen die Chlorionen gegenüber den Sulfationen und gar Carbonationen ganz beträchtlich vor; unter den Metallionen, die Natrium- und Magnesiumionen gegenüber den in wesentlich geringeren, aber doch noch recht schwankenden Mengen vorkommenden Kalium- und Kalziumionen, die besonders im Mittelmeer vertreten sind. Die Zusammensetzung des Seewassers nach W. Dittmar, die ich der Arbeit von A. Merz, „Das Meerwasser" entnehme, ist folgende mit geringen Abweichungen im Prozentsatz aller Salze.

Mittlere Zusammensetzung des Seewassers nach W. Dittmar.

Ionen	in Proz. aller Salze	Salze	in Proz. aller Salze	in 1000 g normalen Ozeanwassers
Cl	55,292	$NaCl$	77,758	27,213
Br	0,188	$MgCl_2$	10,878	3,807
SO_3	6,410	$MgSO_4$	4,737	1,658
CO	0,152	$CaSO_4$	3,600	1,260
CaO	1,676	K_2SO_7	2,465	0,863
MgO	6,209	$CaCO_3$	0,345	0,123
K_2O	1,332	$MgBr_2$	0,217	0,076
Na_2O	41,234			
Insgesamt	100,000		100,000	35,000

Es ist wohl fraglich, ob bei der äußeren Anwendung des Meerwassers im Bad die qualitative Differenz in den festen Bestandteilen eine Rolle spielt. Im wesentlichen wird man das Seebad chemisch als ein kräftiges oder mildes Solbad, je nach dem Gehalt an Kochsalz und nach der Temperaturhöhe ansprechen dürfen.

Da auch die geringen Spuren Jod und Brom, welche gefunden wurden, schon in der Erklärung der Badewirkung eine Rolle gespielt haben, sei erwähnt, daß besonders das Mittelländische Meer an Jod- und Bromsalzen bis 0,1 g im Liter enthält, insbesondere an den von Seetang umkränzten Gestaden. Es sind dies Mengen, die zum Teil über den Jodgehalt der vielberufenen festländischen Jodquellen hinausgehen, von deren Jodwirkung beim Baden allerdings ebensowenig die Rede sein kann als von derjenigen im Seewasser. Über den Jodgehalt und Bromgehalt der Seeluft infolge von zerstäubtem Seewasser oder in den Inhalatorien ist man bereits zur Tagesordnung übergegangen.

Die Bewegung des Meeres. Die Bewegung des Seewassers ist der dritte wichtige Punkt in der Balneotherapie am Meere. Der Einfluß der Bewegung des Seewassers auf den Wellenschlag, d. h. auf den Andrang der Wassermassen auf den Körper des Badenden macht sich bemerkbar durch Flut und Ebbe und durch die Windbewegung des Wassers, während die Meeresströmungen und die Wasserunruhe der Brandung hierin praktisch belanglos sind, da an solchen Stellen wohl nur selten Seebäder genommen werden können.

Der mächtigste Wellenschlag findet sich an den ozeanischen Gestaden insbesondere wenn Flut und Windrichtung miteinander gehen. Bekannt ist der Wellenschlag in Biarritz, doch ist schon der Wellenschlag der Nordsee,

welcher im Durchschnitt geringer ist, bereits so kräftig, daß er in seiner größten
Stärke, selbst ganz abgesehen von Stürmen, kaum mehr Verwendung findet.
Wesentlich milder ist der Wellenschlag der Ostsee, die nur im westlichen
Teil von der Flutbewegung noch heimgesucht wird, doch liefert Seewind an der
Mehrzahl der Badetage einen milden oder sogar leidlich kräftigen Wellenschlag.
Der Wellenschlag des Mittelmeeres wird im wesentlichen durch den auf die Küsten
stehenden Wind verursacht, doch macht sich an den guten Strandplätzen Italiens
die Flut noch in deutlicher, wenn auch milder Weise im Wellenschlag bemerk-
bar, so in Viareggio, Rimini, am Lido und in Grado.

Die Seebäder der Krim und der Kaukasusküste erhalten nur durch Wind
Wellenschlag, der allerdings auch im Sommer bei häufigen Seewinden, denen
diese Küsten unterstellt sind, kräftig werden kann.

Die physiologische Wirkung der Seebäder. Die physiologische
Wirkung der Seebäder äußert sich als Folge aller drei Faktoren des Meerwassers,
des mehr oder weniger kräftigen Temperaturreizes, Salzreizes und mechanischen
Reizes der den Körper stoßenden und drängenden Wassermassen. Sie ist eine
abkühlende und zugleich die Wärmeproduktion steigernde, beide Wirkungen
können sich ausgleichen. In allen Fällen aber ist der Nervenreiz insbesondere
des bewegten Seebades gewaltig, der sich als stimulierend, die motorische, vasomotorische und sekretorische Funktion anregend bemerkbar macht.

Gerade der mächtige mechanische Reiz trägt wesentlich dazu bei, das Seebad von dem Solbad zu unterscheiden und es in der Thalassotherapie äußerst
vorsichtig zu bewerten. Aber auch die Heilerfolge der Seebadekuren im weitesten
Sinne übertreffen in beträchtlichem Maße, wie Häberlin zeigte, diejenigen der
Solbadekuren aus verschiedenen Gründen, wobei die meistens längere Dauer der
Behandlung im Seesanatorium natürlich mitspricht. Ohne hier auf balneologi-
sche Spezialwirkungen in der Therapie näher einzugehen, sei hier darauf hingewiesen, daß die vasomotorischen Wirkungen wohl meistens eine Erhöhung der
Herzarbeit im Gefolge haben. Helwig fand bei starkem Wellenschlag eine erhebliche Zunahme des systolischen Druckes und der Pulsfrequenz und damit
auch des Amplitudenfrequenzproduktes: des Minutenvolumens. Nach den Untersuchungen von Loewy, Müller und seinen Mitarbeitern stellt das Nordseebad
also das kühle, stark salzhaltige Seebad mit kräftigem Wellenschlag einen der
mächtigsten Eingriffe in die zirkulatorischen Verhältnisse dar, welche wir kennen,
dem nur ein gesundes Kreislaufsystem ausgesetzt werden sollte. Es scheint
auch durch den kräftigen Reiz des Salzwassers bei Kindern zu nicht unbeträcht-
lichem Eiweißzerfall zu kommen, denn Schkarin und Kufajeff fanden bei
5 Kindern in 9 tägiger Badekur beträchtliches Sinken der N-Retentionswerte, die
auch in einer 3 tägigen Nachperiode nicht wieder die Höhe der Vorperiode erreichten. Wir müssen das auch von klinischen Gesichtspunkten aus erwarten
und berücksichtigen und so scheidet es aus der Therapie jedes schonungsbedürftigen, schwächlichen Kranken ohne weiteres aus.

Über die Wirkung des Ostseebades fanden Helwig und Müller: ohne
Wellenschlag prinzipiell dieselbe Änderung von Pulsfrequenz und Blutdruck wie
im kühlen Wasserbad, bei starkem Wellenschlag genau dieselbe Wirkung wie im
Nordseebad. Ausschlaggebend ist also die Wirkung des mechanischen Reizes.

Geringer in Reiz und mechanischer Wirkung ist allerdings meistens das
Ostseebad, dem häufig auch infolge der geringeren Konvektion von Wärme eine
geringere thermisch alterierende Wirkung eigen ist. Es mag im Hochsommer
auch bei weniger geübten und schwachen Individuen zur Unterstützung der
Klimatotherapie in Anwendung gebracht werden, wenn die Dauer kurz ist, d. h.
wenige Minuten. Die lauwarmen Seebäder des Südens, aber auch sehr geschützter

warmer Buchten der Ostsee im Hochsommer bei Temperaturen von 23 bis 28°C haben, wie wir sahen, zu einer ausgiebigen Anwendung in der Thalassotherapie auch Erkrankter geführt. So wurden aus den Adriastationen in Abbazia, von Pupini in Portorose und von Monti in San Pelâgio bei Kindern, Blutarmen und bei Störungen des Stoffwechsels gute Erfolge berichtet. Die Dauer wird auch hier 5 bis 15 Minuten nicht überschreiten und nach den Gesichtspunkten der Hydro- und Balneotherapie zu dosieren sein.

Es sei nur kurz noch der Inhalation von vernebeltem Meerwasser, wie sie an der Nordsee und noch mehr in einigen der französischen Seebadeorte zur Anwendung kommt, gedacht, ebenso der subkutanen Einverleibung sterilisierten oder filtrierten Seewassers, wobei bereits spezialisierte Gebiete der internen Medizin betreten werden, die aber unter Umständen in der Lage sind, in der Therapie bestimmte Indikationen des klimatischen Aufenthaltes zu erweitern.

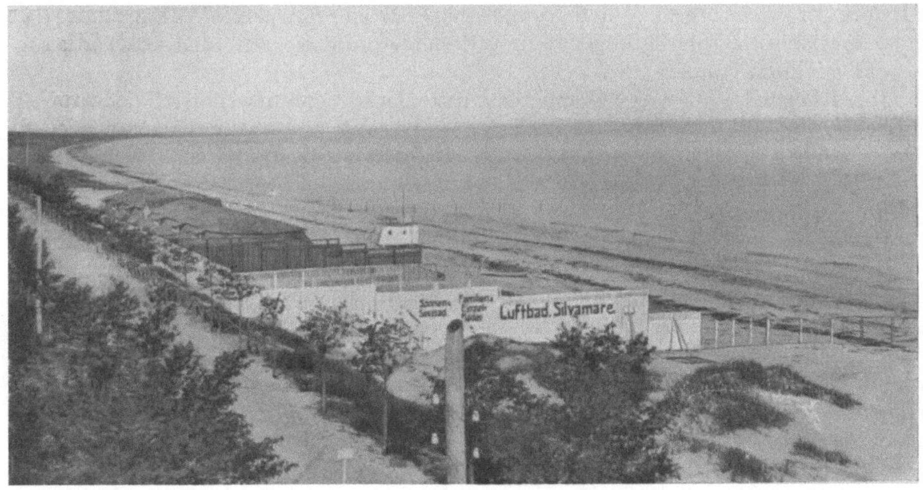

Abb. 67. Strandluftbad an der Ostsee.

Die Aëro- und Heliotherapie am Meer. Eine teils absichtlich, teils schon lange unbewußt verwendete Einwirkung in der Thalassotherapie sind die am Strande genommenen Luft- und Sonnenbäder. An den nördlichen Küsten ist wegen der Luftbewegung mit dem unbesonnten Luftbad meistens, mit dem besonnten öfters noch eine Wärmeentziehung verbunden, wenn nicht Dünen oder Wälder als Schutz gegen den Wind benutzt werden. Sonnenbäder zwar, die möglichst im Windschutz zu nehmen sind, haben oft noch eine Wärmezufuhr im Gefolge; obgleich auch hier die Wärmeeinstrahlung auf den Körper beim sog. kalten Sonnenbad, wie es Lenkei beschreibt, durch die Ausstrahlung des Körpers und die Luftkonvektion ausgeglichen wird. Auf alle Fälle unterwerfen wir den Körper mit den Sonnen- und Luftbädern wieder gesteigerten Reizen und neuen Anforderungen an das Wärmeregulierungsvermögen, an das Gefäßsystem, die Hauttätigkeit und das Nervensystem. Die Verbindung der Seebadekur mit der Sonnenbehandlung, eine Kombination von allgemeiner und Lokalbehandlung, hat Joubert bei der Behandlung bazillärer Drüsenerkrankungen die besten Resultate geliefert.

Geographische und zeitliche Eignung der Thalassotherapie.
Die umfassende Thalassotherapie gerade an den nordischen Küsten verlangt
demnach vom Organismus auf einer Reihe von Gebieten ganz bedeutende Mehrleistungen, die außerdem nicht leicht abstufbar sind. Günstiger liegen die Verhältnisse an den Küsten des Mittelländischen Meeres, wo die Höhe der Lufttemperatur und der Wassertemperatur sowie die geringere Luftbewegung im
Sommer eine äußerst abstufbare und schonende, viele Funktionen mäßig anregende Thalassotherapie ermöglicht. Wo sie also in möglichster Vielseitigkeit angestrebt wird, da wird man für den schwächlichen Organismus die südlichen Küsten von Mai bis Oktober, für den widerstandsfähigeren auch die Nord-
küsten unseres Kontinentes von Juni bis September in Erwägung ziehen. Im
Herbst pflegt an den nordischen Küsten die Thalassotherapie mehr und mehr
in eine ausschließlich klimatische Therapie überzugehen und ist im Winter an
sämtlichen Küsten Europas eine wesentlich klimatische, da wir die erwärmten,
auch während des Winters an verschiedenen Seestationen der Nordsee (Wyk)
und der Ostsee (Kolberg), der französischen Küste (Arcachon, Biarritz), der
Adria (Abbazia) verabfolgten erwärmten Seebäder nicht zur strikten Thalassotherapie rechnen können.

Mit Rücksicht auf die verschiedene Intensität der einzelnen thalassotherapeutischen Faktoren ist die Tageseinteilung der Kur an den verschiedenen
Küsten auch abgesehen von der Verschiedenheit der Indikation eine verschiedene; sie wird bedingt durch die Wärmeentziehung einerseits, durch Zufuhr von
Strahlungsenergien in der Besonnung andererseits.

Die mit so kräftigen Reizen arbeitende Thalassotherapie ist ein tonisierendes
Verfahren par excellence, bei welchem unter allen Umständen anregende, reak-
tionsbefördernde, umstimmende Momente so im Vordergrund stehen, daß wir
darauf verzichten müssen, wo wir in irgendeiner Beziehung sedativ wirken
wollen oder wo die Schonung vielseitiger Funktionen notwendig ist, um auf
anderen Gebieten erzieherisch und übend zu wirken und die Vorteile einer gesteigerten Säftezirkulation und einer reichlicheren Ernährung besonderen Provinzen des Organismus zukommen zu lassen.

Technik und Methode der Seebadekur. Zur Beförderung der Reaktionen insbesondere da, wo die Thalassotherapie vorwiegend wärmeentziehend
wirkt, hat demnach auch die aktive Bewegung des Körpers einzusetzen. Es ist
also von großer Wichtigkeit, in der Beschaffenheit des Badestrandes oder in
Strandpromenaden eine Stütze für Bewegungskuren zu finden. Am besten sind
in dieser Hinsicht die Küsten der Nordsee, des Kanals und des Atlantischen
Ozeans gestellt. Während die Strandverhältnisse an der Ostsee den Strandpromenaden oft viel weniger günstig sind, entschädigen sie durch herrliche,
von Spazierwegen durchzogene Wälder. Am Mittelmeer fehlen letztere fast durchweg und auch die Strandverhältnisse sind häufig durch Felsen oder Kieselküsten
für ausgiebige Bewegung ungeeignet. Eine Ausnahme machen davon die westliche Küste der Adria und die Küste bei Spezia und Viareggio, das auch einen
sehr ausgedehnten herrlichen alten Pinienwald hat, sowie das adriatische
Seebad Grado. Weniger ist der Strand an den anderen istrischen und dalmatinischen Seebädern entwickelt. Durch kunstvoll angelegte Promenaden und
steigende Spazierwege, die auch jede Art von Terrainkur ermöglichen, zeichnet
sich Abbazia aus.

Zum Abklingen der therapeutisch wichtigen Reaktion verlangt der Organismus Ruhe und behagliche Wärme der Umgebung. Die Liegekur am freien Strand
in offenen Strandhallen oder nach der See zu sich öffnenden Loggien und Veranden
hat deshalb in der modernen Thalassotherapie ihren Platz gefunden. Durch

schützende Vorrichtungen wird sie auch an nördlichen Küsten und häufig besser als an südlichen während des ganzen Jahres ermöglicht, obgleich auch hier mancher ausgezeichneter Einrichtungen in den Kurorten der Riviera, der Krim und der Kaukasusküste gedacht werden soll. Sie ist es vorwiegend, welche einen außerordentlich verlängerten Genuß der Seeluft herbeiführt. Windgeschützte Sitzgelegenheit und aller Komfort für die Erholung am Strande, in der Sonne und im Bereich der durch die Seebrise herbeigeführten reinen, feuchten Seeluft sind unumgängliche Ansprüche der modernen Thalassotherapie.

Die Mehranforderungen, welche dem Körper zugemutet werden, können insbesondere beim Kranken und beim Geschwächten nicht oder nur zum kleinen Teil durch vorhandenes Körpermaterial gedeckt werden. Sie verlangen eine erhöhte Nahrungszufuhr, einen erhöhten Umsatz von Nährmaterial und wahrscheinlich auch von bereits organisiertem Zellmaterial, wobei es zunächst unentschieden bleiben kann, ob auch qualitative Veränderungen im Abbau oder schwankende Umsatzgrößen im Abbau der einzelnen Baustoffe des Organismus beobachtet werden. Eine reichliche Nahrungszufuhr, aber auch ein intaktes Resorptionsvermögen und eine steigerungsfähige Assimilation sind demnach die eigentlichen Grundbedingungen einer erfolgreich und planmäßig durchgeführten Thalassotherapie. Wo diese vorhanden ist, bedarf es nur der sorgfältigen Abstufung der einzelnen thalassotherapeutischen Reizmittel, um das Endziel der Kräftigung, der Tonisierung, der Erhöhung der Abwehrkräfte des Organismus herbeizuführen.

Die Indikationen. Die Indikationen sind zunächst da gegeben, wo eine genügende Nahrungszufuhr nicht von einer genügenden Verbrennung gefolgt ist, also bei Neigung zum Fettansatz, bei Fettsucht, bei Gicht. Die Thalassotherapie wird da wärmstens empfohlen.

Bezüglich des Diabetes stehen noch mangels einheitlicher Beurteilung seiner Erscheinungsformen und bei der Gefahr, welche dem Kranken durch Überanstrengung erwächst, Urteile aus.

Die Erkrankungen der blutbereitenden Organe geben nur in beschränktem Maße Veranlassung zur umfassenden Thalassotherapie da auch hier, insbesondere bei der zu Badeexzessen geneigten heranwachsenden weiblichen Jugend größte Vorsicht geboten ist. Die rein klimatische und eventuell die heliotherapeutische Seite des Seeaufenthalts allein liefert hier schon Anregung genug. Häberlin fand an der Nordsee die Hämoglobinzunahme mit Bädern langsamer als ohne Bäder; man kann dasselbe in Helwigs und anderen Befunden konstatiert sehen.

Eine besondere Eignung entfaltet hier auch wieder der kindliche Organismus, nicht zum wenigsten deshalb, weil wir beim Kinde viel leichter in der Lage sind, den Einfluß auf Nervensystem und Psyche zu bemessen und zugleich Disziplin und genaueste Dosierung in die Thalassotherapie einzuführen.

Diese letzte Voraussetzung verdient besondere Berücksichtigung bei der maritimen Behandlung der Skrofulösen, der mit Adenopathien behafteten, an lymphatischer Diathese leidenden Kinder. Leichte Anämie, leichte Erkrankungen der Schleimhäute und insbesondere diejenigen der Respirationsorgane, sogar Augenaffektionen spielen, wie Monti an einem großen Material gezeigt hat, dabei keine einschränkende Rolle. Die vorhandenen Wachstumsfaktoren Körperlänge, Körpergewicht und Brustumfang werden in verschiedenem Grade, aber meist gleichzeitig in günstigem Sinne beeinflußt. Nicht minder vorteilhaft erweist sich der wichtige Einfluß der Thalassotherapie auf die Heilung skrofulöser Erkrankungen der Haut und des lymphatischen Apparates. Die rein thalassotherapeutisch behandelten Erkrankungen der Knochen und

Gelenke zeigen nach Monti eine geringere Tendenz zur Heilung als die vorbenannten Gruppen, andererseits aber doch ein gewaltiges Überragen der Thalassotherapie, der konservativen, physikalischen und der Ernährungstherapie gegenüber chirurgischen Eingriffen. Ewald, Baginsky weisen für die deutschen Küsten darauf hin. Noch günstiger urteilen in dieser Beziehung französische Autoren wie Lalesque, Cazin und van Merris. Die notwendige Dauer der Thalassotherapie des Kindesalters erstreckt sich auf Monate oder selbst Jahre. Die durchschnittliche Dauer ist 5 bis 6 Monate. Den Seebädern ist dabei nur ein beschränkter Aktionsraum zugewiesen. Es ist dies aus allen kritischen Veröffentlichungen, insbesondere aus den Referaten auf den thalassotherapeutischen Kongressen der letzten Jahre herauszulesen, wenn auch gewöhnlich ein klares Bild dessen, was auf Rechnung der Seebäder, was auf Rechnung der Klimato- und Heliotherapie zu setzen ist, nicht gegeben werden kann.

Während an den deutschen Küsten die uneingeschränkte Thalassotherapie der kindlichen Lungentuberkulose noch wenige aber zielbewußte Vertreter findet, haben Monti, dann Glück bereits dieser Behandlung das Wort geredet. Die Erfolge an den französischen Küsten, wie sie aus Berck-sur-Mer von Calot, von Camino aus Hendaye berichtet wurden, ermuntern geradezu auch mit Bezug auf offene Tuberkulosen. Die ernstliche Warnung Baginskys vor der thalassotherapeutischen Behandlung der offenen Tuberkulosen des Kindes muß jedoch als eine an deutschen Küsten gemachte Erfahrung ausdrückliche Erwähnung auch hier finden. Uneingeschränkt fast ist die Indikationsstellung für alle diejenigen Dermatosen, welche als auf skrofulöser und rachitischer Basis beruhend gedacht werden. Loeb hat Tuberkulide, akute, chronische und subchronische Ekzeme, Acne vulgaris, Furunkulose, Pruritus, Lichen ruber, Prurigo, Hyperidrosis mit bestem Erfolg behandelt. Ullmann, Baginsky, Monti sprechen sich speziell für die Dermatosen auf skrofulöser Basis aus, während solche auf nervöser Anlage beruhende im allgemeinen der Thalassotherapie fernzuhalten sind. Es läßt sich jedoch nicht verkennen, daß eine vorsichtige Methodik insbesondere in bezug auf Vermeidung allzu starker Häufung von Reizen, wie des hochaktinischen Lichtreizes, auch hier die Thalassotherapie Gutes leisten läßt. Die Kombination von Seebad mit Sonnenbad ist zu meiden, während das Luftbad vor einem Seebad zum Teil warm empfohlen wird.

Vor der Thalassotherapie der rheumatischen Erkrankungen begegnen wir häufig Warnungen, so bei Baginsky für alle mit rheumatischen Erkrankungen in Zusammenhang stehenden Manifestationen am kindlichen Körper, doch werden auch hier von seiten der wärmeren Seestationen Ausnahmen berichtet. Besonders für die Gicht scheint in den wärmeren Seebädern keine Kontraindikation zu bestehen, wie besonders französische Forscher betonen. Eine Kontraindikation liegt bestimmt vor in allen den Fällen, in welchen ein geschwächtes Herz, ein labiles, sehr irritables Nervensystem vorhanden ist, bei akuten oder solchen subchronischen Infektionszuständen, wo ein stärkerer Reaktionsreiz die kaum erreichte Superiorität der Abwehrvorrichtungen unseres Organismus über eingedrungene Krankheitserreger oder deren Toxine ins Schwanken bringt, wo Temperatursteigerung und Gewichtsabnahme sowie Appetitmangel und bei genauerer Untersuchung eine Abnahme des Hämoglobins und der Erythrozyten sich bemerkbar machen.

Die Häufung intensiver Reize, die Wärmeentziehung, vielleicht auch Eigenheiten in der Blutverteilung in den Verdauungsorganen sind bei der Warnung vor der Thalassotherapie bei bestehenden Erkrankungen der Verdauungsorgane maßgebend gewesen. Es läßt sich da wohl nicht immer entscheiden, ob nicht eine für die Seetherapie ungeeignete Kost, wie wir ihr, abgesehen von

Sanatorien, gar nicht selten begegnen, an der ungünstigen Beeinflussung die größere Schuld trägt. Für Kinder erblickt Baginsky in einer Schwäche der Digestionsorgane eine Kontraindikation zum Teil aus noch unbekannten Gründen, aber fußend auf langjährigen Erfahrungen, Albu insofern, als fast alle Magen- und Darmkranke auf Kältereize schlecht reagieren.

Die Thalassotherapie der Nervenkrankheiten wird besonders von Eulenburg einer Kritik unterzogen. Wenn er auch nicht die früher herrschende Scheu der Behandlung nervöser Krankheiten an der See und durch die See teilt, so werden doch auch von ihm gewichtige Bedenken erhoben, nicht nur gegen jede Therapie akuter Erkrankungen des peripheren und zentralen Nervensystems, sondern auch für die Zeit der Rekonvaleszenz von organischen Erkrankungen.

Baginskys Erfahrungen über die nervösen Erkrankungen des Kindesalters decken sich damit. Die Anschauungen französischer Ärzte, die sich insbesondere auf einer alten Erfahrung in der Thalassotherapie des Kindesalters aufbauen konnten, neigen schon mehr zu einem nicht zu ängstlichen Fernhalten gerade auch der nervösen Kinder von der See, wenn Schlaf und Verdauungstätigkeit den Anforderungen, welche die vermehrten Reize an die rasche Entwicklung stellen, genügen. Die Untersuchungen Helwigs und vor allem Berliners geben uns neben denen Eulenburgs hierin wichtige Fingerzeige.

Die Seehospize für Kinder. Aus der entschiedenen Wichtigkeit der Dosierung des Seeklimas und der Thalassotherapie, die immer häufiger bei Personen, die dieses Klimas absolut unkundig sind, zur Anwendung kommt, ersieht man ohne weiteres die Zweckmäßigkeit der Sanatoriumsbehandlung gerade an der See. Von selbst kam man darauf durch die Eignung des Kindesalters für diesen Zweig der klimatischen Behandlung, welcher mit sorgsamer Ernährung so eng verbunden ist. Die Mächtigkeit der thalassischen Reizmittel, die häufige Übertreibung in ihrem Gebrauch, welche früher der Thalassotherapie so geschadet hat, und ferner die lange vorhandene, auch heute noch an den deutschen Küsten bestehende Schwierigkeit, an den Seeküsten außerhalb der Badezeit eine für Kranke geeignete Unterkunft und Ernährung zu erhalten, drängte zur Begründung von Hospizen, Heimen und Sanatorien. Den Anfang machte vor über 125 Jahren England mit dem Royal Sea Bathing Infirmary in Margate, dann kam im Jahre 1872 Frankreich mit Berck-sur-Mer, dann Italien, im Jahr 1879 Deutschland und seit 28 Jahren das Wiener Kinder-Seehospiz in St. Pelagio bei Rovigno an der Adria.

Die Hospize und Heime sind es gewesen, welche erst die volle Ausnützung der Thalassotherapie und ihre Abstufung ermöglichten, sowie Schutz vor Übertreibung und ein krankenwürdiges Refugium vor zeitweise auftretenden klimatischen Unbilden gewährten. Mit ihrer Geschichte ist der Fortschritt in der Bekämpfung in der Tuberkulosesterblichkeit schon jetzt aufs engste verknüpft, auch wo, wie in Deutschland wenigstens, wir erst am Anfang der Ozeanotherapie der Tuberkulose stehen und obgleich in Frankreich nach den betrübenden Mitteilungen Lalesques ein gewisser Stillstand als Folge der Interesselosigkeit vieler Behörden gegenüber dieser Frage zutage getreten ist. Nicht zum mindesten ihrer Tätigkeit verdanken wir, wie Ewald schon vor 20 Jahren hervorhob, die nähere Kenntnis der staunenswerten Fülle von Heilkraft, welche einer zielbewußten Thalassotherapie innewohnt.

Bei der sozialen Wichtigkeit und der in ärztlichen Kreisen immer noch nicht hinlänglich gewürdigten Bedeutung der therapeutischen Kraft der Seeklimate folgt der Aufzählung bekannterer Seekurorte eine kurze Übersicht über die wichtigsten an den Küsten des europäischen Kontinents befindlichen Sanatorien, unter welchen die Kindersanatorien und Hospize die größte Beachtung beanspruchen.

Häberlin hat über letztere eine ausführliche Darstellung im Jahre 1911 publiziert.

Klimatische Seekurstätten, Seehospize etc.

Gruppe der mittelwarmfeuchten und warmfeuchten Seeklimate.

Westküste Frankreichs: Le Conquet, Morgat, Douarnenez, Pont-Aven, St. Gildas. Le Croisic, Pornichet, Pornic, Les Sables d'Olonne, St. Martin, La Tremblade, Royan, Arcachon, Cap Breton, Biarritz, St. Jean de Luz, Hendaye.

Nordküste Spaniens: San Sebastian.

Westküste Spaniens: Mondariz bei Vigo. La Toja.

Südwestküste Spaniens: Cadiz, Algeciras, Gibraltar.

Portugiesische Küste: Figueira da Foz, Ericeira, Parede, Carcavellos, Lissabon, Nossa Senhora da Luz bei Lagos, Lagos.

Südostküste Frankreichs: Banyuls-sur-Mer, Cette.

Riviera di levante: Nervi, Recco, Portofino, Santa Margherita, Rapallo, Chiavari. Sestri-Levante, Spezia und Umgebung.

Westküste Italiens: Viareggio, Livorno, Porto d'Anzio, Golf von Neapel und Salerno mit verschiedenen Stationen.

Ostküste Italiens: San Cataldo, Ancona, Rimini, Küste von Ravenna, Lido-Venedig.

Nord- und Ostküste der Adria: Grado, Brioni, Portorose, Lovrana, Abbazia. Buccari, Cirkvenice, Lussin, Lesina, Curzola, Ragusa, Cattaro.

Kaukasus-Riviera: Anape, Geleudjik, Tuapse, Ssotschi, Gagry, Suchum-Kale, Poti.

Krim-Riviera: Livadia, Jalta, Gursuf, Massandra, Suksu, Alupka, Aluschta.

Sizilien: Palermo, Trapani.

Corsica: Ajaccio.

Insel Malta.

Insel Corfu.

Peloponnes: Kalamata.

Insel Djerba an der tunesischen Küste.

Außereuropäische Küstenstädte am Mittelmeer: Beirut, Ramleh bei Alexandrien, Algier und algerische Küste, Tanger.

Balearen.

Azoren.

Madeira.

Teneriffa und Kanarische Inseln.

Cap Verdische Inseln.

St. Helena.

Floridaküste.

Die Gruppen der kühlfeuchten Küstenklimate.

Deutsche Küste. a) Nordsee: Ostfriesische Inseln: Borkum, Juist, Norderney. Baltrum, Langeoog, Spiekeroog, Wangeroog, Helgoland. — Küstenstädte: Cuxhaven, Büsum. — Nordfriesische Inseln: Amrum mit Wittdün u. a., Föhr mit Wyk und Boldixum, Sylt mit Westerland und Kampen, Keitum, Röm mit Lakolk.

b) Ostsee: Glücksburg, Heiligenhafen, Scharbeutz, Travemünde, Boltenhagen, Kirchdorf, Alt-Gaarz, Arendsee, Heiligendamm, Warnemünde, Graal, Müritz, Neuhaus, Wustrow. Zingst, Kloster, Saßnitz, Putbus, Binz, Göhren, Carlshagen, Zinnowitz, Bansin, Heringsdorf, Ahlbeck, Swinemünde, Misdroy, Ost-Dievenow, Berg-Dievenow, Klein-Dievenow, Rewahl, Kolberg, Rügenwaldermünde, Stolpmünde, Leba, Hela, Zoppot, Oliva, Westerplatte, Kahlberg, Neuhäuser, Georgenswalde, Rauschen, Cranz, Schwarzort, Memel.

Dänemark. a) Nordseeküste: Insel Fanö, Esbjerg und kleinere Seebadeorte.

b) Ostseeküste: Klampenborg, Skodsborg, Marienlyst, Helsingör, Hellebäck, Refnaes.

Schweden: a) Sund: Marstrand, Styrsö, Lysekil, Strömstad.

b) Ostsee: Die Schären von Stockholm, Ronneby und zahlreiche Hafenorte, Nyneshaffbad, Visby auf Gotland u. a.

Rußland. Ostsee: Strand bei Riga, Pernau, Kemmern, Hapsal, Reval. Die Umgebung von Petersburg.

Finland: Sestrorezk, Terijoki, Hangö, Helsingfors, Abo u. a.

Norwegen. a) Nordsee: Bergen und viele der bekannten Fjorde, Sognefjord.

b) Kristianiafjord am Skagerrak: Hankö, Larvig, Sandefjord, Frederiksvaern.

England. a) Nordsee, Ostküste: Nairn, Portobello, North Berwick, Redcar, Saltburn, Whitby, Scarborough.

Südküste: Wärmere Stationen im Sommer und Herbst bis zum Januar: Eastbourne, Brighton, Insel Wight mit Ventnor und Bonchurch, Bournemouth, Boscombe, Branksome, Parkstone, Weymouth, Torquay, Falmouth, Penzance, Scilly-Inseln, Guernsey, Jersey u. m. a. — Kühlere Stationen: Margate, Ramsgate, Broadstairs, Westgate, Birchington, Dover, Folkestone, Sandgate, Hythe, Hastings, St. Leonards on Sea und viele andere.

Westküste und Irland: Tenby, Aberystwith, Barmouth, Colwyn-Bay, Llandudno, Hoylake, New-Brighton, Southport, Blackpool, Millport, Largs, Helensburgh, Dunoon, Rothesay auf der Insel Bute; Parknasilla, Waterville, Kilkee, Rostrevor, Warrenpoint, Bray.

Holland. Nordsee: Scheveningen, Zandvoort, Katwyk, Noordwyk, Wyk aan Zee, Egmond aan Zee.

Belgien. Nordsee und Kanal: La Panne, Ostende, Mariakerke, Middelkerke, Nieuport-Bains, Westende, den Haan, Duinbergen, Wenduyne, Blankenberghe, Heyst, Knocke.

Frankreich. Nordsee und Kanal: Roscoff, Tréguier, Paimpol, Pléneuf, Dinard, St. Malo, Parame, Avranches, Granville, Grand Camp, Courseuilles, Cabourg-Dives, Houlgate-Beuzeval, Villers-sur-Mer, Trouville, Deauville, St. Valéry-en-Caux, Etretat, Dieppe, Le Tréport, Berck-sur-Mer, Boulogne, Ambleteuse, St. Pol-sur-Mer, Dunkirchen.

Trockenwarme Seekurorte.

Riviera di Ponente: Hyères, Costebelle, Giens, San Salvador, St. Raphael, Cannes, Juan les Pins, Antibes, Villefranche, Beaulieu, Monaco, Monte Carlo, Cap Martin, Mentone, Bordighera, Ospedaletti, San Remo, Alassio, Pegli, Sestri-Ponente.

Südspanische Küste: Malaga, Almeria, Alicante.

Ost-Sizilien: Messina, Acireale, Taormina, Giardini, Catania, Syrakus.

Griechenland: Phaleron bei Athen.

Californische Küste: Santa Cruz, Santa Barbara, Los Angeles, San Diego.

B. Seehospize, Heime, Sanatorien für Erwachsene.

I. Deutschland.

An der Nordsee: Amrum, Föhr mit Südstrand, Boldixum und Wyk, Kuxhaven, Norderney.

An der Ostsee: Binz auf Rügen, Zinnowitz, Heringsdorf, Swinemünde, Kolberg, Zoppot, Westernplatte.

II. Frankreich.

Nordküste: Berck-sur-Mer.
Westküste: Arcachon, Biarritz.
Südküste: Hyères, Cannes, Nizza, Monaco, Mentone.

III. Ungarn.

Abbazzia.

IV. Italien.

Riviera: Cap Ampeglio bei Bordighera, Ospedaletti, San Remo, Arenzano, Pegli Nervi, Rapallo.
Westküste: Cumae bei Pozzuoli.

V. Holland.

Zandvoort.

VI. England.

Bournemouth, Alderney, Warrenpoint u. a.

VII. Dänemark.

Esbjerg.

VIII. Norwegen.

Lyster Sanatorium im Sognefjord.

C. Seehospize, Heime, Sanatorien für Kinder.

I. Deutschland.

An der Nordsee: Amrum, Borkum, Boldixum auf Föhr, Büsum, Döse, Duhnen, Langeoog, Norderney, Sahlenburg, Schobüll bei Husum, Südstrand auf Föhr, Wangeroog, Westerland-Sylt, Wyk auf Föhr.

An der Ostsee: Berg-Dievenow, Groß-Müritz, Heringsdorf, Kahlberg am Haff, Kolberg, Kolbergerdeep, Kolbergermünde, Meinerraggen bei Memel, Neukuhren, Priwall, Rewahl, Rügenwaldermünde, Schwarzort, Stolpmünde, Swinemünde, Olgaheim am Timmendorfer Strand, Travemünde, Warnemünde, Zinnowitz, Zoppot.

Für Winterkuren an der Nordsee eignen sich nach Häberlin nur die vier folgenden Seehospitäler: Sahlenburg, Norderney, Südstrand-Föhr, Wyk-Föhr.

II. Frankreich.

Nordküste: Malo-les-Bains, Zuydcoote, St. Pol-sur-Mer, Berck-sur-Mer, Roscoff.

Westküste: Quimperlé, Le Croisic, Pen-Bron, Pé-au-Midi bei Paimbœuf, Fouras, St. Trojan, Royan, Arcachon, Cap Breton, Hendaye.

Südküste: Cerbère, Banyuls-sur-Mer, Cette, Marseille, Le Pradet, Giens bei Hyères, Hyères, San Salvador, Cannes, Nizza.

III. Nördliche Adria.

Grado, Valdoltra bei Triest, San Pelagio bei Rovigno, Abbazia, Cirkvenice, Portorose.

IV. Italien und Sizilien.

Ligurische Küste: Diano Marina, Loano, Pietra Ligure, Celle Ligure, Voltri, Sestri-Levante, Marina di Massa, Viareggio, Bocca d'Arno.

Thyrrhenisches Meer: Livorno, Porto San Stefano, Volterra, Civita Vecchia, San Marinella Porto d'Anzio, Bagnoli, Pozzuoli, Posillipo.

Adriatisches Meer: San Cataldo, Giulia Nova, St. Benedetto del Tronto, Fontespina, Porto San Giorgio, Falconara, Senigallia, Fano, Riccione, Rimini, Cesenatico, Porto Corsini, Venedig.

Sardinien: Alghero.

Sizilien: Palermo.

V. Holland.

Egmond aan Zee, Wyk aan Zee, Zandvoort, Noordwyk aan Zee, Katwyk aan Zee, Scheveningen, Loosduinen, Oost-Kapelle, Domburg.

VI. Belgien.

Heyst-sur-Mer, Villa d'Uytkerke, Blankenberghe, Wenduyne, Ostende, Middelkerke, Westende.

VII. Großbritannien und Irland.

Englische Ostküste: Whitby, Scarborough, Hornsea, Withernsea, Mablethorpe, Skegness, Hunstanton, Cromer, Great-Yarmouth, Lowestoft, Felixtowe, Southend, Hernebay, Margate, Broadstairs, St. Margarets-Bay, Folkestone.

Englische Südküste: St. Leonards, Eastbourne, Seaford, Brighton, Worthing, Millfield, Bognor, Southsea, Shanklin, Lynington, Bournemouth, Swanage, Torquay, Plymouth, Penzance.

Englische Westküste: Weston-super-Mare, Cardiff, Llandudno, Rhyl, New Brighton, West-Kirby, Southport, St. Anne's-on-Sea, Morecombe, Silloth.

Schottische Ostküste: Nairn, Newport, Comerton, Gullane.

Schottische Westküste: Dunoon, Ravenscraig.

Irische Ostküste: Belfast, Glasnevin, Bray.

VIII. Dänemark.

Jütische Küste: Odder, Buddesmine, Juelsminde, Kolding.

Seeland: Refnaes, Bakkely, Frederiksberg Sanatorium, Gilbjaerg, Munkerup, Hellebaek.

Bornholm: Snogebaek.

IX. Schweden.

Ostküste: Hälsan.

Westküste: Styrsö, Apelviken, Skelderviken.

X. Norwegen.

Westküste: Vikan, Hageviken.

Südküste: Frederiksvaern, Blekóen.

XI. Rußland.

Russische Ostseeküste: Windau, Assern, Bilderlingshof, Neubad, Arensburg, Hapsal, Worms.

Am finnischen Meerbusen: Oranienbaum, Sestrorezk, Högsand.

Am Schwarzen Meer: Budak, Chadshi bei Odessa, Odessa, Jalta, Alupka.

XII. Spanien.

Nordküste: Santander, San Vicente de la Barquera, Coruna.
Ostküste: Barcelona.
Südküste: Chipiona.

XIII. Portugal.

Gelfa, Figueira da Foz, Parede, Carcavellos, Oeiras, Trafaria, Outao.

XIV. Rumänien.

Am Schwarzen Meer: Tekirghiol.

XV. Vereinigte Staaten.

Seehospitalschiffe von Boston, Neuyork und Seesanatorien verschiedener Großstädte,
z. B. Newyork, Boston, Washington, Philadelphia und wohl noch anderer.

Literatur.

Seeklima.

I. Allgemeines Klima.

Benkendorff: Über die Werte „vergleichender Messungen" bei der Erforschung des
Klimas unserer Seebäder. Zeitschr. f. Balneologie usw. Jg. 6, 1913, S. 519. — Berliner
und Müller: Beiträge zur Physiologie der Klimawirkungen. Vergleichende meteorologische
Beobachtungen am Strande und an der Binnenseite des Dünenwaldes in einem Ostseebade.
Zeitschr. f. Balneologie usw. Jg. 4, 1912, S. 551. — Eckardt: Das Klima der Mittelmeerländer und ihre Umgebung in Vergangenheit und Gegenwart. Zeitschr. f. Balneologie usw.
Jg. 3, 1911, S. 557. — Eckart, W. E.: Über die Ursache der jahreszeitlichen Regenfälle
im Mittelmeergebiet usw. Jahresk. f. ärztl. Fortbild. 1917. — Föyn: Das Klima
von Bergen. I. Teil: Die Niederschlagsverhältnisse. Bergen 1901. — Glax: Der therapeutische Wert verschiedener Meerbäder und Meeresklimate. Zeitschr. f. Balneologie
usw. Jg. 1, 1909, S. 528. Über die besonderen Bedingungen der Wirksamkeit der verschiedenen Meeresstationen unter Berücksichtigung ihrer speziellen klimatischen Eigentümlichkeiten. Vortrag auf dem 5. internationalen Kongreß, Kolberg 1911. Der Jodgehalt der Seeluft und seine Bedeutung für die Thalassotherapie. Zentralbl. f. Thalassotherapie 1911, Nr. 3. — Gumpert, F.: Bedeutung und Menge des Staubes. Lehrbuch
der allgem. Therapie von Eulenburg III, S. 218. — Hann: Landklima und Seeklima. Handbuch der Klimatologie Bd. 1, S. 119ff. — Hellmann: Niederschrift über die II. Ausschußsitzung der Deutschen Gesellschaft für Meeresheilkunde, vom 12. Mai 1912. Vorträge:
Grabley, Helwig, Lindemann. Einige Bemerkungen über das Strandklima. Zeitschr. f.
Balneologie usw. Jg. 4, 1912, S. 577. Vergleichende Übersicht über die klimatischen Verhältnisse der deutschen Nord- und Ostseeküste. Veröffentl. d. Zentralstelle f. Balneologie
3. Heft. — Heubner, W.: Über den Salzgehalt der Seeluft. Therapeut. Monatshefte 1911,
S. 607. Nochmals über den Salzgehalt der Seeluft. Therapeut. Monatshefte 1912, H. 2. —
Hiller: Lehrbuch der Meeresheilkunde für Ärzte und gebildete Laien. Berlin 1913, Aug.
Hirschwald. — Janicot: La Riviera française au point de vue de la protection contre le
froid. Le Bulletin médical 1906, Nr. 1. — Krebs, Norbert: Die Halbinsel Istrien. Leipzig
1907. — Leger, M.: Le paludisme en Corse. Ann. de l'Inst. Pasteur Bd. 27, Nr. 9, S. 765. —
Lütgens, R.: Verdunstung, Luftfeuchtigkeit und Niederschläge auf dem Meere. Zeitschr.
f. Balneologie usw. 5. Jg., 1912, S. 341. — Loewy, Müller und Cronheim: Über den
Salzgehalt der Seeluft. Therapeut. Monatshefte 1912, H. 2. — Marzelle: Einfluß der Bora
auf die tägliche Periode einiger meteorologischer Elemente. Denkschr. d. kaiserl. Akad. d.
Wissensch., Wien 1901, Bd. 73, S. 67. — Merz: Über die Bedeutung 24 stündiger Beobachtungen für die Ozeanographie. Verhandl. deutsch. Naturf. u. Ärzte, 81. Versamml. 1909,
II. Teil, S. 138. Die hydrographischen Verhältnisse der Nord- und Ostsee. Zeitschr. f. Balneologie usw. Jg. 4, 1912, S. 649. — Meyer, Hugo: Die Winde zu Keitum auf Sylt, mit
einer Einleitung, die Darstellungen der Windverhältnisse eines Ortes betreffend. Annalen
d. Hydrographie u. marit. Meteorologie 1890, H. 2. — Müller, Franz: Die Bedeutung
meteorologischer Beobachtungen für die Ostseebäder. Berlin 1913. — Natvig, Reinhard:
Die klimatischen Faktoren der norwegischen Küste. Vortrag a. d. 5. intern. Kongreß f.
Thalassotherapie, Kolberg, Juni 1911. — Pannwitz: Wissenschaftliche Forschungen und

klimatische Kuren auf Teneriffa. Reisebericht d. deutsch. Komitees f. ärztl. Studienreisen 1908, Bd. 8. — Paull: Die Heilkräfte des Meeres. Hygienischer Führer für Meerreisende. Karlsruhe 1906. — Philippson, A.: Das Mittelmeergebiet. Verlag von Teubner, Leipzig 1907. — Schubert: Klimatologische Studien an der Ostseeküste und Programmentwurf neuer klimatologischer Untersuchungen daselbst. Bericht üb. d. Jahresversamml. d. Deutsch. Gesellsch. f. Meeresheilk. 1913. — Stenzl, H.: Bemerkungen zur Bestimmung des Salzgehaltes der Seeluft. Therapeut. Monatshefte 1911, S. 727. — U. S. Department of Agriculture, Weather Bureau 1912: Summary of the Climatological Dates for the United States by Sections. Sec. 13, 14, 83, 86, 90, 99. — Wettendorf, H.: Die Seekur an der belgischen Küste. Klin.-therapeut. Wochenschr. 1912, Nr. 1.

II. Physiologische Wirkungen im Seeklima.

Berliner: Beiträge zur Physiologie der Klimawirkungen. Zeitschr. f. Balneologie usw. Jg. 6., 1913, S. 246, 275, 313, 349, 379. — Bockhorn: Das periphere Herz im deutschen Seeklima. Zeitschr. f. physikal. u. diätet. Therapie 1913, S. 472. — Conradi, Erich: Zur Morphologie des Blutes unter dem Einfluß des Seeklimas. Fol. Haematologica, Bd. 17, H. 2, S. 105. — Häberlin: Blutbefunde an der Nordsee. Münch. med. Wochenschr. 1908, S. 924. — Helwig: Die Beziehungen zwischen Seeklima und Blutbildung. Zeitschrift für Balneologie usw. Jg. 2, 1909, S. 600. Der Einfluß des Seeklimas auf das Blut. Zeitschr. f. Balneologie usw. Jg. 5, 1912, S. 144. — Ide: Über die Wirkung des Seeklimas auf den Stoffwechsel. Zeitschr. f. physikal. u. diätet. Therapie Bd. 5, S. 169. Zur Kasuistik der Seeluftwirkung. Zeitschrift f. physikal. u. diätet. Therapie Bd. 8, S. 336. Zur SO-Wirkung der Seeluft. Zeitschr. f. physikal. u. diätet. Therapie. Bd. 9, S. 189. Die Wirkung der Seeluft auf den Stoffwechsel. Zentralbl. f. d. ges. Therapie. 1906, H. 7. Über die qualitative Stoffwechselveränderung im Seeklima. Zentralbl. f. Thalassotherapie Bd. 3, Nr. 5. Über die Beeinflussung des Blutkreislaufes durch das Nordseeklima. 33. Balneologen-Kongreß Berlin 1912. Über den Einfluß des Seeklimas auf den Blutkreislauf. Veröffentl. d. Balneol. Gesellsch. 1912, S. 223. — v. Kügelgen und Helwig: Über den Einfluß des Seeklimas auf die Beschaffenheit des Blutes und den Blutdruck. Vortrag auf dem 5. intern. Kongreß für Thalassotherapie in Kolberg, Juni 1909. — Kurz: Über den Einfluß des Seeklimas auf die Menstruation. Zentralbl. f. Thalassotherapie usw. 1910, Nr. 5. — Loewy und Müller: Die Wirkung des Seeklimas und der Seebäder auf den Menschen. Zeitschr. f. Balneologie usw. Jg. 3, 1910, S. 1. Über den Einfluß des Seeklimas und der Seebäder auf den Menschen. Zeitschr. f. experim. Pathol. 1910, Bd. 7, H. 3. — Widmer, C.: Die Identität der Heilfaktoren im Hochgebirge und an der See. Med. Klinik 1909, Nr. 45.

III. Therapie im Seeklima.

Albu: Inwieweit läßt sich der Aufenthalt an der See für die Behandlung von Verdauungs- und Stoffwechselkrankheiten verwerten? Med. Klinik 1907, Nr. 44. — Belugou: Indications climatothérapiques relatives au tabes. Journ. de Physioth. 1910, Nr. 90, S. 367. — Bunge: Spitzbergen ein Kurort für Lungenkranke. Zeitschr. f. Balneologie usw. Jg. 1, S. 131. — Camino: Etude du traitement marin de la péritonite tuberculeuse. Journ. de Physioth. 1910, Nr. 90, S. 370. — Eulenburg, A.: Zur Klimatotherapie und Balneotherapie der Neurasthenie und verwandter nervöser Zustände. Zeitschr. f. Balneologie usw. 1908, Nr. 1. Die Einwirkung der Seeklimate auf das Nervensystem. Zeitschr. f. Balneologie usw. Jg. 5, S. 334. — Franken, W.: Höhenklima und Seeklima. Zeitschr. f. physikal. u. diätet. Therapie 1907, Bd. 11, S. 731. — Friessinger: Quelle est l'influence du séjour au bord de la mer et du traitement marin en général sur l'appareil cardiovasculaire. Journ. de Physiothér. 1903, Nr. 11. — Galli: Über den Einfluß des Klimas der Riviera auf die Psyche und dessen Rückwirkung auf organische und funktionelle Krankheiten. Zeitschr. f. Balneologie usw. Jg. 5, 1912, S. 536. — Gardou: Le malattie artritiche sul littorale mediterraneo. Revue de Ther. med. chirurg. 1912, 15 marzo. — Gibson: Climatothérapie dans les maladies de l'appareil circulatoire. Journ. de Physiothér. 1910, Nr. 90, S. 366. — Glax: Die Klimatotherapie des Heufiebers mit besonderer Berücksichtigung der österreichischen Riviera. Zeitschr. f. physikal. Therapie usw. 1904/05, Bd. 1, H. 11. — Gottschalk: Die Einwirkung der Seeklimate und Seebäder auf die Erkrankungen der weiblichen Sexualorgane. Zeitschr. f. Balneologie usw. Jg. 4, S. 533. — Helwig: Die Beziehungen zwischen Seeklima und Blutbildung. Zeitschr. f. Balneologie usw. 1909, Nr. 17. — Hennig: Der Einfluß der deutschen Meere (Nord- und Ostsee) auf die Tuberkulose der oberen Luftwege. Zeitschr. f. Tuberkul. Bd. 1 , 1. Die Frühdiagnose der verschiedenen Tuberkuloseformen und der Einfluß der nordischen Meere (Ost- und Nordsee) auf Tuberkulose. Zeitschr. f. Tuberkul. Bd. 14, 2. — Huchard: Les Cardiopathies rhumatismales et artérielles sur le Littoral méditerranéen. Journ. de Physiothér. Bd. 2, Nr. 17. — Huggard: De l'influence climatérique comparée de la mer et de la montagne. Journ. de Physiothér. 1910, Nr. 90. S. 369. — Huismans, L.: Die Heilwirkung der deutschen Seebäder. Therapie d. Gegenwart 1913, H. 3. — Ide: Arteriosklerose und Seeklima. Med. Klinik 1908, Nr. 23. Die Seeluft als Heilmittel. München 1911. Verl. d. ärztl. Rundschau. Die Behandlung der Neurasthenie durch das Seeklima. Neurol. Zentralbl. 1906, Nr. 14. Über die Erhöhung der Reaktionskraft des Organismus im Seeklima. Klin.-therapeut. Wochenschr. 1911, Nr. 32. Lungentuberkulose und Nordseeklima. Med. Klinik 1913, Bd. 9, S. 1122. Zur Wirkung des Seeklimas auf das Nervensystem. Zeitschr. f. physikal. u. diätet. Therapie 1901, Bd. 4, S. 259. — Jaubert: La cure hélio marine des adénites cervicals des Eaux. Revue des Agents physiques 1912, Sept. — Kerez: Vor- und Nachteile sowie Indikationen der Riviera di ponente. Vortrag in der Sitzung des Ärztevereins des Kantons Zug in Cham. — Kohler: Die Behandlung der Lungentuberkulose an der See. Zeitschr. f. Tuberkul. Bd. 14, H. 1. — Kuthy: Seeklima und Tuberkulose. Wiener med. Presse 1904. — Lalesque: Sur un nouveau cas de tuberculose ganglionnaire médiastinique et péritonéale fébrile guérie en cure marine. Journ. de Physiothér. 1910, Nr. 90, S. 370. — Laubry: La climatothérapie dans les affections vasculaires. Journ. de Physiothér. 1910, Nr. 90, S. 366. — Levassort: De l'utilisation des Bains de mer et comment il faut les prendre. Journ. de Physiothér. 1911, Nr. 98, S. 85. — Liotard, E.: Les indications du climat marin. Journ. de Physiothér. 1911, Nr. 104, S. 438. — Ménard: IV. intern. Kongreß f. Physiotherapie, Berlin 1913. — Nicolas und Roechling: Seebäder. Deutsches Bäderbuch 1907. — Nicolas: Winterkuren an der Nordsee. Vortrag im Ärztl. Verein in Hamburg, 12. Nov. 1907. — Pégurier: De l'action dite congestionnante du climat méditerranéen français. Journ. méd. du Littoral Méditerranéen 1905, Nr. 2. Indications et contre-indications du climat méditerranéen dans la tuberculose pulmonaire. Journ. de Physiothér. 1911, Nr. 98, S. 102. — Robin: Über das maritime Klima bei der Behandlung der Tuberkulose. Journ. méd. de Bruxelles 1910. — Sannemann: Zur Frage der Tuberkulose unter den Seeleuten. Archiv f. Schiffs- u. Tropenhygiene 1914, Bd. 18, Beih. 5, S. 348. — Schrumpf (St. Moritz): Die Tuberkulosebehandlung im Süden und speziell an der Riviera. Verh. d. Baln. Ges. 34, Jg. 1913, S. 107. — Senator, H.: Über die klimatische Behandlung der Lungentuberkulose. Zeitschr. f. Balneologie usw. 1908, Nr. 2. — Tichy: Ein Beitrag zur Sonnen- und Schlammbehandlung in der Dobrudscha. Zeitschr. f. physikal. u. diätet. Therapie XXIII. Bd, 1919. S. 328. — Treplin: Das Seeklima als Heilfaktor in der Tuberkulosebekämpfung. Tuberkul.-Fortschrittskurs d. Allg. Krankenh. Hamburg 1914, Bd. 2, S. 69. — Tyson, W.: Sitzung der British balneological and climatological society v. 5. III. 1908. Brit. med. Journ. 1908. — Ullmann: Was haben wir von der Thalassotherapie für die Ausheilung gewisser chronischer Hautaffektionen zu erwarten? Zeitschr. f. Balneologie usw. Bd. 2, S. 28. — Wolff-Eisner: Das Heufieber und seine Klimatotherapie. Zeitschr. f. Balneologie usw. Bd. 1, S. 219.

IV. Die Therapie des Kindes im Seeklima.

Baginski: Seeklima und Kinderkrankheiten. Vortrag vom 5. intern. Kongreß für Thalassotherapie, Kolberg 1911. — Calvé: Die Wichtigkeit der Seehospize in der Behandlung der chirurgischen Tuberkulose. Arch. de méd. des enfants Bd. 15, S. 561. — Clauahan: Die Behandlung des Asthma im Kindesalter. Amer. Journ. of the med. Sciences 1912, Bd. 143, S. 836. — Ewald: Die Kinderheilstätten an den deutschen Seeküsten und ihre prophylaktischen und kurativen Erfolge. Berl. klin. Wochenschr. 1899, Nr. 37. Zum 25jährigen Bestehen des Seehospizes Kaiserin Friedrich in Norderney. Berl. klin. Wochenschr. 1911, Nr. 32. Über die Entwicklung der Kinderheilstätten an den deutschen Seeküsten. Zeitschr. f. Balneologie usw. 1913, Nr. 11, S. 309. — Fischl: Seeluft und Höhenklima als Heilpotenzen bei Kinderkrankheiten. Vortrag vom 27. Balneologenkongreß 1906. — Gmelin: Thalassotherapie des Kindesalters. Zeitschr. f. physikal. u. diätet. Therapie Bd. 15, S. 662. — Häberlin: Die Rolle der Kinderhospize bei der Tuberkulosebekämpfung. Zeitschr. f. Tuberkul. Bd. 18, H. 5. Die Kinderseehospize und die Tuberkulosebekämpfung. Leipzig 1911. Verlag von Werner Klinkhardt. — Häberlin u. Müller, Fr.: Der Einfluß des Aufenthaltes an der Nordsee auf den Stoffwechsel von Schulkindern der arbeitenden Klassen. Verhandl. d. Zentralstelle f. Balneologie II. Bd., 10. Heft, S. 311. — Hellwig: Seeklima und Kindeskörper. Zeitschr. f. Balneologie usw. 1909, Bd. 2, S. 123. Über seeklimatische Kuren im Kindesalter. Fortschritte d. Med. Bd. 11, Nr. 27. — Monti: Die Seeluft und Seebäder und ihre Wirkung auf den kindlichen Organismus. Zeitschr. f. Balneologie usw. Jg. 1, H. 7, 8, 9, 10. — Szegö: Stärkung des Kindes am Strande. Archiv f. Kinderheilk. Bd. 40, H. 4/6. — v. Torday: Die Skrofulose und die Sol- und Seebäder. Orvosi Hetilap 1899, Nr. 48. — Treplin: Die Behandlung der kindl. Tuberkulose an der See. Med. Klin. 1914, Nr. 18. — Vollmer: Über Kinderheilstätten und Seehospize im Kampf gegen die Tuberkulose. Med. Klinik 1913, S. 1639. — Wallace, Ch.: Sea air treatment surgical tuberculosis with report of cases. Med. Record 1905, 22. Juli.

V. Ostsee: Klima und Indikation.

Boltenstern: Zum thalassotherapeutischen Wert der Ostsee. Zentralbl. f. Thalassotherapie usw. 1911, Nr. 4. — **Hellmann:** Vergleichende Übersicht über die klimatischen Verhältnisse der deutschen Nord- und Ostseeküste. Zeitschr. f. Balneologie usw. 1911, Bd. 4, S. 105. — **Helwig und Müller:** Beiträge zur Physiologie der Klimawirkungen. Die Wirkung des Ostseeklimas in physiologischer Hinsicht. Zeitschr. f. Balneologie usw. 1913, Bd. 6, S. 185. Veröff. der Zentralstation für Balneologie Bd. 1, H. 11. — **Hennig:** Der Einfluß der deutschen Meere (Ost- und Nordsee) auf die Tuberkulose der oberen Luftwege. Vortrag vom I. internationalen Laryngo-Rhinologenkongreß zu Wien 1909. — **Margulies:** Ergänzende Bemerkungen zum Ostseeklima. VI. Kongreß der Balneologen Österreichs in Salzburg 1910. — Winterkuren an der Ostsee. Zeitschr. f. Balneologie usw. Bd. 2, S. 689. — **Müller, Franz:** Die Bedeutung meteorologischer Beobachtungen für die Ostseebäder. Aus dem Protokoll der 13. Generalversammlung des Verbandes Deutscher Ostseebäder. Berlin, 2. u. 3. Dezember 1912.

VI. Nordsee: Klima und Indikationen.

Brinck: Das Klima an der dänischen Nordseeküste und sein Verhältnis zur Tuberkulose. Zeitschr. f. Balneologie usw. Bd. 4, S. 355. — **Dove:** Neue Gesichtspunkte für winterliche Kuren an der See. Zeitschr. f. Balneologie usw. Bd. 4, S. 495. — **Edel:** Die Grenzen und die Erfolge der Winterkuren an der Nordsee. Zeitschr. f. Balneologie usw. Bd. 4, S. 498. Die Wetterverhältnisse an der Nordsee in den beiden letzten Wintern. Therapeut. Monatshefte 1905, H. 2. Läßt sich das Klima der Nordseeinseln auch im Herbst und Winter therapeutisch verwerten? Zeitschr. f. physikal. u. diätet. Therapie Bd. 6, S. 502. Winterkuren an der Nordsee. Zeitschr. f. Balneologie usw. Bd. 6, S. 521. — **Gmelin:** Die Heilkraft der Nordsee. Herausgeg. vom Verband Deutscher Nordseebäder. Verlag Invalidendank, Berlin. Indikationen des Nordseeklimas. Veröffentl. d. Balneol. Gesellsch., 29. Versamml., Berlin 1908. Indikationen des Nordseeklimas. Münch. med. Wochenschr. 1908, S. 497. Die thalassotherapeutische Bedeutung der Nordseebäder. Zentralbl. f. Thalassotherapie usw. 1911, Nr. 4. — **Häberlin:** Die Vorrichtungen für Winterkurgäste an der Nordsee. Zeitschr. f. Balneologie usw. Bd. 2, S. 687. — **Ide:** Zur Methodik der Nordseeluftkuren. Zeitschr. f. physikal. u. diätet. Therapie Bd. 6, S. 119. Über den Aufenthalt von nervenschwachen Personen im Nordseeklima. Therapeut. Monatshefte 1901, Oktober. — **Nicolas:** Winterkuren in Westerland-Sylt. Zeitschr. f. Balneologie usw. 1911, Bd. 4, S. 501. — **Wohlberg:** Das Klima der Nordsee und Winterkuren an der Nordsee. Berliner klin. Wochenschr. 1906, Nr. 38/39.

VII. Seereisentherapie und Ozeansanatorien.

Bassenge: Therapie der Seereisen. Zeitschr. f. Balneologie usw. Jg. 1, 1909, S. 465. — **Castiglioni und C. Moser:** Über den Heilwert der Seereisen. Zeitschr. f. Balneologie usw. Bd. 1, S. 313. — **Diem, Karl:** Schwimmende Sanatorien. Leipzig u. Wien 1907, Franz Deuticke. — **Friedrich:** Die Seereisen zu Heil- und Erholungszwecken. Berlin 1906, Vogel & Kneienbrink. — **Fischer:** Seekrankheit und Vagotonie. Münch. med. Wochenschr. 1913, Bd. 60, S. 1649. — **Guthmann:** Die Heilkräfte der Seefahrt. Allg. med. Zentralzeitung 1910, Nr. 25. — **Holdheim, W.:** Die Bedeutung der Seereisen für die Therapie der Lungentuberkulose nebst Vorschlägen zur Ausführung. Med. Klinik 1908, Nr. 50. — **Maurer** und **Michaelis:** Das Kurschiff für Lungenkranke. 1903. — **Moeller** (Berlin): Die klimatische Behandlung Lungenkranker. Verh. d. Baln. Ges. 31, Jg. 1910, S. 173. — **Paull, H.:** Über therapeutische Seereisen mit besonderer Berücksichtigung der Nordlandfahrten der Hamburg-Amerika-Linie. Zeitschr. f. physikal. u. diätet. Therapie Bd. 11, S. 539. Über therapeutische Seereisen. Zeitschr. f. physikal. u. diätet. Therapie Bd. 10, S. 406, 479. Thalassotherapie auf Schiffen. Zeitschr. f. Balneologie usw. 1908, Bd. 1, S. 318. Das Schiffssanatorium der Zukunft. Zeitschr. f. Balneologie usw. Bd. 1, H. 8/12. Das Problem des Ozeansanatoriums. Klin.-therapeut. Wochenschr. 1911, Nr. 35. Seereise und Psyche. Zeitschr. f. Balneologie usw. Bd. 2, S. 723. — **Peters:** Technik der Seekrankheitstherapie. Deutsche med. Wochenschr. 1912, Nr. 38, S. 227. — **Richelot:** Die Entwicklung der Schiffshygiene. Zeitschr. f. Balneologie usw. 1913, S. 260. — **Rosin, H.:** Über die Seekrankheit. Zeitschr. f. Balneologie usw. Jg. 1, H. 11, S. 552. — **Simons:** Niederschr. über die III. Ausschußsitzung der Deutschen Gesellschaft für Meeresheilkunde. Zeitschr. f. Balneologie usw. Bd. 5, Nr. 22. — **Weber, Hermann:** Seereisen, in Handbuch der physikal. Therapie von Goldscheider u. Jacob I. Teil, Bd. 1, S. 377. Sanatorien auf Inseln und am Meeresufer. Zeitschr. f. physikal. u. diätet. Therapie 1902. Bd. 5, S. 5. — **Winter:** Ein Hospitalschiff. Zeitschr. f. Balneologie usw. Jg. 2, 1909, S. 321. — **Zuntz:** Physiologische und hygienische Wirkungen der Seereisen. Vortrag auf dem 5. intern. Kongreß für Thalassotherapie in Kolberg 1911. Zu seinem Referat über „Physiologisches zur Beurteilung der Schiffssanatorien". Niederschrift über die III. Ausschußsitzung der Deutschen Gesellschaft für Meeresheilkunde. Zeitschr. f. Balneologie usw. Jg. 5, 1913, S. 644.

VIII. Thalassotherapie.

Bockhorn: Die Wirkung des Seeklimas und seine Wirkung auf Gesunde und Kranke. Oldenburg 1911, G. Stalling. — Ceresole: Die verschiedenen Indikationen der Thalassotherapie am Strande, Jahreszeit und Tagesstunde. Zeitschr. f. Balneologie usw. 1910, S. 219. — Effler, E.: Walderholungsstätten an der See. Klin.-therapeut. Wochenschr. 1911, Nr. 33. — Fodor: Die Seebäderbehandlung der Gicht. Monatsschr. f. physikal. u. diätet. Heilmethode 1909, H. 5, S. 299. — Friessinger: s. Lit. III. — Glax: IV. intern. Kongreß für Thalassotherapie in Abbazia 1908; Vorträge von Hennig, Luisada, Fodor. Das Seewasser und seine Wirkung bei äußerer und innerer Anwendung. Jahreskurse f. ärztl. Fortbildung August 1913, S. 23. Der Einfluß Englands auf die Entwicklung der Meeresheilkunde. Zeitschr. f. Balneologie usw. Bd. 6, S. 668. Anzeigen und Gegenanzeigen für den Gebrauch von Seebade- und Seeluftkuren. Zeitschr. f. ärztl. Fortbildung 1909, Nr. 18. Die Leistungen und Fortschritte auf dem Gebiete der Thalassotherapie im Jahre 1911. Zeitschr. f. Thalassotherapie 1912, S. 1—12. Thalassotherapie der Kriegsverwundeten und Kriegsbeschädigten. Zeitschr. f. phys. u. diät. Therapie Bd. 22, 1918, S. 108. — Glück: Über die Anwendung der freien Seebäder bei der Behandl. der Initial-Tuberkulose. Zentralbl. f. Thalassotherapie 1910, Nr. 7. — Grabley: Über die Kombination von Luft- u. Sonnenbädern mit Seebädern. Zeitschr. f. Balneol. usw. Jg. 4, Nr. 15. — Huismans, L.: Die Heilwirkung der deutschen Seebäder. Therapie d. Gegenwart Bd. 54, 1913, S. 97. — Jaubert: La cure hélio-marine des adénites cervicales. Revue des agents physiques, septembre 1911. Zeitsch. f. Balneologie 5, S. 736. — Kurz: Thalassotherapie der Frauenkrankheiten. Zentralbl. f. Thalassotherapie usw. 1911, Nr. 4. — Lennhoff: Notwendigkeit u. Erfolge der Walderholungsstätten für Kinder. Zeitschr. f. Balneologie usw. Jg. 2, S. 760, 792 u. 820. — Löw: Über Thalassotherapie der Hautkrankheiten. Zeitschr. f. Balneol. usw. 1909, Nr. 12, S. 565. — Pupini: Über die Anwendung der Heliotherapie an den südlichen Meeren. Zeitschr. f. Balneologie usw. Jg. 5, S. 719. — Roger: Les solutions hypertoniques de chlorure de sodium en injection intraveineuse; leur action sur la sécrétion rénale. Arch. de méd. exp. et d'anat. pathol. Bd. 25, Nr. 6, S. 649. — A. Schkarin u. W. Kufajeff: Zur Frage über die Wirkung von Solbädern auf den kindlichen Organismus. (Kais. Milit.-Med. Akad. St. Petersburg.) Zeitschr. f. Kinderheilk. Orig. Bd. 7, H. 5/6, S. 413—424, 1913. — Ullmann: Was haben wir von der Thalassotherapie für die Ausheilung gewisser chronischer Hautaffektionen zu erwarten? Zeitschr. f. Balneologie usw. Jg. 2, 1909, S. 59.

IX. Monographien von Seekurorten und Seeklimaten.

Ajaccio: A. Moll, Zeitschr. f. Balneologie usw. Jg. 1, Nr. 11, S. 544. — Alassio: Weber, Handbuch d. allgem. Therapie Bd. 2, 1. Teil, S. 110. — Algeciras: Brausewetter, Zeitschr. f. Balneologie usw. Jg. 1, S. 89. — Arcachon: Löwenthal, Zeitschr. f. Balneologie usw. Jg. 2, S. 859. — Beaulieu: Jays, Zeitschr. f. Balneologie usw. Jg. 1, Nr. 12, S. 596. — Biarritz: Claisse, Les cures de printemps à B. Revue méd. de Biarritz, Février 1911; Löwenthal, Zeitschr. f. Balneologie usw. Jg. 2, Nr. 21, S. 770. — Bordighera: Galli, Zeitschr. f. Balneologie usw. Jg. 4, Nr. 18, S. 507. — Barkakra: Kronprincessan Victorias Kustsanatorium. 1913. — Capri: V. Cuomo, Mostra di climato-talassoterapia e propaganda igienica organizzata. Zeitschr. f. Balneologie usw. Jg. 6, 1913, S. 64. — Cuxhaven, das Nordseebad, einst und jetzt. Schall, Zeitschr. f. Balneol. 1914, VII, S. 203. — L'ile de Djerba, station d'hiver: Louis Murat, Arch. génér. de méd. 1901, Septembre. — Florida: Carl Beck, Um die Weihnachtszeit nach F. Münch. med. Wochenschr. 1906, S. 915, 978, 1025. — Grado (in Istrien): Oransz, Zeitschr. f. Balneologie usw. Jg. 1, Nr. 7, S. 342. — Jalta: A. Woeikow, J. an der Südküste der Krim. Met. Zeitschr., Juli 1907, S. 314. — Juist (Nordseebad): Arends, Zeitschr. f. Balneologie usw. Jg. 5, Nr. 8, S. 238. — Italien: Galli, Klima und Heilquellen Italiens. Zeitschr. f. Balneologie usw. 2. Jg., 1909, S. 343. — Kolberg: Behrend, Zeitschr. f. Balneologie usw. Jg. 1, Nr. 7, S. 339. — Nizza: Gluge, Zeitschr. f. Balneologie usw. Jg. 6, 1914, S. 619. — La Toja: Hans Leyden, Zeitschr. f. Balneologie usw. Jg. 3, Nr. 12, S. 343. — Madeira: Fritz, Das Klima von M. Zeitschr. f. Balneologie usw. 1908, Oktober. v. Mréazek, M.s klimatotherapeutische Bedeutung. Monatsschr. f. physikal. u. diätet. Heilmethoden 1909, H. 5, S. 299. — Marokko: Akklimatisationsverhältnisse in Marokko. Mich. Steiner, Zeitschr. f. Balneol., Bd. VII. — Mecklenburg: Das Klima von Mecklenburg auf Grund neuerer Untersuchungen. G. Schwalbe, Sitzungsberichte u. Abhandlungen der naturforschenden Gesellschaft zu Rostock. Neue Folge Band V. 1913. Mit 6 Karten. — Mentone als Winterkurort: Zeitschr. f. Balneologie usw.

Jg. 2, Nr. 17, S. 613. — Monte Carlo als Winterstation: Rosenau, Zeitschr. f. Balneologie usw. Jg. 1, Nr. 12, S. 594. — Nervi: Thomas, Über die Riviera und das Klima von Nervi. Deutsche Medizinalzeitung 1885, Nr. 48/49. — Norderney: Vissering, Die medizinische Bedeutung des Seebades N. Zeitschr. f. physikal. u. diätet. Therapie 1907, Bd. 10, S. 685. — Ospedaletti: Enderlin, Zeitschr. f. Balneologie usw. Jg. 2, Nr. 15, S. 546. — Palermo: Galli, Münch. med. Wochenschr. 1907, S. 2400. — Pegli: Ernst, Zeitschr. f. Balneologie usw. Jg. 5, Nr. 1, S. 22. — Portorose: Pupini, Zeitschr. f. Balneologie usw. Jg. 3, 1911, S. 630. — Die Pyrenäenbäder: B. Laquer, Zeitschr. f. physikal. u. diätet. Therapie 1902, Bd. 5, S. 82. — Die Portugiesische Riviera: Zeitschr. f. Balneologie usw. Jg. 2, 1909, S. 160. — Rapallo: Galli, Zeitschr. f. Balneologie usw. Jg. 2, Nr. 20, S. 728. — San Remo: C. Stern, Zeitschr. f. Balneologie usw. Jg. 3, S. 575; Handbuch d. Allgem. Therapie von H. Weber Bd. 2, I. Teil, S. 109. — San Sebastian: Zeitschr. f. Balneologie usw. Jg. 3, Nr. 15, S. 485. — Scheveningen: Hartog, Zeitschr. f. Balneologie usw. Jg. 1, Nr. 7. — Spitzbergen (ein Kurort für Lungenkranke): Zeitschr. f. Balneologie usw. 1908, Nr. 3. — St. Helena als klimatischer Kurort: Heim, Zeitschr. f. Balneologie usw. Jg. 5, 1912, S. 203. — Teneriffa: F. Peipers, Das Klima und die Indikationen. Münch. med. Wochenschr. 1907, S. 841. — Teneriffe as a Health Resort: Perez, Berlin-Charlottenburg 1908. — Usedom-Wollin: Kurpjuweit, Die hygienischen Einrichtungen der Seebadeorte auf den Inseln U.-W. Zeitschr. f. Medizinalbeamte Jg. 1912, S. 21. — Venedig und Lido als Klimakurorte: J. Werner, Berlin 1912, J. Springer. — Venedig: Happich, Die hygienischen Verhältnisse. Zeitschr. f. Balneologie usw. Jg. 3, 1910, S. 73. D'Este, Analisi della sabbia del Lido. Giornale di climatologia marina e talassoterapia 1913, II, Nr. 4. — Warnemünde: Klima des Ostseebades Warnemünde. Jörß, Zeitschr. f. Balneologie Nr. 1—2, 1917. — Wyk: Edel, Zeitschr. f. Balneologie usw. Jg. 3, Nr. 7, S. 197. — Zinnowitz: Helwig, Zeitschr. f. Balneologie usw. Jg. 3, Nr. 5, S. 145. — Zoppot: Happich, Zeitschr. f. Balneologie usw. Jg. 1, S. 344.

Die Therapie mit der spektralen Strahlung.

Sonnenstrahlen und andere Strahlenquellen. Die Hauptquelle der spektralen Strahlung, zugleich diejenige, welche alle Strahlenqualitäten enthält, wenngleich nicht alle Qualitäten so stark vertreten sind, wie dies in künstlichen Strahlenquellen z. B. beim Quecksilberlicht erreichbar ist, liegt in der Sonne. Sie ist die natürliche Strahlenquelle auch in dem Sinne, als die Entwicklungsgeschichte der Lebewesen, ihr Kampf ums Dasein in ganz umfassender Weise sich ausschließlich unter ihrem Einfluß abspielte und weiter geht. Hierin liegt bereits ein fundamentaler Unterschied zwischen der Sonnenstrahlung und den wirksamsten künstlichen, hochaktinischen Strahlenquellen, welche zum großen Teil neben einer gewissen Menge heliospektraler Strahlung ein verschiedentlich großes Maß nicht heliospektraler Strahlung in dem ultravioletten Abschnitte liefern; es ist deshalb auch nur mit größter Reserve gestattet, physikalische und gar biologische Effekte insbesondere schädlicher Natur, die mit dieser Strahlung erzeugt werden können, auf die Heliotherapie zu übertragen, und umgekehrt. „Die künstliche Höhensonne" der Quecksilberdampfstrahlung, auch schon das Kohlenbogen- und Eisenlicht weniger das Licht mancher Metallfadenlampen ist in mancher Hinsicht eine „Ultrahöhensonne". Die ganz einschneidenden Wirkungen, die von manchen künstlichen, hochaktinischen Strahlungskörpern ausgehen, müssen also getrennt von denjenigen der Sonne besprochen und zum Teil anders beurteilt werden.

Das völlige Fernhalten der Strahlenwirkung der Sonne vom Individuum zeitigt anderseits schon nach kurzen Zeiträumen Veränderungen, die krankhaft sind, zur Krankheit disponieren oder wenigstens an das Krankhafte grenzen, selbst ohne daß es bis jetzt gelungen bzw. versucht worden ist, Veränderungen im Zellchemismus oder im Stoffwechsel nachzuweisen. Wir neigen deshalb zur Ansicht, daß der Ausfall einer Anzahl von Strahlungsreizen unmittelbare biochemische Störungen oder neuro-reflektorische Hemmungen auf verschiedenen Gebieten zeitigt.

Geschichte. Die Geschichte der Strahlentherapie insbesondere der Sonnenstrahlen ist alt, uralt. Ich verweise diesbezüglich auf das geschichtliche Vorwort, das Rollier seiner Abhandlung über Heliotherapie der Tuberkulose, sowie Julian Marcuse der Heliotherapie von H. Rieder im Handbuch der physikalischen Therapie von Goldscheider und Jacob 1901 in kürzerer Form vorausgeschickt hat oder auf die Arbeit von Mac Auliffe: „Die physikalische Therapie in der Vergangenheit", die in Paris bei Masson 1904 erschienen ist und auf Arbeiten von Bie, Finsen, Bernhard u. a. Ganz besonders sei aber darauf hingewiesen, daß an der wissenschaftlichen Entwicklung der Strahlentherapie, vorwiegend der künstlichen, die deutsche und dänische Forschung der letzten $1^1/_2$ Jahrzehnte einen wesentlichen Anteil hat, während die Heliotherapie, vielleicht auch unter dem nachwirkenden Einfluß der J. J. Rousseauschen Gedankenwelt, im sonnigen Frankreich niemals aufgehört hat, eine Rolle zu spielen, und dort jeden falls bereits vor mehr als 100 Jahren der Grund gelegt wurde für die praktischen Forschungen, auf welchen die Lyoner Schule der Lichtbehandlung im letzten Vierteljahrhundert weiter baute. Wie modern mutet der Titel eines Vortrags von Faure im Jahre 1774 vor der Kgl. Akademie der Chirurgie in Paris an: „Über die Heliotherapie von Wunden, Geschwüren und Geschwülsten."

Therapeutische Abgrenzung der Strahlenquellen. Auch in therapeutischer Beziehung unterscheiden wir zwischen Heliotherapie, die sich des gesamten jeweils vorliegenden Strahlungskomplexes bedient, wie er in der Sonnenstrahlung zur Verfügung steht, und zwischen der Therapie mit einer Strahlenauslese, die teils dem Sonnenspektrum, teils den künstlichen Lichtquellen, Quecksilberdampf-Quarzlicht, Quecksilberuviollicht, Eisenlicht, Bogenlicht, Metallfadenglühlicht usw. entstammt, teils durch hochgradige Ausblendung einer Reihe von Spektralfarben oder durch Erzeugung einfarbiger Strahlung wie beim Neonlicht sich des monochromatischen Lichtes bedient, wie in der Rotlichtbehandlung, Blaulichtbehandlung usw. und unter dem Namen Chromotherapie zusammengefaßt wird.

Die Heliotherapie und ihre Modalitäten.

Schon bei der uneingeschränkten Heliotherapie begegnen wir einer natürlichen Strahlenauslese durch die Atmosphäre, je nach der Sonnennähe und nach dem Einfallswinkel der Strahlung, nach der Jahreszeit und nach der Beschaffenheit der Atmosphäre, welche durch Gas-, Dampf- und Staubbeimengungen im Sinne der physikalischen Klimatik und der Meteorologie ihren Charakter ändert, so daß es auch bei der reinen Heliotherapie eigentlich nötig wird, die einzelnen Strahlengattungen zu berücksichtigen und zu messen. Physiologische, pathologische und therapeutische Wirkungen sind hier bereits verschieden oder wenigstens abgestuft und auch abstufbar. Neben der direkten Strahlung der Sonne bedienen wir uns in der Therapie bewußt und unbewußt der diffusen Strahlung, welche durch Irradiation, durch diffuse Reflexion der Sonnenstrahlung in der Atmosphäre entsteht und der Strahlung durch Spiegelung, wie sie von Wasserflächen, Felsen- und Hauswänden, von Eis- und Schneefeldern ausgeht. Auch die beiden letztgenannten Formen der Strahlungszufuhr sind beträchtlich und auch qualitativ verschieden, je nach dem bestrahlten Objekt, welches reflektiert. Hann gibt bezüglich der Wärmestrahlung an, daß wir an ganz heiteren Tagen mit etwa 44% direkt von der Sonne zugestrahlter Wärme, mit 19% diffuser Strahlung und mit einem ganz verschieden hohen Prozentsatz gespiegelter Wärmestrahlung zu rechnen haben. Die Spiegelungswärmestrahlung kann so groß werden, daß sie bis 68% der direkten Strahlung beträgt. Wasser, Kohlensäure und Suspensionen in der Luft absorbieren auch hier jeweils einen Teil der Strahlung.

Das Sonnenspektrum. Im Spektrum der Sonnenstrahlung, das nur etwa von der Wellenlänge eines Strahls von 0,4 Mikren im Violetten bis zu 0,75 Mikren im Dunkelroten sichtbar ist, gehen uns Strahlen zu, welche mit der Wellenlänge 0,291 im Ultravioletten beginnend, bis etwa 2,2 Mikren ins Ultrarote oder Infrarote reichen.

Die Breite des Spektrums ist überall gleich, insbesondere ist eine praktische Verlängerung des ultravioletten Endes, das für die Heliotherapie besonders wichtig erscheint, nicht vorhanden, bis in Höhen hinauf, die weit außerhalb des Lebensbereichs und erst recht außerhalb des Therapiebereichs liegen. Die Komponenten der Sonnenstrahlung sind also überall qualitativ dieselben, im

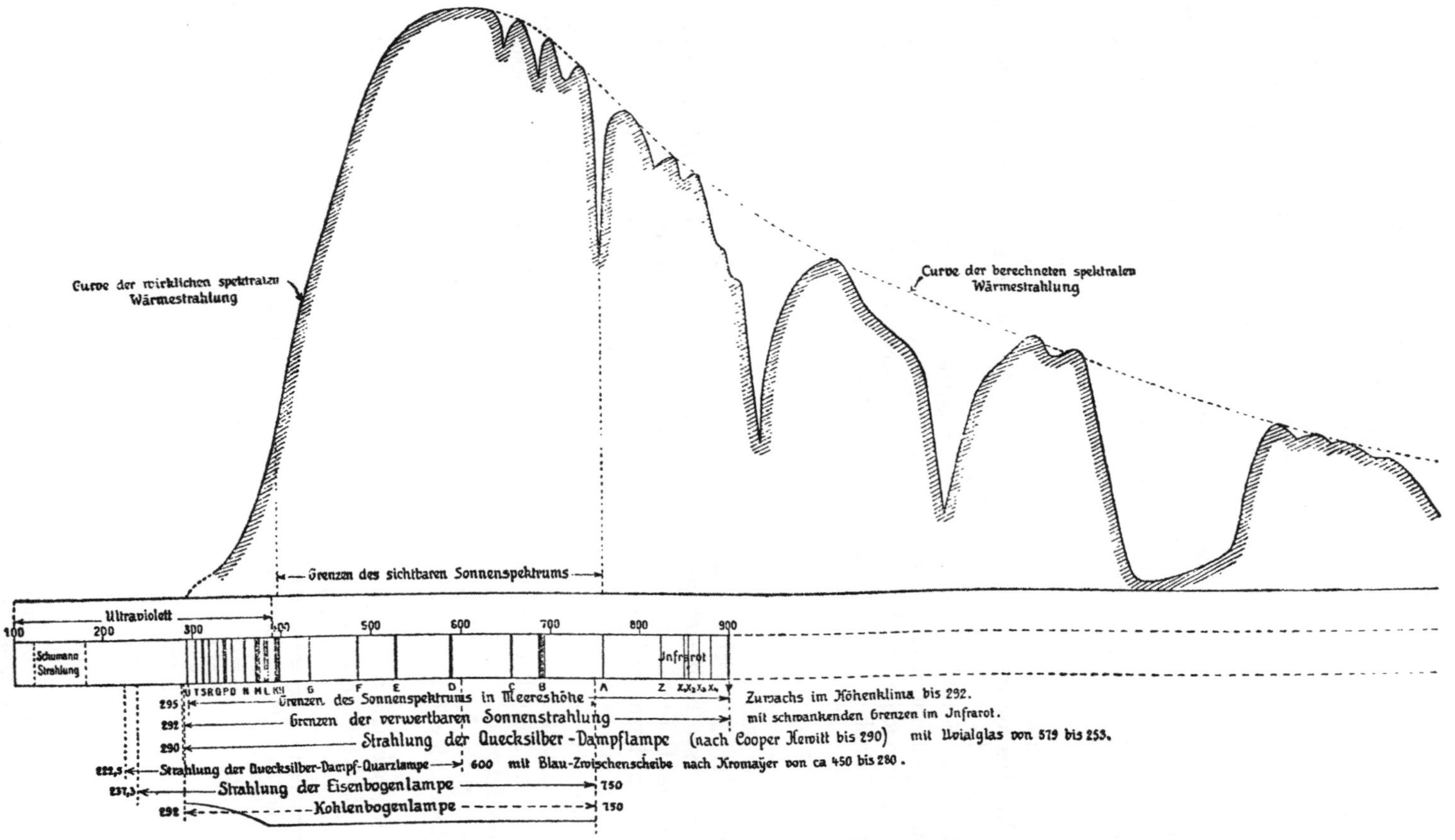

Abb. 68. Kurve der Wärmestrahlung, Sonnenstrahlung und künstlichen spektralen Strahlung.

quantitativem Ausmaß erst sind sie verschieden und rufen dadurch allerdings ungleiche Gesamteffekte hervor.

Der Qualität nach unterscheiden und benutzen wir daher.

1. ultraviolette, chemische, hochaktinische Strahlung 0,291 bis 0,4 μ;

2. Lichtstrahlung von 0,4 bis 0,75 μ;

3. Wärmestrahlung im Bereich von 0,4 bis 2,2 μ, welche auch im äußersten Strahlenende noch beträchtliche Wärmewirkung entfaltet, uns aber im übrigen in diesem äußersten infraroten Abschnitte, wenigstens in therapeutischer Hinsicht, so gut wie unbekannt ist.

Die größte Licht- und Wärmewirkung zugleich entfaltet die Strahlung von 0,5 bis 0,65 μ Wellenlänge, d. h. also zwischen grün und rot.

Die geringste Wärmewirkung, fast keine bis keine Lichtwirkung, jedoch hochgradig elektrische, chemische und biologische Wirkungen erzeugt die Strahlung vom Violetten 0,40 μ bis zum Ende des Spektrums 0,29 μ. Die sichtbare Strahlung bildet ein fast reines Bandensprektum, während die begrenzte Durchlässigkeit der Atmosphäre für die kurzwelligen dunklen Strahlen im Spektralbande große Lücken hervorruft, die um so größer werden, je mehr die Strahlen in die Atmosphäre eindringen.

Die helle Strahlung und der benachbarte Teil der langwelligen dunklen Strahlung geht in beträchtlicher Masse durch die ganze Atmosphäre durch, erwärmt, beleuchtet und belebt durch Umwandlung in andere Energieformen die Erdoberfläche, oder wird zum Teil als langwellige dunkle Strahlung wieder von der Erde ausgestrahlt und in den unteren, besonders in den feuchten Schichten der Atmosphäre absorbiert und vorübergehend aufgespeichert, nachdem schon vorher ein Teil der langwelligen dunklen Strahlung zur Absorption gekommen war und zur Erwärmung der Atmosphäre beigetragen hat.

Das Strahlenklima und seine Ursachen. Wir können das Strahlenklima, wie man sich auszudrücken pflegt, welches im Einzelfalle oder an bestimmten Örtlichkeiten der Heliotherapie zur Verfügung steht, nach seiner Quantität in bezug auf Intensität und Dauer und nach seiner Qualität in bezug auf chemische, Wärme- und Lichtstrahlung messen. So selten dies nun auch, abgesehen von physikalischen Zwecken, bereits im Hinblick auf die Therapie getan ist (Dorno, v. Schrötter), so läßt sich doch bereits folgendes sagen, hierin zum Teil den Angaben von Schrötters, Rolliers und besonders Dornos folgend:

Bezüglich der Intensität der Strahlung nimmt die Erhebung über dem Meer oder das Hochgebirge den ersten Platz ein.

Abhängigkeit der spektralen Zusammensetzung des Sonnenlichtes[1]) von der Meereshöhe[2]) nach G. Müller aus „Dorno: Die Sonnenstrahlung“.

Wellenlänge des Strahls in Mikren	Washington 10 m	Potsdam 100 m	Orotava 100 m	Mt. Wilson 1780 m	Pedrogil 1960 m	Alta Vista 3260 m	Mt. Whitney 4420 m
0,68	0,827	0,860	0,833	0,931	0,930	0,956	0,952
0,65	0,805	0,849	0,816	0,917	0,920	0,939	0,946
0,60	0,760	0,824	0,786	0,885	0,897	0,910	0,934
0,55	0,736	0,796	0,774	0,872	0,883	0,900	0,919
0,50	0,701	0,774	0,751	0,852	0,866	0,885	0,900
0,45	0,641	0,723	0,696	0,806	0,820	0,847	0,855
0,43	0,601	0,694	0,663	0,778	0,798	0,820	0,824

[1]) Bei höchstem Sonnenstand.

[2]) Unter Zugrundelegung des extraterrestrischen Wertes = 1,0.

Die Gesamtstrahlung und direkte Strahlung erreichen hier infolge der Luftverdünnung, infolge des geringen Gehalts der Luft an Wasserdampf und anderen korpuskulären Suspensionen maximale Werte. Im Winter bewirkt die Schneedecke eine wesentliche Steigerung des diffusen Lichtes, aber auch die direkte Strahlung kann im Winter zu Zeiten des höchsten Mittagsstandes eine beträchtliche sein, infolge der Trockenheit der winterlichen Hochgebirgsluft.

Das Hochgebirgsstrahlenklima steht auch an Reichtum der Strahlen jeder Gattung, sowohl der ultravioletten Strahlung, als der Licht-, als der direkten Wärmestrahlung an erster Stelle.

In der Tiefe ist die Stärke der ultravioletten Strahlung unter gleichen meteorologischen Bedingungen immer geringer als in der Höhe.

Der Unterschied in der Intensität der ultravioletten Strahlung zwischen Höhe und Tiefe ist im Winter maximal und wird in dem Maße geringer, als man sich der warmen Jahreszeit nähert.

Die Intensitätsabnahme der ultravioletten Strahlung ist ebenfalls während des Winters gegenüber dem Sommer in der Höhe geringer als in der Tiefe.

Die direkte Wärmestrahlung und die direkte Lichtstrahlung ist in der Höhe immer größer als in der Tiefe.

Trotzdem kann mit der Zunahme diffusen und reflektierenden Lichtes zuzeiten aus meteorologischen Gründen die Gesamthelligkeit in der Tiefe größer sein als in der Höhe.

Die Gesamtsumme der Wärmestrahlung ist besonders im Sommer in der Tiefe infolge der direkten, diffusen, der gespiegelten und der langwelligen dunklen Einstrahlung bzw. Ausstrahlung eine beträchtlich größere als im Hochgebirge.

Da die Spiegelung sich besonders am Meer bzw. an großen Wasserflächen bemerkbar macht, so steht unter den Orten der Tiefebene wieder die Meeres- und Seeküste im Strahlungsklima der Tiefe obenan, und zwar, wegen der Resorption der langwelligen dunklen Strahlung im Wasser, vorwiegend mit kurzwelliger Strahlung.

Man kann also drei Strahlungsklimate unterscheiden:

1. Das Hochgebirgsstrahlungsklima. Das reichste Strahlungsklima mit intensiver, direkter, kurzwelliger Strahlung, Licht- und Wärmestrahlung im Sommer, mit bedeutender Gesamtstrahlung aller Qualitäten im Winter, wobei die Wärmestrahlung am größten, die Ultraviolettstrahlung am geringsten ist.

2. Das Strahlungsklima der vegetationsreichen Niederung. Das Strahlungsklima der vegetationsreichen Ebene oder der tieferen Gebirgslagen hat gemäßigte, aber beträchtliche Gesamtstrahlung im Sommer unter vorwiegender Wärmestrahlung mit relativ armer Gesamtstrahlung im Winter, wobei die diffuse Wärmestrahlung und Helligkeitsstrahlung vorwiegt.

3. Das marine Strahlungsklima. Das marine Strahlungsklima insbesondere der mehr südlichen Litorale hat beträchtliche Gesamtstrahlung im Sommer, wobei die ultraviolette und Helligkeitsstrahlung relativ vorwiegt; gemäßigte Gesamtstrahlung im Winter, wobei je nach der Beschaffenheit der Atmosphäre und dem Einfallswinkel der Sonne die ultraviolette Strahlung mäßig ist, die Helligkeitsstrahlung einen gewissen mittleren Grad erreichen kann und die Gesamtwärmestrahlung vorwiegt.

Reymond fand das Verhältnis des ultravioletten Strahlungsklimas an der Riviera zwischen Sommermaximum und Winterminimum Juli bis Dezember wie 4 : 1, Dorno fand das Verhältnis zwischen Hochgebirge und nordischer Seeküste im Winter ebenfalls wie 4 : 1, aber insgesamt die winterliche Ultraviolettstrahlung 20 mal schwächer als die sommerliche. So präzis die physikalische Differenzierung der Strahlungsklimate erfolgen kann, ist es aber noch nicht gestattet, hieraus die einheitliche Differenzierung in der Heliotherapie abzuleiten. Dies sei hier schon bemerkt.

Verschiedene Breiten, die Erhebung über dem Meer und die Beschaffenheit der Erdoberfläche variieren diese Strahlungsklimate ins Unendliche, immer aber würde das Hochgebirgsklima an der Spitze stehen, dem nur das Meeresstrahlungsklima im Sommer gleichkommen kann.

Die Dauer der Strahlung. Neben der Intensität der Strahlung ermöglicht die längere Dauer der Sonnenstrahlung eine ausgedehnte Therapie, wobei Dauer und Intensität sich insbesondere da glücklich ergänzen oder ersetzen können, wo die tageszeitliche Sonnenscheindauer möglichst mit dem Höchststande der Sonne zusammenfällt (Hochgebirgswinter) oder wo die umgebende Luftwärme ein längeres Verweilen der entblößten Haut im Strahlungsbereich ermöglicht (Sommerklimate und Seeklimate des Südens im Winterhalbjahr). Das findet nun sowohl im sommerlichen Seeklima der nördlichen feuchtwarmen und feuchtkühlen Klimagebiete, als im Winter der mäßig feucht- und trockenwarmen südlichen Gestade mit starken Spiegelungen und Wärmeausstrahlungen vom Meer, den Seen und von Küstengebirgen her statt. Ohne diese Möglichkeit würde das winterliche Strahlungsklima der Küste dem Hochgebirge noch mehr nachstehen, als dies schon der Fall ist. Indem bezüglich der Sonnenstunden an den einzelnen Kurstätten auf die entsprechenden Notizen im klimatotherapeutischen Teil verwiesen sei, seien hier nur kurze Vergleiche der Jahresmittel und Kurzeitenmittel gegeben.

Klima-Gruppen	Durchschnittliche Sonnenscheindauer in Stunden		
	Sommer (Juni, Juli, Aug.)	Winter (Dez., Jan., Febr.)	Jahr
Mittlere atlantische Küste Nordamerikas .	823	499	2589
Kalifornische Küstenprovinz	781	430	2453
Südwest-Kalifornische Küste	809	675	3123
Süd-Florida (Miami)	826	676	3062
West-Florida	763	577	2823
Nordsee.	676	172	1708
Ostsee	618	180	1720
Deutsches Tiefland.	656	158	1643
Deutsches Mittelgebirge	629	238	1650
Englische Südküste	643	144	1726
Atlantische Küste Frankreichs (Jersey) .	750	222	1950
Hochtäler der Schweiz	627	320	1800
Südtiroler Alpen (Höhengebiet)	700	360	2200
Südtirol, tiefere Lagen	667	330	1900
Südfuß der Alpen	812	394	2244
Riviera ponente (Nizza)	959	470	2706
Riviera levante	790	389	2240
Süditalienische Niederung	959	353	2415
Adria	932	349	2317
Griechenland (Südostküste)	996	413	2655
Sizilianische Ostküste	865	401	2353
Küste von Portugal	937	434	2625
Höhenkurorte des Kaukasus	655	313	1890
Kaukasus-Riviera	862	172	2062
Mittelgebirge des Kaukasus	720	255	1800
Rumänische Seeküste	1024	223	2350
Ägypten	—	719	bis 3500
Teneriffa	600	480	2030

Schon aus der Betrachtung der Sonnenscheindauer geht hervor, daß an eine effektvolle Heliotherapie im Winter in der deutschen Tiefebene, an den deutschen Küsten, im Gebiet der nordatlantischen Küste Frankreichs, Belgiens und Hollands, auch an der englischen Küste nicht zu denken ist, daß dagegen im Hochgebirge der Ostschweiz, Tirols, am Südhang der Alpen und an den Gestaden des Mittelmeers, in Florida, Kalifornien, Ägypten eine winterliche Heliotherapie ermöglicht werden kann. Selbst bei einigermaßen bedeutenden Jahreswerten des Sonnenscheines, wie z. B. an der Südenglandküste, tritt der eine starke Strahlenresorption bedingende Tiefstand der Sonne im Winterhalbjahr hindernd entgegen.

Im Frühjahr, Sommer und Frühherbst ist die Sonnenstrahlungsdauer an den nördlichen Meeresküsten eine befriedigende und deshalb die Heliotherapie fast oder ganz ebenso befriedigend wie im Hochgebirge. Ähnliches gilt für das mitteleuropäische Tiefland.

Während des ganzen Jahres kann Heliotherapie angewendet werden an den südlichen Gestaden, am Südhang der Alpen und Pyrenäen und im kontinentalen Hochgebirge, ferner in Kalifornien und Florida, sowie in den amerikanischen und afrikanischen Trockengebieten mit mittlerer Temperaturlage.

Verteilung und Gleichmäßigkeit des Sonnenscheins. Nicht allein die Dauer des Sonnenscheins in einem gewissen Zeitraum, sondern auch die Verteilung und Gleichmäßigkeit in diesem Zeitraum spielt eine große Rolle. In dieser Hinsicht haben die trockenwarmen Gestade des Mittelmeers, der Südhang der Alpen und auch die Adria einen ganz entschiedenen Vorzug selbst vor den Hochgebirgsorten und vor den nördlichen Küsten, und zwar zu allen Zeiten, jedoch besonders wieder im Winter. Es ist natürlich hier nicht möglich, nach Sonnentagen und Regentagen zu unterscheiden, sondern nach Therapietagen und therapielosen Tagen. So finden sich bei fast gleichem Besonnungsgrade an den 90 Wintertagen am Mittelmeer mehr Tage, an welchen die Heliotherapie zu ermöglichen ist, als im Hochgebirge.

	Volle Sonnentage	Halbbedeckte Sonnentage	Therapietage
An der Riviera:			
Im Winter: Dezember bis Februar	44	16	60
Im Frühling: März bis Mai	42	15	57
Im Winterhalbjahr: Summe	86	31	**117**
Im Hochgebirge der schweizerischen Alpen:			
Im Winter: Dezember bis Februar	31	19	50
Im Frühling: März bis Mai	20	21	41
Im Winterhalbjahr: Summe	51	40	**91**
Am Südfuß der Alpen in Lugano:			
Im Winter: Dezember bis Februar	38	14	52
Im Frühling: März bis Mai	27	15	42
Im Winterhalbjahr: Summe	65	29	**94**
Am Genfersee: Montreux:			
Im Winter: Dezember bis Februar	15	17	32
Im Frühling: März bis Mai	23	18	41
Im Winterhalbjahr: Summe	38	35	**73**

Nach Posselt scheinen die Besonnungsverhältnisse im Südtiroler Hochgebirge östlich der Eisack und Etsch sich noch um 10 bis 20% günstiger zu gestalten als in der Ostschweiz, so daß dieses Gebiet unter den genannten an 2. Stelle rücken würde. Zwischen der Riviera und den kontinentalen Gebirgen steht die Adria, vor ihr die spanische Küste. Je südlicher wir natürlich kommen, desto unbegrenzter wird im übrigen die Möglichkeit der winterlichen Heliotherapie.

In Mentone konnten nach Tixier im Laufe von 10 Jahren monatlich etwa an 22 bis 23 Tagen Sonnenkuren gemacht werden, man wird also durchschnittlich nur an jedem 3. Tag auszusetzen haben, im Hochgebirge durchschnittlich an jedem 2. Tag; während im Winterhalbjahr am Genferseeufer fast nur an ·jedem 3. Tag die quantitative Besonnung eine genügende ist.

Sonnenschein und Witterungslage. Es kommt dazu, daß in den mitteleuropäischen Tiefebenen und an nordischen Küsten die Witterungslage manchmal für Wochen den Sonnenschein vermissen läßt, so daß die heliotherapeutische Kur durch solche Unterbrechungen sehr verzögert, in einzelnen Jahren sogar illusorisch werden kann. Demgegenüber ist die Regelmäßigkeit des Sonnenscheins im Gebirge, insbesondere in den Ostalpen, noch mehr an dem Südfuß der Alpen eine wesentlich größere und noch größer an den Gestaden des Mittelmeers, und zwar besonders an der Riviera, etwas geringer an der Adria. Man kann vielleicht sagen, daß der intensivere Sonnenschein des Hochgebirgswinters durch die häufigere und gleichmäßigere Insolation am Mittelmeer ausgeglichen wird (117 Therapietage gegenüber 91 im Winterhalbjahr).

Gesamtstrahlungseffekt. Bezüglich des gesamten Strahlungseffektes können wir bis jetzt nur die realen Wärmesummen, welche durch die Gesamtstrahlung erzeugt werden, in Vergleich stellen; dabei ergibt sich, daß dieselbe horizontale Fläche von 1 qcm im Jahresdurchschnitt empfängt (nach Hann, Dorno und einer Verrechnung neuerer Wertbestimmungen aus Nizza),

In den Ebenen nördlich der Alpen:

Stockholm
Potsdam . im Durchschnitt . . . . . . 52 000 Kalorien
Warschau
Wien . . .

Im Hochgebirge: Davos . . . . 78 000 „
In Südfrankreich: Montpellier . . . . 72 000 „
An der Riviera: Nizza . . . . 85 000 „

Das Mittelmeer scheint also in der gesamten Wärmezustrahlung das Hochgebirge noch etwas zu übertreffen. In den einzelnen Jahreszeiten betragen die Grammkalorien:

Jahreszeitliche Kalorientabelle der eingestrahlten Wärme pro 1 qcm.

	Winter	Sommer
Stockholm		
Warschau	ca. 1400	
Potsdam		
Wien	ca. 2800	28 000
Kiew		
Montpellier	ca. 8000	
Davos	4500	30 000
Nizza	ca. 10 000	30 000

Die Gesamtintensität der Sonnenstrahlung begegnet also im Hochsommer in den genannten Gebieten keinen so wesentlichen Differenzen, als man meistens annehmen möchte. In der Zeit von Juni bis August entspricht diese Gesamtintensität nach Angot unter dem 50. Breitegrad entsprechend der Kanalküste Englands, Frankreichs und der Mehrzahl der deutschen Niederungskurplätze einer Intensität von 41,3 Äquatortagen; an den Küsten des Mittelmeers dagegen von 45,3 Äquatortagen, also einer Vermehrung der Gesamtstrahlungsenergie von nur 10% gegenüber dem deutschen Hochsommer.

Wir würden somit in Europa den Mittelmeerküsten und dem alpinen Hochgebirge in bezug auf die Jahresausbeute für die Heliotherapie auch dann noch den gleichen Vorrang zugestehen, wenn wir die Gesamtstrahlung für die Heliotherapie in Ansatz bringen und dabei den Sommerwert für alle europäischen Klimate gleichstellen. Die Strahlungsqualitäten weisen eben ihre wesentlichen Verschiedenheiten besonders im Winter auf.

Die chemischen Lichteinheiten. Die berechneten relativen chemischen Lichteinheiten zur Zeit des Sommersolstitiums betragen nach John Sebelin:

	Direkte Insolation	Diffuse Strahlung	Totale chem. Strahlenmenge
In 40° nördl. Breite, etwa Neapel und Neuyork	796	271	1067
In 45° nördl. Breite, etwa Venedig, Riviera, nördliche Adria.	762	277	1039
In 50° nördl. Breite, etwa Mainz, Südenglandküste, atlantische Küste Frankreichs . . .	726	285	1011
In 55° nördl. Breite, etwa die mittlere Nord- und Ostseeküste	627	286	913
In 60° nördl. Breite, etwa Stockholm und Petersburg.	621	305	926

Die mittleren realen Werte stehen diesen Mengen nach, doch dürfte die Relation im allgemeinen dieselbe bleiben, wie Dorno beim Vergleich von Davos und Kiel gezeigt hat. Man kann also wohl annehmen, daß zur Sommerzeit in den für die Heliotherapie in Betracht kommenden Gebieten etwa von Venedig bis zur Ostseemitte, umschließend die Mittelmeerküsten der französischen, italienischen und österreichischen Riviera und das gesamte thalassotherapeutische Gebiet, sowie das begünstigte Niederungsklima und Höhenklima Europas, das Gesamtmaß der chemischen, d. h. ultravioletten Strahlung praktisch dasselbe ist. An den Meeresküsten ist vielleicht infolge der höheren Besonnung gegenüber dem Inlande noch ein Zuwachs zu verzeichnen. Jedenfalls müssen wir bei Zugrundlegung des chemischen Spektralanteils für die wirksame Heliotherapie die summarische Gleichheit aller genannten Gebiete im Sommer in bezug auf die praktische Heliotherapie anerkennen. Nur örtliche Modifikationen der Bewölkung, des Nebels, des Bergschattens u. dgl. bringen Differenzen hinein, welche die örtliche heliotherapeutische Valenz einer Kurstätte heben oder verkleinern.

Diese Annahme findet ihre Bestätigung in den Erfolgen der Heliotherapie, welche Poncet und Leriche aus Lyon, Bardenheuer aus Köln, Sternberg aus Wien, Jerusalem aus der Umgebung Wiens, Alkan und Glaessner aus Berlin, Middeldorp aus Holland melden konnten, und zwar bezüglich derselben tuberkulösen Manifestationen, die in der Hochgebirgs- und Mittelmeersonne so anerkannte Besserungen und Heilungen aufweisen.

Während nun Rollier, auch v. Schrötter und eine Zahl der im Höhengebiet arbeitenden Ärzte dazu neigen, der mächtigen Ultraviolettstrahlung des Hochgebirges die Hauptbedeutung der Therapie zuzuerkennen, sind die an der Riviera Heliotherapie ausübenden Ärzte der Ansicht, daß bei aller Bedeutung der hochaktinischen Strahlung doch aus praktischen Gründen kein Unterschied zwischen den einzelnen Strahlungsklimaten von gleicher Besonnung und etwa gleicher Lichtstärke und Wärmekraft zu machen sei. Die therapeutischen Resultate, auf welche später einzugehen sein wird, die allerdings noch nicht zahlenmäßig vergleichbar sind, sprechen für letztere Ansicht.

Gesamteffekt für die Heliotherapie. Selbst bei experimentell physiologischen Differenzen in den Strahlungseffekten der einzelnen Strahlungsarten würde demnach der physikalische Gesamteffekt der Heliotherapie in den Jahreszeiten gleicher Gesamtsonnenwirkung in den verschiedenen Gebieten im wesentlichen derselbe sein. Daran dürfen wir aus praktischen Gründen vorläufig festhalten.

Dorno hat dann weiter darauf aufmerksam gemacht, daß zeitweise noch andere Quellen für Störungen der Strahlungsintensität der Sonne und des Himmels, sowie der luftelektrischen Elemente vorhanden sein können, selbst dann, wenn atmosphärische Trübungen dem meteorologischen Beobachter nicht mehr nachweisbar sind, die aber mit der Methode der atmosphärischen Polarisation ganz außerordentliche Beeinträchtigungen ergeben. Sie werden hervorgerufen durch feinste gasige oder korpuskuläre Trübungen in sehr hohen Schichten der Atmosphäre. Vor allem gibt dieser bei heiterstem Himmel möglich werdende Strahlenausfall eine Veranlassung für die Dosierung der Strahlentherapie, die vorgenommen werden sollte, um unverständliche Mißerfolge zu vermeiden. Wie intensiv solche Störungen selbst im Hochgebirge sein können, geht aus einer Beobachtungsreihe im Winter 1912/13 in Davos hervor.

Es verlor die Sonne bei klarem Himmel in Prozenten des normalen Monatsmittels:

	Wärmeeinheiten in Prozent	Ultraviolette Strahlungseinheiten in Prozent
Oktober	18	21
November	18	39
Dezember	11	29
Januar	20	58
Februar	11	57
März	8	8
April	10	15
Mai	7	3

Solche Verluste können auf die Dosierung der Heliotherapie einen gewaltigen Einfluß haben und lassen den Wunsch nach einer dauernden geregelten Feststellung der heliotherapeutischen Valenz in den Hauptstätten der Sonnentherapie rege werden.

Wirkungen der spektralen Strahlung.

Veränderungen in der Atmosphäre und ihre Bedeutung. Bei dem bekannten Verhältnis der Wärme- und Lichtstrahlen zur Atmosphäre sei nur der Einfluß des ultravioletten Lichtes auf die Atmosphäre selbst erwähnt. Lenard und Ramsauer fanden bis jetzt eine dreifache Wirkung: 1. indem ultraviolettes Licht Elektrizitätsträger, „Ionen", in ihr erzeugt und sie dadurch leitend macht. Diese Wirkung ist durch die selektive Absorption des enorm absorbierbaren „Schumannultraviolettes" hervorgerufen. Trotz der fortdauernden Erzeugung der Elektrizitätsträger in den höchsten Schichten scheinen sie aber für das organische Leben direkt keine Bedeutung zu erlangen, da die meisten infolge von Rekombination oder Zerstörung durch Nebelkernbildung wieder verlorengehen, ohne in größerer Zahl in die Tiefe dringen zu können. Wir dürfen also mit einer Einwirkung des Sonnenlichtes auf höhere Organismen auf diesem Wege, der auch theoretisch verschiedentlich zu konstruieren versucht wurde, so lange nicht rechnen, als bis Lenards Resultate widerlegt sind. Nur rapide absteigende Luftströmungen sind imstande, die hochionisierte Luft im menschlichen Bereich wirksam einzuführen. Die zweite Wirkung des ultravioletten Strahlenanteils ist die rein chemische und beruht auf der Verwandlung von $3 O_2$ in $2 O_3 = $ Ozon und in weiterer Folge von $H_2 O_2$, von Ammonnitrat und Ammonnitrit durch das Hinzutreten von Luftammoniak und Wassergas. Auch diese Wirkung ist für den domestizierten Menschen und seine Umgebung belanglos, wenngleich wohl anzunehmen ist, daß das Ozon seine Mikroorganismen zerstörende Wirkung in der freien Atmosphäre entfalten und damit der Wanderung der Mikroorganismen insbesondere in den Höhen in Verbindung mit der biochemischen Wirkung auf das Protoplasma ein baldiges Ziel setzen kann. Die dritte Wirkung beruht auf der Bildung von Nebelkernen teils durch die Bildung der eben erwähnten festen oder flüssigen Endprodukte allein, teils durch die Zusammenlagerung solcher und anderer Suspensionen mit Elektrizitätsträgern, aber niemals durch solche allein, wie die genannten Verfasser unwiderlegbar nachgewiesen haben.

Eine Summation der drei Wirkungen läßt zu Zeiten erhöhter Sonnentätigkeit größere und für die Dampfkondensation wirksamere Nebelkerne in der Atmosphäre erwarten. Die Häufigkeit der atmosphärischen Niederschläge und Gewitter zu diesen Zeiten bestätigt dies. Es sind also nicht die physikalisch-chemischen Veränderungen durch die ultraviolette Strahlung in der Atmosphäre, welche in der Heliotherapie eine Rolle spielen, wie dies schon insbesondere für das Hochgebirge gerne angenommen wurde.

Die Sterilisierung der Luft u. a. Die Sterilisierung der Luft der menschlichen Umgebung, im Wasser und vielleicht auch in den oberflächlichen Schichten des menschlichen Körpers durch Abtötung der da befindlichen oder zirkulierenden Keime hat eine noch nicht in den Einzelheiten entschiedene Bedeutung. Sie wurde bereits in früheren Untersuchungen nachgewiesen durch die Selbstreinigung der Flüsse, durch die Versuche Buchners, von Dieudonné, Jorisson und Richardson u. a., welche Rieder erwähnt, durch die 1901 erfolgten Publikationen Bernhards in Samaden bei der Wundsterilisation durch Höhensonne und vor allem durch die überraschenden Erfolge Finsens bei den durch Mikroorganismen verursachten Dermatosen. Alle Versuche stimmen darin überein, daß es im wesentlichen der ultraviolette Strahlenanteil ist, der diese Wirkung hervorbringt. Während aber noch Dieudonné und auch Neuberg die Ursache der Wachstumshemmung und Abtötung der Bakterien unter der ultravioletten Insolation mit der Einwirkung von photogenem Wasserstoffsuperoxyd in Verbindung bringen, der bei chemischen Umwandlungen jedenfalls eine Rolle spielt, haben wir uns in neuester Zeit insbesondere unter dem Eindruck der mit Sensibilisatoren angestellten Belichtungsversuche (s. a. S. 421 u. ff.) mehr zur Annahme rein biologischer Veränderungen im Zell- bzw. Bakterienleib durch die Ultraviolettstrahlung entschlossen. So hat Max Oker-Blom festgestellt, daß weder Ozon, noch Salpetersäure, noch H_2O_2-Bildung beim Lichttod der Bakterien in Betracht kommen, sondern ausschließlich die direkte biologische Wirkung des kurzwelligen Strahles auf das lebende Protoplasma. In demselben Sinne sprechen Versuche Th. Brinch's, welcher belichtete Chininlösungen, von denen er eine Lichtakkumulation annahm, bei täglicher hypodermatischer Injektion zur Beseitigung von Lupusknoten verwenden konnte, während die unbelichteten Lösungen versagten. In vielen Fällen sind die Sporen der Bakterien sogar lichtempfindlicher als die Vegetationsformen, die Bakterien selbst, so daß mit einer starken Vernichtung wenigstens der an die Außenfläche der Keimträger gelangten Dauerformen durch die ultraviolette Strahlung zu rechnen ist.

Lichtwirkung auf bakterielle Stoffwechselprodukte. Der ultravioletten Lichtwirkung erliegen sogar einige der in die Kulturböden übergehenden
Stoffwechselprodukte und **Toxine.**

Schließlich sei noch der Untersuchungen **Ruhemanns** über die Beziehung
der Epidemien zum Sonnenschein und der Helligkeit gedacht, die insbesondere
das epidemische Auftreten der Influenza von sonnenscheinlosen längeren Witterungsperioden abhängig zu machen versuchen, wogegen allerdings die gerade
im Sommer 1918 in ungekannter Furchtbarkeit wütende Grippeepidemie
spricht. So sehr alle diese Untersuchungen und Feststellungen die hygienische
Bedeutung des Lichtes und der Aktivität der ultravioletten Strahlung außer
Frage stellen, sind es doch diese „antibakteriellen" Wirkungen nicht vorwiegend
und direkt, welcher die Heliotherapie sich bedient. Wir entnehmen aber aus
den vorliegenden Einwirkungen auf Lebewesen bereits mit Sicherheit, daß die
ultravioletten und die dem kurzwelligen Ende des Spektrums naheliegenden
Strahlen von größter Bedeutung sind, indem sie biologische Änderungen im
Sinne einer Erregung und schließlich in deletärer Weise zustande bringen.
Inwieweit hierher die Heilung tuberkulöser Hautgeschwüre durch direkte
Ultraviolettlicht-Bestrahlung (**Thedering**) gehört, bleibe unentschieden. In
der bakterientötenden Wirkung des Sonnenlichtes und der ultravioletten Strahlung liegt also möglicherweise eine bedeutende indirekte Hilfe bei der Prophylaxe
gegenüber Infektionskrankheiten und für Rekonvaleszenzbedingungen im Sonnenklima.

Neuere Auffassungen über das Wesen der Lichtwirkungen.

Bedeutungsvoller für die langsam einer Klärung entgegenreifende Frage nach
dem Ort und nach der Art der Angriffswirkung der spektralen Strahlung im lebenden Organismus wurden die Untersuchungen über Aktion und Veränderung der
Fermente, Enzyme, Katalysatoren und die Bedeutung der Sensibilisatoren unter
Lichtwirkung der verschiedenen Qualitäten beziehungsweise unter der unbehinderten Sonnenstrahlung. Es erübrigt sich deshalb, auf ältere Untersuchungen, welche
die Lebensbedingungen, die Steigerung der „vitalen Energie", der Funktionen,
des Gaswechsels unter Belichtung bei den unteren Stufen der Wirbeltiere zum
Gegenstande haben, näher einzugehen. Zwar bringen sie der allgemeinen Physiologie auch heute noch wichtige Aufschlüsse, stehen aber nicht in so engem
Zusammenhange mit dem Stoffwechsel und den Immunisierungsvorgängen als
die erstgenannten, mit Ausnahme einiger nicht wieder aufgenommener Versuche,
auf die weiterhin Bezug genommen wird. Ein sehr eindringlicher Vorbehalt muß
dabei allerdings gemacht werden, nämlich, daß die meisten Versuche in dieser
Richtung in vitro stattgefunden haben, daß sie fernerhin gewöhnlich mit enormen
künstlichen Lichtquellen arbeiteten in denen auch großenteils die nicht mehr
spektralen Strahlen der Ultraviolett-II-Gruppe vertreten sind. Sie sind aber
nicht zu umgehen, wenn man überhaupt ohne Zuhilfenahme von nur allgemeinen
Vorstellungen den mutmaßlichen Vorgang verfolgen will, den die Bestrahlung
an Organismen und besonders im menschlichen Körper zuwege bringt.

Die Lichtwirkungen im allgemeinen sind reversibler Natur, wobei sie sich
direkt in chemische Energie umsetzen, ein Vorgang, der im Dunkeln sofort aufhört oder in sein Gegenteil verkehrt wird. Sie stellen sich ferner dar als photochemische Reaktionsbeschleunigungen, wobei der an sich ablaufende chemische
Vorgang unter Bestrahlung eine Beschleunigung in derselben Richtung erfährt.
Trotz des scheinbaren Gegensatzes sind wahrscheinlich beide Vorgänge nur der
Ausdruck für graduell verschiedene Prozesse, in welche je nach dem Vorhandensein oder dem Fehlen der Bestrahlung, anderen gesetzmäßig ablaufenden Vor-

gängen ein Einfluß in gleichsinniger oder entgegengesetzter Richtung gestattet wird. Notwendig für beide Vorgänge ist die Photosensibilität des bestrahlten Körpers und die Absorption der Strahlen durch ihn, wobei der zweite Vorgang als der elementare zu gelten hat, der aber insbesondere bei hochmolekularen und organischen Körpern sich auf den ersteren stützen muß.

Sensibilisatoren. Als Sensibilisatoren, d. h. Stoffe, welche durch ihren Zusatz in entsprechender Verdünnung zu kolloidalen Flüssigkeiten, Lösungen und in organischen Körpern die photodynamischen Reaktionen beschleunigen, kennen wir Metalle und Metallsalze, das Chininsulfat, dann Farbstoffe wie Eosin, Erythrosin, Rose bengale, dichloranthracendisulfonsaures Natron, Methylenblau, Thionin und Methylenviolett und insbesondere die fluoreszierenden Farbstoffe im tierischen Organismus, verschiedene höhere Farbstoffverbindungen wie das Hämatoporphyrin des Menschen, die Gallenfarbstoffe u. a., die Farben mancher Seetiere und Blütenblätter und vielleicht auch das Hautpigment. Man kann dabei 2 Fälle biologischer Lichtwirkung auseinanderhalten, welche dadurch gekennzeichnet sind, daß einmal die Gegenwart von Sauerstoff notwendige Bedingung ist und der Zusatz von fluoreszierenden Substanzen um das Vielfache reaktionsbeschleunigend wirkt schon unter dem Einfluß sichtbaren Lichtes, während ein anderes Mal erst unter Einwirkung ultravioletten Lichtes weder die Sauerstoffanwesenheit noch der Zusatz von Sensibilisatoren eine Reaktionsbeschleunigung hervorrufen. Diese für das Invertin von Jodlbaur und von Tappeiner nachgewiesene Art der Lichtwirkung hat nach ihnen wahrscheinlich auch für andere Fermente und Enzyme Gültigkeit. Zu ähnlichen Resultaten gelangte auch Dax, der nachwies, daß die photodynamische Wirkung der fluoreszierenden Stoffe unabhängig von ihrer Lichtempfindlichkeit, d. h. von ihrer chemischen Zersetzung im Licht, demnach auch unabhängig von der Reaktion ist. Die Wirkung der Sensibilisatoren auf Warmblüter und Kaltblüterleukozyten wurde nach dem Vorgang von Tappeiner, Pfeiffer, von Salvendi und Meyer-Betz einer Untersuchung unterzogen, wobei sich die Beeinflussung von Leukozyten und Polynukleären verschieden zeigte. Im Selbstversuch und damit zum ersten Male in einwandfreier biologischer Übertragung auf den Menschen demonstrierte Meyer-Betz die außerordentlich starke und lang anhaltende photodynamische Wirkung einer in den Kreislauf gebrachten Hämatoporphyrinlösung, die sich in Ödemen und Infiltrationen der durch die Sonne bestrahlten Hautteile und in einer Nekrose des mit Finsenlicht bestrahlten Hautbezirkes äußerte, während unter einer vor Licht schützenden Bedeckung die Reaktion ausblieb. Tierversuche, welche die sensibilisierende Wirkung von Bilirubin, Hemibilirubin, Hydrobilirubin und Bilirubinsäure klarstellen sollten, fielen negativ aus. Hingegen zeigte wiederum der tierbiologische Versuch mit Reduktionsabkömmlingen des Hämins, dem Kryptopyrrol und der Phenopyrrolkarbonsäure, sowie mit Oxydationsprodukten des Hämins, dem Methyläthylmaleinimid, also mit Substanzen, denen möglicherweise auch die unter Sensibilisatorwirkung und Belichtung beim Menschen sich entwickelnden Körper nahestehen, sehr vernichtende primäre Giftwirkungen, ohne selbst sensibilisierende Eigenschaften mehr zutage treten zu lassen. Je nachdem in dem belichteten Körper nun mehrere Sensibilisatoren enthalten sind, arbeiten sie gelegentlich synergetisch oder allergetisch; so fand Perutz ein antagonistisches Verhalten photodynamischer Sensibilisatoren im ultravioletten Licht. Ihrer Mitwirkung verdanken wir den Einfluß der Strahlung auf die Zelltätigkeit teils direkt, teils mit weiterer Zwischenschaltung von zymogenen Substanzen, Enzymen und Fermenten, die sich ebenfalls wieder nicht nur dem Licht oder einzelnen Strahlengruppen gegenüber verschieden verhalten können, sondern auch auf die Dosis der Strahlung verschieden reagieren im Sinne der Anregung, der Hemmung und Erschöpfung. Alle diese Fragen sind noch sehr im Flusse, so daß bei der Mannigfaltigkeit der Einzelfunde ein abschließendes Urteil heute noch kaum erlaubt scheint.

Aus der Fülle der Lichtwirkungen seien einzelne Bausteine herausgegriffen, die sich erst allmählich zu einem Gebäude zusammenfügen.

Strahlenwirkung und chemische Vorgänge. Neuberg beobachtete die Tendenz des Lichtes, anscheinend meist unter Mitwirkung von Katalysatoren, aus den verschiedenen indifferenten Baumaterialien des Organismus, aus Alkoholen, Säuren, Zucker, Glukosiden, Fetten, Estern, Aminosäuren, Peptonen und Eiweißkörpern, Stoffe von chemisch höherer Avidität als es die Ausgangssubstanzen sind, zu erzeugen. In den von ihm angestellten Untersuchungen handelte es sich dabei vorwiegend um die überaus reaktionsfähigen Aldehyde, Ketone bez. Phenole. Das gemeinsame Kennzeichen ist Molekülverkleinerung und Bildung labiler Umwandlungsprodukte. Auch der Abbau der Lävulose unter Ultraviolettbestrahlung ohne Einwirkung von Fermenten und von bekannten Katalysatoren gelang Rank; es bildeten sich dabei CO_2, Formaldehyd und schließlich Alkohol. Oertel konstatierte eine Zerlegung von Halogenaten in Halogenide und Sauerstoff. v. Euler und Lindberg fanden unter Einwirkung des ultravioletten Lichtes aus Milchsäure und Mischungen von Azetaldehyd und Aminosäuren ohne Katalysatorenzugabe Gasbildung, welche im wesentlichen sich aus CO_2 aber auch aus CO und H zusammensetzte. Gehören diese und ähnliche Vorgänge möglicherweise noch zu den primären Spaltungen und Synthesen, so ist an der Mitwirkung der Katalysatoren und Sensibilisatoren in komplizierteren Gemischen und im organischen Körper wohl nirgends zu zweifeln. So fand Leo im belichteten Meerwasser, in welchem Katalysatoren angenommen werden müssen, eine sehr starke Oxydation der hineingemengten labilen Körper.

Auch der Frage der Eiweißbildung und der Stickstoffassimilation wandte sich Leo zu, der z. B. bei der Pflanze fand, daß die Eiweißbildung bez. der Eiweißumsatz infolge von begünstigten Betriebsenergien des lebenden Protoplasmas durch die Bestrahlung beschleunigt wird, wenn auch der Chemismus der Eiweißbildung selbst von der Lichtwirkung unabhängig erscheint. Es stimmt dies mit den allgemeinen Erfahrungen am höheren Wirbeltier und am Menschen überein.

Anders liegen die Verhältnisse bei der Bildung von spezifischen Arten des Eiweißes und vor allem gewisser Abbaukörper des Eiweißes. So hat Pinkussohn gezeigt, daß die Wirkung ultravioletten Lichtes natürlicher und künstlicher Strahlenquellen auf Eiweißabkömmlinge unter Mitwirkung von verschiedenen Sensibilisatoren modifiziert wird. Er fand beim belichteten Hunde Ansteigen der Harnsäure und des Harnstickstoffes unter Abnahme des Alantoin und der Oxalsäure, dabei Zunahme des Kotstickstoffes. Es wurden ferner durch Wechsel in der Wahl des sensibilisierenden Farbstoffes bei gleichbleibenden Stoffwechselbedingungen Abänderungen im Abbau des Eiweißes erzielt und in allen Fällen ein vermehrter und modifizierter Stickstoffumsatz unter ultravioletter Strahlung erreicht. Der Oxydationswirkung kurzwelliger Strahlen in Geweben wandten sich vor längerer Zeit bereits Quincke und Hertel, neuerdings F. Bering und Oerum zu. Weißlichtbestrahlung in starker Dosierung steigerte den Sauerstoffverbrauch von stark atmenden Erythrozyten; Blaulicht mit starker Beimengung von ultravioletten Strahlen erzielte denselben Effekt schon mit der halben Dosis; Grün- und Gelblicht in noch kleineren Gaben; die roten Strahlen blieben wirkungslos. Die genannten Lichtwirkungen erleichtern also bei geeigneter Intensität die Dissoziation des Sauerstoffhämoglobins, sie begünstigen die Wirkungen der in lebenden Zellen befindlichen Peroxydasen, wie die Bildung von Aldehyden und Peptonen vermuten läßt, und scheinen damit auf wichtige Vorgänge des intermediären Zellstoffwechsels eine deutlich erkennbare und wohl auch bedeutsame Wirkung auszuüben. Die gegenteilige, d. h. hemmende oder lähmende Wirkung übermäßiger Wirkung ultravioletten Lichtes auf intrazelluläre Fermente zeigte u. a. Krübich am Gonorrhöe-Eiter, wobei in rascher Reihenfolge Oxydasen-, Peroxydasen- und Katalasenreaktion schwanden.

Die Tatsache, daß durch Hämoglobinlösungen und Blut im extravasalen Versuche die violetten und ultravioletten Strahlen stark absorbiert werden, so daß unter Umständen auch eine Zersetzung bis zum Hämatoporphyrin herbeigeführt wird, welches wiederum als Katalysator zu wirken geeignet ist, eröffnet Aussichten auf eine Begründung der Annahme einer reaktiven Neubildung von Hämoglobin im lebenden Organismus unter kräftiger Strahlenwirkung. Die Frage ist zwar noch eine völlig offene, aber durch heliotherapeutische Erfahrungen und auch durch bestimmte Klimawirkungen schon sehr nahegelegt worden.

Recht mannigfaltig sind die Fermentaktivierungen durch Belichtung zur Besorgung von Aufbau und Abbau im lebenden Körper. Den Einfluß der Sonnenstrahlen auf den Mineralstoffwechsel untersuchte Raczynski und fand, daß junge im Finstern gehaltene Hunde unter gleichen Ernährungsbedingungen mit besonnten Hunden weniger Kalk und Phosphor, dagegen mehr Chlor ansetzten als diese letzteren. Man denkt dabei an die Beziehung, welche Lichtmangel zu Veränderungen der Kalkassimilation und Kalkverwertung beim Knochenaufbau in der Rachitis und verwandten Erscheinungen des höheren Ficus und Menschen hat.

Lichtwirkung und Kolloide. Den Nachweis, daß leichtlösliche kolloidale Stoffe unter Lichtwirkung zu schwerlöslichen werden und ausflocken, erbrachten v. Hess, Mörner, Jess, Chlupecky. Aus Albuminen wurden Globuline, aus Serumalbuminen Serumglobuline. Destruktion der Eiweißstoffe im lebenden Gewebe unter Ultraviolettstrahlenwirkung fand Schanz bei der photogenen Sklerose des Linsenkernes. So wird auch das lebende Gewebe unter Umständen geschädigt, wobei zunächst die Kernteilungsvorgänge Veränderungen erleiden.

Fermentaktivierungen scheinen auch besonders in dem Teile der menschlichen Physiologie und Pathologie, welcher zu der Biologie der Mikroorganismen in Beziehung tritt, einen wichtigen Anteil zu haben.

Den Einfluß auf zirkulierende Kolloide dieser Art zeigten S. Abelin und O. Stiner, als sie fanden, daß kurzwellige Strahlung imstande ist, das Komplement des Meerschweinchenserums in dünnen Schichten von etwa 6 mm nach einer halben Stunde vollständig zu zerstören, bei einer Schicht von 2 mm genügten sogar schon 10 Minuten, während tiefere Schichten des Kolloides durch die Strahlung nicht beeinflußt wurden. v. Schrötter erwähnt eine Mitteilung J. Hocheneggs, nach der infolge von energischer Sonnenbestrahlung die für die Karzinose charakteristische Trendelenburgsche Reaktion verschwand. So wichtige Fingerzeige diese Versuche auch sind, wäre es doch wohl verfrüht, in den genannten Einwirkungen auf den Stoffwechsel und auf die verschiedenen Eiweißkörper schon mit Sicherheit einen Hinweis auf die Vorgänge oder etwa diese selbst erkennen zu wollen, welche in der Therapie der Strahlung eine Rolle spielen. Auch die große Zahl photochemischer Einwirkungen auf bakterielle Stoffwechselprodukte und auf biologische Vorgänge im Bakterienleben ist bis jetzt nur mit größter Vorsicht zur Erklärung therapeutischer Lichtwirkungen heranzuziehen, schon deshalb, weil auch sie zum großen Teil

nicht im lebenden, infizierten Organismus, sondern im Kulturversuche gewonnen wurden: Ultraviolette Strahlen schwächen nach Hartoch, Schürmann und O. Stiner das Diphtheriegift ab, so daß nach einer dreistündigen
Bestrahlung einer 5%igen Lösung selbst das 33fache der tödlichen Minimalgabe
am Meerschweinchen nur noch schwache örtliche Erscheinungen ohne Erkrankung des Tieres auslösen. Hand in Hand mit der Abschwächung der Giftigkeit
ging eine Abnahme der antigenen und antitoxinbildenden Eigenschaften; es
würde also durch Ultraviolettbestrahlung sowohl die toxophore als die haptophore
Gruppe des Toxins geschädigt. Bei Tuberkuloseantikörpern und Tuberkuloseantigenen ist durch Läschke eine Beeinträchtigung der komplementbildenden
Fähigkeit unter Besonnung festgestellt worden. In verschiedenen Versuchsanordnungen wurden dann weiterhin außerordentlich schwerwiegende Einflüsse
der Ultraviolettbestrahlung auf Agglutinine, Präzipitine und Antitoxine nachgewiesen. Sie wurden bei intensiver Bestrahlung endlich zerstört, nachdem
eine Abschwächung ihrer Eigenschaften vorausgegangen war.

Außerordentlich verwickelt, aber von vorausschauender Bedeutung für eine
sorgfältig zu wählende Therapie scheinen dann noch die Untersuchungen von
Dörr und Moldawan zu sein, als deren wichtigste das Verschwinden des
spezifischen Präzipitiervermögens und des anaphylaktischen Vermögens bei
normalen Seren unter kurzwelliger Belichtung zu nennen ist, dem sich die Abschwächung der antigenen Eigenschaften in normalen Seren verbindet. „Die
Träger der Immunitätsphänomene erleiden durch Bestrahlung eine
tiefgreifende Denaturierung.“

Lichtwirkungen am Menschen. Können wir nun erwarten, daß
die im Laboratoriumsversuch gefundenen Reaktionen und die biologischen Beobachtungen, die zum größten Teil am Tier und weniger an menschlichen Seren
gemacht wurden, sich auch in gesunden und kranken menschlichen Organismen einstellen, und können sie eine Grundlage für die Betätigung therapeutischer Maßnahmen bilden, die auf dem Gebiete besonders der chronischen
Infektionskrankheiten sehr eingehende Veränderungen ergeben würden? Ehe
man die immerhin schon recht zahlreichen Einzelbefunde, welche an Kranken
erhoben wurden, von diesem Gesichtspunkt aus prüft, ist die Frage nach den
Vorbedingungen der Resorption von Lichtstrahlen und der Photosensibilität im
menschlichen Körper zu beantworten.

Die Wirkung auf die menschliche Haut. Eine Lichtstrahlenabsorption in den obersten abgestorbenen oder dem Untergang entgegensehenden
Zellagen der Haut ist in weitem Maße vorhanden. Sie hat natürlich nur eine
Schutzwirkung im Gefolge durch Auslöschen eines Teiles der Strahlung, oder
auch noch eine Einwirkung auf die Hautnervenendigungen durch Umwandlung
der Strahlung in einen äquivalenten Betrag einer anderen Energieform: die
Wärme. Jedoch erst beim Eintreten der Strahlung in stark aktive, noch im
Säftekreislauf befindliche Zellagen oder Gewebsschichten sind eigenartige biologische Wirkungen der Strahlung zu erwarten. Dahinzielende Untersuchungen
befassen sich demnach in erster Linie mit der Permeabilität der menschlichen
Oberhaut gegen spektrale Strahlung, suchen das Vorhandensein von Sensibilisatoren darin nachzuweisen und insbesondere die Rolle des Hautpigmentes zu
ergründen, das unter der Bestrahlung entsteht. Ist letzteres eine nur durch unseren Zustand der Domestikation zurückgedrängte, im übrigen aber phylogenetisch bedeutsame und im Kampfe um die Behauptung des Lebens im Nacktzustande wichtige oder notwendige Erscheinung? Wirkt die Pigmentierung als
Schutz gegen Strahlung, als Transformator derselben, als Sensibilisator oder in
einer alle drei Eigenschaften zusammenfassenden Weise? Sind die gemutmaßten

immunisatorischen und fermentativen Vorgänge in der Haut, die Bildung von Antikörpern daselbst oder in tieferen, dem Licht zugänglichen Schichten überhaupt vorhanden, können sie auch ohne das Hautpigment und seine Veränderungen entstehen und sind sie dann anderen Gesetzen und Einwirkungen unterworfen?

Die Permeabilität der Haut für transversalwellige Strahlen ist zwar erwiesen, es kann aber noch fraglich scheinen, ob gerade die photochemisch wirksamen Strahlen in einer die Lebensvorgänge entscheidend beeinflussenden Menge durchdringen. L. Freund fand neuerdings eine photographisch wirksame Lichtpenetration noch bei 3,5 bis zu 15 mm Tiefe unter der lebenden Haut und zwar für rotes, orangefarbiges und gelbes Licht. Hasselbalch, welcher die für die photochemischen Wirkungen besonders bedeutsame Strahlengruppe mit einer Wellenlänge von 360 bis 290 Millimikren studierte, fand, daß diese die Epidermis so gut wie überhaupt nicht passierte, sondern fast restlos absorbiert oder zurückgestrahlt wird. Nach ihm passieren Strahlen von der Wellenlänge

		$366\,\mu\mu$	$334\,\mu\mu$	$313\,\mu\mu$	$302\,\mu\mu$	$290\,\mu\mu$
eine Epidermisschicht von	0,1 mm	45 %	42 %	30 %	8 %	0,01 %
„ „	„ 0,5 „	3 %	1,3 %	0,3 %	0 %	0 %
„ „	„ 1,0 „	0,08 %	0,02 %	0,006 %	0 %	0 %

Hasselbalchs Werten kommen die mit einer neuen Meßanordnung experimentell von K. Glitscher festgestellten nahe. Dagegen hat nun Schultz mit anscheinend schärferer Methode an toter Haut und am lebenden Kaninchenohr festgestellt, daß die Penetrationsfähigkeit des ultravioletten Lichtes für menschliche und tierische Haut doch weit größer ist als bisher angenommen wurde, so daß eine photochemische Tiefenwirkung auch am lebenden menschlichen Körper sehr wohl im Bereiche der Möglichkeit liegt. Vom Hautpigment und von Hautkapillarenblut wird nach ihm nur der äußerste Abschnitt des zur Untersuchung verwandten Strahlenbandes in der Lage von 265 bis 240 $\mu\mu$ absorbiert. Von den längerwelligen Strahlen aber, also vom ganzen Sonnenspektrum wird eine mehr oder weniger reiche Menge durchgelassen und kommt in tieferen Gewebsschichten erst zur Absorption. Ein Versuch Heymanns, der durch ein rasiertes und gereinigtes Kaninchenohr hindurch menschliche Haut bestrahlte, erzielte auf dieser noch ein deutliches, tagelang anhaltendes Erythem. Diese für das Quecksilberlicht gefundenen Wirkungen dürfen natürlich auch für Sonnenwirkung und Kohlenbogenlicht im Bereiche der entsprechenden Strahlengrenzen beansprucht werden, besonders wenn keine Filtration der natürlichen Strahlung vorgenommen wird. Bei der Quecksilberdampfquarzlampe dürfte allerdings die Tiefenwirkung alle anderen Strahlenwirkungen übertreffen, da sie beispielsweise 3 bis 5 mal so groß ist als beim kalten Finsenlicht. So glaubt auch Gassul neuerdings auffallende Tiefenwirkungen des ultraviolettreichen Quarzlichtes auf Milz, Leber und Nieren gesehen zu haben.

Die Pigmentierung.

Von dem nun die oberste Epidermis durchdringenden Strahlengemische wird aber doch der größte Anteil in den basalen Epidermisschichten selbst absorbiert. Hier gehen die deutlichsten physiologischen Wirkungen vor sich, als deren eindrucksvollste die Pigmentierung zu nennen ist. Vorweg ist da zu bemerken, daß Hautpigmentierung nicht allein ein photochemisches Resultat ist, sondern auch als Reaktion auf verschiedenartige chemische, mechanische und thermische Einwirkungen vorkommt, als allgemeine Antwort auf eine ganze Anzahl äußerer Reize. Man denke nur an die geradezu enormen Pigmentierungen, die als Folgen der „Gelbkreuzverbrennungen" durch unsere Gasgranaten im Kriege beobachtet wurden. Soweit aber das Licht in Betracht kommt, ist die Beziehung zwischen dem Auftreten des Pigmentes und der Anwesenheit kurzwelliger ultravioletter Strahlen im Sonnenlicht, im diffusen Tageslicht und im künstlichen Lichte durch zahlreiche Versuche. erwiesen, so von Rollier, durch v. Schrötter, Valenta u. a. Insbesondere glaubten letztgenannte Forscher gezeigt zu haben, daß ausschließlich ultraviolette Strahlung die Pigmentierung hervorrufen könnte. Es sei das Gebiet von der Linie 360 $\mu\mu$ bis zur Linie 292 $\mu\mu$ des Sonnenlichtes, während dieses pigmentbildende Strahlengebiet für die künstlichen Strahlenquellen sich noch viel weiter nach dem kurzwelligen Ende sicher bis zur Wellenlänge 242 $\mu\mu$, wahrscheinlich aber noch viel weiter ausdehnt, wie die enorm bräunenden, ja fast schwärzenden Strahlungseffekte des Quecksilberdampflichtes zeigen. Eine endgültige Grenze für diese Strahlenwirkung ist noch nicht festgesetzt. Freund fand in weniger bestimmter Weise, daß nur die ultravioletten Strahlen kürzerer Wellenlänge unter 396 $\mu\mu$ für die Erytheme photochemischer Abstammung in Betracht kommen. Es ist deshalb auch zu befürworten, daß die Bezeichnung der verschiedenen Strahlendermatosen nicht mit dem Attribut „aestivalis", sondern „solaris" oder „actinogen" usw. vorgenommen wird. Die Grenzen von 360 $\mu\mu$ bis 292 $\mu\mu$ gelten erfahrungsgemäß für das Sonnenlicht, während aus den Versuchen Finsens bereits hervorgeht, daß schon im sichtbaren Spektrum kräftiger künstlicher Strahlenquellen eine genügende Konzentration von blauen und violetten Strahlen, die sogar stärker als im Sonnenlicht sein kann, vorhanden ist, welche möglicherweise die Pigmentierung anregt. Der Effekt der Pigmentierung ist also sicher nicht auf ganz einheitliche Strahlenreize zurückzuführen. Es gibt sogar wahrscheinlich Pigmentierungen verschiedener Qualität und vielleicht mit verschiedenen biologischen Folgen, je nach der Auslösung durch einen bestimmten Ausschnitt aus dem Strahlenbande. Es wird oft behauptet, insbesondere von Beobachtern an der See, daß sich die Pigmentierung auch da entwickelt, wo keine Sonne hingelangen könne, also im Gesicht unter dem breitkrämpigen Hut u. dgl. Wir haben es da mit der gerade an der See äußerst stark wirkenden diffusen und gespiegelten Strahlung zu tun, mit dem „Unterlicht" nach v. Schrötter. Anders steht es mit der angeblich auch im langen Seewinter erworbenen Pigmentierung. Eine ganz eindeutige Erklärung dafür steht noch aus. Wir haben aber oben bereits darauf hingewiesen, daß auch thermische und chemische Reize eine Pigmentierung veranlassen können.

Entstehung des Pigmentes. Die einheitliche Sonnen- oder Strahlungspigmentierung kann absolut verhindert werden durch entschieden langwellige monochromatische Gläser, durch Schwärzung der Haut, Fettauflage und selbst dünnsten Schichtenauftrag von Äskulin, Fluorescin u. dgl., wie die verschiedenen Beobachtungen, insbesondere die von v. Schrötter wiedergegebenen, lehren. Sie wird nach Spiess und Feldt durch Sensibilisatorenzufuhr, wie z. B. Aurokantan beschleunigt. Hieran knüpft sich nun die Mutmaßung, daß es sich bei der Pigmentierung wenigstens nicht ausschließlich um eine Schutzwirkung handeln kann, wie häufig noch in den Diskussionen über die Bedeutung der Pigmentierung angenommen wird. Mehr läßt sich aus diesen Vorgängen aber nicht entnehmen.

Andere Untersuchungen führen uns vielleicht etwas tiefer in das Verständnis von der Bedeutung des Pigmentes ein. Die Entstehung des photogenen Hautpigmentes wurde teils aus einer reaktiven Tätigkeit der Basalzellen der Oberhaut (autochthone Entstehung) teils aus Umwandlungsprodukten des Blutfarbstoffes hergeleitet. Die Mitwirkung des Hämoglobins kann jedenfalls nicht immer von der

Hand gewiesen werden, wenigstens nicht in den Fällen, in welchen es bei der Belichtung der Haut zu Extravasaten gekommen ist. Andererseits hat Hasselbalch und auch Meyrowsky zur Evidenz die herrkömmliche Entstehung des Pigmentes ausschließlich als eine in den Basalzellen der Oberhaut vor sich gehende Umwandlung erwiesen, ohne Mitwirkung der Blutkapillaren und ohne ausgetretenen Blutfarbstoff. Wo stärkere Entzündung mit Gefäßbeteiligung auftritt, muß ihnen zufolge angenommen werden, daß langwellige Strahlung oder Stoffwechselprodukte der Kerne in der Basalzellenschicht infolge der kurzwelligen Strahlung dazu secundäre Veranlassung geben. v. Schrötter, auch Meyrowsky und Tanaka fanden das Basalzellenpigment außerhalb vom Kern in den Zellen ohne einen Transport von Pigment aus den tieferen Gewebsschichten in die Basalzellenschicht wahrnehmen zu können. Auch in der obersten Papillarschicht noch wurde es intracellulär beobachtet. In den tieferen Schichten, wohin mindestens Teile der ultravioletten Strahlung vorstoßen, wurde kein Pigment mehr gefunden. Meyrowsky knüpft demzufolge die Pigmentbildung an die Reaktionsfähigkeit des in der Kernsubstanz der Basalzellen enthaltenen Pyrenoidinkernes. Solger wurde durch kürzlich veröffentlichte Untersuchungen zur gleichen Anschauung geführt.

Das Strahlungspigment der menschlichen Haut ist also im wesentlichen wohl ein autochthones. Das Zustandekommen der Pigmentierung ist damit an die Fähigkeit der lebenden Epidermiszellen zur Pigmentbildung geknüpft. Nur so ist es auch zu erklären, daß die Pigmentbildung auch ausbleiben kann trotz der Beteiligung der tieferen Gewebe an Insolationswirkungen und Verbrennungen durch die langwelligeren Strahlengruppen. Rollier, v. Schrötter, Meyrowsky u. a. sprechen die Pigmentbildung unter Einwirkung des ultravioletten Strahlenteils deshalb auch als eine conditio sine qua non einer erfolgreichen Heliotherapie im ultravioletten Strahlungsklima an.

Die Entwicklung der Hautveränderung und der Pigmentierung im besonderen ist beim reaktionsfähigen Individuum nun folgende, wenn wir die sichtbaren Erscheinungen zeitlich aneinander reihen. Bei genügend langer und genügend intensiver direkter Bestrahlung entwickelt sich zunächst unter dem Einfluß der Wärmestrahlen eventuell auch in Verbindung mit der Luftwärme der Umgebung eine an Intensität verschieden starke Hautrötung. Sie ist selten sehr stark, vorübergehend und verschwindet bald nach der Besonnung, da sie eine direkte Gefäßwirkung ist, eine Wärmeerweiterung des peripheren Kapillarnetzes. Erst später, nach 1—2 Stunden, erscheint die eigentliche Insolationsröte, das photochemische Erythem, das je nach der Intensität der vorausgegangenen Bestrahlung sich mit serösen Extravasaten und sogar Hämorrhagien kombinieren kann. Dieses zweite Erythem kann also wohl nicht auf einer direkten Reizung der Gewebs- bzw. der Nervenendkörperchen beruhen, sondern verdankt sein Auftreten scheinbar einem Reiz der sich aus dem Entstehen neuartiger heliogener Stoffwechselprodukte in der Haut selbst ableitet. Das neue Erythem hält verschieden lang an, Stunden, Tage oder bei Fortsetzung der Belichtung unter Umständen noch länger. Es wird abgelöst, oft unter Abstoßung der obersten Epidermislamellen von der jetzt erscheinenden Pigmenthaut, die sich bei geeigneter Fortsetzung der Besonnung, wenn dieselbe nicht zur Zerstörung der Haut führt, kontinuierlich intensiver gestaltet, so daß es bis zu dunkelbrauner Verfärbung der ganzen Haut kommen kann. Diese Entwicklung kann allerdings auch je nach der Kürze und Vorsicht mit der die Insolation stattfindet, ein völliges Ausbleiben des Erythems und doch eine Pigmentierung im Gefolge haben, oder unter stürmischen Erscheinungen der reaktiven und entzündlichen Vorgänge zu heilbaren Dermatosen führen. Das Ende bleibt immer bei einer die Basallage der gesunden Epidermis nicht abtötenden Strahlendosierung: die

Pigmentierung der bestrahlten Hautpartien. Nach Ausbildung der Pigmentierung sollte sich ein Erythem nicht mehr entwickeln können. Rollier, auch
Schultz haben ein solches bei ihren therapeutisch abgestuften Bestrahlungen
nicht beobachtet. Daß es trotzdem vorkommen kann, zeigen Beobachtungen
französischer Autoren und eigene, die besonders bei Luftbädern gemacht wurden,
wenn solche Personen nach einer Reihe von zwar nicht besonders stark besonnten
Luftbädern sich aber doch eine gute Pigmentierung beschafft hatten und an einem
trockenwarmen Sommertag, insbesondere nach einem vorausgegangenen Ge-
witterregen sich im Luftbad der Sonne exponierten. Man hat da anzunehmen,
entweder, daß der Pigmentschutz dem plötzlichen Andrängen einer starken, ultravioletten Strahlenwoge nicht gewachsen war, oder daß verschiedene Strahlungsqualitäten verschiedene Pigmente erzeugen, zum wenigstens aber als neue Reize
eine wiederholte Erythem- und Pigmentbildung der Haut anzuregen vermögen.
Physiologische Untersuchungen über Pigmentbildung und Pigmentüberlagerung
in der Haut bei verschiedenen Lichtquellen sprechen wohl für beide Möglichkeiten. Klinische Beobachtungen, wie solche von Czerny über die Ausbildung
von Varizelleneffloreszensen an der durch künstliche Strahlung entstandenen
Pigmenthaut im Gegensatz zur natürlichen Haut und zur Sonnenpigmenthaut
weisen mehr auf das Vorkommen verschiedenwertiger Pigmente hin.

Die Bedeutung des Pigments. Wir sahen bereits, wie verschiedene Zweige
des Stoffwechsels, die Mineralauslese, die Zellproliferation, der Chemismus des Blutgewebes und dessen physiologische Arbeit durch Bestrahlung modifiziert werden
können. Daß andererseits Lichtmangel die genannten Funktionen unter das normale Maß herabsetzen, bez. direkt schädigen kann, ist für den Eiweißstoffwechsel
und das Zellenwachstum nicht direkt erwiesen, wohl aber wahrscheinlich gemacht
durch Befunde an Polarforschern, welche die 4 Monate lange Winternacht ohne
genügende künstliche Beleuchtung zuzubringen genötigt waren (siehe Nansen,
Kurt Wegener). Auch Beobachtungen an Gefangenen und bettlägerigen Personen
in lichtarmen Räumen liegen in derselben Richtung. Schließlich sind frühere Versuche über das Verhalten der roten Blutkörperchen unter Belichtung kürzlich
von A. Bickel und Tasawa wieder aufgenommen worden, die beim Kaninchen
zeigten, daß entsprechend der Dauer der Bestrahlung die Zahl der roten Blutkörperchen und der Hämoglobingehalt stetig zunahmen, aber, auch das ist hier
wichtig, nur beim braunen Kaninchen und nicht bei den albinotischen. Auch das
Verhalten der Tiere mit Farbenwechsel, die imstande sind, verschieden pigmentierte Chromatophoren unter die äußerste Bedeckung zu schieben und dadurch
die Färbung zu verändern, aber auch die Verfärbung des Haarkleides könnte sowohl in dem Sinne ausgelegt werden, daß bei diesen Tieren die Färbung der Haut,
und in anderer Weise die Pigmentierung der Epidermis beim Menschen, ganz
wesentlich dem Lichtschutz dient, also auch Lichtwirkungen zu vermitteln imstande ist. Es ist dabei nicht berücksichtigt, inwiefern die Färbungen und Verfärbungen der Haut mit Anpassung an die belichtete Umgebung, mit Vererbung
aus anderen, etwa sexuellen Gründen zusammenhängt. Die Verfärbungen sind
nämlich durchaus nicht einheitlich und es muß ausdrücklich hervorgehoben
werden, daß eine weiße Bedeckung genau so gegen die übermäßige Belichtung
schützen kann, eine genügende Dichtigkeit vorausgesetzt, als die farbige. Deutlicher im Sinne einer Schutzpigmentierung spricht das minderwertige Verhalten
des albinotischen Organismus gegenüber Lichtwirkungen. Solche Tiere gehen
unter Einwirkung langdauernder, auch kalter Strahlung, wobei also die Temperaturerhöhung nicht mitwirken kann, allmählich zugrunde, und sie erkranken
bei vorübergehend zu starker Insolation an den verschiedenen Strahlendermat-
tosen. Wir werden demnach der Hautpigmentierung, die unter dem Einfluß des

Lichtes, sowohl des Sonnenlichtes als mancher künstlicher Lichtquellen, wie besonders des Quecksilberlichtes, zustande kommt, vor allem vom Standpunkt des Schutzes gegen eine gewaltsame Einwirkung bestimmter Strahlenarten zu betrachten haben.

Wie ist nun damit die physiologische und therapeutische Bedeutung der Strahlenwirkung zu vereinbaren, wenn einerseits die Abblendung gewisser Lichtstrahlen Sonnenwirkungen aufhebt oder sehr beeinträchtigt, andererseits die Haut sofort das Bestreben zeigt, sich mit Hilfe der Pigmentierung der hellen und chemisch wirksamen Strahlenwirkung zu entziehen und zugleich den Strahlen das Eindringen in tiefere Lagen zu verwehren? Es kann eigentlich nur die eine Möglichkeit in Betracht gezogen werden, daß eben die kurzwellige und ultraviolette Strahlung teils anregend, teils irritierend, schließlich sogar schädigend wirkt, und durch das Pigment in ihrer Wirkung reguliert wird. Rollier, v. Schrötter, Bering und viele andere sind deshalb der Ansicht, daß die Pigmentierung der menschlichen Haut unter der Belichtung nicht allein dem Schutze diene, sondern zugleich geeignet oder sogar notwendig sei, um die kurzwellige Strahlung durch Absorption für den Organismus in biologischem Sinne umzuwerten. So schlossen Bering und Meyer, daß beim lebenden Organismus die Epidermis die wichtige Aufgabe habe, die für die Fermentwirkung toxischen Strahlen von den Hautkapillaren fernzuhalten, weil unter anderem ihre Untersuchungen über die Wirksamkeit der einzelnen Abschnitte des sichtbaren Spektrums bei Vorschaltung eines Epidermisfilters ergaben, daß rote Strahlen die Peroxydase gar nicht, gelbe mäßig, blaue und ultraviolette (innere Seite) erheblich fördernd beeinflußten. „Die besonders wirksamen inneren ultravioletten und blauvioletten Strahlen werden hauptsächlich von dem roten Schirm der Hautkapillaren aufgefangen; gegen ein Übermaß ihrer Wirkung schützt sich der Körper wohl zunächst durch Verstärkung des roten Lichtschirmes (Hyperämie), in zweiter Linie durch Bildung von Pigment (Pigmentschirm); die biologische Wirkung des Lichtes sei umgekehrt proportional der Penetrationsfähigkeit der Lichtarten, direkt proportional ihrer chemischen Kraft. Die geringe biologische Wirksamkeit der tiefer dringenden Strahlen (grün, gelb, rot) werde durch im Körpergewebe bzw. Kreislauf befindliche Sensibilisatoren erhöht." Man braucht dabei noch nicht an Zweckwirkungen zu denken, sondern könnte die mit dem Grade der Pigmentierung einhergehenden, physiologischen und therapeutischen Wirkungen als in der zufälligen Konstellation des Pigmentes zu Nervenendigungen, zu dem Kapillarsystem der Haut, den Hautdrüsen usw. gelegen, erblicken. Noch einheitlicher erschiene die Verkettung von Strahlenwirkung, Hautpigment und der Entwicklung bzw. dem Wiedererwachen vitaler Funktionen einer bestimmten Kategorie durch langhererworbene und festgewordene phylogenetische Beziehungen, die nur durch die kulturbedingte Lebensweise mancher Menschenrassen gelockert und vorübergehend in den Hintergrund getreten sind. Es müßte dann aber auch der Fall sein, daß da, wo die Pigmentierung sich nicht ausbildet, die gesamten Strahlungseffekte fehlen oder sogar nur die schädigenden Einflüsse des Lichtes sich bemerkbar machen. Dies wird nun von Rollier, Bering und zahlreichen Autoren, behauptet. Bestritten wird es von anderen, unter denen ich Miramond de Laroquette und Vignard als diejenigen nenne, die im Gegenteil die Pigmentierung für bedeutungslos, unerwünscht, „mehr schädlich als nützlich" erachten. Nur darüber sind jetzt wohl alle einig: die Pigmentierung geht, wenn man sie gewähren läßt, normalerweise in ihrer Intensität proportional mit der Intensität, der Dauer und der Zahl der Besonnungen, sie ist ein Effekt der kurzwelligen Seite des Spektrums und sie verhindert das Eindringen gerade der kurzwelligen Strahlen in tiefere Lagen der Haut, da dieselben spätestens in der Pigmentschicht völlig oder nahezu völlig absorbiert werden. Mit Rollier halten wir daran fest: Die ausgebildete Pigmentierung schützt vor deletären Wirkungen der kurzwelligen Strahlung. Sie ist zunächst eine Schutzreaktion der Haut für die Haut. Erschöpft ist ihre Aufgabe dadurch aber noch nicht.

Wie wirkt die Pigmentierung dann aber in biologischem Sinne auf den Körper ein unter Bestrahlung? Sie absorbiert die gesamte kurzwellige Strahlung und verwandelt sie einerseits in eine mehr langwellige, die tiefer dringt, schließlich im Blut und in den Geweben absorbiert wird und ihrerseits aktivierend wirkt. Andererseits wird sie nach den Befunden von v. Schrötter, Bering u. a. direkt in chemische Arbeit umgesetzt und neue chemische Körper werden direkt in der Absorptionsschicht gebildet, die dann wieder als Katalysatoren für Oxydation und andere Fermentwirkungen in den Kreislauf gelangen oder sich an Ort und Stelle betätigen sollen, vielleicht auch in der von Jesionek vertretenen Auffassung, daß pharmacodynamische Substanzen spezifischer Natur aus den stetig abgebauten und stetig neugebildeten Pigmentstoffen in den Kreislauf übergehen. Die verschiedenen Wirkungen der Sensibilisatoren bei pigmentierten und unpigmentierten Tieren und bei verschiedenen Lichtquellen weisen darauf hin. Hier ist die Brücke noch nicht vollständig geschlagen vom Experiment und der physiologisch chemischen Mutmaßung zur menschlichen Biologie; die Übertragung und Nutzbarmachung der experimentellen Resultate bei der Erklärung für normale und pathologische Äußerungen des menschlichen Lebens ist also nur mit größter Vorsicht gestattet. Es sei zum näheren Studium der Frage auf die Arbeiten von v. Schrötter, Meyer und Bering, Neuberg und mehrerer anderer verwiesen. Die oben zitierten Untersuchungen von Meyer und Bering sind wohl bislang am meisten geeignet, die Frage nach der Tätigkeit des Pigmentes zu erklären. Sie gipfeln in dem Befunde, daß biologische und chemische Wirkung der Strahlen parallel gehen. Je mehr man sich dem ultravioletten Ende des Spektrums nähert, desto größer ist die Wirkung auf die Oxydationsfermente im Experiment und auch im lebenden Körper. Kleine Lichtdosen zeigen regelmäßig eine starke Förderung der Fermentwirkung. Von einer bestimmten Dosis an aber schlägt die Wirkung ins Gegenteil um, aus Förderung entsteht Lähmung oder sogar Vernichtung der oxydierenden Fermente. Dosen bis zu 1 Finsen der ultravioletten Strahlen, gemessen beim Einfall auf den Fermentträger, erhöhten, darüber hinaus lähmten sie die Fermentwirkung. So war z. B. ein über die Fermentschicht gespanntes Kaninchenfell imstande, die schädigenden Strahlen abzufiltrieren und die Fermentwirksamkeit zu erhalten oder zu erhöhen. Die pigmentierte Haut wirkt also als biologisches Filter und paßt sich unter günstigen Verhältnissen des Experimentes und der Therapie der Strahlendosis an. Sie wirkt dann als Schutz gegen die Überstrahlung, aber gleichzeitig auch als Sensibilisator für Strahlengattungen, die wir sonst nicht für Vorgänge im Organismus verwenden können.

Dabei gilt für die einzelnen Strahlengattungen vorläufig folgende (von Meyer und Bering noch nicht als Gesetz bezeichnete) Anschauung:

Die Strahlung des ultravioletten Endes kommt in den oberflächlichsten Hautschichten zur Resorption. Je besser die Pigmentschicht ausgebildet ist, desto größere Mengen dieser an sich zellschädigenden Strahlengattung können durch den Sensibilisator des Pigmentes nutzbar gemacht werden, desto länger, intensiver ist es unter sonst zweckmäßigen Bedingungen möglich, ein an ultravioletten Strahlen reiches Licht einwirken zu lassen. Die innere ultraviolette Strahlung und die blauviolette und blaue Strahlung dringt bereits zum Teil durch die Epidermis hindurch und wird im roten Blutschirm der Hautkapillaren nutzbar gemacht (nach Busck zu 99%). Auch hier wirken zu große Dosen schädlich und können noch durch das Pigment abfiltriert werden. Die grüne und gelbe Strahlung ist imstande, in großen Mengen die Fermentwirkung zu fördern, auch sie durchdringen die Epidermis, werden aber zum großen Teil durch die Pigmentschicht bereits nutzbar gemacht, zum Teil in den folgenden Bedeckungsschichten.

Die rote Strahlung dringt am tiefsten in den Körper ein, und es ist anzunehmen, daß sie dauernd in den Geweben des Körpers an der Arbeit ist. Beim Experiment zeigte sich zwar infolge ihrer Penetrationskraft durch die Experimentierschicht auch in großen Gaben zunächst keine Wirkung, die aber in dem Moment auftrat, als derselben ein Sensibilisator zugesetzt wurde. Solche Sensibilisatoren sind im Blut vorwiegend in den Eisenverbindungen und auch in gewissen Blutfarbstoffen, wie z. B. dem Hämatoporphyrin, anwesend. Die Annahme liegt also nahe, daß für gewöhnlich die rote, wohl auch die gelbe und grüne Strahlung dauernd im roten Blutschirm und in den Geweben ihre Wirkung entfaltet, und zwar nicht nur durch Umbildung in Wärme, sondern auch in Hinsicht auf oxydierende und sonstige fermentierende Wirkungen, daß aber diese Wirkungen durch das blaue und ultraviolette Ende des Spektrums mit Hilfe des Pigmentes ganz erheblich potenziert werden. Das Pigment ist nötig, um die auf die Dauer mehr deletäre Wirkung dieser letzten Strahlungsgattung umzuformen, indem es sie resorbiert und modifiziert.

In Fällen, wo die Pigmentierung aus dem einen oder anderen Grunde nicht auftritt, ist natürlich trotzdem eine Strahlenwirkung im Bereich der Möglichkeit gelegen, da in diesen Fällen eben tiefer gelegene Sensibilisatoren und Aktivatoren in Funktion treten. Auf eine effektvolle Ausnützung der ultravioletten Strahlung wird man dann aber meistens verzichten müssen, wie die Heliotherapie in Anlehnung an Malgat dies bei empfindlichen Personen und im Beginn der Behandlung tut. Diese Erklärung vermittelt eine gegenseitige Annäherung der Anschauungen über die Notwendigkeit oder Belanglosigkeit der Pigmentierung für die biochemische Lichtwirkung. Zugleich wird es aber auch verständlich, warum der Unpigmentierte gegebenenfalls zwar eine Tiefenwirkung des Lichtes in ausgesprochenem Maße und in günstigem Sinne aufweisen kann, aber leicht Hautschädigungen davonträgt. Die infrarote Strahlung, welche nur in stark gekürzter Intensität die Haut erreicht, wird anscheinend bereits in den obersten Zellagen direkt in Wärme umgesetzt.

Aus dem Gesagten ist nun als Grundlage für therapeutische Bestrebungen abzuleiten, daß infolge der Beziehungen des Sonnenlichtes zum menschlichen Körper, denen wir mit einigem Vorbehalt auch die künstlichen Strahlenquellen anreihen dürfen, das Pigment die Strahlung zu normalisierenden und regulativen Einwirkungen befähigt, und daß sowohl die assimilatorischen wie dissimilatorischen Vorgänge beeinflußt werden. Es ist verständlich geworden, daß unter Lichteinfluß in der Haut und auch in tieferen Gewebsschichten mit und ohne Pigmenthilfe zu immunisatorischen Vorgängen Veranlassung gegeben werden kann, und wahrscheinlich, daß die Antigenbildung selbst angeregt wird, sei es, daß schon vorhandene Antigene durch vermehrte Lymphzufuhr zur Haut und ihre seröse Durchtränkung in für den Organismus besonders günstige Bedingungen zur Schaffung von Antikörpern gebracht werden, oder daß, wie Jesionek besonders im Hinblick auf die Aktinotherapie der tuberkulösen Erkrankungen meint, durch die Überschewmmung des Krankheitsherdes mit extravasiertem Serum den bereits vorhandenen Antistoffen das Komplement zugeführt wird, welches die spezifischen Ambozeptoren zur Entfaltung ihrer immunisatorischen Wirkungen befähigt. Unsicherer schon ist die Grundlage für die Bildung von Fermenten im kranken Körper, wie z. B. die das Blutpigment vor Zerstörung schützende und die Regeneration des Oxyhämoglobins fördernde Blutkatalase. Die Fermentbildung oder Mobilisation von Fermenten soll allerdings ihren unmittelbaren sichtbaren Ausdruck finden in der Vermehrung der Granula in der Basalzellenschicht.

Zusammenfassung.

Fassen wir nach Neuberg die chemischen Lichtreaktionen für biologische und therapeutische Gesichtspunkte im menschlichen Körper zusammen, so kennen wir also:

1. momentane Lichtwirkungen, die gerade der Beobachtung am leichtesten zugänglich sind, die für die Therapie jedoch geringfügige Bedeutung haben;

2. die langsam verlaufenden Lichtreaktionen, die mit Oxydationen und Reduktionen — vielleicht auch in gewisser Weise noch im menschlichen Körper — einhergehen;

3. Lichtwirkungen unter dem Einflusse von Sensibilisatoren in der Haut, im Blute, in der Lymphe, in Organgeweben;

4. katalytische Reaktionen des Lichtes, wobei im Organismus vorhandene Katalysatoren und wahrscheinlich auch Fermente unter Lichtwirkung Stoffwechselaktionen einleiten;

5. photochemische Umlagerungen, die unter unmittelbarer Lichtwirkung, in manchen Fällen jedoch auch untrennbar von den gleichzeitigen Vorgängen der 3. und 4. Gruppe zu Körpern führen, die vom Ausgangsmaterial ganz verschieden sind.

In den beiden letzten Gruppen treten vor allem die photochemischen Nachwirkungen auf, deren wir bei der Heliotherapie bedürfen, und welche durch Körper, die unter der Bestrahlung entstanden sind, wachgehalten werden. Sie sind es vor allem, welche uns in der Lichtbehandlung der chronisch-infektiösen Krankheiten besonders wertvolle Dienste zu leisten scheinen.

Aus der noch keineswegs lückenlosen Darstellung des Verhaltens der Haut gegenüber der Lichtwirkung können wir entnehmen, daß nur da eine Pigmentierung notwendig ist, wo das kurzwellige Ende des Spektrums sehr ausgeprägt ist, wie immer im Hochgebirge, etwas weniger an der See, weniger im Norden, stärker im Süden, mehr im Frühjahr und Sommer der Ebene, weniger oder gar nicht im Winter der Ebene und ganz besonders bei der künstlichen hochaktinischen Strahlenbehandlung.

Es wird begreiflich, daß auch ohne Pigmentierung Erfolge der Heliotherapie zu holen sind, aber wesentlich im Strahlenklima, das seine Stärke im violetten, blauen, grünen, gelben und roten Licht, d. h. im gesehenen Spektralanteil des Lichtes hat, dem jedenfalls kein größerer Anteil am ultravioletten Strahlenende zukommen darf.

Der Körper hat zwei Regulationsmechanismen für die Lichtwirkung:

a) ein Pigment in der Haut, bzw. in der Behaarung, zur Fernhaltung oder Umwandlung des schädlichen Teils des kurzwelligen Spektrums,

b) in der Verwendung seiner Sensibilisatoren, die sich im Hautpigment, aber auch in dem roten Blutschirm des Hautkapillarsystems, in Lipoiden und vielleicht noch in anderen spezifischen Teilen von Geweben vorfinden.

Sogar in verhältnismäßig aktinisch armen Strahlungsklimaten kann eine natürliche Strahlentherapie bis zu einem gewissen Grade durch den hellen und langwelligen Teil möglich werden, besonders wenn es gelingt, eine reichliche Hautdurchblutung hervorzurufen, wie es beispielsweise im herbstlichen und winterlichen Seeklima der Fall sein kann;

Wenn selbst im Sommer in polaren Regionen, wie v. Bunge es beschreibt, die Haut sich noch intensiv bräunt, und ebenso in der Seesonne unserer nordischen Küsten, so ist damit der Beweis geliefert, daß sie zu gewissen Zeiten im Spätfrühling und Sommer ebenfalls verhältnismäßig reich an ultravioletten Strahlen sind. Hier ist das diffuse Licht fast ebenso an der Aussendung dieser Strahlen beteiligt, als das direkte Sonnenlicht.

Die bisher erwähnten, in außerordentlich vielen Einzelheiten noch zu klärenden und zu erforschenden Lichtwirkungen, denen wir trotz ihrer teilweise hypothetischen Grundlage die Hauptarbeit in der Phototherapie zuzuweisen gezwungen sind, um auf dem beschrittenen Wege, wie es den Anschein hat, weiter zu kommen, werden nun durch ärztlich beobachtete, direkte Vorgänge am gesunden und kranken Körper ergänzt, denen wir aber heute großenteils nur noch die Bedeutung von Begleitsymptomen und Teilerscheinungen beilegen können im Vergleich zu den weitausblickenden Beziehungen der Strahlenwirkung zu den berührten immunisatorischen Vorgängen.

Klinische Beobachtungen über Lichtwirkungen am Gesunden und Kranken.

Von Veränderungen am gesunden und kranken menschlichen Körper kennen wir folgende:

Das Verhalten der Körpertemperatur. Die Körpertemperatur steigt regelmäßig nach einer kräftigen Insolation an. Diese Erhebung der Temperatur ist ein dynamischer und vasomotorischer Effekt und muß normalerweise eintreten. Sie ist deshalb auch der Intensität der Bestrahlung proportional und kann bis auf $1,5°$ C hinaufgehen. Lenkei fand im Durchschnitt $0,56°$ C, d'Oelsnitz einige Zehntelgrade. Eine Stunde nach Beendigung der Sonnenbestrahlung sinkt die Temperatur, ohne allerdings sofort auf Normalhöhe zurückzugehen. Lenkei hat über den Wärmegang im Sonnenbad eingehende Studien gemacht. Es geht aus ihnen hervor, daß die Sonnenwirkung auf die Gesamtkörperoberfläche zunächst vasomotorische Vorgänge anregt, die einen Ausgleich anbahnen. Während der ersten Viertelstunde nimmt die Temperatur der Peripherie zu, diejenige im Rektum und Körperinnern ab. Selten erwärmt sich die Haut über die Normaltemperatur des Körperinnern hinaus. Die höchst gemessenen Temperaturen waren 37,1 bis 37,3. Bei langer Besonnung findet ein Temperaturausgleich zwischen Peripherie und Körperinnern statt unter höchstens mäßiger Temperaturzunahme um einige Zehntelgrade, die dann auch bei rektaler Messung festgestellt wird. Ein pathologisches Verhalten der Vasomotorenwirkung kann diesen Entwärmungsversuch des Körpers anders gestalten, so bei Neurasthenikern, Blutarmen und Fettsüchtigen, indem hier von vornherein die Rektaltemperatur zunimmt. Selbst intensivste Besonnung ist aber nicht imstande, beim Gesunden im Sonnenbade unserer Gegenden die Körpertemperatur unnormal oder gar länger zu erhöhen, weil dann sofort die Verdunstung eventuell unter Schweißabsonderung kräftiger einsetzt, so daß schließlich die Rektaltemperatur im allgemeinen noch etwas niedriger sein kann als vor dem Sonnenbade. Die Rektaltemperatur steht dann allerdings oft in auffälligem Gegensatz zur Temperatur der Achselhöhle, von der sie bis zu $1°$ C differieren kann. Man wird also zweckmäßigerweise aus Rektal- und Achselhöhlentemperatur das Mittel nehmen, um einigermaßen die definitive Beeinflussung der Körperwärme durch die Sonnenstrahlung zu finden.

Wie sehr bei den Veränderungen der Hauttemperatur die Zirkulationsverhältnisse mitreden, zeigte Gibbs, welcher unter dem tropischen Sonnenlicht fand, daß die Hauttemperatur beim hellfarbigen Europäer oft viel rascher und intensiver ansteigt, als beim dunkelfarbigen Eingeborenen, weil ein Blutzufluß in die Haut beim Farbigen fast gar nicht stattfindet.

D'Oelsnitz fand, daß das Symptom der Temperaturschwankung zugleich ein Fingerzeig für die Verträglichkeit der Bestrahlung sein kann, indem z. B. bei zu raschem Vorgehen der normal eintretende Ausgleich der Temperatur durch eine weitere Temperaturerhöhung abgelöst wird oder auch unregelmäßige Sprünge der Temperatur mit Überschreiten der normalen Grenzen der Schwankung beobachtet werden. Solche Fälle stehen dann bereits den Erscheinungen beim Sonnenstich nahe.

Das Verhalten des Gefäßsystems. Das Verhalten des Gefäßsystems konnte in der Veränderung des Pulses bezüglich der vasomotorischen Tätigkeit, des Blutdruckes und der Herztätigkeit kontrolliert werden. Es ist hier bereits schwieriger, die thermischen Wirkungen von den photoreaktiven Reflexen zu trennen.

Die Pulsfrequenz verhält sich häufig ähnlich wie die Körpertemperatur, d. h. eine mit Ende des Sonnenbades auftretende Beschleunigung geht auf die normale Frequenz im allgemeinen zurück, nur in Fällen einer übermäßigen Strahlung sich durch länger dauernde Hebung oder Unregelmäßigkeiten der Frequenz auszeichnend. Die Erhöhung der Pulsfrequenz ist nicht beträchtlich. Lenkei fand sie nur in 85% der Fälle überhaupt und auch da nur um 5 bis 10 Schläge vermehrt. Niemals findet beim Gesunden bei kräftiger Besonnung, wo also die Wärmestrahlung mit der Abkühlung das Gleichgewicht halten kann, eine Verlangsamung der Pulsfrequenz statt.

Die Qualität des Pulses wurde von demselben Autor mehrmals sphygmometrisch beurteilt, wobei sich zeigte, daß der Charakter der Pulswelle vor, in und nach dem Sonnenbade gleichblieb. Läßt schon das Verhalten der Temperatur auf eine dekongestive Wirkung der Besonnung auf die inneren Organe schließen, so tritt dies deutlicher noch im Verhalten des Blutdruckes zutage.

Lenkei, Hasselbalch, Bach, Malgat und zahlreiche französische Autoren fanden immer eine Tendenz zur Blutdrucksenkung. Lenkei mit dem Apparat nach Riva-Rocci in 95% seiner Fälle, und im Mittel um 6,5 mm Hg, Hasselbalch um 7 mm, was sehr gut übereinstimmt. Gleichzeitig stieg häufig der Druck im Venensystem um einige Millimeter. Der Puls blieb palpatorisch derselbe oder wurde voller. Man kann also wohl von einer Erleichterung der Herztätigkeit unter dem Einfluß der Sonnenstrahlung reden. D'Oelsnitz hat in einer langen Reihe von Sonnenkuren vor und nach der Sitzung die systolischen und diastolischen Blutdruckverhältnisse bei Kindern mit dem Oszillometer nach Pachon untersucht und außerordentlich variable Verhältnisse gefunden, die ihm durchweg durch die atmosphärischen Bedingungen diktiert zu sein schienen, also einem Einfluß von Kälte und Wärme aufs Vasomotorensystem unterlagen, ebenso war natürlich auch die Druckdifferenz verschieden. Im Lauf der Kur mit Besserung des Allgemeinbefindens hat der mittlere Blutdruck und auch speziell der systolische Druck eine Neigung anzuwachsen. M. Laussedat fand bei Kranken mit Hypertension, daß infolge der Bestrahlung die Maxima und die Schwankung des Blutdruckes oft parallel gehen, weniger die Minima, die aber nie steigen. Stärkere Betonung der Differenz zwischen Systole und Diastole schien ihm eine beginnende Intoleranz anzuzeigen. Auch bei der Beeinflussung des Blutdruckes braucht man nicht mit Rollier zentrale Einwirkung durch die ultraviolette Strahlung auf dem Wege übers Nervensystem anzunehmen, da jede Hauterwärmung durch Strahlung bei genügender Wärmeabfuhr mehr oder weniger denselben Effekt hervorbringt.

Beim Kaninchenohr zeigte außerdem Moycho, daß die durch Besonnung hervorgerufene Vasodilatation auf dem Wege des Nervensystems nicht zu beeinflussen ist. Nach Untersuchungen Spirtows könnte die Anschauung entstehen, daß monochromatische Belichtungen des Körpers verschiedene Einwirkungen auf den Blutdruck haben. Doch ist dabei die Quantität der durchgelassenen Lichtmenge nicht genügend in Rechnung gestellt. Auch hier zeigt sich übrigens ein Sinken des Blutdrucks zunächst nicht bei der Bestrahlung mit dem Licht des blauen Endes, sondern des roten. Die Gefäßerweiterung wird also mindestens durch die Wärmestrahlen eingeleitet und je nachdem durch die chemisch reizenden Strahlen fortgesetzt in derselben Weise, wie es das Zustandekommen des Erythems bestätigt; auch die durch ultraviolette Strahlung bewirkte Dilatation der Hautgefäße ist also nach Moychos Versuch nicht zentral, sondern peripher bedingt.

Ein konstantes Verhalten der Herztätigkeit ist jedenfalls nicht vorhanden. Den Einfluß auf die Herztätigkeit im Sonnenbad bemessen wir bis jetzt nur aus den genannten Veränderungen und dem Allgemeinbefinden in der Folgezeit, denn nähere Untersuchungen fehlen. Bei Vermeidung übermäßiger Strahlendauer und Strahlenintensität, die also insbesondere die schwereren dauernden Vasodilatationen der Haut vermissen läßt, ist eine Schädigung des Zirkulationsapparates nicht beobachtet worden. Lenkei, Rollier und Malgat u. a. haben selbst Personen mit geschwächtem Zirkulationsapparat der Sonnenstrahlung unter Besserung des Allgemeinbefindens exponiert.

Strahlung und Respiration. Eine Beeinflussung der Respirationsmechanik ist vorhanden, sie scheint nicht groß zu sein und ist noch nicht in allen Punkten geklärt. Lenkei sah die Atmungsfrequenz niemals zunehmen. In 95% seiner Fälle hat sie sogar um 4 Atemzüge pro Minute im Durchschnitt abgenommen. Zu ähnlichem Resultate bekennt sich d'Oelsnitz, der gegen Ende der einzelnen Bestrahlungsbehandlung bei Kindern zwar eine Zunahme, eine Stunde später jedoch eine Verlangsamung unter die Ausgangsziffer sah. Er beobachtete ferner im Beginn der Behandlung eine gewisse Unregelmäßigkeit, die bei zu raschem Fortschreiten der Besonnung anhielt und auch eine zögernde Beschleunigung der Respiration im Gefolge haben konnte. Ist dies Verhalten stärker ausgeprägt, so handelt es sich um Fälle, die aus dem einen oder anderen Krankheitsgrunde intolerant erscheinen. v. Schrötter bemerkt mit Recht, daß der rasche Ausschlag seitens des Respirationsapparates nach einer Strahlenexposition von nur 10 oder 15 Minuten, wenn noch keine Rötung vorliegt, nur auf reflektorischem Wege zustande kommen kann; insbesondere aber kann von einer chemischen Wirkung durch Stoffwechselprodukte innerhalb der kurzen Frist nicht die Rede sein. Wohl ist es nicht ausgeschlossen, daß auch ohne Vermittlung der Pigmentierung in allen diesen Fällen durch die dem ultravioletten Spektralende nahestehenden violetten und blauen Strahlen, die bekanntlich tiefer dringen, eine sofortige Erhöhung der Dissoziation des Oxyhämoglobins stattfindet, unter Mitwirkung der vorhandenen Oxydasenfermente. Die Tiefe der Atmung wird in günstigem Sinne beeinflußt. Lenkei fand sie in 75% seiner Fälle vertieft. Durig, v. Schrötter und Zuntz sahen Veränderungen der Atmungsmechanik ohne Gesetzmäßigkeit, fast in allen Fällen eine Verringerung der alveolären CO_2-Spannung und eine Neigung zur Steigerung der gesamten Ventilation bei einzelnen Individuen. Die Abhängigkeit der CO_2-Spannung in den Alveolen fand auch Lindhard deutlich bei der jahreszeitlichen Änderung der Atmungsmechanik ausgeprägt und konnte daraus schließen, daß die Schwankung der CO_2-Spannung in der Alveolarluft von einer durch das Sonnenlicht bedingten Erregbarkeit des Respirationszentrums abhängig sei. Demgemäß ist auch die

Alveolarventilation am größten zur Zeit der intensivsten Belichtung im Sommer, umgekehrt wie die alveoläre CO_2-Tension. Parallel mit der alveolären CO_2-Tension geht die Atmungsfrequenz, sie ist bei der sommerlichen Belichtung in Grönland im Verhältnis zum dunklen Winter daselbst gesunken. Die Versuche decken sich durchaus mit den genannten von Lenkei, v. Schrötter u. a., so daß der Satz gerechtfertigt ist: Bestrahlung bzw. Besonnung reguliert die Atmung im Sinne einer gesteigerten Ventilation und einer physiologisch wünschenswerten Atmung, eines erhöhten Atemvolumens. Es kommt zum gleichen Atemtypus wie im Hochgebirge. Hasselbalch fand mit dem durch Kohlenbogenlicht erzeugten Erythem durchaus eine Bestätigung dieser immer wieder auftauchenden Beobachtung von einer Herabsetzung der Frequenz der Respiration bei Steigerung der Atemtiefe von tagelanger Dauer als Folge ultravioletter Bestrahlung.

Körpergewicht und Strahlung. Das Körpergewicht im Sonnenbad nimmt fast regelmäßig ab, bald beträchtlicher, bald weniger. Es wird dies zum größten Teil durch die gesteigerte Verdunstung, vielleicht auch durch gesteigerte Verbrennungen verursacht, wie wir aus den Versuchen von Rubner und Wolpert entnehmen können. Dasselbe möchte man aus den praktischen Erfahrungen von Lenkei mit den Sonnenbädern an Fettsüchtigen schließen, die im Sonnenbad selbst regelmäßig durch Verdunstung und Schwitzen beträchtlich abnehmen, aber doch auch bei ungehinderter Nahrungsaufnahme langsam und dauernd an Gewicht zurückgingen.

Die Versuche mit Glühlichtbädern sollen hier außer Betracht bleiben.

Strahlung und Gaswechsel. Der respiratorische Gaswechsel bei intensiver Belichtung wurde von Durig, v. Schrötter und N. Zuntz nach der Zuntz-Geppertschen Methode bestimmt. Im ganzen war der Einfluß während wie nach der Bestrahlung geringfügig und vor allem individuell verschieden. Niemals wurde der Grundumsatz bei geeignetem Verhalten verändert gefunden.

J. Lindhard fand weder deutliche Steigerung noch Änderung des Energiestoffwechsels. Seine respiratorischen Quotienten sind nicht immer gleichsinnig verändert, auch wenn O-Aufnahme und CO_2-Abgabe gleichsinnig zunehmen. Wenn nun doch im allgemeinen eine Steigerung des Energiestoffwechsels beobachtet wird, so spielt die Temperatur und Beschaffenheit der Luft, in Verbindung mit dem Verhalten der untersuchten Person, eine entscheidende Rolle dabei, wie Rubner, Wolpert, Hasselbalch, auch J. Marcuse dies annehmen. Als ausschlaggebend werden in den meisten Fällen auch hier die beiden Thesen Rubners und Wolperts zu gelten haben:

1. Die CO_2-Bildung wird bei tiefer Lufttemperatur regelmäßig gesteigert beim Übergang von Zimmerschatten in den Sonnenschein der bewegten freien Luft.

2. Bei mittlerer und hoher Temperatur wird die CO_2-Bildung regelmäßig vermindert beim Übergang vom Schatten in starke Strahlung.

Natürlich gelten diese Sätze nur für die Gesamtgröße des Energiestoffwechsels und sagen nichts aus über eine etwaige Verschiebung des Stoffwechsels in verschiedenen Verbrauchsprovinzen sowie über die Intensität und Variationen des intermediären Stoffwechsels. Wo außer dem Rahmen dieser Bedingungen noch eine Steigerung des Energieumsatzes beobachtet wurde, da ist mit dem Einfluß des Lichtes auf die Psyche, seiner Anregung zur Muskeltätigkeit, der Bewegungsfreudigkeit zu rechnen, insbesondere bei tieferen oder mittleren Temperaturen. Schon Rubner und später Grosse haben dies betont und die Erhöhung der Leistungen auf intellektuellem und somatischem Gebiet bei günstiger Besonnung von der Dauer derselben in Abhängigkeit gebracht. Auch diesem psychischen

Einschlag, der noch nicht genügend auf dem Wege des Experiments analysiert wurde, kann ein Teil der Gesamtwirkungen sowohl direkt als auch indirekt infolge seiner Wirkung auf Stoffwechselvorgänge zukommen.

Strahlung und Diurese. Das Verhalten der Urinausscheidung ist in ihrer Abhängigkeit von der Sonnenbestrahlung noch nicht genügend klargestellt, sie scheint in Fällen, wo nicht die Verdunstung erhebliche Wassermengen beansprucht, vermehrt zu sein und es mag dies teils durch die gleichsinnige vasomotorische Beeinflussung von Haut und Nieren, teils durch erhöhten Nierenreiz durch die Ausscheidung von bestimmten Stoffwechselprodukten des N-Körperabbaus bedingt sein, obgleich hierfür noch keine Beweise vorliegen.

Strahlung und Blut. Die Einwirkung der spektralen Strahlung auf das Blut hat damit zu rechnen, daß das Blut im lebenden Organismus mit langwelligen Strahlen bis zum Blau und Violett in direkte Berührung kommt, die vom Blut zum Teil absorbiert werden, zu einem anderen, allerdings kleinen Teil, auch die periphere Blutschicht durchdringen., um in tieferen Schichten, vielleicht vorwiegend in Drüsen und Muskulatur, zuletzt aufgenommen zu werden. Die ultraviolette Strahlung kommt mit dem Blut sicher nur in kleinem Ausmaß in Kontakt, zum Teil wohl nach Transformation in Strahlen größerer Wellenlänge oder auf dem Umwege über Zellprodukte, die in der Pigmentschicht der Haut ihren direkten oder wenigstens mittelbaren Ausgangspunkt haben. Es ist also keineswegs angängig, die Experimente mit extravasalem, direkt bestrahltem Blut auf die Biologie in ihrer ganzen Größe zu übertragen. Soweit zahlenmäßige Veränderungen der Formelemente vorliegen, ist es in den meisten Fällen, wie in denen von v. Schrötter, Rollier, nicht möglich, die Beeinflussung des Hochgebirges von der des Lichtes zu trennen. In anderen Fällen wieder, so bei denen Lenkei's sind vasomotorische Verschiebungen der Blutelemente während des Sonnenbades nicht von der Hand zu weisen. Er fand bei halbstündiger freier Bescheinung (Sonnenwärme 46° C) mit nachfolgender Bescheinung in der Packung bis 18 Minuten eine Steigerung der Erythrozytenzahl um 8%, der Gesamtleukozytenzahl um 6%, also fast dieselben Vermehrungen. Für keinen der von ihm angegebenen Gründe dieser Vermehrung, nämlich Eindickung, Einleitung von Blutkörperchendepots in die Blutbahn und Neubildung, liegt ein Beweis vor, wenigstens nicht in dem Sinne, daß die Sonnenstrahlung der ursächliche Faktor wäre. Es wurde nämlich regelmäßig einige Zeit nach Beendigung des Sonnenbades ein fast völliger Rückgang zum Ausgangswerte gefunden, dem aber auch, und das spricht dann für eine sich anbahnende absolute Vermehrung, ein langsamer Anstieg der Zahlen von Sonnenbad zu Sonnenbad folgte. Dem sei entgegengehalten, daß beim Erholungsaufenthalte von Sonnenbadgästen in Kurorten so viel Faktoren mitreden, und die Besserungen des Blutbefundes, wie jeder, der sich viel mit Zählungen befaßt, zugeben wird, so regelmäßig auftreten, daß eine reine Sonnenbadwirkung, selbst da, wo Vergleichspersonen erwähnt werden, recht schwierig zu konstatieren ist. Mit aller Bestimmtheit darf man mit einer vasomotorisch bedingten Vermehrung in der Peripherie rechnen, die dann auch therapeutisch für solche der Peripherie nahegelegene Krankheitsherde in Betracht kommen kann. Am deutlichsten sehen wir den Einfluß der Besonnung in den bereits erwähnten Tierversuchen von Bickel und Tasawa, in denen das bestrahlte pigmentierte Kaninchen seine Blutelemente und seinen Hämoglobingehalt deutlich gegenüber dem Nichtbestrahlten und gegenüber dem Albino vermehrt hat.

Dissozierende Wirkung der Strahlung auf das Oxyhämoglobin. Nahegelegt wird durch die dahingehenden Versuche, daß die dem Körper durch Pigment und Blut zugeführten Energiemengen, „die Lichtladung des Blutes" nach Diesing, die Reduktion des Oxyhämoglobins beschleunigen, bez. die Dissoziationsgröße des Oxyhämoglobins erhöhen, oder mit Hilfe der Aktivierung von Oxydasen die Gewebsatmung steigern. Bering, v. Schrötter, Rollier, Menen und mehr oder weniger alle Heliotherapeuten neigen dieser Anschauung zu, der allerdings, wie wir oben sahen, noch die experimentelle Unterlage mit dem Blute in Vivo, mit dem Serum Besonnter, mit der Hormonwirkung besonnten Blutes usw. fehlt. Es ist denkbar, daß beim wachsenden Organismus eine Lichtbeeinflussung des O-Hämoglobins und auch der Hämoglobinbildung statthat, und zwar auf Grund folgenden Ideenganges. F. Müller fand nämlich, daß die mittlere prozentuale Sauerstoffkapazität des kindlichen Blutes geringer ist, als beim Erwachsenen, 15,6% : 19,8%. Noch wichtiger ist aber der Nachweis, daß diese Sauerstoffkapazität des kindlichen Blutes nach dem Alter und anscheinend auch nach dem Gesundheitszustand beträchtlichen Schwankungen unterliegt, die wir beim Erwachsenen nicht kennen; er fand diese Schwankung von 0,95 bis 2,07 ccm Sauerstoff pro 1 g Hämoglobin. Zwischen gesund und blaß aussehenden Kindern fand er aber dabei keine wesentlichen und gleichsinnigen Differenzen in den Werten der Blutmenge, des Hämoglobingehaltes und der O-Kapazität, daß darin etwa das Kränkliche der blassen Kinder zu begründen wäre, so daß er die Vermutung ausspricht, es könne sich in den Fällen um ungenügende Übertragung des O auf die Gewebszellen handeln. Hier würde also die aktivierende Wirkung des Lichtes einsetzen können. Das oft eigenartig rasche Aufblühen solcher Kinder unter der Heliotherapie selbst ohne Steigerung der Hämoglobinwerte legt eine Erleichterung dieser Fähigkeit der O-Übertragung vom Blut auf oxydationsfähige Materialien und vor allem der O-Diffusion in die Gewebe, nahe.

Beeinflussung der Leukozyten. Aschenheim hat den Einfluß der Sonnenstrahlung auf das leukozytäre Blutbild an 31 Säuglingen studiert und in 80% eine Vermehrung der Leukozyten und besonders der Lymphozyten gefunden, und zwar in solchem Maß, daß die anderen weißen Zellformen in 60% sogar relativ vermindert waren. Die Eosinophilen zeigten kein konstantes Verhalten, die Erythrozyten änderten sich nicht. Die Intensität der Lymphozytose ging mit der Intensität der Besonnung parallel. Dasselbe fand Rollier im Hochgebirge bei der Ausheilung der tuberkulösen, heliotherapeutisch behandelten Kinder und zur selben Deutung veranlaßten C. Berner seine Versuche mit der Bestrahlung des kindlichen Blutes durch die „künstliche Höhensonne", indem ein Einfluß auf Erythrozytenzahl und Hämoglobin vollkommen fehlte, dagegen eine deutliche Verminderung der neutrophilen Leukozyten zur Lymphozytose führte. Man hat also möglicherweise mit einer heliogenen Anlockung der Lymphozyten ganz allgemein zu rechnen, und denkt dabei an die Leukozytenuntersuchungen im Hochgebirge, die David, Masing und Morawitz, Baer und Engelmann, sowie Stäubli und Wauer vornahmen und die zwar keine zahlenmäßige Vergrößerung der Gesamtleukopoiese, doch aber eine Neigung zur Mononukleose zu erkennen gaben, die Stäubli mit einer verringerten Bakteriämie oder einer geringeren Toxämie des Höhenblutes in Zusammenhang bringt. Ursache und Wirkung sind noch schwer auseinander zu halten.

D'Oelsnitz hat in zahlreichen Reihen von Leukozytenuntersuchungen an kranken Kindern den Eindruck gewonnen, daß die Leukozytenzahl und das relative Verhältnis der Leukozyten unterm Einfluß der Besonnung nur unter Hinzuziehung der nebenhergehenden klinischen Feststellungen zu bewerten sei, meint aber doch, daß während der Besonnung selbst die Polynukleären ihre Kernzahl vermehren. „Die Formel des leukozytären Blutbildes unter der Besonnung ist noch nicht gefunden."

Besonnung und eosinophile Zellen. Die **Eosinophilen** erleiden nach d'Oelsnitz eine dauernde Vermehrung im Lauf der Einzelbehandlung sowohl als im Laufe der Kur. Bei der Einzelsitzung nehmen sie um rund 1%, im Lauf der nächsten Stunden um ein weiteres Prozent, im Lauf der Behandlung insgesamt im Durchschnitt von 1,6 auf 3,6%, also um etwa 2% der Gesamtzahl der weißen Blutkörperchen zu. Jedenfalls glaubt er soweit gehen zu können, daß er bei der Sonnentherapie der kindlichen Tuberkulose der „eosinophilen Evolution" eine günstige prognostische Bedeutung beimessen möchte. Bei reinen Heliotherapiekindern war nach der Kur der eosinophile Titer 2,5%, mit einer Variabilität von 10% zwischen den Einzelbefunden, bei Thalassotherapiekindern 2%, mit einer Variabilität etwa 7,5%. Bei aller Würdigung der prognostischen Bedeutung tritt das Maß der Einflußnahme der Heliotherapie in diesem Punkte aber doch recht in den Hintergrund.

Wir besitzen also in den Blutreaktionen mehr ein wenn auch noch unsicheres, prognostisches Hilfsmittel im allgemeinen, als eine Stütze für die Indikationen der Heliotherapie im speziellen, so wünschenswert auch die Hinzuziehung der Heliotherapie bei Anämischen ist.

Monochromatische Lichtwirkung auf das Blut. Über den Einfluß monochromatischen Lichtes auf die Blutbewegung und die einzelnen Elemente des Blutes stellte Jezierski unter dem Entzündungsreiz der Haut fest:

1. Das blaue Licht beeinflußt insbesondere die Leukozyten, weniger die Erythrozyten und die Epidermiszellen; dabei kommt das Blaulicht in seiner Wirkung dem diffusen Tageslicht nahe. Rotlicht führt eine noch wesentlich stärkere Mobilität und Formveränderung der Leukozyten herbei.

2. Im lebenden Gewebe wirkt das rote Licht weniger elektiv auf die Leukozyten. Durch die Hyperämie der Gefäße sowie den Austritt von Serum bewirkt es aber eine bessere Ernährung des Gewebes, schützt infolge der großen Regenerationskraft der Epidermiszellen den im vorliegenden Falle bestrahlten artifiziellen Oberflächendefekt und trägt damit zu einer glatten narbenfreien Ausheilung desselben bei.

Strahlung und Gewebswirkung. In wenig besserer Lage befinden wir uns gegenüber der Übertragung der Resultate des biologischen Experiments über Oxydations- und Fermentwirkung des Lichtes auf das Verhalten in den Geweben, seitdem wir über die Penetrationskraft der einzelnen Strahlengruppen unterrichtet sind. Aus Berings, Meyers und Raczinskys eingangs (S. 423 u. 430) erwähnten Versuchen geht mit Bestimmtheit eine Wirksamkeit der oxydativen Macht der Strahlen auch in den Geweben und speziell im Blute hervor; in welchem Grade bleibt noch völlig unentschieden. Der Sensibilisator für die Lichtenergieübertragung liegt für die violetten und infravioletten Strahlen im Blute selbst, für die Nutzbarmachung der ultravioletten im Hautpigment. Wir vermuten bis jetzt die bereits erwähnte Dissoziationssteigerung des Oxyhämoglobins, die Erleichterung der Oxydationen selbst und kennen die Steigerung des Kalk- und Phosphoransatzes beim Tier. Da eine Gewebevermehrung damit Hand in Hand geht, muß auch die N-Retention im Licht beim Tier bzw. beim wachsenden Menschen vergrößert sein. Leider fehlen bis jetzt dafür spezielle Nachprüfungen beim Kinde, denen aber F. Müller mit seiner Feststellung von der Vermehrung der Umsatzgröße und des Gewichtes bei Waldschulkindern und Seeklimakindern (s. Aërotherapie) bereits nahegetreten ist. Wir sind aus den Untersuchungen von Pincussohn nur über eine recht bedeutende **negative N-Bilanz** unter Licht- und Sensibilisatorwirkung beim Hunde unterrichtet und ferner über die eigentümlich reiche Mehrausscheidung von N im Kot.

In diese Lücke tritt die gewaltige Erfahrung der Lichttherapie beim Kinde im Hochgebirge und an der Mittelmeerküste, die einen gewissen Schluß auf elektive Lichtwirkungen zugunsten der Gewebsernährung und des Gewebsaufbaues gegenüber der allgemeinen Stimulation durch Pflege, Thalassotherapie und Ernährung gestatten.

Strahlung und Immunisierung. Die Frage nach der experimentellen Immunisierung des Organismus und deren Analyse, welche allein über den Wert der betreffenden Heilmethoden Aufschluß geben kann, durch Belichtung wurde durch A. Buchner in Angriff genommen, indem er versuchte, bei Mäusen mit unterwirksamen Dosen von Trypanosomenvakzine unter Blaulichtstimulierung Immunität zu erreichen. Die Versuche endigten mit Konjunktivitis, Haarausfall und trockener Nekrose der Ohrmuscheln. Dem ist aber entgegenzuhalten, daß die Maus kein Lichttier ist und daß insbesondere beim Mausalbino nur deletäre Wirkungen erwartet werden können, da die Transformatorschicht des Pigmentes fehlt. Einen Fingerzeig geben aber auch diese Untersuchungen in Verbindung mit denjenigen von Abelin und Stiner über die Komplementzerstörung durch Belichtung, daß es nämlich der Dosierung möglicherweise gelingen kann, die Grenze zwischen der Lähmung und Stimulierung auch im Einzelfalle zu finden und so die aktive Immunisierung eines Körpers mit einer Antikörperproduktion zu unterstützen. Bis jetzt sind uns auf diesem Gebiet die praktischen Erfahrungen noch wertvoller geblieben, die, mit der Rotlichtbehandlung der exanthematösen Infektionskrankheiten beginnend, zu den Erfolgen der Lyoner Schule, Bernhardts, Rolliers, und zuletzt zu den mit der künstlichen Ultrastrahlung erzielten hinüberleiteten und neuerdings die künstliche Strahlenbehandlung chronischer infektiöser Krankheiten aussichtsvoll machen (s. W. Müllers Untersuchungen S. 485 u. 486).

Nicht viel anders steht es da, wo es bis jetzt gelungen ist, die Wirkung des ultravioletten Lichtes gegenüber den Fermenten auf das tierische Lebewesen zu übertragen. In den meisten Fällen zeigte sich eine abschwächende oder vernichtende Wirkung, allerdings häufig unter Zuhilfenahme von Sensibilisatoren und ohne Berücksichtigung einer speziellen Dosierung ohne die notwendige klinische Beobachtung des Versuchsobjektes.

Prognostische Bedeutung gewisser Lichtreaktionen am Menschen.

Bei dieser Sachlage ist es um so wertvoller, aus den zahlreichen klinischen Beobachtungen (speziell der französischen Schule) und aus Leysin prognostische Fingerzeige über die Wirkung der Lichtbehandlung bei Kranken erhalten zu haben, die neben der Technik im Einzelfalle gestatten, dem therapeutischen Ziele mit einiger Sicherheit zuzusteuern, wobei zunächst kein Unterschied gemacht sei zwischen der alpinen Höhensonne und der Sonne am Meeresstrand. So finden Bernhardt, Rollier, Rosselet und der größte Teil der deutschen und französischen Autoren in der Ausbildung des Hautpigments den Ausdruck der individuellen Widerstandsfähigkeit eines Patienten, da es dieser proportional verläuft. Schnelligkeit und Grad seines Auftretens erlauben ihnen zufolge einen sicheren Rückschluß auf die Prognose des Falles. D'Oelsnitz hat für die günstige Wirkung der Heliotherapie Formeln aufgestellt, die sich auf Temperatur, Puls- und Atmungscharakter unter der Sonnenwirkung beziehen und die folgendermaßen lauten:

1. Voraus geht die Formel der initialen Schwankung:
   a) Unmittelbare Reaktion: Temperatursteigerung, Beschleunigung oder Verlangsamung von Puls und Respiration.
   b) Konsekutive Reaktion: unsicheres Verhalten der biologischen Reaktionen mit unregelmäßigen Sprüngen.

2. Ihr schließt sich an die Formel der Anpassung.
   a) Unmittelbare Reaktion: Erhebung von Temperatur, Puls und Respiration in kleinen Etappen.
   b) Konsekutive Reaktion: Verlangsamung von Puls und Atmung unter die Normalzahl, temporäre relative Erniedrigung der Temperatur mit späterem Wiederanstieg zur Normalen.
3. Formel der Anpassungsunfähigkeit:
   a) Unmittelbare Reaktion: abnormale Senkung der Temperatur und Verlangsamung von Puls und Respiration.
   b) Konsekutive Reaktion: zunehmende Pulsverlangsamung im Gegensatz zum Ansteigen von Temperatur und Atmung, und zwar in begrenzten Sprüngen, was besonders hervorzuheben ist gegenüber der
4. Formel der Intoleranz.
   a) Unmittelbare Reaktion: Temperatursteigerung und Beschleunigung von Puls und Respiration in wechselvollem, unregelmäßigem Grade.
   b) Konsekutive Reaktion: ganz unregelmäßiges Verhalten in bezug auf Steigen und Fallen der Temperaturhöhe und der Frequenzzahlen in großen Sprüngen und Ausbildung dieser Reaktion in fortschreitendem Maße.

In der Ausbildung dieser Reaktionen ist nach meinen eigenen Beobachtungen wegen des nebenbeigehenden Einflusses verschiedener meteorologischer Faktoren, wie Lufttemperatur, Wind und Feuchtigkeit keine Genauigkeit zu erwarten, sie verdienen aber unter Würdigung der nosologischen Stellung des Einzelfalles und unter gleichzeitiger Beurteilung des Allgemeinbefindens, des Schlafes, des Verhaltens des Gewichtes in der beabsichtigten Richtung, des Appetits, der Müdigkeit usw. Beachtung. Eine gewisse Bedeutung für die allgemeine Prognose kommt auch der Besserung des Blutbildes zu. Für die Tuberkulose kann häufig die ausgeprägte Akzentuierung der Tuberkulinreaktion für den positiven Effekt einer Heliotherapie maßgebend sein, insbesondere in den Fällen, wo sie im Beginn schwach angedeutet war (d'Oelsnitz und Rollier).

Schlußfolgerungen. Die Veränderungen am besonnten Menschen müssen, wie dies aus einer Rekapitulation der Tatsachen ersichtlich wird, noch zum großen Teil unabhängig von der Frage nach ihrem Zustandekommen besprochen werden. Sie sind zahlreich genug, um uns das Vorhandensein großer Umwälzungen augenscheinlich zu machen, noch nicht genügend in den Einzelheiten erklärt, um die therapeutische Wirkung folgerichtig davon abzuleiten. Mit Bestimmtheit geht aber aus Experiment und ärztlicher Beobachtung hervor, daß die Hautbeschaffenheit und Hautveränderung durch ihren Einfluß auf die Umwertung der Strahlung ein großes Wort mitzureden habe neben der Quantität, der Dauer und der Qualität der Strahlung. Der Hautbeschaffenheit und ihrer Erziehung für Strahlenverwertung ist also besondere Aufmerksamkeit zu schenken.

Strahlenabsorption durch Kleidung. Es sei noch auf die Strahlenabsorption durch die Kleidung hingewiesen. Lenkei hat gefunden, daß selbst dünne Stoffe die Strahlenwirkung um mindestens $^2/_3$ herabmindern, d. h., dieselben in Wärmestrahlen umwandeln oder reflektieren, soweit sie nicht als Lichtstrahlen durchdringen können. Am lichtdurchlässigsten erwies sich weißer Tennisstoff von 14 $\times$ 14 Fäden pro qcm, mit $^1/_3$ Lichtdurchlässigkeit, dann kommt cremefarbiger und rosafarbiger Battist mit $^1/_4$ Lichtdurchlässigkeit, Rohseide mit 25 $\times$ 28 Fäden pro qcm mit $^1/_6$, weißes Leinen mit 24 $\times$ 56 Fäden pro 1 qcm mit $^1/_8$; verschiedenfarbiger Seidentrikot mit $^1/_{12}$—$^1/_{15}$ Lichtdurchlaß. Alle anderen der zahlreichen untersuchten Stoffe sind mehr oder weniger schon so lichtundurchlässig, daß sie die physiologische Wirkung des Lichtes auf die Haut fast aufheben. Man verwendet demnach in der Therapie zweckmäßiger weise nur die Bestrahlung der nackten Haut. Auch eine möglichst allgemeine Besonnung des Körpers ist erstrebenswert, um deutliche Wirkungen zu erzielen.

Anwendung der Heliotherapie.

Allgemeine Vorbemerkungen. Die Anwendung der zielbewußten Sonnentherapie fällt gewöhnlich mit einer gleichzeitigen Klimatotherapie meistens im Höhen- und Seeklima, oder mit einer diätetischen und klinischen Behandlung zusammen, wie bis jetzt in der Mehrzahl der Fälle von tuberkulösen und skrofulösen Kindern, die sich außerdem der Ernährungstherapie und womöglich der Quarzlampenbestrahlung unterziehen.

Rollier macht selbst darauf aufmerksam, daß es oft nicht leicht ist, die Erfolge der Heliotherapie von denen der Höhentherapie zu trennen und die Aufstellung von ziemlich bestimmten Indikationen für Höhenheliotherapie und Küstenheliotherapie, wie sie Poncet und Leriche vornahmen, läßt erkennen, daß dieselben Kliniker, welche bezüglich der Strahlenwirkung in beiden Klimaten immer einen Ausgleich zwischen Intensität und Dauer für möglich halten, nebenher die Einwirkung differentieller klimatischer und anderer Faktoren berücksichtigt wissen wollen. Schon hier sei aber hervorgehoben, daß die Heliotherapie in beiden Klimaten eine ganz dominierende Stellung einzunehmen berechtigt ist, und vielleicht im Rahmen der Klimatotherapie immer einnimmt. So beobachteten Poncet und Leriche, auch Revillet, daß ein Teil ihrer glänzendsten heliotherapeutischen Resultate in durchaus ärmlichen Verhältnissen auf den Balkons einer rußigen, dunstigen Stadt erzielt wurden, wo jede klimatische und fast auch nutritive Unterstützung ausgeschlossen war. Auch Bardenheuer (Köln), Alkan (Berlin) und andere erwähnen günstige Resultate der Heliotherapie unter Bedingungen, die ihre ausschlaggebende Rolle im Einzelfalle sicherstellen. Allerdings sind solche Erfolge gebunden an die zielbewußte Durchführung einer für richtig erkannten Methode und mit einer Technik, die, so einfach sie ist, auf die Intensität, die Dauer, die Tageszeit, auf die Häufigkeit der Strahlung, auf die Lagerung der Patienten, die begleitenden Symptome usw. gebührende Rücksicht nimmt. Abgesehen von Gegenanzeigen und speziellen Indikationen, die in der Art der Krankheit oder des Subjekts liegen, bestehen allgemeine Kontraindikationen gegen die Strahlenbehandlung, insbesondere gegen die Heliotherapie zu prophylaktischen Zwecken, im Dienste der Hygiene oder der Erholung, nicht. Es sind deshalb heute Warnungen vor der Heliotherapie, wie sie noch vor einigen Jahren Grawitz erklingen lassen mußte, nicht mehr am Platze, wenn sie nach den Regeln der Kunst geübt wird. Ausdehnung der Bestrahlung auf den ganzen Körper oder Teilbestrahlungen bringen weitere Modifikationen in die Strahlentherapie.

Heliotherapeutische Verfahren. Wir unterscheiden: 1. das allgemeine Sonnenbad, welches eine möglichst universelle Bestrahlung gleich von Beginn an verwertet;

2. das regionale Sonnenbad, welches, ohne gerade nur den erkrankten Körperteil zu berücksichtigen, doch von einer universellen Bestrahlung absieht und

3. die lokalisierte Strahlentherapie, welche sich nur auf den erkrankten Körperteil beschränkt. Gerade in dieser Anwendungsform spielen die künstlichen Lichtquellen Eisenlicht, Bogenlicht, Hg-Uviollicht, Quarzlicht usw. oder das durch Linsen konzentrierte Sonnenlicht eine besondere Rolle.

Methoden. In vielen Fällen, insbesondere natürlich da, wo ein mehr oder weniger lokalisierter Krankheitsherd vorhanden ist, werden in getrennten

Sitzungen die drei Bestrahlungsweisen zu einer gemeinschaftlichen Kur vereinigt, und es ist das Ziel der jüngsten Heliotherapie, möglichst aufs Ganze auszugehen. Während nun Montenuis und einige Praktiker an der französischen Mittelmeerküste mit der Allgemeinbehandlung beginnen und später zur regionalen und eventuell intensiven Lokalbestrahlung übergehen, die dann auch von mehr kurzwelligen Strahlen Gebrauch macht, pflegt Rollier mit kurzen regionalen Bestrahlungen zu beginnen und, mit der Kur fortschreitend, zur möglichst langen, nahezu unbegrenzten Sonnenexposition des ganzen Körpers zu kommen, nebenher allerdings auch lokale Herde, wie z. B. Gelenke, Drüsenpakete usw. bei abgekürzter Allgemeinbestrahlung extra zu besonnen bzw. mit anderen Strahlungsqualitäten zu behandeln.

Während bei der lokalen Bestrahlung je nach der Intensität der beabsichtigten Behandlung eine extreme, reizende, bis zur Entzündung oder gar bis zur deletären Wirkung auf die oberflächlichen Schichten gehende Strahlenwirkung hingenommen oder gar bezweckt wird, darf dies bei der Allgemeinbestrahlung nie der Fall sein. Die Grenzen der Behaglichkeit werden selten, die Grenzen der sensiblen Erträglichkeit nie überschritten. Lenkei und die meisten deutschen Heliotherapeuten bevorzugen die Ganzbestrahlung von vornherein.

Zweckmäßig wird auf einige Stadien der Einzelbehandlung geachtet.

Vorbereitungsstadium. Im Vorbereitungsstadium, insbesondere vor Bestrahlungen in warmer Luft und mit sehr intensiver Sonne, ist es nicht notwendig, sich durch Gehen oder Gymnastik bzw. irgendwelche vorbereitende Prozeduren, wie bei manchen thermischen Prozeduren, zu erwärmen. Auch Frösteln vor dem Sonnenbade, wenn die Lufttemperatur eine mittlere ist, ist bedeutungslos. Ganz zu verwerfen, als dem Zweck der Bestrahlungstherapie widersprechend, ist das Einfetten oder Bedecken des Körpers; unerwünscht ist mit Rücksicht auf die vasomotorische Reaktion eine vorherige, wenigstens eine reichliche Mahlzeit.

Behandlungsstadium. Das Verhalten während der Behandlungszeit selbst ist verschieden, je nach dem Kräftezustand, der Lufttemperatur, der Angewöhnung und der Art der Krankheit, wobei als Hauptbeschränkung zu gelten hat, daß als Ziel nicht eine möglichst große Wärmeaufspeicherung vorschwebt. In wärmeren Sonnenbädern ist also eine Bewegungsbeschränkung geboten, und der Zweck dieser möglichst ausgeglichenen Strahlenwirkung im Beginn wird erreicht durch ruhiges Liegen, wie im Bade, sei es, um eine mehr regionale Durchsonnung zu ermöglichen, sei es, um das Gefühl der Behaglichkeit, der intensiven Wärme bald auf den, bald auf jenen Punkt des Körpers zu konzentrieren. Von besonderer Wichtigkeit ist hierbei die möglichst senkrechte Exposition des Körpers oder des bestrahlten Teiles zum Strahleneinfall. Es wurden deshalb vielfach bewegliche Lagerungsstätten verwandt. Die Vornahme eines Kopfschutzes ist im allgemeinen erwünscht, jedoch nicht so dringend nötig, als vielfach angegeben wird, insbesondere bei reicher dunkler Behaarung, während die intensive Besonnung des kahlen Kopfes und des Nackens zur bestimmten Vermeidung einer Sonnenstichgefahr als fast allgemeine Regel gilt. Es genügt, den Kopf und Nacken durch ein Sonnensegel zu schützen oder ihn in den Schatten des Sonnengaleriedachs zu legen. Es wurde bereits darauf hingewiesen, daß im Sonnenbad häufig eine erhebliche Verdunstung erfolgt, mit und ohne Zuhilfenahme der Schweißdrüsen. In den meisten Fällen kommt es jedoch bereits zur peripheren Blutfüllung durch Wärmewirkung und infolgedessen zu einer vermehrten Wärmeabgabe durch Strahlung, deren unberechenbare Dauer uns nötigt, auch der Nachwirkung Beobachtung zu schenken, während welcher die Reaktion auf die kurzwellige Strahlung meistens erst einzutreten pflegt.

Stadium der Nachwirkung. Die Nachwirkung des Sonnenbades geht
der Lichtreaktion voraus oder fällt bereits mit ihr zusammen. Aus Gründen der
Wärmeökonomie ist es deshalb nötig, den Patienten mäßige Bewegungen machen
zu lassen oder ihn in warme Bekleidung zu stecken, die eine stärkere Ausstrahlung
verhindert, oder in behaglich warmer Packung im Zimmer liegen zu lassen, bis
die thermischen Reaktionen abgeklungen sind oder bis Allgemeinwirkungen, die
sich in einer gewissen Ermüdung, in Ruhebedürfnis, Schlafneigung usw. kundgeben können, dem normalen Befinden gewichen sind. So gilt es als Regel,
nicht sofort nach Beendigung des Sonnenbades Mahlzeiten einzunehmen, zur
Arbeit zu gehen usw. (J. Marcuse, W. D. Lenkei). Einen besonderen Schluß
findet das Sonnenbad in den Fällen, wo die Indikationen eine Gewichtsverände-
rung oder eine resorptive Wirkung zum Ziele haben oder wenigstens als beiläufige
Wirkung wünschenswert machen, also in Fällen, wo die thermische Wirkung,
die Wirkung auf die Evaporation und Schweißdrüsentätigkeit im Vordergrunde
stand. Es waren dies die Hauptziele vor allem der älteren Heliotherapie bis vor
wenigen Jahren, die ohne Rücksicht auf die Strahlenqualität nur aus dem allgemeinen Behagen des Bestrahlten oder aus mehr oder weniger illusionären
physiologischen Allgemeinwirkungen, aus der Gewichtsabnahme und der Wirkung
auf die vegetativen und nervösen Funktionen, die Resultate der Sonnenwirkung
ableitete und kritisierte.

Besondere Prozeduren im Nachstadium. Diese Art des Sonnenbades
wird zweckmäßigerweise durch eine Trockenpackung fortgesetzt, die unter
gleichzeitiger Bescheinung noch eine erhöhte Wärmewirkung ausübt, einer sorgfältigen Kontrolle bedarf und häufig mit einer kühlen hydriatischen Prozedur,
einem Halbbad, Flußbad, Seebad, Übergießung u. dgl. ihr Ende findet. Lenkei
hat in außerordentlich sorgfältiger Weise gerade dieser Phase des Sonnenbades
seine Aufmerksamkeit gewidmet und dadurch seine Indikationen präzisiert, denen
wir später noch begegnen werden. Die Dauer solcher Packungen ist bei den einzelnen Fällen verschieden und kann sich von 5 bis zu 30 Minuten dehnen.

Die beschließende hydriatische oder abkühlende Prozedur in diesen Fällen
wurde von Rickli und solchen, die sich mehr auf die große Erfahrung als auf
die erst im Laufe der Zeit gewonnenen physiologischen Anschauungen verlassen
konnten, als kräftige, möglichst momentane Abkühlung angewandt. Sie zeigt
sich auch da heute noch von ausgezeichneten Erfolgen, wo eine verhältnismäßig
kräftige Konstitution vorliegt. Lenkei äußert sich wörtlich:

„Manche halten in der Regel die auf das Sonnenbad folgende Wasserprozedur für überflüssig. Ich lasse diese in Ausnahmefällen auch weg, halte es
aber im allgemeinen für angezeigt, daß auf das Sonnenbad ein abkühlendes Luftbad oder noch besser eine Wasseranwendung folge, und lasse daher beinahe alle
nach dem Sonnenbade abwaschen, duschen oder baden. Da es in den meisten
Fällen angezeigt ist, die Abkühlung nur allmählich durchzuführen, pflege ich
diese Prozeduren meistens zu kombinieren. Ich lasse also zuerst lau abwaschen
und darauf ein kühles Regenbad folgen oder die Kräftigeren zuerst ein laues
Regenbad und darauf ein Seebad nehmen. Wenn ich den Kranken soviel wie
möglich schonen will, verordne ich nur laue Abwaschungen oder ein laues Wannen-
bad oder ausnahmsweise auch bloß ein laues Luftbad. Ich halte die Wasseranwendung auch deshalb schon für angezeigt, weil diese den Körper erfrischt,
dem Kranken also wenigstens nachträglich angenehm ist, weil diese die Reaktion
der Haut erneuert und endlich, weil dadurch die Rückstände des Schweißes
abgespült werden, was jedenfalls doch besser ist, als wenn dieselben an der
Haut antrocknen, da diese durch einfaches Abtrocknen doch nicht so gut zu entfernen sind. Außer aus diesen Gründen ziehe ich nach dem Sonnenbad eine

Wasseranwendung dem einfachen Abtrocknen im allgemeinen auch deshalb noch vor, weil wir auf diese Art, da die Wasserprozedur verschieden angewandt werden kann, in der Lage sind, die Nachwirkung der Sonnenbäder dem Individuum angemessen zu modifizieren. Die Abkühlung kann nämlich schnell oder allmählich, mit ausgiebiger oder geringer Wärmeentziehung erfolgen, kann nötigenfalls mit Abreiben oder Abgießen, also mit mechanischer Einwirkung verbunden werden. Einzelne Körperteile können mittels kühleren oder wärmeren Wassers abgesondert behandelt werden, je nachdem wir in solchen Fällen die Revulsion verstärken oder abschwächen wollen usw."

Wir schließen uns diesem Urteil an mit der Einschränkung, welche sich von selbst ergibt, daß in denjenigen Fällen, wo tägliche Sonnenbäder genommen werden oder sogar mehrmals am Tage eine Sonnenexposition erfolgt, und da, wo eine stärkere lokale Reizwirkung bereits erzielt ist oder etwa entzündliche Erscheinungen in den Vordergrund treten, schließlich da, wo der Kräftezustand und das Allgemeinbefinden des Kranken der Wasseranwendung entgegentreten, diese wegbleibt.

Dauer des Sonnenbades. Die Dauer der heliotherapeutischen Prozedur ist durchaus abhängig zu machen vom Individuum, von der Schwere der Erkrankung, von dem beabsichtigten Reizeffekt, von der Intensität der Strahlen, von der Ausdehnung der bestrahlten Oberfläche und von dem Grad der Ausbildung der Pigmentierung, wenigstens im reichen ultravioletten Strahlenklima und damit auch von dem zeitlichen Fortschritt in der Strahlenbehandlung. Dieselben Prinzipien gelten in fast noch schärferer Fassung für die Therapie mit künstlichen, an ultravioletten Strahlen reichen Lichtquellen, vorwiegend für die Hg-Quarz- und Finsenlampe.

Es ist deshalb immer geboten, mit kurzer Bestrahlungsdauer anzufangen. Schon Rickli und später Lenkei sind bei der allgemeinen Bestrahlung sehr vorsichtig vorgegangen, so daß Lenkei selbst bezweifeln konnte, daß es in vielen Fällen zur Ausbildung eines Erythems und einer Pigmentierung komme.

Rücksichtnahme auf die Strahlungsbeschaffenheit. Rollier und die Hochgebirgstherapeuten sehen sich besonders genötigt, wegen der Intensität der ultravioletten Strahlenbeimengung zu individualisieren, während es in den dampf- und staubreichen, absorbierenden Atmosphärenschichten der Großstädte oder des Tieflandes gemeinhin in der größten Zeit des Jahres nicht so überaus großer Sorgfalt bedarf. L. Renon hat zur Feststellung der jeweiligen Intensität der Strahlung, welche ja die beste Handhabe zur Dosierung böte, nachdem einmal die individuelle und die nosologische Indikation gestellt ist, den für Zwecke der Photographie benutzten Photometer nach Decoudum vorgeschlagen und benutzt. So würde z. B. die Indikation einer $^1/_6$-Sekundenexposition des Photometers einem Sonnenbad von 20 Minuten, die $^1/_8$-Sekundenexposition einem Sonnenbad von 15 Minuten, die $^1/_{10}$ Sekundenexposition einer Dauer von etwa 10 Minuten entsprechen. Dorno hat aber nun mit vollstem Recht auf die schwere Täuschung hingewiesen, der man bei dieser Art der photographischen Lichtmessung als Basis einer rationellen Therapie ausgesetzt ist, indem nämlich die photometrische Meßweise des Photographen die gesamte Lichthelligkeit bzw. die Intensität der photographisch wirkenden Strahlen vom Gelb bis ins Ultraviolett hinein wiedergibt, die aber von der in Anwendung kommenden direkten Insolation erheblich abweichen kann und außerdem über die Intensität der gefährlichen äußeren ultravioletten Intensität so gut wie keinen Aufschluß gibt.

Es wäre demnach im scharf dosierten Sonnenbad wenigstens zu bestimmen: 1. die Gesamtheit der Wärmestrahlung, 2. die Gesamtheit der langwelligen Lichtstrahlung und die Gesamtheit der ultravioletten Strahlung in ihren zwei Komponenten, der direkten und der diffusen; ein kompliziertes Verfahren, für welches leicht handliche Apparate bis jetzt völlig fehlen. Die für die Zwecke der Heliotherapie scheinbar wichtigste ultraviolette Strahlung maß Dorno nach dem Verfahren von Elster und Geitel.

Die exakte Dosierbarkeit nach der Hefnerkerzenstärke, Qualität und Quantität der Strahlung ist aus diesem Grunde ein schätzenswerter Vorteil der künstlichen Strahlenquellen. Zwar gibt es auch für Zwecke der allgemeinen Brauchbarkeit eines Ortes für heliotherapeutische Maßnahmen bereits Messungen über die durchschnittlichen Strahlungsqualitäten, welche das klimatische Bild eines Ortes bestimmen. So hat es für Davos Dorno für sämtliche Strahlenqualitäten getan, und geschieht es z. B. in Wien, Kiel, Potsdam, Paris, Montpellier von den staatlichen Behörden für die Helligkeits- und Wärmestrahlung mit der Möglichkeit einer Verwendung der Resultate zu einer allgemeinen Beurteilung der mittleren sonnenklimatischen Umgebung dieser Orte.

Da einer bestimmten Sonnenhöhe bei wolkenlosem Himmel immer dieselbe mittlere Wärmestrahlung und dieselbe mittlere Tageshelligkeit entspricht, so wäre es möglich, unter Berücksichtigung der Höhenlage und der bekannten oder berechneten jeweiligen meteorologischen und physikalischen Größen den Strahlungsgrad der Sonne für alle in Betracht kommenden Kurplätze summarisch zu berechnen oder berechnen zu lassen, wie dies Dorno empfiehlt. Aber wechselnder Bewölkungsgrad und insbesondere ganz unberechenbare und schwer erkennbare Dunstschichten, welche gerade das Bild der ultravioletten Strahlung trüben und rasch verändern können, machen es wünschenswert, daß die praktische Therapie ernster oder komplizierter Fälle insbesondere da, wo eine ausgedehnte Heliotherapie getrieben wird, doch über eine tägliche, ja fast stündliche oder fortlaufend registrierte Qualifizierung der Strahlenintensitäten Auskunft erhält. Immerhin wäre durch Feststellung der Dornoschen Normalwerte bereits viel gewonnen.

Solange beides nicht möglich ist, sind wir auf tastendes Vorgehen, dem der Grad der persönlichen Erfahrung die Wege ebnet, angewiesen. Wo aus äußeren Gründen bei widerstandsfähigen Erwachsenen ein rascheres Fortschreiten der Bestrahlungstherapie nötig ist, wird man sich mit 1 oder 2 Probebestrahlungen von 5 und 10 Minuten Dauer begnügen können und nach dem Ausfall der Reaktion vorsichtig die Dauer in derselben Tageszeit erweitern können.

Technik im Hochgebirge. Im Hochgebirge bei kranken und insbesondere tuberkulösen Kindern geht Rollier im Sinne eines progressiven, systematischen Trainings und unter zielbewußter Vermeidung eines ausgesprochenen Erythems oder gar einer Dermatose folgendermaßen vor:

Je nach der Schwere der Erkrankung oder der Widerstandskraft werden 3 bis 10 Tage zur Angewöhnung an die klimatisch veränderten Bedingungen verwandt unter Bettruhe und Öffnen der Verandatüren und der Fenster, dann wird der Kranke im Bett auf die Galerie hinausgerollt, wo Sonne und Luft ungehindert Zutritt haben; er verbleibt dort in zunehmender Dauer 1 bis 3 Stunden zunächst noch ohne Insolation unter regelmäßigen Messungen von Temperatur, Puls, Atmung, Blut, Urin usw. Die Insolation beginnt stets an den unteren Extremitäten, um mit Bestimmtheit Kongestionen zu dem Kopf und den inneren Organen und etwaige Herdreaktionen zu vermeiden. Am ersten Tage werden mit Intervallen von einer Stunde nur die Füße 3 bis 4 mal während 5 Minuten besonnt; am zweiten Tage die Unterschenkel in gleich vorsichtiger Weise. Der folgende dritte Tag erweitert das Bestrahlungsgebiet bis zur Leistenbeuge. An diesem Tage findet also eine Bestrahlung der Oberschenkel von dreimal 5 Minuten, der Unterschenkel von dreimal 10 Minuten und der Füße von dreimal 15 Minuten statt, da jeweils jeder folgende Sonnentag eine Vermehrung der Dauer für die

schon bestrahlten Teile bringt. Vierter und fünfter Tag beziehen das Abdomen
in das Bestrahlungsgebiet ein, zuerst nur wieder 5 Minuten, während distal um
ebensoviel länger besonnt wird. Die Herzgegend wird dabei mit Vorteil — bei
Kindern nur selten — mit einer feuchten Kompresse bedeckt. Erlauben es die
Umstände, den Kranken in Bauchlage zu bringen, so gilt das gleiche Vorgehen
auch für die Rückfläche des Körpers. Abwechselnde Insolation beider Körperflächen bedingt so eine Anwendung in 6 bis 8 Etappen. Am 6. oder 7. Tage
kann die Exposition auf Hals und Kopf ausgedehnt werden. Nach dem Maße
der Angewöhnung und Pigmentierung der Haut gelangt man so zu einer vier-
bis sechsstündigen Insolation, die im Sommer und Winter von Kindern und
Erwachsenen mit dem Gefühl vollkommenen Wohlbehagens ertragen wird, so

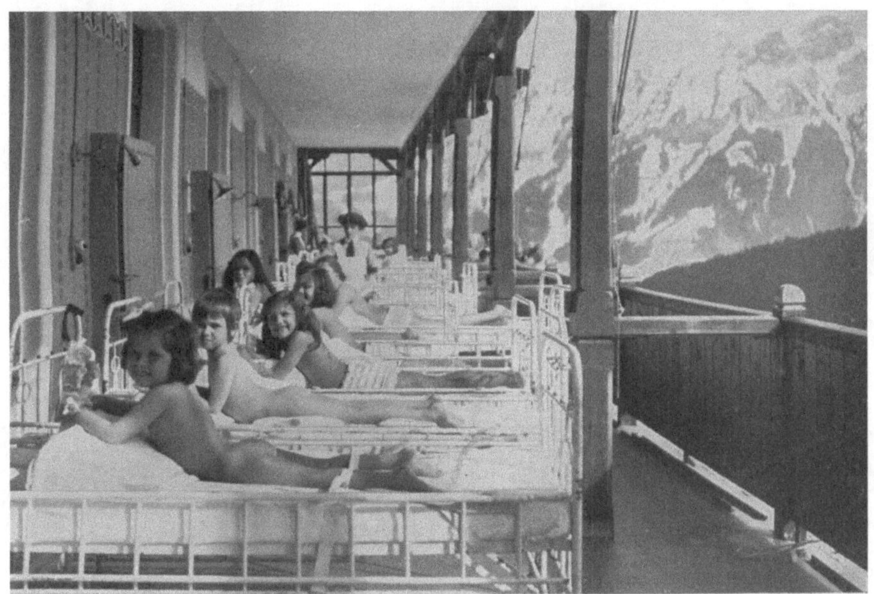

Abb. 69. Sonnenbehandlung im Hochgebirge (Leysin).

daß schließlich die Rekonvaleszenten selbst im Winter mit tiefgebräunter, wetter-
fester Haut nur mit einer Badehose bekleidet sich in der Sonne und vorübergehend selbst im kalten Schatten herumtummeln können.

Die eben geschilderte Technik rechnet besonders mit dem starken Anteil
an hochaktinischer Strahlung, ferner mit bettlägerigen Kranken und vor allem
auch mit einer großen Regelmäßigkeit der Besonnung.

Technik an der Mittelmeerküste. An der Mittelmeerküste bei wärmerer
Umgebungstemperatur, Wegfall der Höhenakklimatisation bei im Durchschnitt
geringerer hochaktinischer Strahlung wird von den meisten unter sonst gleichen
Bedingungen eine vollständige Exposition des nackten Körpers oder wenigstens
der erkrankten Stelle in weiterem Umfang in Anwendung gebracht. Man beginnt
in Bettruhe mit einer Exposition von zwei- oder dreimal täglich 5 Minuten am
ersten Tag, 10 Minuten am zweiten Tag usw. bis zu dreimal täglicher Exposition
von $\frac{1}{2}$ Stunde am Ende der ersten Woche. Das Ziel besteht darin (Etienne,
Aimes, Tixier und viele andere), den Kranken den ganzen Tag in der Sonne
zu lassen. D'Oelsnitz geht von $\frac{1}{2}$ Stunde bis zu mehreren Stunden täglich und

bestimmt die Dauer nach der Temperaturmessung im Munde, die nur wenige
Zehntelgrade steigen darf. Vor dem Mittagessen ruht der Kranke eine Stunde
lang ohne Sonne, und auch für die Zeit des Mittagsmahls wird die Besonnung
unterbrochen.

Technik an nordischen Küsten und in kühleren Klimaten.
Das Verfahren Rolliers eignet sich im großen ganzen auch für die Küstenstationen des Atlantischen Ozeans und der nordischen Meere, wenigstens für
die Tage, an welchen die Windbewegung eine stärkere Abkühlung hervorruft;
an Tagen der Windstille oder großer Lufttrockenheit bei hohen Temperaturen

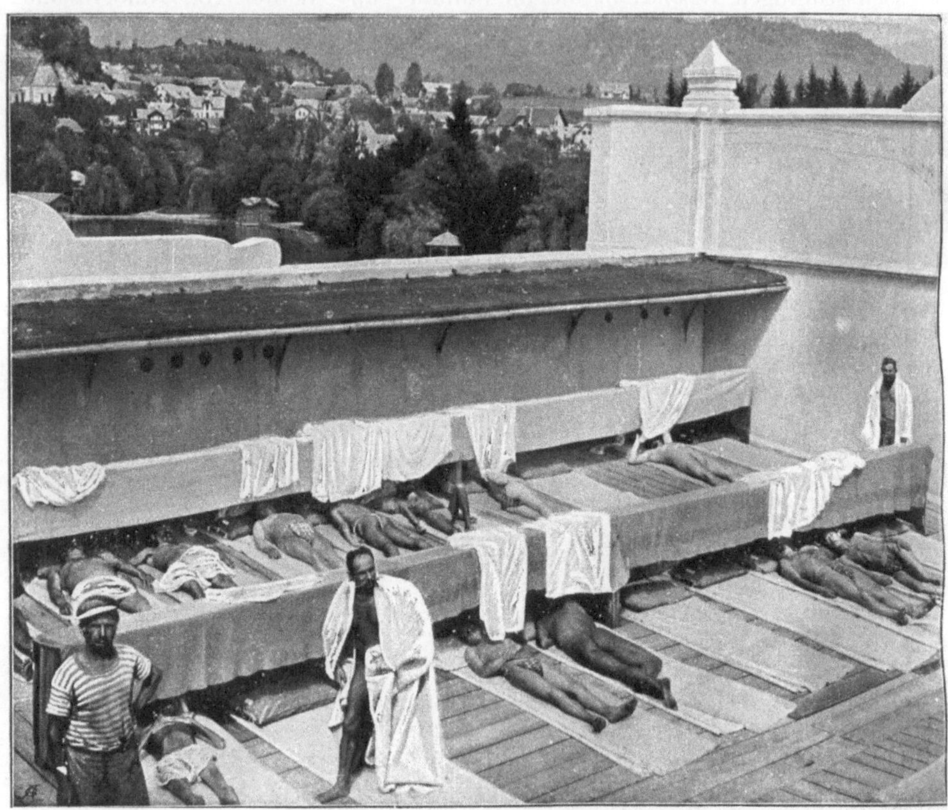

Abb. 70.   Sonnenbad nach Rickli.

wird man auch ohne weiteres mehr zu der Gesamtexposition des Körpers übergehen können.

Auch Rollier paßt sein sonst paradigmatisches Verfahren mehr oder weniger
dem Einzelfalle und der Witterung an. Denn es ist klar, daß im Beginn des
Sonnenbades auf den Sonnenstand und die Lufttemperatur größere Rücksicht
zu nehmen ist als nach längerer Gewöhnung und Erhöhung der Reaktionskraft
und Widerstandsfähigkeit des Körpers.

J. Marcuse tritt strikte für die Anwendung des Sonnenbades in Ruhelage
ein, wie sie auch bereits Rickli, Lahmann, Lenkei u. a. befürwortet haben.
Die Dauer des Bades schwankt von 15 Minuten bis zu einer Stunde, im Mittel
von 30 bis 45 Minuten, mit kleiner Zeitdauer beginnend und allmählich fort-

schreitend. Im Gegensatz zu den Heliotherapeuten der Höhe und des Südens ist er der Ansicht, daß tägliche Sonnenbäder nur bei ganz bestimmten Anzeigen am Platze sind, sonst nur jeden zweiten Tag im allgemeinen zu ordinieren seien. Lenkei setzte im allgemeinen seine Behandelten so der freien Bestrahlung aus, daß er sie mit nacktem Körper und beschattetem Kopf und Gesicht 15 bis 60 Minuten der Sonnenstrahlung exponiert, wobei zur Vermeidung der Schädigungen alle 4 bis 5 Minuten eine Viertelwendung des Körpers vorgenommen wird. Diejenigen, welche einer stärkeren Wärmewirkung und Transpiration ausgesetzt werden sollen, bleiben nach der freien Bestrahlung noch 5 bis 30 Minuten bedeckt oder eingepackt an der Sonne liegen. Es folgt die bei ihm regelmäßig verordnete abkühlende Wasserprozedur.

Auch an den Mittelmeerküsten treffen wir die Gewohnheit, je nach dem Kräftezustand die Kranken nach Beendigung des Sonnenbades ein kurzes Meerbad nehmen zu lassen. Rollier unterstützt ebenso wie viele andere die Sonnenkur zur Kräftigung der Haut durch alkoholische Abwaschungen, von anderen werden wieder Abwaschungen mit sehr verdünnter Essigsäure 1 : 300 bis 500 oder mit Weinessig vorgezogen.

Wahl der Tageszeit der Bestrahlung. Die Wahl der Tageszeit richtet sich prinzipiell nach der Intensität der Bestrahlung und wird sich wegen der bedeutenden Abhängigkeit der Strahlungsintensität der Sonne und auch der Lichtmengen der einzelnen Spektralbezirke von der Sonnenhöhe bzw. von der durchstrahlten Schichtdicke der Atmosphäre meist in der Nähe des Sonnenhöchststandes zu halten haben. Die folgenden Tabellen beleuchten diese wichtigen Beziehungen aufs eindringlichste.

	Lichtmengen verschiedener Spektralgebiete und der gesamten Sonne in Beziehung zur Schichtdicke der Atmosphäre nach Abney bezogen auf den extraterrestrischen Wert = 1 aus „Dorno: Die Sonnenstrahlung".								
Atmosphärendicke	1	2	3	4	5	6	7	8	32
entspr. Sonnenhöhe	90°	30°	19,8°	14,3°	11,3°	9,3°	8,3°	7,3°	nahe Horizont
Rot A $= 0,76\,\mu$	0,95	0,91	0,86	0,81	0,77	0,74	0,71	0,66	0,107
Orange D $= 0,59\,\mu$	0,87	0,87	0,65	0,57	0,49	0,43	0,37	0,32	0,001
Blau F $= 0,49\,\mu$	0,74	0,54	0,40	0,30	0,22	0,16	0,12	0,09	0,000
Violett H $= 0,40\,\mu$	0,51	0,25	0,13	0,07	0,03	0,02	0,01	0,00	0,000

Helligkeit der Sonne.

Sonne	0,84	0,70	0,59	0,50	0,42	0,30	0,26	0,21	0,002

	Abhängigkeit der Strahlungsintensität der Sonne von der Sonnenhöhe infolge der Dicke der durchstrahlten Atmosphärenschicht nach Dorno										
Sonnenhöhe	Zenit 90°	80°	70°	60°	50°	40°	30°	20°	10°	5°	Horiz. 0°
Relative Weglärgen .	1,00	1,02	1,06	1,15	1,31	1,56	2,00	2,92	5,7	10,8	45
Relative Intensität[1] .	78	77	76	75	72	68	62	51	31	15	0 %
Auf horizontaler Fläche	78	76	72	65	55	44	31	17	5	1	0 %

Durch die Mahlzeiten des Kranken einerseits und die berechnete Häufigkeit des Sonnenscheins zu gewissen Zeiten, einmal am Vormittag, anderen Ortes am Nachmittag, werden Modifikationen in die Praxis der Heliotherapie gebracht, die allerdings von den allgemeinen Grundsätzen nur um das Mindestmaß abweichen sollen,

---

[1]) d. h. Intensität bei senkrecht zur Strahlenrichtung stehender Fläche.

insbesondere müssen andere therapeutische Prozeduren sich zeitlich nach der Heliotherapie richten und nicht umgekehrt. Wo mehrere Bestrahlungen, wie dies ja gerade bei der elektiven Sonnentherapie gewünscht wird, am Tage vorgenommen werden, sollen dieselben um den Höchstwert der Strahlung herum in den für zweckmäßig erachteten Abständen von nicht zu langer Dauer liegen. Sonnenbäder in den Morgenstunden und den späteren Nachmittagsstunden können erheblich länger sein als die mittäglichen, da die Ultraviolettstrahlung in dieser Zeit gegen die Wärmestrahlung sehr zurücktritt. Der Wert der Jahreszeit, auf welchen bereits hingewiesen wurde, hängt ebenfalls von dem Strahlungsmaß ab. Es ist in allen Klimaten die wärmere Jahreszeit den Sonnenkuren am günstigsten, da selbst bei relativ trüber Witterungslage immer noch im Lauf einer mehrwöchigen bzw. mehrmonatigen Kurzeit eine gewisse Strahlungsmenge mit größerer Leichtigkeit zu erreichen sein wird als in der kälteren Jahreszeit. Dies gilt auch fürs Hochgebirge. Die durchschnittlichen tageszeitlichen Schwankungen in den Jahreszeiten hat wiederum Dorno für Davos registriert.

Das Verhältnis der Wärmestrahlung zur Ultraviolettstrahlung in den Tagesphasen der jahreszeitlichen Perioden ist von ihm in den folgenden Kurven, die ich der Zeitschrift für Balneologie, Klimatologie und Kurort Hygiene, Jahrgang V, S. 133 entnehme, dargestellt.

Es wären demnach im Hochgebirge Sonnenbäder mit relativ kräftiger Ultraviolettstrahlung zu nehmen:

Im Winter etwa von $\frac{1}{2}$12 Uhr vorm. bis 2 Uhr nachm.; mit annähernd gleicher ultravioletter Kraft von 12 bis 1 Uhr;

im Frühling etwa von 10 Uhr vorm. bis 3 Uhr nachm.; mit annähernd gleicher ultravioletter Kraft von 11 bis 12$\frac{1}{4}$ Uhr;

im Sommer schon von 8 Uhr vorm. bis $\frac{1}{2}$4 Uhr nachm.; mit annähernd gleicher ultravioletter Kraft von 10 bis $\frac{1}{2}$12 Uhr;

im Herbst etwa von 10 Uhr vorm. bis 2 Uhr nachm.; mit annähernd gleicher ultravioletter Kraft von $\frac{1}{2}$12 bis 1 Uhr.

Vor und nach der mittäglichen Zeit eines ziemlich langgezogenen Scheitelwertes der ultravioletten Strahlung nimmt die Kraft dieser Strahlung rasch ab gegen die Morgen- und Abendstunden hin.

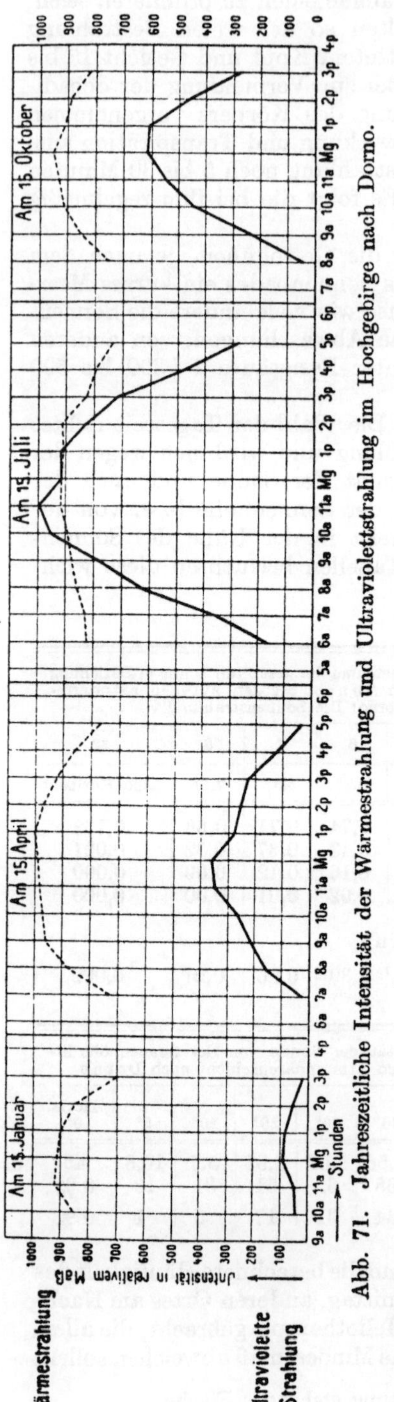

Abb. 71. Jahreszeitliche Intensität der Wärmestrahlung und Ultraviolettstrahlung im Hochgebirge nach Dorno.

Bei dreimaliger Anwendung des Sonnenbades würde die Zeit im Hochgebirge etwa folgendermaßen auszunutzen sein:

Im Winter um	$\frac{1}{2}$12 Uhr	$\frac{1}{2}$ 1 Uhr	$\frac{1}{2}$2 Uhr	Mittagstisch
„ Frühling „	10 „	12 „	Mittagstisch	$\frac{3}{4}$3 Uhr
„ Sommer „	10 „	12 „	Mittagstisch	3—$\frac{1}{2}$4 Uhr
„ Herbst „	$\frac{1}{2}$11 „	$\frac{1}{2}$12 „	$\frac{1}{2}$1 Uhr	Mittagstisch

Die doppelte oder nur einmalige Anwendung hat sich im Winter möglichst an die zwei Mittagsstunden zu halten, kann sich aber in der Zeit vom Mai bis September sogar auf die Vormittage oder mittleren Nachmittagsstunden verlegen lassen, die sich immer noch einer beträchtlichen ultravioletten Strahlenmenge erfreuen.

In den mittelfranzösischen, deutschen und schweizerischen Frühjahrs- und Sommerklimaten, welchen ein stärkerer Wechsel der Witterungslage eigentümlich ist, der sich im Gebirge und da wieder im Mittelgebirge besonders ausprägt, ist es zweckdienlich, für die Sonnenkur immer bereit zu sein und eventuell täglich das Behandlungsprogramm mit Rücksicht auf die Bewölkung und die strahlenabsorbierende Luftfeuchtigkeit zu wechseln. Hervorragend intensiv scheint die Ultraviolettstrahlung an den Tagen zu sein, an denen vormittags ein Gewitter niedergegangen ist, ein unbewölkter Himmel vorausgesetzt. Doch sind solche und ähnliche lokale und individuelle Beobachtungen noch nicht auf ihren bleibenden Wert geprüft.

Rücksicht auf die Wärmestrahlung. Bei der tageszeitlichen Verteilung der Sonnenbadezeiten ist allerdings auch auf die Intensität der Wärmestrahlung Rücksicht zu nehmen, die naturgemäß im Sommer sehr beträchtlich werden kann; doch zeigen hier gerade wieder Dornos Versuche, daß wenigstens im Hochgebirge in der für die Sonnenkur in Betracht kommenden Tageszeit von 10 bis $\frac{1}{2}$4 Uhr kein wesentlicher Wechsel in der Strahlungsintensität der direkten Wärmestrahlung auftritt; am meisten ist dies noch im Herbst der Fall, wo andererseits wieder die niedrige Temperatur der Luft eine intensive Wärmestrahlung angenehm gestaltet. Bei der Besprechung des Indikationsgebietes wird noch auf die spezielle Technik bald da, bald dort näher einzugehen sein.

Beeinflussung der Technik durch den Strahlungseffekt. Auch die spezielle Therapie nimmt zweckmäßigerweise auf die drei Gruppen der biologischen Wirkung der spektralen Strahlung, die am Organismus zum Ausdruck kommen, Rücksicht: 1. Die Wärmewirkung und die Wirkung auf die Verdunstung und Schweißerzeugung, die allerdings nicht auf derselben Wirkung zu beruhen brauchen (Unterschiede zwischen Sonnenstrahlung, Glühlicht, Bogenlichtbehandlung). 2. Die direkt keimtötende, allerdings nur in den oberflächlichen Schichten der Körperdecke. Ihr widmet sich auch besonders die künstliche, hochaktinische Strahlentherapie: konzentrierte Sonnenstrahlung, Finsenlicht, Quecksilberlicht. 3. Die auf photoaktiven Wirkungen im biologischen Chemismus des Körpers aufgebauten, uns zum großen Teil in ihrem Werdegang noch unbekannten, aber in ihren Erfolgen bedeutendsten Strahlungseffekte: vorwiegend Hochgebirge und Seesonne, hochaktinische künstliche Strahlung. Mit ihr geht häufig eine therapeutische Wärmewirkung, sehr viel seltener die direkt keimtötende Wirkung Hand in Hand. Je größer die Erfahrung des einzelnen, ich greife wieder auf Lenkei zurück, desto mehr pflegt er nach den bereits erwähnten Grundsätzen zu individualisieren.

Allgemeine Maßnahmen bei der Bestrahlung. Die Expositionsräume sind tunlichst nach Süden gerichtet und sollen gegen Winde, auch Zugwinde, geschützt sein. Terrassen, Veranden, freie Dächer, Sonnengalerien, Räume nach Art eines photographischen Ateliers, offene Luftbadeparke, Barken, Schiffdecke dienen je nach den obwaltenden Verhältnissen. Sonne, Windschutz, Trockenheit des Ortes sind eben die Hauptsache; landschaftliche Lage, bequeme Erreichbarkeit, Größe usw. sind erwünschte Nebenbedingungen. Die Lagerung soll immer bequem sein, auf dem Bett oder auf Liegestühlen mit reichlicher Deckenunterlage. Es liegt kein Grund vor, die Sonnenwirkung zu beschränken, deshalb sind einschränkende Verordnungen, welche zunächst durch Filtrierung, Lagerung oder niederen Sonnenstand mildere Applikationen vorziehen, nicht am Platze. Es sollte ebenso wie bei der Wirkung eines Medikamentes auf möglichste Reinheit der Anwendungsformen und der äußeren Bedingungen geachtet werden, also, wenn irgend möglich, auf rechtwinklige Sonnenexposition, und zwar zur Zeit des höchsten Sonnenstandes oder zu einem diesem naheliegenden Tagesabschnitt. Die Regulierung der Intensität der Wirkung erfolgt allein durch Dauer und Häufigkeit der Strahlung, insofern keine genaueren physikalischen Maßbestimmungen erfolgen können. Aus demselben Grunde ist eine seltenere als tägliche Anwendung ebenfalls abzulehnen. Insbesondere im sonnenärmeren nordischen und auch deutschen Klima sollte kein Tag der Kurzeit für die Sonnentherapie verlorengehen, es sei denn, daß nur Schwitzeffekte damit erzielt werden sollen, eine Indikation, die wir gerade so leicht auf anderem Wege erfüllen können. Um ein Maß für den Bestrahlungserfolg auch in äußerlich sichtbarer Form zu erhalten, haben Jeanneret und Messerli einen Pigmentometer als Skala brauner Farbentöne konstruiert, doch scheint mir dieser aus dem mehrfach angeführten Grunde der individuell verschiedenen Pigmentierungsfähigkeit für die Beurteilung der Strahlungserfolge nicht von großer Bedeutung zu sein. Noch mehr trifft dies für den mit Ferrozyanürpapier arbeitenden Chromoaktinometer nach Bordier zu.

Formulierung der Indikationen. Der Wirkung entsprechend können auch die Krankheiten in gewissen Gruppen formiert werden.

1. Der Wärmewirkung bedienen wir uns vorwiegend, wo wir aus Erfahrung die kongestionierende und andererseits dekongestionierende Wirkung der Wärmeapplikationen, die Schweißerzeugung und die Resorption von Ergüssen und Transsudaten anstreben, also bei allgemeiner Plethora, übermäßiger Fettbildung, bei serösen Exsudaten, rheumatischen Schwellungen, bei nicht spezifisch tuberkulösen Erkrankungen der Atmungsorgane, die mit Stasen und Hyperämien der Schleimhäute der Respirationsorgane und im Lungengewebe einhergehen, bei den verschiedenen Katarrhen, beim Asthma, bei leichten Zirkulationsstörungen im gesamten Zirkulationsapparat mit noch übungsfähigem Herzen, bei renalen Erkrankungen und ihren Folgezuständen, bei Neuralgien und Erkrankungen des Nervensystems überhaupt.

2. Die Mikroorganismen tötende Wirkung steht im Vordergrund bei einigen Hauterkrankungen und bei der Strahlungsbehandlung der Hauttuberkulose, des Lupus, des Kehlkopfes. Sie wirkt mit bei anderen parasitären Erkrankungen, wohl auch bei der Heilung von Hautgeschwüren, beim Ulcus cruris, bei luetischen und tuberkulösen Geschwüren.

3. Die photoaktive Wirkung auf die physiologische und chemische Biologie der Zelle, die man immer noch am besten mit dem sonst banal klingenden Attribute der „Umstimmung“ bezeichnen würde, gibt sich kund bei einer ganzen Reihe chronisch infektiöser Erkrankungen, von Schwächezuständen, Vergiftungen, Diathesen, Stoffwechselerkrankungen, bei der Tuberkulose im umfassendsten Sinne des Wortes, bei luetischen Kuren im zweiten und dritten Stadium, bei Erkrankungen des Blutes.

Diese wichtigste Gruppe vereinigt Krankheiten, denen wir zum Teil bis jetzt auf andere Weise überhaupt nur ungenügend beikommen können, wie z. B. der

Tuberkulose innerer Organe, der Gelenke, der Drüsen. Sie ist in vielen Fällen, wie Rollier, Bernhard, Poncet und Leriche, Bardenheuer u. a. überzeugt und überzeugend aussprachen, die Behandlungsmethode der Wahl.

Kontraindikationen. Eine Gruppe der speziellen Kontraindikationen aufzustellen ist für denjenigen, der in der Lage ist, bei seinen Kranken individualisieren zu können und dem die Vorteile der Technik auch im Einzelfalle zugleich mit der Einsicht des Behandelten zu Hilfe kommen, heute nicht mehr nötig. Eine allgemeine Kontraindikation kann gegeben sein in der Psychotherapie bzw. durch das Verhalten geistig Erkrankter mit hochgradiger Erregbarkeit, dann auch bei solcher Schwäche, daß das geringste Inzitament Schaden stiftet, also da, wo wir insgemein auf jede Therapie außer Ruhe, Ernährung, Erhaltung des Kräftezustandes und Psychotherapie verzichten.

Strahlungstherapie und Kindeskörper. Mit der Klimatotherapie hat die Strahlentherapie das Gemeinsame, daß sie den kindlichen, noch wachsenden, auf gut dosierte Reize am sichersten ansprechenden Körper am meisten beeinflußt. In der Therapie des Kindesalters und der ihm eigenen Krankheiten, zu denen vor allem wieder die Tuberkulose, die Rachitis und Erkrankungen der das Wachstum bestimmenden Organe gehören, füllt die Heliotherapie deshalb eine besonders empfindliche Lücke aus.

Die speziellen Indikationen der Heliotherapie.

Entfettung. In der Behandlung der Adipositas nimia, vielleicht auch in manchen Fällen der ausgesprochenen Stoffwechselerkrankung, der konstitutionellen, endogenen Fettsucht nach L. Mohr, bedient man sich nach dem Vorgang schon der älteren Heliotherapeuten, Rikli, Lahmann, besonders aber nach den Veröffentlichungen von Lenkei, denen außerdem zahlreiche Erfahrungen in Kurorten und Sanatorien zur Seite stehen, welche Luft- und Sonnenbäder frühzeitig einführten, des allgemeinen Sonnenbades. Natürlich kommt es auch hier zunächst vorwiegend zur Wasserentziehung. So konstatierte Lenkei nach einstündiger freier Sonnenbestrahlung mit darauffolgender halbstündiger Trockenpackung 1,5 kg Gewichtsverlust. Bei allgemeiner Fettgewebehypertrophie konnte J. Marcuse ohne Sonnenbäder pro Woche 1,0 bis 1,5 kg Gewichtsabnahme, mit Einschaltung von drei Sonnenbädern pro Woche 2,0 bis 3,5 kg Gewichtsabnahme hervorrufen. Lenkei erzielte bei fetten Personen im Durchschnitt von 15 Sonnenbädern einen Gewichtsverlust von 3 bis $3\frac{1}{2}$ kg ohne Änderung der Diät, etwa abgesehen von der freiwillig und unbewußt vom Patienten eingeleiteten Veränderung der Ernährung. Er verweist besonders auf die erhöhte Neigung zur Körperbewegung nach den ersten Gewichtsabnahmen, durch welche anscheinend erst eine tatsächlich erhöhte Inangriffnahme der Fettdepots eingeleitet wird. In derselben Richtung liegen eigene Erfahrungen, die allerdings neben dem Sonnenbad regelmäßige Steigekuren miteinführten. Es liegt natürlich auch kein Grund vor, auf die Kombination mehrerer in demselben Sinne wirkender und doch an anderer Stelle angreifender Verfahren zu verzichten. Immerhin kann die Bestrahlungstherapie gerade in den Fällen Gutes stiften, die in neuester Zeit wegen der Besorgnis vor Überanstrengung dem elektromotorischen Entfettungsverfahren nach Bergonié oder Schnée unterworfen werden. Die Dauer des Sonnenbades geht von 5 bis 15 Minuten an bis zu einer Stunde. Teils wird eine Unterbrechung jedesmal am zweiten Tage (Lenkei, J. Marcuse) vorgeschlagen. In vielen Fällen hat auch eine tägliche Anwendung gerade unter etwas vorsichtigerer Zeitdosierung das gleiche oder sogar größeres Recht für sich in Anspruch zu nehmen. Der Trockenpackung nach dem Sonnenbad wird man in den Fällen zustimmen, wo eine genügende Widerstandsfähigkeit des Körpers gegen Wärmeein-

wirkungen vorhanden ist. In anderen Fällen beschließt eine kurze laue oder kühle
Wasserbehandlung das Sonnenbad. Hier ist darauf zu achten, daß solche Wasser-
anwendungen nie bei Andeutung eines beginnenden Solarerythems vorgenommen
werden. In solchen Fällen ist nur sofortige Abstellung aller Hautreize eventuell
unter Salbenbehandlung, Leinwandkleidung, Bettruhe usw. gerechtfertigt.

Plethora. Vorsichtiger muß die Behandlung bei scheinbarer „Plethora" sein,
wo angenommen werden kann, daß es zur Überfüllung des peripheren Gefäß-
netzes, zur Stasenbildung gekommen ist und bereits Schädigungen der Zirkulationsorgane vorliegen, wo infolge reichlicher Konsumation von Luxusgiften
die vasomotorischen Reflexe abnorm geworden sind. Kürzere Sonnenbäder,
Teilsonnenbäder sind hier zunächst am Platze unter Schutz oder gar unter
Kühlung des Kopfes. Die diätetische und kinetische Behandlung sowie Alkohol-
und Nikotinabstinenz bzw. -temperenz solcher Kranker muß unbedingt nebenher eingeleitet werden. Ich selbst sah in solchen Fällen auch oft mehr vom
Luftbad Erfolge.

Rheumatische Affektionen. Chronische rheumatische Affektionen
eignen sich wie zu jeder Wärmetherapie auch zur Heliotherapie. Mit Vorteil
wird man damit Lokalbestrahlungen besonders befallener Gelenke verbinden.
Ich versuchte es in einzelnen Fällen mit vorausgehender Darreichung von Sali-
zylaten in der Erwartung einer kräftigeren Lokalwirkung in den bestrahlten
Gebieten. Die Erfolge sind wechselnd und wohl mehr von der nosologischen
Stellung der vorliegenden rheumatischen Erkrankung abhängig als von der
speziellen Art der thermischen oder strahlenden Einwirkung. Auf die teilweise
guten Erfolge bei Rheumatismen im ägyptischen Sonnenklima sei nochmals
hingewiesen.

Katarrhalische Erkrankungen der Atmungsorgane. Sichtbar günstige Erfolge erzielt bei genügender Außentemperatur die Behandlung katarrhalischer Affektionen der Atmungsorgane mit der Sonnenstrahlung. Hier ist zur
kräftigeren Dekongestionierung bestimmter Körperteile anscheinend die kräftige
Lokalbestrahlung der Brust und des Rückens sowie der seitlichen Thoraxpartien
wertvoller als die allgemeine Bestrahlung. Auch hartnäckige chronische Exsudate
der Pleuren scheinen sich unter kräftiger Sonnenbestrahlung rascher zu resor-
bieren als unter anderen Verfahren. Lenkei, Bernhard, die Lyoner Schule
hat von der Heliotherapie der pleuritischen Exsudate gute Erfolge gesehen.
Während Bernhard gewöhnlich lokal bestrahlt, bediente Lenkei sich beider
Methoden. J. Marcuse beruft sich dabei auf die Versuche, die Cohn-Kind-
borg anstellte, indem er fand, daß nach lokaler Heißluftbehandlung im Tierversuch alle Schichten der Thoraxwand bis zur Pleura costalis mit Blut überfüllt
waren, während die Lungen selbst frei von Hyperämie blieben. Chronische Bronchitiden, Bronchialkatarrhe mit emphysematösen Veränderungen der Lunge erfahren eine Verbesserung der Expektoration und des Allgemeinbefindens in nicht
zu intensiven Sonnenbädern bei warmer Umgebungsluft. Ob die Entwässerung
oder die dekongestive Wirkung auf die Lungen, vielleicht auch die Sonnenlichtwirkung auf kreisende Bakterientoxine hier vorwiegend mithilft, ist schwer zu
unterscheiden. Gerade in diesen Fällen ist eine kräftige kurze kühle Prozedur
am Ende des Sonnenbades von günstigem Einfluß auf die bereits in Anregung
gebrachte Expektoration. Es wurden dabei von Delachaux Erfolge berichtet,
ebenso bei Neigung zu katarrhalischen Erkrankungen der Atmungsorgane und
zu Anginen. In den letzten Fällen dürfte es sich allerdings teilweise wohl um eine
Steigerung der Abwehrkräfte des Organismus, vielleicht auf dem Wege über
photoaktivierte Schutzkörper handeln, also um wirkliche immunisatorische Abhärtung, nicht allein um Reaktionen im vasomotorischen Gebiet.

Herz- und Zirkulationsorgane. Über die Sonnentherapie Herzleidender ist viel debattiert worden. Das Herz muß jedenfalls übungsfähig sein. Extrem vasomotorisch wirkende Strahlentherapie ist natürlich nicht am Platze, teils wegen der Gefahr, die durch eine Überschreitung des Wärmereizes und der vasomotorisch bedingten Blutfüllung der Haut bei den nicht immer intakten vasomotorischen Reflexen der Herzkranken diesen droht. Man geht deshalb hier am besten nach der Rollierschen Methode vor mit zunehmender Größe der Bestrahlungsflächen und in kurzen, häufigen, länger werdenden Sitzungen. Rollier selbst hat bei Herzkranken mit tuberkulösen Komplikationen gute Erfolge erzielen können, auch Delachaux, ferner auch französische Autoren am Mittelmeer bei heruntergekommenen Kindern mit schlechter Herztätigkeit, Anämie usw. Delachaux beobachtete sogar das „Verschwinden von Geräuschen". Unkompensierte Herzfehler sind nach Lenkei auszuschließen. Doch ist man auch hier bei Vorsicht mutiger geworden. Rubow und Sonne gingen der Beeinflussung der Herzkranken und Arteriosklerotiker durch Sonnenbehandlung nach und haben entsprechend der Hasselbalchschen Beobachtung über die Wirkung ultravioletter Strahlung auf die Respiration des Menschen, die dabei langsamer und tiefer wird, den Einfluß dieser Therapie auf die Dyspnöe des insuffizienten Herzkranken mit ultravioletten, Erythem erzeugenden Strahlen erprobt. Die Wirkung war eine Abnahme der Ventilationsgröße und endgültige Herabsetzung der Respirationsfrequenz und Zunahme des Respirationsvolumens, ruhiger Schlaf des behandelten Patienten und Besserung aller Symptome, die sich auch an der Arbeit mit dem Ergostaten zeigte. Es soll in ihren Fällen sogar die durch Digitalis nicht ganz behobene Dyspnöe durch das im Laufe einiger Bestrahlungen hervorgerufene universelle Erythem beseitigt worden sein. Die tabellarisch registrierten Befunde von Puls und Respiration ähneln durchweg den durch Digitalis erzielten, ohne daß natürlich ein direkter Vergleich zu ziehen wäre; eher schon könnte man die Strahlungseffekte mit denen einer erfolgreichen kräftigen Kohlensäurebadkur identifizieren.

Renale Erkrankungen. Der Behandlung renaler Krankheiten und ihrer Folgezustände in Form von Retentionen und Ödemen könnte derselbe Maßstab zugebilligt werden, den wir im ägyptischen Klima oder im Schwitzbad anlegen. Aus diesem Grunde wären die Sonnenbäder bei chronischen Fällen mit Aussicht auf Ausheilung in Betracht zu ziehen, zugleich aber auch die Rücksicht auf eine verhältnismäßig trockene und warme Luft. Gerade dieser Indikation wird nun zweifellos die Riviera mit ihrer gleichmäßigeren Besonnung und höheren Luftwärme während langer Tageszeiten mehr gerecht als das Hochgebirge. Da auch der Rivieraaufenthalt während des Sommers selten unter drückender Hitze zu leiden hat, so eignet sich je nach der Lage des Falles die Riviera oder Adria mit ihren Sonnenbädern vom April bis Oktober zum Aufenthaltswechsel von Ägypten her. Ob es sich gerade bei den Nierenkranken um die Einwirkung photoaktiv gewordener Substanzen und deren hypothetische Stoffwechselbeeinflussungen handelt, darf wohl mit Recht bezweifelt werden und dürfte auch nicht erwünscht sein, wo wir jede reizende und den Körper mit unkontrollierbaren Abbauprodukten belastende Einwirkung auszuschließen trachten. Zwar ist niemals eine Verschlimmerung, Vermehrung der Harnzylinder, oder gar Hämaturie konstatiert worden, wie Desnos befürchtete; gelegentlich wurde aber doch, worauf auch Dotzel aufmerksam macht, allerdings nach hochaktinischer Quarzlichtbestrahlung, eine größere Eiweißausscheidung bemerkt. Es erscheint also immerhin Vorsicht geboten.

Erkrankungen des Stoffwechsels. Es sei hier nur kurz auf eine Anzahl von Stoffwechselerkrankungen hingewiesen, die der Heliotherapie

schon unterworfen wurden und welche zum Teil auch, wenigstens scheinbar,
Erfolge aufzuweisen hatten.

Die Behandlung der Gicht im Sonnenbad ist schon häufig versucht worden,
auch Lenkei hat dies getan. Delachaux empfiehlt es. Neuerdings hat H. Bach
dasselbe wieder angeraten auf Grund eines im Strahlungsklima des Hochgebirges
allerdings unter gleichzeitiger diätetischer Beschränkung und Steigekur außerordentlich gebesserten Falles. Es wird Allgemeinbestrahlung und gleichzeitige
Lokalbestrahlung in größerer Stärke angewandt. Ob wir dabei mit der im
Experiment erwiesenen Harnsäurezerstörung unter Belichtung zu rechnen
haben? Es bleibt immerhin nicht ausgeschlossen, daß katalytische Wirkungen
durch photoaktiv angeregte Eigenschaften der Säfte ausgeübt oder angeregt
werden. Französische Autoren rühmen die günstige Beeinflussung arthritischer
Beschwerden. Lenkei sah Erfolge bei der harnsauren Diathese. Ed. Lampé
konnte sich über die Ultraviolettbehandlung bei der Gicht nicht und ebensowenig beim Diabetes ein abschließendes Urteil bilden.

Die Rachitis. Die Rachitis der Kinder sahen Poncet und René Leriche
besonders von der Heliotherapie im Seeklima günstig beeinflußt, und es ist wohl
auch zweckmäßig, eine Krankheit, welche ursprünglich zur Seesonnenklima-
therapie des Kindes überhaupt Veranlassung gab, weiterhin speziell im Seeklima
zu behandeln, insbesondere da, wo so enorme Strahlungsenergien zur Verfügung
stehen wie an der Riviera Frankreichs, Italiens und der istrischen Adria.

Verdauungskrankheiten. Auf dem Gebiete der Verdauungskrankheiten sah Delachaux von der direkten Sonnenbestrahlung des Abdomens
und von allgemeinen Bestrahlungen im Sinne Rolliers 1. eine antispasmodische
Wirkung, 2. eine Anregung und Regulierung der peristaltischen Tätigkeit. Man
wird selten in die Lage kommen, in solchen Fällen Kranke allein durch Strahlentherapie zufriedenzustellen, doch hatte auch ich selbst den Eindruck, daß
gerade spastische Konstipationen, die allerdings zugleich auch diätetisch beeinflußt wurden, sehr günstig reagierten. Besserung der Stuhlbeschwerden, die
wahrscheinlich auf habitueller Konstipation beruhten, sah ich als Nebenerfolg
bei gleichzeitiger Luft- und Sonnenbehandlung anderer Leiden hie und da eintreten. Auch Lenkei erwähnt solche Erfolge. Das Indikationsgebiet ist hier
noch vag, und es wird kaum möglich sein, die Wirksamkeit der meist auf
diätetischem, kinetischem, elektrischem und anderem Wege mitarbeitenden Verfahren im einzelnen zu analysieren. Doch mag die lokalisierte Heliotherapie
besonders bei Magen-Darmneurosen empfehlenswert erscheinen.

Die Anämien. Etwas einsichtiger sind die Resultate bei den Anämien,
obgleich auch hier Hochgebirge einerseits, See andererseits günstige Erfolge an
sich schon zu verzeichnen haben. Widmer geht so weit, den gemeinsamen kurativen Faktor beider in der Sonnenwirkung zu erblicken. Die Erfolge Anämischer
in der Heliotherapie der Tuberkulose (Rollier), im Hochgebirge überhaupt
(Widmer), im klinischen Sonnenbadverfahren (Lenkei) und im Tierversuch
(Laquer und Weber) lassen allerdings eine Mitwirkung der Sonnenstrahlung
bei der Rekonvaleszenz der Blutarmen als sehr wahrscheinlich hervortreten. Es sei
hier besonders an die Tierversuche der letztgenannten Autoren erinnert. Bernhard
bestrahlte auch Leukämien und Pseudoleukämien. Widmer glaubte Erfolge
bei Leukämie und schwerer perniziöser und toxischer Anämie auf die Sonnenstrahlung zurückführen zu sollen. Meine eigenen Erfahrungen gehen dahin, daß
Chlorotische sich auch unter Eisenbehandlung um so besser erholen, je mehr sie
sich ganz oder teilweise der Sonne exponieren, im Gegensatz zu den meist zu sehr
ermüdenden ambulanten Luftbädern. Nach dem Sonnenbad sollen Chlorotische
jedoch eine reichliche Ruhezeit einhalten. Im allgemeinen geht die Besserung

des Befindens und des Blutbefundes Hand in Hand mit der Ausbildung der „Sonnenpatina". Es kommen jedoch auch Varianten dieser Entwicklung vor, über die man sich durch die Erythrozytenzählung und die Hämoglobinbestimmungen auf dem laufenden halten kann. Das Aussehen allein ist nicht maßgebend und schützt vor allem nicht vor rasch eintretenden Rezidiven.

Die Behandlung blutparasitärer Krankheiten wurde von Busck und Tappeiner an trypanomisierten Mäusen vergeblich versucht. Auch die Anwendung von Sensibilisatoren hat dabei nicht den Erwartungen entsprochen. Sie führten die Mißerfolge darauf zurück, daß die sensibilisierende Fähigkeit der Farbstoffe im Blut nicht konzentriert genug ist, oder daß bei genügender Konzentration an gefahrbringende Dosen herangegangen werden muß. Die Lichtbehandlung der toxinvergifteten Tiere ist aussichtsreicher und wohl bereits auch durch Erfolge beim Menschen gerechtfertigt, wie die Lichtbehandlung mancher eminent chronischer Erkrankungen mit toxischer Anämie, insbesondere der Tuberkulose, zeigt. Auch die Malaria hat Erfolge aufzuweisen, unter gewissenhafter Vermeidung von Malariagegenden.

Nervensystem. Die Behandlung verschiedener Erkrankungen des Nervensystems beruht anscheinend in erster Linie auf dem sedativen, schmerzstillenden Einfluß von neuralgischen und anderen seelisch deprimierenden Symptomen im peripheren Nervensystem infolge der thermischen und vasodilatatorischen Strahlenwirkung und dann in der allgemeinen Abhärtung sowie in der psychischen, stimulierenden, tonisierenden, Appetit und Schlaf befördernden Wirkung, welche mit langem Freiluftaufenthalt mit der heliopsychischen Wirkung, den Wärmesensationen usw. verbunden sind.

Es sind gerade vasomotorische und allgemein trophische Störungen des Nervensystems sowie die Neuralgien, welche günstig beeinflußt werden, so die Ischias, Interkostalneuralgien, auch die lancinierenden Schmerzen der Tabiker, obgleich ich hier bestimmt auch die Auslösung von Schmerzattacken bei kräftiger Insolierung, der sich ein Tabiker hingegeben hatte, mehrmals so lange auftreten sah, bis der Kranke von selbst davon abstand. Wir sind hier auf den sorgfältigen Versuch angewiesen. Bernhard unternahm auch die Schilddrüsenbestrahlung beim Morbus Basedowii. Auch dieser Versuch erscheint mir nach eigenen Beobachtungen recht verschieden auszufallen, wie die Strahlenbehandlung der Basedowschen Krankheit überhaupt. M. Thomas erwähnt den zuweilen eine Art Hyperthyreoidismus hervorrufenden Einfluß der Sonnenbehandlung am Mittelmeer.

Gute Erfolge haben schwächliche Neurastheniker, wenn die Dosierung der Gesamtbestrahlung, denn nur darum handelt es sich hier, eine sorgfältige ist. Gewichtszunahmen, Appetitsteigerung, Bewegungsdrang, infolgedessen besserer Schlaf, gesteigerte Lebensfreude, Schwinden hypochondrischer Vorstellungen und Sensationen sowie hysterischer Willensanomalien gehen dabei oft Hand in Hand, und zwar ausgelöst durch irgendeine Besserung auf somatischem Gebiete, die in der Gewichtszunahme, dem Erstarken der Muskulatur, der Beseitigung nervöser Zephalalgie, dem Schwinden vasomotorischer Störungen und insbesondere in reichlicherer Durchblutung der Haut mit dem Gefühl der Frische beruhen kann.

Beckenorgane. Die konservative Behandlung der vom weiblichen Becken ausgehenden Entzündungen mit abgesackten Exsudaten, Adhäsionen und insbesondere mit dem Verdacht auf bakterielle, abgekapselte Herde, die den Gynäkologen von weiteren Eingriffen abhalten, wird durch die lokale Helioradiation des Gesamtbauches entschieden unterstützt. Die einfache Technik geht darauf aus, die Bestrahlung solange als möglich zu gestalten unter absoluter Ruhigstellung des Körpers und unter Kontrolle der Temperatur. In einigen auf diese Weise recht zufriedenstellend behandelten Fällen, welche nebenher eine Moorbadebehandlung durchmachten, nahm ich an den moorbadfreien Tagen ein- bis mehrstündige Bestrahlungen im Bett oder auf dem Liegestuhl vor unter Adaption der Lagerstätte zu einem möglichst senkrechten Einfall der Strahlung. Auch die so häufigen Stuhlbeschwerden verschwanden in mehreren dieser Fälle ohne weitere Hilfsmittel im Laufe der Zeit.

Heliotherapie der chronischen Infektionskrankheiten. Wir kommen damit zur Heliotherapie und spektralen Behandlung bakterieller und bakteriotoxischer Erkrankungen, die selten einfache, teils mehrfach lokalisierte Herde haben, von denen aus die Konsumption des Organismus auf toxischem Wege allmählich vor sich geht, oder von denen aus die chronische Allgemeininfektion des Organismus eingeleitet und aufrechterhalten wird. Das typischste Beispiel ist die Allgemeinerkrankung an Tuberkulose mit ihren Manifestationen in den Gelenken, Knochen, in den Drüsen, den serösen Höhlen, in der Haut und in den Lungen. Man darf sich tatsächlich daran gewöhnen, einen großen Teil der Affektionen, die bislang unter dem Sammelbegriff der „chirurgischen Tuberkulose" vereinigt wurden, wieder als intern oder „konservativ" zu behandelnde Tuberkulosefälle aufzufassen. Geben sie doch in der Mehrzahl der Fälle unter der spezialisierten Heliotherapie nicht häufiger zu einem chirurgischen Eingriff Veranlassung als etwa die Pleuritis zur Punktion, seltener als das chronische Anasarka zur Skarifikation oder Dränage. Und es gewinnt nach dem systematischen, von Erfolgen gekrönten Vorgehen von Rollier, Calot, Malgat den Anschein, als ob die frühzeitige konservative Inangriffnahme mit der Heliotherapie auf diesen Gebieten tatsächlich die operative Chirurgie auszuschalten im Begriff stünde. Immer rascher mehren sich die Stimmen derjenigen, welche den Schwerpunkt in der Behandlung vieler früher als chirurgisch bezeichneter Manifestationen der Tuberkulose, der Arthritiden, Spondylitiden, Drüsen, Bauchfellaffektionen auf die Sonnenseite verschieben. Es sei hier trotzdem nur auf diejenigen Formen eingegangen, welche auch bisher unbestrittenes Gebiet der Internisten bzw. Tuberkulosespezialisten waren oder die als wenig dankbare Grenzfälle von Hand zu Hand wechselten, wie die Tuberkulose des Peritoneums, der Blase, der Nieren, des Genitalsystems und der Drüsen, neben der Tuberkulose der Haut, der Lungen, des Kehlkopfes und der Atmungsorgane im weiteren Sinne.

In bezug auf erstere Formen und vor allem sei auf die Publikationen Rolliers hingewiesen, die er im Jahre 1913 mit dem Titel „Die Heliotherapie der Tuberkulose" zusammengefaßt hat, sowie auf den Bericht Hermann v. Schrötters über dasselbe Thema im Jahre 1912 als Kommissionsbericht im Auftrag der internationalen Vereinigung gegen die Tuberkulose; die Frage der Lungentuberkulose wird besonders in der von G. Liebe auf Veranlassung der Vereinigung der Lungenheilanstaltsärzte bearbeiteten Denkschrift: Die Lichtbehandlung in den deutschen Lungenheilanstalten 1919, beleuchtet.

Die Lungentuberkulose. Die Tuberkulose der Lungen scheint zunächst von Malgat ausschließlich und konsequent heliotherapeutisch in Angriff genommen worden zu sein. Gerade sein Verfahren erfüllt jedoch nicht oder nur zum Teil diejenigen Desiderate, die wir an die moderne Heliotherapie stellen, und das liegt großenteils an dem im Laufe der Jahre gänzlich veränderten Standpunkt, den wir in bezug auf den heilenden Vorgang durch Strahlung bei den chronischen infektiösen Krankheiten einnehmen. Während noch vor kurzem die Kräftigung des Organismus, Besserung der Blutbildung, vielleicht auch der unmittelbare Strahlentod von Mikroorganismen unsere Vorstellung von der Wirkungsweise der Heliotherapie beherrschten, sind wir nach und nach zur Anschauung der Selbstimmunisierung unter der Strahlenwirkung übergegangen. Ein Teil des Beweises wird durch die Fernwirkung auf den dem Lichte direkt unzugänglichen Herd erbracht, worauf schon Rollier hinweist. Dann haben neuerdings Grau und W. Müller die Theorie der künstlichen Ultraviolettstrahlenwirkung bei der Tuberkulose erörtert, die wir zum Teil auch auf die Sonnenwirkung übertragen dürfen.

Für die induzierte Wirkung der Strahlen auf tuberkulöse Fernherde spricht nämlich die rasch eintretende Änderung am Lungenherde selbst, die mit Veränderungen der Atemgeräusche, mit Zunahme des Rasselns, Vermehrung von Husten und Auswurf, Änderung der Wärmekurve und der Gewichtskurve, schließlich auch mit deutlichen röntgenologischen Veränderungen und mit definitiver Ausheilung des Herdes einhergeht. Es sind dies Reaktionserscheinungen, die um so stärker auftreten, je aktiver der Fall ist; Vorgänge, die sich anscheinend unter Hyperämie und seröser Durchtränkung des Herdes einstellen, und was das auffälligste ist, diese Bestrahlungsreaktionen verlaufen ähnlich wie die Tuberkulinreaktionen. W. Müller machte auf die Änderung des Immunitätszustandes des Körpers unter der Strahlenbehandlung ganz besonders aufmerksam, wobei er eine raschere Zunahme der Immunität bei Kindern beobachtete und es ihm sogar gelang, den Effekt der Lichtbehandlung auf die Teilabwehrstoffe des Organismus zahlenmäßig zu bestimmen. Eine spezifische Wirkung wird damit allerdings noch nicht angenommen, denn es kann sich zunächst nur um die Entstehung von Abwehrstoffen handeln, wie sie gegebenenfalls auch durch andere pharmakodynamische Eingriffe und die unspezifische Proteïnkörpertherapie erreichbar sind, und so scheint es nicht ausgeschlossen, daß der Vorgang bei der Heilung ein ähnlicher oder der gleiche ist wie bei der noch nicht in den Einzelheiten geklärten unspezifischen Proteinkörperbehandlung. Andererseits liegt aber auch die Schaffung von Antikörpern in der bestrahlten Haut oder die Entstehung solcher an anderen Stätten unter dem Einfluß einer Antigenmobilisierung durch Strahlungsprodukte nahe; diese würden dann in Wechselwirkung mit den Krankheitsherden treten.

Nach diesen Gesichtspunkten nun konnte Malgat sein Verfahren noch nicht richten, und deshalb ist es von den meisten Heliotherapeuten anscheinend verlassen worden. Malgat beginnt fast regelmäßig mit einer lokalen Bestrahlung, die außerdem zunächst bei geschlossenem Fenster vor sich geht, wo der allergrößte Teil der ultravioletten Strahlung bereits durch das Glas absorbiert wird. Er bevorzugt wärmere Lufttemperaturen, das Schwarzkugelthermometer sollte nicht unter 37 bis 40° C zeigen. Jede kühle Luftströmung wird vom Patienten abgehalten, so daß er sie zuweilen mit dünnem Flanell bedeckte. Erst allmählich geht Malgat zur Gesamtbestrahlung über. Die Dauer der Sitzungen ist kurz, die Patienten exponieren in sitzender, bequemer Stellung die verschiedenen Stellen des Thorax und insbesondere die erkrankten Teile der Sonne oder einem strahlenreflektierenden Silberspiegel. Man sieht, der Effekt läuft im wesentlichen auf einen kalorischen hinaus. Auch nach den Mitteilungen Jauberts dürfte dies wohl anzunehmen sein, der bessere Erfolge bei den oberflächlichen Lungenherden mitteilt. Trotzdem scheinen seine Erfolge günstig, zum Teil sehr gut zu sein, obgleich die Nachprüfung mit den üblichen physikalischen Methoden ohne Röntgenkontrolle in vielen Fällen bei dem Anspruch auf Einführung einer neuen Therapie nicht als ganz stichhaltig angesehen werden kann. Malgat will schon 1915 bei über 3000 Sitzungen keine ernstliche Störung, andererseits glänzende Erfolge gesehen haben. Es sind geheilt bzw. wesentlich gebessert worden nach seiner damaligen Äußerung:

I. Stadium 100 %

II.   ,,   93 %

III.   ,,   66,6 %.

Zahlreiche Nachprüfungen der Methode sind erfolgt, so von Chatin, M. Pic und Gaulier mit ungleichen Erfolgen, von Renon, der sich in der Technik an Malgat anlehnt und der ebenfalls den von diesem benutzten Photometer nach Decoudum zur Bestimmung der Strahlungsdauer anwendet, je nach dem Ausfall der Intensitätsreaktion, mit einer Dauer von 20 bis 10 bis 5 Minuten. Rollier und mit ihm die therapeutischen Veröffentlichungen der letzten Jahre, auch Armand-Delille lehnen die Malgatsche Behandlungsform ab oder bevorzugen die allgemeine Heliotherapie von kurzen Sitzungen anfangend bis zu langen von mehrstündiger Dauer. Auch die Rücksichtnahme auf die umgebende Temperatur ist nicht mehr so rigoros wie bei Malgat. Morin rät wegen unerwünschter Hyperämien und um Entzündungen oder Hämoptysen zu vermeiden, zu großer Vorsicht, die sogar unter Umständen zur Unterlassung der Thoraxbestrahlung führt. Armand-Delille warnt wegen der Gefahr der Lungenkongestion sogar vor Bestrahlung bei Bronchialdrüsen, beobachtete auch gelegentlich rasches Fortschreiten des Prozesses. Fieberbewegungen werden im allgemeinen auch jetzt noch als Kontraindikation angesehen. Im subfebrilen Stadium hatte Glaeßner befriedigende Erfolge. Kachektische und dauernd Fiebernde sind nach Meyer von der Bestrahlung auszuschließen und Bacmeister warnt, solang noch aktive tuberkulöse Erscheinungen vorliegen, prinzipiell davor.

Die bereits zahlreichen Publikationen haben nun die meisten dieser Befürchtungen nicht gerechtfertigt. Morin selbst, Minelle, Etienne und Aimes berichten über Besserungen und sogar Heilungen, wo alles andere im Stiche ließ, während im allgemeinen die Erfolge verschieden ausfallen und anscheinend nicht nach so einheitlichen Grundsätzen zu beurteilen sind wie bei der „chirurgischen" Tuberkulose. Diesen Eindruck erhält man auch noch aus der neuesten Denkschrift von G. Liebe. So fand Rollier schon, daß die konkomitierende Lungentuberkulose bei anderweitigen tuberkulösen Manifestationen bessere Erfolge aufweist als die primäre Lungentuberkulose.

Exchaquet, Morin, Etienne und Aimes finden eine besonders günstige Beeinflussung der latenten Tuberkulose der Kinder, während d'Oelsnitz die evolutionsfähige kindliche Lungentuberkulose als relative Kontraindikation bezeichnet, Hüssig den Hauptwert der Heliotherapie in der Vorbeugung der Lungentuberkulose bei Kindern erblickt. Liebe betont die besondere Wirksamkeit bei „pastösen", also wohl bei den im allgemeinen gut genährten, aber scheinbar blutarmen Lungenkranken. Auch hier zeigte sich die Furcht vor Blutungen und Temperatursteigerungen als unbegründet. Renon bezeichnet als günstige Formen die postpleuritischen, fibrösen, stationären, chronischen, auch da, wo bereits Kavernen vorliegen. Auch H. Philippi hat in einzelnen fieberlosen torpiden Fällen des ersten und zweiten Stadiums gute Erfolge von der Heliotherapie gesehen, Stadien, in denen Müller eine überraschende Zunahme der Immunität unter der Wirkung der natürlichen Sonne feststellte.

Selbst im dritten Stadium werden im Vejlefjordsanatorium noch gute Folgen gesehen, wenngleich im Beginn unmittelbar nach dem Bade leichte Temperaturerhöhungen auftreten. Eine prognostisch günstige Auslegung ist ihnen allerdings, da wir sie wohl als Mobilisierungsreaktion auffassen dürfen, nicht zu geben. Als Gegenanzeige gelten allgemein bestehender Bluthusten und progrediente, rasch sich verschlechternde Prozesse.

Es ist klar, daß nicht jede Lungentuberkulose durch die Heliotherapie geheilt werden kann. Es steht sogar fest, daß manche Fälle aus Stadien oder Formengruppen, die sich als im ganzen sehr günstig ansprechbar verhalten, unbeeinflußt geblieben sind, und es ist sicher, daß auch ungünstig verlaufende

Fälle — wie oft verschuldetermaßen, kann wohl nicht im Einzelfalle entschieden werden — vorkommen. Aber ganz bestimmte Gegenanzeigen, die sich aus der klinischen Form des Leidens ableiten lassen mit Ausnahme der erhöhten Blutungsgefahr, wo der Arzt aber auch seelische Erregungen, Spaziergänge und selbst überreiche Ernährung ausschließt, starker Veränderlichkeit des Temperaturganges und des rapiden, scheinbar hoffnungslosen Verfalles, scheinen mir tatsächlich nicht gegeben zu sein. Wertet man die zahlreichen Publikationen und auch die verschiedenen in Liebes Denkschrift 1919 zutage tretenden Anschauungen kritisch, so kann sich mehr und mehr nur der Eindruck festigen, daß uns in der Heliotherapie der Lungentuberkulose, wenn sie methodisch, sorgfältig, abwägend, unter Berücksichtigung der Temperaturbewegung, des physikalischen Befundes und konsequent unter gleichzeitiger Förderung des Kräftezustandes durch die Ernährung und die erprobten älteren Verfahren durchgeführt wird, eines der wirksamsten Kampfmittel gegen diese Krankheit in dieHand gegeben ist.

Wahl des Klimas in der Heliotherapie der Tuberkulose. Wenn man sich heute auch von der ursprünglichen Malgatschen Bestrahlungsweise mehr und mehr abgewendet hat, da auch die von Malgat selbst dafür ins Feld geführten Gründe ihre Stichhaltigkeit einbüßten, so ist wenigstens bei schwereren Fällen und im Beginn der Behandlung wohl seiner Forderung nach einem wärmeren Luftklima zur Heliotherapie sowohl der Lungentuberkulose als für die lokalen Tuberkulosen zuzustimmen, sofern es sich um die vielstündigen Ganzbestrahlungen handelt, selbst wenn eine langsame Gewöhnung der Kranken, wie bei den mehr lokalisierten Tuberkulosen, vorgenommen wird. Auch Meyer in Leysin gibt im Höhenklima seinen Lungenkranken nur dann Sonnenbäder, wenn die Sonnenwärme bei nacktem Körper als warm empfunden wird.

Die Wahl des Klimas für die vorwiegende Heliotherapie der Lungentuberkulose darf meines Erachtens nicht ausschließlich nach dem üblichen klimatischen oder dem sonst die Therapie bestimmenden Gesichtspunkt getroffen werden, sondern hat tatsächlich die je nach der Jahreszeit sonnenwirksamsten Klimate zu berücksichtigen. Wo nicht monate- und jahrelange Behandlung, wie sie in der Therapie der kindlichen Tuberkulose manchmal erforderlich ist, in Aussicht genommen werden kann, da wird man im Herbst oder Winter und bis in das Frühjahr hinein die wärmeren südlichen Klimate der Rivieren, die Bocche di Cattaro bei Perasto, das von Brosch warm empfohlen wird, die istrische Adria, Süditalien, Südspanien, Sizilien und eventuell sogar Ägypten vorziehen, während im Sommer alle klimatisch bevorzugten Küsten Europas, das trockene Niederungsklima und das Gebirgsklima Beachtung verdienen. Das Hochgebirge, besonders an den sonnenreichen süd- und ostschweizerischen und südtiroler Höhenorten, scheint trotz der berüchtigten Schneeschmelze gerade auch im späteren Frühjahr wegen der bedeutenden Strahlungsintensität und der bereits gestiegenen Lufttemperatur recht zweckmäßig. Vom Frühjahr bis Herbst eignen sich auch die südalpinen Kurstätten der Niederung. Tröstlich ist es, daß auch in den ärmlichsten äußeren Verhältnissen und bei relativ geringer Sonnenausbeute doch noch Erfolge zu erzielen sind, wie Strauß in Polen fand.

Sonnenbehandlung der Kehlkopftuberkulose. Die Heliotherapie der tuberkulös erkrankten Atmungswege vom Mund bis zum Kehlkopf ist in allen Klimaten, die sich zur Heliotherapie eignen, möglich. Sie weist die frühesten Erfolge der spezialisierten Heliotherapie überhaupt auf und ist trotzdem bis heute ein umstrittenes Gebiet geblieben, ungeachtet der zahlreichen gerade hier vorliegenden Publikationen. Sie bedient sich der Applikation direkter und reflektierter (s. Abb. 72 und 73) Strahlen auf die Schleimhaut, damit einen zweifachen Zweck verfolgend, den der Gewebsirritation und Gewebshyperämisierung und den der Keimtötung. Wegen der Kleinheit und Abschwächung der Strahlenquelle durch die Spiegelung des zur Verwendung kommenden Strahlenkegels ist besonders also der Sommer zu verwenden, oder man greift zu künstlichen Strahlensammlern nach Wid mer bzw. zur künstlichen Strahlenquelle im Finsenschen Eisenlicht, dem Quecksilberquarzlicht, dem Uviollicht, dem Nikleinradiator nach M. und A. Bernaz oder dem kombinierten Quarzlinsensystem nach Bang oder von Artault-Vevey.

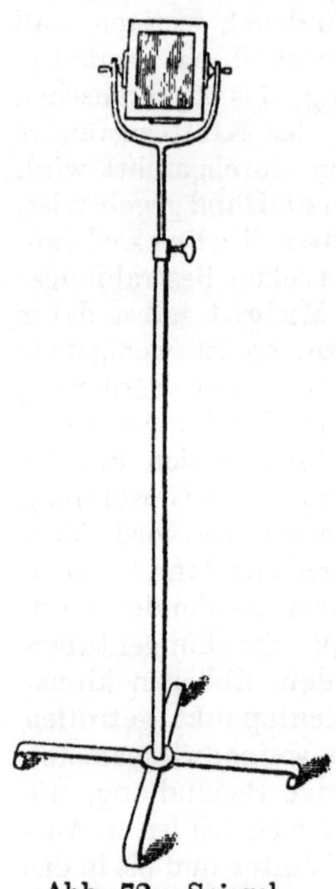

Abb. 72. Spiegelstativ zur Heliotherapie der Kehlkopftuberkulose nach Janssen.

Die Indikationen sind von Sorgo, Baer, Theodor Janssen und auch von Hohbaum fixiert worden als diffuse Infiltration, zirkumskripte tumorartige Infiltrationen und Ulzerationen unter Berücksichtigung des Kräftezustandes bei Fehlen von Temperatursteigerung, sowie der Lage des Herdes, so daß die Strahlen ihn möglichst senkrecht und unmittelbar erreichen. Zuerst gehen die entzündlichen Erscheinungen neben dem eigentlichen Herde, dann die durch Ätzung und Kurettement bedingten Entzündungen zurück, langsamer heilen die flachen Infiltrate, Tumoren und Ulzerationen. In günstigem Sinne äußerten sich besonders Sorgo, Baer, Kunwald, Collet, Bang, O. Bernhard, Hohbaum, Th. Janssen, Axmann, Lissauer, Alexander, auch Jurasz und E. Schulz. Pachner möchte der Lichtbehandlung des Kehlkopfes denselben Platz einräumen wie dem physikalisch diätetischen Heilverfahren bei der Lungentuberkulose. Koch und auch Jessen fanden bei nicht allzu schwerer Tuberkulose gute Wir

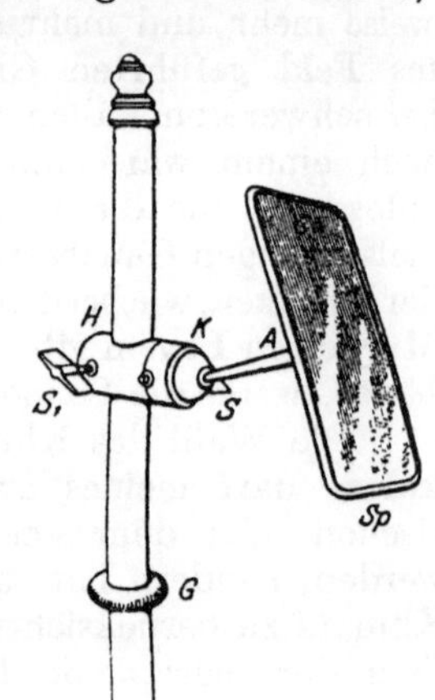

Abb. 73. Spiegel zur Heliotherapie der Kehlkopftuberkulose nach H. Krauss.

kung; Curschmann wiederum äußerte sich skeptisch. Für ergebnislos halten die Therapie Brünnings und Albrecht, der die Larynxtuberkulose ebensowenig durch Sonnenlicht wie durch die „künstliche Höhensonne" beeinflussen konnte, sowie A. Blumenthal, doch sind von den letzteren Verfassern teils nur Kaninchenversuche erwähnt oder nur wenig Fälle behandelt worden.

Verschieden gestaltet sich die Technik. Die einfache Technik der Sonnenbestrahlung hat dazu geführt, daß sie zum Teil dem Kranken selbst in die Hand gegeben wurde. Das mittels Hohl- oder Planspiegels aufgefangene Sonnenlicht wird vom Kehlkopfspiegel in den Larynx reflektiert. Kunwald, Janssen und Kraus, E. Pachner benutzten dazu einen auf Stativ befestigten Spiegel. Pachner erzog seine Kranken zur Selbstbehandlung allein mit dem Kehlkopfspiegel. Das Gesicht ist also gegen die Sonne gerichtet. Die Kontrolle erfolgt mit einem von einem Stirnstativ getragenen Taschenspiegel, welcher nach Art der Autolaryngoskopie eine gute Einstellung des Kehlkopfbildes ermöglicht. Auch Schulz läßt die Sonnenstrahlen direkt durch einen Ausschnitt in einer das Gesicht deckenden Platte auf den Kehlkopfspiegel fallen. Die Belichtung dauert 1 bis 2 mal täglich $^1/_2$ bis 1 Stunde. Janssen empfiehlt wegen der tieferen Sonnenstellung die früheren Morgen- und späteren Nachmittagsstunden, schaltet dabei aber einen großen Teil der ultravioletten Strahlungsintensität aus, während Lissauer je nach Individualität, Krankheitsbild und Witterung so lange spiegeln läßt, daß die Schmerzgrenze gerade vermieden wird. Die Dauer der Sitzungen wird durch den Hohlspiegel auf 5 bis 20 Minuten beschränkt. Die Bestrahlung mit künstlichem Licht muß wegen der hohen Ultraviolettstrahlung und dem meist komplizierten System (Bang, Axmann, Jungmann) in der Hand des Arztes bleiben.

Die Bestrahlungsbehandlung der **Schleimhäute der Nebenhöhlen** der Nase beruhte lange nur auf kalorischen Effekten, wie sie mit dem Kopflichtbad nach Killian oder Determann zu erreichen sind, da eine hochaktinische Strahlung diesen Schleimhäuten direkt nicht zugänglich gemacht werden konnte. Erst neuere Versuche mit den künstlichen Strahlenquellen brachten schöne Erfolge (s. S. 488).

Die **tuberkulöse Pleuritis.** Die tuberkulöse Pleuritis ist bereits im Zusammenhang mit der Lungentuberkulose als geeignet für die Sonnenbestrahlung genannt worden. Chatin und Gaulier heilten eine mit tuberkulöser Peritonitis verbundene Pleuritis prompt unter Bestrahlung. Auch Pic erwähnt zufriedenstellende Resultate, „mais il existe peu de documents". Über die Sonnenbehandlung im Verlauf monosymptomatischer tuberkulöser Pleuritiden liegen Literaturbefunde nicht vor; dasselbe ist zu sagen über die Heliotherapie der Pleuritiden anderer Ätiologie, z. B. der sog. rheumatischen Formen. Ich sah ein lange bestehendes, stationäres, serofibrinöses pleuritisches Exsudat, das die Hälfte der rechten Pleurahöhle einnahm, mit negativem Ausfall des mikroskopischen Kultur- und Tierversuchs auf das Vorhandensein von Tuberkelbazillen, das wahrscheinlich doch tuberkulöser Natur war, möglicherweise aber im Anschluß an eine Nephropexie entstanden war, prompt unter Röntgenkontrolle im Laufe weniger Wochen schwinden unter gleichzeitiger Sonnenbestrahlung und Diathermiebehandlung, so daß es fraglich bleibt, welcher Einwirkung im vorliegenden Fall der Erfolg zuzuschreiben war. Bei der geringen Ausbildung des Erythems und der lokalen Pigmentierung scheint mir der kalorische Effekt der Einwirkungen im Vordergrund zu stehen.

Die **tuberkulöse Peritonitis.** Die tuberkulöse Peritonitis ist jetzt bereits in einer großen Anzahl von Fällen zur Behandlung gekommen, und es zeigte sich, daß ihre verschiedenen Formen: der einfache tuberkulöse Aszites, Verbindung mit Drüsenpaketen, Darmgeschwüren, Adhäsionen gleichmäßig günstig auf die Heliotherapie reagieren, insbesondere im jugendlichen und kindlichen Alter.

Ich konnte folgende Statistik aufstellen von Fällen, die ausschließlich der Heliotherapie unterzogen wurden.

	Anzahl	Geheilt	Gebessert
Rollier			
a) freie	57	49	4
b) post operationem	29	20	3
Chatin u. Gaulier, u. Chattot	3	3	—
Millioz	1	1	—
M. Pic	3	3	—
Henzler - Leysin	4	4	—
Oppenheimer	2	—	2
Cantillena	2	2	—
Weill u. Gardon	2	2	—
Dujarrio	2	2	—
Martin	1	1	—
Summe	106	87	9

Demgegenüber sind aber auch Heilungen der Peritonitis zu verzeichnen, wo anscheinend ausschließlich die Wärmestrahlung kräftig einwirken konnte; so erwähnt Miramond de Laroquette 7, Mouriquand 2 Fälle.

Josserand berichtet ebenfalls über definitive Heilungen auf Grund der Heliotherapie, desgleichen O. Bernhard, und überaus günstig über eine der Zahl nach mir unbekannte Statistik zahlreicher Fälle sprechen sich Ollier, Poncet, Leriche sowie Camino aus, desgleichen Weill und Mouriquand.

Die zur Sonnenbehandlung gekommenen Fälle waren im allgemeinen länger bestehende Formen reiner oder komplizierter Peritonitis; solche, die sich nach einem operativen Eingriff verschlechtert hatten, mit dem Verdacht auf Amyloidentartung, mit Kotfisteln und eiternden Laparotomienarben; fibrös adhäsive Formen mit Perihepatitis, pericökalen und urogenitalen Komplikationen, fibrinoplastischen Paketen mit käsigen Umbildungen, mit gleichzeitigen Darmgeschwüren, unstillbaren Diarrhöen, mit dauernden Rezidiven nach Punktion. Stellen wir diesen Erfahrungen gegenüber die Mitteilungen über die Erfolge der internen Therapie mit Bettruhe und reizenden Umschlägen, Schmierseifenbehandlung, Diät, Sorge für Darmentleerung usw. mit nur $^1/_3$ Dauerheilungen, der chirurgischen Behandlung, der Laparotomie mit nur $^1/_4$ Dauererfolgen (Grenzgeb. d. Med. u. Chir. Bd. 6 und Bd. 8, zit. nach K. Oppenheimer), so kann an der allgemeinen Prävalenz der Heliotherapie gegenüber allen anderen Verfahren nicht gezweifelt werden. Selbst Poncet und Leriche, welche einer Kombination von Laparotomie und Heliotherapie das Wort reden bei Fällen mit starkem Flüssigkeitserguß und alten Adnexveränderungen, vermeiden, abgesehen von der Exsudat- und Transsudatentleerung, jede weitere chirurgische Manipulation und übergeben diese Fälle unmittelbar danach der Heliotherapie. Die Heliotherapie der jugendlichen Initialformen ist die Behandlung der Wahl. Nach Rollier haben alle Formen der Peritonitis, operierte und nicht operierte, die größte Aussicht auf Heilung; nur gleichzeitige, weit vorgeschrittene Allgemeininfektion und Darmtuberkulose trübt das prognostische Bild, obgleich auch hier Heilungen vorkommen. Eine Kontraindikation liegt nach Poncet und Leriche nur in den akuten septischen Formen.

Die Technik unterscheidet sich nach Rollier nicht von der allgemein üblichen, indem zugleich das Verhalten von Puls, Temperatur, Appetit und eine sich günstiger gestaltende leukozytäre Formel nach einigen Beobachtungstagen den Beginn der Insolationswirkung anzeigen. Chatin und Gaulier sowie die Lyoner Schule gehen möglichst bald zu stundenlanger Exposition über, insbesondere, wenn die in der Sonne erreichte Temperatur 30° C überschreitet. Poncet und Leriche im oft nebligen und staubigen Lyon benutzten jede verfügbare Sonnenstunde mit allerbestem Erfolge. Selbst vierstündige Sonnenbäder des Bauches bei 55° C Sonnentemperatur in ruhiger Lage wurden bestens ertragen. Die Patienten sitzen bequem angelehnt auf einem Fauteuil unter ausgiebigem Schutz des Kopfes gegen Strahlung und Blendung. Während der ersten 14 Tage wird nur der Bauch exponiert, später auch der Rumpf. Etwas Wasser und leichte Nahrung ist während der Behandlung gestattet. Das Verhalten der Temperatur war häufig nach dem Sonnenbad dasselbe wie vorher, im allgemeinen beobachtet man eine Steigerung um 5 bis 6 Zehntelgrad, nie mehr als 1,2° C.

Die Dauer der Behandlung schwankt von Wochen zu mehreren Monaten, in einzelnen Fällen wurden bis zu 120 Sitzungen appliziert. Erst spät treten in einzelnen Fällen die Erfolge ein, oft ohne erkennbare Ursache, manchmal, nachdem eine Punktion während der Insolationszeit eine sonst nur ganz vorübergehende Erleichterung gebracht hat.

Tuberkulose des Urogenitalsystems. Die Tuberkulose der Adnexe, der Nieren, der Ileocoekalgegend und der Nebenhoden wird von Rollier in folgender eigener Statistik berücksichtigt:

	Anzahl	Geheilt	Gebessert	Stationär	Gestorben
Nierentuberkulose	31	12	13	6	
Tuberk. Wunden nach Nephrektomie	20	15	4		1
Tuberkulose der Nebenhoden . . .	9	7	2		
Ileocoekaltuberkulose	16	10	4		2
Adnextuberkulose	6	5	1		

Cantillena sah das Schwinden von Albuminurie bei schwerer tuberkulöser Peritonitis. Roatta hinwiederum sieht in der Nierentuberkulose eine Gegenanzeige. Der Einfluß auf die Erkrankungen der Blase und der Nierenbecken ist nach Rollier besonders markant in der Besserung der Nieren- und Blasenschmerzen, in der Verminderung der Miktionen, der Besserung der Blasenkapazität und der Reinigung des Urins von Eiterzellen, welche jede intravesikale Behandlung überflüssig machen; die Erfolge sind um so besser, je jugendlicher die Kranken sind. Wortmann rät von einer konservativen Therapie nach dem 20. Lebensjahre im allgemeinen ab. Rolliers Resultate entkräften aber ganz entschieden diese Einschränkung und ähnliche Einwände von Mantoux, denen auch Hüssy, Widmer und d'Oelsnitz nicht beitreten.

Nicht weniger günstig sind die Erfolge bei der Tuberkulose der männlichen Geschlechtsorgane, insbesondere der Nebenhoden, wie speziell von Rollier, aber auch von Poncet und Leriche und von Aimes bestätigt wird.

Drüsentuberkulose. Eines der dankbarsten Gebiete ist das der Adenitiden, sowohl beim Kind als beim Erwachsenen nach der fast übereinstimmenden Ansicht der Autoren. Jaubert sah in 300 Fällen von Zervikaldrüsentuberkulose keinen Mißerfolg durch die „heliomarine" Kur, dagegen häufig rapide Besserungen. Rollier hatte unter 136 Fällen 122 Heilungen 7 Besserungen. Demgegenüber scheint es schwer verständlich, wenn von Weill und Mouriquand, aber auch von vielseitig Erfahrenen, wie Poncet und Leriche, der Triumph der marinen Heliotherapie gegenüber der Hochgebirgssonnentherapie verkündigt wird; um so weniger, als gerade auch die sich mehrenden Erfolge der Quecksilberlichtbehandlung überaus prompte und rasche sind. Es ist wohl nur anzunehmen, daß eben die Erfolge an der See ohne genaue statistische Feststellung bei der Größe des Materials so verlockend erscheinen und daß solche Resultate, anscheinend bei der täglichen Größe der Insolation, insbesondere an den südlichen Küsten, zugleich rascher erzielt werden. Es scheint dies auch speziell aus Zadros Mitteilungen hervorzugehen, der in San Pelagio an der Adria mit der Heliotherapie gute, aber keine besseren Erfolge sah als mit der in gemäßigten Grenzen gehaltenen Heliotherapie im Rahmen der allgemeinen Thalassotherapie. Einer ähnlichen Auffassung sind R. und F. Felten-Stolzenberg, die von der Heliotherapie der See gute Resultate sehen, aber auch die Seeluft nicht missen möchten. Ganz besonders wichtig scheint auch hier nach Rollier der Beginn der Behandlung bei den unteren Extremitäten, er vermeidet dadurch kongestive Einwirkungen auf Drüsenpakete in der Nähe lebenswichtiger Organe, insbesondere bei den tracheobronchialen Drüsenschwellungen. Dadurch erscheint auch Armand-Delilles Einwand, den er in vorsichtiger Weise gegen die Bestrahlung der thorakalen und zervikalen Schwellungen erhebt und dem sich d'Oelsnitz mit seiner Indikationsbeschränkung auf die stationären Formen anschließt, seines Hauptgrundes enthoben. Im übrigen ist die Technik auch hier von größter Einfachheit; von besonderer Wichtigkeit ist es, keine längeren Unterbrechungen der Kuren vorzunehmen, wie verschiedentlich, so auch von Tixier, betont wird. Längere Sonnenscheinlücken sind notgedrungenerweise durch künstliche Strahlenbehandlung auszufüllen, wie Tixier und Aimes direkt am behandelten Material klarlegen konnten. Kirch sah bei fistelnden tuberkulösen Lymphomen besonders dann gute Erfolge der Sonnenbehandlung, wenn er sie mit 1 % Eosinlösung bepinselte.

Heliotherapie der tuberkulösen Rheumatismen. Die chronischen und subakuten „tuberkulösen Rheumatismen" besonders im Kindesalter werden nach Poncet und Leriche in denkbar günstiger Weise beeinflußt, insbesondere auch die trockenen Synovitiden, die sich unter Sonne vielleicht besser als unter Wärme zurückbilden. Sie bemerken dazu, daß diese günstigen Resultate allerdings wesentlich leichter im wärmeren Klima des Mittelmeeres erreicht werden als im Hochgebirge. Rollier hatte im Hochgebirge unter 10 Fällen von Polyarthritis, Polyserositis und Poncetschen tuberkulösen Rheumatismus 9 Heilungen, 1 Besserung. Häufig begegnet man auch Hinweisen über die günstige Wirkung einer Vereinigung von Stauungsbehandlung der Gliedmaßen, von Moorbäderbehandlung und anderen blutzuführenden Maßnahmen bei diesen und anderen der äußeren Behandlung zugänglichen Erkrankungen.

Tuberkulöse Augenerkrankungen. Tuberkulöse Hauterkrankungen. Sehr dankbare Fälle sind nach mancher Ansicht die tuberkulöse Konjunktivitis und selbst bereits tiefergreifende tuberkulöse Affektionen des Auges, die von der Haut aus ihren Ursprung genommen haben.

Wir betreten damit das Gebiet der Hauterkrankungen, die, weil häufig in Beziehung zu allgemeinen Infektionen stehend, eine wenigstens kurze Würdigung erfahren sollen. Im Vordergrund stehen auch hier die tuberkulösen Affektionen, der Lupus, die Hauttuberkulose und tuberkulöse Geschwüre primärer Hautaffektionen oder nach dem Durchbruch tuberkulösen Materials aus der Tiefe. In heißen, insbesondere sonnenreichen Ländern sollen bei Farbigen und Weißen Lupus und Psoriasis selten sein, wie Heim unter Bezugnahme auf die Möglichkeit, daß dafür der kräftige Strahlungseffekt der Tropensonne bedeutungsvoll sei, mitteilt. Selbstverständlich sind konstitutionelles und photogenes Pigment verschiedene Dinge, wie sich auch in der von Jesionek herangezogenen Tatsache praktisch kundgibt, daß Lupus auch unter lichtabschließenden Verbänden ausheilen kann, wenn durch Allgemeinbestrahlung eine kräftige Hautpigmentierung erreicht wird. Anderseits läßt Justi wiederum bei der Pellagra eine zunehmende Häufigkeit der Hautaffektionen mit zunehmender Sonnenstrahlung zusammenfallen. Ferner fallen luetische Geschwüre, atonische Geschwüre nicht spezifischer Provenienz bei ungenügender Blutversorgung, die Ulcera cruris und andere variköse Ulzerationen, Hautepitheliome, Epitheldefekte nach irgendwelchen Verletzungen, die Psoriasis, infektiöse Dermatosen verschiedener Art, der nervöse und der auf Grund von Infektion erfolgende allgemeine toxische oder lokal bedingte Haarausfall usw., nervöse Störungen der Haut, Pruritus, Urtikaria, Hautödeme, Naevi vasculosi und Teleangiektasien, Acne rosacea, Vitiligo, Ekzem, Psoriasis, Acne vulgaris, Furunkulosis und andere Erkrankungen in den Bereich der Strahlenbehandlung.

Diese letzteren Indikationen alle sind zum großen Teil bereits seit langer Zeit von den künstlichen Lichtquellen mit Teilen der spektralen Strahlung behandelt worden. Ich verweise nur auf die Lupusbehandlung Finsens, die Behandlung tuberkulöser Hautgeschwüre mit dem Quecksilberquarzlicht und Uviollicht. Daß natürlich durch Sonnenstrahlenschädigungen der Haut auch Hautkrankheiten in Verbindung mit den reaktiven akuten Entzündungserscheinungen ungünstig beeinflußt werden können, braucht wohl nicht eingehender erörtert zu werden. Es bedarf auf diesem heiklen Gebiet einer spezialistischen Ausbildung.

Heliotherapie des Kindesalters. Die hervorragende Eignung des kindlichen Alters mit seiner Wachstumsenergie und der Ansprechbarkeit der verschiedensten biologischen Systeme auf äußere Reize mußte es nahelegen, auch da, wo die physikalische Therapie des Kindesalters am meisten gepflegt wird, an der See und im Hochgebirge, speziell Erkrankungen des Kindesalters unter die Beeinflussung der strahlenden Energie zu bringen. Wir zeigten dies bereits an der Rachitis, und auch die Therapie der tuberkulösen Manifestationen wendet sich in der Mehrzahl an die Heranwachsenden. Jerusalem bemerkt, daß bei der Sonnenbehandlung der kindlichen und juvenilen Tuberkulose das Resultat um so günstiger ist, je jünger das Individuum ist. Uffreduzzi rühmt die Erfolge bei der Spondylitis und hebt die analgesierende Wirkung hervor. Es ergibt sich von selbst, daß auch die Skrophulose neben den Tuberkulosemanifestationen zur Behandlung kam, von welchen im späteren Kindesalter die Skrophulose auch durch denjenigen nicht immer leicht zu trennen ist, welche noch an einer Differenzierung des Krankheitsbildes festhalten. Eine Reihe von Fällen, welche unter den tuberkulösen Adenitiden angeführt wurden, dürfte sich mit dem auch heute noch nicht verwischten Bild der Skrophulose und dem im Entstehen begriffenen, sich erst allmählich klarer abgrenzenden der exsudativen Diathese decken. L. Steiner findet in Java Skrophulose sowie Knochen- und Gelenktuberkulose der Kinder selten und konnte weder einen reichlichen noch fehlenden Milchgebrauch und ebensowenig Rasseneigentümlichkeiten mit dieser auffallenden Tatsache in Beziehung setzen, sondern nur die allen Kindern ausgiebig zukommende Besonnung des leichtbekleideten oder unbekleideten Körpers.

Auch ohne daß man gerade genötigt wäre, beide Krankheitsbilder der bewährten Thalassotherapie zu entziehen, so hat sich doch auch hier bereits praktisch die Heliotherapie insbesondere an der See von selbst eingeführt. Monti hat die segensreiche Mitwirkung der Sonne bei skrophulösen Kindern bereits vor Jahren berichtet. Auch an den deutschen und französischen Küsten, in den Seehospizen aller Nationen hat sich das mehr oder weniger modifizierte und prolongierte Sonnenbad eingebürgert und es kann wohl wesentlich mit auf die Lichtwirkung zurückgeführt werden, wenn Calot u. a., auch ohne daß sie sich gleich über die tiefere Ursache ihrer Feststellungen klarwerden konnten, fanden, daß die Heilungsresultate um so besser wurden, je näher ein Hospiz am Seestrand liegt, je mehr die Kinder vom Liegen im Sande Gebrauch machen, je mehr Sonnentage zur Verfügung stehen. Eine Solbadekur für Kinder muß in erster Linie eine Sonnenbadkur sein, sagen neuere Beobachter, (Rominger und Purcarianu). Ohne daß also eine Verschiebung der altbewährten Klimatotherapie und speziell der Thalassotherapie der Skrophulose einzutreten braucht, ist eine Einführung der Sonnenbehandlung in den meisten Fällen am Platze. Möglich, daß gerade hier die zwar abgestufte, aber nicht lokalisierte und vor allem ambulante Heliotherapie für einen gewissen Zeitraum des Tages die Thalassotherapie noch in manchen Fällen unterstützen kann, wo dies noch nicht bewußtermaßen herbeigeführt ist.

Mit der Einsicht von der Bedeutung der heliospektralen Strahlung und insbesondere der ungehinderten Sonnenstrahlung für die Prophylaxe und Therapie zahlreicher infantiler Erkrankungen ergibt sich von selbst die Pflicht, der Sonne im Kindesleben soviel als möglich Zutritt zu gewähren. Schloßmann läßt schon kleinste Kinder mit Vorteil Sonnensandbäder nehmen. Es geschieht dies ferner in der Wohnungsanlage und in den Ferienkolonien, den Walderholungsheimen, den Waldschulen, wobei natürlich nicht in erster Linie an den Waldschatten gedacht ist und ferner auf den Spiel- und Sportplätzen, deren ausgedehnte Anlage und reichliche Benützung mit ihrer unbewußten Heliotherapie gerade in den Großstädten häufig einer ärztlichen Heliotherapie wird vorbeugen können.

Trotz dieser allgemein anerkannten Eignung des kindlichen und juvenilen Alters, der selektiven Beeinflussung bei den auch noch das mittlere Alter häufig betreffenden tuberkulösen Erkrankungen durch die Heliotherapie verdient auch das Alter jenseits des 45. Lebensjahres, wie Janecke u. a. betonen und ich selbst häufig bemerken konnte, mehr als es bis jetzt der Fall ist, einer Sonnenkur unterworfen zu werden.

Die monochromatische Lichttherapie oder Chromotherapie, ihre Technik und ihre Indikationen.

Monochromatisches Licht- und Nervensystem. Die Chromotherapie baute sich im wesentlichen auf der Erfahrung auf, daß Farbenwirkungen das Seelenleben beeinflussen durch Erregung oder Umwandlung von Stimmungen, die ihrerseits naturgemäß auch auf das motorische Nervensystem, auf Bewegungsdrang und Ruhebedürfnis, auf die Nahrungsaufnahme und vielleicht noch mehrere Funktionen wirken. So sollten die blauvioletten und blauen Strahlen beruhigend auf das Nervensystem wirken, die gelben und roten erregend, die grünen wieder beruhigend. Schon aus der Zusammenstellung der Farben ist ersichtlich, daß jedenfalls die Wellenlänge der Strahlen an sich in keiner direkten, uns jetzt noch erkennbaren Beziehung zu dieser neurotropen oder psychotropen Lichtwirkung steht, es müßten sonst die Strahlungen mittlerer Wellenlänge also etwa grün und gelb oder gelb und orange, indifferent sein. In einem gewissen Gegensatz zu diesen Angaben steht die erfahrungsmäßige Tatsache, daß die blauen, weißen und violetten Töne eher einen kalten, unbehaglichen irritierenden Eindruck verursachen, während starke und warme, grüne, gelbe, rote Töne freudig belebend und doch auch wieder beruhigend auf erregte Stimmungen wirken können. Zu dieser nicht ganz geklärten Kontroverse der Anschauungen tritt noch eine dritte Wirkung der Farben auf die Psyche asthenischer und nervös entgleister Persönlichkeiten. Wer je mit Psychopathen und Neuropathen sich in eine farbengesättigte Landschaft und die dadurch hervorgerufene Stimmung vertieft hat, wie dies etwa an nördlichen Meeren, aber auch am Bodensee, an den südlichen Meeren, an weitgedehnten Firnflächen bei Sonnenuntergang im Gebirge erprobt werden kann, der wird, wenn er selbst imstande ist, von den Begleitumständen der Formen- und Konturenkontraste für kurze Zeit abzusehen und eine möglichst reine Farbensymphonie auf sich wirken zu lassen, wenn er also sozusagen einmal rein chromatisch zu empfinden versteht, geradezu erstaunt sein über die gänzlich den oben dargelegten Anschauungen widersprechenden Stimmungen, welche der chromatische Eindruck bei den einzelnen Persönlichkeiten auslöst. Es hängt dies zweifellos mit der Tiefe des Vorstellungsvermögens des einzelnen, mit der Raschheit und Ausbreitung der Assoziationen, sowie mit dem allgemeinen, nicht zum wenigsten dem naturwissenschaftlichen Bildungsgrad der betreffenden Personen zusammen. Es sei ferner auf die assoziative Verknüpfung akustischer Eindrücke mit chromatischen Vorstellungen, die die Experimentalpsychologie zutage gefördert hat, hingewiesen. Ganz dieselben Erfahrungen macht der Arzt in landschaftlich hervorragend gelegenen Kurorten. Nur so ist es zu verstehen, wenn uns paradox erscheinende Seufzer von Kranken zu Ohren dringen, wie „der tiefblaue Himmel macht mich ganz melancholisch", oder „das irritierende Grün der Wälder und Wiesen, Grün in

Grün, ist nicht mehr zum Aushalten" und beliebige Variationen dieser Stimmungen, wobei von optisch irritierenden Wirkungen, wie Gleißen, Glänzen, Flimmern der landschaftlichen Objekte völlig abgesehen werden kann. Dabei sei auf die Versuche von Akropenko, welche J. Marcuse (l. c.) erwähnt, hingewiesen.

Es ist auch absolut nicht angängig, die Wirkungen der monochromatischen Farben auf Larven, Embryonen, niederstehende Tiere, auf Fische und Insekten irgendwie in diesem Sinne verwerten zu wollen, da alle diese Experimente, selbst wenn sie in Ursache und Wirkung für die einzelnen Kategorien der Lebewesen erkannt sind, viel zu sehr mit den persönlichen biologischen Bedingungen der betreffenden Entwicklungsstufe zusammenhängen, als daß sie eine Übertragung auf das Nervensystem und gerade auf die Therapie des Menschen vertrügen.

Nicht zu vergessen ist auch beim Erklärungsversuch monochromatischer Therapie der außerordentlich verschiedene Helligkeitsgrad, welcher der monochromatischen Farbenwirkung innewohnt und der dazu beiträgt, seelische und sogar rein reflektorische Nervenwirkungen zu verursachen, über ihren scheinbaren ursächlichen Zusammenhang aber Täuschungen hervorzurufen. Hierher gehört die Auslösung bzw. Abschwächung des Pupillarreflexes unter Farbenlichtwirkung, die anscheinend ausschließlich von der Helligkeitswirkung der einzelnen Farben bestimmt wird. Ohne den Einfluß chromatischer Reize wenigstens auf das Nervensystem gering einzuschätzen, stehen wir auch heute noch auf dem Standpunkt, den Marcuse schon im Jahre 1907 einnahm, daß es bis jetzt noch nicht dazu kam, praktische Konsequenzen für die Therapie mit monochromatischer Lichtwirkung zu erzielen. Eine Verwendung wäre denkbar zur Beruhigung in allen den Erregungszuständen, wo auch andere erregende elementare Sinneswahrnehmungen schädlich sein können, ohne daß meines Wissens darüber begründete Erfahrungen vorliegen. In der Literatur der letzten Jahre ist es darüber wesentlich stiller geworden.

Monochromatische Strahlungseffekte auf der Haut. Von größerer Bedeutung ist die monochromatische Lichtwirkung auf die Haut. Unsere neueren Vorstellungen über die Wirkung der Strahlung, insbesondere nachdem Widmarck 1899 die stark hautreizende Wirkung des ultravioletten Endes im Spektrum erwiesen hatte, zeigen uns aber auch hier, daß es großenteils der Grad der Reizung durch die kurzwellige Strahlung ist, deren Ausschaltung bei der monochromatischen Therapie in Betracht kommt.

Die Verwendung des roten Lichtes, welches Finsen bei der Therapie der Hauteruption exanthematischer Infektionskrankheiten wieder einführte, beruht wahrscheinlich großenteils darauf, daß kurzwellige hautirritierende Strahlung ausgeschlossen wird und der unschädliche Teil des optisch noch wirksamen Lichtes dem Kranken aus psychischen Gründen zur Verfügung bleibt, wenigstens wurden bereits früher dieselben Resultate in Beziehung auf die Hautwirkung durch die absolute Dunkelbehandlung und jetzt wieder durch Gelblichtbehandlung erreicht. Andererseits scheint aber dem Rotlicht vielleicht doch eine direkt entzündungswidrige Kraft ebenfalls innezuwohnen, wie Versuche von Thedering sogar gegenüber der Dunkelbehandlung entzündeter Hautstellen zeigten. Eines der Verdienste Finsens in dieser Hinsicht beruht darauf, die Unschädlichkeit der roten Strahlen anerkannt und, nach langer Vernachlässigung der Lichttherapie überhaupt, ihre Einführung in die Therapie veranlaßt zu haben, wodurch die lästige Dunkelbehandlung beseitigt wurde. Auch das Orange- und Gelblicht, bzw. die Verbindung von Gelb und Rot, ist bereits imstande, diese schonende Wirkung bei größerer Helligkeit zu entfalten. Es gelingt damit, wie Lindholm und Svendsen zeigten und auch Schoull fand, das pustulöse Stadium der Variola zu umgehen und mit der Überführung des vesikulären Stadiums in die Schorfbildung nicht nur die Narbenbildung ganz wesentlich zu beschränken, sondern auch die Temperaturkurve günstig zu beeinflussen. Auch Wurtzen sprach sich vor kurzem wieder über die Finsenbehandlung, d. h. Rotlicht- oder Dunkelbehandlung bei Pocken günstig aus. In bezug auf den milderen Verlauf des Scharlachs unter Rotlichtaufenthalt äußerten sich Thymann, Cnopf und Schoull. Cnopf fand, daß bei sämtlichen so behandelten scharlachkranken Kindern des Nürnberger Kinderspitals im Initialstadium ein günstiger Einfluß auf den Scharlachprozeß, was die Dermatitis, wie den Temperaturgang anbetrifft, vorhanden sei und daß dementsprechend die Rotlichtbehandlung durch den mildernden Einfluß, den sie auf das Initialstadium des Scharlachs ausübt, ein wichtiger Faktor der Scharlachtherapie zu werden verdiene. Mendelsohn und Chatinière fanden denselben Verlauf bezüglich der Masern, während Altes alle Phasen der Masernerkrankung durch Rotlicht verkürzt sah, Gouget nur eine regelmäßige günstige Wirkung auf die Masernkonjunktivitis feststellte. Schoull, Krukenberg, zuletzt O. Müller, beobachteten Ähnliches beim Erysipel; Winternitz, Unna, Thedering und Hellmer beim Ekzem; Capelli sah rascheres Eintrocknen des Impetigo. Versuche, welche allerdings bereits durch die Intensivlichtbehandlung des Ekzems überholt sind. Ohne daß die Frage endgültig geklärt wäre, wie die therapeutische Wirkung zustande kommt, da auch gänzlich erfolglose Behandlungsversuche gemeldet werden, so von Courmont und von Gouget, scheint diese Farbenlichtbehandlung unkomplizierter Hautkrankheiten in den letzten Jahren wieder mehr in den Hintergrund gedrängt zu sein.

Die Beseitigung der Pustelbildung bei der Schutzimpfung durch Rotverband mittelst Rotstoff, Rotglas, Zelloidin- und Gelatinerotfilms, Pinselung mit Eosinkollodium, ist von zahlreichen Beobachtern gemeldet und in die Praxis eingeführt, zum größten Teil aber wieder verlassen worden, da die erwarteten Erfolge sich nicht einstellten und auch die immunisierende Wirkung bei den so behandelten Impfungen angezweifelt wurde.

Zur Rotlichtprophylaxe gehört auch die Vermeidung der Tropenerytheme durch den englischen Tropenstoff „Solare“, dessen weißer Außenschicht eine rote Grundschicht über der Haut aufgelagert ist.

Eine Erklärung für alle diese partiellen oder negativen Lichtwirkungen kann vielleicht mit dem Fehlen von Sensibilisatorenwirkungen gegeben sein, die auf das weiße Licht oder speziell auf die ultraviolette Strahlung ansprechen, aber nicht auf die langwellige, sei es, daß von der Strahlenmenge des langwelligen Lichtes wegen seiner größeren Penetrationskraft nicht genügend für eine Hautwirkung zurückbleibt, oder die Ansprechbarkeit der Haut, „die Resonanz“, nach Wagner für die langwelligen Strahlen im allgemeinen ungenügend ist, bzw., daß oft nur durch das zufällige Vorhandensein von Sensibilisatoren und sensibiligenen Stoffen in der Haut die Disposition für den Ausbruch eines Exanthems geschaffen wird. Mit dieser letzten Unterstellung werden auch die gelegentlichen Ausnahmen vom regelmäßigen Geschehen verständlich.

Rotlichtbehandlung der Lungentuberkulose. Mit sehr kräftigen Rotlichtquellen hat Gerhartz im Jahre 1915 Therapieversuche bei der Lungentuberkulose unternommen, nachdem seine Rotlichtbestrahlungen von Toxinen und Bakterien allerdings keine abschwächende Wirkung ergeben hatten und auch der Tuberkulosetierversuch für die bestrahlten Tiere nur eine, allerdings recht geringe, tuberkuloseabschwächende Wirkung gezeigt hat. Nach den von ihm wiedergegebenen vergleichenden Messungen seiner Lichtquelle nach Bloch unter Bezugnahme auf das bei bedecktem Himmel herrschende diffuse Tageslicht als Einheit 100 sind die von ihm verwendeten Lichtstärken für Rot/Grün

bei der verwendeten Reinkohlenbogenlampe 160
bei der 100 kerzigen Kohlenfadenlampe 342
bei der Rotlichtflammenbogenlampe 545
beim Neongaslicht . . . . 2240.

Die Strahlenkonzentration für das letzte Licht bei der Gesamtstrahlung 1. ist 0,955 für Rot, 0,042 für Grün und 0,0025 für Blau. Die beiden Lichtquellen, Rotlichtflammenbogen und Neongaslicht enthielten also ein ziemlich intensives Rotlicht, wie auch die Durchleuchtungsprobe an tierischen Geweben zeigte.

Während Gerhartz nun glaubt, einigen Erfolg gesehen zu haben, der zur Fortsetzung unter zweckmäßiger Verstärkung und Kombination auffordere, so scheinen mir doch die von ihm sorgsam geprüften tatsächlichen Erfolge nicht sehr groß und schwer bestimmbar, vor allem auch nicht zahlenmäßig und bildmäßig zu erfassen, wie wir dies jetzt bei den Immunisierungsversuchen Tuberkulöser mit der hochaktinischen Strahlung nach Müller tun können. Dickwandige Kavernen sind nach Gerhartz ein unüberwindliches Hindernis, da er glaubt, daß die Wirkung sich nur im direkten Beleuchtungsfelde zeigt entgegen der Allgemeinwirkung der Ultrastrahlung.

Technische Bemerkungen. Die Technik der nur wenig eingeführten und engbegrenzten Rotlichttherapie bedient sich des eben erwähnten Neondampflichtes, der Rotlichtflammenbogenlampe, dann farbiger Fenster oder rotfarbiger Schutzvorhänge um die Betten der Kranken, der roten und gelben Gläser um die künstlichen Beleuchtungskörper, der roten Unter- und Bettkleidung. Thedering verwendet an der 600 kerzigen Solluxlampe einen Rotglasmantel. Zur Vermeidung des Sonnenstrahlungserythems im Luftbad eignet sich besonders feinfädiger, sehr leichter, mit Erythrosin gefärbter indischer Baumwollbattist. Der Schutz des optischen Apparates und der Bindehaut des Auges vor allzu greller Lichtstrahlung bzw. Ultraviolettstrahlung kann durch monochromatische Gelbgläser bereits vollständig erreicht werden, so daß Lichtwirkung genügend erhalten bleibt, um das Sehen zu ermöglichen. Es ist nicht ausgeschlossen, daß wenigstens ein Teil der Wirkungen der Scharlachrotsalbe in der Ophthalmiatrie und in der Behandlung von Ekzemen und Geschwüren, später die des Pellidols und anderer Farbstoffsalben trotz rein chemisch-pharmakologischer Voraussetzungen, welche ihre Einführung in die experimentelle Technik und dann in die Therapie der Epitheldefekte bedingten, auf Sensibilisatorwirkung und kommutierende Eigenschaften des Medikamentes auf die Strahlung in einer für die Epithelregeneration günstigen Weise, oder durch den von ihr gewährten Strahlenschutz zurückzuführen sind.

Blaulichtbehandlung. Aus demselben Grunde der Schonung bedient sich die Praxis zuweilen der modernen Blaulichtbehandlung bei den künstlichen ultravioletten Strahlenquellen. Eingeschaltete Blauglasfilter absorbieren einen Teil der ultravioletten und gerade der am meisten kurzwelligen, bei längerer Bestrahlung immer als Noxe wirkenden Strahlung und ferner den infrablauen Strahlenanteil.

Es ist deshalb nicht ganz korrekt, hierbei von einer Blaulichtbestrahlung zu sprechen, da die vorgesetzten Blaufenster und Blaufilme oder die zwischengefügte Blauscheibe aus Schottschem Ultraviolettglas neben den vorherrschend blauen und violetten Strahlen bewußtermaßen auch diejenigen kurzwelligen ultravioletten Strahlen durchlassen, die der gemäßigten ultravioletten Spektralstrahlung entsprechen.

Inwieweit die anästhesierenden Eigenschaften, welche Minin, Breiger und Laqueur bei Blaulichtbestrahlung der Haut feststellen konnten, auf neurotropen oder photochemischen Wirkungen, auf Wärmewirkung, Vasodilatation oder sogar Suggestion beruhen, scheint mir nach den Mitteilungen Redards, der dieselben Effekte zu finden meinte, wenn seine Kranken elektrische Blaulampen anblickten, noch nicht endgültig geklärt.

Selbstverständlich besteht ein großer Unterschied zwischen dem später zu besprechenden Uviolblaulicht der hochaktinischen Lampen und dem monochromatischen Blaulicht, das aus Glühlampenlicht durch Blauscheibenvorlage ausgeblendet wird. Behandlungsversuche, die sich der relativ lichtarmen mit Glühlampen montierten 100 bis 200 kerzigen Blaulichtapparate bedienen, darf man wohl nicht anders als mit der ausgesprochenen Absicht einer Suggestivwirkung anstellen, da weder die kurzwellige Strahlenquelle noch die Wärmewirkung bedeutend genug sind, als daß sie nicht besser auf andere Weise zur Geltung gebracht würden.

Das Kohlenbogenblauscheibenlicht, welches auch in den Glühlichtschwitzkästen noch häufig zur Verwendung kommt, wirkt durch Wärmestrahlung und anscheinend gleichzeitige Durchlassung einiger ultravioletter Strahlenbündel, die dem Violett nahestehen, kräftig schweißanregend. Auf seiner vasodilatatorischen Wirkung scheinen auch die sedativen Wirkungen zu beruhen, die mit violetter Bestrahlung, z. B. von Sgobbo bei Neuralgien des Trigeminus erzielt wurden, wenn nicht auch hier die suggestive Wirkung eines magischen tiefen Violetts die Wärmewirkung unterstützt hat. Oudin und Zimmern berichten noch über Erfolge von Blaulichtbehandlung bei Haut- und Knochentuberkulose, so auch Minin, Kaiser und Richter. In allen diesen Fällen muß man sich vergegenwärtigen, daß bei Benutzung einer hochaktinischen Strahlenquelle, wie etwa beim Quecksilberlicht und beim Kohlenbogenlicht, ein Teil der kurzwelligen Strahlen mitpassiert und in Verbindung mit der Strahlenmenge dieser Lichtquelle eine kräftige Wärmestrahlenwirkung mit unterläuft (s. die kalorische Strahlenkurve S. 411), wenn nicht durch besondere Maßnahmen, wie bei der Finsenlampe und der Kromayerlampe, die Wärmestrahlung absorbiert und weggespült wird. Ganz dasselbe gilt wohl auch für die Erklärung der Erfolge, die Vely Nadel mit kräftiger Blaulichtbehandlung in mehrstündigen Sitzungen bei schweren Phlegmonen sehen konnte.

Chromotherapie mit Sensibilisatoren. Ausgehend von den erwähnten Versuchen von Tappeiner und Jesionek mit Anwendung von farbigen Sensibilisatoren übertrug man die Chromotherapie in die Gewebe selbst oder wenigstens auf ihre Oberfläche, damit den Versuch machend, die gesamte, dem Körper zufließende Strahlenfülle in den oberflächlichen und — bei Einverleibung der Sensibilisatoren in die Säfteströmungen — auch in den tieferen Schichten des Körpers zur Resorption und zur Umwandlung in biologisch wirkende Energien zu bringen. So weist Skaupy auf die Möglichkeit hin, durch Beimischung sensibilisierender und fluorescierender Stoffe im Blut die in der Nähe der Körperoberfläche verlaufenden Hautblutnetze wirksam mit Rotlicht zu bestrahlen. Abgesehen von der Behandlung der Dermatosen haben auch diese Versuche nur Hoffnungen erweckt, aber bis jetzt zu abgeschlossenen therapeutischen Methoden und klaren Erfolgen nicht geführt.

Lichtentziehung. Die Lichtentziehung schließt sich unmittelbar an die Behandlung mit Teilstrahlungen an, bzw. sie ging ihr zeitlich voraus. Sie kann in allen Fällen da noch heute zur Anwendung kommen, wo, wie bei der Rotlichtbehandlung, eine Einschränkung der Lichtwirkung gewünscht wird und ferner bei der Psychotherapie erregbarer Personen, wo wir das Maß der reflexauslösenden Inzitamente möglichst herabsetzen wollen. Es sei in dieser Beziehung auf die Zeit des Hochstandes der Weir-Mitchellschen Mast- und Ruhekuren hingewiesen, wo bei hochgradig erschöpften und ruhebedürftigen, abgemagerten Personen die Mastkuren im verdunkelten Zimmer vorgenommen wurden. Auch die Behandlung erregbarer hochfiebernder Kranker bedient sich heute noch mit Vorteil einer äußersten Beruhigung des Nervensystems, wobei die Einschränkung von Helligkeitsreizen zu Zeiten höchster Erregbarkeit kräftesparend und wohltuend einwirkt. Es ist dann um so leichter, durch hygienisch und stimulierend wirkende Prozeduren mit überlegter Dosierung zu geeigneter Zeit, also z. B. mit hydriatischen, kinetischen und balneotherapeutischen Eingriffen die notwendig erscheinenden äußeren Anreize zur Wirkung zu bringen.

Eine Schädigung durch jahrelange Lichtentziehung ist selbst dann, wenn die betreffenden Personen täglich bis 18 und 20 Stunden im Dunkeln blieben, wie es bei Bergarbeitern häufig, bei Arbeiterinnen der Photographenindustrie unter Hinzurechnung der nächtlichen Schlafzeit regelmäßig stattfindet, nicht beobachtet worden, wenn wenigstens einige Stunden vollen Lichtgenusses gewährt wurden. So fand Carozza in diesen Fällen sogar durch normale Hämoglobin- und Erythrocytenwerte nur eine ausgesprochene Mononukleär- sowie leichte Eosinophilie. Die Photographenanämie ist keine Lichtmangelkrankheit im Gegensatz zur Gefangenen- und Großstadtanämie, wodurch an den Schädigungen eine zu lange Absperrung vom kurzwelligen Strahlenanteil des Lichtes mitwirkt.

Die künstlichen kurzwelligen Strahlenquellen und ihre Anwendung in der inneren Medizin.

Die Verwendung künstlicher Strahlenquellen zur Aktinotherapie datiert etwa seit 1895, als Kellog und Finsen sie in Angriff nahmen. Zunächst spielte das Kohlenbogenlicht die Hauptrolle, dann kam das Eisenlicht Finsens und zuletzt die wichtige Entdeckung von L. Arons von der hochaktinischen Qualität des leuchtenden Quecksilberdampfes.

Die künstlichen Strahlenquellen. Die künstlichen Strahlenquellen, insoweit sie der Strahlentherapie dienen, arbeiten sämtlich mit hoher kurzwelliger Energie, d. h. sie haben neben oft kräftigster Licht- und Wärmestrahlung eine außerordentlich starke photochemische Strahlungskomponente aus dem Wellenbereiche ungefähr von 450 bis 225 $\mu\mu$, die zum Teil so ausgiebig ist, daß ihre Abblendung oder Filtrierung vor dem Auftreffen auf die Gewebe notwendig wird. Dem Finsenschen Eisenlicht mit seiner speziell zur Einwirkung auf den Lupus und auf die in oberflächlichen Hautschichten gelegenen Herde von Infektionserregern dienenden Armatur, gesellt sich die Modifikation als Finsen-Reyn-Lampe und die Lampe nach Lortet-Genoud, die Quecksilberdampf-Quarzlampe nach Kromayer mit denselben oder ähnlichen Zielen zu, alle zusammen mit der Absicht, eine kalte hochaktinische Strahlung unmittelbar auf und in der Haut zur Wirkung zu bringen, unter Abgrenzung auserwählter und jeweils dosierbarer Strahlenqualitäten vom Blau bis weit in das

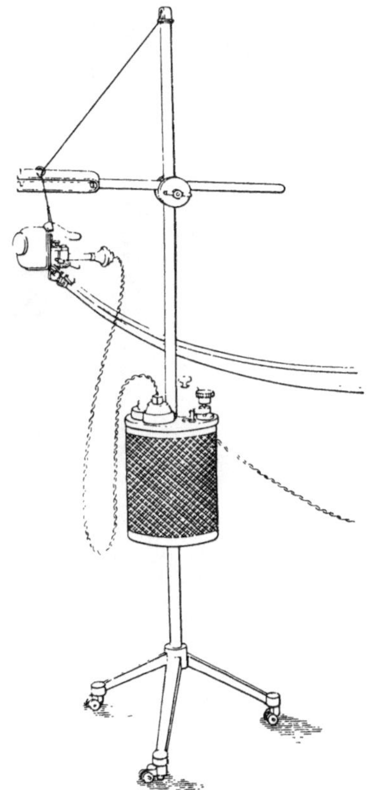

Abb. 74. Kromayersche Quarzlampe mit Stativ.

Ultraviolett hinein unter Benutzung von Wärme- und Lichtstrahlenfiltern. Die genannten Lampen werden wegen ihrer vorwiegenden Bedeutung für dermatologische Behandlung hier keine Besprechung finden. Die Lampe nach Kromayer dient vielfach zu Experimentaluntersuchungen mit ultravioletten Strahlen. Abb. 74.

Zur allgemeinen Behandlung in der inneren Medizin, welche wegen der gleichzeitigen Aussendung massenhafter Wärmestrahlen durch die künstlichen Strahlenquellen auf die Entfernung von 30 bis 150 cm ausgeübt wird, werden herangezogen:

1. Die Kohlenstift-Uviollampe, wobei das Uviolglas noch eine hochaktinische Strahlung bis zur Wellenlänge 292 $\mu\mu$ in begrenztem Maße durchdringen läßt.

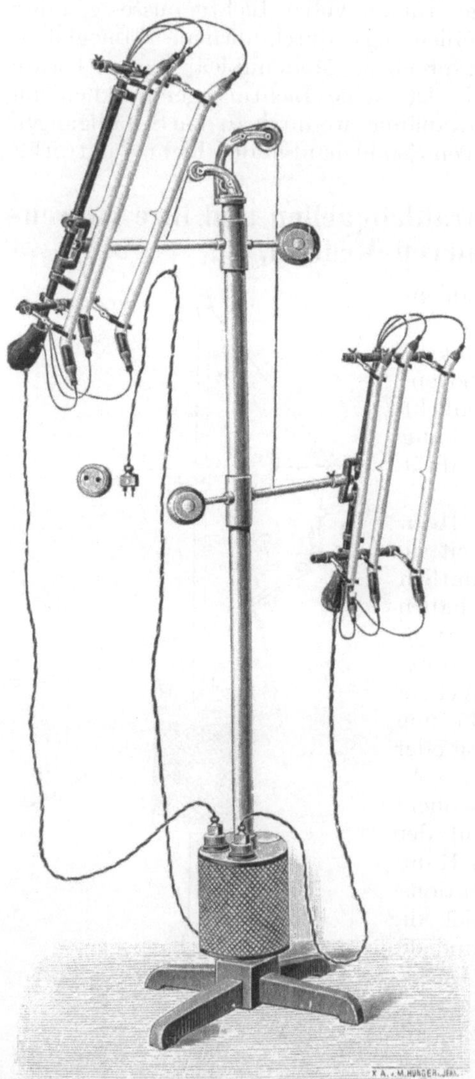

Abb. 75. Quecksilberdampf-Uviollampe.

2. Die Kohlenstiftlampe mit einfachem Glasschirm, wobei ein sehr großer Teil der hochaktinischen Strahlung verlorengeht.

3. Die Kohlenstiftlampe ohne Schirm, wobei jedoch die Wärmestrahlenwirkung eine zu intensive ist.

4. Die Regina-Bogenlampe.

5. Die Cooper-Hewitt-Lampe, aufgebaut auf der deutschen Erfindung von Arons, eine Quecksilberdampflampe mit Glasfiltrierung, welche Strahlen unter 300 $\mu\mu$ Wellenlänge nicht passieren läßt, so daß ein großer Teil der ultravioletten Strahlung verlorengeht.

6. Die Quecksilberdampf-Uviollampe, bei der beträchtliche Mengen hochaktinischer Strahlung das Jenenser Uviolglas zu passieren vermögen, und zwar bis zur Wellenlänge 290 $\mu\mu$ in ziemlich ausgiebiger Masse während im Ultraviolett II zwischen den Wellenlängen 290 bis 250 $\mu\mu$ nur noch vereinzelte schwache Linien sichtbar werden: s. Abb. 75.

7. Die Quecksilberdampf-Quarzlampe ohne Kühlvorrichtung, welche in derselben Weise wie die Kromayerlampe ein hochaktinisches Licht in ziemlich reichem Maße durchläßt, so zwar, daß das Spektrum dieser Strahlenquelle als Linien- und Bandenspektrum vom Blau bis zur Grenze des Ultraviolett II geht bis zur Wellenlänge 193 $\mu\mu$, mit kräftigster Entwicklung zwischen 293—193 $\mu\mu$, mäßige Strahlung zwischen 400 und 300 $\mu\mu$, kräftigen Linien im Violett und mit spärlichen aber noch sehr kräftigen Linien im Grün, Gelb und Orange; Abb. 77, 80, 81, 83. Sie ist eine elektive Ultraviolettlampe, mit der sich nur das nackte Kohlenbogenlicht einigermaßen vergleichen läßt, das aber in den Strahlen des sichtbaren farbigen Endes stärker und im

ultravioletten Teile, besonders im Ultraviolett II, schwächer ist als das Quecksilberquarzlicht. Eine Nachahmung dieser Hg-Dampfquarzlampe nach Vignard mit einer Stärke von 7000 Hefnerkerzen, die zum Betrieb einen Gleichstrom von 500 Volt verlangte, ist anscheinend wegen der nicht üblichen Gebrauchsspannung und anderer technischer Mängel wieder verlassen worden.

8. Dieselbe Lampe wird mit Blaufiltrierung durch ein Uviolglasfilter bzw. mit dem sogenannten Uviolfilm der Quarzlampengesellschaft Hanau verwendet und soll dann nur ultraviolette Strahlen von über 280 $\mu\mu$ Wellenlänge durchlassen. Meine eigenen Erfahrungen sprechen dafür, daß ein doch wesentlich strahlenärmeres Licht nach Durchgang durch den Uviolfilm vorhanden ist, das in allen Strahlenqualitäten eine quantitative Einbuße erlitten hat. Zweckmäßiger scheint deshalb vorläufig die Verwendung der von Heusner angegebenen Schutzvorrichtung am Quarzbrenner zu sein, welche in besserer Weise als der Uviolfilm als Lichtfilter dient.

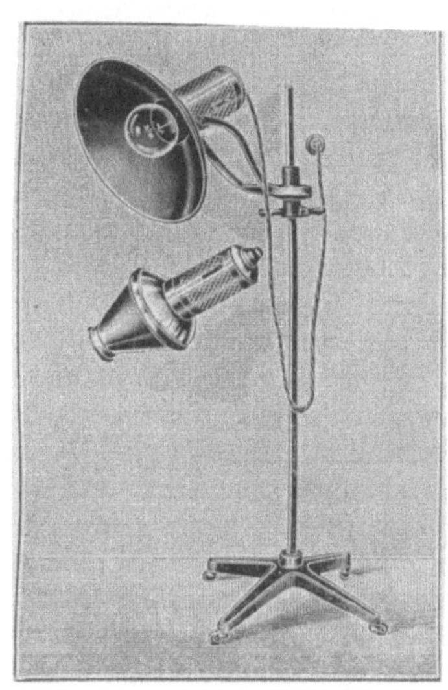

Abb. 76. Solluxlampe.

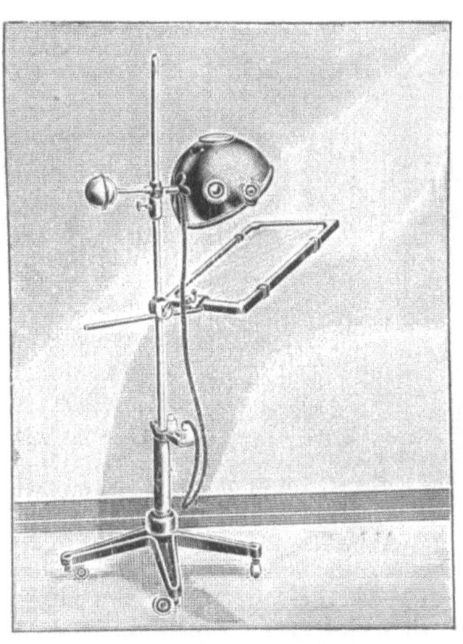

Abb. 77. Hanauer Quecksilberdampfquarzlampe mit Uviolfilm.

9. Die Nitra-Bestrahlungslampe der A. E. G. ist eine hochkerzige Wolframdrahtlampe und versendet eine Strahlung von etwa 2000 Kerzenstärke. Sie strahlt deutlich bis zur Wellenlänge von 400 $\mu\mu$, ist aber besonders stark in der Wärmewirkung bei mäßiger Violett- und spärlichster Ultraviolettfülle.

10. Eine von den Zeißwerken konstruierte Nitraglühlampe kommt zur Bestrahlung auf gynäkologischem Felde in Anwendung.

11. Eine Wolfram-Spiraldrahtlampe mit Stickstofffüllung kommt als Solluxlampe der Quarzlampen-Ges. Hanau zur Verwendung als zweckmäßige Ergänzungslampe in den Helligkeits- und Wärmestrahlen neben dem Quecksilberquarzlicht; Abb. 76.

12. Der Lichtbogen der Siemensaureollampe brennt zwischen zwei Kohlenspitzen in abgeschlossener Glashülle mit einer 5 cm langen, sehr intensiv leuchtenden Aureole unter automatischer Regulierung des Kohlenabstandes, dem wichtigsten Teile der Neuerung. Die spektrale Ausdehnung des Lichtes ist im wesentlichen die des Kohlenbogenlichtes mit lückenlosem Strahlenbande vom Rot

bis zur Wellenlänge von zirka 290 $\mu\mu$. Das kontinuierliche Spektrum hat superponierte Banden im inneren Teile der ultravioletten Strahlung und kommt dem Sonnenlichte in Qualität ziemlich nah. Die Bestrahlungsdauer steigt von 10 Minuten unter einer je 5 minutigen Zunahme auf 30 bis 45 Minuten. Die Reizwirkung auf die Haut ist eine relativ schwache. Das Spektrum erfährt durch Verwendung der Aureollampenglocke keine nennenswerte Erweiterung, wohl eine gewisse Verstärkung; s. Abb. 84 und Abb. 86.

13. Das Spektrosollichtbad der Reiniger, Gebbert u. Schall A. G. verwendet eine Strahlenbrause aus 8 1000 kerzigen „Spektrosollampen“, d. h. Metallfadenlampen in einer Glashülle, deren Strahlendurchlässigkeit bis zur Wellenlänge von 290 $\mu\mu$ herabrückt. Die Strahlenqualität dieses, ebenfalls ein schönes kontinuierliches Spektrum aussendenden Lichtes ist in einer Entfernung von 20 cm ungefähr die gleiche, wie diejenige der vollen Hochgebirgssonne und das Spektrum ein reines Bandenspektrum, wie beim Kohlenbogen und bei der natürlichen Sonne. (S. Abb. 79 und Abb. 85.)

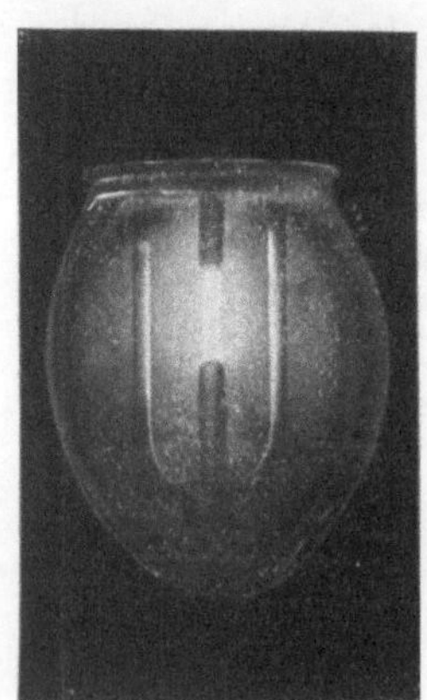

Abb. 78.
Siemens-Aureollampe.

14. In ähnlicher Weise wie die Nitrabestrahlungslampe mag auch das Ultrapolysollichtbad der Elektrizitätsgesellschaft Sanitas wirken, in welchem eine Lichtstärke von 2400 Kerzen aus „Radiosollampen“ mit einem Strahlengemisch vom Rotgelben bis zum Blauvioletten zur Verwendung kommt. Die Bezeichnung „Ultra“ kann natürlich mit Ultraviolettstrahlen nicht in Beziehung gebracht werden.

15. Von einer durch M. & E. Bernaz in die Therapie eingeführten Radiatorlampe mit einem „Nicleinspiralglühkörper liegt mir kein Spektrum vor, doch scheint die ultraviolette Strahlenausbeute gering zu sein, da die Autoren bei einer individuellen Toleranz von 10 bis 20 Minuten niemals eine Dermatitis, nur hier und da eine Desquamation beobachteten.

16. Die nach Berichten von Messerli in England verwendete Simpsonlampe, eine Bogenlampe, deren Elektroden aus Wolfram bestehen mit reicher Ausbeute an ultravioletter Strahlung von 225—676 $\mu\mu$. ist anderen Modellen nach L. Heusner vielleicht physikalisch überlegen, bedeutet aber sowohl in technischer Hinsicht als nach ihrer physiologischen Wirkung einen Rückschritt und hat wegen der Wolframzerstäubung bedenkliche gesundheitliche Nebenwirkungen.

Die genannten Lampen eignen sich alle mehr oder weniger zur Allgemeinbestrahlung auf die Entfernung von durchschnittlich 30 bis 150 cm und zur örtlich begrenzten Bestrahlung mit Abblendung eines begrenzten Strahlenkegels auf die Entfernung von durchschnittlich 50 cm, niemals jedoch zum Versuch einer energischen Tiefenbestrahlung der Haut durch Heranbringung unmittelbar an diese. Die jeder dieser künstlichen Lichtquellen zukommende besondere Technik, deren Ausarbeitung je nach der Zunahme der hochaktinischen Strahlenintensität naturgemäß einer sich steigernden Sorgfalt bedarf, deckt sich bei den Kohlenbogen- und Metallfadenlampen, welche im günstigsten Falle dem Sonnenlichte in der Strahlenauslese einigermaßen entsprechen, was Dauer und Wiederholung der Bestrahlung anbelangt, mit der für die Sonnenbestrahlung gebräuchlichen Methode.

Es ist begreiflicherweise — nicht nur vom Standpunkte der Industrie aus — häufig die Frage zur Erörterung gestellt worden, welcher Strahlenbezirk aus der kurzwelligen Strahlung bei der Therapie zu bevorzugen sei. Während die

einen den der „natürlichen" Sonnenstrahlung nächststehenden Komplex, etwa bis
zur Wellenlänge 290—280 $\mu\mu$ herab, zum Teil aus Gründen der beabsichtigten
Natürlichkeit photochemischer Einwirkungen fordern, nehmen andere Autoren
an, daß die photochemische Wirkung der ultravioletten Strahlungsgruppe um
so stärker sei, je kleiner die Wellenlänge ist. V. Henri und Wurmser zeigten
nun, daß Strahlen von kürzerer Wellenlänge anscheinend weniger wirksam sind
als die von größerer. Wir hätten demnach tatsächlich in den mit dem Sonnenlicht im kurzwelligen Teil identischen oder ihm nahestehenden Lichtquellen
die effektvolleren zu sehen. Aus den bisherigen Feststellungen des Experimentes
ist dies zunächst für Körper der organischen Chemie bestätigt, wie von V. Henri
und Wurmser selbst z. B. für das Azeton, noch nicht aber für organisierte Ge-
bilde und insbesondere für die therapeutische Praxis erwiesen ist. Man wird

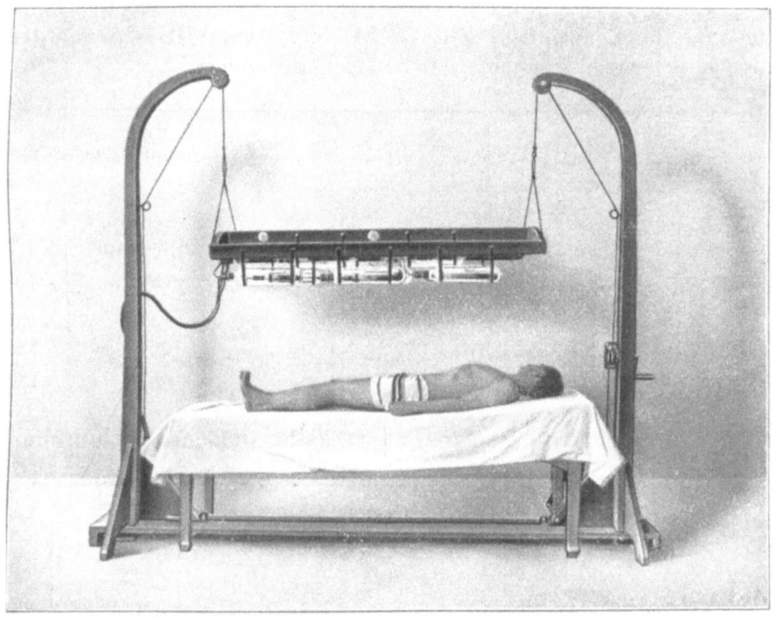

Abb. 79. Spektrosollampe nach Reiniger, Gebbert und Schall.

sich also noch in der nächsten Zukunft an der Hand der zum Teil kasuistischen
Nachrichten der therapeutischen Publizistik unterrichten müssen und einst-
weilen die mittleren oder längerwelligen Ultraviolettstrahlen bevorzugen. Der
Forderung trägt die Industrie bereits Rechnung durch Konstruktion „sonnenähnlicher" Apparate. Jeder derselben hat nach der Art und Menge seiner Strahlen
natürlich ihm eigentümliche Reaktionen und therapeutische Erfolge, welche
durch die seiner Strahlung unterworfenen Fälle hinsichtlich der Individualität
und Indikation noch weiter spezialisiert werden. So ist es gegenwärtig nur
möglich, von Richtlinien in der Therapie mit den Kunststrahlen zu sprechen.
Nach diesen Prämissen sei auf die Behandlung mit der Quecksilberdampfquarzlampe als derjenigen Lampengattung, welche über die größte Ausdehnung an
ultravioletter Strahlung im Ultraviolett I und II verfügt, näher eingegangen,
zugleich deshalb, weil die meisten Anwendungen und Experimente mit ihr,
erst nächst ihr mit dem bisher weniger handlichen Kohlenbogenlichte vorgenommen wurden.

Zwei nur in der quantitativen Strahlenausbeute verschiedene Typen kommen zur Verwendung, die Bach-Höhensonne für Einzelbestrahlungen und die Jesionek-Höhensonne, welche in mehrfacher Aufstellung zu Gruppenbestrahlungen sich besser eignet.

Die Behandlung mit der Quecksilberdampf-Quarzlampe. Bei der Behandlung mit dieser, als „künstliche Höhensonne" bekannten Lampe verdient die Technik besondere Erwähnung. Notwendig ist nicht nur eine genaue Indikationsstellung, zu welcher die Kenntnis der physiologischen und pathologischen Wirkung der die Wellenlängengrenze der heliogenen Ultraviolettstrahlen weit überschreitenden Ultraviolettstrahlung einige Handhaben bietet, sondern auch die Rücksichtnahme auf den Zeitpunkt der Inangriffnahme der Behandlung und eine unter Überwachung des Hauteffektes sowie der allgemeinen subjektiven und objektiven Erscheinungen von Sitzung zu Sitzung vorzunehmende Dosierung. Schon die Wahl des Brenners ist für die Dauer der Bestrahlung und die Entfernung der Lichtquelle von Wichtigkeit. Den Mitteilungen der Firma entnehme ich folgende Angaben für die Bach-Brenner:

Netzspannung	Normal-stromstärke	Anlauf-stromstärke	Stromverbrauch stündlich	Leuchtrohrlänge	Lichtstärke
Gleichstrom von 90—150 Volt	4 Amp.	12 Amp.	0,5 K. W.	60 mm	1200 K.
„ 200—240 „	2,5 „	9 „	0,55 „ „	120 „	1500 „
Wechselstrom von 100—150 Volt	5—7 „	10—15 „	0,70 „ „	120 „	1500 „
„ 200—250 „	3—4 „	6—8 „	0,70 „ „	120 „	1500 „

Für die verschiedenen Jesionek-Brenner gelten folgende technische Zahlen:

Netzspannung	Normal-Stromstärke	Anlauf-Stromstärke	Lichtstärke	Strom-verbrauch stündl.ch	Leuchtrohr-länge
Gleichstrom 110 Volt (einstellbar zwischen 90 und 130 Volt)	6 Amp.	ca. 15 Amp.	2000 Kerzen	0,7 Kw.	ca. 6 cm
Gleichstrom 220 Volt (einstellbar zwischen 220 und 240 Volt)	4 Amp.	ca. 10 Amp.	3000 Kerzen	0,9 Kw.	ca. 12 cm
Wechselstrom 110 Volt	8 Amp.	ca. 16 Amp.	3000 Kerzen	0,9 Kw.	gegabelt
„ 220 „	8 Amp.	ca. 9 Amp.			ca. 12 cm

Da die biologische Wirkung abhängig ist von der Entfernung und von der spezifischen Homogenität der Einstrahlung, d. h., einerseits von ihrem Grade und ihrer Qualität, andererseits aber von der Gleichartigkeit der Absorption, so steigt die biologische Intensität bei gleichbleibender Bestrahlungsdauer mit Verringerung der Entfernung von der Strahlenquelle rasch an. Eine Veränderung des Brenners bringt eine Veränderung der Intensität und der Qualität der Strahlung mit sich, eine Veränderung der „Resonanz" des bestrahlten Empfängers kann den gleichen Effekt haben. Mit der Resonanz erklärt sich zum Teil die vernichtende oder jedenfalls stürmische Wirkung des Quecksilberlichtes auf bestimmte Gewebstypen, wie tuberkulöse Gewebe, auf Geschwülste der Haut, der oberflächlichen Drüsen und selbst auf fernerliegende Organe. H. Simon glaubt einmal Sarkomentwicklung in einem Keloide der Haut der Quarzlampenbehandlung desselben anrechnen zu sollen.

Von der Beobachtung des Bestrahlungseffektes ist die Bestimmung der Zwischenzeit der Sitzungen abhängig, die wir nicht allein aus der Entfernung des strahlenden Körpers und aus der indizierten Kerzenstärke[1]) berechnen dürfen, da ja ältere Brenner an Kraft und Qualität verlieren, auch nicht etwa allein mit einem Pigmentometer beurteilen dürfen. Zweckmäßig bleibt es immerhin, sich

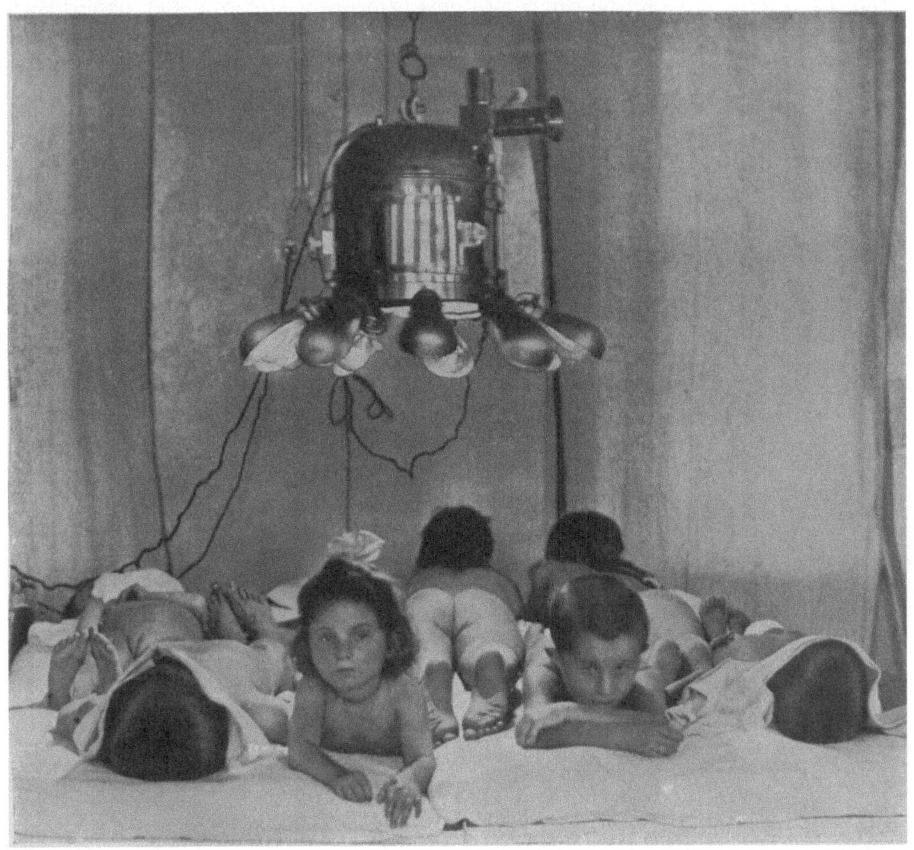

Abb. 80.   Künstliche Höhensonne mit Hagemannschem Glühlampenring in Betrieb.

in Tabellenform die Faktoren der Wirkung für jede einzelne Sitzung zu vermerken. Als Regel gilt, daß man, insbesondere im Beginne der Behandlung, sowohl die Lokalreaktionen, als die mutmaßlichen und sicheren Fernreaktionen ablaufen lassen soll, besonders wenn letztere sich in Temperatursteigerung, Blutungen und Schmerzen an im Innern des Körpers gelegenen Herden äußern, ehe man an

---

[1]) Wir sprechen von der Kerzenstärke als sinnfälligem Maßstabe gerade bei der Kunststrahlenbehandlung, obgleich sie uns nicht genug aussagt über das Maß der photochemisch wirksamen Strahlungsenergie und im besten Falle bei einer und derselben Lampenart uns ein relatives Maß der gesamten Strahlung dieser Lampe liefert nach einem der Berechnung zugrunde gelegten Standardwerte für leuchtende und dunkle Strahlen. Doch besteht bisher kein anderer allgemein anerkannter und vor allem alle wirksamen Faktoren der Strahlung umfassender Maßstab.

eine weitere Sitzung herangeht. Durchschnittlich kann spätestens am zweiten Tage die Behandlung weitergeführt werden, besonders bei Allgemeinbestrahlungen, welche doch bei den meisten inneren Erkrankungen, die lokalisierte Lungentuberkulose mit eingeschlossen, in Anwendung gezogen wird. Die Bestrahlung erfolgt mit ein bis zwei Lampen, wobei je eine für die Vorder- und Rückenfläche des Körpers in Stellung gebracht wird.

Die Bestrahlungsdauer steigt von 3 auf 4, 5, 6, 8, 10, 12, 15, 20, 30, 45, 60 Minuten. Je nach der mehr allgemeinen oder regionären Wirkung, die beabsichtigt ist, bleibt die Lampe auf 1 Meter Entfernung stehen, oder nähert sich dem Körper sitzungsweise bis auf 50 cm. In Entfernung von 180 cm wird nach Axmann bereits jede Strahlung, welche kürzer als 250 $\mu\mu$ ist, von der

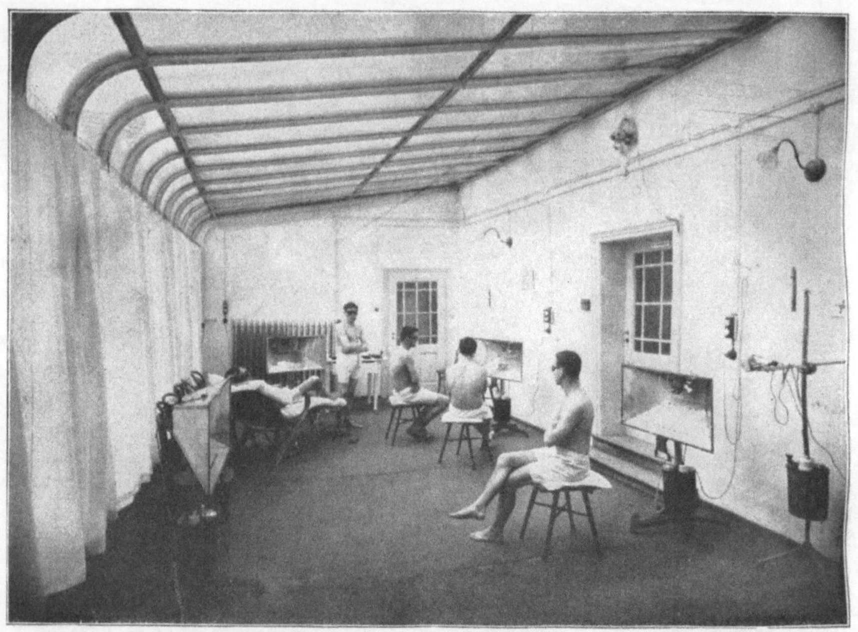

Abb. 81.   Hanauer Jesionek-Höhensonne in Betrieb.

Luft im Behandlungsraume absorbiert. Nicht zu vergessen ist, daß zwar regionäre Wirkungen wohl in den Vordergrund geschoben, Allgemeinwirkungen aber nicht zu umgehen, sogar wohl nur wenig zu beschränken sind.

Hagemann hat die ultraviolettstrahlende „künstliche Höhensonne" durch einen Glühlampenring zu einer der wirklichen Höhensonne mehr entsprechenden Strahlenquelle umzugestalten versucht und damit auf dem Gebiete der inneren Krankheiten angeblich bessere Erfolge erzielt, jedoch dadurch im besten Falle erreicht, daß zwar der langwellige Teil dieses Strahlengemisches dem Sonnenlicht ähnlicher wird, ohne aber die dominierende kurzwellige Komponente dadurch sonnenähnlicher zu machen. Der Hagemannsche Ring wirkt demnach ähnlich ergänzend, nur schwächer als die Solluxlampe. Ob seine Annahme zutreffend ist, daß im Blute vorhandene Sensibilisatoren das inaktive Rotlicht in chemisch aktive Strahlung statt in Wärme umzuwandeln vermögen, bleibe dahingestellt. Ich selbst möchte mich der Meinung Wagners anschließen, daß es, wenigstens in den Fällen einer zielbewußten Ultraviolettbehandlung richtiger ist, die Wirkung des Quecksilberquarzlichtes möglichst rein herauszuarbeiten. Wagner befürchtet sogar Interferenzerscheinungen beider Lichtarten in der Kombinationswirkung. Immerhin sei zugegeben, daß die heizende Wirkung der Hagemannschen und anderer Ergänzungslampen sich in manchen Fällen brauchbar erweist, besonders da, wo wir in der bisherigen Therapie Wärmeanwendungen bevorzugten. So bei rheumatischen Erkrankungen, bei der Gicht und bei Nierenerkrankungen.

Breiger beginnt seine Behandlung in einer Distanz von anderthalb Meter mit 5 Minuten dauernder Strahlung von zwei Strahlenquellen, Hagemann mit dreiminutenlangen Bestrahlungen in einem Abstand von 40 bis 50 cm. Wagner in einer Distanz von 70 bis 100 cm, wobei er Rücken- und Vorderseite je 3 Minuten bestrahlt und langsam bis auf 40 cm Entfernung, unter Verlängerung der Bestrahlungsdauer in jeder folgenden Sitzung um 1 bis 3 Minuten bis auf 20 Minuten herangeht. Ich selbst fange mit 1 m Distanz an, bei derselben Dauer und Steigerung wie Wagner. Mit der Gewöhnung kann allmählich eine noch länger dauernde Bestrahlung hinzutreten. Als einzige Schädigung der Haut wird bei unvorsichtiger Anwendung ein allerdings oft sehr heftiges vesikuläres Strahlenerythem analog dem Sonnenbrand beobachtet, welches jedoch durch die geschilderte vorsichtige Handhabung sicher zu vermeiden ist. Die Konzentrierung der Strahlung auf begrenzte Gebiete erfolgt beim Quecksilberdampfquarzlicht durch Einschaltung einer Revolverblende, bzw. durch konische Reflektoren.

Bei jeder Behandlung ist besonders verletzbaren Haut- und Körperteilen Beachtung zu schenken, insbesondere sind die Augen sorgfältig durch „Euphosgläser" Röntgenbrillen oder durch andere Abblendungsvorrichtungen die auch gegen diffuses und seitliches Licht wirksam sind, zu schützen. Dann sind die Lippen, die Brustwarzen und die Haut der Genitalien zu schonen. Übermäßig gereizte Stellen werden zur Vermeidung einer längeren Behandlungsunterbrechung mit Lichtschutzsalbe bestrichen. Bei lokaler Bestrahlung werden die zu verschonenden Körperteile einfach abgedeckt, oder wie Wagner empfiehlt, durch die schon in dünnstem Aufstrich die kurzwellige Strahlung absorbierende Lichtschutzsalbe Reflexin geschützt. Besondere Vorsicht ist an Hautstellen geboten, welche früher an einer Röntgendermatitis oder gar Röntgengeschwüren gelitten haben.

Das Hautpigment bei der „künstlichen Höhensonne". Auf einige in die Augen fallende Wirkungen des Quecksilberquarzlichtes ist noch einzugehen. Es wird von einigen Autoren die pigmenterzeugende Wirkung für schwächer gehalten als beim Sonnenlicht, andere fanden sie stärker. Ich selbst sah nach längerer Bestrahlung tief dunkelbraune Verfärbung auftreten, die in nichts derjenigen, welche die Gebirgssonne erzeugte, nachgab. H. Axmann glaubt einen möglicherweise sogar qualitativen Unterschied in den Pigmenten der verschiedenen Strahlenquellen feststellen zu müssen und auch mir ist dies wahrscheinlich, da beim Quecksilberquarzlicht eine im natürlichem Strahlungsbereich ungekannte Strahlungsauslese zur Wirkung kommt. Jedenfalls verhält sich das Pigment der künstlichen Strahlung nicht immer so wie das Sonnenpigment. Auf das ausgebildete Sonnenpigment kann ein Quecksilberlichtpigment aufgebrannt bzw. eingelagert werden, was sich in der Verstärkung des Pigmenttones und in erneuter Hautreaktion kundgibt. Auch Thedering ist der Anschauung, daß die Haut auf Sonne anders reagiere als auf Quarzlicht. Auch bei den künstlichen Lichtquellen wird die Pigmentierung von fast allen Autoren, denen sich meines Wissens nur Reyn und Ernst nicht anschließen, für wünschenswert oder sogar notwendig erachtet.

Andere biologische Wirkungen. Die Wirkung auf kolloidale Substanzen, also insbesondere auf Eiweißkörper ist eine äußerst intensive. Gewebe, die einen geeigneten Resonanzboden bilden, wie Hornhaut und Linse, unterliegen sehr rasch dem zerstörendem Einfluß. Die keimtötende Kraft ist eine intensivere, als bei der Sonnenbestrahlung. Tetanus- und Ödembazillen werden schon nach 15 Minuten langer Einwirkung im Abstand von 25 cm getötet. Wegen der vorhin erwähnten Wirkung auf lebende Gewebe kann die

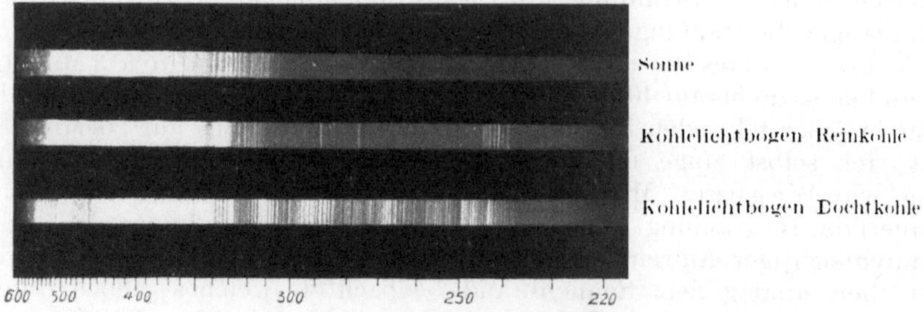

Abb. 82. Sonnenspektrum und Kohlebogenspektren.

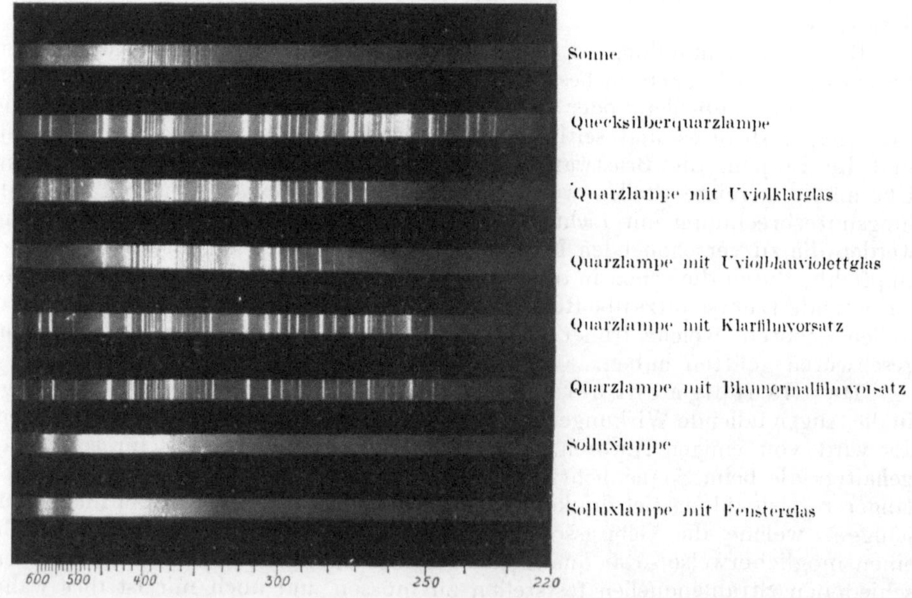

Abb. 83. Spektren des Quecksilberdampfquarzlichtes Hanau und der Solluxlampe Hanau.

unmittelbar keimtötende Kraft allerdings in Vivo nur da angewendet werden, wo entweder die Resonanz des Gewebes eine geringere, oder dessen Regenerationsfähigkeit eine große ist.

Über die Wirkung des Quecksilberlichtes auf das Blut konnte Berner aus 6 Fällen folgende Schlüsse ziehen:

Es trat keine Änderung des Erythrozytenbildes ein.

In allen Fällen wird die Leukozytenzahl in allen Formen herabgesetzt. Vorwiegend sind daran die polynukleären Zellen beteiligt.

Die Lymphozyten bleiben konstant oder werden leicht vermehrt. Normale Verhältnisse stellen sich langsamer wieder her, als die Veränderung erfolgte. Zu sehr verwandten Resultaten gelangte Graanboom bei 15 Kindern. C. Näcke fand nach der Bestrahlung in den Kapillaren der bestrahlten Haut-

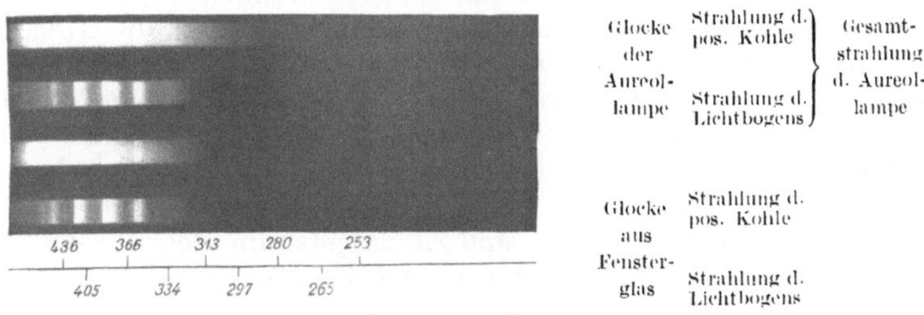

Abb. 84. Spektrum der Aureollampe.

Ultraviolett II   Ultraviolett I

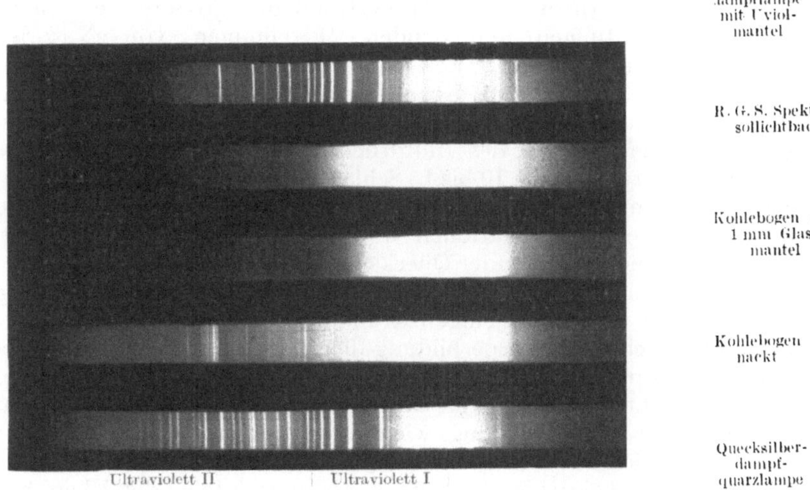

Abb. 85. Vergleichende Zusammenstellung des Spektrosollichtspektrums mit anderen kurzwelligen Spektren.

teile eine größere Leukozytenverarmung als in denjenigen der unbestrahlten, die mehrere Stunden andauerte. Hansen wiederum stellte unter der Einwirkung von Kohlenbogenlichtbädern auf das Blut bei Patienten die an Lupus vulgaris und chirurgischer Tuberkulose litten eine nicht unbedeutende Steigerung von Hämoglobin und Erythrozytenzahl fest, während nur die mononukleären Formen unter den Leukozyten eine einigermaßen erkennbare Zunahme zeigten.

31*

Von einigen Forschern wird als besondere Einwirkung auf die im Experiment bestrahlten Zellen eine Veränderung und insbesondere eine Erhöhung des osmotischen Druckes erwähnt, doch verdient dieser Vorgang kaum aus dem Rahmen des Gesamtgeschehens herausgehoben zu werden.

Eine Bedeutung kam bisher den hochaktinischen Strahlenquellen, insbesondere der „künstlichen Höhensonne" dann zu, wenn die Heliotherapie zu Zeiten bedeckten Himmels auf längere Dauer unmöglich wurde, oder in Klimaten mit geringer ultravioletter Strahlenwirkung in sonnenarmen Gegenden, also besonders in den Wintern der nördlichen Regionen. Die jederzeit mögliche Anwendbarkeit der Therapie mit den künstlichen Strahlenquellen hat ihnen deshalb auch in der Behandlung einer bereits sehr ausgedehnten Anzahl von Krankheiten Eingang verschafft, und sie ist jetzt im Begriff, ihr Arbeitsgebiet schärfer zu erfassen und zu umgrenzen. Sie kommt, dank der Möglichkeit, zusehends sich erweiternde physiologische und klinische Beobachtungen zu sammeln, mehr als es mit der Heliotherapie möglich ist, unter außerordentlich rascher Entwicklung in die Lage, eine begründete Spezialwissenschaft zu werden, deren Erfolgsgrenzen zur Zeit noch ganz unüberblickbar sind. Während noch auf den meisten Gebieten eine Nachprüfung nötig ist, ist es doch bereits gestattet, die Indikationsstellung für die künstliche Strahlentherapie mit ihren beliebig zu begrenzenden Strahlenauslesen manchmal fast schärfer zu präzisieren als für die natürliche Sonnenstrahlung.

Die Indikationen. Unter Hinweis auf die, größere Versuchsreihen und klinische Beobachtungen umfassenden, Mitteilungen von Nagelschmidt, H. Bach, Breiger, König, Hagemann, Vulpius, H. Krüger, Ruhstein, Lampé, Ch. Martin und H. Strassner erwähnen wir die Herabsetzung des erhöhten Blutdruckes infolge der Hauthyperämie, welche die durch Sonnenstrahlung erzeugte Herabsetzung des Blutdruckes noch übertrifft, ferner die Herabsetzung der Pulsfrequenz um 10 bis 15 Schläge, der Körpertemperatur bis um $1\,^\circ$ C, welche Axmann fand. Die dekongestionierende Wirkung auf innere Organe dürfte also denselben Indikationen wie bei der Heliotherapie gerecht werden. Das therapeutische Optimum der Quecksilberstrahlenbehandlung dürfen wir nach Wagner da erwarten, wo ihre immunisatorische Wirkung zur Geltung kommt. Und hier treten wieder diejenigen Krankheiten in den Vordergrund, wo „bei nicht zu stürmischer Antikörperbildung die Antikörper die Antigene übersteigen oder sie gerade erreichen und paralysierend wirken", ohne daß zu große Anforderungen an die Leistungsfähigkeit des Kranken gestellt werden. Erkrankungen mit massenhafter Antigenbildung, wie dies bei akuten Infektionskrankheiten der Fall ist, eignen sich also nicht für die Quecksilberlichtbehandlung und natürlich auch nicht solche, bei denen die Antitoxinbildung infolge der Überschwemmung mit Antigenen zurückbleibt.

In einem scheinbaren Gegensatz zu dieser Auffassung steht die überaus günstig beurteilte Quecksilberdampflicht-Behandlung z. B. des Erysipels, über welche Carl berichtet. In allen seinen Fällen wurde eine Besserung und meist eine überraschend schnelle Wendung zum Guten erzielt. Hervorragend war die Schmerzstillung. Doch liegen die Bedingungen hier anscheinend anders als bei manchen anderen akuten Infektionskrankheiten, da die erkrankten Gewebslagen der Strahlung direkt zugängig sind. Carl führt denn auch als Ursache der sofort eintretenden Besserung die Erzeugung einer arteriellen Blutüberfüllung im Bereiche der erkrankten Stellen an und dann liegt die Annahme nahe, mit der Bestrahlung der gesunden Nachbarschaft des Herdes daselbst eine primäre Widerstandserhöhung gegen die Einwanderung des Krankheitserregers speziell in der Haut zu schaffen. Enthusiastische Erfolge meldet dann auch Capelle. Zu einer anderen Stellungnahme in dieser Frage nötigen beinahe die zwar häufig günstigen, aber doch vor Überschätzung warnenden Resultate von F. König, der von viel Versagern spricht, wobei das Erysipel direkt über die bestrahlten Hautflächen hinweg wanderte. Seine und die auch anderwärts gemachten Erfahrungen, daß im Weltkriege nur spärlich Felderysipele, auffallend häufig Lazaretterysipele vorkamen, scheint mir doch dafür zu sprechen, daß auch in der Prophylaxe des Erysipels die unter der „Feldsonne" erworbene Erhöhung der Abwehrkräfte, in der Therapie des wohl häufig recht geschwächten Erysipelkranken der Grad der erreichbaren allgemeinen Immunität durch die Bestrahlung mehr ins Gewicht fällt, als die Oberflächenwirkung mit direkter Streptokokkenverrichtung. Geeignet wären andererseits die meisten chronischen Erkrankungen, wo durch ein vorausgehendes Darniederliegen der Lebenskräfte die Antitoxinbildung herabgesetzt ist.

Die Indikationen der allgemeinen Heliotherapie stehen also auch hier im Vordergrunde: die Tuberkulose der Lungen, der Drüsen, des Bauchfells, die tuberkulösen Affektionen des Knochensystems, Asthma bronchiale, ferner Rachitis, Anämien, Stoffwechselerkrankungen, Gicht, Rheumatismus, infektiöse Neuralgien. Angedeutet sei hier nur die besonders effektvolle Behandlung der Dermatosen und diejenige der infektiösen Genitalerkrankungen.

Die Behandlung der Tuberkulose. Insbesondere sind nun hier aber die Erfolge bei den tuberkulösen Erkrankungen der inneren Organe und Drüsen zu erwähnen, welche nach Hagemann und Krüger durch Kombination von Allgemeinbestrahlung mit örtlicher Bestrahlung in derselben Weise wie im Hochgebirge und in verhältnismäßig kürzerer Zeit erreicht wurden. Eigentümlich ist auch hier die dem Verhalten des individuellen Typus in der Haarfarbe parallele Pigmentierung und der anscheinend mit dem Pigmentierungsgrad wachsende therapeutische Effekt. Auch Hagemanns künstlich bestrahlte Kinder sahen aus „wie die Mohren". Während Bach, Breiger die Pigmentierung auch an den nicht bestrahlten Stellen, allerdings weniger stark, auftreten sahen, wurde dies in den Fällen von Hagemann durch gutes Bedecken der nicht zu bestrahlenden Teile vermieden, ein Beweis dafür, daß nur da, wo Strahlen mit der Haut in Berührung kommen, ein so starker Anreiz der Basalzellen zur Pigmentierung erfolgt, daß dieselbe innerhalb einiger Tage oder Wochen bereits ausgebildet wird. Gegenteilige Beobachtungen sind mit der Einwirkung von Randstrahlen und reflektierten Strahlen im Unterlicht geradeso zu erklären, wie das Eintreten einer Pigmentierung unter dem Sonnenschirm oder unter der Schneebrille. Die Hauthyperämie kann allerdings das Ausmaß der bestrahlten Fläche mehr oder weniger überschreiten. Die Behandlung der Tuberkulose im allgemeinen, der Lungentuberkulose im besonderen mit der künstlichen Höhensonne gründet sich vielleicht in stärkerem Maße als bei der Heliotherapie auf die der hochaktinischen Strahlung zugänglichen Lebensäußerungen des Tuberkelbazillus im tuberkulös infizierten Körper und auf die durch die Bestrahlung angeregte Autotuberkulisation, indem mit der Anschwemmung von Lymphe und Blut in die unter der Reaktion stehende Haut auch eine Anreicherung des Antigens, das für den betreffenden Organismus spezifisch ist, in der Haut stattfindet und dadurch die Selbstschöpfung spezifischer Antitoxine ermöglicht wird. Auch an die Bildung von Partialantikörpern im Organismus darf nach Versuchen, welche eine besonders starke Reaktivität der Eiweiß- und Fettantigene erweisen, gedacht werden.

Wilhelm Müller hat u. a. bei Versuchen über die Antigenanalyse der Tuberkuline gefunden, nicht nur, daß die Bestrahlung mit Quecksilberdampf-Quarzlicht die Gesamtpartialreaktivität in einem Maßstab zu steigern vermag, der sich neben der Reaktivitätssteigerung, welche durch die verschiedenen Tuberkuline und Partigene hervorgerufen wird, sehr gut sehen lassen kann, sondern vor allem nachgewiesen, daß die höchsten Werte der positiven dynamischen Immunität sich gerade für die Strahlentherapie und für die Kombination der Strahlentherapie und Partialantigentherapie ergeben. Aus der Zusammenstellung seiner Erhebungen mögen die mit der „Therapiemethode" gemachten, soweit sie unser Thema beleuchten, Erwähnung finden, um einen, wenigstens vorläufigen Vergleich zwischen der Wirksamkeit der einzelnen Methoden zu ermöglichen.

Tabelle der positiven, dynamischen Immunität bei den spezifischen Heilmethoden der Tuberkuline nach W. Müller.

Behandlungsarten mit der Therapiemethode	Anzahl der Fälle	Albuminreaktivität		Fettsäurelipoid-reaktivität		Nastinreaktivität	
		Mittlere Steigerung des Konzentrationstiters	Steigerung des Intensitätstiters	Mittlere Steigerung des Konzentrationstiters	Steigerung des Intensitätstiters	Mittlere Steigerung des Konzentrationstiters	Steigerung des Intensitätstiters
Albuminantigen M Tb A	7	—	+	0,14	÷	1,29	+
Fettsäurelipoid- + Nastinantigen M Tb F + M Tb N	86	0,86	+	0,85	÷	0,56	+
Partialantigengemisch	99	1,81	++	2,12	++	0,95	+
Alt. Tuberkulin Koch A. T.	36	0,72	+	0,33	+	0,02	0
Neutuberkulin Koch T. R.	22	2,41	++	3,36	++	1,73	++
Quecksilberdampf-Quarzbestrahlung	18	1,38	++	1,81	++	0,31	+
Quecksilberdampf-Quarzlicht + Partialantigengemisch	8	2,5	+	3,25	+	2,25	+
Quecksilberdampf-Quarzlicht+Partigen M Tb A	8	2,12	+	3,35	+	2,25	+

Die Reaktionen der Kunststrahlentherapie ähneln, wie übereinstimmend berichtet wird, denen bei Tuberkulinbehandlung, insbesondere auch in den bei anscheinender Überschreitung der optimalen Gabe auftretenden Erscheinungen, die sich in Verschlechterung des Allgemeinbefindens, stärkeren Lokalbefunden, besonders über den Lungenherden, am Körpergewicht usw. bemerkbar machen. Verschiedene Autoren sprechen der Quecksilberquarzstrahlung sogar eine besondere Affinität gegenüber dem tuberkulösen Vorgange zu. Die Herdreaktionen sind, wie Grau zeigte, besonders intensiv. Bei der Behandlung der Lungentuberkulose hat nach Bacmeister die Bestrahlung mit der „künstlichen Höhensonne" noch den Vorteil, daß die Ausschaltung der roten Strahlen die „zweifellos aktivierende" Eigenschaft des Sonnenlichtes bei der Lungentuberkulose herabsetzt. In vielen Fällen, wie z. B. bei Drüsentuberkulosen, wird eine Kombination von allgemeiner und örtlicher Bestrahlung zweckmäßig oder notwendig sein, oder die gleichzeitige Behandlung mit Aurocantan oder mit Kupfersulfatsalbe geeignet erscheinen. Manche kombinierten — über die absolute Zweckmäßigkeit des Verfahrens mögen die Akten noch nicht geschlossen sein — die Strahlungsbehandlung mit der althergebrachten Tuberkulin- oder auch der Partialantigenbehandlung, teils mit gutem, teils weniger gutem Erfolge.

Bei der weittragenden Bedeutung der kombinierten Behandlungsweise für die Tuberkulose seien folgende Thesen W. Müllers angeführt:

„Die Strahlenimmunisierung bewirkt eine durchschnittliche Reaktionssteigerung der Partialreaktivität. Das kombinierte Verfahren führt zu einer durchschnittlichen Reaktionssteigerung dritten Grades. Den überwiegenden Anteil daran hat die Strahlentherapie, und zwar Röntgenstrahlung sowie Ultraviolettstrahlung. Kranke, welche sich der kombinierten Behandlung gegenüber als refraktär erweisen, haben in der Regel eine schlechte Prognose. Wer auf die kombinierte Therapie nicht mehr mit positiver dynamischer Immunität reagiert, der zählt zu den immunpathologischen Individuen, und da vermag auch die spezifische Therapie mit Tuberkelbazillenpräparaten keine Reaktionssteigerung zu bewirken. Sowohl die einfache Röntgenbestrahlung als auch die einfache Bestrahlung mit der künstlichen Höhensonne vermag eine gewaltige Steigerung der genannten Partialreaktivität bei der Lungentuberkulose zu erzeugen. Die Strahlentherapie ist demnach unter allen spezifischen Heilfaktoren der Tuberkulose an erster Stelle zu nennen. Während die Röntgenbestrahlung vor allem die Fettsäurelipoidreaktivität steigert, kommt die Steigerung der Nastinreaktivität neben derjenigen der anderen Reaktivitäten vorwiegend der Bestrahlung mit dem Quecksilberdampfquarzlichte zu. Die kombinierte Therapie bewirkt eine Verbesserung der Tuberkuloseimmunität, wie sie durch keine andere Behandlung bisher erreicht wurde, und die Strahlentherapie muß deshalb einen unantastbaren Bestandteil der Therapie der Lungentuberkulose bilden."

Technik der Tuberkulosebehandlung. Die Behandlung mit der künstlichen Höhensonne wird nach Wagner als vorsichtige Allgemeinbestrahlung mit anfangs schwachen Dosen in Angriff genommen. Zunächst jeden zweiten Tag je 3 bis 4 Minuten lang, bei einer Distanz von 70 cm, und zwar an Brust oder Rücken, eventuell am Bauch, und erst wenn die toxischen Symptome zurückgetreten sind, findet eine allmähliche Steigerung auf 5 und mehr bis 20 Minuten statt, wobei die Entfernung des Strahlenkörpers nicht unter 50 bis 40 cm verringert, die Dauer der Bestrahlung nicht über 15 bis 20 Minuten verlängert zu werden braucht. Bacmeister bestrahlt in einer Entfernung von 110—80 cm in 12 und (bei trockenen Katarrhen) mehr Sitzungen von 5—15 Minuten Dauer.

Erfolge der Behandlung. Über die Erfolge der noch jungen Therapie berichtete zuerst Krüger. Seine an 31 Lungentuberkulösen konsequent durchgeführten Strahlungen scheinen Malgats Erfolge mit der Sonnentherapie entschieden zu übertreffen und führten angeblich zu ganz wesentlichen Besserungen und zu Heilungen unter bedeutender Gewichtszunahme selbst in den Fällen, wo direkt vorher eine erfolglose Heilstättenbehandlung durchgeführt war. Besonders die Temperaturbeeinflussung wird gerühmt. Bochalli fand in fast allen Fällen eine z. T. recht erhebliche Besserung des Blutbefundes. Leichter Erkrankte und Prophylaktiker werden im allgemeinen bevorzugt. Dann berichtet Gutstein über 28 Fälle aller Formen, in denen er auch röntgenographisch eine nachweisbare Besserung feststellte. Seine Angaben sind kurz folgende:

Unter 15 Fällen blieb 6 mal der Husten weg und wurde 6 mal besser; in 7 Fällen verschwand das Fieber und die Temperatur fiel von $39°\,C$ auf subfebrile Grade. Von 23 Bazillenträgern verloren 8 die Bazillen, 7 mal wurden sie weniger, in 22 Fällen bestand erhebliche Gewichtszunahme, 17 mal ist klinische Besserung durch objektive Maßnahmen feststellbar. Rubow und Würzen finden die Behandlung aussichtsreich. Sie verwendeten Kohlebogenlicht. Auch Gewin hatte in 100 Fällen verschieden zusammengestellter tuberkulöser Affektionen schöne Erfolge. Bacmeister kombiniert die Quarzlichtbehandlung mit Röntgenbehandlung und fand diese Methode bewährt bei den stationären, zur Latenz neigenden Formen, aber auch in chronisch fortschreitenden fieberhaften Fällen, in denen Verkäsung, rasche Zerfallserscheinungen und eine Dissemination ausgeschlossen erschien. Er hatte schon 1916 10 Fälle klinisch geheilt und weitere 23 wesentlich gebessert unter Verwendung der Allgemeinbestrahlung möglichst mit zwei Strahlenquellen vorn und hinten. In seiner letzten Veröffentlichung jedoch lehnt er eine direkte spezifische Einwirkung der „künstlichen Höhensonne" ab und meint, daß sie mehr auf den Allgemeinzustand günstig einwirke, durch allgemeine immunisatorische Umstimmung. „Exsudativ pneumonische Formen und akut destruierende Fälle werden nicht günstig beeinflußt."

Daß andere wiederum, so R. Levy, ein Unruhigwerden der Temperatur, sogar ein fieberhaftes Stadium vorher fieberfreier Kranken beobachteten, ist bei der erwarteten Aktivierung von Abwehrstoffen nicht verwunderlich. Die Warnung vor ambulanter Behandlung, welche Hensen für anwendbar hält, ist demnach wohl berechtigt. Die Eignung subakuter und chronischer tuberkulöser Vorgänge soll so allgemein sein, daß eine mangelhafte oder verzögerte Beeinflussung sogar den Verdacht erwecken soll, daß es sich nicht um Tuberkulose handle. Thedering beobachtete besonders guten Einfluß auf die Temperaturkurve.

Die Bauchfelltuberkulose. Die Bauchfelltuberkulose erfreut sich besonders günstiger Behandlungserfolge. H. von Schrötter nennt sie so glänzend, daß sie alle anderen Behandlungsformen übertreffe. Strahlmann sah in 10 Fällen 9 wesentliche Besserungen und 1 Heilung. S. Meyer erhielt bei 57 jugendlichen Kranken dieser Art im Alter von $1^{1}{}_{2}$ bis 13 Jahren ohne Lungenbeteiligung 45% günstig verlaufende Fälle, darunter 35% Heilungen die mindestens ein Jahr lang festgestellt blieben, und 5% sehr gebesserte Fälle, so daß eine Heilung noch zu erwarten steht. Es starben 35%, gegenüber 60 bis 85% Todesfällen nach operativer Behandlung. Rein seröse Formen zeigten die größte Heilungstendenz und wurden ausnahmslos geheilt, am ungünstigsten reagierten die adhäsiven Formen. Am günstigsten fast erscheinen die Erfolge bei der Behandlung tuberkulöser Knochen- und Gelenkerkrankungen, die den mit der Heliotherapie erzielten den Rang streitig zu machen beginnen. Die Allgemeinbestrahlung hat den Vorrang vor der Lokalbestrahlung.

Die Tuberkulose der Harnwege. Die Tuberkulose des Nierenbeckens und der oberen Harnwege wird in ähnlicher Weise wie bei der von Rollier eingeführten Heliotherapie dieser Krankheiten in günstiger Weise beeinflußt.

Die Hauttuberkulose. Die Hauttuberkulose und der Lupus haben kaum weniger günstige Erfolge durch die Quecksilberdampflichtbehandlung als durch die Finsenbehandlung, besonders dann, wenn nach der Empfehlung von Strauss in den Behandlungspausen eine Kupferbehandlung eintritt. Nach Rost bessert sich bei den genannten Krankheiten besonders das Allgemeinbefinden unter örtlicher an Heilung grenzender Besserung. Axel Reyn und N. P. Nernst sahen ausgezeichnete Erfolge bei schwersten, sonst unheilbaren Fällen. Ove Strandberg, auch Marum sahen in noch höherem Grade Heilungen und auffällige Besserungen unter Allgemeinbestrahlungen bei rhinolaryngologischem Lupus, Larynxtuberkulose und bei Otitis media ebenso Schaffer. Bei Skrofulose der Bindehaut hatte Schieck und auch Schanz von Allgemeinbestrahlung schöne Erfolge.

Aus den bis jetzt veröffentlichten Meinungsäußerungen kann demnach wohl berechtigterweise die Auffassung abgeleitet werden, daß die Hg.-Quarzlampenbehandlung mit der Heliotherapie der Tuberkulose in sonnenärmeren Klimaten in Konkurrenz treten oder sie wesentlich unterstützen kann, insbesondere auch dann, wenn direkte Herdbestrahlungen durch harte Röntgenstrahlen nebenhergehen. Zur einwandfreien Entscheidung der Frage, ob ihr eine spezifisch eigenartige und neue Stellung in der Tuberkulosebehandlung eingeräumt werden darf, wird man weitere Versuche mit kräftiger ultravioletter Strahlung und vielleicht besser noch die Dauerresultate abwarten müssen. Das gleiche gilt von der Nicleinradiatorbestrahlung nach Bernaz.

Behandlung anderer Krankheiten. Nächst der Tuberkulose sind es die verschiedenen Anämien, Stoffwechselkrankheiten, Gicht, Rheumatismusformen, bei welchen der ultravioletten Höhensonne Erfolge nachgerühmt werden. Man denkt dabei hauptsächlich an eine Art „Fermenteinwirkung" des ultravioletten Strahlenanteils bei der Gicht: Wagner legt ihr eine Einwirkung auf den „neurozellulären Steuerungsmechanismus" im Abbau der Purinkörper zugrunde. Die Bestrahlung der befallenen Körperteile kann im allgemeinen in größerer Nähe erfolgen und soll nach Wagner das Abflauen des akuten Anfalles am besten abwarten.

Bei rheumatischen Veränderungen anscheinend ganz verschiedener Ätiologie habe ich selbst die Ultraviolettbestrahlung mit geringerem Erfolge angewendet als die Diathermie.

Die Behandlung der Anämie fußt bei manchen auf der Vorstellung, daß Licht und Ernährung häufig allein solche Zustände zu bessern vermögen, wobei, wie wir oben sahen, weniger an eine Einwirkung der Strahlen auf das Blutgewebe selbst, sondern mehr auf die innersekretorische Funktion der Blutdrüsen, bei der Bleichsucht insbesondere der Ovarien, gedacht wird. Ein Fall von perniziöser Anämie wurde durch Gewin mit einem der Heilung nahekommenden Erfolge gebessert.

Der Einfluß auf das Nervensystem geht anscheinend auf dem Wege der Dekongestionierung, der Eröffnung eines breiten peripheren Strombettes vor sich. Übereinstimmend wird der schmerzstillende, antineuralgische Effekt auch der künstlichen hochaktinischen Bestrahlung berichtet — so besonders von Brustein —, dem sich in vielen Fällen eine schlafmachende Wirkung anschließen soll. Es werden noch Steigerung des Appetits, „des Stoffwechsels" und Besserung der Blutverhältnisse genannt. Sokolow hatte bei Neurasthenie weniger gute, bei Ischias keine Erfolge.

Von Stoffwechselerkrankungen wurden schon Diabetes mellitus, insipidus, Rachitis, ferner Erkrankungen der Nieren und der Leber für die künstliche Strahlenbehandlung in Vorschlag gebracht und auch bald da, bald dort mit einem gewissen Erfolge behandelt. Huldschinsky konnte jedoch kürzlich von der unter Röntgenkontrolle erfolgten fast völligen Heilung sehr schwerer Rachitisfälle berichten, die vorher gänzlich erfolglos mit Kalkpräparaten und diätetisch behandelt worden waren. Nierenkranke wurden von S. Ebel mit nicht einwandfreiem Erfolge, von Gewin mit dem Erfolge einer Blutdruckabnahme behandelt, doch scheint Vorsicht geboten zu sein, da von mehreren anderen Krankheiten unter intensiver Strahlenbehandlung relativ häufig das Eintreten einer Albuminurie berichtet wird (Dotzel, Faber).

Im Zusammenhang mit der Blutdruckbeeinflussung bei Nierenkranken ist noch erwähnenswert, daß auch rein kardiale Hypertonie schon mehrmals mit dauerndem Erfolge einer deutlichen Herabsetzung des Blutdruckes behandelt wurde. Kaiser fand bei einem 60jährigen Arteriosklerotiker, wo auch eine Fußgangrän in 2 Monaten unter 20 Bestrahlungen ausheilte, eine dauernde Blut-

drucksenkung. Der Wert der Strahlenbehandlung ist dabei aber doch wohl
noch recht problematisch.

Die Behandlung des Kropfes mit künstlicher Ultraviolettstrahlung.
welcher sich Haslebacher in 20 Fällen zuwandte, bedarf wohl einer besonderen
Erwähnung. In einzelnen Fällen wird dabei völliges Verschwinden des Kropfes
genannt: nachteilige Folgen kamen, abgesehen von Hautverbrennungen durch
zu starke Bestrahlung, nicht vor. Unter der Behandlung verschwanden zunächst
die Stenoserscheinungen, dann nahm die Leistungsfähigkeit zu, späterhin trat
Weicherwerden des Kropfes, Lappung desselben und scheinbares Flüssiger-
werden des Inhaltes seiner Zysten auf. Ganz ausgebildete Zystenkröpfe blieben
refraktär.

Häufig wird die Quecksilberlichtbehandlung mit anderen physikalischen Behandlungsformen vereinigt, so von Mendel-Essen. mit
allgemeiner Diathermie auf dem Kondensatorbett bei Blutarmut. Drüsen- und

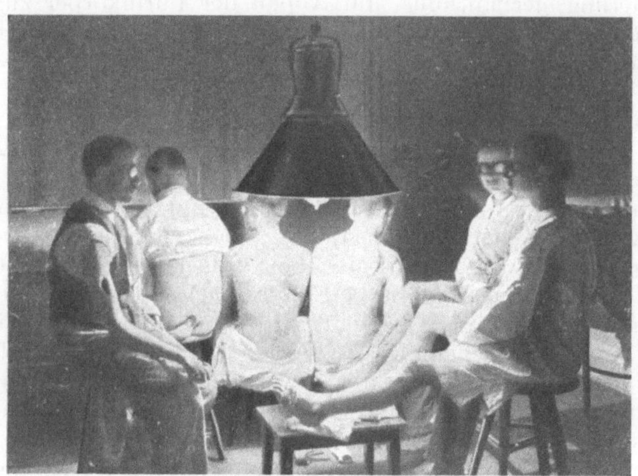

Abb. 86.   Bestrahlung mit der Aureollampe.

Lungentuberkulose, Stoffwechselstörungen und vor allem bei gonorrhoischen
Gelenk- und Herzerkrankungen. dann auch bei Neurosen. Kisch fand durch
Kombination von Stauung und „Heliotherapie". für welche er die Kohlenbogen-
lampe der Quecksilberlampe vorzieht, gute Resultate bei Tuberkulose. Die Kom-
bination mit Moorbädern brachte H. Bach gute Erfolge in einigen Fällen von
Erkältungsenurese und bei zahlreichen Fällen. in denen ihm die „Schweiß- und
Talgsekretion der Haut" gestört erschien. Über die Kombination mit Röntgen-
strahlen war beim Kapitel: Tuberkulose, bereits die Rede.

Gegenanzeigen. Als Gegenanzeige werden von verschiedener Seite, so von
Kautz, bösartige Geschwülste genannt. wo Anregung zu schnellem Wachstum
zu befürchten stehe, ohne daß mir endgültige Beweise dafür gegeben scheinen.
Ich selbst sah anderseits in einem Falle von Lymphogranulomatose in 8 wöchiger
Beobachtung und unter möglichst ausgiebiger Bestrahlung aller Lymphom-
knoten eine ganz wesentliche Besserung des sehr reduzierten Allgemeinbefindens
unter raschem Rückgang bis zu teilweise völligem Verschwinden der Lymphome.
Jeder einzelnen Bestrahlung folgte eine vorübergehende Temperaturerhöhung von
1 bis 2 tägiger Dauer, deren Abklingen vor erneuter Bestrahlung abgewartet

wurde; doch ist mir das endgültige Schicksal des Falles unbekannt geblieben. Auf eine strenge Gegenanzeige weist Kautz dadurch hin, daß er ein rechtzeitiges Aussetzen der Bestrahlungsbehandlung fordert, d. h. wenn ihr Reiz erschöpft scheint. Es wird jedoch wohl erst durch genaue Erfassung der Blutbilder und in Fällen der Behandlung chronischer Infektionskrankheiten durch Messung der Abwehrkräfte des Organismus z. B. nach der Deycke - Muchschen Methode gelingen, die richtige Grenze zu finden, zu dosieren oder zu pausieren. Fälle von sicherer klinischer Syphilis mit oder ohne positive Wassermannreaktion hält Kautz regelmäßig für ungeeignet, hier ergibt sich ein noch nicht ganz aufgeklärter Gegensatz zur Heliotherapie luetischer Geschwüre der Haut und Schleimhaut, welche gelegentlich rasch zuheilen. Es werden anscheinend in diesen Fällen nur örtliche Heilwirkungen erzielt, ohne Beeinflussung anderer latenter Krankheitsherde. Auch Heusner lehnt diese mit Überhäutung und rascher Vernarbung des Primäreffektes einhergehende Scheintherapie der Syphilis, unter welcher der Kranke natürlich allen Späterkrankungen ausgesetzt bleibt, ab.

Über Störungen nach regelmäßiger stundenlanger Beschäftigung im Bestrahlungsraum: Pleuritis sicca (?), Mattigkeit, Kopfschmerz, Parästhesien, Kreislaufstörungen, Untertemperaturen usw., berichtet K. F. V. Hufnagel. Besserung erfolgte nach Aussetzen der Tätigkeit. Manchmal, wie K. Röseler erfahren mußte, führt auch die unerkannte Überempfindlichkeit, besonders nach zu brüsken Bestrahlungen, wie in dem ihr vorliegenden Falle, zu langandauernden, schweren, dem Bilde der Hydroa verwandten Hautaffektionen, die sich nicht auf das bestrahlte Gebiet beschränken.

Erfolge mit der Aureollampe. Noch liegen einige Befunde vor über die Behandlung mit dem Kohlenbogenlicht besonders der Aureollampe. Ullrichs und Wagner wenden sie in einem Abstand von 75 bis 40 cm an, mit 5 Minuten beginnend und jeden zweiten Tag um 5 Minuten steigend; sie besserten 5 Lungentuberkulosen. Roznowski hatte im ersten und zweiten Stadium der Lungentuberkulose subjektiv und objektiv gute Erfolge dabei gesehen, niemals im dritten Stadium. Noch günstiger sind die Resultate bei tuberkulösen Geschwüren der Mundschleimhaut, welche Spetzer in 200 Fällen mit 80 Amp. bei 80 cm Fokusdistanz je 15 bis 60 Minuten lang behandelte. Bei Knochenfisteln haben Ullrichs und Wagner damit in 70% ihrer Fälle Heilungen erzielt. Hautkrankheiten, Ekzem und Psoriasis voran, reagierten besonders gut, weniger günstig, doch zum Teil mit annehmbarem Erfolge, rheumatische Erkrankungen. In Verbindung mit Aurokantan behandelten Spies und Feldt Tuberkulosen bei wechselndem Erfolg mit der Aureollampe.

Gemeinschaftliche Wirkungen der verschiedenen Strahlenquellen. Es ist nicht zu bestreiten, daß der künstlichen Höhensonne und anderen hochaktinischen Strahlenquellen im Vergleich zur reinen Heliotherapie unter sonst gleichen äußeren und nutritiven Bedingungen eine erhöhte soziale Bedeutung infolge der Billigkeit und Einfachheit des Verfahrens bei länger fortgesetzter Kuren zuzuerkennen ist. Auch theoretische Bedenken über die therapeutische Ebenbürtigkeit mehrerer künstlicher hochaktinischer Strahlungsquellen mit der Sonnenstrahlung scheinen mir sowohl vom Standpunkt des allgemeinen Erfolges aus als unter dem Gesichtspunkte der Physik und des biologischen Vorganges nicht mehr gerechtfertigt. Sie liegen mehr auf dem Gebiete der Indikationen, und da muß man sich darüber klar sein, daß wir mit der Strahlenbehandlung der einen wie der anderen Art bisher noch vorwiegend Erfahrungstherapie betreiben, welcher trotz sich täglich mehrender wissenschaftlicher Einzelforschungen und der sich fast überstürzenden Kasuistik gerade auf dem

Gebiet der Immunitätslehre noch keine unanfechtbare physiologische Begründung gegeben werden konnte.

Was den Strahlenreichtum im Spektrum von Blau bis zum äußersten Ultraviolett anbelangt, so ist die Abstufung unter den Lichtarten ungefähr folgende:

1. Das Quecksilberdampfquarzlicht.
2. Die freie Kohlenbogenlampe.
3. Die Aureollampe.
4. Das Spektrosollichtbad.
5. Die Jahreshöhensonne.
6. Die Sommerseesonne.
7. Die Quecksilberdampfuviollampe.
8. Die Kohlenbogenlampe mit Uviolglasfilter.
9. Die Quecksilberdampflampe mit Uviolfilm. Hieran schließt sich die kontinentale Landsonne, das Sonnenlicht der Städte vom Frühjahr bis zum Herbst und dann die winterliche Seesonne. Diese Stufenleiter ist natürlich keine unanfechtbare und wird von seiten der Sonnenstrahlungsqualitäten wohl öfters mit einem für diese günstigeren Urteil durchbrochen werden. Insbesondere leiten sich aber die therapeutischen Erfolge weniger von dieser Rangordnung, als von einer geschickten, sorgsamen Benutzung her.

Die wichtigsten relativen Heilanzeigen der spektralen Strahlenbehandlung in der internen Medizin stellen sich heute dar als:

1. Prophylaxe schwächlicher Konstitutionen.
2. Tuberkulose der Haut und Schleimhäute, der serösen Häute, der Drüsen, Gelenke, der Viszeralorgane einschließlich der Nieren und der Blase, der Sexualorgane, der Lungen, des Kehlkopfes, Skrofulose.
3. Anämien, Leukämien, Pseudoleukämien, chronische parasitäre Bluterkrankungen.
4. Nervöse Erkrankungen. insbesondere solche im Gebiet der vasomotorischen und trophischen Neurosen der Haut, Morbus Basedowii, nervöse Schlaflosigkeit, Neuralgien, Asthma.
5. Stoffwechselerkrankungen, Rachitis, Gicht, Rheumatismus, Arthritismus. Andere nennen hier auch noch Diabetes mellitus, Diabetes insipidus und die endogene Fettsucht.
6. Chronische Entzündungen des weiblichen Beckens und davon ausgehende peritonitische Veränderungen im kleinen und großen Becken, Störungen der Menstruation.
7. Vernachlässigte Erkrankungen des Herzens und der Gefäße ohne absolute Kompensationsstörung, namentlich bei jüngeren Patienten, Gefäßsklerose.
8. Tuberkulöse, karzinomatöse, luetische Geschwüre und torpide Röntgengeschwüre der Haut.
9. Zahlreiche Hautkrankheiten im Grenzgebiete der inneren Medizin.

Relative Gegenanzeigen beruhen in bereits zutage tretender Amyloidentartung, in schwerer begleitender Lungentuberkulose bei Viszeraltuberkulose und Knochentuberkulose, in hochfiebernden Allgemeinerkrankungen im akuten und chronischen Stadium mit wenigen Ausnahmen, wahrscheinlich auch in bösartigen Neoplasmen, insofern sie nicht in flächenartiger Ausdehnung in oder direkt unter den obersten Bedeckungsschichten leicht mit dem Strahl und gegebenenfalls zu rechter Zeit durch altbewährte Methoden zu erfassen sind.

Literatur.

Die Therapie mit der spektralen Strahlung.

I. Klimatologische und meteorologische Bemerkungen zur Heliotherapie.

Berliner: Physiologische und therapeutische Gesichtspunkte für das Lichtklima. Zeitschr. f. Balneologie usw. Jg. 6, S. 290. — Brosch: Heliotherapie in Perasto a. d. Bocche di Cattaro. Wien. med. Wochenschr. 1911, Nr. 43. — Cohnheim: Hochgebirge und Strahlung. Zeitschr. f. Balneologie usw. 1914, Bd. VII, 3. — Dorno, C.: Über den Einfluß der gegenwärtigen optisch-atmosphärischen Störung auf Strahlenintensität der Sonne und des Himmels, sowie auf die luftelektrischen Elemente. Veröffentl. d. Zentralstelle f. Balneologie Bd. 1, H. 3. Studien über Licht und Luft des Hochgebirges. Braunschweig 1911. Verlag von Friedr. Vieweg & Sohn. Vorschläge zum systematischen Studium des Licht- und Luftklimas der den deutschen Arzt interessierenden Orte, gegründet auf ausgedehnte, im Hochgebirge angestellte Beobachtungen. Zeitschr. f. Balneol. usw. Jg. 5, Nr. 4 u. 5. – Dorno: Die Sonnenstrahlung. Handbuch der Balneologie, medizinischen Klimatologie und Balneographie, Bd. I., S. 504. Georg Thieme, Leipzig 1916. — Hann: Handbuch der Klimatologie. Stuttgart 1908. Bd. 1, S. 102 118, 201—212. — Jeanneret: Über die Heliotherapie in einem Kinderspital in der Ebene. Revue med. d. l. Suisse rom. 1915, S. 435. — Langley: Researches on Solar Heat and its Absorption by the Earth's Atmosphere. Professional Papers of the U. S. Signal Service Bd. 15. — Lenard, P., und Ramsauer: Über die Wirkung ultravioletten Lichtes auf Gase unter besonderer Berücksichtigung der Vorgänge in der Erdatmosphäre. Met. Zeitschr. 1912, H. 4, S. 150. — Lenkei: Die Bestimmungen der chemischen Beleuchtungskraft des Sonnenscheins auf die Hefner-Einheit zurückgeführt. Zeitschr. f. physikal. u. diätet. Therapie Bd. 13, S. 358. — W. Lobenhoffer: Die Heliotherapie in der Ebene. Münch. med. Wochenschr. 1917, S. 1501. — Müller-Pouillet-Pfaundler: Die Lehre der strahlenden Energie. Lehrb. d. Physik Bd. 2, 1. Abt., 3. Buch, 1907. — von Schrötter: Der gegenwärtige Stand der Heliotherapie der Tuberkulose. Berlin-Charlottenburg 1912. Intern. Vereinigung gegen die Tuberkulose. — H. v. Schrötter: Zur Frage der Heliotherapie an der Seeküste. Wien. klin. Wochenschr., 27. Jahrg., 20. — Wigand, A.: Das ultraviolette Ende des Sonnenspektrums in verschiedenen Höhen bis 9000 m. Berichte der Deutsch. physikal. Gesellsch. 1913, H. 21, S. 1090.

II. Allgemeine experimentelle und physiologische Befunde bei der Strahlentherapie.

Abelin und Stiner: Die Einwirkung des ultravioletten Lichtes auf das Komplement des Meerschweinchenserums. Zeitschr. f. Immunitätsforschung, Orig., 1913, Bd. 19, H. 1. — Alb. Banc: Untersuchungen über die Wirkungen von ultravioletten Strahlen auf die Lävulose. Biochem. Zeitschr. Bd. 46, H. 4—6, 1914. — Carl Bangert: Moderne Strahlentherapie. Zeitschrift für ärztl. Fort. 1. Juni 1916, Nr. 11, Jahrgang 13. — Bering, F.: Über die Wirkung violetter und ultravioletter Lichtstrahlen. Med.-naturw. Archiv 1907, H. 1. Beiträge zur Wirkung des Lichtes. Münch. med. Wochenschr. 1912, Nr. 51. Über die Beeinflussung des Sauerstoffverbrauchs der Zellen durch die Lichtstrahlen. Untersuchungen an den roten Gänseblutkörperchen. Strahlentherapie Bd. 3, H. 2, S. 636. — Fr. Bering und H. Meyer: Experimentelle Studien über die Wirkung des Lichtes. Untersuchungen über die Wirkung auf die Oxydationsfermente, Wirkung der verschiedenen Strahlungsgruppen und ihre Sensibilisierung. Strahlentherapie 1, 1912, S. 411. Therapeut. Monatshefte 1913, S. 227. — Carl Berner: Über die Wirkung der Bestrahlung mit der Quecksilberdampf-Lampe (Künstliche Höhensonne) auf das Blut. Strahlentherapie 5, 1914, S. 342. — Bickel und Tasawa: Über die Beziehungen des Lichtes zur Blutbildung und diejenige der Blutbildung bei Belichtung zum Hautpigment. Charité-Annalen Jg. 37, 1913, S. 248. — Brinch, Th.: Können Lichtstrahlen aufgespeichert und therapeutisch verwertet werden? Semaine méd. 1912, Bd. 32, S. 445. — Buchner, Alfons: Über Kombination von spezifischer Immunisierung und Einwirkung von Röntgenstrahlen, von Hochfrequenzströmen und ultravioletten Strahlen. Zeitschr. f. Hygiene 1913, Bd. 74, S. 411. — Busck: Beitrag zu den Untersuchungen über die Durchstrahlungsmöglichkeit des Körpers. Mitteilungen aus Finsens med. Lichtinstitut. Die photobiologischen Sensibilatoren und ihre Eiweißverbindungen. Biochem. Zeitschr. Bd. 1, H. 5 u. 6. — Busck und Tappeiner: Über Lichtbehandlung blutparasitärer Krankheiten. Deutsches Archiv f. klin. Med. 1906, Bd. 87. — Chalupecky, H.: Der Einfluß der ultravioletten Strahlung auf die Augenlinse. Wiener med. Wochenschr. Jg. 63, Nr. 31 u. 32. — A. Czerny: Die natürliche und die künstliche Höhensonne. Zeitschr. f. phys. u. diät. Ther. 20. Bd., 5. Heft, 1. Mai 1916. — R. Dax: Über den Ablauf der photodynamischen Erscheinung bei alkalischer, neutral. u. saurer Reaktion. Deutsches Arch. f. klin. Med. Bd. 87, S. 565. — Diesing: Das Licht als biologischer Faktor. 1909. — Doerr und J. Maldowan: Die Wirkung des ultravioletten Lichtes auf das Eiweißantigen und seinen Antikörper. Wiener klin. Wochenschrift 1911, Jg. 24, Nr. 16. — A. Durig, H. v. Schrötter u. N. Zuntz: Über die Wirkung intensiver Belichtung auf den Gaswechsel und die Atemmechanik. Biochem. Zeitschr. 1912, Bd. 38, S. 469. — Euler, E., u. E. Lindberg: Über biochemische Reaktionen im Licht. Biochem. Zeitschr. 1912, Bd. 39, S. 410. — Ghilarducci, F., und E. Milani: Die biologische und therapeutische Wirkung fluoreszierender Substanzen, bei gleichzeitiger Anwendung derselben mit X-Strahlen. Ann. d' électrobiol. et de radiol. Jg. 16, Nr. 3, 5 u. 7. — H. D. Gibbs: A study of the effect of tropical sunlight upon men, monkeys and rabbits and a discursion of the proper clothing for the tropical climate. Philippine journ. of science Bd. 7, Nr. 2, 1912. — F. J. Harris und H. S. Hoyt: Die Ursache der schädlichen Wirkung der ultravioletten Strahlen. Pharm. Weekblad 1918, S. 1456. — O. Hartich, W. Schürmann u. O. Stiner: Über die Einwirkung des ultravioletten Lichtes auf das Diphtherietoxin. Zeitschr. für Immunitätsforsch. u. exp. Ther. Orig. Bd. 21, H. 6, S. 643. 1914. — v. Henri et Wurmser: Etude de la loi d'absorption photochimique pour les réactions produites par les rayons ultraviolettes. (Die Gültigkeit des photochemischen Absorptionsgesetzes für die von ultravioletten Strahlen hervorgerufenen Reaktionen). Opt. rend. hebdom. des séanc. de l'acad. des scienc. 155, 503—595, 1912. — E. Jacobsthal u. F. Kamm: Abtötung der Tetanuskeime am Orte der Infektion durch ultraviolettes Licht. Münchener med. Wochenschr. 1914, S. 2324. — Jesionek: Strahlentherapie 7. Bd.. S. 63. — Jezierski, P. V.: Einfluß einzelner Lichtarten auf den Verlauf der Entzündung. Deutsches Archiv f. klin. Med. Bd. 94, S. 74. — Josebauer u. v. Tappeiner: Über die Wirkung des ultravioletten Lichts auf Enzyme. Deutsches Arch. f. klin. Med. Bd. 87, S. 373. — K. Justi: Über die krankmachenden Wirkungen der Sonnenstrahlen usw. Reichsmedizinalanzeiger 1914. — Kreibisch, C.: Zur Wirkung des ultravioletten Lichtes auf intrazelluläre Fermente. (D. dermatol. Klinik, Prag.) Arch. für Dermatol. u. Syphilis, Orig. 113. 529—534, 1912. — Lenkei: Über die Durchdringungsfähigkeit der blauen und gelben Strahlen durch tierische Gewebe. Zeitschr. f. physikal. u. diätet. Therapie Bd. 10, H. 9. — Leo: Über die Beeinflussung der Sonnenlichtwirkung durch Meerwasser. Deutsche med. Wochenschr. 1904, Nr. 52. — Leschke: Experimentelle Studien über die verwandtschaftlichen Beziehungen des Tuberkelbacillus und die Einwirkung des Sonnenlichtes auf Tuberkuloseantigene und Tuberkuloseantikörper. Beitr. z. Klin. d. Tub. Bd. 31, H. 2. S. 319. 1914. — Loew, Oscar: Über Stickstoffassimilation und Eiweißbildung in Pflanzenzellen. Biochem. Zeitschr. 1912, S. 224. — F. Meyer-Betz: Untersuchungen über die biologische Wirkung des Haematoporphyrins und anderer Derivate des Blut- und Gallenfarbstoffs. Deutsches Arch. f. klin. Medizin 1913, 112. Bd.. S. 476. — Meyrowski: Über Pigmentbildung in vom Körper losgelöster Haut. Zentralbl. f. d. ges. Therapie 1909, H. 6. — Moycho, V.: Etude physiologique de l'action des rayons ultra-violets sur l'oreille de lapin. Etude de quelques poisons. Compt. rend. hebdom. de séanc. de la soc. de biol. 1913, Bd. 75, Nr. 28, S. 192. — Neuberg: Über chemische Wirkung von Strahlenarten. Zeitschr. f. Balneologie usw. Jg. 2, S. 41. Wirkungen des Sonnenlichtes auf wichtige chemische Bestandteile des menschlichen und tierischen Organismus. Zeitschr. f. Balneol. usw. Jg. 3. S. 525. Chemische Umwandlungen durch Strahlenarten. Biochem. Zeitschr. 1912, Bd. 39. S. 158. Chemische Umwandlung durch Strahlenarten. 1. Mitteilung über katalytische Reaktionen des Sonnenlichtes. Biochem. Zeitschr. 1907, H. 3 u. 4. Einiges über die Bedeutung des Lichtes für die Organismen. Zeitschr. f. Balneologie usw. Jg. 5, Nr. 22, 23 u. 24. — Carl Neuberg: Beziehungen des Lebens zum Licht. Veröffentl. d. Zentralstelle f. Balneologie Bd. 1, Heft 12, S. 16. — Neuberg u. K. Schwarz: Zur Lehre von der biochem. Lichtwirkung. 1917. Berl. klin. Wochenschr. Nr. 4. — Oertel: Über den Einfluß ultravioletten Lichtes auf halogen-sauerstoffsaure Alkalien. Biochem. Zeitschr. Bd. 60, H. 5—6, S. 480. 1914. — Oker-Blom, Max: Über die keimtötende Wirkung des ultravioletten Lichtes in klarem, getrübtem und gefärbtem Wasser. Zeitschr. f. Hygiene 1912, Bd. 74, S. 197. Über die Wirkungsart des ultravioletten Lichtes. Zeitschr. f. Hygiene 1913, Bd. 74, S. 242. — Perutz, Alfred: Über die antagonistische Wirkung photodynamischer Sensibilisatoren auf ultraviolettes Licht. (Staatl. serotherap. Inst. Wien.) Wiener klin. Wochenschr. 25, 78—79, 1912. — Pincussohn: Über die Wirkung des Lichtes auf den Stoffwechsel. Strahlentherapie 1913, Bd. 3, H. 2. S. 644. Über die Wirkung des Lichtes auf den tierischen Organismus. Deutsche med. Wochenschr. 1913, Nr. 44. — Pissemsky: Über den Einfluß der Temperatur auf periphere Gefäße. Russky Wratsch 1913, Nr. 41, S. 1434. — Raczynski: Über den Einfluß der Sonnenstrahlen auf die Knochenentwicklung bei Rachitis. Vortrag auf dem 1. Kongreß der Association intern. de pédiatrie, Paris 1912. — Rieder, H.: Licht- und Lufttherapie. 1911. Lichttherapie. Handbuch der physikal. Therapie von Goldscheider u. Jacob I. Teil, Bd. 2, S. 460, Leipzig 1901. — Hugo Salvendi: Über die Wirkung der photodynamischen Substanzen auf weiße Blutkörperchen. Deutsches Archiv f. klin. Med. Bd. 87, S. 356. — Hugo Salomon: Licht in seiner Einwirkung auf die Stoffwechselvorgänge bei v. Noorden, Handbuch der Pathologie des Stoffwechsels 1908. — F. Schanz: Die Wirkung des Lichts auf die lebende Substanz. Münch. med. Wochenschr. 1915, S. 643. Biologische Wirkungen des Lichts. Jahreskurse f. ärztliche Fortb. 1918, Augustheft. — v. Schrötter: Bemerkungen zur Physiologie und Therapie der Lichtwirkung. Auf Grund der Ergebnisse der wissenschaftlichen Expedition nach Teneriffa vom Jahre 1910. Zeitschr. f. Balneologie usw. Jg. 5, 1912, Nr. 1, 2, 3, 4. — Tschachotin, Sergei: Über Strahlenwirkung auf Zellen, speziell auf Krebsgeschwulstzellen und die Frage der chemischen Imitation derselben. (Inst. für Krebsforsch. Heidelberg und pharmakol. Inst. Univ. Genua.) Münch. med. Wochenschr. 59, S. 2379–2381, 1912. — F. Verhoff: Ultraviolettes Licht als keimtötendes Mittel. Therap. Monatshefte, 29. Jahrg., 7. Heft, Juli 1915. Journ. of the Med. Assoc. 62, 1914. — Weigert: Die Lichtenergie und ihre chemischen Wirkungen. Zeitschr. f. Balneologie usw. Jg. 6, 1913, S. 129. — Zadro: Zur Frage der Heliotherapie. Wiener klin. Wochenschr. Jg. 25, 1912, Nr. 14.

III. Die Strahlentherapie in der menschlichen Physiologie und Pathologie.

Armand - Delille: Sur l'héliothérapie. Journ. de Physiothér. Nr. 119, S. 551. — Aschenheim: Der Einfluß der Sonnenstrahlen auf die leukozytäre Blutzusammensetzung. Deutsche Gesellsch. f. Kinderheilk., Wien, 23. Sept. 1913. — Bordier: Biochemische Wirkungen der Strahlung, insbesondere der Röntgenstrahlen. Arch. d'électr. méd. Jg. 21, Nr. 355, S. 289. — Durig, v. Schrötter und Zuntz: Über die Wirkung intensiver Belichtung auf den Gaswechsel und die Atemmechanik. Biochem. Zeitschr. 1912, Bd. 39, S. 469—495. — Flemming und Krusius: Zur Einwirkung „strahlender Energie" auf die experimentelle Tuberkulose des Auges. Deutsche med. Wochenschr. 1911, Nr. 35. — Freund, L.: Physiologische und therapeutische Studien über die Lichtwirkung auf die Haut. Wiener klin. Wochenschr. 1912, Nr. 25, S. 191. — Hasselbalch: Skand. Archiv f. Physiol. 1905, Bd. 17. — Hasselbalch und Lindhard: Skand. Archiv f. Physiol. 1911, Bd. 25, H. 6, S. 361. — Jesionek: Heliotherapie und Pigment. Zeitschr. f. Tuberkulose 24, 1915, S. 401. — Jesionek: Lichtbiologie. 1910. — Laussedat, M.: Bains de Lumière et Tension artérielle. Journ. de Méd. intern. 1912, Nr. 9. — Lenkei: Die Wirkung der Sonnenbäder auf einige Funktionen des Organismus. Zeitschr. f. physikal. u. diätet. Therapie Bd. 8, S. 396. Weitere Untersuchungen über die Wirkung der Sonnenbäder auf einige Funktionen des Organismus. Zeitschr. f. physikal. u. diätet. Therapie Bd. 9, S. 194. Die Wirkung der Sonnenbäder auf die Temperatur des Körpers. Zeitschr. f. physikal. u. diätet. Therapie Bd. 11, S. 654. — Lindhard: The seasonal periodicity in respiration. Skand. Archiv f. Physiol. 1912, Bd. 26, S. 221—314. — Miramond de Laroquette: Sur l'érythème solaire et la pigmentation. Monde médical, 15. Dezember 1912. — Müller: Die Blut- und Hämoglobinmenge und die Sauerstoffkapazität des Blutes bei gesund und bei blaß aussehenden Kindern. Jahrb. d. Kinderheilkunde 1911. — d'Oelsnitz: Réactions thermiques, respiratoires et circulatoires provoquées par l'héliothérapie. Journ. de Physiothér. 1914, Nr. 133. — Poncet und Leriche, Héliothérapie. Journ. de Physiothér. 1912, Nr. 119. — Reymond (Paris): Vortrag in der Académie des sciences 1912. — Ruhemann: Witterung, Sonnenscheindauer und Infektionskrankheiten. Zeitschr. f. physikal. u. diätet. Therapie 1901, Bd. 4, S. 300. Beziehungen des Sonnenscheins zu der Saisonepidemie des Winters 1904/05. Berliner klin. Wochenschr. 1905, Nr. 11. Beziehungen des Sonnenscheins und der Helligkeit zu der Grippe des Januar 1908. Berliner klin. Wochenschr. 1908, Nr. 8. — Rollier und Rosselet: Sur le rôle du pigment épidermique et de la chlorophylle. Bull. de la soc. vand. des science. nat. 1908. — v. Schrötter: Bemerkungen zur Physiologie und Therapie der Lichtwirkung. Zeitschr. f. Balneologie usw. 1912/13, 1. Der gegenwärtige Stand der Heliotherapie der Tuberkulose (l. c.). — Solger: Über die Beziehungen zwischen Licht- und Hautfarbstoff. Strahlentherapie 1913, Bd. 2, S. 93.

IV. Die Technik der Heliotherapie.

Aimes, A.: La pratique de l'héliothérapie. Progrès méd., 29. Nov. 1913. — Bernhard, O.: Die therapeutische Anwendung des Sonnenlichtes in der Chirurgie. Zeitschr. f. Balneologie usw. Jg. 1, S. 64. Heliotherapie im Hochgebirge. Stuttgart 1912, Ferd. Encke. — Bie: Die Anwendung des Lichtes in der Medizin. Wiesbaden 1905, J. F. Bergmann. —

Etienne et Aimes: Sur la technique de l'héliothérapie. Soc. des Sciences méd. de Montpellier, 14. März 1913. — Grawitz: Schädliche Wirkungen der Sonnenbäder. Deutsche med. Wochenschr. 1909, Nr. 33. — Jaubert: Des conditions qui favorisent la pratique de l'héliothérapie. Lyon Médical 23. März 1914. — Lenkei: Die Durchdringungsfähigkeit d. Sonnenstrahlen durch Kleiderstoffe und tierische Gewebe. Zeitschr. f. physikal. u. diätet. Therapie Bd. 8, S. 634. Die therapeutische Anwendung der Sonnenbäder. Zeitschr. f. physikal. u. diätet. Therapie Bd. 11, S. 1. Meinungsverschiedenheiten in der Anwendung von Sonnenbädern. Zeitschr. f. physikal. u. diätet. Therapie Bd. 12, S. 269. — Marcuse, J.: Luft- und Sonnenbäder; ihre physiologische Wirkung und therapeutische Anwendung. Physikal. Therapie in Einzeldarstellungen 1907, H. 3. — Monteuuis: Die Heliotherapie der täglichen Praxis. Journ. de Physiothér. 1912, Bd. 10, S. 599. — d'Oelsnitz: Über die Bewertung der Indikation für Intensität und Dauer einer zweckmäßigen Heliotherapie bei den tuberkulösen Affektionen in der Kindheit. Journ. de Physiothér. 1913, Nr. 127, S. 381. La pratique de l'héliothérapie dans les affections tuberculeuses de l'enfance. Indications et Nosologie. Journ. f. Physiothér. 1914, Nr. 133, S. 6. — Pupini: Über die Anwendung der Heliotherapie an den südlichen Meeren. Zeitschr. f. Balneologie usw. 1912/13, Nr. 24. — Tixier: Héliothérapie marine méditerranéenne et Radiothérapie combinées dans le traitement des Adénites bacillaires chroniques au début. Journ. de Physiothér. 1914, Nr. 133, S. 12.

V. Die Heliotherapie in der inneren Medizin ausschließlich der Tuberkulose.

Brieger: Örtliche Lichtbehandlung nach Bierscher Stauung. Zeitschr. f. phys. u. diät. Therapie 1907, Bd. 10, H. 12. — Bucsanyi, J.: Bemerkungen zur Heilwirkung des Sonnenlichtes. Monatsschr. f. physikal. u. diätet. Heilmethode 1909, H. 3. — Chiaïs: La cure solaire directe. 1906. — Delachaux, C.: Le traitement des maladies internes par la cure de soleil (Héliothérapie). Schweiz. Rundschau 1913, Nr. 25. — Guyot: La cure marine dans la rachitisme. Progrès méd. 1909. — G. Heim: Seltenheit des Lupus und der Psoriasis in heißen Ländern. Dermat. Zeitschr. Juni 1916, H. 6. — Jaubert: De l'héliothérapie dans le traitement des plaies atones et en particulier de l'ulcère variqueux. Lyon méd., Juli 1910. — Monteuuis: Les Bains d'Air de Lumière et de Soleil dans le Traitement des Maladies chroniques. 1904. — Mouriquand: Rhumatisme tuberculeux infantile traité par l'héliothérapie. Gaz. des Hôp. 1904. — Poncet u. Leriche: Héliothérapie. Journ. de Physiothér. 1912, Nr. 19. — Reinhold: Die Sonnenbehandlung in der Kriegschirurgie. Rev. méd. de la Suisse Rom. Festschrift f. Roux 1915, S. 893. — Rollier: Die Heliotherapie der Tuberkulose mit besonderer Berücksichtigung ihrer chirurgischen Formen (l. c.). — Widmer: Heilung eines Karzinoms durch Sonnenlicht. Münch. med. Wochenschr. 1907, Nr. 13.

VI. Die Heliotherapie der Tuberkulose.

Alkan: Heliotherapie der Tuberkulose in der Großstadt. Berliner klin. Wochenschr. 1913, Nr. 31. — Bardenheuer: Die heliotropische Behandlung der peripheren Tuberkulose, besonders der Knochen und Gelenke. Deutsche Zeitschr. f. Chir. 1911, Bd. 112, S. 135. Die Sonnenbehandlung der peripheren Tuberkulose, besonders der Gelenke. Strahlentherapie 1912. — Bernhard: Die therapeutische Anwendung des Sonnenlichtes in der Chirurgie. Zeitschr. f. Balneologie usw. 1908, Nr. 2. Heliotherapie im Hochgebirge mit besonderer Berücksichtigung der chirurgischen Tuberkulose. Stuttgart 1912. — Exchaquet, Th.: Prophylaxie et physiothérapie de la tuberculose infantile. Sanitar. demogr. Wochenbulletin der Schweiz 1910, Nr. 6. — Felten-Stolzenberg, R. und F.: Die Sonnenbehandlung der chirurgischen und Bronchialdrüsen-Tuberkulose an der See. Berliner klin. Wochenschr. 1913, Nr. 50, S. 1062. — O. Frankfurter: Die Sonnenbehandlung der chir. Tuberkulose. Wien. med. Wochenschr. 1918, S. 1263. — Glaessner, P.: Zur Sonnen- und Luftbehandlung der chirurgischen Tuberkulose. In L. Alkan, Heliotherapie d. Tuberkulose in der Großstadt (l. c.). Zur Sonnen- u. Luftbehandlung der chirurgischen Tuberkulose. Berl. klin. Wochenschr. 1913, Nr. 31. — Häberlin, K.: Über therapeutische Verwendung des Sonnenlichtes in der Chirurgie. Wiener klin. Rundschau 1908, Nr. 22. — Hussy, Alfred: Die Sonnen- und Freiluftbehandlung der chirurgischen Tuberkulose im Hochgebirge. Korrespondenzbl. f. Schweizer Ärzte 1912, Nr. 19. — Jaubert: La cure solaire dans la tuberculose de quelques articulations. Journ. de Physiothér. 1913, Nr. 126. La cure hélio-marine des adénites cervicales. Gazette des eaux, Sept. 1912. — Jaubert und Rivier: De la nécessité de l'immobilisation dans le traitement héliothérapeutique des tuberculoses ostéo-articulaires. Concours médical Nr. 46, Nov. 1912. — Jerusalem: Zur Sonnenlichtbehandlung der chirurgischen Tuberkulose. Zeitschr. f. physikal. u. diätet. Therapie Bd. 15, S. 386. Die Sonnenbehandlung der chirurgischen Tuberkulose im Kindes- und jugendlichen Alter.

Wien. klin. Rundschau 1914, Nr. 16. — Kirch: Ein Beitrag zur Sonnenbehandlung. Münch. Medic. Woch. 1918. S. 115. — E. Kisch: Über die physikalischen Behandlungsmethoden der chirurgischen Tuberkulose. Zeitschr. f. phys. u. diät. Therapie 1915, S. 225. — Ladendorf, K.: Die Beziehungen der atmosphärischen Luft zur Tuberkulose. Zeitschr. f. physikal. u. diätet. Therapie Bd. 13. S. 597 u. 681. — Leriche: Chirurgische Gedanken über die Heliotherapie, besonders bei tuberkulösen Erkrankungen im Kindesalter. Deutsche Zeitschr. f. Chir. Bd. 122, April 1913. — R. Levy: Über die Beeinflussung der Körpertemperatur bei Tuberkulösen. Münch. med. Wochenschr. 1918, Nr. 10. — Liebe, G.: Luft- und Sonnenbäder in Heilstätten für Lungenkranke. Zeitschr. f. physikal. u. diätet. Therapie Bd. 11, H. 4. — G. Liebe: Beiträge zur Klinik der Tuberkulose 1919. VIII. Suppl. Band. Die Lichtbehandlung in den deutschen Lungenheilanstalten. Denkschrift. — Malgat: La cure solaire de la tuberculose pulmonaire. Imp. gén. Macon. 1903. La cure solaire chez les enfants. Physiothérapie inf. 1910. La cure solaire de la tuberculose. Paris 1911, Baill. Sonnenlichtkur bei chronischer Lungentuberkulose. Tub. Congres 1915, Paris. — Mayet: Le traitement héliothérapeutique des tuberculoses chirurgicales. Journ. de Physiothérapie 1913, Nr. 129, S. 498. — Menne: Die Licht- und Strahlenbehandlung der chirurgischen Tuberkulose. Archiv f. physikal. Med. u. med. Technik Bd. 8, H. 1. — Meyer: Die Sonnenbehandlung der Lungen. Rev. méd. de la Suisse rom. 1915, S. 584. — P. B. Middendorp: Sonnenlichtbehandlung der Tuberkulose. Tydschrift voor Geneeskunde. 1918, 10. Aug. — Minelle, M.: Le phtisique et le soleil. Journ. des Praticiens, Jan. 1912. — Morin: Die Anwendung des Sonnenlichtes in Leysin für die Behandlung der Tuberkulose. Zeitschr. f. Balneologie usw. Jg. 1, S. 280. Le traitement héliothérapique des maladies tuberculeuses. Tuberculosis 1912, Bd. 11, S. 321—331. La radiation solaire dans la cure des maladies tuberculeuses. Congrès intern. de la tuberculose, Rome, April 1912. — Philippi, H.: Die Therapie der Lungentuberkulose im Hochgebirge. Korrespondenzblatt f. Schweizer Ärzte 1913, Nr. 38. — Renon, S.: Héliothérapie de la tuberculose pulmonaire. Journ. de Physiothér. 1911, Nr. 98, S. 103. — d'Oelsnitz: La pratique de l'héliothérapie dans les affections tuberculeuses de l'enfance. Journ. de Physiothér. 1914, Nr. 133. — Revillet: Le traitement de la tuberculose infantile à Cannes par les cures marines et solaires. Cannes 1910. — Rivier: La cure hélio-marine méditérranéenne. Thèse de Lyon 1911. — Rosselet: Les radiations ultraviolettes. Tuberculosis, Mai 1911. — Rollier: Heliotherapie der Tuberkulose mit besonderer Berücksichtigung ihrer chirurgischen Formen. Berlin 1913, J. Springer. Sonnenlicht- und Tuberkulintherapie der Tuberkulose der Harnwege. Revue méd. de la Suisse Romande 1911, Bd. 31, S. 24. Über die Sonnenbehandlung der Knochen- und Gelenktuberkulose. Zeitschr. f. orthop. Chir. 1913, Bd. 32, S. 337. Heliotherapie der chirurgischen Tuberkulose. Referat auf dem IV. intern. Kongreß für Physiotherapie zu Berlin im März 1913. Sonnenlichtkuren bei chirurgischer Tuberkulose. Revue méd. de la Suisse Romande 1909, Nr. 12. Die Sonnenbehandlung der chirurgischen Tuberkulose. Zeitschr. f. Balneologie usw. Jg. 4, 1911, S. 15. Die Sonnenbehandlung der Tuberkulose. Wiener klin. Wochenschr. 1912, Nr. 25, S. 1071 bis 1080. Die Praxis der Sonnenbehandlung der chirurgischen Tuberkulose und ihre klinischen Erfolge. Strahlenther. 4, H. 2, S. 507, 1914. — v. Schrötter: Der gegenwärtige Stand der Heliotherapie der Tuberkulose. Kommissionsbericht der intern. Vereinigung gegen die Tuberkulose, Berlin 1912. — L. Steiner: Zur Ätiologie und Prophylaxe der Skrofulose. Archiv f. Kinderheilkunde Bd. 66, 1918. — Strauß, Über Strahlentherapie der Tuberkulose bei der örtlichen Bevölkerung. Strahlentherapie Bd. 9, 1919, S. 81. — O. Uffreduzzi: L'elioterapia della tuberculosi chirurgica. Min. med. VI, 1914, Nr. 7. — Vignard et Jouffray: La cure solaire des Tuberculoses chirurgicales. Monographie Nr. 74 de l'œuvre Médico-Chirurgical, Masson et Cie, éditeurs. — Vulpius: Über die Lichtbehandlung der chirurgischen Tuberkulose. Zeitschr. f. orthop. Chir. 1913, Bd. 32, S. 448. — Wagner, Fritz: Über die physikalische Behandlung der chirurgischen Tuberkulose. Berliner klin. Wochenschr. 1913, Jg. 50, S. 2369. — Widmer: Die Verwendung des Sonnenlichtes in der Chirurgie. Monatsschr. f. physikal. u. diätet. Heilmethoden 1910, Januar. — Widmer: Über den Einfluß der Sonnenbestrahlung bei der Hochgebirgsbehandlung der chirurgischen Tuberkulose. Mit 33 Abbildgn. Inaug.-Diss., Basel 1912. — Wortmann: Die Heilung der Nierentuberkulose. Nederl. Tijdschr. voor Geneesk. 1912, Bd. 2, S. 1189. Die Heliotherapie im Vejlefjord-Sanatorium. Zeitschr. f. Tub. Bd. XXIV, 1915, H. 2.

VII. Die Heliotherapie der Kehlkopftuberkulose.

Baer, A.: Zur Sonnenlichtbehandlung der Kehlkopftuberkulose. Wiener klin. Wochenschr. 1906, Nr. 10. — Bang, S.: Behandlung af Larynxlidelser med Lys. Nord. Tidskr. for Therapie 1907, H. 7. — Blumenthal: Über direkte Sonnen- und Röntgenbestrahlung des tuberkulösen Kehlkopfes. Archiv f. Laryngol. u. Rhinol. 1913, Bd. 27, S. 362. — Brünings und Albrecht: Experimentelle und kritische Untersuchungen über die Wirkung des Sonnenlichtes, der Röntgenstrahlen und des Quecksilberdampflichtes auf die Kehl-

kopftuberkulose des Kaninchens. Zeitschr. f. Ohrenheilk. 1910, Bd. 60, S. 350. — Hohbaum, A.: Über Sonnenlichtbehandlung bei Kehlkopftuberkulose. Inaug.-Diss., Leipzig 1908.
— Janssen, Th.: Zur Therapie der Kehlkopftuberkulose mit besonderer Berücksichtigung der
Sonnenlichtbehandlung. Ein neuer praktischer Sonnenspiegel. Deutsche med. Wochenschr.
1909, Nr. 19, S. 835. — Koch: Sonnenlicht und Stauungsbehandlung bei Kehlkopfkranken.
Münch. med. Wochenschr. 1908, S. 2410. — Kraus, H.: Zur Technik der Sonnenlichtbehand-
lung der Kehlkopftuberkulose. Münch. med. Wochenschr. 1909, Nr. 13. — Kunwald: Über
die Behandlung der Kehlkopftuberkulose mit Sonnenlicht. Münch. med. Wochenschr. 1905,
Nr. 2. — Lissauer, A.: Zur Technik der Kehlkopfbespiegelung mit Sonnenlicht. Münch. med.
Wochenschr. 1909, Nr. 18, S. 920. — E. Pachner: Über die Sonnenlichtbehandlung der Kehlkopftuberkulose. Münch. med. Wochenschrift 1919, S. 239. — E. Schulz: Eine verbesserte
Methode der Sorgoschen Behandlung der Kehlkopftuberkulose mit Sonnenlicht oder künstlichem Licht. Deutsche med. Wochenschr. 1919, S. 290. — v. Schrötter: Der gegenwärtige
Stand der Heliotherapie der Tuberkulose (l. c., S. 99—108). — Sorgo: Über die Behandlung
der Kehlkopftuberkulose mit Sonnenlicht nebst einem Vorschlag zur Behandlung derselben
mit künstlichem Lichte. Wien. klin. Wochenschr. 1905, 26. Jan. Über die Behandlung der
Kehlkopftuberkulose mit reflektiertem Sonnenlicht. Wien. klin. Wochenschr. 1904, Nr. 1.

VIII. Heliotherapie der Tuberkulose des Bauchfells.

Cantillena: Deux cas de péritonite tuberculeux traités par l'héliothérapie. Pédiatrie
pratique, Nov. 1913. — Chatin und Gaulier: Traitement héliothérapique de la péritonite
tuberculeuse. Société médicale des Hôpitaux de Lyon, Séance du 2 novembre 1911. Dis-
cussion: Pic, Mouriqand, Chatin, Lépine, Josserand. — Martin du Pan: Tuberculose
péritonite traitée par la cure solaire. Soc. méd. de Genève 7 juin 1909. — Oppenheimer, K.:
Über die Anwendung von Sonnenbädern bei Peritonitis tuberculosa. Zeitschr. f. physikal.
u. diätet. Therapie Bd. 10, H. 10. — Weill und Gardère: Héliothérapie et péritonite
tuberculeuse. Journ. de Physiothér. 1912, Nr. 109. S. 36.

IX. Heliotherapie der Haut.

Guhr: Heliotherapie der Psoriasis. Vortrag v. 27. Balneologenkongreß. — Hirsch-
berg: Heilung eines Hautepithelioms durch direkte Sonnenbestrahlung. Berliner klin.
Wochenschr. 1905, Nr. 41. — Jaubert: Über die Behandlung variköser Geschwüre durch
Sonnenlicht. Lyon méd. 1910, S. 6. — Kreibich: Zur Wirkung des Sonnenlichtes auf Haut
und Konjunktiva. Wien. klin. Wochenschr. 1904, Nr. 24. — Nagelschmidt: Die Lichtbehandlung des Haarausfalles. Berlin 1913. Julius Springer. — Poncet und Leriche:
Héliothérapie. Journ. de Physiothér. 1912, Nr. 119. — Thedering: Über Blaulichtbehandlung tuberkulöser Hautgeschwüre. Zeitschr. f. physikal. u. diätet. Therapie 1914, Bd. 18,
S. 38; Strahlentherapie Bd. 1, H. 3. — Weisz, Moriz: Die Kombination von Milchsäure-
behandlung und Sonnenbelichtung bei einem tuberkulösen Geschwüre der Unterlippe. Wien.
klin. Wochenschr. 1906, Nr. 46. — Widmer, Ch.: Die Strahlenbehandlung der Epitheldefekte. Münch. med. Wochenschr. 1911, Nr. 58, S. 199.

X. Chromotherapie.

Akropenko: Zur Chromotherapie der Geisteskrankheiten. Die Wirkung der farbigen Lichtstrahlen auf die Schnelligkeit des Ablaufs der psychischen Prozesse. Wratsch
1899, Nr. 30 u. 35. — Luigi Carozzi: Beitrag zur Kenntnis der sog. Photographenanämie. Zentralblatt für Gewerbehygiene 1918. Jahrg. 1, H. 7. — Chatinière:
Zur Therapie der Masern. Klin.-therapeut. Wochenschr. 1898. — Cnopf: Über
den Einfluß des roten Lichtes auf Scharlachkranke. Münch. med. Wochenschr. 1905,
Nr. 32. — Gerhartz: Rotlichttherapie der Lungentuberkulose. Beitr. z. Klin. d.
Tub., Bd. 34, 1915, H. 3, S. 211. Behandlung der Lungentuberkulose mit inten-
sivem rotreichem Licht. Münch. med. Wochenschr. 1915, S. 1174. — Krukenberg: Über die Behandlung des Erysipels im roten Zimmer. Münch. med. Wochenschr.
1902, Nr. 18. — Lindholm und Svendsen: Behandlung der Pocken mit Ausschluß der
ultravioletten Strahlen. Hosp. Tid. 1893, 4 R. I. 36, 44. — Minin: Über die therapeutische
Wirkung des blauen Lichtes. Wiener med. Presse 1901, Nr. 42 und Med. Woche 1901, Nr.
12, 13, 36, 37 u. 51. — Oudin und Zimmern: Héliothérapie et Photothérapie à l'air
libre. Band: Radiotherapie usw., S. 439. Bibliothèque de Thérapeutique von Gilbert et
Carnot. Paris 1913. — Schlager: Zur Frage über den Einfluß des blauen Lichtes auf
Geisteskranke. Allg. Wien. med. Zeitg. Bd. 25, Nr. 48 u. 49; Bd. 26, S. 4. — Schoull:
Die Lichttherapie bei Scarlatina. Ref. Zeitschr. f. physikal. u. diätet. Therapie Bd. 3,
H. 7. — Franz Skaupy: Die Verwendung roten Lichtes in der Strahlentherapie. Berl.
klin. Wochenschr. Nr. 31, 1916, S. 865. — Spirtow: Über den Einfluß des farbigen
Lichtes auf den menschlichen Blutdruck. Russ. med. Rundschau 1907, Nr. 2. — Thede-
ring: Über Rotlichttherapie. Münch. med. Wochenschr. 1919, S. 72. — Würtzen:
Die Finsenbehandlung von Pocken. Therap. Monatshefte 1914, Oktober.

XI. Künstliche Strahlenquellen.

Ausführliche Literaturangaben (über 400 Arbeiten) macht F. **Thedering**: Das Quarzlicht und seine Anwendung in der Medizin 1919.

Axmann, H.: Schutzgläser gegen ultraviolette Strahlen. Zeitschr. f. physikal. u. diätet. Therapie Bd. 12, S. 167. Die Üviollampe. Zeitschr. f. physikal. u. diätet. Therapie Bd. 13, S. 469. — **Bach**, Hugo: Über die Disposition u. Behandlung der Gicht mit ultraviolettem Licht. Zeitschr. f. physikal. u. diätet. Therapie Bd. 16, S. 527. Störung der Schweiß- und Talgsekretion und ihre Behandlung. Zeitschr. f. phys. u. diät. Therapie, 20. Bd., 4. Heft, 1. 4. 1916. Moorbäder und Quarzlichtbehandlung bei Enuresis nocturna. Zeitschrift f. phys. u. diät. Ther. 1915, S. 75. — **Bacmeister**: Die kombinierte Quarzlicht-Röntgenbehandlung der Lungentuberkulose in „Die Lichtbehandlung in den deutschen Lungenheilanstalten". Beitr. z. Klinik der Tuberkulose. VIII. Supplementband 1919. — **Bacmeister**: Erfahrungen über die Strahlenbehandlung der menschlichen Lungentuberkulose. Zeitschr. f. Tuberkulose 27, 1917, S. 108. — **Bacmeister**: Die Erfolge der kombinierten Quarzlicht-Röntgentiefentherapie bei der menschlichen Lungentuberkulose. Deutsche med. Wochenschr. 1916, Nr. 4. — **Bang**: Die Finsensche Lichttherapie. Monatshefte f. prakt. Dermatol., Hamburg 1898. — K. **Bangert**: Phys. und technische Betrachtungen über die moderne Lichttherapie. Zeitschrift f. phys. u. diätet. Therapie 22, 1918, S. 149 u. 176. — **Bernaz**, M. u. A: L'héliothérapie artificielle électrique dans le traitement de la tuberculose. Journ. de Physiothér. 1913, Nr. 128, S. 453. — **Breiger**: Kann man die „Höhensonne" künstlich ersetzen? Med. Klinik 1911, Bd. 7, S. 698. — **Brustein**, S.: Die Kromayersche Quarzlampe als Antineuralgicum. Zeitschr. f. physikal. u. diätet. Therapie Bd. 13, 1909/10, S. 557. — **Busse**: Die „künstliche Höhensonne". Deutsche med. Wochenschr. 1913, Nr. 42. — **Capelle**: Zentralbl. f. Chir. 1916, Nr. 32. — **Carl**: Die Quarzlichtbehandlung des Erysipels. Deutsche med. Wochenschr. Nr. 20, 1916. — Th. **Christen**: Ersatz für Sonnenlicht. Deutsche med. Wochenschr. 1917, S. 1558. — **Disqué**: Moderne Lichtbehandlung in der ärztlichen Praxis. Therapie der Gegenwart 1917, H. 10, S. 356. — **Dotzel**: Albuminurie und Bestrahlung mit künstlicher Höhensonne. Münch. med. Wochenschr. 1917, Nr. 24. — S. **Ebel**: Zur Erweiterung des Anwendungsgebietes ultravioletter Strahlen. Zeitschr. f. phys. u. diät. Ther. 1915, S. 370. — **Engelhorn**: Über eine neue Bestrahlungsmethode in der Gynäkologie. Münchn. med. Wochenschr. 1917, S. 1481. — J. **Faber**: Albuminurie nach Bestrahlung mit der künstlichen Höhensonne. Münch. med. Wochenschr. 1918, S. 511. — **Finsen**: Über die Bedeutung der chemischen Strahlen des Lichtes usw. Leipzig 1899. — **Gassul**: Experimentelle Studien über die biologischen Wirkungen des Quecksilber-Quarzlichtes auf die inneren Organe. Strahlentherapie, 9. Bd., 1919, S. 232. — J. **Gewin**: Behandlung verschiedener Affektionen mit der Quarzlampe. Nederl. Tydschr. v. Geneeskunde 1917, I, S. 916—924. — K. **Glitscher**: Die Absorption des sichtbaren Lichtes in der Haut. Strahlentherapie, Bd. 9, 1919, S. 255. — J. **Graanboom**: Über den Einfluß der künstlichen Höhensonne auf das Blut. Nederl. Tydschr. v. Geneeskunde 1917, I, S. 1331. — **Grau**: Zur Theorie der Wirkung der Ultraviolettbestrahlung der Tuberkulose. Münch. med. Wochenschr. 1917, Nr. 18. — **Gutstein**: Ultraviolettstrahlenbehandlung der Lungentuberkulose. Deutsche med. Wochenschr. 1916, Nr. 16, S. 533—536. — **Hagemann**: Über die Behandlung chirurgischer Tuberkulosen mit künstlichem Licht. Deutsche med. Wochenschr. 1913, Nr. 30. — A. **Hansen**: Klinische Beobachtungen über die Einwirkung der Kohlenbogenlichtbäder auf das Blut bei Patienten, die an Lupus vulgaris und chirurgischer Tuberkulose leiden. (Aus Finsens medicinske Lysinstitut in Kopenhagen.) Strahlentherapie 7, 1916, S. 104. — A. **Haslebacher**: Die Behandlung des Kropfes mit der Quarzlampe. Korrespondenzbl. f. Schweiz. Ärzte 1917, Nr. 8, S. 243. — Hans L. **Heusner**: Einiges über die „neue" Simpsonlampe. Deutsche med. Wochenschr. 1917, S. 657. — L. **Heusner**: Neues über Licht und Lichtheilapparate. Therap. Monatshefte 1918, Juniheft, S. 185. Derselbe: Strahlentherapie und Lungentuberkulose. Strahlentherapie 1918, S. 613. Die Nitrallampe, eine neue Strahlenquelle für therapeutische Zwecke. Münch. med. Wochenschr. 1915, S. 1458. — K. F. Victor **Hufnagel** jr.: Technische und therapeutische Erfahrungen in der Ultraviolettbehandlung bei Wundeiterungen und Tuberkulose. Strahlentherapie 7, 1916, S. 132. — K. **Huldschinsky**: Heilung von Rachitis durch künstliche Höhensonne. Deutsche med. Wochenschr. 1919, S. 712. — **Jesionek**, A.: Richtlinien der modernen Lichtbehandlung. Strahlentherapie 7, 1916, S. 41. — **Jeanneret** und **Messerli**: Sonnenbehandlung und Pigmentierung. Rev. méd. de la Suisse romande 1917, S. 668. — **Johansen**: Die Energie des Kohlelichtbogens, des Hg-Lichtbogens und der Sonne usw. Strahlentherapie Bd. 6, S. 45, 1915. — **Kautz**: Kontraindikationen bei Bestrahlung mit künstlicher Höhensonne. Münch. med. Wochenschr. 1918, 28, S. 765. — **Kisch**: Zur Theorie der Lichtbehandlung chirurgischer Tuberkulosen. Münch. med. Wochenschr. 1917, S. 614. — F. **König**: Behandlung

des Erysipels mit der Quarzlampe. Münch. med. Wochenschr. 1916, Nr. 48, S. 1701.
— Artur Kaiser: Über Behandlung eines Falles seniler Gangrän mit ultravioletten
Strahlen. Münch. med. Wochenschr. 1914, Nr. 50. — Kromeyer: Resultate der Licht-
behandlung bei Alopecia areata. Monatshefte f. prakt. Dermatol. 1905, Bd. 41. — Krüger:
Zur Tuberkulosebehandlung. Eine neue Behandlung der Lungentuberkulose mit Quarzlicht.
Allg. med. Zentralzeitung 1914, Nr. 5 u. 6. Zur Tuberkulosebehandlung. Zeitschr. f. phys.
u. diät. Therapie 1914, S. 443. — Lampé und Strassner: Die Beeinflussung des Blut-
drucks durch Jothion und Quarzlampe. Zeitschr. f. physik. u. diätet. Therapie Bd. 17,
S. 526. — Chr. Martin: Künstliche Heliotherapie mit der Vignardschen Lampe. Rev.
méd. de la Suisse romande 1914, S. 561. — Felix Mendel: Über Diathermie und ihre
Kombination mit Ultraviolett-Bestrahlung und anderen Heilmitteln. Therap. d. Gegenw.
Febr. 1915. — Messerli-Lausanne u. London: Die „Simpson"-Strahlen geliefert von
der Simpsonschen Bogenlampe. Schweiz. Korr.-Bl. 1916, S. 1487. — Meyer und Bering:
Methode zur Messung der Wirksamkeit violetter und ultravioletter Strahlenquellen. Strahlen-
therapie Bd. 1, H. 1. — Selma Meyer: Heilungsaussichten der Bauchtuberkulose unter der
Behandlung mit künstlicher Höhensonne. Zeitschr. f. ärztl. Fortbildung 1918. — Wilhelm
Müller: Zur Antigenanalyse der Tuberkuline. Vergl. Untersuchungen über die Entwicklung pos. dynam. Immunität bei der Behandlung der Lungentuberkulose mit Tuber-
kulin, Partialantigenen und Strahlen. Beitr. z. Klin. d. Tub. 1918, Bd. 39, S. 154.
Eine Analyse der Immunität bei chirurgischer Tuberkulose und der Einfluß nicht-
spezifischer physikalischer Maßnahmen auf den Immunitätszustand. Beitr. z. Klin. d.
Tuberkulose 1915. Beitr. z. Klinik d. Tuberkulose 36, H. 3. Über die kombinierte Behandlung der Lungentuberkulose. Beitr. z. Klin. d. Tub. 39, 1918, S. 145. — Vely
Nadel: Über Lichtbehandlung schwerer Phlegmonen. Deutsche Zeitschr. f. phys. u.
diät. Therapie. — Constanze Näcke: Über die Einwirkung der künstlichen Höhensonne
auf die Leucocyten. In.-Diss. Jena 1918. — Oudin und Zimmern: Sources actiniques artifi-
cielles. Bibliothèque de thérapeutique von Gilbert und Carnot. Band: Radiotherapie usw. S. 400.
Paris 1913. — Pincus: Die wissenschaftliche Grundlage der Zeosontherapie. Archiv f. Ophthal-
mol. 1913, Bd. 73, S. 291. — Reinhard: Provokation latenter Malaria durch Bestrahlung mit
ultraviolettem Licht. Deutsche med. Wochenschr. 1917, Nr. 37, S. 1139. — Axel Reyn und
N. P. Ernst: Über die Anwendung künstlicher Lichtbäder bei Lupus vulgaris und chirurgischer Tuberkulose. Strahlentherapie 6, 1916, S. 16. — K. Röseler: Die Folgen
einer Bestrahlung mit künstlicher Höhensonne. Deutsche med. Wochenschr. 1919. —
G. A. Rost: Über die Höhensonnenbehandlung des Lupus und anderer tuberkulöser Erkrankungen der Haut. Deutsche med. Wochenschrift 1915, S. 1152. — Roznowski:
Die Siemens Aureollampe. Ther. d. Gegenw. 1918, S. 336. — Rubow und Sonne: Unter-
suchungen über die Wirkung des universellen Lichterythems auf die Respiration bei Herzkrankheiten. Zeitschr. f. klin. Med. 1912, Bd. 75, S. 33. — V. Rubow und C. H.
Würzen in Kopenhagen: Lichtbehandlung bei Lungentuberkulose. Strahlentherapie 8,
1916, S. 91. — Schieck: Verein der Ärzte in Halle a. S. Sitzung vom 7. Nov. 1917.
Münchn. med. Wochenschr. 1918. S. 334. — H. Simon: Sarkomentwicklung nach
Quarzlampenbehandlung. Berliner klin. Wochenschr. 1914, Nr. 3. — G. Spieß und
A. Feldt: Über die Wirkung von Aurocantan und strahlender Energie auf den tuber-
kulös erkrankten Organismus. Berliner klin. Wochenschr. 1915, S. 365. — P. Sokolow:
Erfahrungen über die Behandlung mit Quarzlicht (künstliche Höhensonne). Schweiz.
ärztl. Korr. Bl. 1917, S. 673. — Ludwig Spitzer: Über die Anwendung des Kohlen-
bogenlichtbades bei primärer und sekundärer Tuberkulose der Haut und Schleimhaut.
Münch. med. Wochenschr. 1916, Nr. 44. — Ove Strandberg: Über die Anwendung
des universellen Lichtbades in der Rhino-Laryngologie. Aus Finsens Lichtinstitut in
Kopenhagen. Zeitschr. f. Laryng. 7, 1915, S. 36. — A. Strauß: Über die Behandlung
der äußeren Tuberkulose mit Lecutyl und künstlichem Sonnenlicht. Ther. d. Gegenw.,
57. Jahrg., 5. Heft, Mai 1916. — G. Stümpke: Die medizinische Quarzlampe und
Höhensonne, ihre Handhabung und Wirkungsweise. Berlin 1919. — Thedering: Er-
fahrungen mit der künstlichen Höhensonne und natürlichen Heliotherapie. Strahlentherapie 6, 1916, S. 64. — Thedering: Die natürliche und künstliche Höhensonne.
Zeitschr. f. phys. u. diät. Therapie 1916, S. 372. Über Blaufiltrierung der Quarzlampe.
Münch. med. Wochenschr. 1916, Nr. 14. — F. Thedering: Das Quarzlicht und seine
Anwendung in der Medizin. Oldenburg-Berlin 1919. — Ulrichs u. O. Wagner: Er-
fahrungen mit der Siemens Aureollampe. Deutsche med. Wochenschr. 1917, Nr. 18.
Das Ultra-Polisol-Lichtbad (Upe-Lichtbad). Zeitschr. f. phys. u. diät. Ther., 20. Bd.,
4. Heft, 1. April 1916. — Karl Wagner: Die künstliche Höhensonne (Quarzlampe) in
der Medizin. 1917, Graz. — Widmarck: Über den Einfluß des Lichtes auf die Haut.
Hygiea 1889.

Die Aërotherapie.

Begriff der Freiluftbehandlung. Die Aërotherapie befaßt sich mit der Wirkung der physikalischen Eigenschaften der freien Luft in ruhendem und bewegtem Zustande auf die menschliche Gesundheit, und zwar vorwiegend durch Einwirkung auf den nackten Körper. Damit untrennbar verbunden ist eine gewisse Lichtwirkung, die sich allerdings im Gegensatz zur Heliotherapie auf das diffuse Licht fast mehr erstreckt als auf die direkte Sonnenstrahlung und jedenfalls nicht in erster Linie eine Strahlungstherapie betreiben will. Dazu tritt in der Aërotherapie das Bestreben, mit der physikalischen Luftwirkung auf die Haut und die Schleimhäute allgemeine klimatotherapeutische, hydriatische und kinetische Wirkungen, soweit dies irgend zulässig ist, zu verbinden. Sie behandelt sozusagen mit der Absicht: 1. in prophylaktischer Hinsicht den Menschen aus den domestizierten Verhältnissen, die seiner Gesundheit unter Umständen zum Schaden gereichen, herauszuheben und ähnlich wie die Pflanzen oder das Tier in ausgiebigerem Kontakt mit den atmosphärischen Einwirkungen zu bringen, und 2. mit Hilfe dieser Einwirkungen dem Funktionsgetriebe des menschlichen Organismus eine Richtung zu geben, in der die durch Mangel an Übung erschlafften reaktiven Funktionen sowie die durch übermäßige Inanspruchnahme überreizten Organe wieder befähigt werden, einen kräftigen Gegenstoß zu führen gegen artschädigende Einflüsse infektiöser und thermischer Natur und ihre Folgen. Damit werden die Erkältungen und Infektionen, oder degenerative, atrophierende Vorgänge, als welche etwa allgemeine Schwäche, Gefäßschwäche, Störungen der blutbereitenden Organe, Verdauungsstörungen, Nervenschwäche, vielleicht auch indirekt die sklerotischen und frühzeitig senilen Veränderungen aufzufassen sind, getroffen.

Die Aërotherapie setzt eine möglichst natürliche, unbeeinflußte Luft voraus und nimmt dieselbe, wo und wie sie sie bekommt, ziemlich unabhängig von den jeweils obwaltenden physikalischen Bedingungen des Druckes, der Temperatur, Bewegung, Feuchtigkeit usw., nur das Verhalten des Menschen ihr gegenüber modifizierend, nicht das therapeutische Agens. Mehr noch als die Heliotherapie hat die Aërotherapie das Bestreben, ein fast ausschließliches „Naturheilverfahren" zu sein: der Mensch adaptiert sich der Luft, nicht umgekehrt. Dieser Gedanke durchzieht die Aërotherapie, in welcher Form sie auch auftreten möge, von der Sommerfrische bis zur Winterluftkur, im Luftbade, in der Freiluftliegekur, im Sonnenluftbade und sogar in dem erst künstlich hervorgebrachten Lichtluftstrombad, das Herz vor einem Jahrzehnt einführte und das insbesondere von Rieder und seinen Schülern unter verschiedener Modifikation zur Feststellung physiologischer Veränderungen unter der Einwirkung strömender Luft benutzt wurde.

Freiluft und eingeschlossene Luft. Max Rubner sowie Adolf und Heinrich Wolpert haben auf den fundamentalen Unterschied hingewiesen, der zwischen Zimmerluft und Freiluft herrscht, indem in der „idealen" Zimmerluft zwar auch die gasförmige und sonstige meßbare hygienische Beschaffenheit der Luft, was O, CO_2, Staubsuspensionen, Ausatmungsgifte und Ausdünstungsgifte, welche übrigens niemals einwandfrei nachgewiesen wurden, anbelangt, nicht anders ist als im Freien, aber etwas hinzutritt, was der Freiluft immer fehlt, die absolute Stagnation. In der Freiluft ist selbst bei scheinbar absoluter Windstille eine durch Wärmestrahlungen und Veränderungen des barometrischen Druckes erzeugte Luftströmung vorhanden, die bis 0,5 m pro Sekunde zu berechnen ist, es besteht ein, wenn auch leichter Grad von Turbulenz der Luft, der im geschlossenen Raum, insbesondere für den ruhig geistig arbeitenden Stubenhocker, für den Schlafenden und Kranken nicht in Betracht kommt. Als Beispiel zitiert Rubner das photometrisch bestimmte schlechtere Brennen einer Lampe in einem geschlossenen Raum auch bei völlig ausreichendem O-Gehalt der Zimmerluft infolge von ungenügender Abfuhr der Verbrennungsprodukte aus der Umgebung des Oxydationsherdes. Ganz dasselbe findet beim Menschen statt; in den Kleidern und auf der Haut, möglicherweise auch in den Atmungswegen selbst stagnieren gasförmige Produkte der Verbrennung oder irgendwelcher biologischer Umsetzungen, die sich zum größten Teil dem Geruch bereits bemerkbar machen, aber ohne daß wir dieselben präzis chemisch und auf physiologischem Wege erfassen könnten. Nur die Wirkung ist da in der Form einer Depression in der natürlichen Stärke vieler vegetativer und animaler Funktionen. Das ist der Grund, welcher bewußter-, noch mehr unbewußterweise die Aërotherapie ins Freie verlegt oder zum mindesten in große, gut durchlüftbare Räume. Was wir hier mit Aërotherapie bezeichnen, ist Freilufttherapie, atmosphärische Hygiene und Therapie, das Luftbad und seine Modifikationen.

Die Faktoren der Freiluftbehandlung. Die Komponenten der Aërotherapie berechnen sich demnach in allererster Linie nach dem Bewegungsgrad der Luft, ihrer Temperatur und dem Feuchtigkeitsgrad in Verbindung mit dem verhältnismäßig geringen Wärmeleitungsvermögen, sowie nach der Quantität und Qualität der Strahlung in dem der jeweiligen Aërotherapie dienenden Luftraum. Ganz sekundäre Faktoren sind vom Punkt der Aërotherapie aus die sonstigen klimatischen Eigentümlichkeiten, die Art und der Grad der elektrischen Polarität, der Radioaktivität, des Luftdruckes; sogar weniger wichtig sind sie als andere äußere Bedingungen, wie die Beschaffenheit der Bodenfläche im Luftbaderaum, die Gelegenheit zur Körperbewegung, die Tageszeit, die Dauer der Aërotherapie und die allgemeine ästhetische Umgebung.

Von seiten des Patienten ist vor allem die Fähigkeit seiner Wärmeregulierung, die er durch Strahlung und Verdunstung leistet, in Rechnung zu stellen und dann die Beschaffenheit seiner Haut in bezug auf die Strahlenabsorption. Außer diesen Wechselbeziehungen zwischen Atmosphäre und Mensch spielen Körperbewegung und Muskelarbeit beim Steigen und bei der Gymnastik, Veränderungen der Hautbelastung und der Hebelwirkung in den Gelenken, Ingebrauchnahme wenig berücksichtigter Muskelgruppen und die individuell verschieden große psychische Anregung durch alle diese Faktoren eine Rolle und sind nicht zu unterschätzende und mit Recht ausgiebig verwertete Eigentümlichkeiten der Aërotherapie.

Mehr ins einzelne gehende Faktoren im Wirkungskreise der Luftapplikation auf große der Luft entwöhnte Hautbezirke sind die Wechselwirkungen von Kälte- und Wärmereizen, die beim Übergang von Besonnung in Beschattung, von Ruhe in Bewegung, von Windstille in Windbewegung in Tätigkeit treten.

Außerdem bedingt die stets wechselnde Beschaffenheit vieler Faktoren eine große Anzahl von Variationen im Luftbade. Darunter leidet natürlich die Dosierbarkeit, die insbesondere mit Rücksicht auf die Begrenzung durch die thermischen

Eigenschaften schwer durchführbar ist, damit steigt aber die therapeutische Leistung, wenn die Anwendung in übender und erziehender Weise vom Zustand des Patienten abhängig gemacht wird.

Die Wärmeregulation des bekleideten Menschen. Über die Wärmeregulation des menschlichen Körpers unter dem Einfluß der Kleidung haben Rubners und seiner Schüler Arbeiten die nötigen Aufklärungen gebracht. Insoweit sie die Aërotherapie berühren, ist aus ihnen zu entnehmen, daß die Kleidung neben der Verhinderung einer zu hohen Wärmeabgabe noch durch ihre eigene spezifische Wärme einen Wärmeschutz bietet, der bei plötzlichen Kälteeinbrüchen einen gemäßigten Temperatursturz zu vermitteln geeignet ist. Eine gute Durchlüftbarkeit der Kleidung nach der Wahl der Stoffe und der Art der Zusammensetzung ist eine von der Hygiene und der Aërotherapie gleicherweise erhobene Forderung. Dann aber veranlassen uns die so gewonnenen Anschauungen über die Bedeutung der Kleidung, diejenigen Formen der Luftbehandlung abzulehnen, welche in einem möglichst ausgedehnten Bekleidungsmangel das allgemeine Ziel der Aërotherapie erblicken, ein Ziel, das der auf sehr beschränkte Benutzung seiner Wärmequellen angewiesene zivilisierte Mensch und insbesondere der geistige Stubenarbeiter in seinem kurzen individuellen Dasein durch Übung nicht erreichen kann. Es scheint, daß der häufig nur durch entsprechende Bekleidung zu erreichende Ruhezustand in der Wärmeökonomie, der dem thermischen Indifferenzpunkt nahekommt, notwendig ist, um ohne allzu große Ablenkung und Ermüdung den Menschen zu produktiver Arbeit zu befähigen. Die Erhaltung des Rubnerschen Privatklimas ist deshalb für den gerade von der Aërotherapie am meisten Vorteile schöpfenden domestizierten Menschen im Bereich seiner gewöhnlichen Tätigkeit eine unerläßliche Forderung.

Die Wärmeregulierung des unbekleideten Menschen. Unendlich vielseitiger ist die Erzielung der Wärmeregulation des menschlichen Körpers beim temporären direkten Kontakt mit sehr different temperierter Außenluft, wo Verdunstung, Strahlung, Leitung in bunter Reihenfolge ihn entwärmen können, wo die Inanspruchnahme der physikalischen Regulation und der Wärmebildung sich ablösen oder miteinander wetteifern, wenn dem Menschen kein Zwang auferlegt wird. Bei Ausschluß willkürlicher Muskelbewegungen und Spannungen kann die Wärmebildung beim Menschen auf ein innerhalb weiter Grenzen von der Außentemperatur unabhängiges Minimum herabgedrückt, eine Wärmeregulierung nur in engsten Grenzen erreicht werden. Sjödström suchte nun neuerdings festzustellen, in welchem Umfange der menschliche Körper bei verschiedenen Außentemperaturen seine Wärmebildung reguliert, wenn ihm nur Bewegungen erlaubt sind, die durch reine Reflexe und unbewußte Organtätigkeit zustande kommen. Es wurde von ihm zu diesem Behufe die CO_2-Produktion bestimmt, wobei er den Einfluß von Mahlzeiten möglichst zu vermeiden suchte. Der Stoffwechsel erschien unabhängig von der Umgebungstemperatur, solange Zitterbewegungen ausblieben. Zittern bedingt zwar eine Steigerung der Oxydationsprozesse im Organismus. Die durch diese Bewegungen vermehrte Wärmeproduktion ist aber niemals hinreichend, bei um größeren Wärmeentziehungen (Versuche am unbekleideten Körper) die Temperatur konstant zu erhalten. Dazu befähigt erst Freiheit in der individuellen Wärmeregulierung. Erst sie führt auch zur Erziehung zu zweckmäßiger, genügender thermischer Regulation auch des nackten Körpers für Zeiten einer abnormen Einwirkung der Atmosphäre auf ihn, die in der Witterung und in der Jahreszeit beruhen oder durch individuelle Lebensverhältnisse bedingt sein können. Hand in Hand damit wird eine ganze Reihe reflektorischer Anregungen auf psychischem

Gebiete und ferner in der Zirkulation, Respiration, Oxydation, vielleicht auch in der inneren Sekretion vom atmosphärischen Hautreiz ausgelöst und werden „umstimmende", teils tonisierende, teils sedative, teils abhärtende, trophische und seelische Effekte erzielt.

Der Kenntnis von den physiologischen Einwirkungen der freien zirkulierenden Luft liegen ebenfalls wieder Feststellungen Rubners und seiner Schüler, vor allem H. Wolperts, zugrunde, welche zeigen, daß diese Einwirkungen fast ausschließlich auf Wärmezufuhr und Wärmeentziehung beruhen. Da, wo nur eine starke lokale Wärmeentziehung oder Wärmezufuhr vorhanden ist, ohne das Wärmegleichgewicht des Körpers wesentlich zu alterieren, kann man auch nur von einem Kältereiz oder Wärmereiz sprechen, der durchs Nervensystem übertragen wird. Im gewöhnlichen Luftbade kommen alle Arten dieser Einwirkungen in buntem Gemisch vor. Auf die Größe der Wärmeeinstrahlung, die auch im Luftbad mitunter eintritt, weist Rubners Befund hin, der sie gelegentlich bis auf das Vierundzwanzigfache der Ausstrahlung steigend bemessen konnte. Nach der Temperatureinwirkung richtet sich das Verhalten des Menschen, der sich dabei dauernd in einem wechselnden Zustand seiner Funktionen befindet, indem bald mehr die Wärmeproduktion, bald mehr die verschiedenen Tätigkeiten der physikalischen Regulierung und der Entwärmung herangezogen werden. Ein Beispiel nach Rubner zeigt dies am besten.

Temperaturstufen in C°	Wärmebildung in Kal. pro Stunde	Kal.-Wert des verdampften Wassers	Prozentverlust der Entwärmung	
			durch Wasser	durch Strahlung und Leitung
Bei 2°	84,0	22,2	26,4	73,6
„ 15—20° . . .	68,2	11,4	16,7	83,3
„ 25—30° . . .	71,6	25,8	36,0	64,0
„ 35—40° . . .	60,0	67,2	112,0	—

Die mögliche Größe des Wärmeverlustes geht aus Rubners und Wolperts Versuchen unter Einfluß von Winden hervor. Die Wärmeverluste werden dabei hauptsächlich durch die Konvektion der Wärme bewirkt, während im kühleren oder kalten windstillen Luftbad, wobei sich aber der Mensch bewegt und ein ähnlicher Effekt wie durch vorbeiziehende Winde erzeugt wird, Ausstrahlung und Wärmeleitung in der Wärmeentziehung konkurrieren. In der Folge aller dieser Wärmeentziehungen und Kältereize nimmt auch die Wärmeproduktion zu, die ihrerseits wieder eine größere Verbrennung zur Voraussetzung hat, eine bessere Verwertung der O-Zufuhr, eine Steigerung der Atmungsgröße usw.: Jedes thermisch nicht indifferente Luftbad muß also mindestens die Regulationsmechanismen in erhöhte Tätigkeit bringen oder zugleich noch den Stoffwechsel erhöhen. Mehr im Hinblick auf die Therapie wurden diese Feststellungen durch spezielle Befunde von Lenkei und von mir, durch solche von Frankenhäuser, von Hovorka, Prengowski u. a. und durch die vielseitigen Erfahrungen der Hydrotherapie erweitert. Bei der Fülle des bereits am Menschen gesammelten Materials braucht man nur bezüglich einiger Punkte, wie besonders hinsichtlich des Einflusses der Aërotherapie auf den materiellen Vorgang bei der thermischen Reaktion und auf die Abhärtung, an die Resultate des Tierexperimentes zu appellieren.

Auch die Änderungen in den scheinbar nicht direkt der Wärmeökonomie dienenden Funktionen sind in ihrem Grade abhängig von der thermischen Einwirkung der Luft im weitesten Sinne, also unter gleichzeitiger Berücksichtigung von Temperatur, Feuchtigkeit und Bewegung der Luft, die zusammen den Abkühlungseffekt hervorrufen. Dazu tritt dann zuweilen die massierende oder peitschende Einwirkung der bewegten Luft auf die Haut und die Einwirkung strahlender Energie, wie sie rein nur im Sonnenbad, mehr oder weniger verhüllt im Sonnenluftbad in Erscheinung tritt.

Die physiologischen Effekte bei stärkeren Kältereizen im Luftbad. Unter einer Luftexposition des ruhenden Körpers bei mittleren oder niederen Lufttemperaturen, z. B. zwischen 0 und 15° C ohne gleichzeitige Sonnenbestrahlung, äußert sich der Einfluß der Luft auf Blutverteilung und Blutzusammensetzung zunächst in einer Anämisierung der Haut durch Verengung der Hautkapillaren, in einer Abnahme der Erythrozyten um durchschnittlich 5% in denselben und in einer gleichzeitig in ihnen auftretenden Vermehrung der Leukozyten um durchschnittlich 21%, d. h. in einer peripheren Kälteleukozytose. Diese Veränderung der Zusammensetzung ist eine rein lokale Dissoziation der zelligen Elemente des Blutes ohne Veränderung ihrer absoluten Mengen in der Zusammensetzung des gesamten Blutes, und sie ist die Folge der Verengung der Hautgefäße sowie des gleichzeitig erfolgenden thermischen Reizes für die Leukozyten.

Pissemsky hat kürzlich wieder am Kaninchen gezeigt, daß hierbei der Temperaturkontrast einen größeren Einfluß hat als die Temperatur selbst und daß diese primäre Gefäßveränderung zunächst wenigstens eine direkte Gefäßkältewirkung ist ohne Eingreifen des Nervensystems, also eine biologische Schutzeigenschaft des peripheren Systems. Nach Abklingen der primären Reaktion passen sich die Gefäße an, und es folgt bei Fortdauer der Kältewirkung dem Kontraktionszustand eine Erweiterung, dem Gefäßreiz eine Gefäßlähmung. Je nachdem nun aber die Stromgeschwindigkeit in den Hautkapillaren infolge gleichzeitiger Kälteverengung der zuführenden Arterien verlangsamt bzw. bei einem normalen Tonus derselben normal oder unter Erweiterung derselben beschleunigt ist, tritt Zyanose bzw. leichtere oder stärkere Rötung der Haut ein. Das Verhalten der Hautgefäße selbst unter der Kälteeinwirkung im sekundären Reaktionsstadium ist beim herzgesunden Individuum unabhängig von dem in den großen Gefäßen herrschenden Blutdruck. Es wird graduell allerdings bestimmt durch individuelle Verschiedenheit, durch Art, Intensität und Dauer des Kältereizes.

Der Blutdruck und die Temperatur des Körperinnern steigen schon mit Beginn des kühlen Luftbades an und sinken dann wieder nach Erreichung eines individuell und zeitlich verschiedenen Maximums langsam oder rascher. Das Steigen der Temperatur des Körperinnern geht der Senkung der Hauttemperatur parallel. Diese Senkung ist durch die verminderte Zirkulation an der Körperoberfläche infolge des Kältereizes bei gleichzeitiger, wenn auch vermindert weitergehender Wärmeausstrahlung verursacht. Dabei schwankt die Temperatur der nackten Hautstellen mit der Außentemperatur mehr oder weniger auf und ab. Die initiale Temperaturerhöhung im Körperinnern ist also eine Wärmeaufspeicherung infolge kräftigen Funktionierens der physikalischen Wärmeregulation durch die Haut und noch nicht der Ausdruck einer erhöhten Wärmeproduktion.

Die initiale Steigerung des Blutdruckes ist zunächst ebenfalls eine Folge der Kälteverengung der Hautgefäße. Dauert er, wie beim kühlen Luftbad, trotz der peripheren Gefäßlähmung länger, so ist er das Resultat aus dem Tonus der zur Haut führenden Arterien, der kältereflektorisch oder durch Muskelarbeit gesteigerten Herzenergie und der relativen Häufigkeit der kältereflektorisch herabgesetzten Pulszahl. Die Mächtigkeit des einzelnen Faktors der Drucksteigerung ist aber von Fall zu Fall verschieden, deshalb kann der Blutdruck im kühlen Luftbad je nach dem Vorherrschen oder Ausscheiden eines Faktors eine Zeitlang derselbe bleiben wie bei der vorausgehenden Hautblässe oder infolge der sekundären peripheren Erweiterung der Gefäßlumina bis zu einem gewissen Grade

sinken. Den größten und dauerndsten Einfluß auf den Blutdruck übt die kältereflektorische Steigerung der Herzenergie aus. Es kommt deshalb beim Gesunden
nur dann zu stärkerer Blutdrucksenkung während des kalten Luftbades, wenn
die Grenze des Erträglichen überschritten wird.

Puls- und Atmungsfrequenz nehmen in geringem Maße ab. Die Qualität des Pulses ist durchaus abhängig von der Stärke des Kältereizes und dem Grade
der Körperarbeit, die im Luftbad geleistet wird. Während der ersten Zeit der Luftwirkung ist der Radialpuls häufig kleiner, aber auch gespannter als während
späterer Stadien des Luftbades, wo man einen weichen und vollen Puls beobachtet.

Die Respirationsveränderungen sind zunächst rein kältereflektorische
und weder die Folge einer gesteigerten Verbrennung noch deren Ursache, da durch
Sauerstoffzufuhr allein unter sonst ungeänderten Oxydationsanforderungen der
Gaswechsel niemals gesteigert wird. In allen Fällen wird schon durch den Reiz
einer mäßig temperierten Luft die Atmung vertieft und die Atmungsfrequenz
nach vorübergehender Herabsetzung beschleunigt. Selbstverständlich hängt diese
Veränderung mehr oder weniger von dem Verhalten des Luftbadenden ab, wobei
natürlich stärkere Bewegung auch die Atmungsfrequenz beschleunigt. Im Laufe
des kühlen Luftbades kommt es dann aber nicht nur zu einer größeren Ventilation
der Atmungsorgane, sondern zu vermehrter O-Aufnahme und CO_2-Ausscheidung
infolge der Wärmeregulierung, die durch die allgemeine Anpassung des Luftbadenden an die Außentemperatur eingeleitet wird.

Die eben geschilderten Veränderungen treten auf beim kühlen oder kalten
Luftbad, solange es nicht infolge einer zu lange dauernden Kältewirkung zu einer
Schädigung des Körpers kommt.

Nach dem Wegfall des Kältereizes vor Eintritt einer Kälte-
lähmung der Hautgefäße und bei Fortdauer der Körperruhe ändert sich dann
die Blutverteilung in dem Sinne, daß die Menge der Erythrozyten in den Hautgefäßen
über die ursprüngliche Menge hinaus bis um 10,7% im Durchschnitt rasch zunimmt,
die der Leukozyten abnimmt und sich allmählich ins richtige Verhältnis zu den
Erythrozyten setzt. Letzteres erfolgt durch Schwinden des thermischen Reizes,
ersteres, weil infolge der Erweiterung der Hautkapillaren und der peripheren
Arterien eine reichliche Durchblutung der Haut eintritt. Die Veränderung ist
wenigstens noch eine Stunde nach dem Ende des Luftbades nachweisbar.

Die Körpertemperatur sinkt nach Wegfall des Kältereizes sofort unter den
Anfangswert, um allmählich die normale Höhe wieder zu erreichen. Die Tempe-
raturherabsetzung ist durch die Erweiterung des peripheren durchkälteten Strombettes, das wieder in die Zirkulation einbezogen wird, bedingt, wobei zunächst
größere Wärmeverluste eintreten.

Der Blutdruck sinkt noch in dem Grade, als es durch den Nachlaß der Kon-
traktion der Hautgefäße und der zur Haut führenden Arterien bedingt ist, bleibt
aber wegen der Steigerung der Herzenergie auch nach Aufhören der Kältewirkung
meist über seinem anfänglichen Niveau stehen. Der Ausgleich erfolgt langsam.

Die Herzaktion bleibt auch nach Aufhören des Kälteluftbades eine Zeitlang
verlangsamt. Die Atmungsfrequenz steigt langsam an, wenn nicht rasche Bewegung dazukommt, welche natürlich immer beschleunigend wirkt, während die
Vertiefung der Atmung noch eine Zeitlang vorhält.

Auch eine Steigerung der Sekretionen wird durch den Einfluß des Kälteluftbades hervorgerufen. So wird die Urinsekretion regelmäßig angeregt. Wir
haben es dabei mit einer wirklichen Vermehrung der Urinsekretion zu tun und
nicht nur mit einer Vermehrung der Entleerung. Immerhin ist diese Sekretions-
veränderung durch das kühle Luftbad eine schwankende, so daß die Gesamtmenge
auf die Dauer nicht absolut vermehrt wird. Die Sekretion der Schleimhäute in

den Atmungswegen ist ebenfalls gesteigert, und ihre Dauer übersteigt meistens längere Zeit diejenige des Luftreizes. Sie gibt sich zuweilen durch vorübergehenden Hustenreiz kund. Häufig beobachtet man eine **Anregung der Darmperistaltik**, die im wesentlichen durch Kältewirkung auf die Hautnerven der unteren Extremitäten reflektorisch vermittelt wird. Die Anregung der Peristaltik durch zu starke Abkühlung kann sogar zu Diarrhöen führen. Die taktile Hautempfindlichkeit ist herabgesetzt.

Die durch die Kontrastwirkung beim Wegfall des Kältereizes zutage tretenden Änderungen treten nun genau so, sogar in etwas verstärktem Maße auf, wenn das kühle Luftbad mit einer dem Wohlbefinden entsprechenden Bewegung eine Anregung zur Wärmeproduktion gibt. Es tritt dann die volle erwünschte **Reaktion** auf natürliches Verhalten im Luftbad ein. Wir sehen dabei, daß mit Rötung der Haut und reichlicher Abgabe von Wärme an die ständig am Körper vorbeistreifende kalte Luft trotz starker Wärmeproduktion in den Muskeln kräftige Wärmeverluste in die bewegte umgebende Luft stattfinden. Sie sind so groß, daß sich sogar von vornherein ein Defizit ergibt, das bis zu 3 Dezigraden und mehr betragen kann. Auch der Blutdruck verhält sich bei einer Verbindung des Kälteluftbades mit ausgiebiger anhaltender Bewegung anders. Das Mittel der maximalen Steigungen ist hier trotz blutdrucksteigernder Bewegung nicht so hoch, weil auch die Hautgefäße sich bald kräftig erweitern. Ist nun zugleich infolge der Körperbewegung eine Erweiterung der Muskelgefäße eingetreten, so wird der Gefäßtonus in weiten Gebieten herabgesetzt, und es kommt im allgemeinen zur leichten, hier und da zu stärkerer — 15 mm Hg — Blutdrucksenkung. Wo trotzdem eine mäßige Steigerung des Blutdruckes noch vorhanden ist, da kommt sie auf Rechnung der gesteigerten Herztätigkeit. Gegen Ende eines längeren kalten Luftbades dieser Art, wahrscheinlich wohl mit Eintritt einer gewissen vasomotorischen Ermüdung, sinkt die Temperatur ebenso wie der Blutdruck definitiv.

Recht widersprechende Angaben sind über den Einfluß abkühlender und zugleich tonisierender Prozeduren, zu denen ja auch das kühle Luftbad zu zählen ist, in bezug auf den Stoffwechsel laut geworden. Ausschlaggebend ist in letzter Linie die Tatsache, daß es möglich ist, bis zu 2 Stunden in der Kälte zu bleiben, ohne die geringste Steigerung des Sauerstoffverbrauches oder eine Veränderung des respiratorischen Quotienten hervorzurufen. Natürlich ist dies im Luftbad nur dann der Fall, wenn der Badende sich in äußerster körperlicher und psychischer Ruhe verhält, wie es beim Experiment durchgeführt wurde. In den Fällen natürlichen Verhaltens tritt, wie auch schon aus den Rubnerschen Versuchen hervorgeht, immer eine Wärmeproduktion hinzu, die zum größten Teil durch die willkürliche Bewegung, zum kleinsten Teil auf reflektorischem Wege durch unwillkürliche Wärmeproduktion geleistet wird. Den größten Teil der etwa eintretenden Stoffwechselsteigerung, welche auch weitaus am meisten die stickstofffreien Bestandteile betrifft, haben wir also auf die reflektorische Anregung der Muskeltätigkeit durch den Reiz des kühlen Luftbades und auf die psychoreflektorische Hebung der Energie in der Bewegung zurückzuführen.

Je nachdem sich also das Verhalten des Körpers im Luftbade gestaltet, wo eine Masse reflexerregender Reize von der Haut aus dem Zentralorgan zugeführt wird und wo die Neigung besteht, diesen Reizen in ausgiebiger Weise Entladung zu verschaffen, verhält sich auch der Gaswechsel.

Die Einwirkung gemäßigt thermischer Reize der freien Luft. Nach Lenkei sind alle diese Veränderungen beim gemäßigt temperierten Luftbad von etwa 14 bis 20° C etwas modifiziert. Auch hier vermindert sich noch die Pulsfrequenz und die Körpertemperatur, die Zahl der Atemzüge wird um 1,8

pro Minute im Durchschnitt herabgesetzt, die Atemtiefe um 2,8 mm größer, aber
der arterielle Blutdruck sinkt bei mäßiger Bewegung schon nach kurzer anfäng-
licher Zunahme bis um 12,4 mm unter den Anfangswert im weiteren Verlauf des
Luftbades, unter gleichzeitiger Abnahme des venösen Druckes um durchschnittlich 3,8 cm. Bei deutlicher peripherer Blutfüllung durch Anregung der Atmosphä-
rilien kommt der tonisierende Kältereiz bereits weniger zur Geltung. Auch im
Verhalten der Blutverteilung kommt dies zum Ausdruck, indem sowohl die
Zahl der Erythrozyten als der Leukozyten geringer ist als unter kräftiger Reaktion im kalten Luftbade.

Die Einwirkung im indifferent temperierten Luftbad. Im lauen
Luftbade von 20 bis 30° C, so wie es etwa der Tagesmitteltemperatur der
Sommermonate entspricht, zeigte das Verhalten der verschiedenen Funktionen,
wie ebenfalls Lenkei nachwies, bereits eine Neigung zur Umkehr. Das Verhalten des Pulses ist meist schwankend, jedoch besteht im Mittel — wie
J. Marcuse annimmt — infolge der Windwirkung, die vorhanden war, Neigung
zur Vermehrung der Pulszahl. Die Körpertemperatur, welche sich bei Temperaturen über 25° C mit und ohne Bewegung wenig mehr ändert, nimmt bei 20 bis
25° C noch etwas ab, ebenfalls nach dem Grade des Abkühlungseffektes der
Luftbewegung in Verbindung mit der Feuchtigkeit. Die Atemfrequenz vermindert sich noch unter Vertiefung der Inspiration. Der Blutdruck nimmt in
allen Fällen ab, oft ohne nachweisbare Steigerung im initialen Stadium. Die
Zunahme der roten Blutkörperchen in den peripheren Partien beträgt am Ende
der lauwarmen Luftbäder im Mittel 12,2%, geht aber bald nach Beendigung
des Luftbades wieder fast — aber nie ganz — auf den Ausgangswert zurück.
Die Zahl der Leukozyten wird etwas, im Mittel um 10%, gesteigert. Die Viskosität
des Blutes zeigte keine, im allgemeinen jedenfalls keine größeren Änderungen und
geht dann, wie zu erwarten, mit der Zunahme der zelligen Elemente Hand in
Hand; ebenso verhält sich der Hämoglobintiter nach Sahli.

Die biologischen Veränderungen im Luftbad ohne wesentliche Beteiligung
der Sonnenwirkung sind also überaus mannigfaltig, aber doch berechenbar und
nach erkennbaren Gesetzen auftretend, die sich von der Abkühlung und dem
Grad des Hautreizes ableiten, am stärksten bei großem Temperaturkontrast, am
schwächsten bei geringerer Kontrastwirkung.

Von besonders tiefgreifender Abkühlungswirkung ist der Wind, und dies
wieder bei trockener Witterung. Besonders schwächerer und mittelstarker Wind
bis zur Beaufortskala 4 bewirkt dann starkes Sinken der Körpertemperatur.
Stärkerer (Skala 4 bis 6) tut dies weniger, weil hier bereits die peitschende, frot-
tierende Wirkung des Windes mit ihrer kräftigen Anregung zur Wärmeproduktion
zur Geltung kommt. Die Dauer eines Luftbades ist dabei allerdings wegen der
gleichzeitigen Wärmevergeudung, die nicht beliebig lang fortgesetzt werden kann,
beschränkt. Der Wind wirkt also ganz beträchtlich im Sinn einer Temperaturerniedrigung. Puls und Atemfrequenz nehmen aber unter dem nervenerregenden
Reiz zu und die Inspiration wird, wie Lenkei nachwies, weniger tief. Wir vermeiden es deshalb gern, vom Wind im Luftbad allzu viel Gebrauch zu machen
und bestimmen danach die örtliche Wahl des Luftbadeplatzes.

Einfluß der Sonnenbestrahlung im Luftbad. Wo nun die Bestrahlung
der Sonne hinzutritt, können die geschilderten Einwirkungen auf die Funktionen
sich erhöhen und verringern; in fast allen Fällen verändern sie sich proportional
der Intensität und der Dauer der Bestrahlung und ihrer wärmenden Wirkung. Vor
allem macht sich der Einfluß der gesteigerten peripheren Blutfüllung bemerkbar.
So hat die Bestrahlung die gleiche Wirkung wie eine bestimmte Erhöhung der Lufttemperatur, die Körperwärme sinkt also weniger oder kann sogar etwas steigen.

Die Pulsfrequenz und Atemfrequenz wird gleichsinnig mit dem Reiz der Lufttemperatur erniedrigt. Nach Lenkei wird die Atmung mit Übergang in die Sonne noch tiefer. Der Druck im Arteriensystem zeigt eher Tendenz zum Sinken bis um 6 bis 7 mm, während der Druck im Venensystem sich bis um 10 mm heben kann. Die Beeinflussung der Zirkulation ist also bedeutend und, wenn nicht Übertreibungen vorliegen, durchweg in günstigem, zirkulationserleichterndem Sinne. Die Vermehrung der zelligen Elemente des Blutes in der Peripherie betrifft beide Zellarten. Die Zunahme des Gaswechsels ist da, wo dem Körper kein absoluter Ruhezwang auferlegt wird, in kalter, durchsonnter Luft größer als in warmer und wird nach Heinrich Wolpert durch die Bestrahlung der Sonne in dem Sinne beeinflußt, daß die wärmende Wirkung der Sonne in einer dem Steigen der Lufttemperatur gleichsinnigen Weise nach Maßgabe der Hälfte des Temperaturüberschusses der Sonnen- über die Schattentemperatur zutage tritt. Die Kohlensäurebildung wird im allgemeinen durch die Besonnung bei tiefer Lufttemperatur in unbewegter Luft vermindert; bei mittlerer Lufttemperatur (15 bis 20°) zeigt sie sich je nach Schattentemperatur und Strahlungsintensität durch die Besonnung erhöht insbesondere bei geringer Strahlung, durch die Besonnung nicht oder unwesentlich beeinflußt bei mäßiger Strahlung, durch die Besonnung vermindert bei starker Strahlung, in hochwarmer Luft durch die Besonnung regelmäßig vermindert. Doch ist bei dieser experimentellen Feststellung darauf Bezug zu nehmen, daß die in diesem Versuch verwendete Berliner Sonne arm an ultravioletter Strahlung war, so daß wir hierin im wesentlichen den reinen Wärmeeffekt erblicken müssen.

Auch der psychische Effekt der Sonnenstrahlung zeigt sich insbesondere in den kühler temperierten Luftbädern ganz regelmäßig in einer kräftigen Erhöhung des Gaswechsels durch den Anreiz zur Bewegung, Gymnastik und Sport. Es ist klar, daß auch die Windbewegung in ihrem Einfluß auf die Wärmeabgabe und die Wasserverdampfung der Haut in deutlicher Weise den Bestrahlungseffekt modifizieren muß. Dabei hat sich gezeigt, daß die Wasserdampf- und Kohlensäureabgabe von der Haut aus sich mit Zunahme der Windintensität nicht proportional derselben ändert, sondern mit zunehmender Windstärke langsamer fortschreitet. Dafür tritt die Konvektion der Wärme um so stärker zutage.

Zusammenfassung der physiologischen Wirkungen im Luftbad. Es ist also theoretisch möglich, die Wirkung der Luftbäder nach ihrem thermischen Charakter und durch das Verhalten des Patienten, das diesem angepaßt ist, deutlich zu differenzieren. Wenn auch eine thermische Dosierung des Luftbades wegen des häufig, ja fast immer wechselnden Spieles des einzelnen Komponenten von Tag zu Tag, ja in ein und demselben Luftbad durchaus nicht im Wesen und in den Zielen der praktischen Aërotherapie liegt, so geben uns doch diese experimentellen Feststellungen unter thermisch gleichartigen Bedingungen wichtige Fingerzeige dafür, was der Patient je nach seiner Widerstandsfähigkeit zu erwarten hat.

Zusammenfassend läßt sich vom einzelnen Luftbade unter Ausscheidung extrem kältender Luftverhältnisse und extrem wärmender und irritierender Strahlungsbedingungen der Sonne sagen: Die physiologische Gesamtwirkung des Luftbades, worin auch die psychoreflektorische eingeschlossen ist, beruht 1. in einer kräftigen Beeinflussung der Wärmeregulation, indem es sowohl das Wechselspiel der Vasomotoren und die besondere Hauttätigkeit in der direkten Beeinflussung der Kapillaren, in der Arbeit der glatten Hautmuskeln und der Hautdrüsen anregt und dieselbe durch Übung kräftigt, ferner darin, daß in den Basalzellen der Haut im Laufe einer Luftsonnenbadekur eine entsprechende Lichtpigmentierung hervorgerufen wird. 2. In einem dauernd fluktuierenden kräftigen thermischen Reiz auf die Nervenendigungen in der Haut, welcher auf dem Wege des direkten und psychischen Reflexes eine Menge von Rückwirkungen auf die Motilität, die Sekretion, vielleicht auch die innere Sekretion, auf die Blutversorgung in anderen Gefäßprovinzen zeitigt.

Es gibt sich diese Tätigkeit kund in Verschiebungen der Blutverteilung, in Anregung der Atmung, Anregung und Übung der Herztätigkeit, Erhöhung des Umsatzes durch Vergrößerung der Arbeit, Erhöhung des Wohlbefindens und einer Anzahl mehr oder weniger genau studierter Funktionen, die in ihrer Gesamtheit das darstellen, was man mit dem Sammelbegriff der „tonisierenden" Wirkung kennzeichnet.

3. Dieser Mannigfaltigkeit der beobachteten Erscheinungen schließt sich eine bei allen Luft- und Sonnenbädern zutage tretende wichtige Eigentümlichkeit des Körpers an, die darin besteht, daß er im Wärmehaushalt, jedoch auch in allen anderen Äußerungen der Reaktion auf das Luftbad, sich im Verlauf einer Reihe von Bädern an gleichbleibende Reize gewöhnt, so daß er bald stärkere Reize ertragen lernt; wo solche nicht zur Verfügung stehen, wie dies bei konstant warmem Wetter vorkommen kann, kann die längere Dauer des Reizes dafür in mancher Hinsicht eintreten.

4. Eine ebenfalls allen Luftbadeformen gemeinsame und durch den Verlauf einer Luftbadekur nicht abgeschwächte Wirkung liegt in ihrer hervorragenden Bedeutung für die Psyche. Sie gibt sich in einem gesteigerten Wohlgefühle, einer Hebung der Energie und damit auch in einer Beeinflussung der verschiedenen vitalen Funktionen kund.

Besondere Aufmerksamkeit wurde noch dem Kapitel der Abhärtung und der „Blutverbesserung" geschenkt.

Wirkung des Luftbades auf das Blut. Lenkei zeigte vor allen, daß die Vermehrung der zelligen Elemente in den Hautgefäßen nach dem Luftbade mehr als vorübergehende Bedeutung hat, daß sie schließlich fast in allen Fällen zu einer Vermehrung der Erythrozyten, zu einem damit mehr oder weniger parallel gehenden Wachsen der Leukozytenzahl und zur Hebung der Hämoglobinzahl führt. Um so rascher und deutlicher ist dies, wenn vorher eine einfache Verminderung der Blutelemente und des Hämoglobins bestand. So wurde in 2 Fällen von Chlorose, wo jede Veränderung der Nahrung und des Klimas neben dem Luftbad ausgeschlossen war, nach 25 bis 35 Luftbädern von 1 bis 1 $\frac{1}{2}$ Stunden eine dauernde Erythrozytenvermehrung von 5 bis 7%, eine Hämoglobinzunahme von 13 bis 20% konstatiert. Diese Beispiele lassen sich beliebig vermehren, wenn man nicht streng auf die ausschließliche Luftbadebehandlung Rücksicht nimmt, durch Hinweis auf die große Anzahl der Blutverbesserungen im Gebirge und an der See, wo das Luftbad ja zu den täglichen Genüssen gerechnet wird. Die Beseitigung von Stasen im Winternitzschen Sinn trägt dazu sicher wohl bei, mehr wohl noch der Reiz einer temporären, relativen Anämie der blutbereitenden Organe bei der immer wieder angeregten Hyperämie der Haut und anderer Systeme.

Die Abhärtung. Auch eine „Abhärtung" wird dem Luftbad nachgerühmt. Wir verstanden früher darunter eine erhöhte Widerstandsfähigkeit gegen die Unbilden der Witterung, dann gegen eine Menge von katarrhalischen und infektiösen Krankheiten, die zu Zeiten „ungünstiger" Witterungsverhältnisse grassieren und die man je nach der ätiologischen Stellungnahme zu diesem Problem als „Erkältungskrankheiten" bezeichnete. Und schließlich glaubte man sich mit der wissenschaftlichen Definition helfen zu können, daß die Abhärtung „eine Gewöhnung des Körpers an alle möglichen exzessiven atmosphärischen Reize sei, ohne daß unliebsame Reflexäußerungen der Sekretion und Zirkulation in den Schleimhäuten und in der Arbeit der glatten Muskulatur und des vasomotorischen

Systems auftreten". Ich möchte hier hinzufügen, „welche das Zustandekommen von Erkältungskrankheiten einleiten oder begünstigen". Logischerweise müßte natürlich erst eine Einigung darüber erzielt sein, ob es Erkältungskrankheiten gibt und welche diese sind. G. Sticker hat dazu kürzlich das gesamte Material beigetragen, ohne daß, wie mir scheint, auf noch recht vielen Gebieten die Erörterung überflüssig geworden wäre. Nur eines scheint nun nach all den vielen Experimenten am Tiere, welche die vielfachen klinischen Beobachtungen am Menschen erhärten sollten, festzustehen: Nach, auch kurzen, übermäßigen, nach einseitigen naturwidrigen Abkühlungen und Erkältungen (rein biologisch gesprochen) treten recht häufig Erkrankungen, besonders in den Respirationsorganen, auf, die einen ganz klaren pathologisch-anatomischen Boden haben und den „Erkältungskrankheiten" des Menschen zur Seite gestellt werden dürfen. Mit Aufrecht müssen wir zweierlei auseinanderhalten: 1. die Kälteschädigungen, welche natürlich mit einiger Regelmäßigkeit auftreten müssen, um bestimmte Krankheiten ätiologisch mit einer Erkältung verknüpfen zu können, und 2. die Disposition, welche zum Ausbruch nosologisch fest umschriebener Krankheiten, wie Rheumatismen, Neuralgien, Neuritiden, Lähmungen, Katarrhen der Schleimhäute, Lungenentzündungen und anderer Infektionskrankheiten, führt.

Fast alle Versuche, die von Friedrich v. Müller, Nebelthau und Zillesen, von Lode, Fischl, Lipari, Dürck, dann von Aufrecht selbst in großer Anzahl, von Jezierski, von Müller und Noble am Tier ausgeführt wurden, zeigten übereinstimmend das Auftreten vorwiegend von Erkrankungen am Respirationssystem. Ohne auf die Spezialisierung der Befunde und der Methoden hier einzugehen, läßt sich doch für alle zusammen mit den Worten Jezierskis sagen: „Durch einfache Abkühlung ließen sich ... eine Veränderung in den Lungen (aber auch an anderen Organen) vom Stadium der Anschoppung bis zum Stadium der Infiltratbildung, sowie Störungen des Allgemeinbefindens erzielen. Abkühlung durch bewegte Luft wirkte intensiver als durch ruhende, eine Abkühlung bei trockener Haut hat geringere Nachteile zur Folge als eine rasche Abkühlung nach einer Durchfeuchtung derselben, und eine passive Infizierung der Tiere rief schwerere Krankheitserscheinungen hervor."

Das pathologisch-anatomische Substrat dieser sichtbaren Veränderungen konnte Aufrecht liefern, der aus seinen Versuchen den Schluß zog, daß das Wesen der Erkältung in der Gerinnung von Fibrin im strömenden Blute bestehe. Die Ursache dieser Gerinnung liegt in der Schädigung weißer Blutkörperchen auf ihrem Wege durch die Gefäße der abgekühlten Körperteile. Die Folge dieser Gerinnung ist die Blutung im peripheren Abschnitte der durch geronnenes Fibrin verstopften Gefäße; ferner führt die Zerstörung von weißen Blutkörperchen zum Auftreten von Stoffen im Blute, die eine Schädigung der Wände der kleinsten Arterien und Kapillaren zur Folge haben, so daß das Blut leichter hindurchtreten kann. Veränderungen dieser Art spielen sich ganz vorwiegend in den Atmungsorganen und in den Schleimhäuten der Atmungswege ab. Damit hätten wir nun allerdings Erkältungsschäden unzweideutig organischer Natur vor uns. Warum kommt es zweifellos oft nicht so weit, warum gelegentlich nur zu solchen, die vielleicht doch mit vorübergehenden Störungen des subjektiven Befindens und mit leichteren Inspektionsbefunden einhergehen, aber doch nicht zu eigentlichen Erkältungskrankheiten mit ernstem, sogar tödlichem Charakter, also zu Vorgängen, die im Vergleich zu der großen Häufigkeit der Erkältungsmöglichkeiten — man denke nur an die vier Feldzugswinter, die wir in Flandern, Rußland und Rumänien über uns ergehen lassen mußten — doch nur relativ selten sich einstellen? Diese Frage führt zum zweiten Faktor der Erkältungskrankheiten, den auch Aufrecht gebührend unterstreicht: die Disposition.

Auch die Disposition ist doppelt, nämlich einmal diejenige, welche das Entstehen der Erkältungsschäden begünstigt, und dann eine auf Grund der Erkältungsschäden die vielgestaltige Erkältungskrankheit selbst aufbauende. Können wir gegen beide „abhärten", also die Dispositionen dazu mindern, so geht diese Abhärtung zur Vermeidung des Kälteschadens auf dem Wege einer gesteigerten Vasomotorengymnastik oder eines Komplexes zweckmäßiger physikalischer und physiologischer Reaktionen vor sich, wenn nicht elementar lebenswidrige Verhältnisse vorliegen, gegenüber welchen diese Einrichtungen versagen.

Für die Vermeidung der Erkältungskrankheiten aber beruht die Abhärtung größtenteils in der **Immunisierung** bzw. in der **Immunisationsbereitschaft** des betreffenden Organismus. Auch diese kann die Abhärtung erreichen, bald mehr, bald weniger, auf dem oder jenem Gebiet, für manche Menschen anscheinend in fast unbegrenztem Maße, wie in praktischer Hinsicht ein Prießnitz, Winternitz und für die in Frage stehende Aërotherapie besonders Rickli an sich selbst und anderen uns vor Augen führte. Dahingehende Beobachtungen, zu denen Chodounsky viel beigetragen hat, und das Experiment, das besonders Fr. Keysser schön durchgeführt hat, sowie eine auf allen Gebieten sondierende Heliotherapie und ihre Abhärtungserfolge lassen nämlich erkennen, daß die Eigenschaften der Abhärtung ganz wesentlich tiefer zu liegen scheinen als in einer vorzüglichen und kampfbereiten, natürlichen oder erworbenen Vasomotorengymnastik, die nebenher geht und zweifellos zur Erhaltung des Wohlbefindens beiträgt, die aber doch allein nicht geeignet ist, die Immunität gegenüber den sog. „Erkältungskrankheiten" zu erklären. Schon Max Herz hat dieser Auffassung deutlichen Ausdruck verliehen, indem er sagt:

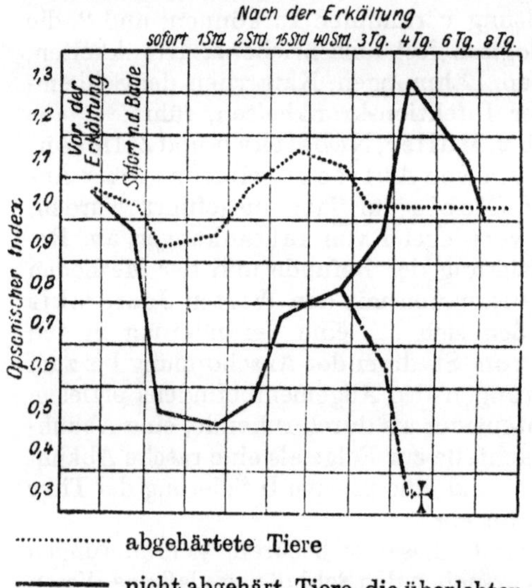

.... abgehärtete Tiere

——————— nicht abgehärt. Tiere, die überlebten

—··—··—··—   „   „   „ die sterben

Abb. 87.   Verhalten der Opsonine beim
Erkältungstier.

„Es ist ein Irrtum, daß nur die Gewöhnung an thermische Kontraste die Abhärtung bewirkt", und er verweist dabei auf die relative Immunität solcher vom Luftbad abgehärteter Menschen gegenüber der Influenza, die doch gewöhnlich nicht unter den sog. Erkältungskrankheiten figuriert. Menzer ging bereits weiter, indem er, ausgehend von der These der verminderten Widerstandsfähigkeit der reflektorisch oder direkt anämisierten Schleimhäute, die reflektorisch erzielte kräftige Durchblutung dieser Gewebe als den richtigen Weg zur Abhärtung, zum Widerstand gegen bakterielle Invasionen empfahl.

Aber erst Fr. Keysser zeigte im Tierversuch, daß dem Verhalten der Schutzstoffe und zellulären Schutzelemente unter äußeren Erkältungseinflüssen eine ganz besondere Rolle für das Zustandekommen von Erkältungskrankheiten zufällt. Ihm zufolge ist ein Auftreten von schädlichen Stoffen einerseits, von spezifischen antagonistischen Substanzen andererseits unter dem Einfluß der Durchkältung zwar auszuschließen; es ist aber eine plötzliche beträchtliche Abnahme der Schutzstoffe dabei beobachtet worden, und diese kann nur so zu erklären sein, daß bei gleichbleibendem oder gesteigertem Verbrauch eine entsprechende Regeneration verzögert wird. Nun ist allerdings ein experimenteller Nachweis für das Zustandekommen von Erkältungskrankheiten unter Bakterienwirkung bis heute deshalb noch nicht geliefert, weil die Methoden der Immunitätsforschung, die sich doch gerade in den letzten Jahren sehr vervollkommnet haben, auf unserem Gebiete noch ungenügend im Experiment herangezogen wurden, um eine Erklärung dafür zu geben, wie (und ob?) virulente Bakterien, die vorher in Latenz sich auf der Schleimhautoberfläche befanden, beim Nichtabgehärteten die Fähigkeit erlangen, in die Gewebe

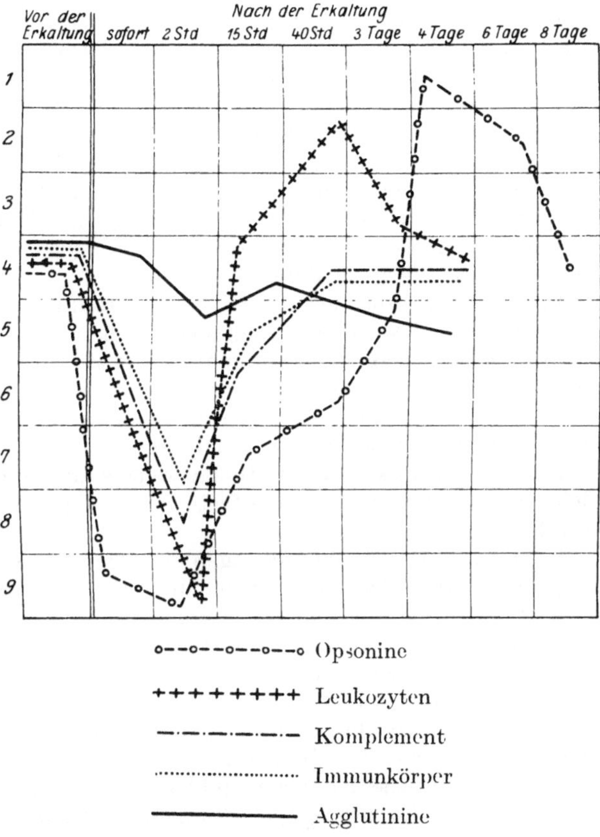

Abb. 88. Übersicht über das Verhalten der Schutzstoffe beim Erkältungstier nach Keysser.

einzudringen, oder ob schwach virulente Krankheitserreger auf kältegeschädigten Geweben plötzlich ausgesprochene Virulenz erhalten, bzw. wann und wodurch der Abgehärtete dagegen gefeit ist. Wenn aber die Herabsetzung der Schutzstoffe bei Durchkältungen in enger Beziehung steht zu der durch sie verursachten Resistenzherabsetzung, so mußte zu erwarten sein, daß durch künstliche Steigerung der natürlichen Widerstandsfähigkeit mittels Gewöhnung an diese Einflüsse die beträchtliche Labilität der Schutzstoffe verringert resp. aufgehoben werden würde. Dies nun wenigstens ist Keysser gelungen, im Tierexperiment zu zeigen (s. Abb. 87, 88, 89). Das eigentliche Wesen der Erkältungskrankheit besteht in dem Versagen der Schutzstoffe in den vom Kälteeinfluß getroffenen Geweben im Kampf mit

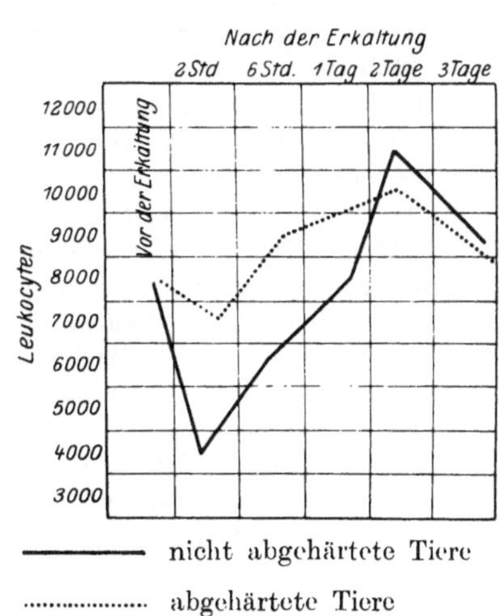

Abb. 89. Verhalten der Leukozyten beim Erkältungstier.

den Krankheitserregern. Abhärten gegen Erkältung bedeutet nächst
einer Verbesserung der vasomotorischen und regulativen
Abwehrfähigkeiten ein Trainieren der immunisatorischen
Schutzkraft in dem Sinne, daß die Erkältungseinflüsse diese
Schutzstoffe aktionsbereit vorfinden oder sie nicht mehr
herabzusetzen vermögen. Das Ausbleiben dieses Versagens der Schutzstoffe
bei Abhärtung rechtfertigt also vom experimentellen Standpunkt aus die Bestrebungen der Hydrotherapie, Aërotherapie, Heliotherapie und ähnlicher
Maßnahmen. In der Aërotherapie vor allem liegt ein äußerst natürliches, mildes
und vor allem immer anwendbares Mittel.

Das Eingehen auf die verschiedenen Wirkungen des Luftbades war nötig, um
das Verhältnis des äußerst einfachen Behandlungsvorganges zu den großen
therapeutischen Zielen verständlich zu machen und insbesondere den Rat begreiflich erscheinen zu lassen von einer allzu kleinlichen, thermischen Dosierung
der Lufteinwirkung und ängstlich tastendem Vorgehen abzusehen, wenn nicht
Gründe der Psychotherapie dies nahelegen.

Die Methodik. Die Methode, welche anscheinend von allen denjenigen,
welche längere Erfahrungen besitzen, heute angewandt wird, richtet sich nach
folgenden Grundsätzen:

1. Das persönliche Wohlbehagen eines gesunden, wenn auch verweichlichten
oder geschwächten Menschen entscheidet am besten über die Dauer des Luftbades.
Von ärztlicher Seite ist nur die Sonnenwirkung zu begrenzen, da sie allein zu
Störungen führen kann, die dem Unerfahrenen nicht während des Luftbades
selbst bewußt werden. Man verwende also die Luft so, wie sie in jedem Klima
und in jeder Jahreszeit gerade vorliegt.

2. Je kontrastreicher und kühler das Luftbad ist, desto übender und erziehe-
rischer wirkt es auf den Badenden.

3. Wo natürliche Kontraste fehlen, kann man sie sich nach dem Vorgang
Marcinowskis durch das wechselwarme Luftbad bei kühler oder kalter Witterungslage künstlich erzeugen durch zwischengeschalteten Aufenthalt im gut
durchheizten Raum.

4. Personen mit einiger Widerstandskraft, ohne wesentliche organische Erkrankungen, eignen sich mit Rücksicht auf die „Abhärtung" und die allgemeinen
Wirkungen für jede thermische Variation des Luftbades.

5. Wärmere, nicht zu sonnenreiche Luftbäder sind ein sehr milder thermischer
Eingriff; ihre ausdrückliche Verordnung hat aber nur Zweck bei herzschwachen
und sonst sehr debilen Personen oder da, wo wir jeden Schock des Gefäßsystems
oder Nervensystems fürchten.

6. Die Anzahl der Luftbäder ist unbegrenzt. Zur Erzielung eines Durch-
schnittserfolges werden etwa 20 bis 30 Luftbäder von kurzer ($^1/_4$ bis 1 Stunde)
Dauer nötig sein, wobei ich die Dauer nur aus Gründen der Zeitökonomie erwähne.

Es ist dabei selbstverständlich, daß der Abhärtungserfolg wenigstens einige
Zeit nach Aussetzen der Luftbäder wieder schwinden wird, wenn es auch gelang,
außergewöhnliche Widerstandsunfähigkeit durch eine Luftbadekur dauernd zu
beseitigen. Es liegt aber in der Folgerichtigkeit aller hygienischen Maßnahmen,
mögen sie nun die Wärmeökonomie, die Verdauungsökonomie (Diätetik), die
Nervenökonomie oder andere Funktionen betreffen, daß nur ein fortgesetzt
hygienisches Verhalten gesundheitliche Dauererfolge garantiert.

Die Technik des Luftbades. Die Methodik leitet über zu einigen
technischen Bemerkungen. Je größer, abwechslungsreicher nach der Bodenbeschaffenheit, nach dem Steigungsgrad des Terrains, nach dem Grad der be-
schattenden Vegetationsdecke der Luftbaderaum ist, desto besser ist dies für ein

alle Einflüsse der Atmosphäre, alle sekundären Hilfsmittel ausnutzendes Verfahren. Ebene Flächen müssen für Gymnastik, Laufen und das Gehen Schwächlicher immer vorhanden sein, ebenso größere schattige und besonnte Plätze. Die Vorbereitung zum Luftbad erfolgt durch Aufenthalt oder Entkleiden im warmen Raum und rasches Hinaustreten in die Luft oder durch vorheriges Anwärmen und Anregen der Zirkulation mit einem Spaziergang. Im Sommer ist wohl das letztere genügend, einfacher und angenehmer.

Wenn Durchnässungen, also starke allgemeine oder lokale Abkühlungen durch Regen oder feuchten Boden oder sehr feuchte Luft, Nebel usw., nicht vorliegen, ist die Lufttemperatur beim Beginn, immer von extremen Fällen abgesehen, gleichgültig. Die Dauer bemißt sich nach dem allerdings vom einzelnen gut zu kritisierenden persönlichen Behagen oder besser nach dem individuell für gut befundenen ärztlichen Rat. Alle anderen Dosierungen sind überflüssig.

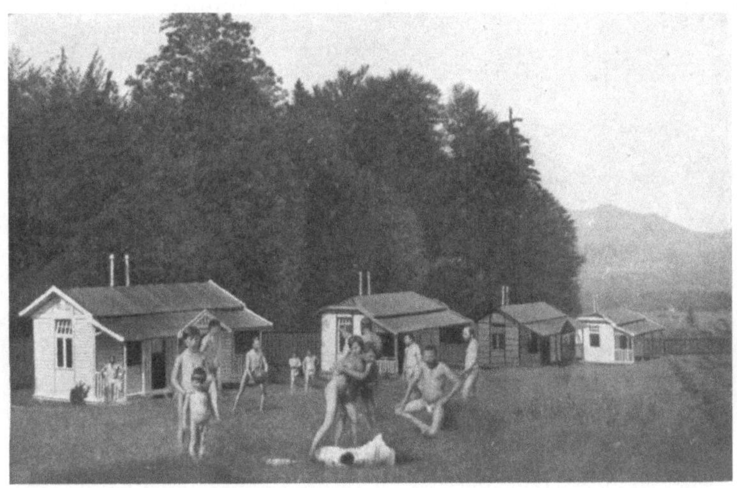

Abb. 90. Luftbadpark und Lufthütten der Firma Christoph & Unmack A.-G., Niesky, Oberlausitz.

Je umfassender die Lufteinwirkung, d. h. je nackter der Mensch, desto mehr entspricht das Luftbad seinen Indikationen.

Körperbewegung, Gehen, Steigen, leichtere Gymnastik, Turnspiele werden dem Kräftezustand entsprechend ausgeführt. Sie dienen zur Beförderung der Reaktion und sind in dieser Hinsicht schon durch Frottieren und durch Abklatschen u. dgl. zu ersetzen.

Das Ziel im einzelnen Luftbad selbst ist das Eintreten der Reaktion wie bei jeder tonisierenden thermischen Applikation überhaupt. Wenn diese Reaktion, d. h. das Behaglichfühlen bei geröteter Haut, nicht bereits im Luftbad selbst eintritt, muß sie sofort in der Nachperiode erstrebt werden, die dann zu einem Spaziergang, einem Aufenthalt im warmen Raum oder zur Bettruhe verwendet wird, je nach dem allgemeinen Kräftezustand.

Der Wasserbehandlung nach dem Luftbad wird vielfach noch zu übertriebene Aufmerksamkeit geschenkt. Es ist aber nur naheliegend, daß eine ungeschickte Anwendung der gewöhnlich recht kalten Prozeduren eher Schaden stiften kann, indem der Körper einer abermaligen Herausforderung seiner Reaktion nicht gewachsen ist. Ich stimme hierin ganz dem von J. Marcuse gegebenen Rat bei: Wer an Duschen gewöhnt ist oder das Bedürfnis einer Abkühlung nach dem Luftbad empfindet, kann von einer kurzen Regenbrause Gebrauch machen. Aber danach sofort abtrocknen, rasch ankleiden und Bewegung machen!

Anlage des Luftbades. Bei der Anlage des Luftbades berücksichtigt man trockenes, vor zu kräftiger Windwirkung geschütztes Terrain, mit Wald und Wiese, Sand- oder Kiesboden, mit einfachen Turnapparaten, Kugelspielen (Boccia, Kegel), eventuell Tennisspiel, trockene, windgeschützte, eventuell heizbare Ankleidekabinen. Statt der Umplankung ist eine Umwallung mit Baumpflanzung und Grasdeckung ästhetischer, im allgemeinen zweckmäßiger und auf die Dauer wenigstens billiger. Die Anwesenheit von Wasser, wenigstens zu Reinigungszwecken, ist erwünscht, ebenso von Handtüchern zum Trocknen und Frottieren. Die Anlage eines Abortes ist nicht zu vergessen. Das Wartepersonal ist meistens entbehrlich, wenigstens da, wo die Luftbäder im direkten Anschluß an ein Sanatorium oder Krankenhaus erstellt sind. Vor Sonnenstrahlung des Kopfes

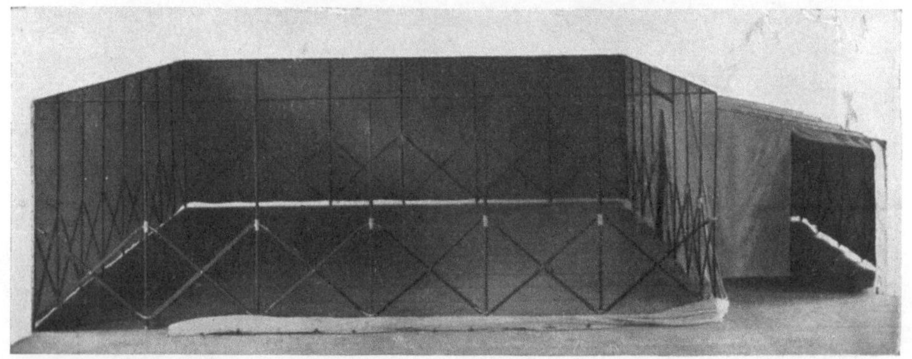

Abb. 91. Transportable Luft- und Sonnenbadvorrichtung der Firma Christoph & Unmack A.-G., Niesky, Oberlausitz, für kleinere Gärten. Vorderseite geöffnet.

schützen Strohhüte oder weiße leinene Südwester. Vor Sonnenerythemen bewahren nächst einer langsamen Gewöhnung an die Strahlung, wie die Heliotherapie sie verlangt, allereinfachste Überwürfe oder Hemden aus feinfädigem, dünnstem, rotem Baumwollbatist, die allerdings auch die Arme eventuell zu decken haben, aber nur ausnahmsweise zu verwenden sind. Blonde Typen, lichtentwöhnte Großstädter und Großstädterinnen sind im späteren Frühjahr besonders gefährdet.

Therapeutische Indikationen. Die therapeutischen Indikationen liegen in Krankheiten der Kreislauforgane, der Atmungsorgane, des Blutes, eventuell der Haut und vorwiegend des Nervensystems, insbesondere mancher funktionellen Neurosen.

Kreislauforgane. Da wir zur physikalischen Therapie der Kreislauforgane diejenigen Mittel anzuwenden pflegen, welche geeignet sind, die Herzkraft zu üben, abnorme Blutdruckverhältnisse zu korrigieren und Zirkulationshindernisse zu heben, so liegen hier die Bedingungen nicht ungünstig, aber es folgt nach Maßgabe der biologischen Veränderungen im Luftbade, daß auf die Reizgröße mehr als sonst zu achten ist, demnach extreme Temperaturen zu vermeiden und durch Verbindung von Temperatur und Dauer mittlere Tonisierungsgrade zu wählen sind, mit geringer Bewegung, vorsichtiger Gymnastik oder gar mit einer

leichten Terrainkur. In Fällen, wo es geeignet erscheint, wie bei der Arteriosklerose und bei Neigung zu Kongestionen, gröbere Druckschwankungen zu vermeiden, den Kreislauf eventuell durch Wasserabgabe zu entlasten oder Dekongestionierung bestimmter Strombezirke anzubahnen, da werden die wärmeren
Luftbäder manchmal auch unter vorsichtiger Anwendung stärkerer Sonnen-
einwirkung am Platze sein, wie Rubow und Sonne experimentell, Lenkei u. a.
praktisch zeigen konnten. Schwächezustände und Herzinsuffizienz sind selbstverständlich auszuschließen. Max Herz verweist besonders auf die Erhöhung
der Atemgröße und die Vertiefung der Respiration als herzübendes Verfahren.
Unter individueller Beobachtung geht man dann im Laufe der Behandlung zu
den thermisch variablen und zu längeren Luftbädern über, besonders wenn es angezeigt erscheint, zu mild wirkenden, aber länger dauernden Reizen zu greifen,
als dies durch entsprechende Wasserbäder möglich ist. Mit dem Fortschreiten
der Gewöhnung werden zur Übung des Zirkulationsapparates und der damit
in innigem Zusammenhange stehenden Hautfunktionen kühle und warme
Luftbäder oder Sonnenbäder unterschiedslos genommen. Die Dauer erstreckt
sich von wenigen Minuten bis zu mehreren Stunden.

Mit großem Erfolge gelangen nach Sümegi Luftbäder zur Anwendung bei
jugendlichen, stark neurasthenischen Arteriosklerotikern bzw. Hypertonikern.
Sehr gut wurden Luftbäder von 22 bis 30° C vertragen. Die Wirkung war ganz
analog der Wirkung der Kohlensäurebäder, also im allgemeinen regulierend.
Sie können täglich angewandt werden, auch an Tagen, wo andere Applikationen
zur Ausführung gelangen. Nicht immer Befunde von B. Grabley mahnen aber
zur Vorsicht in der Ausdehnung und in der Intensität der Anwendung.

Atmungsorgane. Die Behandlung der Erkrankungen der Respirationsorgane mit dem Luftbad schloß früher alle infektiösen Erkrankungen aus.
Wir sind heute dazu gelangt, nur die akuten Prozesse, insbedondere akute Bronchitiden, nicht gleich in eine allgemeine Luftbehandlung zu nehmen, sondern
erst dann, wenn sie in ein Ruhestadium eingetreten sind. Hingegen hat sich die
Lokalbeeinflussung der Respirationsorgane mit Freiluftaufenthalt und auch mit
nicht zu intensiver Einwirkung der Luft auf größere Hautflächen auch bei akuten
Erkrankungen glänzend bewährt. Die Therapie der Lungentuberkulose scheint
eine nicht zu unterschätzende Erweiterung dadurch erfahren zu haben.

Für die Freiluftbehandlung der akuten Pneumonie haben sich besonders
M. Anders, George E. Rennie, Gilman Thompson, John W. Brannan,
letzterer bei Kindern, ausgesprochen. Die Anzahl der kritisch so behandelten Fälle
belief sich auf mehrere Hundert bereits im Jahre 1908. Niemals wurde ein ungünstiges
Symptom beobachtet. Im Gegenteil wurde fast ausnahmslos ein tonisierender
Effekt der ständigen Kühle und sogar der Frostkälte auf das Nervensystem,
Besserung des Appetits, des Schlafes, Verminderung des Hustens, Herabdrücken
der Atemfrequenz, des Fiebers und der Pulskurve erzielt. „Die Toxämie war
deutlich verringert." Nur marantische Kranke und solche mit schweren Herz-
leiden oder mit geringer Temperatur bei starker Allgemeinerkrankung wurden
von diesem Verfahren ausgeschlossen, das darin bestand, daß man die Betten
von vornherein auf ein offenes Dach oder eine Veranda setzte oder sie in Isolier-
räume brachte, in denen die Kranken an oder zwischen offenen Fenstern lagen
sogar bei Temperaturen, die fast den Gefrierpunkt erreichten, und wobei Tag
und Nacht das Fenster geöffnet blieb. Die Bedeckung des Körpers erfolgte nur
so weit, als die Kranken es für ihre Behaglichkeit für nötig hielten, oder als
die Temperaturmessung dies zu indizieren schien.

Lungentuberkulose. Für das „Open air treatment" der Lungentuberkulösen sind besonders Cnopf und Laughlin auch in der Weise eingetreten,

daß der Kranke Tag und Nacht im Freien ist, windgeschützte Sonnen- und Luftbäder nimmt und nur seine Toiletten, Bäder usw. im behaglich temperierten Raum vornimmt. Diese Behandlung hat in Amerika weite Verbreitung gefunden.

Die eigentliche konsequente **Luftbäderbehandlung der Lungentuberkulose**, die heute meines Wissens in verschiedenen Sanatorien eingeführt ist, wurde besonders von **Meissen**, **Liebe** und **Zickgraf** für fieberfreie Tuberkulotiker befürwortet. Appetit, Nahrungsaufnahme und Körpergewicht wurden wesentlich erhöht, Puls und Blutdruck herabgesetzt. Es erfolgte niemals eine Blutung, eine Temperatursteigerung oder irgendeine nachteilige Beeinflussung. Besonders **Zickgraf** hat vergleichende Untersuchungen angestellt. Er fand, daß unter sonst etwa gleichen Krankheitsverhältnissen und äußeren Bedingungen seine luftbadenden Lungenkranken täglich im Durchschnitt 233 g, die anderen 194 g zunahmen, obgleich Luftbadende täglich 2 Stunden weniger Liegezeit hatten, dafür aber körperliche Arbeit, Gymnastik u. dgl. verrichteten. **Scherer** fand noch größere Gewichtszunahme gerade bei luftbadenden Lungenkranken. Von den Urteilen der Phthiseotherapeuten, denen die mehrfach erwähnte Denkschrift **Liebes** Raum gewährt, verdient besonders **Kosetletzkys** Äußerung, daß er in vielen Fällen eine serologische Umstimmung des Krankheitsbildes gefunden habe, eine Würdigung, indem er mit einem Schlag damit dem eigentlichen Problem der Abhärtung: **der aktiven Spontanimmunisierung** näher tritt. Die Einreihung der Luftbäder in den Tageslauf der Heilstättenkranken wurde nach folgendem Schema vorgenommen:

Sommer:

Aufstehen	6 Uhr
Kaltwasserbehandlung	6^{10} ,,
Erstes Frühstück	$7^{1}\!/_{4}$,,
I. Liegezeit	8—9 ,,
Zweites Frühstück	10 ,,
II. Liegezeit oder Luftbad	$10^{1}/_{2}$—$11^{1}/_{2}$,,
Mittagessen	$12^{1}/_{2}$,,
III. Liegezeit	$1^{1}/_{2}$—$3^{1}/_{2}$,,
Kaffee	4 ,,
IV. Liegezeit oder Luftbad	5—6 ,,
Abendbrot	7 ,,
V. Liegezeit	$7^{1}/_{2}$—$8^{1}/_{2}$,,
Abendmilch	$9^{1}/_{4}$,,
Zubettgehen	$9^{1}/_{2}$,,

Winter:

Aufstehen	7 Uhr
Kaltwasserbehandlung	7^{10} ,,
Erstes Frühstück	$8^{1}/_{4}$,,
I. Liegezeit	9—10 ,,
Zweites Frühstück	10 ,,
II. Liegezeit oder Luftbad	$10^{1}/_{2}$—$11^{1}/_{2}$,,
Mittagessen	$12^{1}/_{2}$,,
III. Liegezeit oder 1 Stunde Liegezeit und 1 Stunde Luftbad	$1^{1}/_{2}$—$3^{1}/_{2}$,,
Kaffee	4 ,,
IV. Liegezeit	5—6 ,,
Abendbrot	7 ,,
V. Liegezeit	$7^{1}/_{2}$—$8^{1}/_{2}$,,
Abendmilch	$9^{1}/_{4}$,,
Zubettgehen	$9^{1}/_{2}$,,

Katarrhalische Erkrankungen der Atmungswege. Auch um die gerade für unser Klima wichtige Abhärtung gegen katarrhalische Erkrankungen der Respirationsorgane vorzunehmen, begann man früher mit indifferenten, längeren oder mäßig warmen kurzen Luftbädern und ging allmählich zu kälteren über, wobei zunehmend größere Flächen der Körperhaut den atmosphärischen Einwirkungen zugänglich gemacht werden, zuletzt die mit Kälteempfindlichkeit am meisten behaftete Haut der Füße. Ich bin davon abgekommen und dosiere hier nur noch nach der Zeit der Anwendung vom individuellen Standpunkt aus. Daß hier auch die Gymnastik, die Übung der Atmungsmechanik mit einem von allem Druck befreiten Thorax eine wichtige Rolle spielen, ist selbstredend.

Exsudate. Für die Resorption von Exsudatresten und chronischen Infiltrationen liegt es nahe, vorwiegend an warme Luftbäder und an die an chemischen und Wärmestrahlen reichen, die Transpiration anregenden Sonnenbäder heranzugehen, mit kühleren Luftbädern aber vorsichtig zu sein oder sie ganz zu vermeiden.

Blutkrankheiten. Krankheiten, deren wesentliche Symptome eine schlechte, veränderte Blutbeschaffenheit voraussetzen, Anämie, Chlorose, Leukämie, sekundäre Dyshämien, vielleicht auch einige der als Diathesen angesehenen Konstitutionserkrankungen, sind einer Behandlung mit den zur Transpiration bringenden und zur erhöhten Tätigkeit mancher Organsysteme, darunter auch zur Neubildung der Blutelemente anregenden Luft-Sonnenbädern zugänglich. Es werden also dadurch besonders die strahlenden Faktoren in der Atmosphäre zur Wirkung gebracht, ein Weg, der schon durch verwandte physikalische Einwirkungen der verschiedenen Bestrahlungsapparate und auch mit der Heliotherapie allein beschritten wird. Doch zeigen Lenkeis Untersuchungen mit dem einfachen Luftbade an Blutarmen, daß auch ohne Heranziehung der Heliotherapie, des Eisens und der Ernährung wesentliche Blutbesserungen möglich sind. Die Erfolge der Thalassotherapie, welche hier bereits erwähnt wurden, weisen zum Teil denselben Weg.

Erkrankungen des Nervensystems. Die meisten Hoffnungen knüpften sich von jeher an die Lufttherapie derjenigen Schädigungen, welche jederzeit durch psychische Einwirkungen und stimulierende Einflüsse geeigneter Art besserungsfähig sind, nämlich der funktionellen Erkrankungen des Nervensystems. Da kommen wieder diejenigen in erster Linie in Betracht, welche mit wirklichen oder mutmaßlichen Störungen der Zirkulation in den verschiedenen Gefäßprovinzen (Haut, Gehirn, Eingeweide, Herz, Atmung) einhergehen und welche nicht durch ernstere konstitutionelle Anomalien oder durch degenerative Veranlagung bedingt sind. Wir treffen diese Art der Störungen bei der Neurasthenie und bei manchen Erscheinungsformen der Hysterie als vasomotorische Entgleisungen, als funktionelle Anomalien der Herzaktion bezüglich der Schlagfolge und des Schlagvolumens, als sekretorische Störungen der Haut, der Schleimhäute, des Respirationstraktus und der großen Drüsen am Verdauungskanal sowie in diesem selbst. Wenn wir die Behandlung dieser Erkrankungen in einer Steigerung der Leistungsfähigkeit des gesamten Körpers, in einer Erziehung zu gesunden psychoorganischen Reflexen, in vasomotorisch bedingten Dekongestionierungen und in einer Erholung von etwa vorausgegangener Erschöpfung erblicken, so sind gerade solche Prozeduren anzuwenden, die, wie das Luftbad, ohne chemische Beeinflussung des Organismus die verschiedenen Funktionen und auch die Nahrungsaufnahme reflektorisch anregen und Körper und Psyche gegen Reize abhärten. Neben den Veränderungen der Zirkulation und den Einwirkungen einer ganzen Anzahl von sensorischen Anregungen durch das Luftbad, welche die Reizschwellen verschiedener Funktionen erhöhen oder herabsetzen können, spielen eine gesunde Ermüdung, die schlafbringende Wirkung kühler Luft, die Ablenkung, ein Aufgeben verweichlichender Lebensgewohnheiten, frühes Aufstehen und andere Dinge, die damit Hand in Hand gehen, eine wichtige Rolle.

Auch die Schlaflosigkeit als einziges oder prädominierendes Krankheitssymptom, als Neurose, wird in verschiedenen nicht streng zu trennenden Formen durch das tägliche Luftbad, unter Umständen vor dem Schlafengehen, gebessert. Gerade dieses Gebiet der funktionellen Erkrankungen ist es, auf dem breite und unbestrittene klinische Erfolge zu verzeichnen sind.

Auch einige spinale Erkrankungen reagieren oft in erfreulicher Weise symptomatisch auf den Reiz eines allerdings in thermischer Hinsicht vorsichtig beurteilten Luft-Sonnenbades, so die Tabes dorsalis, motorische und sensible Paresen und periphere Lähmungen. Allgemeine Indikationen bilden sie wohl niemals.

Basedow. Basedowkranke empfinden Luftbäder häufig als eine große Erleichterung. Direkte therapeutische Erfolge habe ich davon nicht gesehen.

Die Beeinflussung der weiblichen Beckenorgane bei atonischer Verlagerung, klimakterischen Anomalien und sogar Blutungen, Beckenneuralgien ohne ersichtlichen Grund, Vaginismus, Kreuzschmerzen, ferner der männlichen Impotenz der rein psychischen und gemischten Form mit Luft- und Luft-Sonnenbädern erwies sich mir und anderen in manchen Fällen von ganz wesentlichem Nutzen, wobei es dahingestellt bleibt, ob die psychotropen oder, wie mir schien, doch auch vasomotorischen und kinetischen Wirkungen mit gleichzeitiger Gymnastik bei der Besserung der allgemeinen nervösen Beschwerden und der lokalen Symptome mithelfen.

Andere Formen der Luftbehandlung.

Wir stellten unter den Formen der Aërotherapie die allgemeine Luftbehandlung voran, indem wir in ihr den leitenden Gedanken der Luftbehandlung am meisten verwirklicht finden, während andere Formen eine mehr indirekte oder nur an Teilbezirken des Organismus angreifende Lufttherapie bedeuten. Hierher gehört die Freiluftliegebehandlung.

Freiluftliegebehandlung bei der Tuberkulose. Es ist nicht mehr nötig, über die systematische Freiluftliegebehandlung der Tuberkulösen und ihre Erfolge sich zu verbreiten, da sie sich einen nicht mehr umstrittenen Platz in der Tuberkulosetherapie erworben hat. Sie war vorbildlich für das „Open air treatment" und die Freiluftliegekur bei zahlreichen anderen Krankheiten. Nur darauf sei hingewiesen, daß in den letzten Jahren mit Einführung anderer immunisierender und physikalischer Methoden, insbesondere auch der direkten Sonnen- und Luftbadebehandlung in die Therapie der Tuberkulose, die Dauer der täglichen Freiluftliegekuren eine Einschränkung erfahren hat, daß also nicht mehr in der Liegehalle allein der wichtigste Faktor der Heilstättenbehandlung, der physikalischen Therapie der Lungentuberkulose überhaupt erblickt wird. Die vorhin erwähnten Resultate von Liebe und Zickgraf reden in demselben Sinne. Die neue Art der therapeutischen Verschmelzung von Sonnenbehandlung, Luftbad und Liegekur hat nun allerdings nicht nur eine leichte Verschiebung der der Liegekur zuteil gewordenen Bewertung im Gefolge gehabt, sondern andererseits in verhältnismäßig sonnenarmen Klimaten auffallenderweise auch gerade wieder gezeigt, daß der vorsichtig und fortschreitend angewendeten Einwirkung der Luft allein auf den halbbekleideten oder nackten Körper auch bei der Lungentuberkulose fast unerwartet gute Erfolge zukommen. Eine in dieser Hinsicht besonders erwünschte Bestätigung durch Verfolgung der Immunitätsreaktionen beim luftbehandelten Tuberkulotiker im Gegensatz zum heliotherapeutisch behandelten, steht leider noch nicht zur Erörterung.

Freiluftliegebehandlung bei anderen internen Erkrankungen. Nächst der Freiluftliegebehandlung der Phthisiker hat sich dieses Verfahren speziell in den Sanatorien für interne Erkrankungen, insbesondere den Kur-

anstalten für Nervöse und Nervenkranke, eingeführt und bietet da ein überaus
schätzenswertes Mittel zur Hebung der danicderliegenden körperlichen und
seelischen Funktionen im allgemeinen, zur Erzielung von Gewichtszunahmen
und Schlaf, bei der Erziehung zur Ruhe und Stetigkeit in Fällen von nervöser

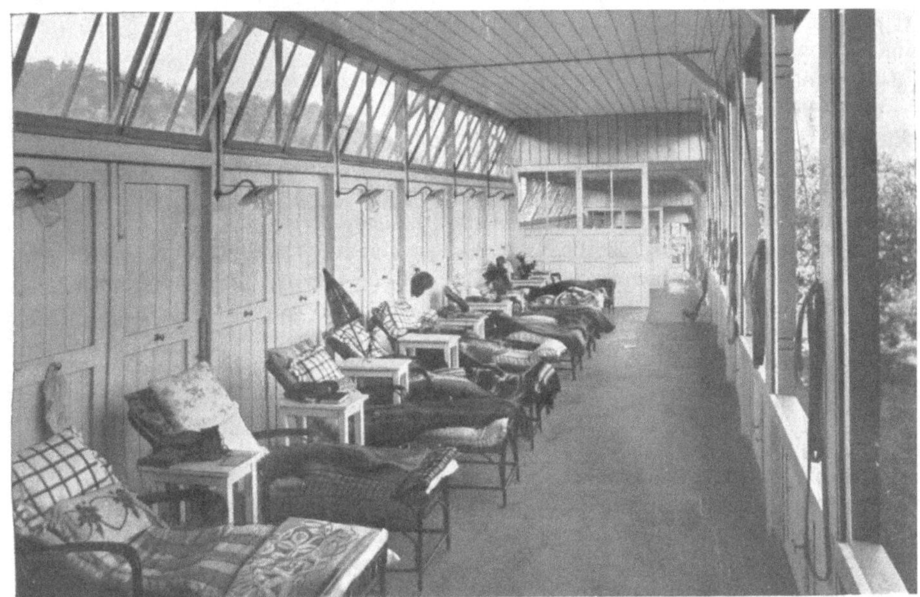

Abb. 92. Liegehalle, die nach dem Süden und Norden geöffnet werden kann, sogenannte umkehrbare Halle. (Sanatorium Ebersteinburg.)

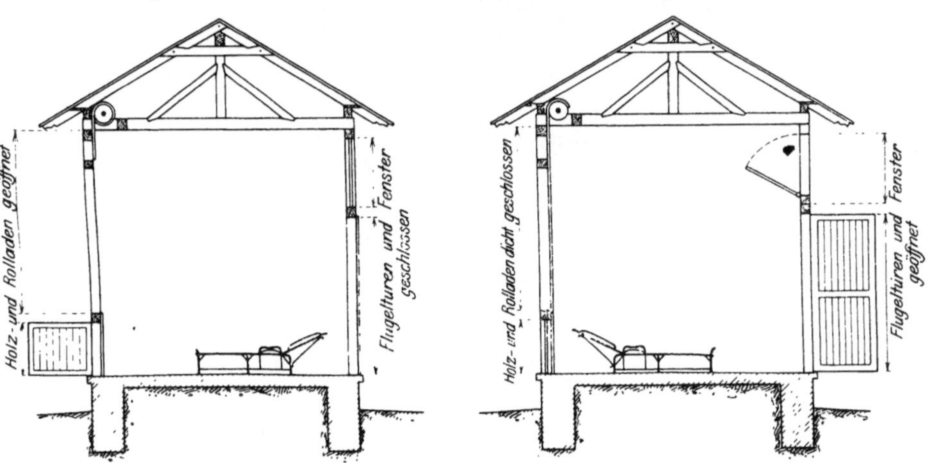

Abb. 93. Umkehrbare Liegehalle: Querschnitt.

Unruhe und bei Depressionen leichteren Grades. Ebenfalls gute Erfolge erzielt
man bei vielen nervösen Zirkulationsstörungen und bei funktionellen Neurosen,
bei Morbus Basedowii, schmerzhaften und ermüdenden spinalen und peripheren
Nervenerkrankungen, bei Tics und Spasmen. Kurz, es gibt wenig Kontraindikationen, wenn eine geeignete Individualisierung, die besonders das Maß der
den Neurasthenischen und Hysterischen zugedachten Freiluftliegekuren nicht zu

voll nimmt, Platz greift. Sie erleichtert in vielen Fällen die Ernährungskuren,
die Behandlung nervöser, besonders spastischer Darmerkrankungen, die Genesung
der Blutarmen, die Rekonvaleszenz überhaupt. Neben der Anregung und dem
vasotropen Reiz besonders der tiefer temperierten Luft, die hier nur ein be-
schränktes Angriffsziel hat, ist es natürlich die Ruhe und die aus einer ganzen
Reihe von psychischen, klimatischen und landschaftlichen Faktoren bestehende
Allgemeinwirkung, die hier mehr als bei dem Luftbad den Erfolg der Kur beeinflußt und modifiziert. Eine besondere Tendenz zur allgemeinen Abhärtung
ist aber auch diesem Verfahren eigen, denn viele Kranke entwöhnen sich, insbesondere unter dem Einfluß des vorübergehend wirkenden Sonnenscheins, mehr
und mehr der Verweichlichung, fangen an, mit bloßen Armen und Händen zu
liegen, die Brustbekleidung zu weiten und insbesondere im Winter auf diese
bequeme Weise ganz von selbst eine modifizierte Aëro- und Heliotherapie zu
betreiben, die auch die speziell abhärtende und gegen Erkältungsinfektionen der
Atmungsorgane immunisierende Wirkung nicht vermissen läßt. Gerade die winterlichen Liegekuren, wenn sie überhaupt ertragen werden, zeitigen auch hier die
schönsten Erfolge, besonders dann, wenn es gelingt, in die zunächst ausgiebiger an-
gewandte Freiluftliegekur richtige Luft- und Sonnenbäder einzuschieben und die
Zeit der Ruhe zu verkürzen. Die Vornahme solcher Freiluftliegekuren fügt sich bei
meinen Patienten und, soweit ich es beobachten konnte, in den meisten Sanatorien
ganz von selbst etwa folgender Tageseinteilung ein, die z. B. mit Rücksicht auf
einen unterernährten und erschöpften Neurastheniker oder ein blutarmes Mädchen
zusammengestellt sein könnte, wobei in späteren Behandlungsstadien die Zeit
der Morgenhydrotherapie oder der Nachmittagsliegekur durch ein Luft- oder
Luft-Sonnenbad oder Gymnastik und Spaziergänge ausgefüllt werden kann.

Im Sommer:

$1/_2 7$ Uhr	500 g Hafergrütze, im Bett zu nehmen;
8 „	Aufstehen, kühles Halbbad, Ankleiden;
$8^1/_2$— 9 „	Spaziergang;
9 „	Frühstück, bestehend aus leichtem Tee oder
	Milch, Brot, Butter, Eiern und Honig;
$1/_2 10$—10 „	leichte Beschäftigung oder kleiner Spaziergang;
10—11 „	Freiluftliegebehandlung;
11 „	$1/_4$—$1/_3$ l Milch;
1 „	Mittagstisch;
2—$4^1/_2$ „	Freiluftliegebehandlung;
$4^1/_2$—5 „	Vesper;
5—6 „	Spaziergang;
6—$1/_2 8$ „	Freiluftliegebehandlung;
$1/_2 8$—8 „	Abendessen;
8—10 „	Freiluftliegebehandlung.

Im Winter:

7 Uhr	500 g Hafergrütze, im Bett zu nehmen;
$8^1/_2$ „	Aufstehen, kühle Ganzabwaschung, Ankleiden;
9—$9^1/_4$ „	kurzer Spaziergang;
$9^1/_4$ „	Frühstück wie im Sommer;
$9^1/_2$—11 „	Spaziergang bzw. Wintersport oder
$9^1/_2$—$10^1/_2$ „	Spaziergang, $10^1/_2$—11 Uhr Massage oder Gym-
	nastik im Freien;
11—1 „	Liegekur im Freien;
1 „	Mittagstisch;
2—3 „	Freiluftliegekur;
3—$1/_2 5$ „	Spaziergang oder Wintersport;
$1/_2 5$—5 „	Vesper;
5—$7^1/_2$ „	Freiluftliegekur;
$1/_2 8$—8 „	Abendessen;
8—10 „	Freiluftliegekur.

Technik der Liegekur. Die Technik setzt hygienisch erstellte Liegehallen, die besonders in der Lage sind, nach Norden und Süden geöffnet zu werden, voraus, oder geeignete windgeschützte Veranden. Ich selbst bin in den letzten Jahren mehr und mehr darauf zurückgekommen, solche Liegekuren, soweit angängig, im Wald, auf Wiesen oder an irgend einem dem Kranken sympathischen Gartenplatz machen zu lassen, wo dann nur bei unsicherer Witterung Zeltschirme benutzt oder möglichst offene und eine genügende Luftdrainage erlaubende gemeinschaftliche Liegehallen aufgesucht werden. Das Verfahren des individuellen Liegeplatzes führt leichter zur Gewöhnung an Luftreize durch Ablegen von Kleidungsstücken und bei Nervösen rascher zur Erholung infolge des Wegfalles von Zwang und vor allem durch die Ruhe infolge der Isolierung.

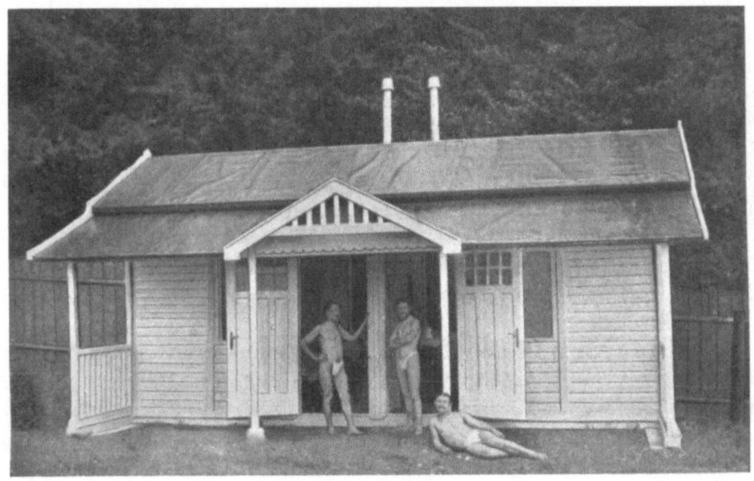

Abb. 94. Zweikammerige Lufthütte der Firma Christoph & Unmack A.-G., Niesky, Oberlausitz.

Lufthütten. Die mehr und mehr durchdringende Anschauung von dem großen hygienischen Wert des Lufteinflusses auf Gesunde und Kranke brachte die Einführung von Lufthütten auch in ärztlich geleiteten Sanatorien und Kurhäusern, allerdings erst nach dem Vorgang der Naturheilstätten, indem man die Freiluft zu keiner Tages- und Nachtzeit mehr glaubte vom Körper fernhalten zu dürfen und wo ein Luftkultus, wenn möglich eine Nacktkultur getrieben wurde, der wir in wissenschaftlicher und sozialer Hinsicht nicht folgen können. Sie scheinen mir mehr ein Requisit der Psychotherapie zu sein, wenigstens da, wo sonst schon die Möglichkeit besteht, die Schlaf- und Aufenthaltsräume in Übereinstimmung mit dem persönlichen Wärmeregulierungsverlangen und den äußersten Anforderungen der Hygiene zu durchlüften und zu durchsonnen.

Waldschulen usw. Wesentlich wichtiger als in Sanatorien ist die Lufthüttentherapie da, wo die Prophylaxe der Kindertuberkulose und allgemeine hygienische Ziele sich ihrer bedienen in der veränderten Form von Waldschulen und Walderholungsstätten für die drei heißeren Sommermonate oder nur für die Schulferien gefährdeter Kinder. Ihre Insassen halten sich in denselben entweder nur während des Vormittags oder während des ganzen Tages bis zur Abendmahlzeit auf, oder was vielfach richtiger ist, dauernd für mehrere

Wochen, während der warmen Monate. Zahlreiche Städte sind hier bahnbrechend vorgegangen. Leiter von Waldschulen oder Waldkolonien, sogar von solchen, in denen die erholungsbedürftigen Kinder nur den Vormittag mit erstem Frühstück am Versammlungsort, mit zweitem Frühstück in der Waldschule selbst, den Freiluftaufenthalt im Walde genießen, empfehlen mehrfach die Waldkolonien weiter auszubauen, da die durch diese Art der Kolonien erzielten Erfolge den anderen in den Ferienkolonien erreichten nicht oder nicht viel nachstehen. Das günstige Urteil über die halb- oder ganztägigen Waldkolonien, dem sich auch Doll anschließt, wiegt um so schwerer als es von Männern stammt, die zum Teil über langjährige Erfahrungen als Führer von regelrechten Ferienkolonien verfügten. Die Waldkolonien haben den Vorteil, daß die Kinder nicht aus dem Familienverband gerissen werden, so daß das Heimweh keinen ungünstigen Einfluß ausüben kann, und daß viel mehr Kinder an dieser Wohltat teilnehmen können als an den eigentlichen Ferienkolonien. Erfolge sind in raschem Wachstum, kräftigerer Entwicklung der Kinder und in Gewichtszunahmen zahlenmäßig zum Ausdruck gekommen. Auch in der dem Waldschulaufenthalt folgenden Nachperiode blieb, zuweilen sogar recht auffallend, der Erfolg des Freiluftlebens deutlich erkennbar. Nach Franz Müller stieg beim Übergang aus der häuslichen Umgebung der Großstadt in eine nahe der Stadt gelegene Walderholungsstätte der Kraftverbrauch von 7 bis 14 jährigen Kindern um etwa 10 % und betrug pro Kilogramm etwa 84 Kalorien, nach Abzug aller Verluste 67 Kalorien gleich etwa 1500 Kal pro qm. Ebenso wie zu Hause war der Umsatz am höchsten im Mai und Juni, am tiefsten im September, so daß auch die Gewichtszunahme am größten (45 g pro Tag) im September, am kleinsten (19 g pro Tag) im Sommer war.

Ferienkolonien. In demselben Sinne einer hygienischen Luft- und Sonnentherapie wirken wenigstens für kurze Phasen im Kindesalter die Ferienkolonien, in welche Gruppen von 10 bis 20 unbemittelten, schwächlichen oder kränklichen, aber nicht direkt kranken Schulkindern aus den großen Städten während der Sommerferien der Schulen, zum Teil auch schon während der ganzen Sommerszeit vom Juni bis zum September auf eine 3 bis 4 wöchentliche Dauer verpflanzt werden. Ältere Erhebungen ergeben schon eine, die normale Steigerung in derselben Zeit bei denselben Alters- und Standesklassen um das 7 bis 8fache übertreffende Gewichtszunahme. Ein nach der Heimkehr in die alte Umgebung bald einsetzender und noch nach 4 Wochen festgestellter Rückgang des Durchschnittsgewichtes dieser Kinder hatte nach 8 Wochen einer erneuten Zunahme Platz gemacht. Später fand Schmid - Monnard, daß der bei vielen Kindern um die Wende des 7. Lebensjahres einsetzenden Entwicklungshemmung durch die Ferienkolonien mit dem Erfolg entgegengetreten wurde, daß die Kinder nach durchschnittlich dreiwöchigem Aufenthalt etwa ein Lebensjahr an Körpergewicht und Atmungsgröße eingeholt hatten. Der Gewinn wies sich als bleibender aus. Aus neueren Feststellungen, die Doll 1912 aus zehn Jahrgängen der Karlsruher Ferienkolonien ableitete, ergibt sich eine volle Bestätigung dieser früheren Ergebnisse. Die durchschnittliche Gewichtszunahme pro Kind betrug in drei Wochen 1680 g. Daß einer passenden und reichlichen Ernährung ein großer Anteil bei diesen Erfolgen zufällt, wer wollte es bestreiten. Sie allein tut es aber nicht, wie die Franz Müllerschen Untersuchungen beweisen, mit deren Resultat die allgemeinen Erfahrungen in gut geleiteten Ferienkolonien übereinstimmen. Soweit sich sehen läßt, wird allerdings die spezielle Luftbadtherapie in den Ferienkolonien noch nicht so eindrucksvoll betont, als es möglich und auch im Interesse der Kinder und vom Standpunkt der aufgewandten Kosten aus ersprießlich wäre. Gerade die allgemein durchgeführte Trennung der Geschlechter in den Ferienkolonien würde die Durchführung der Aërotherapie in größerem Stile erleichtern und in Verbindung mit der nicht zu unterschätzenden besseren Ernährung der Ferienkolonisten zu noch durchschlagenderen Erfolgen führen. Der Beweis ist durch Liebe mit der Einführung des Luftsonnenbades in den Heilstätten geliefert.

Zeltleben usw. Das sommerliche Zeltleben, Blockhaus- und Barackenleben ist besonders in den Ländern englischer Zunge und in Schweden zu Hause und findet den Ausdruck hygienischen Erfolges in einem allerdings weniger in seinen Ursachen kontrollierbaren, aber deutlich vorhandenen gesundheitlichen Hochstand gerade der mittleren und der besser situierten Kreise in den Großstädten und Industriezentren dieser Länder. In besonderer Weise wurde von Pratt das Zeltleben in die Heimbehandlung der Lungentuberkulose eingeführt, indem das Hauptgewicht der Behandlung auf Ruhe im Freien und Wohnen in Zelten, evtl. sogar auf Dächern in Großstädten gelegt wird. Von 189 strengstens so behandelten Fällen waren nach 10 Jahren 104 arbeitsfähig, d. h. 55%; arbeitsunfähig 14 = 7,4%; gestorben 69 = 36,5%, unbekanntes Schicksal 2 = 1%. Gerade die sonst wohl bedauerliche Einseitigkeit des Verfahrens setzt die große Bedeutung der reinen Aërotherapie mit einem dem Enderfolg der Heilstättenbehandlung gleichkommenden (s. S. 193) in helles Licht.

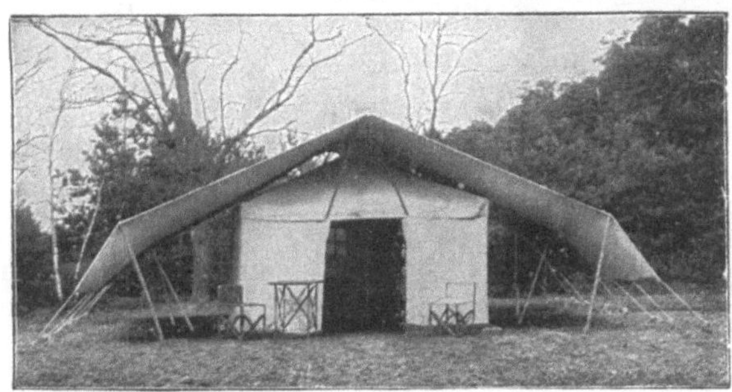

Abb. 95.   Freiluftwohnzelt.

Das Freilufthaus. Auch mehr auf dem Gebiet der Hygiene als auf dem der Therapie liegt die Bedeutung des von Ärzten, von Sarason und von Dosquet, in verschiedener Bauart und nicht nach denselben Prinzipien konstruierten „Freilufthauses", dem beide ausführliche Studien sowie wirtschaftliche und hygienische Berechnungen gewidmet haben. Einen Ersatz für spezialisierte Aërotherapie bieten sie nicht. Sie erleichtern aber eine solche ungemein. Insbesondere werden sie hoffentlich das Verdienst haben und haben es bereits zum Teil, die Aëro- und Heliotherapie zu einer täglich und stündlich erreichbaren Gabe ohne komplizierte Verfahren für jeden Kranken, ja auch für jeden Gesunden zu gestalten und so durch Aëro- und Helioprophylaxe von vornherein das zu erreichen, was jetzt durch die entsprechende Therapie mühsam und zeitraubend nachgeholt werden muß.

Es ist insbesondere der Terrassenhausbau Sarasons, der vom Freiluftliege- und Sonnenplatz ausgehend, den allgemeinen Anforderungen eines ausgedehnten und doch behaglichen, modern-komfortablen Licht- und Luftlebens anscheinend am weitesten und vielseitigsten gerecht wird, während Dosquets Prinzipien von der Liegehalle ausgehend, sich speziell im Krankenhausbau durchführen lassen, und von ihm selbst bereits im Krankenhaus Berlin-Nordend verwirklicht sind. Beim Terrassenhaus springt jedes Stockwerk in der Frontwand um 1,5 m gegen das nächst untere zurück, so daß die Räume im ersten (unteren) Geschoß

9 m, im dritten Geschoß 6 m tief sind. Durch einen durchlaufenden Balkon wird jede Terrasse auf 2,5 m verbreitert, so daß die darunter liegende Terrasse zugleich einen gedeckten Streifen von 1 m Breite erhält. Die Zimmer der unteren Geschosse haben auch auf der Gegenseite Fenster. In dem flacheren Obergeschoß können Einzelzimmer mit dahinter laufendem Korridor eingerichtet werden. Alle Zimmer haben nach der Terrassenseite wenigstens eine Tür, durch welche die Patienten in ihren Betten hinausgeschoben werden können. Die Leichtigkeit, mit welcher dies auch bei wechselndem Wetter jeden Augenblick geschehen kann, ist ein Hauptvorzug des Systems.

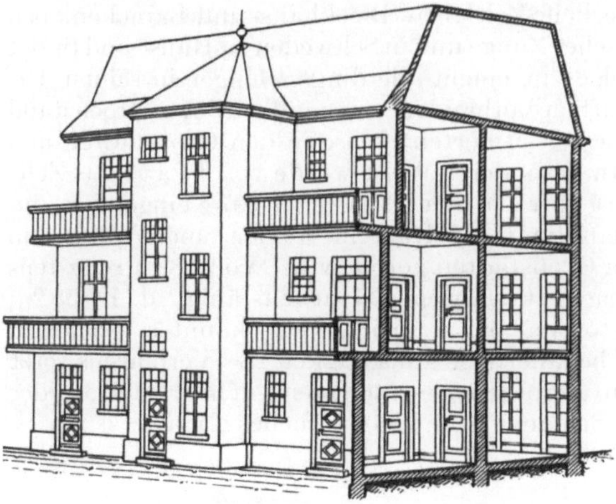

Das Krankenhaus von Dosquet ist nach folgendem Typ erbaut: „Die Krankenräume sind flache (4,5 m tiefe), verschiedenlange Hallen (1,8 bis 2 m pro Bett), deren Frontseite völlig offen ist, aber durch Schiebevorrichtungen aus Glas geschlossen werden kann. Die Betten stehen mit dem Fußende gegen die offene Wand gerichtet, 60 cm von dieser entfernt, im Abstand von 1 m vom Nachbarbett und durch mannshohe, leicht entfernbare spanische Wände voneinander getrennt. Der so gebildete kojenartige Raum kann durch leichte Vorhänge vorn und hinten vorübergehend für den Einblick abgeschlossen werden. Die doppelt verglasten Schiebefenster reichen bis auf den Fußboden. Beim Hinaufschieben des unteren ist die Öffnung 1,8 m hoch. In dem hinteren 2 m breiten Raum

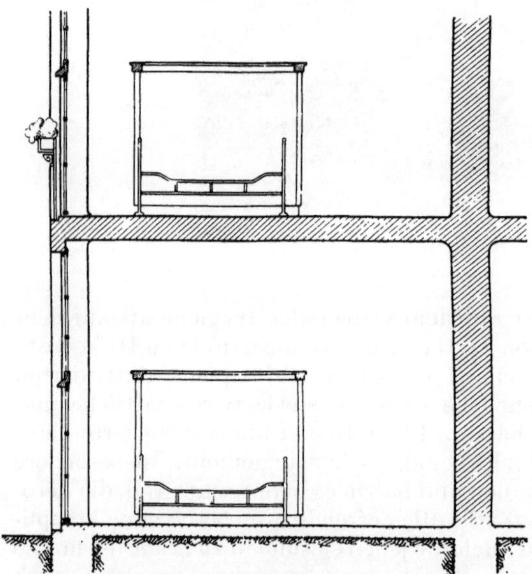

Abb. 96. Freiluftwohnung nach Sarason im Querschnitt.

Abb. 97. Freilufthaus im Querschn. nach Dosquet.

stehen außer einem Anthrazitofen ein Tisch und die für die Krankenbedienung nötigen Möbel. So besteht für die 4 bis 12 Betten bei optischer Trennung akustische Gemeinschaft und die Möglichkeit der Wartung durch eine Schwester. In der kalten Jahreszeit werden $1/_4$ Stunde vor Beginn jeder Mahlzeit und vor der ärztlichen Visite für diese die Fenster geschlossen und der Ofen stärker angeheizt, sonst bleiben die Schiebefenster Tag und Nacht geöffnet, so daß die bettlägerigen und gut bedeckten Kranken fortwährend in der stets sich erneuern-

den frischen Luft liegen. Diese Hallen hat Dosquet auch in zwei übereinander-
gelegenen Stockwerken erbaut.

Seit mehr als 10 Jahren hat er Leicht- und Schwerkranke, auch Fiebernde,
erfolgreich in dieser Weise behandelt. Zugluft wird wegen der großen, fast die
ganze Vorderwand einnehmenden Öffnung nicht empfunden. Erkältungen
kommen seltener vor als in anderen Verhältnissen.

Er erreicht mit diesem System das Ideal des speziell in Amerika entwickelten
„Open air treatment" in der internen und chirurgischen Medizin.

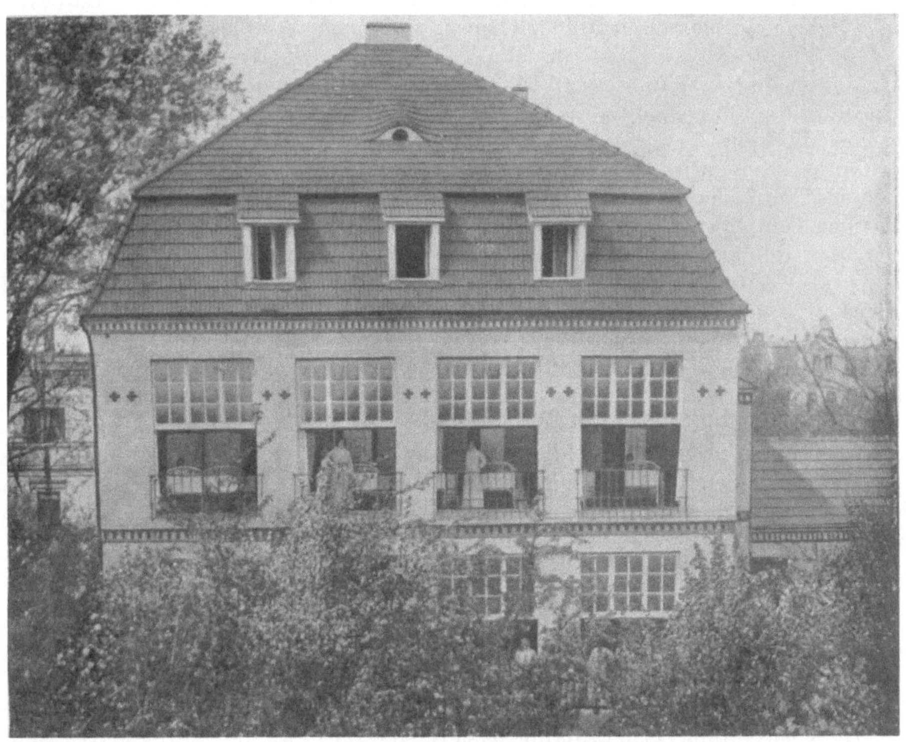

Abb. 98.   Freiluftkrankenhaus nach Professor Dosquet.

Das Lichtluftstrombad. Max Herz endlich hat, fußend auf den Untersuchungen von Rubner, Wolpert, Zuntz und Loewy, über den Einfluß
bewegter Luft auf den Gaswechsel, die Lungenventilation und die Wasserabgabe
und zugleich ausgehend von der schweren Dosierbarkeit und der jahreszeitlich
beschränkten Anwendbarkeit des natürlichen Licht-Luftbades das künstliche
Licht-Luftstrombad konstruiert und für Zwecke der Abhärtung bei Herzleidenden, Konstitutionserkrankungen und bei rheumatischen Erkrankungen in
Gebrauch genommen.

Die zu variierenden Faktoren sind: die Temperatur der Luft, die Windgeschwindigkeit, die Intensität der Wärme und Lichtstrahlung.

Das künstliche Lichtluftbad, das „Licht-Luftstrombad" macht es möglich,
jedem einzelnen dieser Faktoren eine bestimmbare Intensität zu geben und
Kombinationen von entsprechender Temperatur, Luftbewegung und Strahlung

zu schaffen, die den zu bekämpfenden Leiden angemessen scheinen, oder in
bestimmter Art verschiedene Kombinationen zur Erzielung von Kontrastwir-
kungen aufeinander folgen zu lassen. Es besteht hier dasselbe Verhältnis wie
zwischen einer in bezug auf Temperaturstärke und Dichte regulierbaren Dusche
und einem natürlichen Regenguß.

Sein künstliches Licht-Luftstrombad ist folgendermaßen eingerichtet: Für
die Aufnahme des Kranken ist ein Kasten bestimmt. Derselbe ist innen mit
Spiegeln belegt und mit elektrischen Glühlampen versehen. Die Inbetriebsetzung
derselben erfolgt durch einen außerhalb des Kastens angebrachten elektrischen
Schalter. Durch eine Öffnung in dem Boden des Kastens tritt ein Luftstrom
ein, welchen ein elektrisch angetriebenes, rotierendes Gebläse erzeugt.

In dem Sockel des Aufnahmekastens ist ein mit Wasserdampf gespeister
Heizkörper angebracht, dessen Temperatur durch einen Drosselhahn reguliert
wird und über welchen man den Luftstrom streichen läßt, um ihn auf eine
gewünschte hohe Temperatur zu bringen. Wo eine Dampfheizung nicht zur
Verfügung steht, wird der Erhitzer für Kohle, Petroleum u. dgl. eingerichtet.
Auch eine mit der Wasserleitung verbundene Kühlvorrichtung zur Erzielung
niedriger Temperaturen ist anzubringen. Mittels dieser Anlage kann man demnach über den ganzen Körper Luftströme von beliebiger Geschwindigkeit und
Temperatur leiten und zugleich die Strahlung von elektrischen Lampen auf ihn
einwirken lassen. Da es aber wünschenswert ist, auch einzelne Körperteile mit
strömender Luft zu behandeln, ist ein Rohr vorgesehen, welches mit dem
Innern des Gebläses in Verbindung steht, so daß seiner Öffnung nach Bedarf
kalte oder warme Luft entströmt. Das Rohr ist nach allen Richtungen verstellbar
und kann daher an verschiedene kastenförmige Behälter angeschlossen werden,
welche nach Art der gebräuchlichen Heißluftkästen zu verwenden sind.

Läßt man den am Rohrende zutagetretenden Luftstrom frei auf den Körper
des Kranken einwirken, dann hat man die bekannten Verhältnisse der kalten
bzw. warmen Luftdusche vor sich.

Der Apparat kann in folgenden Eigenschaften gebraucht werden:

1. als kaltes und warmes Luftbad,
2. als elektrisches Lichtbad,
3. als Licht-Luftstrombad,
4. als Luftdusch-Apparat,
5. als Kalt- oder Heißluftstrom-Apparat zur Behandlung einzelner Körperteile.

Die Verwendung bei der Anämie basiert nach H e r z auf der Anregung der Haut-
zirkulation durch milden Luftstrom von 25 bis 30° C, der eine kurze Bestrahlung vorausgeht, und auf der Entwässerung des Körpers ohne Schweiß durch den warmen
trockenen Luftstrom von 3 bis 4 m Geschwindigkeit bei 35 bis 40° C durch
5 Minuten. Diesem folgt eine starke Bestrahlung bei einem Luftstrom von 24 bis
26° C durch 5 Minuten. Ein dunkler Luftstrom von 34° C und 3 bis 4 m Geschwindigkeit und 6 bis 8 Minuten Dauer beschließt die Prozedur.

Der Behandlung der Fettsucht dient der wasserentziehende Luftstrom einerseits und die Kaltluftapplikation zur Hervorrufung von Bewegungsdrang andererseits. Einer ähnlichen Indikation zugleich im Sinne rationeller Hautpflege entspricht die Behandlung beim Diabetes. Bei Gicht wird die Wechselluftdusche
und die Heißluftstrombehandlung auf die Stelle angewendet, welche infolge
lokaler Zirkulationsstörungen zum Gichtanfall disponiert sind, usw.

Es läßt sich nicht leugnen, daß theoretisch in seinem Apparat alle Bedingungen
erfüllt sind, welche der Wunsch nach Dosierbarkeit und universeller Anwendung
der Aërotherapie zeitigen konnte. Eine spezielle Eigentümlichkeit liegt in der
Möglichkeit, mit dem H e r z schen Apparat oder dessen Modifikation bestimmte

Körperstellen zu anästhesieren, wie auch Prengowski zeigte, und hohe Temperaturen anzuwenden, die in das ausschließliche Gebiet der Thermotherapie gehören. In physikalischen Heilanstalten findet deshalb die Bereicherung der physikalischen Therapie, die in dem Herzschen Apparat liegt, einen verdienten Platz.

Wie oben auseinandergesetzt, beruht aber gerade der erzieherische und abhärtende Faktor in der Luftbadebehandlung wesentlich auf einem gewissen Mangel an Dosierung und in der unersetzlichen freien Natürlichkeit des atmosphärischen Luftbades. Dieses scheint auch aus psychischen Gründen den Vorzug zu verdienen bzw. immer noch zu haben.

Auf die Bedeutung des unbeschränkten Luft- und Sonnenbades für Kurorte und Heilstätten ist des öfteren hingewiesen worden. Am deutschen Meeresstrand hat es sich in den bekannteren Badeorten, ebenso wie an vielen Kurstätten im Mittelgebirge, schon seit einiger Zeit einen festen Platz erobert.

Literatur.

Aërotherapie.

Anders, M.: The Fresh Air Treatment of acute respiratory diseases, with especial reference to pneumonia. Med. Record 1906, Nr. 1. — Aufrecht: Das Wesen der Erkältung. Deutsches Arch. f. klin. Med., 117. Bd., 6. Heft, 20. Juli 1915. Weiteres zur Kenntnis des Wesens der Erkältung. Deutsches Arch. f. klin. Med., 119. Bd., 3. Heft, 16. Mai 1916. — Brannan, John W. (New York): The prophylactic and therapeutic value of fresh air in schools and hospitals, including heliotherapy. Med. Record 1913, 7. Juni. — Th. Brinch: Wird der menschliche Körper von ionisierter Luft beeinflußt und auf welchem Wege? Ugeskr. f. Læger 1914, Jahrg. 76, S. 328. — Chodounsky, Karl: Erkältung und Erkältungskrankheiten. Wien 1907, Verlag von Josef Safar. — Determann: Das Luftbad, seine physiologische Wirkung und ärztliche Verwendung. Vortrag, gehalten in der Naturforscher-Gesellschaft zu Freiburg am 14. Dezember 1904. — Doll: Über Ferienkolonien und ihre Bedeutung für die Volksgesundheit. Vortrag, gehalten am 15. Febr. 1912 in der Ortsgruppe Karlsruhe des Vereins für Volkshygiene. — Dosquet: Das Krankenhaus als Heilmittel durch seine Belüftung und Belichtung. Ergebnisse und Fortschritte des Krankenhauswesens von Dietrich u. Grover 1913, Bd. 2, Jena, G. Fischer. — Fischl: Über den Einfluß der Abkühlung auf die Disposition zur Infektion. Prager med. Wochenschrift 1897, Nr. 5 und 6. — Frankenhäuser: Über die Wärme und ihre Wirkung auf den menschlichen Körper. Zeitschr. f. physikal. u. diätet. Therapie Bd. 7, S. 364. — Friedländer: Über Luft- und Sonnenbäder. Wiener klin.-therapeut. Wochenschrift 1905, Nr. 25. — Grabley, Paul: Die therapeutische Bedeutung der Luftbäder bei der Behandlung der Neurasthenie, Chlorose und Anämie. Klin.-therapeut. Wochenschr. 1907, Nr. 41. — Hellmer: Das Luftbad. Zentralbl. f. d. ges. Therapie 1901, H. 10. — Herz, Max: Über Aërotherapie. Vortrag, gehalten auf der 77. Versamml. Deutscher Naturforscher u. Ärzte, Meran 1905. Über die Behandlung von Gelenkerkrankungen mit künstlichen Licht-Luftstrombädern. Die Heilkunde Jg. 10, 1906, H. 9. Die physiologischen Wirkungen des künstlichen Luftstrombades. Wiener med. Presse 1905, Nr. 39. Über die Verwendung des künstlichen Luftstromes und Lichtes bei der Neurasthenie. Wiener. med. Presse 1906, Nr. 52. Die Licht-Luftstrombehandlung der chronischen Herzkrankheiten. Münch. med. Wochenschr. 1906, Nr. 4. Über die Behandlung von Allgemeinerkrankungen mit strömender Luft. Berliner klin. Wochenschr. 1908, Nr. 38. — Hirsch, M.: Die Bedeutung der Luftbäder für Kurorte. Med. Blätter 1909, Nr. 5 u. 7. — Hovorka, O. v.: Über die Wirkung der Luft- und Sonnenbäder. Blätter f. klin. Hydrother. 1907, Nr. 12. Erwägungen über die Gründung und Einrichtung von Luftbädern. Monatsschrift f. d. physikal.-diätet. Heilmethoden 1909, Nr. 5. — Jezierski: Beiträge zum Begriff der Erkältung. Deutsches Arch. f. klin. Med. Bd. 121, 1917, S. 420. — Keller, F.: Über Luftbäder. Zeitschr. f. physikal. u. diätet. Therapie Bd. 4, S. 349. — Keysser, Fr.: Über Erkältung. Zeitschr. f. Balneologie usw. Jg. 6, S. 421 u. 455. — Knopf und Laughlin: The Open Air Treatment at home for tuberculous patients with a description of a window tent and half tent. The practitioner's Soc. of New York 1905, 3. Februar. — Kowrich: Über die Wirksamkeit des Weichhardtschen Antikenotoxins und der Nachweis von Kenotoxin in der Luft etc. Zeitschr. f. Hygiene u. Infektionskrankh. Bd. 78, H. 1, 1914, S. 1—36. —

Lahmann, Hch.: Das Luftbad als Heil- und Abhärtungsmittel. Stuttgart 1898. —
B. Lange: Über den Nachweis von Giftstoffen der Ausatmungsluft usw. Zeitschrift f.
Hygiene u. Infektionskrankh. Bd. 78, H. 1, 1914, S. 65. — Langendorff, Robert: Über
das Luftbad. Wien. med. Wochenschr. 1900, Nr. 1, 2 u. 3. — Lenkei, W. D.: Die Wirkung
der Luftbäder auf einige Funktionen des Organismus. Zeitschr. f. physik. u. diätet. Therapie
Bd. 10, S. 728. Die Wirkung der Luftbäder auf die Zahl der Blutkörperchen, den Hämoglobingehalt und die Viskosität des Blutes. Zeitschr. f. physikal. u. diätet. Therapie Bd. 13,
S. 405. — Liebe, G.: Luft- und Sonnenbäder in Heilstätten für Lungenkranke. Zeitschr.
f. physikal. u. diätet. Therapie Bd. 11, S. 197. — Liebe, G, Die Lichtbehandlung in
den deutschen Lungenheilstätten. Beitr. z. Klin. d. Tuberkulose, VIII. Supplementband
1919. — Löber: Atmosphärische Hilfskuren in Solbädern. Zeitschr. f. Balneologie usw.
Jg. 2, S. 307. — Lode: Über die Beeinflussung der individuellen Disposition zu
Infektionskrankheiten durch Wärmeentziehung. Archiv f. Hygiene 1897, Bd. 28, Heft 4.
— Marcinowski, J.: Kritische Bemerkungen zur Technik des Luftbades, insbesondere
im Winter und nach heißen Bädern. Das wechselwarme Luftbad. Monatsschrift f.
d. physikal.-diätet. Heilmethoden 1909, H. 5. — Marcuse, J.: Luft- und Sonnenbäder; ihre physiologische Wirkung und therapeutische Anwendung. Physikalische
Therapie in Einzeldarstellungen 1907, H. 3. Daselbst s. auch die Literatur bis 1907.
Freiluftliegekuren in der Behandlung Nervöser. Zeitschr. f. Balneol. Bd. VII, S. 155,
1914. — Menzer: Das Erkältungsproblem. Deutsche militärärztl. Zeitschrift 1908, H. 1.
— Müller und Noble: The effects of exposure to cold upon experimental infection
of the respiratory tract. Journ. of experim. med. 24, 1916, S. 213. — Franz Müller:
Der Einfluß des Aufenthalts in einer Walderholungsstätte nahe der Großstadt auf
den Stoffwechsel usw. Verhandl. d. Zentralstelle f. Balneol., II. Bd., 11. H., S. 293. —
van Oordt: Die Freiluftliegebehandlung bei Nervösen. Volkmanns Sammlung klinischer Vorträge 1903, Nr. 364. Über Veränderungen von Blutdruck, Blutzusammensetzung, Körpertemperatur, Puls- und Atmungsfrequenz durch Einwirkung kühler Luft
auf den nackten Menschen. Zeitschr. f. physikal. u. diätet. Therapie Bd. 9, S. 338. Die
therapeutische Verwendung der atmosphärischen Reize auf die menschliche Haut. Vortrag, gehalten auf der 6. ärztlichen Studienreise 1906. — Pototzky, C.: Die Einrichtung
von Luftbädern in Kurorten. Zeitschr. f. Balneologie usw. Jg. 1, Nr. 6. Der gegenwärtige
Stand der Luftbadeverhältnisse in den Kurorten. Zeitschr. f. Balneologie usw. Jg. 2,
Nr. 23. — J. Pratt: Ergebnisse der Heimbehandlung der Lungentuberkulose während
10 Jahren. Boston Med. and Surg. Journal 1917, S. 13. — Prengowski, P.: Über
die lokale hypästhesierende Wirkung starker Luftströmung auf die Haut. Monatsschr.
f. Psych. u. Neurol.; Erg.-Heft 1907. Zur Frage der Luft- und der sogen. Wasser-
Luftduschen. Archiv f. Psych. Bd. 42, H. 2. — Rennie, George E.: Clinical remarks
on the Open-Air-Treatment of acute Pneumonia. Brit. med. Journ. 1907, August. —
Rubner, Max: Klimatotherapie: A. Klimatologisches und Physiologisches in Handbuch
der Physikalischen Therapie von Goldscheider und Jacob, Leipzig 1901, 1. Teil, Bd. 1.
Lehrbuch der Hygiene, Leipzig und Wien 1903. Gesunde und ungesunde Luft. Ein Bei-
trag zur Hygiene der Großstadt. Blätter f. Volksgesundheitspflege Jg. 7, 1907, Nr. 2. —
Sarason, D.: Das Freilufthaus. Nebst Erläuterungen durch Prof. H. Ch. Nußbaum,
Ingenieur H. Becher und Dr. N. Bardswell. Lehmanns Verlag, München 1913. —
Scherer: VI. Bericht der Kronprinzessin Caecilie-Heilstätte. — Schmid-Monnard:
Die körperliche Entwicklung der Ferienkolonisten. Vortrag auf der Versammlung
deutscher Naturforscher und Ärzte in Nürnberg, September 1893, Abteilung f. Kinder-
heilkunde. — Sjödström: Über den Einfluß der Temperatur der umgebenden Luft
auf die Kohlensäureabgabe beim Menschen. Ein Beitrag zur Lehre von der Wärmeregulation. Physiol. Inst. Univ. Helsingfors. Skandinav. Arch. für Physiol., Bd. 30,
H. 1/3, S. 1—72, 1913. — G. Sticker: Erkältungskrankheiten und Kälteschäden, ihre
Verhütung und Heilung. Enzyclopädie d. klin. Medizin, Berlin 1916, Verl. v. J. Springer. —
Sümegi: Die Behandlung chronischer Herzkrankheiten mit besonderer Beachtung der Luftbäder. Zeitschr. f. Balneol. usw. Jg. 3, Nr. 9. — Thompson, W. Gilman: Die Freiluftbehandlung der Pneumonie. Amer. Journ. of the med. Scienc. Januar 1908. — Wilhelm, J.:
Das Sonnen- und Luftbad. Ein moderner Heilfaktor für viele Leiden des Organismus.
2. Auflage. Wien 1907, Verlag von Szelinski & Co. — Wolpert, Ad. und H.: Die Venti-
lation. Theorie und Praxis der Ventilation und Heizung. Berlin 1901. — Wolpert, H.:
Über den Einfluß des Windes auf die Atmungsorgane des Menschen. Archiv f. Hygiene
1902, Bd. 43. Über die Ausnutzung der körperlichen Arbeitskraft in hochwarmer Luft.
Archiv f. Hygiene Bd. 63, H. 3. Über den Einfluß der Besonnung auf den Gaswechsel des
Menschen. Archiv f. Hygiene Bd. 64, H. 4. — Berichte des Komitees für Ferienkolonien der
Stadt Karlsruhe von 1907—1913.

Sachregister.

System der Ernährung. Von Dr. **Clemens Pirquet,** o. ö. Professor der Kinderheilkunde an der Universität Wien.

    I. Teil. Mit 3 Tafeln und 17 Abbildungen. 1917. Unveränderter Neudruck.
          Preis M. 8.—

    II. Teil. Mit Beiträgen von Professor Dr. **B. Schick,** Dr. **E. Nobel** und Dr. **E. von Groer.** Mit 48 Abbildungen. 1919.   Preis M. 18.—

    III. Teil. Die Nemküche. Mit Beiträgen von Schwester **Johanna Dittrich,** Schwester **Marietta Lendl,** Frau **Rosa Miari** und Schwester **Paula Panzer.** 1919.   Preis M. 10.—

    IV. Teil.   In Vorbereitung

Die im Kriege 1914—1918 verwendeten und zur Verwendung empfohlenen Brote, Brotersatz- und Brotstreckmittel unter Zugrundelegung eigener experimenteller Untersuchungen. Zugleich eine Darstellung der Brotuntersuchung und der modernen Brotfrage. Von Professor Dr. med. et phil. **R. O. Neumann,** Geheimer Medizinalrat, Direktor des Hygienischen Institutes der Universität Bonn. Mit 5 Textabbildungen. 1920.   Preis M. 28.—

Die Therapie des praktischen Arztes. Unter Mitwirkung von hervorragenden Fachgelehrten herausgegeben von Professor Dr. **Eduard Müller,** Direktor der medizinischen Universitäts-Poliklinik zu Marburg. In drei Bänden. Jeder Band ist auch einzeln käuflich.

    I. Band: Therapeutische Fortbildung. 1062 Seiten mit 183, z. T. farbigen Abbildungen. 1914.   Preis gebunden M. 10.50

    II. Band: Rezepttaschenbuch (mit Anhang). 673 Seiten. 1914.
          Preis gebunden M. 6.40

    III. Band: Grundriß der gesamten praktischen Medizin. In zwei Teilen. 1865 Seiten mit 54 Textabbildungen. 1920.   Preis gebunden M. 60.—

Fachbücher für Ärzte.

    I. Band: **Praktische Neurologie für Ärzte.** Von Professor Dr. **M. Lewandowsky** in Berlin. Dritte Auflage. Herausgegeben von Dr. **R. Hirschfeld** in Charlottenburg. Mit 21 Textabbildungen.   Gebunden Preis M. 22.—

    II. Band: **Praktische Unfall- und Invalidenbegutachtung** bei sozialer und privater Versicherung sowie in Haftpflichtfällen. Von Dr. med. **Paul Horn,** Privatdozent für Versicherungsmedizin an der Universität Bonn, Oberarzt am Krankenhause der Barmherzigen Brüder. 1918.   Gebunden Preis M. 9.—

    III. Band: **Psychiatrie für Ärzte.** Von Dr. **Hans W. Gruhle,** Privatdozent an der Universität Heidelberg. Mit 23 Textabbildungen. 1918. Gebunden Preis M. 12.—

    IV. Band: **Praktische Ohrenheilkunde für Ärzte.** Von **A. Jansen** und **F. Kobrak** in Berlin. Mit 104 Textabbildungen. 1918.   Gebunden Preis M. 16.—

    V. Band: **Praktisches Lehrbuch der Tuberkulose.** Von Professor Dr. **G. Deycke,** Hauptarzt der inneren Abteilung und Direktor des Allgemeinen Krankenhauses in Lübeck. 1920.   Gebunden Preis M. 22.—

    VI. Band: **Infektionskrankheiten.** Von Professor Dr. **Georg Jürgens** in Berlin. Mit 112 Kurven. 1920.   Gebunden Preis M. 26.—

Ärztliches Handbüchlein für **hygienisch - diätetische, hydrotherapeutische, mechanische und andere Verordnungen.** Eine Ergänzung zu den Arzneivorschriften für den Schreibtisch des praktischen Arztes. Von Sanitätsrat Dr. med. **Hermann Schlesinger,** praktischer Arzt in Frankfurt a. M. Zwölfte Auflage.

Preis etwa M. 10.—

Die Praxis der Hydrotherapie und verwandter Heilmethoden. Ein Lehrbuch für Ärzte und Studierende. Von Dr. **A. Laqueur,** leitender Arzt der hydrotherapeutischen Anstalt und des medikomechanischen Institutes am städt. Rudolf-Virchow-Krankenhause zu Berlin. Mit 57 Textabbildungen. 1910.

Preis M. 8.—; gebunden M. 9.—

Die mechanische Behandlung der Nervenkrankheiten. (Massage, Gymnastik, Übungstherapie, Sport.) Von Dr. **Toby Cohn,** Nervenarzt in Berlin. Mit 55 Abbildungen im Text. 1913.

Preis M. 6. -; gebunden M. 6.80

Über Ruheübungen und Ruheübungs-Apparate. — Zur Psychologie und Hygiene des Denkens. Zwei Vorträge. Von Dr. med. et phil. **Leo Hirschlaff,** Nervenarzt in Berlin. 1911.

Preis M. 1.—

Atmungsgymnastik und Atmungstherapie. Von Dr. med. et jur. **Franz Kirchberg,** leitender Arzt des Berliner Ambulatoriums für Massage. Mit 78 Abbildungen im Text und auf 4 Tafeln. 1913.

Preis M. 6.60; gebunden M. 7.40

Physikalische Behandlung der chronischen Herzkrankheiten. Von Professor Dr. **Th. Schott,** Nauheim. Mit 42 Textabbildungen und 11 Tafeln. 1916.

Preis M. 3.60; gebunden M. 4.20

Atmungs-Pathologie und Atmungs-Therapie. Von Dr. **Ludwig Hofbauer.** Mit etwa 180 Abbildungen. Unter der Presse.

Preis etwa M. 24.—

Die Behandlung innerer Krankheiten mit radioaktiven Substanzen. Von Professor Dr. **W. Falta,** Vorstand der III. Medizinischen Abteilung des Kaiserin-Elisabeth-Spitals in Wien. Mit 9 Textabbildungen. 1918.

Preis M. 12.—

Die Diathermie. Von Dr. **Josef Kowarschik,** Vorstand des Instituts für physikalische Therapie am Kaiser-Jubiläums-Spital der Stadt Wien. Dritte, neu bearbeitete Auflage.

In Vorbereitung

Additional material from *Physikalische Therapie innerer Krankheiten*
ISBN 978-3-662-42110-9, is available at http://extras.springer.com

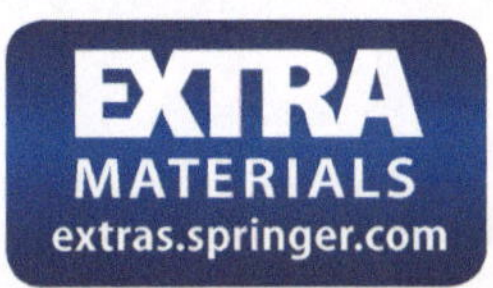